国家卫生健康委员会“十三五”规划教材
全国中医药高职高专教育教材

供康复治疗技术专业用

物理治疗技术

第 3 版

主　　编　林成杰

副 主 编　庄敬才　黄　玲　左天香　陈　铁

编　　者　（按姓氏笔画排序）

左天香（安徽中医药高等专科学校）
任　凯（四川卫生康复职业学院）
庄敬才（黑龙江中医药大学佳木斯学院）
肖　湘（重庆医药高等专科学校）
张华丽（江苏联合职业技术学院）
张维杰（宝鸡职业技术学院）
张黎明（四川大学华西医院）
陈　铁（大庆医学高等专科学校）
林成杰（山东中医药高等专科学校）
赵　红（济南护理职业学院）
袁晓媛（陕西能源职业技术学院）
黄　玲（曲靖医学高等专科学校）
梅美娥（江西中医药高等专科学校）
董芳明（山东中医药高等专科学校）
税晓平（四川中医药高等专科学校）
楼天晓（湖南中医药高等专科学校）

人民卫生出版社

图书在版编目（CIP）数据

物理治疗技术 / 林成杰主编.—3 版.—北京：
人民卫生出版社，2019
ISBN 978-7-117-28560-5

Ⅰ. ①物… Ⅱ. ①林… Ⅲ. ①物理疗法－高等职业教
育－教材 Ⅳ. ①R454

中国版本图书馆 CIP 数据核字（2019）第 103974 号

物理治疗技术

第 3 版

主　　编：林成杰
出版发行：人民卫生出版社（中继线 010-59780011）
地　　址：北京市朝阳区潘家园南里 19 号
邮　　编：100021
E - mail：pmph @ pmph. com
购书热线：010-59787592　010-59787584　010-65264830
印　　刷：人卫印务（北京）有限公司
经　　销：新华书店
开　　本：787×1092　1/16　　**印张：**40
字　　数：922 千字
版　　次：2010 年 6 月第 1 版　　2019 年 7 月第 3 版
2025 年 8 月第 3 版第 11 次印刷（总第 18 次印刷）
标准书号：ISBN 978-7-117-28560-5
定　　价：89. 00 元

《物理治疗技术》数字增值服务编委会

主　　编　林成杰

副 主 编　庄敬才　黄　玲　左天香　陈　铁

编　　者　（按姓氏笔画排序）

左天香（安徽中医药高等专科学校）
任　凯（四川卫生康复职业学院）
庄敬才（黑龙江中医药大学佳木斯学院）
肖　湘（重庆医药高等专科学校）
张华丽（江苏联合职业技术学院）
张维杰（宝鸡职业技术学院）
张黎明（四川大学华西医院）
陈　铁（大庆医学高等专科学校）
林成杰（山东中医药高等专科学校）
赵　红（济南护理职业学院）
袁晓媛（陕西能源职业技术学院）
黄　玲（曲靖医学高等专科学校）
梅美娥（江西中医药高等专科学校）
董芳明（山东中医药高等专科学校）
税晓平（四川中医药高等专科学校）
楼天晓（湖南中医药高等专科学校）

修订说明

为了更好地推进中医药职业教育教材建设，适应当前我国中医药职业教育教学改革发展的形势与中医药健康服务技术技能人才的要求，贯彻落实《国家中长期教育改革和发展规划纲要（2010—2020年）》《医药卫生中长期人才发展规划（2011—2020年）》《中医药发展战略规划纲要（2016—2030年）》精神，做好新一轮中医药职业教育教材建设工作，人民卫生出版社在教育部、国家卫生健康委员会、国家中医药管理局的领导下，组织和规划了第四轮全国中医药高职高专教育、国家卫生健康委员会"十三五"规划教材的编写和修订工作。

本轮教材修订之时，正值《中华人民共和国中医药法》正式实施之际，中医药职业教育迎来发展大好的际遇。为做好新一轮教材出版工作，我们成立了第四届中医药高职高专教育教材建设指导委员会和各专业教材评审委员会，以指导和组织教材的编写和评审工作；按照公开、公平、公正的原则，在全国1 400余位专家和学者申报的基础上，经中医药高职高专教育教材建设指导委员会审定批准，聘任了教材主编、副主编和编委；确立了本轮教材的指导思想和编写要求，全面修订全国中医药高职高专教育第四轮规划教材，即中医学、中药学、针灸推拿、护理、医疗美容技术、康复治疗技术6个专业83门教材。

第四轮全国中医药高职高专教育教材具有以下特色：

1. 定位准确，目标明确 教材的深度和广度符合各专业培养目标的要求和特定学制、特定对象、特定层次的培养目标，力求体现"专科特色、技能特点、时代特征"，既体现职业性，又体现其高等教育性，注意与本科教材、中专教材的区别，适应中医药职业人才培养要求和市场需求。

2. 谨守大纲，注重三基 人卫版中医药高职高专教材始终坚持"以教学计划为基本依据"的原则，强调各教材编写大纲一定要符合高职高专相关专业的培养目标与要求，以培养目标为导向、职业岗位能力需求为前提、综合职业能力培养为根本，同时注重基本理论、基本知识和基本技能的培养和全面素质的提高。

3. 重点考点，突出体现 教材紧扣中医药职业教育教学活动和知识结构，以解决目前各高职高专院校教材使用中的突出问题为出发点和落脚点，体现职业教育对人才的要求，突出教学重点和执业考点。

4. 规划科学，详略得当 全套教材严格界定职业教育教材与本科教材、毕业后教育教材的知识范畴，严格把握教材内容的深度、广度和侧重点，突出应用型、技能型教育内容。基础课教材内容服务于专业课教材，以"必须、够用"为度，强调基本技能的培养；专业课教材紧密围绕专业培养目标的需要进行选材。

5. 体例设计，服务学生 本套教材的结构设置、编写风格等坚持创新，体现以学生为中心的编写理念，以实现和满足学生的发展为需求。根据上一版教材体例设计在教学中的反馈意见，将“学习要点”“知识链接”“复习思考题”作为必设模块，“知识拓展”“病案分析(案例分析)”“课堂讨论”“操作要点”作为选设模块，以明确学生学习的目的性和主动性，增强教材的可读性，提高学生分析问题、解决问题的能力。

6. 强调实用，避免脱节 贯彻现代职业教育理念。体现“以就业为导向，以能力为本位，以发展技能为核心”的职业教育理念。突出技能培养，提倡“做中学、学中做”的“理实一体化”思想，突出应用型、技能型教育内容。避免理论与实际脱节、教育与实践脱节、人才培养与社会需求脱节的倾向。

7. 针对岗位，学考结合 本套教材编写按照职业教育培养目标，将国家职业技能的相关标准和要求融入教材中。充分考虑学生考取相关职业资格证书、岗位证书的需要，与职业岗位证书相关的教材，其内容和实训项目的选取涵盖相关的考试内容，做到学考结合，体现了职业教育的特点。

8. 纸数融合，坚持创新 新版教材最大的亮点就是建设纸质教材和数字增值服务融合的教材服务体系。书中设有自主学习二维码，通过扫码，学生可对本套教材的数字增值服务内容进行自主学习，实现与教学要求匹配、与岗位需求对接、与执业考试接轨，打造优质、生动、立体的学习内容。教材编写充分体现与时代融合、与现代科技融合、与现代医学融合的特色和理念，适度增加新进展、新技术、新方法，充分培养学生的探索精神、创新精神；同时，将移动互联、网络增值、慕课、翻转课堂等新的教学理念和教学技术、学习方式融入教材建设之中，开发多媒体教材、数字教材等新媒体形式教材。

人民卫生出版社医药卫生规划教材经过长时间的实践与积累，其中的优良传统在本轮修订中得到了很好的传承。在中医药高职高专教育教材建设指导委员会和各专业教材评审委员会指导下，经过调研会议、论证会议、主编人会议、各专业编写会议、审定稿会议，确保了教材的科学性、先进性和实用性。参编本套教材的近 1 000 位专家，来自全国 40 余所院校，从事高职高专教育工作多年，业务精纯，见解独到。谨此，向有关单位和个人表示衷心的感谢！希望各院校在教材使用中，在改革的进程中，及时提出宝贵意见或建议，以便不断修订和完善，为下一轮教材的修订工作奠定坚实的基础。

人民卫生出版社有限公司

2018 年 4 月

全国中医药高职高专院校第四轮规划教材书目

教材序号	教材名称	主编	适用专业
1	大学语文(第 4 版)	孙　洁	中医学、针灸推拿、中医骨伤、护理等专业
2	中医诊断学(第 4 版)	马维平	中医学、针灸推拿、中医骨伤、中医美容等专业
3	中医基础理论(第 4 版)*	陈　刚　徐宜兵	中医学、针灸推拿、中医骨伤、护理等专业
4	生理学(第 4 版)*	郭争鸣　唐晓伟	中医学、中医骨伤、针灸推拿、护理等专业
5	病理学(第 4 版)	苑光军　张宏泉	中医学、护理、针灸推拿、康复治疗技术等专业
6	人体解剖学(第 4 版)	陈晓杰　孟繁伟	中医学、针灸推拿、中医骨伤、护理等专业
7	免疫学与病原生物学(第 4 版)	刘文辉　田维珍	中医学、针灸推拿、中医骨伤、护理等专业
8	诊断学基础(第 4 版)	李广元　周艳丽	中医学、针灸推拿、中医骨伤、护理等专业
9	药理学(第 4 版)	侯　晞	中医学、针灸推拿、中医骨伤、护理等专业
10	中医内科学(第 4 版)*	陈建章	中医学、针灸推拿、中医骨伤、护理等专业
11	中医外科学(第 4 版)*	尹跃兵	中医学、针灸推拿、中医骨伤、护理等专业
12	中医妇科学(第 4 版)	盛　红	中医学、针灸推拿、中医骨伤、护理等专业
13	中医儿科学(第 4 版)*	聂绍通	中医学、针灸推拿、中医骨伤、护理等专业
14	中医伤科学(第 4 版)	方家选	中医学、针灸推拿、中医骨伤、护理、康复治疗技术专业
15	中药学(第 4 版)	杨德全	中医学、中药学、针灸推拿、中医骨伤、康复治疗技术等专业
16	方剂学(第 4 版)*	王义祁	中医学、针灸推拿、中医骨伤、康复治疗技术、护理等专业

续表

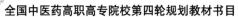

教材序号	教材名称	主编	适用专业
17	针灸学(第4版)	汪安宁　易志龙	中医学、针灸推拿、中医骨伤、康复治疗技术等专业
18	推拿学(第4版)	郭　翔	中医学、针灸推拿、中医骨伤、护理等专业
19	医学心理学(第4版)	孙　萍　朱　玲	中医学、针灸推拿、中医骨伤、护理等专业
20	西医内科学(第4版)*	许幼晖	中医学、针灸推拿、中医骨伤、护理等专业
21	西医外科学(第4版)	朱云根　陈京来	中医学、针灸推拿、中医骨伤、护理等专业
22	西医妇产科学(第4版)	冯　玲　黄会霞	中医学、针灸推拿、中医骨伤、护理等专业
23	西医儿科学(第4版)	王龙梅	中医学、针灸推拿、中医骨伤、护理等专业
24	传染病学(第3版)	陈艳成	中医学、针灸推拿、中医骨伤、护理等专业
25	预防医学(第2版)	吴　娟　张立祥	中医学、针灸推拿、中医骨伤、护理等专业
1	中医学基础概要(第4版)	范俊德　徐迎涛	中药学、中药制药技术、医学美容技术、康复治疗技术、中医养生保健等专业
2	中药药理与应用(第4版)	冯彬彬	中药学、中药制药技术等专业
3	中药药剂学(第4版)	胡志方　易生富	中药学、中药制药技术等专业
4	中药炮制技术(第4版)	刘　波	中药学、中药制药技术等专业
5	中药鉴定技术(第4版)	张钦德	中药学、中药制药技术、中药生产与加工、药学等专业
6	中药化学技术(第4版)	吕华瑛　王　英	中药学、中药制药技术等专业
7	中药方剂学(第4版)	马　波　黄敬文	中药学、中药制药技术等专业
8	有机化学(第4版)*	王志江　陈东林	中药学、中药制药技术、药学等专业
9	药用植物栽培技术(第3版)*	宋丽艳　汪荣斌	中药学、中药制药技术、中药生产与加工等专业
10	药用植物学(第4版)*	郑小吉　金　虹	中药学、中药制药技术、中药生产与加工等专业
11	药事管理与法规(第3版)	周铁文	中药学、中药制药技术、药学等专业
12	无机化学(第4版)	冯务群	中药学、中药制药技术、药学等专业
13	人体解剖生理学(第4版)	刘　斌	中药学、中药制药技术、药学等专业
14	分析化学(第4版)	陈哲洪　鲍　羽	中药学、中药制药技术、药学等专业
15	中药储存与养护技术(第2版)	沈　力	中药学、中药制药技术等专业

续表

教材序号	教材名称	主编	适用专业
1	中医护理(第3版)*	王　文	护理专业
2	内科护理(第3版)	刘　杰　吕云玲	护理专业
3	外科护理(第3版)	江跃华	护理、助产类专业
4	妇产科护理(第3版)	林　萍	护理、助产类专业
5	儿科护理(第3版)	艾学云	护理、助产类专业
6	社区护理(第3版)	张先庚	护理专业
7	急救护理(第3版)	李延玲	护理专业
8	老年护理(第3版)	唐凤平　郝　刚	护理专业
9	精神科护理(第3版)	井霖源	护理、助产专业
10	健康评估(第3版)	刘惠莲　滕艺萍	护理、助产专业
11	眼耳鼻咽喉口腔科护理(第3版)	范　真	护理专业
12	基础护理技术(第3版)	张少羽	护理、助产专业
13	护士人文修养(第3版)	胡爱明	护理专业
14	护理药理学(第3版)*	姜国贤	护理专业
15	护理学导论(第3版)	陈香娟　曾晓英	护理、助产专业
16	传染病护理(第3版)	王美芝	护理专业
17	康复护理(第2版)	黄学英	护理专业
1	针灸治疗(第4版)	刘宝林	针灸推拿专业
2	针法灸法(第4版)*	刘　茜	针灸推拿专业
3	小儿推拿(第4版)	刘世红	针灸推拿专业
4	推拿治疗(第4版)	梅利民	针灸推拿专业
5	推拿手法(第4版)	那继文	针灸推拿专业
6	经络与腧穴(第4版)*	王德敬	针灸推拿专业
1	医学美学(第3版)	周红娟	医疗美容技术等专业
2	美容辨证调护技术(第3版)	陈美仁	医疗美容技术等专业
3	美容中药方剂学(第3版)*	黄丽萍　姜　醒	医疗美容技术等专业

续表

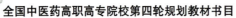

教材序号	教材名称	主编	适用专业
4	美容业经营与管理(第3版)	申芳芳	医疗美容技术等专业
5	美容心理学(第3版)*	陈　敏　汪启荣	医疗美容技术等专业
6	美容外科学概论(第3版)	贾小丽	医疗美容技术等专业
7	美容实用技术(第3版)	张丽宏	医疗美容技术等专业
8	美容皮肤科学(第3版)	陈丽娟	医疗美容技术等专业
9	美容礼仪与人际沟通(第3版)	位汶军　夏　曼	医疗美容技术等专业
10	美容解剖学与组织学(第3版)	刘荣志	医疗美容技术等专业
11	美容保健技术(第3版)	陈景华	医疗美容技术等专业
12	化妆品与调配技术(第3版)	谷建梅	医疗美容技术等专业
1	康复评定(第3版)	孙　权　梁　娟	康复治疗技术等专业
2	物理治疗技术(第3版)	林成杰	康复治疗技术等专业
3	作业治疗技术(第3版)	吴淑娥	康复治疗技术等专业
4	言语治疗技术(第3版)	田　莉	康复治疗技术等专业
5	中医养生康复技术(第3版)	王德瑜　邓　沂	康复治疗技术等专业
6	临床康复学(第3版)	邓　倩	康复治疗技术等专业
7	临床医学概要(第3版)	周建军　符逢春	康复治疗技术等专业
8	康复医学导论(第3版)	谭　工	康复治疗技术等专业

* 为"十二五"职业教育国家规划教材

第四届全国中医药高职高专教育教材建设指导委员会

主任委员　方家选　胡志方

副主任委员　（按姓氏笔画排序）

王义祁　王之虹　刘　斌　李　丽　何文彬
张立祥　张先庚　陈　刚　陈林兴　周建军
秦晓明　郭争鸣

委　　员　（按姓氏笔画排序）

王秀兰　卞　瑶　孔令俭　刘　勇　李灿东
李治田　李景儒　李榆梅　吴　彬　张　科
张美林　张登山　张震云　陈文松　陈玉奇
陈景华　金玉忠　周忠民　顾　强　徐家正
唐家奇　曹世奎　龚晋文　董维春　董辉光
谭　工　潘年松

秘　　书　滕艺萍　范　真　马光宇

第四届全国中医药高职高专康复治疗技术专业教材评审委员会

主任委员　周建军

副主任委员　姚应水　王　飞

委　　员　王德敬　刘　茜　那继文　孙　权
张建中　袁荣高　符逢春

前 言

为了更好地贯彻落实《国家中长期教育改革和发展规划纲要（2010—2020年）》《医药卫生中长期人才发展规划（2011—2020年）》，推动中医药高职高专教育的发展，培养中医药类高级技能型人才，在汲取前两版教材成功经验的基础上，归纳总结广大师生及读者反馈的宝贵意见，对本教材进行修订。在修订过程中，注意从康复治疗技术专业物理治疗岗位高端技能型人才的职业需要出发，着重体现对学生运用物理治疗技术分析和解决康复治疗过程中运动功能障碍问题的基本能力培养，突出课程的基本要求和人才培养的实用性。

本次修订在体现"三基五性"的基础上，与行业技术操作规范及职业资格考试大纲紧密结合，根据近年来物理治疗技术的发展情况，补充最新研究成果及新方法；理论以"够用"为准，突出操作技能的培养；充分利用案例分析，增强学生分析解决问题的能力。为增加学习实用性，本次修订增加了数字教学资源，包括扫一扫、知重点，扫一扫、测一测，教学PPT、课后思考题答案、视频资源、模拟试题等。

本教材读者对象是中医药高职高专康复治疗技术专业学生，也可作为相关专业学生及专业工作者学习或临床工作的重要参考资料。

本教材由全国各地高职高专院校中从事康复治疗技术专业教学并有丰富临床经验的专家参与编写。其中第一、十四章由林成杰编写，第二、四、五章由楼天晓编写，第三、八章由庄敬才编写，第六、七、十二章由陈轶编写，第九章由任凯编写，第十、十三章由左天香编写，第十一、十五章由张华丽编写，第十六章由赵红编写，第十七章由税晓平编写，第十八章由张黎明编写，第十九、二十、二十一章由董芳明编写，第二十二、二十三、二十四、二十五章由黄玲编写，第二十六、二十七章由肖湘编写，第二十八、二十九、三十章由张维杰、袁晓媛编写，第三十一、三十二、三十三章由梅美娥编写。

在本教材的编写过程中，得到了山东中医药高等专科学校、黑龙江中医药大学佳木斯学院、曲靖医学高等专科学校、大庆医学高等专科学校及各参编单位的大力支持，在此表示感谢。

由于作者水平有限，本教材在编写过程中可能存在一定的疏漏之处，敬请广大读者提出宝贵意见，以便再版时修订。

《物理治疗技术》编委会

2019年2月20日

目　录

第一章

概　　论

PPT 课件

扫一扫
知重点

学习要点

物理治疗技术基本概念、分类、治疗作用；制动的形式、对人体各器官系统的影响、运动的潜在危险；常用的运动疗法器械。

第一节　概　　述

一、基本概念

1. 物理治疗技术（physical therapy，PT）　在康复训练过程中所应用的力、电、光、声、磁和温度等物理学因素针对功能障碍训练的方法，称为物理治疗技术。物理治疗技术依据其使用的物理因子性质的不同，可分为运动治疗技术和物理因子治疗技术两大类。

2. 运动治疗技术　在物理治疗技术中，利用徒手及应用器械和仪器进行运动训练，以恢复或改善伤、病、残患者功能障碍的方法，称为运动治疗技术（kinesio therapy，therapeutic exercise 或 movement therapy），是物理治疗技术的主要部分。运动治疗技术是一种重要的康复治疗手段，针对各种运动功能障碍性疾患（如偏瘫、脑瘫、截瘫等），患者应用各种运动来治疗肢体功能障碍，矫正运动姿势异常。

3. 物理因子治疗技术　简称理疗，是指在物理治疗技术中，利用光、电、声、磁、温度、水等各种物理学因素治疗疾病，促进患者康复的疗法。

运动治疗技术和理疗同属物理治疗技术，但其侧重点不同。运动治疗技术多为主动性的康复治疗，即在治疗师指导和监督下，由患者主动地进行运动治疗活动，如各种运动训练、行走功能训练、轮椅使用训练等；而理疗则是由治疗师施加电、光、声、磁、冷、热等刺激，不需患者主动活动。这两种治疗技术是相辅相成的，不可偏废。运动治疗技术在改善各种运动功能障碍方面起到主要作用，而理疗可以为运动治疗技术的顺利实施提供保障，如患者局部疼痛时可应用温热、电、光疗进行处理；当局部感染或有创面时，可应用紫外线、超短波治疗。临床上应根据患者的具体情况采用运动治疗技术或物理因子治疗技术。

二、物理治疗技术分类

（一）运动治疗技术

运动治疗的内容丰富，分类方法也很多，从临床应用角度出发，可做如下分类。

1. 改善关节活动的技术与方法　主要用于改善和维持关节活动范围，以利于患者完成功能性活动。根据是否借助外力，可分为主动运动、主动辅助运动和被动运动三种；根据是否使用器械可分为徒手运动和器械运动。

（1）被动运动（passive movement）：当患者肢体肌肉瘫痪或肌肉力量极弱，不能利用自身力量来进行关节活动时，由治疗师徒手或借助器械对患者进行的治疗活动，运动时肌肉不收缩，肢体完全不用力，动作的整个过程由外力来完成。常见的被动活动有关节可动范围运动、关节松动技术、持续性被动活动。

被动运动可预防软组织挛缩和粘连形成，恢复软组织弹性，维持关节的正常活动范围，保持肌肉休息状态时的长度及牵拉缩短的肌肉，刺激肢体屈伸反射，施加本体感觉刺激，为主动运动发生做准备。

（2）主动辅助运动（active assistant movement）：当患者肢体肌肉已能开始收缩，但力量尚不足以抵抗肢体的重力时，动作一部分由肌肉主动收缩完成，一部分借助于外界的力量来完成。外来的力量可以是治疗师的帮助、由健侧肢体带动完成，也可以是器械或悬吊的力量。

主动辅助运动的作用主要在于增强肌力和改善肢体功能。它介于主动运动和被动运动之间，是从被动运动向主动运动过渡的一种形式。

（3）主动运动（active movement）：肌肉主动收缩产生运动，根据有无外力的参与可分为随意运动、助力运动和抗阻力运动。①随意运动（voluntary movement）：运动时，动作完全由肌肉的主动收缩来完成，没有外力（辅助力量或阻力）的参与。如患者自己活动四肢关节、行走、各种医疗体操等。②助力运动（assisted movement）：运动时，部分动作的完成由患者主动收缩肌肉，部分借助于外力来完成。外力可来自于器械（滑轮、悬吊装置等）、健侧肢体或他人的帮助。如四肢骨折患者可利用悬吊带将骨折肢体托起，在减重的状态下完成肢体的活动；周围神经损伤患者借助于滑轮，由健侧肢体拉动滑轮来帮助患侧肢体抗重力活动；偏瘫患者用健侧手帮助患侧上肢活动或在他人的帮助下做患侧肢体的活动。③抗阻力运动（resisted movement）：运动时必须克服外来的阻力完成运动。这种运动是在治疗师用手或利用器械对人体施加阻力的情况下，由患者主动地进行抗阻力的运动。多用于肌肉的力量训练和耐力训练。如四肢骨折或周围神经损伤后，可利用沙袋训练肌肉力量，利用股四头肌训练椅训练股四头肌肌力等。

2. 增强肌肉力量的技术与方法　肌力训练是根据超量负荷（over load）的原理，通过肌肉的主动收缩来改善或增强肌肉的力量。可根据肌肉力量级别的不同，选择不同的方法。

（1）主动助力运动：当患者的肌力为 1 级或 2 级时，尚不足以对抗重力做主动运动，可采取此种方式。根据助力来源，可分为徒手助力运动和悬吊助力运动。①徒手助力运动：患者肌力为 1 级时，由治疗者帮助患者进行主动锻炼，随着主动运动能力的改善，可逐渐减少帮助；②悬吊助力运动：适用于 2 级肌力或稍低肌力，利用绳索、挂钩、滑轮等简单装置，将运动肢体悬吊起来，以减轻肢体自身重量，然后在水平面上进行运动训练。助力可来自重物或治疗者徒手施加。

(2) 主动运动：当肌力 3 级或以上时，患者将需训练的肢体放在抗重力的位置上，进行主动运动。

(3) 抗阻力运动：适用于肌力达到 3 级或以上的患者，是克服外加阻力的主动训练方法。根据肌肉收缩的类型可分为等长抗阻训练、等张抗阻训练。

3. 牵伸软组织的技术与方法　牵伸(stretching)是指拉长挛缩或短缩软组织的治疗方法，主要作用于软组织，其目的是改善或重新获得关节周围软组织的伸展性，降低肌张力，增加或恢复关节的活动范围，防止发生不可逆的组织挛缩，预防或降低躯体在活动或从事某项运动时出现的肌肉、肌腱损伤。根据牵伸力量来源、牵伸方式和持续时间，可分为手法牵伸、机械装置被动牵伸和自我牵伸三种。

(1) 手法牵伸：治疗者对发生紧张或挛缩的组织或活动受限的关节，通过手力牵拉，并通过控制牵引方向、速度和持续时间，来增加挛缩组织的长度和关节的活动范围。

(2) 机械装置被动牵伸：借助机械装置，增加小强度的外部力量，较长时间作用于缩短组织的一种牵伸方法。

(3) 自我牵伸：由患者自己完成的一种肌肉伸展性训练，可以利用自身体重作为牵伸力量。

主动抑制：牵伸治疗过程中，经常使用主动抑制的方法，即在牵伸肌肉前，患者有意识地放松该肌肉，使肌肉收缩机制受到人为的抑制，此时进行牵伸的阻力最小。主要用于患者肌肉神经支配完整，能自主控制的情况下，需除外神经肌肉障碍引起的肌无力、痉挛或瘫痪。

4. 神经生理治疗技术　临床常用的是神经发育疗法(neurodevelopment treatment, NDT)和运动再学习疗法(motor relearning program, MRP)。

(1) 神经发育疗法：典型代表是 Bobath 技术、Brunnstrom 技术、Rood 技术、Kabat-Knott-Voss 技术(又称为 PNF 技术)。其共同点为：①治疗原则：均以神经系统作为治疗重点对象，将神经发育学、神经生理学的基本原理和法则应用到脑损伤后运动障碍的康复治疗中。②治疗目的：把治疗与功能活动，特别是日常生活活动结合起来，在治疗环境中学习动作，在实际环境中使用已经掌握的动作，并进一步发展技巧性动作。③治疗顺序：按照头-尾、近端-远端的顺序治疗，将治疗变成学习和控制动作的过程。在治疗中强调先做等长练习，后做等张练习；先练习离心性控制，再练习向心性控制；先掌握对称性的运动模式，后掌握不对称性的运动模式。④治疗方法：应用多种感觉刺激，包括躯体、语言、视觉等，并认为重复强化训练对动作的掌握、运动控制及协调具有十分重要的作用。⑤工作方式：强调早期治疗、综合治疗以及各相关专业的全力配合等；重视患者及其家属的主动参与，这是治疗成功与否的关键。

(2) 运动再学习疗法：把中枢神经系统损伤后运动功能的恢复看做一种再学习或再训练的过程，以神经生理学、运动科学、生物力学、行为科学等为理论基础，以脑损伤后的可塑性和功能重组为理论依据。认为实现功能重组的主要条件是需要进行针对性的练习活动，练习得越多，功能重组就越有效，特别是早期练习相关的运动。而缺少练习则可能产生继发性神经萎缩或形成不正常的神经突触。主张通过多种反馈(视、听、皮肤、体位、手的引导)来强化训练效果,充分利用反馈在运动控制中的作用。

5. 增强心肺功能的技术与方法

(1)放松性运动(relaxation):以放松肌肉和精神为主要目的的运动,如医疗体操、保健按摩、太极拳等。适合于心血管和呼吸系统疾病的患者、精神紧张者、老年人及体弱者。

(2)耐力性运动(endurance training):以增加心肺功能为主要目的,可采用医疗步行、骑自行车、游泳等运动方式,适合于心肺疾患及需要增加耐力的体弱患者。

(二)理疗技术

根据所采用物理因子的不同,物理因子治疗技术可分为电疗法、光疗法、超声波疗法、磁疗法、水疗法、生物反馈疗法、传导热疗法、低温疗法、压力疗法等。

1. 电疗法 临床上应用电来治疗疾病的方法称为电疗法(electrotherapy,ET),根据电流频率的不同,电疗法分为低频电疗法、中频电疗法、高频电疗法,另外尚有直流电疗法、静电疗法等。

(1)低频电疗法(low frequency electrotherapy):低频电的频率为0~1 000Hz,低频电疗法包括感应电疗法、电兴奋疗法、电睡眠疗法、间动电疗法、超刺激电疗法、神经肌肉电刺激疗法、痉挛肌电刺激疗法、脊髓电刺激疗法、高压脉冲电疗法等。临床上近年来应用较多的是神经肌肉电刺激疗法(neuromuscular electrical stimulation,NES),包括经皮神经电刺激疗法(trans-cutaneous electrical stimulation,TENS)和功能性电刺激疗法(functional electrical stimulation,FES)。

(2)中频电疗法(median frequency electrotherapy):中频电频率为1 000Hz~100kHz,中频电疗法包括等幅正弦中频电疗法、正弦调制中频电疗法、脉冲调制中频电疗法、干扰电疗法、音乐电疗法、波动电疗法等。

(3)高频电疗法(high frequency electrotherapy):高频电频率为100kHz~300GHz,高频电疗法包括短波疗法、超短波疗法、微波疗法。

(4)直流电疗法:直流电是电流方向不随时间变化的电流,以直流电治疗疾病的方法称为直流电疗法(galvanization)。借助于直流电将药物离子导入人体以治疗疾病的方法称为直流电药物离子导入疗法(iontophoresis)。

(5)静电疗法:利用高压静电场治疗疾病的方法称为静电疗法(static current therapy),分为高压静电疗法和低压静电疗法。

2. 光疗法 应用人工光源或日光辐射治疗疾病的方法称为光疗法(phototherapy)。光波的波长为1 000μm~180nm,按波长排列,光波依次分为红外线、可见光、紫外线三部分。常见的光疗法有红外线疗法、蓝紫光疗法、紫外线疗法、激光疗法等。

3. 超声波疗法 超声波是指频率高于20kHz的声波,是一种机械振动波,应用超声波治疗疾病的方法称为超声波疗法(ultrasound therapy)。

4. 磁疗法 将磁场作用于人体以治疗疾病的方法称为磁疗法(magnetotherapy),包括静磁疗法和动磁疗法。静磁场疗法分为直接敷磁法、间接敷磁法、耳磁法;动磁疗法又分为旋磁疗法和电磁疗法。临床常用将脉冲电流通入电磁铁线圈所产生的脉冲磁场,如各种磁疗机产生的磁场。

5. 水疗法 利用水的温度、水静压、浮力和水中所含的化学成分,以不同的方式作用于人体用以达到预防、治疗和康复目的的方法,称为水疗法(hydrotherapy)。水疗法的种类很多,如冲浴、擦浴、浸浴、药物浴、淋浴、蒸汽浴、气泡浴、旋涡浴、蝶形槽浴、步行浴、水中运动等。

6. 生物反馈疗法 应用电子技术和训练使人能对自己体内异常的不随意生理活动进行自我调节控制以治疗疾病的方法称为生物反馈疗法(biofeedback therapy,BFT),主要有肌电生物反馈疗法、手指皮肤温度生物反馈疗法、皮肤电阻生物反馈疗法、血压生物反馈疗法以及心率生物反馈疗法等。

7. 传导热疗法 将加热后的介质(水、蜡、泥、中药等)直接作用于机体,以治疗疾病的方法,称为传导热疗法。临床常见的有石蜡疗法、湿热罨包疗法、蒸汽疗法等。

8. 低温疗法 低温疗法就是用制冷剂或低温治疗机,将热从患者患处置换出来,使该处温度降低到要求的程度,借以达到治疗目的。临床常用冷袋、冰袋、冰块按摩、冰水浴、冷气喷射法、超低温疗法等。

9. 压力疗法 在身体病患部位的外部施加压力以治疗疾病的方法称为压力疗法(compression therapy)。临床一般分为正压疗法、负压疗法和正负压疗法。

第二节 物理治疗对人体的作用

一、制动对人体的影响

伤残患者由于伤情或者治疗的需要,难免制动和卧床,这既是一种伤病的表现,又是一种防御机制。制动(immobilization)是指对人的局部或全身保持固定或限制活动,可降低组织和器官能量消耗,相对减少代谢需求,因此有助于保护受损或功能障碍的组织和器官功能,避免发生功能失代偿;能减轻损伤局部的疼痛和肿胀,保证损伤组织的自然修复过程;有利于减少在病情不稳定的情况下发生进一步损伤或新损伤的危险。制动包括卧床休息、局部固定(如骨折或脱位后的石膏、夹板)和神经麻痹。临床实践应用制动措施时亦有其负面影响,如影响疾病的康复过程,导致继发性功能障碍和合并症,影响治疗和康复过程。制动对人体的影响是全面的,而非限于一个器官或系统。它的影响有时是长期的,如卧床后再恢复活动时,卧床的影响不能在短期内消除。

(一)心血管系统

制动对心血管系统的影响十分迅速。短期制动可以导致血液循环功能迅速减弱;长期制动可导致心血管系统功能衰退。

1. 血容量减少 由于卧位时有 500~700ml 血容量从下肢回到胸腔,使中心血容量和右心负荷增加,心房压力感受器兴奋,通过心血管中枢调节,抑制抗利尿激素释放,肾小管对原尿的重吸收率降低、滤过率增加,使血浆容量迅速降低。20 天强制性卧床可使血浆容量减少 15%~20%,总血容量减少 5%~10%,心脏容量减少 11%,左心舒张末期容量减少 6%~11%。由于血容量减少,每搏量和心输出量相应降低 6%~13%,基础心率不变或增加。由于循环功能减退导致运动能力显著减退。

2. 血流速度降低 腹主动脉血流速度减慢 24.4%,股动脉减慢 50%,大脑中动脉也有所减慢,但冠状动脉流速保持不变。下肢静脉血流阻力增加 91%,静脉顺应性增加。

3. 血液黏滞度增高　血容量减少，而血液中有形成分并不减少，导致血液黏滞度明显增加，加上血流速度缓慢，使血栓形成的几率明显增加，最常见的是深部静脉血栓、血栓性脉管炎和肺栓塞。冠状动脉粥样硬化部位血栓形成和阻塞的几率也会增加，容易诱发心绞痛和（或）心肌梗死。

4. 有氧运动能力降低　长期卧床后最大吸氧量（VO_2max）以每天 0.9%的速度下降，与老年生理性衰退的年下降率相似。

5. 血管调节功能减退　主要表现为直立性低血压。当患者由卧位转为坐位或直立位时，重力的作用使血容量从中心转到外周，即血液由肺和右心转向下肢；交感-肾上腺系统反应不良，不能维持正常血压。其表现有：面色苍白，出汗、头晕、收缩压下降，心率加快，脉压下降，严重者产生晕厥。

（二）呼吸系统

1. 呼吸生理无效腔增加　由于肺循环是低压系统，所以在卧位时上肺部的血流显著增加，而下肺部减少，致使通气/灌流比例失调，生理无效腔增加。

2. 肺通气效率降低　卧位时横膈上抬，导致肺通气效率降低，从而影响气体交换。

3. 坠积性肺炎罹患率增加　长期卧位时支气管分泌物容易积聚在背部肺叶，咳嗽无力，难以将分泌物有效排出，导致痰液积聚，诱发肺炎或支气管感染。

（三）骨关节系统

1. 骨钙代谢和骨质密度　骨骼的密度和形态取决于施加在骨上的力。长期制动时骨骼的压力和牵拉力降低，沿长骨纵轴的压力减少是骨质疏松的主要原因。长期制动，骨骼将发生骨吸收加快，特别是骨小梁的吸收增加，骨皮质吸收也很显著，稍后则吸收减慢，但持续时间很长。骨质丢失最明显的为抗重力的下肢和躯干姿势肌及相关的骨骼，承担体重最大的跟骨骨钙丢失最明显。骨钙负平衡在卧床早期即可发生，尿钙分泌在制动 7 周时达到高峰。卧床休息 30~36 周，体钙丢失总量约为 4.2%。骨钙降低与制动程度有关，完全性脊髓损伤 6 个月的患者跟骨的骨钙丢失为 67%，而健康人卧床 6 个月休息，跟骨骨钙减少仅为 1.5%。年老者的骨质丢失更为明显。

2. 关节退变和功能障碍　骨骼与肌肉损伤后，常采用固定以使患处组织在愈合过程中受到保护，但固定后出现关节僵直，导致滑膜粘连，纤维连接组织增生；新生胶原纤维形成纤维内粘连妨碍了韧带纤维平行滑动而造成关节挛缩；关节周围韧带的刚度降低，强度下降，能量吸收减少，弹性模量下降，肌腱附着点处变得脆弱，韧带易于断裂；关节囊壁的血管滑膜增生，纤维结缔组织和软骨面之间发生粘连，继而关节囊收缩，关节挛缩，活动范围减小。应用外固定后缺乏正常活动的关节，如两个相对关节面的关节，可导致接触面的软骨退变和损伤。破坏的程度取决于负荷的大小和持续时间。制动 30 天可以造成严重关节退变和活动范围受限。

（四）肌肉系统

1. 肌肉失用性萎缩和肌力减退　各种制动均可造成肌肉萎缩和肌力减退。石膏固定后肌肉萎缩比卧床休息要明显得多，等长收缩运动可以减轻这种肌肉萎缩，但不能消除。肌肉萎缩不仅表现为肌肉横断面积减少，肌纤维纵向挛缩也很明显。快肌纤维减少超过慢肌纤维。萎缩的肌肉中脂肪和结缔组织相对增多。承担体重和步行的主要肌肉制动后萎缩最明显,下肢肌力减退比上肢显著。肌力下降不仅与肌肉横截面减少有关,也与肌肉的神经支配有密切关系,包括运动单元募集明显减少,肌电活动减弱。肌力和神经功能减退造成步态不稳和运动协调性降低。恢复活动 1 周后肌力恢复 50%,肌电恢复正常。

2. 肌肉能量代谢障碍 卧床休息 30 天后腓肠肌和股外肌 β 羟酰基辅酶 A 脱氢酶和枸橼酸合成酶显著降低,但糖酵解酶无改变。卧床 42 天使肌肉线粒体密度减少 16.6%,氧化酶活性降低 11%,总毛细血管长度缩短 22.2%。石膏固定可以造成肌肉的能源物质三磷酸腺苷和糖原含量降低。3 天卧床休息即可使胰岛素受体敏感性迅速降低,葡萄糖耐量降低,口服葡萄糖后可诱发高胰岛素血症,这种改变将增加成年人发生糖尿病的可能性。

3. 肌肉改变的可逆性 制动后的肌肉功能减退可以通过渐进康复训练而迅速恢复,但恢复肌力的肌肉质量所需的时间以及超微结构的改变是否能完全恢复,目前尚无研究证实。骨关节固定期进行等长收缩运动可减轻肌肉萎缩,促进骨折愈合。

4. 训练适应性的逆转 2~4 个月中等强度的耐力训练可使肌肉线粒体的酶活性增加 20%~40%,但停止训练后 28~56 天迅速逆转至训练前水平。而血管改变则比较持久。中等强度的耐力训练,毛细血管密度可增加 20%~30%,停训 8 周后仍然高于训练前水平。高强度训练可使毛细血管密度增加 40%~50%,停训 3 个月后未发生逆转。故肌肉的训练需要长期不懈地坚持。

(五) 代谢与内分泌系统

制动所引起的代谢和内分泌改变发生较迟缓,有时甚至在恢复过程才表现出来。恢复活动后,这些改变的恢复也慢。

1. 负氮平衡 制动造成尿氮排出明显增加,平均每天丢失 2g,因此可导致低蛋白血症、水肿和体重下降。制动期间抗利尿激素分泌减少产生多尿,食欲减退造成蛋白质摄入减少,可以加剧体重降低,特别是瘦体重降低。在创伤或饥饿情况下,负氮平衡每天可以达到 8~12g。氮排出增加开始于制动的第 4~5 天,在第 2 周期间达到高峰,并一直持续下去。3 周卧床休息所造成的负氮平衡可以在 1 周左右恢复,但 7 周卧床造成的负氮平衡则需要 7 周才能恢复。

2. 内分泌改变 抗利尿激素在制动后第 2~3 天开始发生抑制。肾上腺皮质激素分泌增高(可达正常水平的 3 倍),尿可的松的排出也增加,雄激素降低,糖耐量降低,血清胰岛素和前胰岛素 C 肽同时增高,在制动后 1 个月达到高峰,这说明主要问题不是胰岛分泌减少,而是胰岛素的利用障碍,其中肌肉胰岛素受体抵抗为主要原因。血清甲状腺素和甲状旁腺素增高或不稳,这是造成高钙血症的主要原因之一。

3. 水电解质改变 血钠、血钾、血镁、血磷酸盐和硫酸盐、血钙、尿钙、血胆固醇增高,高密度脂蛋白胆固醇降低。高钙血症是制动后常见而又容易忽视的水电解质异常,在骨折固定或牵引而长期卧床的儿童中,高钙血症的发生率可高达 50%。卧床休息 4 周左右可以发生症状性高钙血症,早期症状包括食欲减退、腹痛、便秘、恶心和呕吐,进行性神经体征为无力、低张力、情绪不稳、反应迟钝,最后发生昏迷。严重高血压也很常见。

(六) 中枢神经系统

制动所造成的环境、身体、神经和社会刺激的缺乏可以造成广泛的中枢神经系统障碍。主要为感觉减退、感知认知障碍、心理障碍(焦虑、忧郁和情绪不稳)以及智力减退。

（七）泌尿系统

卧位时肾血流量和尿量均增加，尿钠和钾的排泄也相应增加。高钙血症和高磷酸血症导致肾脏和膀胱容易发生结石，继发血尿、尿路感染和尿脓毒症。由于卧位时排尿的重力作用消失，可以进一步诱发肾盂积水和肾脏结石。此外，在卧位时由于腹压作用减少、横膈活动限制以及盆底肌肉紧张，可以造成膀胱尿潴留和排空障碍，加上高钙血症和尿路感染，尿 pH 增高，膀胱结石的发生率可高达 15%～30%，反过来又促使泌尿系统感染发生和发展。饮水不足也是上述改变的诱因之一。

（八）消化系统改变

最常见的改变是食欲减退。由于肾上腺素兴奋度增加，肠道活动相对抑制，加上血浆容量降低和相对脱水，造成便秘。

二、运动疗法的治疗作用

1. 维持和改善运动器官的形态与功能　运动可以加快全身血液循环，增加骨骼肌肉系统的血液供应，促进关节滑液的分泌，牵伸挛缩和粘连的软组织，维持和改善关节活动范围，提高和增强肌肉的力量和耐力，改善和提高平衡和协调能力，预防和延缓骨质疏松。

2. 提高人体的代谢能力，增强心肺功能　运动时肌肉做功，消耗体内大量的能源底物，新陈代谢水平急剧增高，其水平高于休息时的几倍、几十倍，增加的程度与运动的强度成正比。运动时，心率加快，心肌收缩力加强，心输出量增加，呼吸加深、加快，胸廓和横膈的活动幅度增大，以适应机体的需要。

3. 促进代偿功能的形成和发展　对于因伤病丧失一定解剖结构，虽经系统运动治疗，其功能仍难以完全恢复的患者，通过对健侧肢体或非损伤组织反复的功能训练，可以发展代偿能力，以补偿丧失的功能。如偏瘫患者的健侧肢体经训练可能代偿患侧肢体的功能；截瘫患者可通过训练上肢肌力以驱动轮椅，代偿下肢的行走功能。

4. 提高神经系统的调节能力　任何运动都是一系列生理性条件反射的综合，适当运动可以保持中枢神经系统的兴奋性，改善神经系统反应性和灵活性，维持正常功能，发挥对全身脏器的调节能力。

5. 增强内分泌系统的代谢能力　主动运动可以促进糖代谢，减少胰岛素分泌，维持血糖水平；增加骨组织对矿物质（如钙、磷）的吸收。

6. 预防长期卧床所致的并发症　长期卧床常影响机体的各种功能，如关节挛缩、肌肉萎缩、骨质疏松、心肺功能降低等失用综合征；血液循环不良导致的深静脉血栓形成；肠蠕动减弱，影响机体的消化和吸收功能，导致便秘等，运动疗法可有效预防或改善以上症状。

7. 调节精神和心理状态　运动可以提高内啡肽释放，改善患者情绪和心态，从而有利于患者的功能恢复。低中强度运动锻炼可以促进大脑皮质、尾状核、下丘脑和小脑等处的内啡肽分泌增多，产生镇痛作用；运动中机体代谢活动增强，肾上腺素分泌增加和由此而产生的欣快感，可以缓解精神和心理压力，打断抑郁或焦虑情绪与躯体器官功能紊乱之间的恶性循环，改善情绪、增强患者的自信心；提高适应能力；增强社会交往、改善人际关系等。

知识链接

运动的潜在危险

1. 运动损伤 不适当的运动有可能导致或加重组织损伤,使患者的病情加重。常见导致损伤的因素包括:准备或结束活动不充分、运动训练强度或总量过大、运动方式选择不当、运动训练动作错误、高危患者的病情判断失误等。常见的损伤包括关节扭伤或脱位、韧带拉伤或断裂、骨折(常见疲劳性骨折)、椎间盘突出或腰椎滑脱等。

2. 脏器功能过负荷或者衰竭 疾病或损伤后各脏器功能储备都有不同程度的下降。如果运动强度或总量过大,超过功能储备,就可能诱发脏器功能衰竭。常见的脏器衰竭包括心力衰竭、肾衰竭、呼吸功能衰竭等。

3. 诱发心脑血管事件 心脑血管事件指各种突发性心脑血管意外,包括脑卒中、心肌梗死、心脏骤停等。与运动相关的常见诱因包括:运动诱发血压过度增高导致脑血管破裂或左心房或动脉血栓脱落导致脑梗死、心律失常导致心脏骤停(窦性停搏、完全性传导阻滞合并心脏停搏、室性心动过速或室颤等)、心脏破裂、主动脉瘤破裂等。

三、物理因子的治疗作用

(一) 物理因子对机体作用的共性

各种物理因子对机体具有共同性或非特异性作用,其共同性主要表现在生理作用和治疗作用两方面。

1. 生理作用 改变组织细胞和体液内离子的比例和微量元素含量,引起体内某些物质分子(如蛋白分子、水分子等)结构变化;影响各种酶活性,调节物质代谢,使体内产生生物学高活性物质;增强血液和淋巴液循环;改变生物膜、血管、皮肤、黏膜和其他组织通透性;引起组织温度改变;调节神经-内分泌信息控制系统功能;加强单核-吞噬细胞系统功能等。

2. 治疗作用 改善神经-内分泌信息控制系统功能;提高机体或某些器官、系统的功能水平;改善组织器官的血液循环和营养状态,促进组织修复和再生,提高机体的抵抗力,消炎、消肿、镇痛、缓解痉挛,脱敏或致敏作用,增强机体的适应能力,提高药物向组织器官内的渗透等。

(二) 物理因子对机体作用的特异性

物理因子作用于机体后,在引起共同性效应的同时,可引起特异性效应。物理因子的特异性作用,在使用小剂量的条件下,才能最明显的呈现,在使用大剂量时,由于分子的热运动,可掩盖其特异性作用效应。这种特异性效应,是由于不同物理因子对不同组织细胞和器官有相对选择性。例如,紫外线优先作用于表皮、皮肤神经末梢感受器;超短波优先作用于结缔组织、巨噬细胞系统,并可较明显地作用于血管系统、自主神经-内分泌信息控制系统、骨组织等;直流电优先作用于周围末梢神经感受器和周围神经纤维;神经系统对分米波的感受,较超短波为高;正弦调制中频电流,可使疲劳肌肉中的 RNA 含量升高,并能增强大脑皮质、锥体神经细胞核内脱氧核糖核酸蛋白的荧光强度。

(三) 物理因子的治疗作用

1. 消炎 大量临床经验证明,多种物理因子具有抗炎作用。皮肤、黏膜、肌肉、关

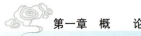

节，乃至内脏器官，由各种病因引起的急慢性炎症，可采用不同的物理因子进行治疗。对于急性化脓性炎症，表浅者应用紫外线照射或抗生素离子导入治疗；对于慢性炎症，则采用温热疗法、磁场疗法，或低、中频电疗法。临床研究认为，物理因子的作用机制，除了具有直接杀灭病原微生物作用之外（如紫外线），还与改善微循环、加速致炎物质排出和增强免疫机制等因素有关。

2. 镇痛　疼痛是一个极为复杂的问题，既是一种物质现象，又是一种精神现象。引起疼痛的原因很多，损伤、炎症、缺血、痉挛、肌力不平衡、反射性乃至精神因素，均可引起疼痛。应用物理因子镇痛，则要弄清病因，有针对性地进行治疗。炎症性疼痛，以抗炎性治疗为主；缺血性和痉挛性疼痛，宜用温热疗法，改善缺血，消除痉挛；神经痛、神经炎，应用直流电导入麻醉药类，以阻断痛觉冲动传入，或应用低、中频电疗法，以关闭疼痛闸门，激发镇痛物质释放。应用物理因子镇痛，与因子选择、方法、剂量、治疗部位等有密切关系，临床应用时要结合患者的具体情况，选择合适的物理因子，才能取得较好效果。

3. 抗菌　紫外线以杀菌作用著称。杀菌效力最强的光谱为254～257nm（短波紫外线），对金黄色葡萄球菌、枯草杆菌、铜绿假单胞菌、炭疽杆菌、溶血性链球菌等，均有杀灭作用。紫外线杀菌机制，主要是引起DNA两个胸腺嘧啶单体聚合成胸腺嘧啶二聚体，使细菌失去正常代谢、生长、繁殖能力，乃至死亡。

4. 镇静与催眠　具有镇静、催眠作用的物理疗法，有电睡眠疗法、静电疗法、镇静性电离子导入疗法、温水浴、颈交感神经节超短波疗法、磁场疗法等，这些物理疗法，均能增强大脑皮质扩散性抑制，解除全身紧张状态，因而产生明显的镇静和催眠效果。

5. 兴奋　神经-肌肉各种技术参数的低、中频电流，如间动电流、干扰电流、调制中频电流，都能引起运动神经及肌肉兴奋，可用于治疗周围性神经麻痹及肌肉萎缩，或用于增强肌力训练，这些理疗方法均具有明显兴奋神经-肌肉的效果。其机制是细胞膜受电刺激后，产生离子通透性和膜电位变化，形成动作电位，发生兴奋，引起肌肉收缩反应。对于感觉障碍者，可选用感应电疗法或达松伐尔电疗法等。

6. 缓解痉挛　温热作用能解除痉挛。具有缓解痉挛作用的物理因子疗法，有作用于深部组织的短波、超短波和微波疗法，也有作用于浅部组织的石蜡疗法、湿热罨包疗法、太阳灯和红外疗法，还有作用于全身的热水浴、光浴疗法等。其作用机制，主要是温热作用能降低肌梭中 γ 传出神经纤维兴奋性，使牵张反射减弱和肌张力下降。

7. 软化瘢痕、松解粘连　石蜡疗法、超声波疗法、碘离子导入疗法，可以改变结缔组织弹性，增加延展性，常用于治疗术后瘢痕和组织粘连，有明显的软化瘢痕和松解粘连作用。有实验证明：适当温热作用，可使肌腱、韧带、关节囊等组织延展性增大5～10倍。

8. 加速伤口愈合　应用小剂量紫外线照射，在防止和控制伤口感染的同时，还能刺激肉芽组织生长，加速上皮搭桥和创口愈合过程。锌离子导入和达松伐尔疗法治疗下肢静脉曲张形成的溃疡，比单纯外科换药处理伤口愈合，日期显著缩短。

9. 加速骨痂形成　弱直流电阴极、TENS、干扰电疗法和脉冲磁场，均能促进骨质生长，加速骨折愈合。

10. 增强机体免疫机制　紫外线、红外线、磁场、超短波等物理因子，均有增强和调节机体免疫作用。实验证明，用1/5MED～1/3MED紫外线照射家兔，血清补体滴定度明显上升，在两周内升到最高值。用1/4MED紫外线照射，发现白细胞吞噬能力增强26%～55%，凝集素滴定度增加8～16倍，且停止照射15～30日内，上述两项指标仍高于原来水平。红外线照射除可改善血液循环外，还可使小动脉及毛细血管周围出现细胞移行、浸润，吞噬细胞功能加强，抗体形成增多；中小剂量的超短波可增强网状内皮系统功能，使吞噬细胞数量增多，吞噬功能加强，增加体内球蛋白、抗体、补体、凝集素、调理素等；磁场对机体细胞免疫及体液免疫，均产生有益影响。

11. 脱敏　实验证明，紫外线照射可使过敏性休克动物免于死亡。其脱敏作用机制，就是紫外线能将蛋白分解生成组胺，小剂量组胺不断进入血液，又刺激组胺酶产生，当组胺酶达到足够量时，便能分解发生过量组胺，从而起到脱敏作用。紫外线照射还能促进肾上腺功能，增加 Ca^{2+} 吸收，这些也有利于减轻过敏反应。

12. 抗癌　应用加温、低温冷冻、激光光敏效应、激光汽化炭化、聚焦超声、直流电、超短波以及强磁场等理疗方法，治疗癌症取得了一定进展。

四、物理治疗技术的适应证、禁忌证

（一）运动治疗技术

1. 适应证

（1）神经系统疾病：脑卒中、颅脑外伤、脑肿瘤、小儿脑瘫、脊髓损伤、周围神经疾患、帕金森病、急性感染性多发性神经根炎、脊髓灰质炎、多发性硬化症。

（2）骨科疾病：骨折、截肢与假肢、关节炎、肩周炎、颈椎病、腰椎间盘突出症，全髋、膝人工关节置换。

（3）内脏器官疾病：急性心肌梗死、慢性阻塞性肺疾患、糖尿病、高血压。

（4）肌肉系统疾病：肌营养不良。

（5）其他障碍：体育外伤后功能障碍、烧伤。

2. 禁忌证　对需要选用运动治疗技术的患者要注意进行身体检查，有如下禁忌证存在时，不宜施行运动治疗技术操作。

（1）患者病情不稳定，处于疾病的急性期或亚急性期。

（2）有明确的急性炎症存在，如体温超过 38℃，血中白细胞计数明显升高等。

（3）全身情况不佳、脏器功能失代偿期，如：①脉搏加快，安静时脉搏大于 100 次/分；②血压不正常，患者临床症状明显，舒张压高于 120mmHg，或低血压患者出现休克；③有心力衰竭表现：呼吸困难、全身浮肿、胸腔积液、腹水等；④心脏疾病发作在 10 日以内者；⑤严重心律失常；⑥安静时有心绞痛发作。

（4）休克、神志不清或明显不合作者。

（5）运动治疗过程中有可能发生严重并发症者，如动脉瘤破裂。

（6）有大出血倾向者。

（7）运动器官损伤未作妥善处理者。

（8）身体衰弱，难以承受训练者。

（9）患有静脉血栓，运动有可能脱落者。

（10）癌症有明显转移倾向者。

（11）剧烈疼痛，运动后加重者。

（二）物理因子治疗

1. 适应证　应选择适当的理疗方法，针对治疗某种病证。理疗适用范围包括各种炎症、神经系统疾病、心血管系统疾病、骨伤科疾病等。

2. 禁忌证 严重的心脏病、动脉硬化、有出血倾向、恶病质及可刺激肿瘤细胞生长的物理因素，均属禁用范围。

理疗的适应证与禁忌证较多，详见具体篇章。

第三节 运动治疗技术常用器械

临床开展运动治疗技术工作时，应用到较多的器械，常见的器械简介如下：

1. 肩关节旋转训练器 又称肩轮，是一种肩关节运动训练的装置(图 1-1)。多为金属制品，其旋转轴心高度可调，把手与轴心间距离也可调节，以便适用于不同年龄患者应用。旋转轴心处可以适度加阻力，以便在增大肩关节活动度的同时增强肌力。目前临床常用有两种类型：轮型(图 1-1A)和杆型(图 1-1B)。

(1)主要功能：改善肩、肘关节的活动范围，维持和扩大肩关节的活动度，兼有增强肩、肘关节周围肌肉力量的作用。

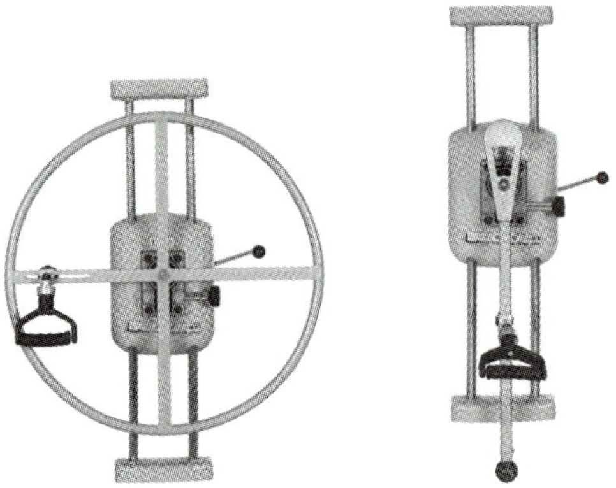

A B

图 1-1 肩关节旋转训练器

A. 轮型；B. 杆型

(2)应用范围：肩关节活动受限的疾患，如肩周炎；肩关节软组织、骨骼损伤(扭伤、挫伤、脱位)后；上肢骨折术后长期制动；关节周围软组织瘢痕、粘连、水肿；各种疾病所致的肌力、肌张力异常(如颈髓损伤、臂丛神经损伤、脑卒中、脑外伤、多发性硬化、帕金森病、周围神经病损，运动神经元变性疾病如肌萎缩性侧索硬化症与进行性神经性肌萎缩等)；风湿性关节炎；类风湿关节炎；骨关节炎；乳房切除术后。

(3)应用方法：①改善肩关节活动度。根据使用者的身高调整主轴到合适位置，根据患者的功能障碍情况，调整主轴阻力达到合适水平，并调整把手在转臂上的位置，使肩关节活动度受限的患者进行肩关节的主动旋转运动、依靠惯性的被动运动和抗阻力主动运动，维持、扩大肩关节的活动范围，预防与缓解肩关节周围肌肉、肌腱与关节囊的挛缩。若侧立于训练器旁，可改善肩关节屈伸范围；面向训练器，可做肩内收、外展练习。②改善肌力和耐力。根据患者肩关节周围的肌肉力量情况，可以调整主轴阻力达到相应的合适水平进行训练。肌力训练时，主轴阻尼可调整到肌肉用大负荷量进行等长、等张运动训练；而进行耐力训练时，可以调整主轴阻尼到肌肉用中等负荷量进行等长、等张运动训练。

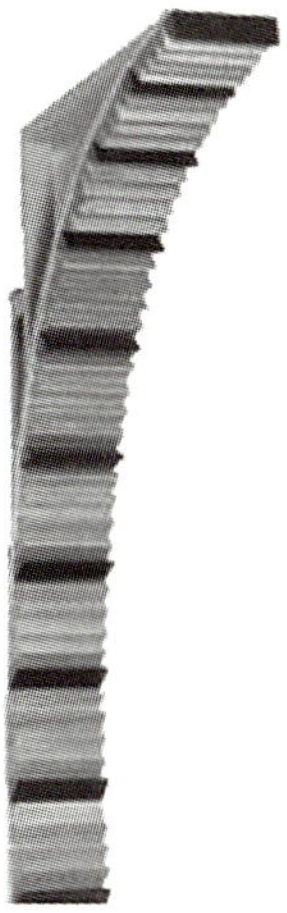

图 1-2　肩梯

2. 肩梯　是一种通过手指攀爬一定高度，训练肩关节活动度的装置（图 1-2）。通常为木质，每一级均呈“7”形。以便手指攀登。肩梯可固定于墙上，也可固定于其他装置上，如肋木边框上。

（1）主要功能：改善肩关节的活动范围，促进关节滑液的分泌，牵伸挛缩和粘连的软组织，维持和扩大肩关节的活动度，恢复软组织的柔韧性。

（2）应用范围：肩关节活动范围受限疾患，同肩关节旋转训练器。

（3）应用方法：通过手指沿着阶梯不断向上攀爬，逐渐增大肩关节的活动范围，减轻疼痛，防止肩关节挛缩。患者可面对（改善肩前屈活动范围）或侧对（改善肩外展活动范围）肩梯，手指由下而上进行攀爬，到最大限度时可稍停，进行牵伸。

3. 肩抬举训练器（shoulder lift trainer）　是一种训练上肢抬举功能的装置（图1-3），通常为木质或金属制品。注意搁架弯曲部必须是金属制品，并作牢固固定。

（1）主要功能：用于训练上肢的抬举功能，通过主动运动或抗阻主动运动，增强上肢肌肉如三角肌、肱二头肌的力量，亦能增加肩关节活动范围。

（2）应用范围：上肢肌力减退、肩关节活动范围受限疾患，同肩关节旋转训练器。

（3）应用方法：通过将棍棒置放于不同高度，训练上肢的抬举功能，可在棍棒两端悬挂沙袋，以增加抗阻力训练。搁架高度可以调整，放在桌上使用。

4. 前臂旋转训练器（forearm rotation trainer）　前臂旋转训练器是一种训练前臂旋前和旋后运动功能的装置（图 1-4）。支架系金属制品，拉环、把手可用木质或其他胶塑制品。训练器结构的主要方面与肩关节旋转训练器相似，通常有两套主机和转动拉环，供左右手同时使用。

（1）主要功能：改善前臂的旋前和旋后功能，维持、扩大前臂的旋前旋后活动范围，并有增强前臂旋前肌与旋后肌力量和耐力的作用。

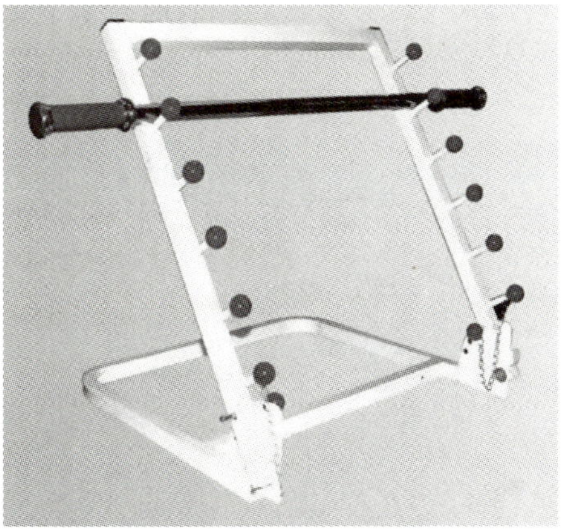

图 1-3　肩抬举训练器

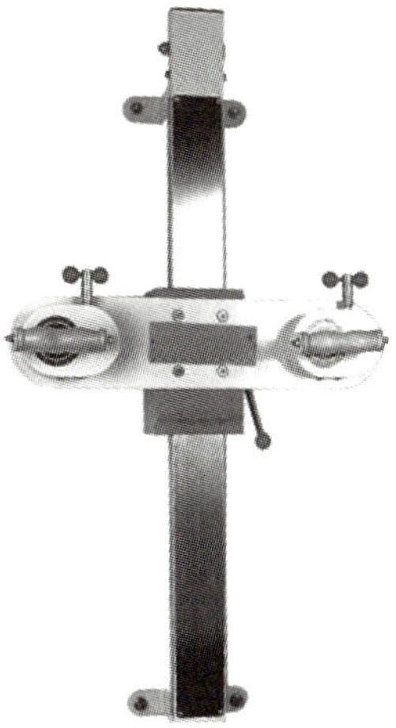

图 1-4　前臂旋转训练器

（2）应用范围：前臂旋前旋后受限的疾患，如肘关节外伤固定与术后、网球肘；各种疾病所致的腕关节肌力、肌张力异常，如颈髓损伤、臂丛神经损伤、脑卒中、脑外伤、周围神经病损、帕金森病等；风湿性关节炎；类风湿关节炎等。

（3）应用方法：①改善前臂旋前旋后的关节活动度。使前臂旋转功能受限的患者进行前臂旋转的随意主动运动和抗阻力主动运动训练，维持扩大前臂旋前旋后的活动范围，预防肌肉萎缩。注意必须固定肘关节于屈曲位，以避免肩关节的旋转替代动作。②改善旋前肌与旋后肌的肌力和耐力。通过调整主轴阻尼，使患者做不同阻力下的抗阻力主动运动，训练旋前肌和旋后肌的肌力和耐力。肌力训练时，主轴阻尼可调整到肌肉用大负荷量进行训练；而进行耐力训练时，可以调整主轴阻尼到肌肉用中等负荷量进行较长时间的训练。

5. 腕关节屈伸训练器（wrist trainer）　腕关节屈伸训练器是一种训练腕关节屈曲和伸展功能的训练装置（图 1-5）。基架和旋转主机为金属制品，把手则为木制。腕关节屈伸训练器的高度可调。

（1）主要功能：改善腕关节的活动范围，促进关节滑液的分泌，牵伸挛缩和粘连的软组织，维持与扩大腕关节的活动度；增强屈腕肌、伸腕肌的肌力与耐力。

（2）应用范围：腕关节活动受限的疾患，如腕管综合征；腕关节软组织、骨骼损伤（扭伤、挫伤、脱位）后；前臂尺桡骨骨折、手部骨折术后长期制动；各种疾病所致的肌力、肌张力异常，如颈髓损伤、臂丛神经损伤、脑卒中、脑外伤、周围神经病损、帕金森病、肌萎缩性侧索硬化症、进行性神经性肌萎缩等；风湿性关节炎；类风湿关节炎等。

（3）应用方法：①改善腕关节活动度。使腕关节活动度受限的患者进行腕关节的随意主动屈伸运动、依靠惯性的被动运动和抗阻力主动运动，可以维持扩大腕关节的活动范围，预防腕关节周围肌肉、肌腱与关节囊的挛缩，或改善已出现的挛缩。当单侧腕关节屈伸范围受限，可用健侧腕的屈伸进行辅助被动活动，增大腕关节屈伸范围。②改善肌力和耐力。根据患者腕关节周围的肌肉力量情况，可以调整主轴阻尼达到相应合适的水平进行训练。肌力训练时，主轴阻尼可调整到肌肉用大负荷量进行训练；而进行耐力训练时，可以调整主轴阻尼到肌肉用中等负荷量进行训练。

6. 腕关节旋转训练器（wrist rotation trainer）　是训练腕关节旋转功能的装置（图 1-6），与前臂旋转训练器类同。通常臂托块可根据前臂长短做前后移动。托块宜柔软，旋转主机是金属制品，主机与轴的滑珠宜润滑，并可加阻力。

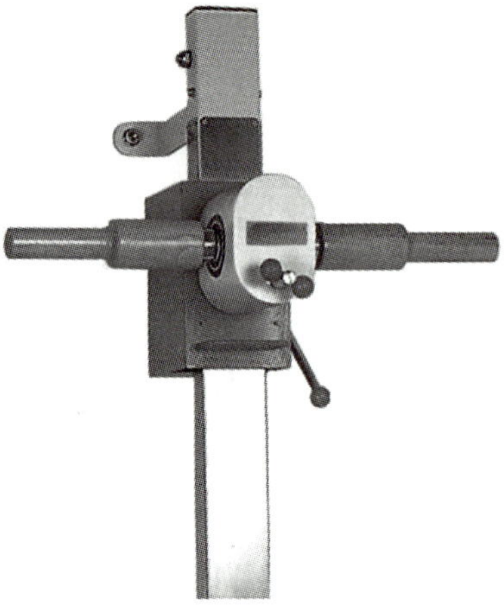

图 1-5　腕关节屈伸训练器

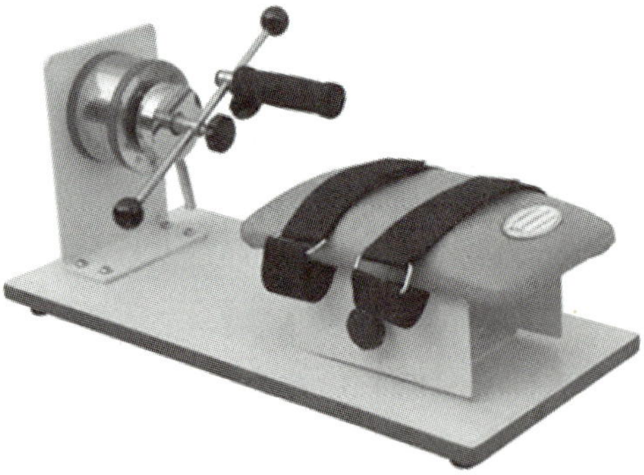

图 1-6　腕关节旋转训练器

(1)主要功能:改善腕关节旋转功能,维持、扩大腕关节旋转的活动范围,预防、减轻腕关节周围肌肉、肌腱与关节囊的挛缩,或改善已出现的挛缩;进行腕关节旋转肌肉的肌力和耐力的训练,增强肌力和耐力。

(2)应用范围:同腕关节屈伸训练器。

(3)使用方法:①改善腕关节活动度。可改善腕关节各个方向的活动范围。供腕关节旋转运动受限或可能受限的患者做腕关节旋转的随意主动运动和抗阻力主动运动,以预防、改善腕关节旋转运动受限和挛缩。根据患者前臂长度,可调整臂托块和转动盘之间的距离。②改善肌力与耐力。根据患者的功能障碍严重程度,调整主轴阻力达到合适的水平,并调整到合适的手旋转半径,使患者做不同阻力下的抗阻主动运动,以训练相关肌肉的肌力和耐力。

7. 滑轮吊环训练器(overhead pulleys)　滑轮吊环训练器是一种具有滑轮、绳索和吊环,通过双上肢的交替运动或利用沙袋施加阻力进行关节活动度训练和肌力训练的装置(图 1-7)。支架通常为金属制品,必须固定牢固。吊环滑轮可以是一个,也可以是两个。把手可以为金属制品也可以是木制品,以抓握舒适为度。

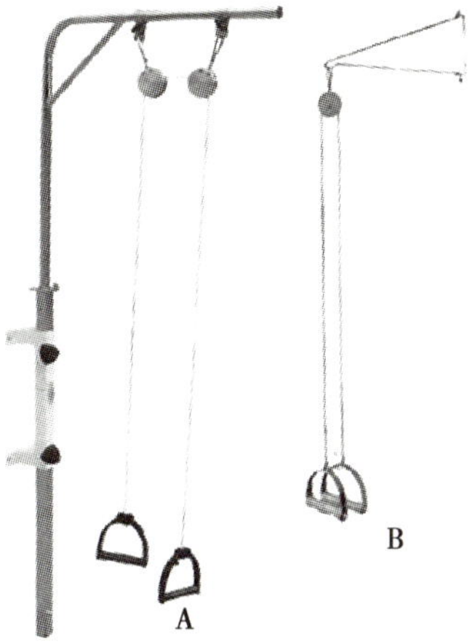

图 1-7　滑轮吊环训练器

A. 标准式;B. 简易式

(1)主要功能:改善肩关节的活动范围,维持和扩大关节活动度;关节牵引、增强肩关节周围肌肉的力量和耐力的作用;缓解肌肉、肌腱、韧带、关节囊、关节软骨等的萎缩与挛缩;增大关节腔,促进软组织蠕变,恢复软组织的柔韧性,减轻关节、肌肉的挛缩和强直;促进血液循环,减轻痉挛和水肿;缓解关节与肌肉的疼痛。关节牵引是利用滑轮转换力量的方向,使挛缩、粘连的纤维组织产生塑性延长,扩大关节活动范围。通常利用健肢对患肢做各方向的关节牵伸。

(2)应用范围:同肩关节旋转训练器。

(3)使用方法:①改善肩关节活动度。利用健侧上肢或沙袋带动患侧上肢进行关节的屈伸(面向训练器站立,上肢前伸,抓握吊环把手,以健侧肢向下,带动患侧肢上抬屈曲肩关节)、外展内收(患者站立于滑轮下,两手稍外展抓滑轮,以健手向下拉动患肢做外展,注意患肢肘关节应伸直)与内、外旋转(患者站立于滑轮下,患肢置于背后,抓滑轮,健肢转滑轮于体侧,将滑轮下拉使患肢屈肘,患手沿体背向上为内旋)的训练,维持或扩大关节的活动范围。②增强肌力和耐力。根据患者所要训练的关节周围的肌肉力量情况与身体状态,可以利用健侧上肢或沙袋施加相应阻力,进行不同程度的抗阻训练,增强要训练关节周围肌肉的力量与耐力。③关节牵引。利用健侧上肢的力量、滑轮和沙袋施加相反方向的力,对患侧关节予以牵拉,扩大关节活动范围,缓解疼痛。

8. 可调式肘关节牵引椅(adjustable traction chair for elbow)　是一种用来牵引肘关节,增加肘关节活动度的装置(图 1-8)。主要部件有:①坐椅。高度宜适中,以患者坐位时双足能平踩于地为宜。②固定架。用以固定上臂,注意高度宜适中,通常与患臂长度相近,固定于肘关节近端。③牵引架。包括金属架、滑轮和重锤,注意滑轮不宜过高,宜置于相当于头与肩部水平方向。重锤重量从 1~5kg,逐渐提高牵引力量。

(1)主要功能:持续性肘关节牵引,维持、扩大肘关节的活动范围。

(2)应用范围:肘关节屈伸活动障碍患者,如肱骨骨折、尺桡骨近端骨折固定或手术后,肘关节内骨折术后,肘部肌肉或肌腱损伤修复术后。

(3)使用方法:根据患侧肘关节屈伸角度、关节受限程度和软组织挛缩程度,调整牵引的角度和重量,每次牵引 30 分钟,每日 1~2 次。逐渐增加角度和牵引重量。牵引时应在无痛或微痛范围内。

9. 功能牵引网架及配件(sling suspension frame and accessories)　功能牵引网架是一种将肢体悬吊起来进行训练的装置,并附有配件,包括绳索、S 钩、滑轮、尼龙搭扣、固定带、重锤、沙袋等(图 1-9)。注意网架必须固定牢固,其中网格要求有适当强度,以避免在使用中变形、折断。

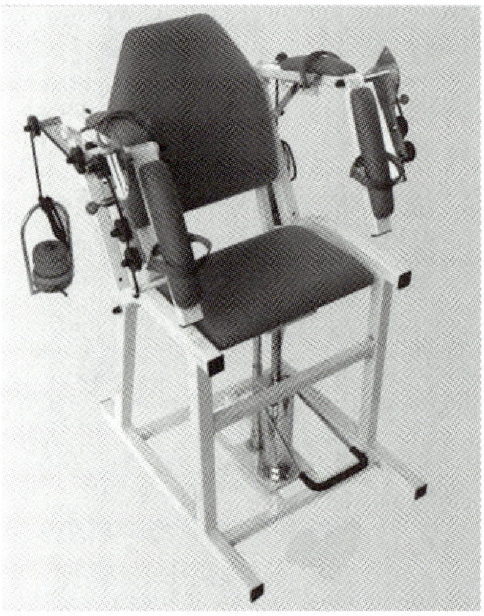

图 1-8　可调式肘关节牵引椅

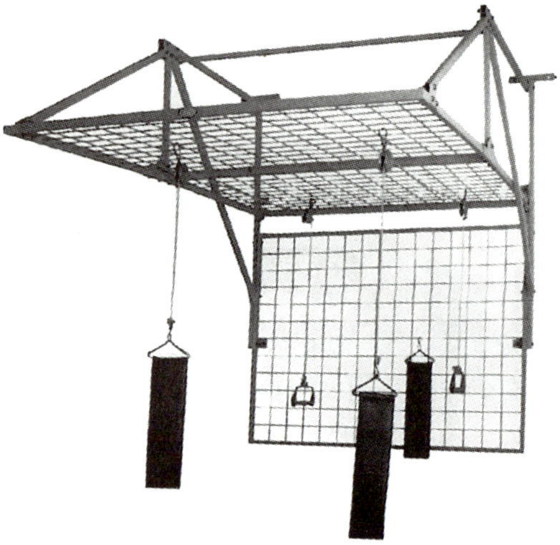

图 1-9　功能牵引网架及配件

(1)主要功能:可用于肌力的训练,增加关节活动度的训练,预防畸形。也可用于关节牵引治疗和放松调整训练。

(2)应用范围:上下肢关节活动受限的疾患(如上肢骨折术后或固定后,肌肉、肌腱损伤修复术后,肩周炎,颈椎病),上下肢肌肉力量下降的疾患(如周围神经病损、中枢神经系统病损)等。

(3)使用方法:①肌力训练。辅助的主动运动:当患者的肌力恢复到 2 级时,用功能牵引网架将要活动的肢体悬吊起来,消除肢体重力的影响,进行协助运动训练;抗阻主动运动:当肌力达到 3 级以上时,能抵抗一定的外加阻力,在要训练肢体的远端悬挂沙袋等重物,使肢体拉动挂有沙袋或重物的绳索,进行抗阻主动运动。②关节活动度训练。可用健侧肢体或沙袋通过滑轮训练单元拉动患侧肢体,进行关节的被动运动训练。也可利用滑轮训练单元,配合沙袋或重物,进行关节周围挛缩肌肉的被动牵伸。③关节牵引治疗。利用功能牵引网架,配合滑轮、绳索、治疗台和适当重量的沙袋或重物,可进行颈椎牵引、上肢与下肢各关节的牵引治疗。④放松调整治疗。用悬吊带或悬吊弹簧将患者全身悬吊起来,进行全身松弛训练。

10. 上肢关节持续被动活动训练仪　持续被动活动训练仪(continuous passive mo-

tion,CPM)是一种由活动关节的托架和控制运动的设备组成,控制器将控制参数传给2 500周/分转速的微电机,通过减速装置将转速降至45~720周/分,再通过传动螺杆和偏心轮使有关节的支架进行平稳地伸缩活动。肢体固定在架上,因而产生角度、速度、持续时间可由仪器控制的被动运动。CPM的优点是无痛苦,可自动设定运动状态,使用寿命长,易于操作及携带(图1-10)。包括上肢CPM、手腕CPM、手指CPM、肩关节CPM、肘关节CPM。

(1)主要功能:带动关节缓慢、持续、反复运动,防止关节周围组织粘连、挛缩,改善胶原纤维的排列,促进致密结缔组织向疏松结缔组织的转化。增加关节韧带修复能力,提高肌腱和韧带恢复后的拉伸强度。通过关节面相对运动和关节腔内的加压与减压交替变化,刺激具有双重分化能力的细胞向关节软骨转化,调节关节滑液对关节组织的营养,促进关节的新陈代谢,改善关节软骨的营养和代谢,清除抗原抗体复合物,缓解抗原抗体复合物对关节软骨的自身免疫性损伤,有利于关节软骨的修复和愈合,防止关节发生退行性变。促进局部血液循环,减轻痉挛及水肿,促进关节快速恢复到正常的活动范围及功能;提高患者对被动和主动治疗的适应能力。

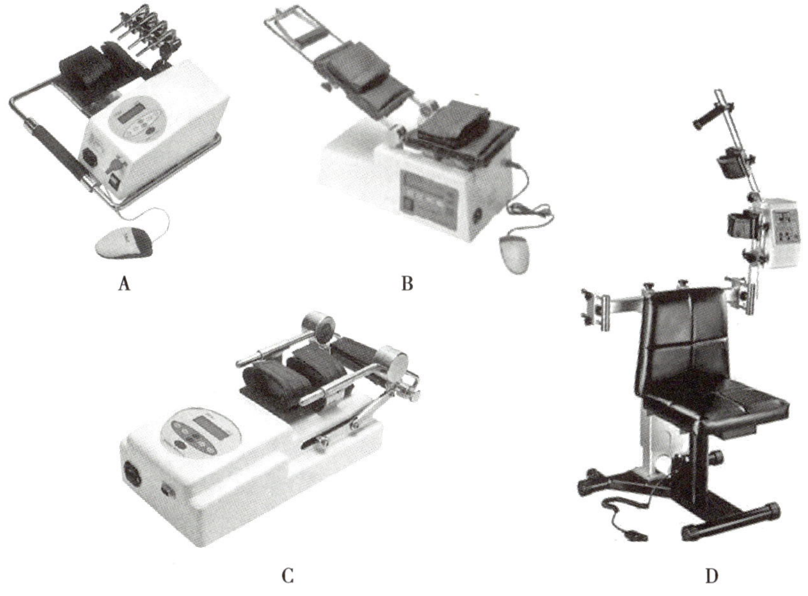

图1-10　上肢关节CPM

A. 上肢CPM;B. 手指CPM;C. 肩关节CPM;D. 腕关节CPM

(2)应用范围:骨折术后,关节软骨损伤、关节囊切除或关节松解术后,关节成型、人工关节置换术后,软骨缺损,移植物修复,急性化脓性关节炎手术切开清创、引流术后,肌腱损伤修复和肌腱重建固定术后,关节镜检查和治疗术后,截瘫、偏瘫、帕金森病、肌萎缩性侧索硬化症、进行性神经性肌萎缩等。

(3)使用方法:使用时将肢体固定在支架上,按下述原则进行训练。①运动重复频率:在伤后早期速度宜每分钟2~4周,以后可以根据患者的耐受和反应逐步增加。只要患者能耐受,应选稍快的速度。②运动角度:早期先小角度活动,以后渐增,一般以在不引起疼痛和不适的最大范围内活动。③持续时间:仪器一般工作1~2小时,休息 10 分钟，可每日进行 5～16 小时，连续用 2～4 周。但长时间连续使用对于能离床活动的患者不合适。不宜中断 2 日以上。

11. 墙壁拉力器(puller on wall) 墙壁拉力器是一种固定于墙壁上的具有重力负荷的装置，通过拉动重锤(重锤通常每片重 2～3kg，共 5 片)，可以进行肌力或关节活动范围训练(图 1-11)。全部装置包括固定架、滑轮系统以及重锤，宜在各重锤片之间垫上软垫，以减少撞击噪音。

(1)主要功能：用于肌力和耐力的训练及上肢各关节活动度的训练。

(2)应用范围：上肢关节活动受限或肌力下降的疾患，如肩周炎、网球肘、腱鞘炎；上肢关节、软组织、骨骼损伤(扭伤、挫伤、脱位)后；上肢骨折术后长期制动；各种疾病所致的肌力、肌张力异常(如颈髓损伤、臂丛神经损伤、脑卒中、脑外伤、周围神经病损、帕金森病、肌萎缩性侧索硬化症、进行性神经性肌萎缩等)；风湿性关节炎；关节周围软组织瘢痕、粘连、水肿。

(3)使用方法：①肌力训练。利用重锤的阻力，进行抗阻力主动运动，训练相应运动部位肌肉的肌力。如肩关节：反向拉力器，可增进肩屈、伸肌肌力和肩屈、伸范围练习；侧向拉力器，可增进肩外展、内收肌肌力练习和肩外展范围；背向拉力器，可做肩部伸展肌力和肩伸展范围练习。②关节活动度的训练。可预防关节挛缩和畸形。关节活动受限的患者，拉动墙壁拉力器的过程就是相应关节活动的过程。利用重锤的重力，进行关节周围挛缩肌肉的被动伸展，可防止、矫正畸形。

12. 肋木(stall bar) 肋木是一组具有横杆的平面框架，通常用木材或塑料制品制成。它结构简单，用途广泛，使用方便；既可以单独使用，也可以几个一起成组使用；既可以单侧使用，也可以前后双侧使用(图 1-12)。每一肋木间距约 10cm，为保证肋木强度，每一横杠的直径在 4～5cm。

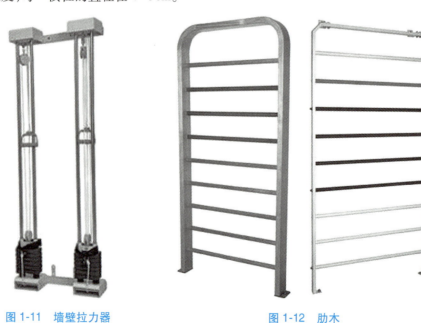

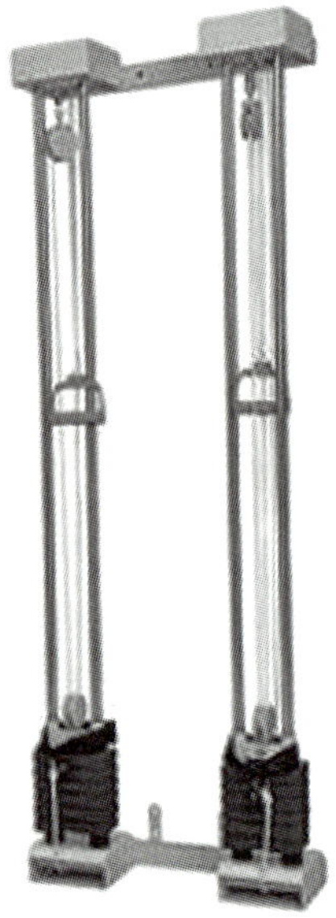
图 1-11 墙壁拉力器

图 1-12 肋木

(1)主要功能：矫正姿势，保持正常的姿势与体位，防止异常姿势的进展和畸形的发生；进行肌力与耐力训练，使肌肉做等长或等张收缩以保持和增强肌力与耐力；关节活动度的训练，利用肋木进行有节律性地摆动运动，利用整个体重或部分体重进行被动运动。运动时固定身体，防止由于不固定引起的代偿性运动。

(2)应用范围：驼背(学龄儿童、老年性驼背等)，脊柱侧弯，帕金森病(前屈姿势)，腰痛(骨盆倾斜)、肩周炎、关节炎、关节外伤(扭伤、挫伤、脱位、骨折)等导致关节挛缩或关节活动度受限的患者。

(3)使用方法：①矫正姿势和防止畸形。可利用肋木保持正常的姿势体位，防止异常姿势的进展，并进行异常姿势的矫正。如与胸背部矫正运动器联合使用，可以预防和矫正驼背。②肌力和耐力训练。利用体重或部分体重，让肌肉做等长性或者等张性收缩，使患者进行保持和增强肌力、耐力的运动。③关节活动度训练。关节挛缩或关节活动度受限时，可利用肋木进行有节律地摆动运动，既可以主动运动，也可以借助于整个体重或部分体重做被动运动，还可以二人相互配合做被动运动。如让患者做逐渐由下向上握横木的动作，可以训练肩关节活动度。

13. 橡筋手指练习器(finger rubber exerciser) 橡筋手指练习器是一种由橡筋结成网格状、用于训练手指主动屈伸能力的装置(图 1-13)。框架用金属制品，四边均有固钩，以固定橡筋。橡筋可用细的橡皮管代替。前面的搁板可用木质，并加软垫。

(1)主要功能：通过手指对橡筋的牵拉、勾握等抗阻运动，提高手指的主动屈伸活动能力。

(2)应用范围：腱鞘炎、手外伤、上肢骨折固定术后、软组织损伤等引起的手指肌力下降的患者；各种疾病所致的肌力、肌张力异常(如颈髓损伤、臂丛神经损伤、脑卒中、脑外伤、周围神经病损、帕金森病、肌萎缩性侧索硬化症、进行性神经性肌萎缩等)；类风湿关节炎等。

(3)使用方法：将要训练的手指插入橡筋组成的网格中，通过手指对橡筋的勾、拉、压、弹、拨等动作，利用橡筋的弹性、张力，对手指施加阻力，一次抓握橡筋数越多，手指肌肉所用的力量越大，橡筋弹回的力量越大，从而达到肌力训练的目的。对拇指及各指的屈伸、内收、外展均可训练。

14. 划船训练器(rowing trainer)(图 1-14)

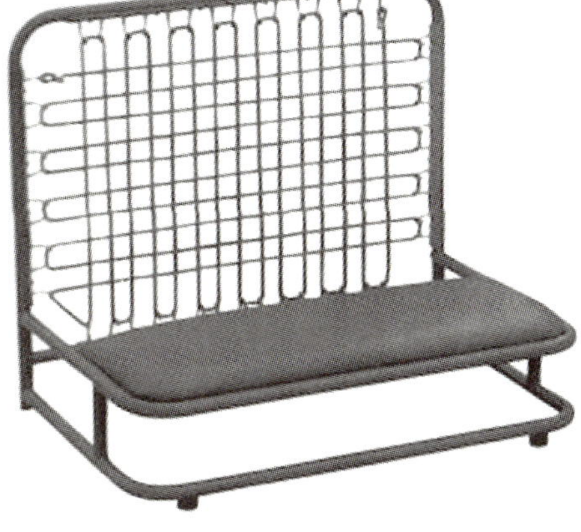

图 1-13 橡筋手指练习器

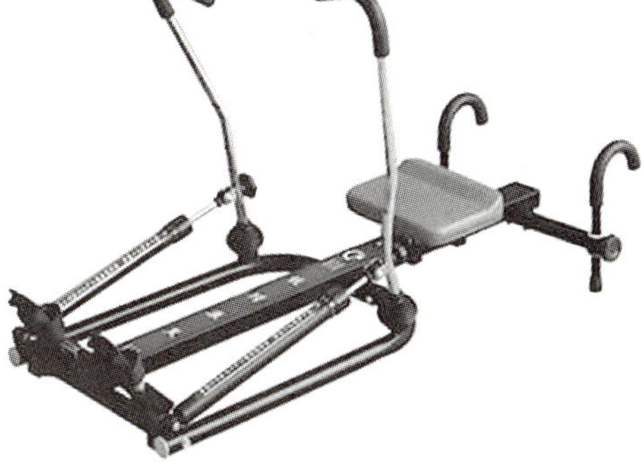

图 1-14 划船训练器

(1)主要功能:维持、扩大上肢各关节的关节活动度;上肢肌群的肌力与耐力训练,下肢肌群与腰背肌的肌力与耐力训练。

(2)应用范围:肩关节、肘关节活动受限;上肢、下肢肌力下降。

(3)使用方法:①上肢关节活动度的训练。划船动作是一个上肢各关节的复合动作,可维持扩大肩、肘、腕及手指各关节的活动度。②肌力与耐力训练。划船训练器采用的是液压式的阻力,患者坐在划船训练器的滑台上,双手持双桨,做划船的抗阻主动运动,可增强上肢、下肢与腰背肌的肌力与耐力,增强全身体力。

15. 体操棒(gymnastic rods)和医疗球(gymnastic balls)

(1)体操棒:体操棒是供患者进行体操类活动、训练关节活动度的木棒(图 1-15)。

1)主要功能:①关节活动度的训练。通过携棒做操,可牵张挛缩和粘连的软组织,促进软组织蠕变,恢复软组织柔韧性,维持、扩大上肢各关节活动范围。②肌力训练。与沙袋相结合,进行上肢肌肉力量的训练,增强上肢各关节的肌肉力量,尤其是肩、肘关节。③协调性和平衡训练。可提高关节的稳定性,提高上肢与头颈部、躯干的协调能力,从而提高肢体协调与控制能力。

2)应用范围:上肢各关节活动受限的疾患;脑卒中、脑外伤、脑肿瘤等引起的偏瘫;脊髓损伤、脊髓炎、脊髓血管畸形等引起的截瘫;脑瘫。

3)使用方法:①关节活动度的训练。通过携棒做操,可维持、扩大肩、肘、腕关节的活动范围。②肌力和耐力训练。利用体操棒和沙袋,可进行肩、肘部位肌肉的力量训练。③协调性和稳定性的训练。通过持棒进行节奏性地运动,可训练肢体的协调性;通过持棒并将体操棒固定于某一位置,可进行关节稳定性的训练。

(2)医疗球:医疗球是供患者进行球类活动,训练上肢各关节活动度与平衡协调能力的球(图 1-15)。可用布或皮革类制成,其中充以塑料充填物,也可充以沙或铁砂,以增加重量。

1)主要功能:通过抛接球运动,用于上肢各关节的关节活动度的训练,躯干、肢体的协调与平衡能力的训练。开始时尽量用轻球,为增加难度,可逐渐增加含有重物的球。

2)应用范围:关节活动度受限疾患,平衡障碍与协调障碍疾患。

3)使用方法:①关节活动度的训练。向不同方向抛接球,可以进行上肢各关节的关节活动度训练。②肢体协调与平衡能力的训练。向不同方向抛接球,训练患者各组肌群的协同性,估计与判断距离的准确性,改善平衡能力。坐位、立位进行抛接球训练,能够破坏患者原有平衡,从而训练并提高其坐位、立位的动态平衡能力。

16. 系列哑铃(dumbbell sets) 哑铃是一种用于增强肌肉力量训练的简单器械(图 1-16)。

(1)主要功能:可单手持,也可双手各持一个,用于上肢肌肉肌力与耐力的训练,以及肌肉复合动作的训练。

(2)应用范围:长期制动、疼痛、周围神经病损(如臂丛神经损伤、正中神经损伤、桡神经损伤、尺神经损伤等)、中枢神经系统疾患(如脑卒中、脑肿瘤、脑外伤、脑瘫、颈髓损伤、脊髓炎、肌萎缩性侧索硬化症、进行性神经性肌萎缩等)引起的肌力和耐力下降。

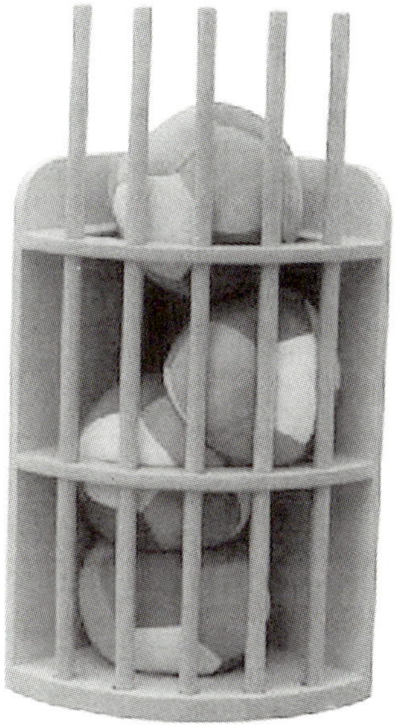

图 1-15 体操棒与医疗球

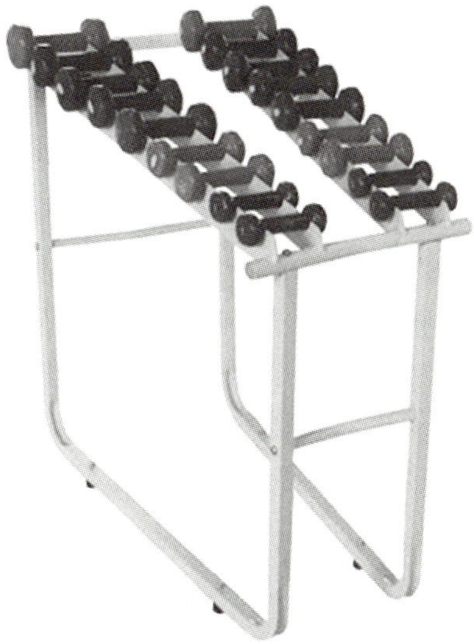

图 1-16 系列哑铃

(3)使用方法:手持哑铃,利用哑铃的重量进行上肢所要训练肌肉的抗阻主动运动,肌力训练时,选择重量大的哑铃;耐力训练时,选择中等重量的哑铃进行长时间的训练。

17. 系列沙袋(sand bag sets) 沙袋是装有沙子或铁砂,具有一定重量的袋子,分为挂式沙袋(hanging series)和绑式沙袋(banded series)。可作为负荷供患者肌肉力量的训练(图 1-17)。其重量范围为 0.5~5kg。注意沙袋外包需牢固,尤其在接缝处,避免破裂使沙子漏出。

(1)主要功能:进行肌力和耐力训练,关节活动度训练。

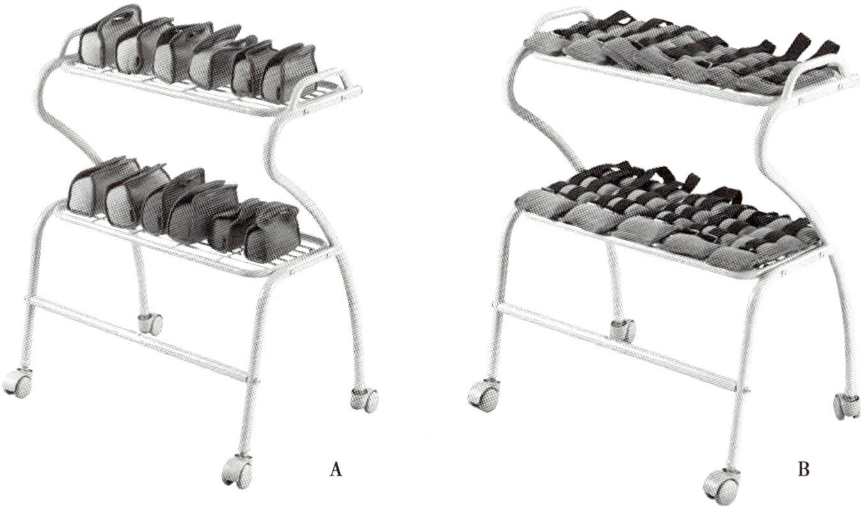

A B

图 1-17 沙袋

A. 挂式;B. 绑式

(2)应用范围:周围神经病损、中枢神经系统疾患、疼痛、长期制动等原因造成的肌力低下。

(3)使用方法:①肌力训练。把沙袋固定在上肢、下肢等部位,作为重物,供患者进行抗阻力主动运动,增加肌力和耐力。②关节活动度的训练。把沙袋作为重力负荷,直接放在患部,依靠沙袋的重力,进行关节活动度的伸展法矫正训练。也可利用滑轮、吊环,在肢体的远端悬挂沙袋进行牵引治疗。③辅助训练。关节挛缩患者进行关节伸展训练时,往往需要用沙袋卷绕在身体的某一部分,利用其重量把身体的这一部分加以固定,保证关节伸展训练成功。

18. 支撑器(hand support) 支撑器是一种供患者在训练床上用手支撑以抬起身体的三角形小支架,分大、中、小号(图 1-18)。

(1)主要功能:上肢肌力训练,日常生活活动训练,如转移、减压等,躯干肌的肌力训练。

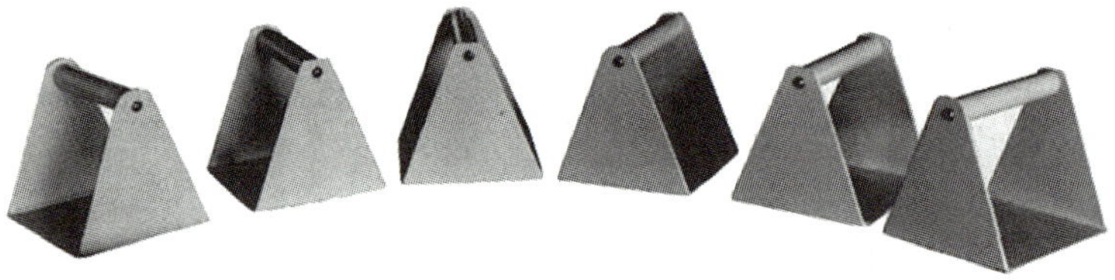

图 1-18 支撑器

(2)应用范围:下肢功能障碍疾患,如脊髓损伤引起的截瘫、四肢瘫,截肢后。

(3)使用方法:①肌力训练。下肢功能障碍、对上肢功能有较高要求的患者,如站立训练或步行训练的脊髓损伤患者或截肢患者。可在训练床或体操垫上使用,患者双手各持一个支撑器,做上半身的支撑上抬运动,以训练持拐行走时所必需的上肢肌肉力量。②日常生活活动的训练。脊髓损伤患者可利用支撑器训练,增强上肢力量后,进行床与轮椅间的转移训练。

19. 重锤式髋关节训练器(hip trainer, weightily hammer style hipbone exercitation implement)(图 1-19)

(1)主要功能:髋关节外展、内收肌力训练。

(2)应用范围:适用于各种原因引起的髋关节外展、内收活动范围受限及肌力减退者。

(3)应用方法:①患者取坐位,根据患者需要调节支架长度。②通过增加或减少阻力重锤来调节分开或并拢时的力量。起始时可挂空挡,训练中重量逐渐加大。③患者做内收或外展。动态训练时,双下肢做“外展—内收—外展”的往返动作,频率可选择 20~25 次/分,在训练的同时,可通过逐渐增加关节活动度,达到牵拉肌肉、活动髋关节的目的。

20. 髋关节旋转训练器(trainer for hip rotation)(图 1-20)

(1)主要功能:通过足的旋转运动,改善髋关节的活动范围、旋转功能和控制能力。

(2)应用范围:骨骼肌肉系统、神经系统疾病导致的髋关节活动障碍、平衡功能障碍患者。

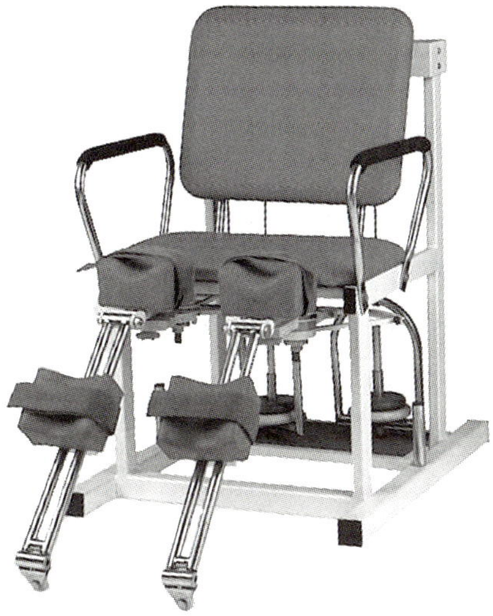

图 1-19 重锤式髋关节训练器

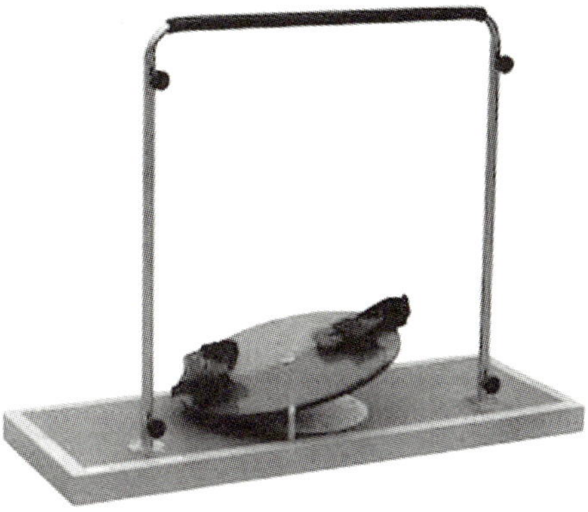

图 1-20 髋关节旋转训练器

(3)应用方法:①患者取站位,双脚站立在训练器上,将双侧踝关节分别固定在旋转板上;②双手扶住安全杆,通过足的旋转运动,改善髋关节的活动范围;③也可仅将一侧踝关节固定好,另一侧肢体站立在平板上,然后进行髋关节顺时针或逆时针方向运动,必要时可施加阻力。

21. 股四头肌训练椅(坐卧两用)(quadriceps trainer)(图 1-21)

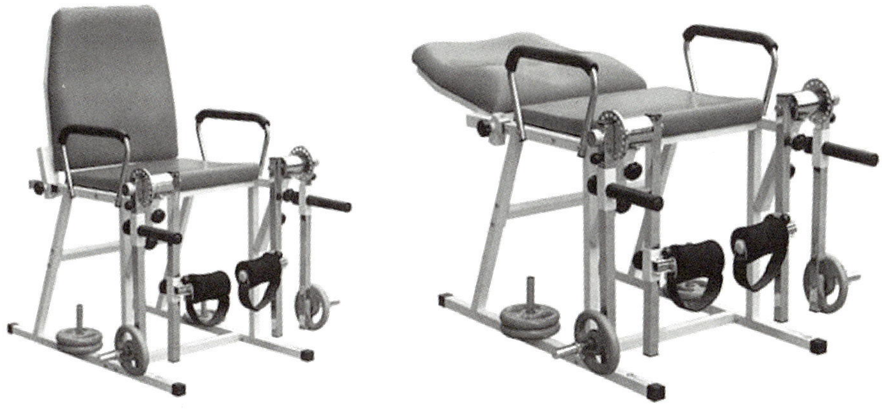

图 1-21 股四头肌训练椅

(1)主要功能:膝关节运动功能障碍患者进行股四头肌抗阻训练,下肢肌力训练,也可进行膝关节活动范围受限的牵引。

(2)应用范围:常用于各种原因引起的膝关节屈伸肌力下降及膝关节屈伸活动范围受限的患者。

(3)应用方法:①坐位训练。患者坐在训练椅上,腘窝贴椅子边缘,下肢远端固定,将内侧阻力杆的加压垫置于小腿中下 1/3 处(高度可调),在外侧阻力杆上加适当重量;根据患者情况,逐渐增加相应阻力,运动的阻力可由增加或减少阻力重锤及改变内侧阻力杆与外侧阻力杆之间的角度来调节。通过调节内侧阻力杆与外侧阻力杆之间的角度，可以改变肌力训练的关节角度范围（例如完全训练膝关节活动的最后范围）；内侧阻力杆的加压垫置于小腿前，可进行股四头肌的肌力训练，用力伸膝至最大限度（向心性收缩），再缓慢放下（离心性收缩），如此反复进行肌力训练。加压垫置于小腿后可进行腘绳肌的肌力训练；用所施加阻力对膝关节进行牵引，可达到增加关节活动范围的目的；如把杠杆调向上方并调整力臂及角度，患者可以用手拉动杠杆，进行上肢的抗阻运动训练。②卧位训练。仰卧位，可进行股四头肌的肌力训练，以减少髋部肌肉的代偿；俯卧位，可进行大腿后侧肌群训练，训练程序和方法同上。

22. 股四头肌训练板（quadriceps training board）（图 1-22）

（1）主要功能：膝关节运动受限患者进行股四头肌主动和被动运动。

（2）应用范围：各种原因引起的膝关节伸肌肌力下降和膝关节屈曲活动范围受限患者。

（3）应用方法：①患者取卧位，将患侧大腿置于股四头肌训练板上，近端为固定端，远端可调节；②可通过远端的插孔，调节训练板的高度；③根据患者情况，在小腿近踝关节置沙袋等提供阻力，进行主动的股四头肌力量训练或被动的屈曲关节功能牵引。

23. 坐式踝关节训练器（seated ankle joint trainer）（图 1-23）

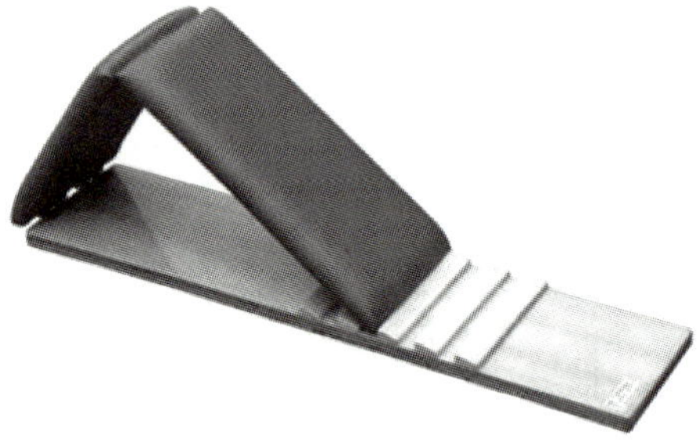

图 1-22 股四头肌训练板

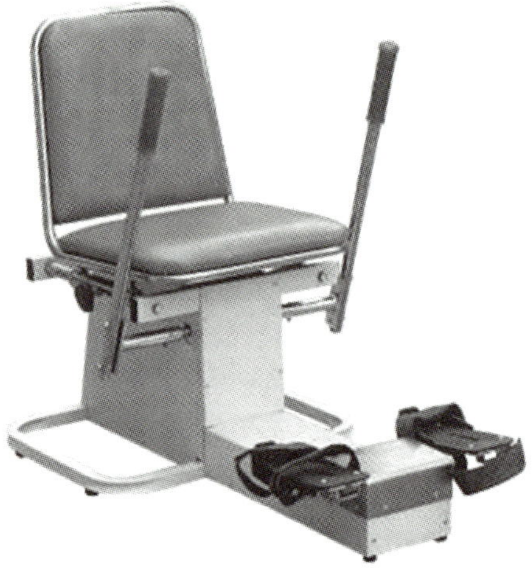

图 1-23 坐式踝关节训练器

（1）主要功能：踝关节屈伸功能障碍，患者可做主动和被动训练。

（2）应用范围：疼痛，关节挛缩，踝关节屈伸功能障碍患者。也可用于拮抗痉挛的小腿肌，增大踝关节活动范围，纠正畸形。

（3）应用方法：①患者取坐位，将踝关节固定在训练器踏板上；②患者做主动的踝关节屈伸运动或助力运动；③如患者屈伸功能有障碍者，可借助双上肢，通过拉杆帮助踝关节做被动运动，改善踝关节的活动范围。

24. 踝关节屈伸训练器（ankle flexion and extention trainer）（图 1-24）

（1）主要功能：用于踝关节屈伸功能障碍，患者可做主动和被动训练。

（2）应用范围：同坐式踝关节训练器。

（3）应用方法：①患者取站立位，将踝关节固定在训练器上；②患者做主动的踝关节节屈伸运动;③可通过手杆加强训练动作,进行踝关节助力运动或被动运动,改善踝关节的活动范围。

25. 踝关节活动训练器(ankle joint trainer)(图 1-25)

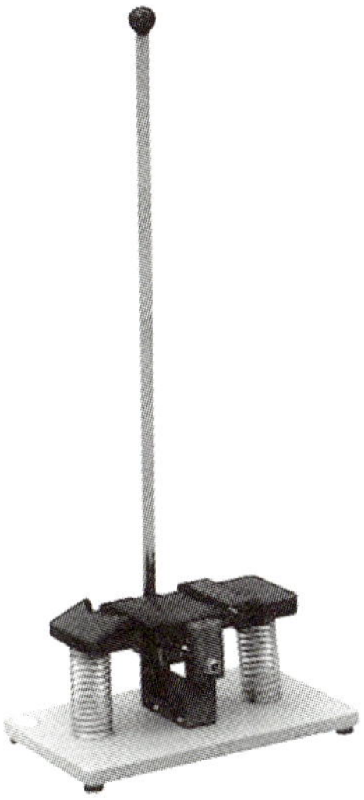

图 1-24　踝关节屈伸训练器

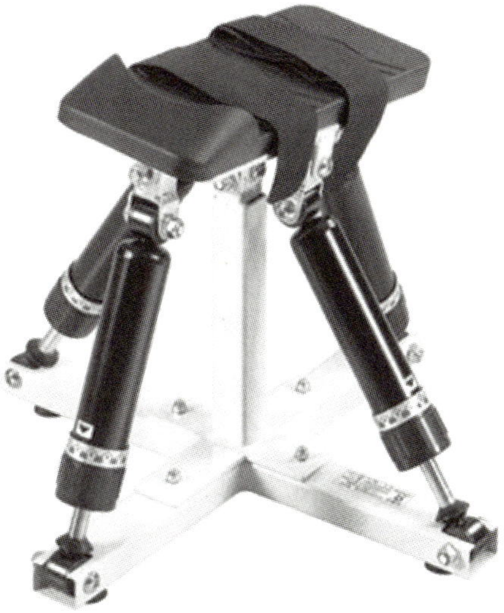

图 1-25　踝关节活动训练器

(1)主要功能:踝关节活动范围主动训练。

(2)应用范围:疼痛,关节挛缩,踝关节屈伸和内外翻功能障碍患者。

(3)应用方法:①患者取坐位或站位,患肢踏在训练器上,固定踝关节;②调节训练器四周的液压阻力调节器,将阻力调节至合适大小;③患者做主动的踝关节内、外翻运动或跖屈、背伸运动。

26. 踝关节矫正板(ankle board)　踝关节矫正板是不同角度的楔形木板,也有可调节角度的金属板,根据需要变换角度(图 1-26)。

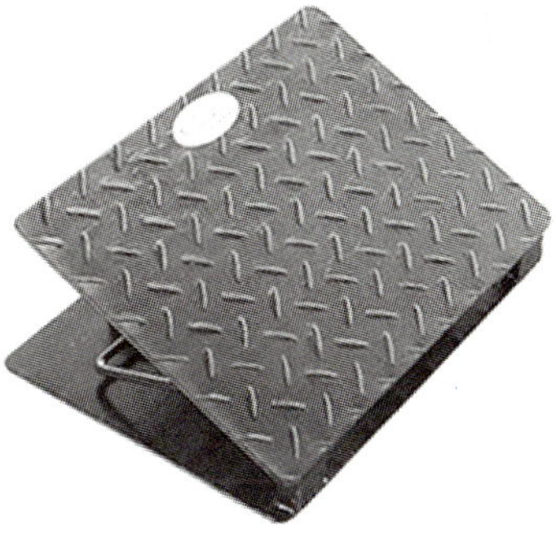

图 1-26　踝关节矫正板

(1)主要功能:矫正和防止足下垂、足内翻、足外翻等畸形。

(2)应用范围:踝关节背伸活动范围异常;踝关节病变引起的关节活动受限、关节挛缩。

(3)应用方法:①患者取站位或坐位,将双脚放在斜板上,根据情况调节到适当角度;②患者利用身体重力来达到牵引踝关节的作用,改善踝关节的活动度,缓解踝部周围肌肉的痉挛。对踝关节挛缩变形的患者,如马蹄足、内翻足、外翻足,可在固定患者站立位后,足下放置矫正板,来逐渐纠正畸形,使脚放平。如纠正内翻足,矫正板由足底外侧放入,内低外高;如矫正外翻足,矫正板由足底内侧放入,外低内高;如矫正马蹄足,矫正板由足底足尖侧放入,足跟低足尖高。

27. 站立架(standing frame)　站立架(图 1-27)是一种将自身不能站立的患者固定在站立位,进行下肢站立功能训练,并可利用桌板进行上肢各种动作训练的装置。分为单人、双人、四人和电动升降站立架等品种。

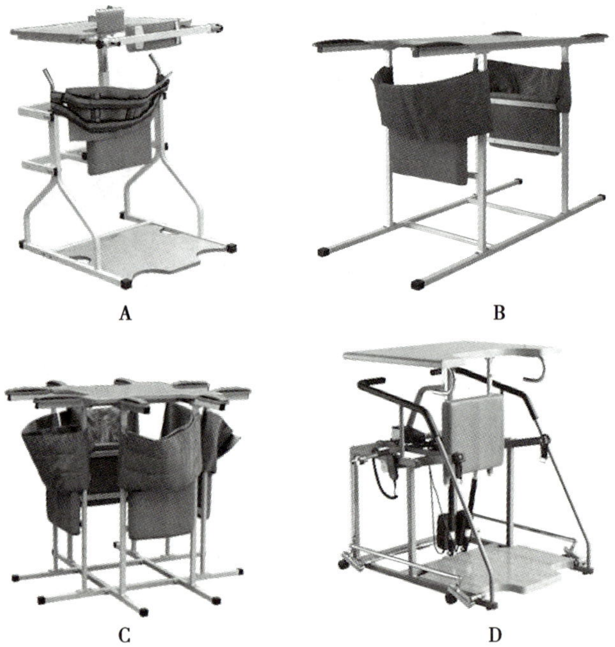

图 1-27 站立架

A. 单人架；B. 双人架；C. 四人架；D. 电动升降站立架

（1）主要功能：截瘫、脑瘫等站立功能障碍患者进行站立训练，也可预防改善长期坐、卧导致的骨质疏松、压疮、心肺功能降低等并发症。

（2）应用范围：截瘫、脑瘫等站立功能障碍及其并发症（如骨质疏松、褥疮、心肺功能降低、循环系统功能低下等）。

（3）应用方法：①将患者扶起至站立位，调节工作台、膝垫至合适的高低，使膝关节正好能放在前方垫子上；②用保护带分别将患者的胸背部、髋关节、膝关节固定好，使患者处于站立位上；③训练的同时可利用站立架桌面进行多种康复训练、游戏活动。多人站立架可进行多人活动训练。亦可根据患者情况，手动或电动调节站立架桌面高度。

28. 倾斜床（tilting-table） 又称起立床（图 1-28）、倾斜台或直立床，是一张手动或电动的平板床，患者卧于床上，固定好身体，启动开关，患者可由平卧位逐步转动立起，达到站立位，倾斜床可固定于 0°～90°之间的任一倾斜位置。患者可根据身体伤残部位承受力的大小，选择不同的角度位置进行康复训练。部分类型直立床的床面可调节升降，便于患者移动；脚踏板角度也可以调节，用于患者踝关节的矫正训练；并具有应急开关的安全装置。

（1）主要功能：对脊椎损伤，骨盆及下肢损伤，偏瘫、截瘫及其他重症患者进行恢复训练时的渐进适应性站立训练，同时可以防止直立性低血压反应的发生。可维持和增强脊柱、骨盆和下肢的应力负荷，防止骨质疏松、关节挛缩、肢体畸形、深静脉血栓形成、心肺功能低下、压疮和尿路感染等并发症，即卧床综合征（又称制动综合征或失用综合征），还可用于踝关节的矫正训练。

（2）应用范围：中风偏瘫、脊髓损伤患者、截瘫患者，或神经系统损伤后站立困难

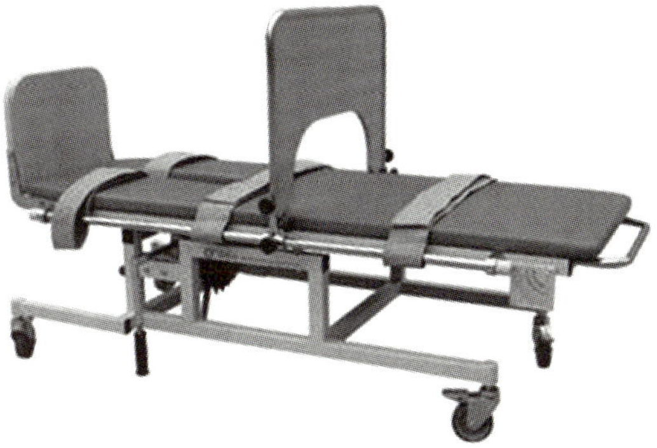

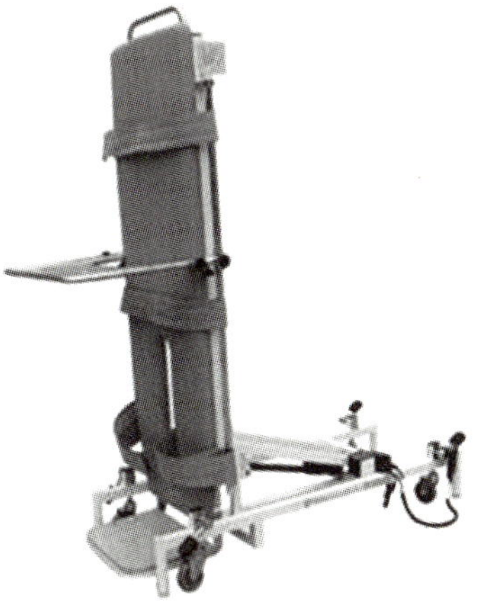

图 1-28 倾斜床

的患者。

(3)应用方法:①将起立床置于水平位上,患者平躺在上面;②患者足底踩平在踏板上,用固定带分别将患者的膝关节、骨盆和胸部固定住;③按手动或电动开关,将床面调整到需要的位置,在直立位上可插一个插板在胸前,进行一些日常活动的作业训练。

29. 立式踏步器[treadle(standing)](图 1-29)

(1)主要功能:改善下肢协调功能活动及下肢肌力训练。

(2)应用范围:骨骼、肌肉系统疾病导致的轻度下肢运动功能障碍及肌力低下,也可用于正常人的运动锻炼。

(3)应用方法:①患者站在踏板上,保持身体平衡;②患者双脚协调用力,向下蹬踏板。

30. 液压式踏步器(hydronic treadle)(图 1-30)

(1)主要功能:改善下肢关节活动范围,协调功能活动及下肢肌力训练。

(2)应用范围:骨骼、肌肉系统疾病导致的下肢运动障碍、下肢关节活动度障碍及肌力低下。

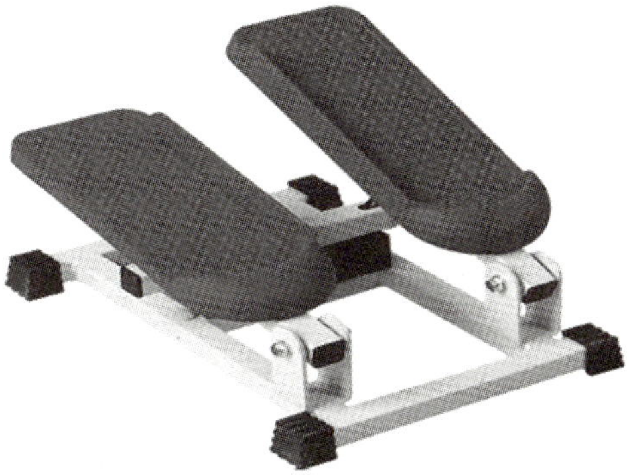

图 1-29 立式踏步器

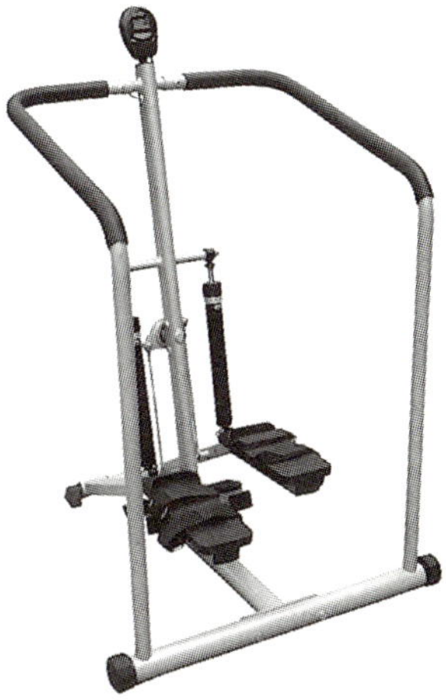

图 1-30 液压式踏步器

(3)应用方法:①患者站在踏板上,双手扶住扶手;②将液压阻力调节至适当大小,患者双脚协调用力,向下蹬踏板。

31. 下肢功率自行车(bicycle ergometer) 功率自行车是位置固定的踏车(图1-31),患者可骑此车做下肢功能训练,在训练时可以调整增加阻力负荷,也可以记录里程。坐式功率自行车主要用于坐位平衡功能良好的轻症患者或正常人。卧式功率自行车可用于坐位平衡功能较差的患者,此外可通过调节坐位与踏板之间的距离改变下肢关节活动范围,适用于病情程度不同的患者。

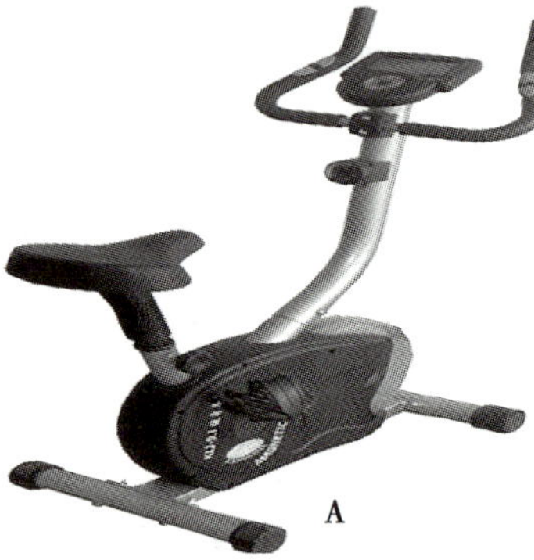
A

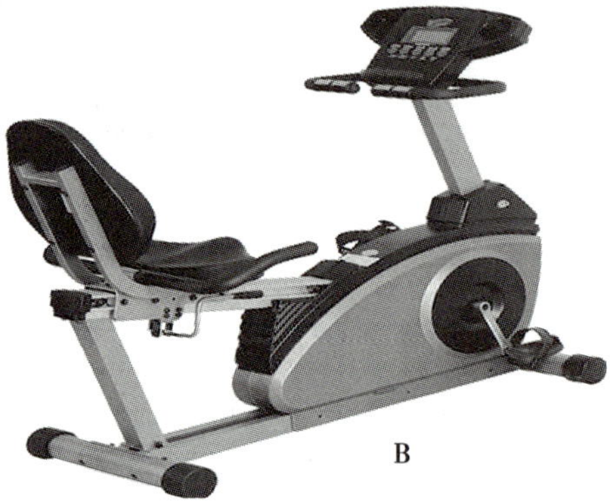
B

图1-31 下肢功率自行车

A. 坐式;B. 卧式

(1)主要功能:训练患者下肢的关节活动范围;增强下肢肌力;提高身体平衡能力;增加心肺功能;以及健身,提高身体整体功能。也可用于健身评估,功能测试及体育医疗、研究和康复等。

(2)应用范围:下肢关节活动、肌力、协调功能以及心肺功能障碍患者。

(3)应用方法:①根据医师的处方和训练计划进行训练;②调节功率自行车阻力、速度到合适大小;③在治疗师的监督指导下进行踏车练习。

32. 下肢康复训练器(low limb trainer)(图1-32)

(1)主要功能:改善下肢关节活动范围和协调功能。

(2)应用范围:用于下肢关节活动、协调功能障碍患者。

(3)应用方法:①患者可取坐位或立位进行训练,双手扶住扶手;②调节阻力到合适大小;③患者双脚协调用力,向下蹬踏板并前后滑动,训练下肢关节活动和协调性,改善步行能力;④在治疗师的监督指导下进行练习。

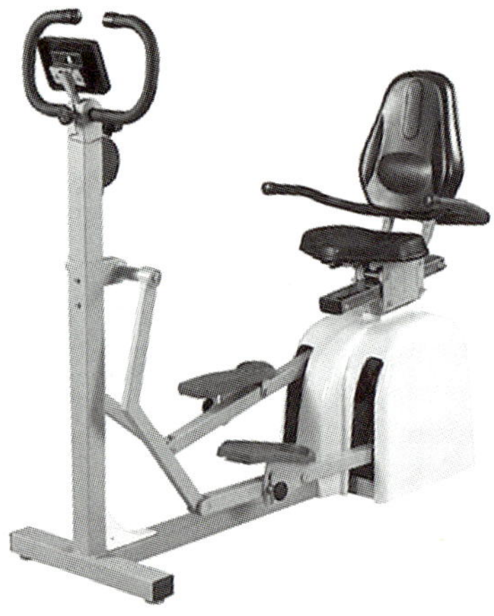

图1-32 下肢康复训练器

33. CPM下肢关节康复器(continuous passive motion device for low limb)(图1-33)

(1)主要功能:关节的持续被动训练,改善关节的活动范围,促进关节快速恢复到正常的活动范围及功能。常用于膝/踝关节的被动训练。

(2)应用范围:用于髋、膝或踝关节疾患,关节置换术后引起的关节活动受限、关节挛缩,通过关节持续被动活动,改善关节活动范围。

(3)应用方法:①患者取仰卧位,下肢放在支架上;②将膝关节的远端和近端分别固定住,保证膝关节的正常活动;③根据患者情况,调节适当的膝关节活动范围。

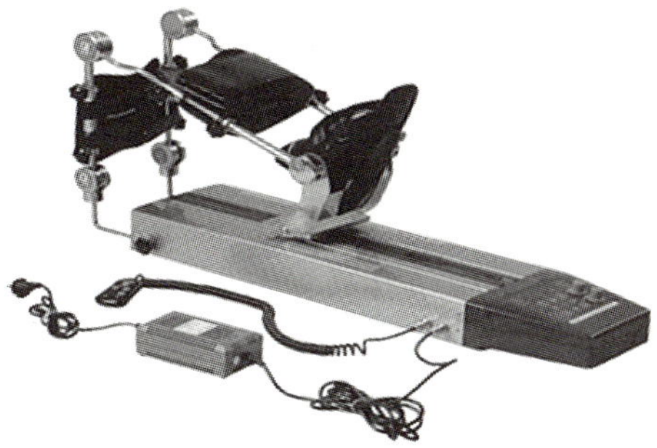

图 1-33 CPM 下肢关节康复器

34. 减重步态训练器(gait training for partial weight bearing)(图 1-34)

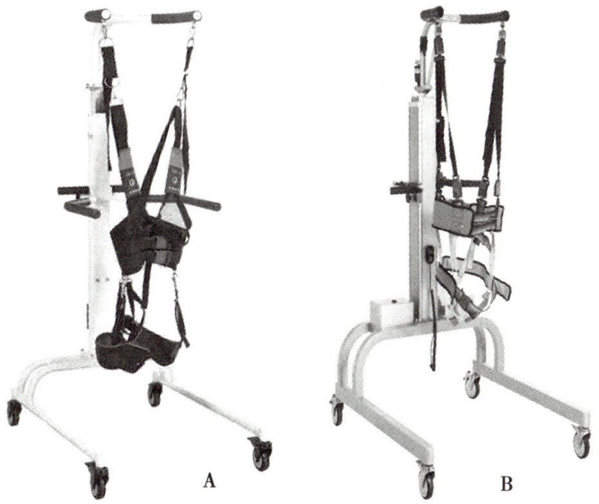

A B

图 1-34 减重步态训练器

A. 手动减重步态训练器;B. 电动减重步态训练器

(1)主要功能:通过吊带控制,根据需要减轻患者训练中身体的重量,保证行走安全,帮助他们及早进行步态功能训练。

(2)应用范围:骨关节、神经系统疾患引起下肢无力、疼痛、痉挛,行走功能障碍的患者。

(3)应用方法:①检查仪器是否能正常运行;②先令患者站在步态训练器下,工作人员将各个吊带系好;③根据患者具体情况,通过吊带控制,根据需要减轻患者步行中的身体重量(即定量减重),保证行走安全,帮助患者及早进行步态功能训练;④最好配合医用慢速跑台一起使用,进行步行训练。

35. 活动平板[treadmill(electrical)](图 1-35) 临床常用,既可用于行走运动训练,又可进行某些方面的行走功能评定。可设定步行速度和倾斜度,从而设定对患者训练的运动负荷量,用来训练患者步行能力、矫正步态、提高耐力等。在训练同时,也可以得到机器显示的数据,从而达到一定的评定目的。同时可配合护架及减重步态训练器进行练习。

(1)主要功能:步态和步行训练。

(2)应用范围:各种患者进行耐力训练、步态训练及下肢力量和关节活动范围训练。

(3)应用方法:①调节活动平板平面到合适的倾斜度;②根据患者情况调节至适当速度;③指导患者在跑台上进行步态或步行训练;④配合减重步态训练器能更好地进行骨关节、神经系统疾患患者的步行训练。

36. 平行杠(parallel bars with accessories)(图 1-36) 平行杠是以上肢支撑体重,进行站立、前行、肌力、平衡、关节活动度训练的康复设备。练习中杠的高度和宽度可根据每个患者情况进行调节。

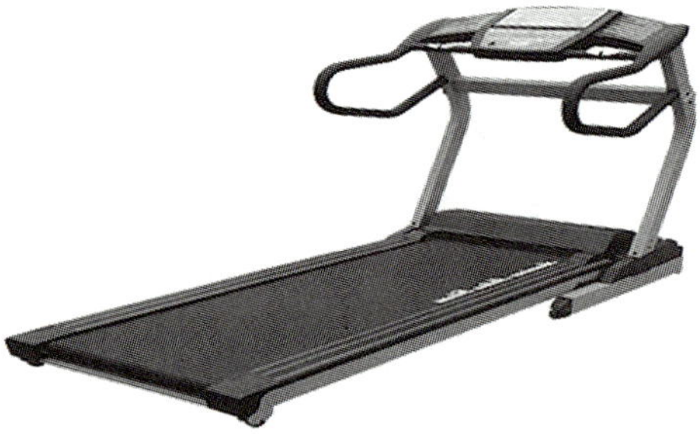

图 1-35 活动平板

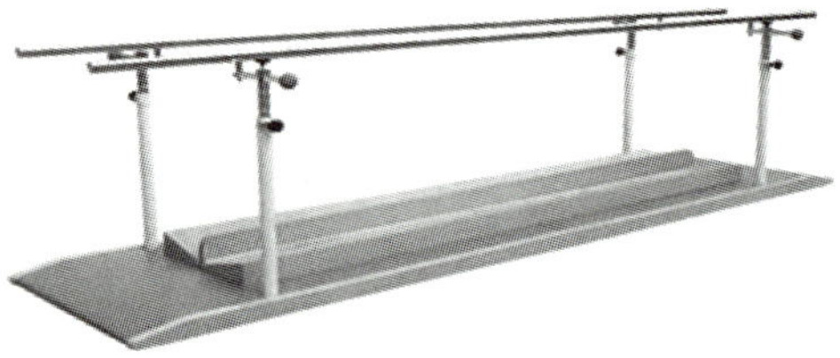

图 1-36 平行杠

(1)主要功能:借助上肢帮助进行步态训练,矫正行走中的足外翻、髋外展,增加行走的稳定性。

(2)应用范围:骨关节、神经系统疾病(脑血管意外、脊髓损伤等)患者及老年人的步态练习。①站立训练:帮助已完成坐位平衡训练的患者,继续训练立位平衡和直立感觉,提高站立功能。②步行训练:用于所有步行功能障碍者,患者可手扶木杠,以帮助下肢支撑体重,保证身体稳定性,或减轻下肢负重。在患者拄拐杖步行的初期,为防止跌倒,可以让患者先通过平行杠练习行走。③肌力训练:利用平行杠做身体上举运动,可以训练拄拐杖步行所需要的背阔肌、上肢伸肌肌力;也可用于步行所需臀中肌、腰方肌肌力的训练。④关节活动度训练:下肢骨折、偏瘫等患者,用健足蹬在 10cm 高的台上,手握住平行杠,前后左右摆动患侧下肢,做保持或增大髋关节活动度的训练。⑤训练辅助:与平衡板、内收矫正板、内翻矫正板、外翻矫正板等配合使用,在相应的训练中起辅助作用。

(3)应用方法:①调节平行杠的高度和宽度到合适位置;②患者借助上肢扶住平行杠,进行步态训练;③将踏板调到合适位置,矫正行走中的足内、外翻,髋外展。

37. 训练用扶梯 训练用扶梯是训练患者步行功能的多级台阶装置(图 1-37),类似楼梯。阶梯的每阶高度可根据患者步行功能的不同而加以选择,一般在 8~20cm 之间。阶梯两侧装有扶手,以供患者扶持。阶梯扶手的高度可根据患者需要进行调节。利用阶梯扶手或拐杖进行上下台阶的步行训练;上下阶梯可以锻炼和增强躯干和下肢力量,活动下肢关节。

(1)主要功能:患者步行功能的训练和恢复日常上下楼功能。

(2)应用范围:用于骨关节疾病、脑血管意外后遗症患者,老年人恢复日常上下楼功能及进行耐力训练。

(3)应用方法:①双手扶住扶梯的扶手,一个阶梯一个阶梯地走;②训练时注意要有抬腿、重心上移的过程,不要将患肢拖上去。

38. 步行训练用倾斜板(tilting board for walking training) 步行训练用倾斜板(图1-38)是一套以训练下肢实用步行动作为主的器械,该器械是一组木箱,也可为其他材料。这些木箱体具有不同形状,模拟在实际步行中可能遇到的斜面、台阶以及不同的障碍物,根据训练需要,这些木箱可以做不同的组合。

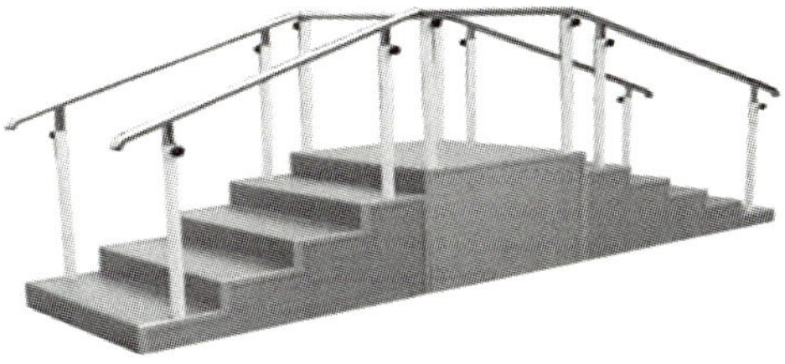

图 1-37 训练用扶梯

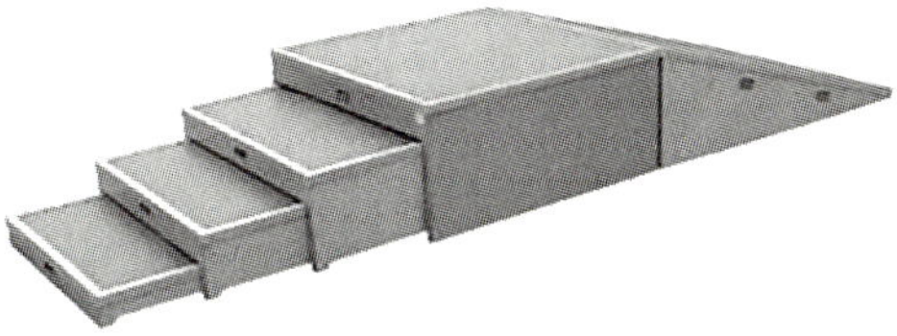

图 1-38 步行训练用倾斜板

(1)主要功能:实用的简易步行训练装置。

(2)应用范围:骨关节疾病、脑血管意外后遗症患者进行步行训练及平衡功能训练。

(3)应用方法:①步行训练。可对患者进行实用步行动作训练,包括上下斜坡、上下台阶、跨沟等。大小台阶(木箱)按顺序放置在平行杠之间,也可以做初步的阶梯步行训练。②综合基本动作训练。使用轮椅的患者可以在此装置上训练驱动轮椅上下斜坡、上下台阶的功能。③训练患者的关节活动度和肌力。把小台阶箱放置在平行杠之间,让患者踩着台阶上下,使身体抬起或落下,从而可以训练躯干肌和下肢的肌力;如果用健足站在小台阶上,手扶平行杠,前后方向摆动患侧下肢,则可以做髋关节活动度的训练。

39. 抽屉式阶梯(图1-39)

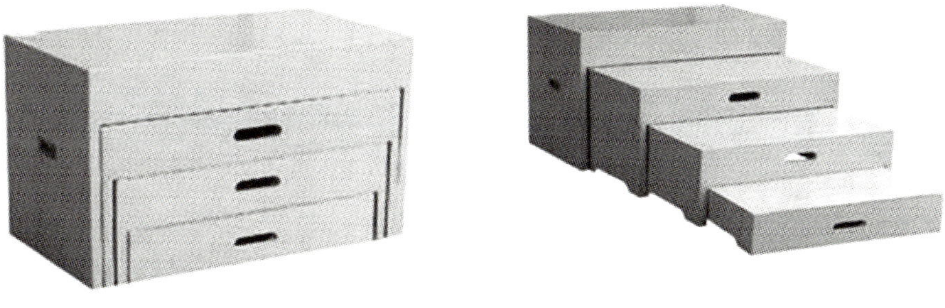

图 1-39 抽屉式阶梯

(1)主要功能:可拆装使用,除可作为不同高度辅助坐具外,亦可当简易的训练阶梯使用,用于患者日常生活步行训练。

(2)应用范围和方法:参考步行训练用倾斜板。

40. 平衡板(balance board) 平衡板是一块平板,平板的下一面固定于半圆球上,患者站或坐于平板上主动晃动,用以训练患者的平衡功能(图1-40)。平衡板可以由患者独自一人使用，也可以由治疗师和患者二人使用，治疗师可以保护患者并在训练中加以指导。常与平行杠配合使用，使平行杠起到辅助支撑和防护作用。

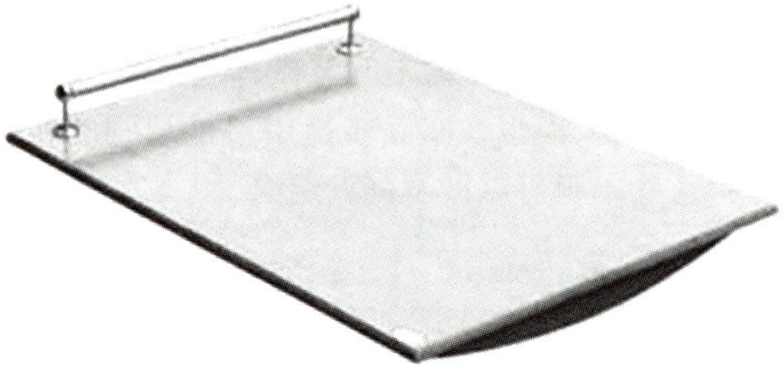

图 1-40 平衡板

(1)主要功能：训练患者的平衡功能。

(2)应用范围：偏瘫、脑瘫等运动失调患者进行平衡协调训练。

(3)应用方法：患者可坐或站于平衡板上，主动或被动晃动平衡板，患者努力保持重心位置，不致倾倒。

41. 助行器(walking aid) 助行器支撑面积较大，稳定、安全，适用于下肢功能损伤严重的患者站立和行走，主要分为无轮式和轮式两种(图 1-41)。

手撑式助行架：以双手使其逐步向前移动，具有稳定性能好、高度可随使用者身高随意调节的特点。主要用于上肢功能完善，而且下肢功能损伤较轻的患者。

轮式助行架：带脚轮，行走时助行器始终不离开地面，由于轮子的摩擦阻力小，易于推行移动。适用于下肢功能障碍，且不能抬起助行架前行的使用者；但其稳定性能稍差。其中又分为两轮式、三轮式、四轮式；可具有带座位、手闸制动、其他辅助支撑功能的多种形式。两轮助行架较无轮助行架易于操作，由使用者推动，可连续前行。前轮固定式，轮子只向前或向后滚动，方向性好，但转弯不够灵活。四轮助行架操作灵活，分为四轮均可转动和前轮转动、后轮固定位置两种形式。辅助步行训练架通过增加上肢支撑面积，提高辅助步行的效果。

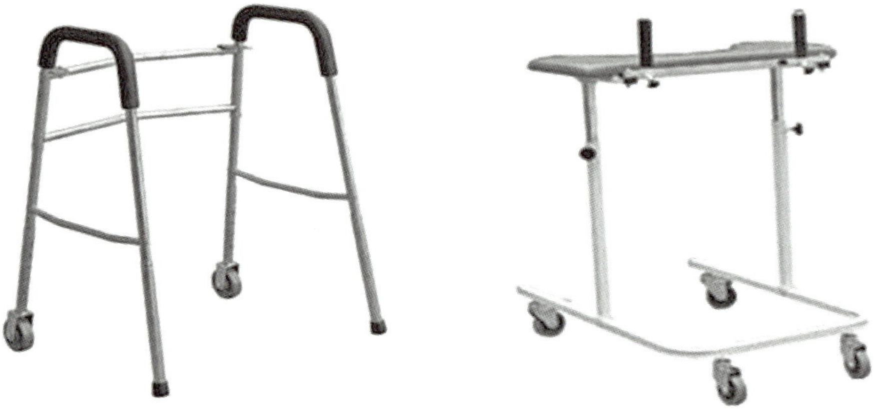

图 1-41 助行器

(1)主要功能:辅助代步用具,保持立位身体平衡、支撑体重、训练行走、增强肌力。

(2)应用范围:瘫痪患者、下肢肌肉功能损伤和肌力偏弱的患者。

(3)应用方法:由康复医师或康复工程人员对患者进行病理和生理学检查,在其指导下确定选用的助行器种类,开出处方和训练计划;在治疗师帮助下进行部分助行器的使用前训练。

42. 楔形垫(wedging) 楔形垫是外形成楔状的垫子,内充泡沫塑料(海绵),外覆皮革面料(图 1-42)。成人、儿童都可以使用。

(1)主要功能:关节活动度、肌肉松弛训练、卧位功能和体位矫正训练。

(2)应用范围和方法:楔形垫用于基本功能综合训练,包括:①楔形垫放于躯干或肢体下方,使肢体悬空,再利用重力或外加重物可以进行挛缩髋关节或膝关节的增大关节活动度训练;放在足底可以矫正踝关节畸形。②卧位功能训练,如脑瘫患儿颈部的伸展控制训练;截瘫患者从仰卧位到坐位腹部肌肉的训练。③放在不同部位可进行体位矫正训练,如放在腰背部,可以矫正腰背部的畸形。

43. 姿势矫正镜 又称姿势镜,是供患者对身体异常姿势进行矫正训练的大镜子,可以映照全身。有的固定在墙壁上,有的带有脚轮可以移动,应用时可放于平行杠或肋木前后,配合训练使用(图 1-43)。姿势矫正镜是患者进行姿势矫正训练时很重要的一项辅助设备。

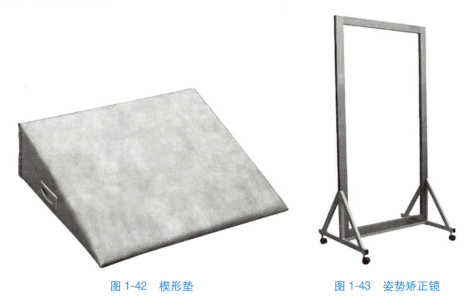

图 1-42 楔形垫

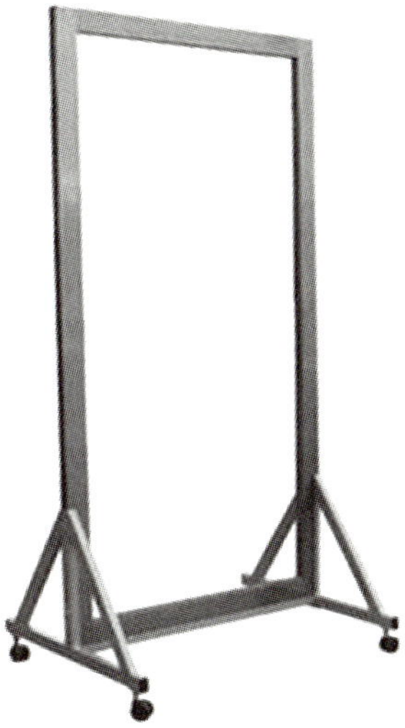

图 1-43 姿势矫正镜

(1)主要功能:各种姿势矫正训练。

(2)应用范围和方法:通过镜子,患者可以看到自己的身体姿势,纠正错误姿势;以及在进行步态训练时,可以及时调整自己的状态。

(林成杰)

扫一扫
测一测

复习思考题

1. 常见的物理治疗技术分为哪几类?
2. 制动对人体有什么影响?
3. 物理治疗技术对人体有哪些作用?
4. 常见的运动治疗器械有哪些? 如何使用?

第二章

关节活动技术

PPT 课件

02章PPT

扫一扫
知重点

学习要点

影响关节活动的因素、改善关节活动的技术与方法、临床应用；肩部关节、肘部关节、腕部关节、手指关节、髋部关节、膝部关节、踝及足部关节、躯干的被动运动、主动助力运动与主动运动。

第一节 概 述

关节活动技术是指利用各种方法来维持和恢复因组织粘连或肌肉痉挛等多种因素引起的关节功能障碍的运动治疗技术。

一、影响关节活动的因素

（一）生理因素

关节活动范围受骨性限制、软组织限制、韧带限制、肌肉的肌张力以及失神经支配等生理因素的影响。

1. 拮抗肌的肌张力 如髋关节的外展受到内收肌张力的限制，一些痉挛型脑瘫患儿因内收肌张力过高导致外展困难而呈剪刀步态。

2. 软组织接触 如做髋膝关节屈曲时，与胸腹部接触而影响髋膝关节的过度屈曲。

3. 关节的韧带张力 关节周围宽厚坚韧的韧带会限制关节的活动范围，如膝关节伸展时会受到前交叉韧带、侧副韧带等的限制。

4. 关节周围组织的弹性情况 关节囊薄而松弛的关节，其活动度较大，如肩关节，它的活动非常灵活；反之，其活动度较小，如胸锁关节。

5. 骨组织的限制 当骨与骨相接触时，会限制其关节的过度活动。如肘关节伸展时，会因尺骨鹰嘴与肱骨滑车的接触，而限制肘关节过度伸展。

（二）病理因素

1. 关节及周围软组织疼痛 如骨折、手术后、关节炎症等引起的疼痛导致关节主动活动和被动活动减少。

2. 关节周围软组织的痉挛、挛缩或粘连　锥体系损伤导致肌肉痉挛，造成肢体肌群张力的不平衡，使肢体主动活动减少，被动活动常常大于主动活动。关节或韧带损伤引起的肌肉痉挛，可致主动活动和被动活动均减少。烧伤、肌腱修复术后，关节周围的肌肉、肌腱、韧带、关节囊等软组织挛缩、粘连，以及严重的肌痉挛而致的关节挛缩，导致关节的主动活动和被动活动均减少。

3. 关节的长时间制动　肢体长时间制动后，使关节周围软组织的疏松结缔组织发生短缩，变成致密结缔组织，使之失去弹性和伸缩性能，造成关节挛缩，使关节主动活动和被动活动均减少。长时间制动后导致肌肉肌力下降和失用性萎缩，使关节主动活动减少。

4. 肌肉瘫痪或无力　中枢神经系统病变、周围神经损伤、肌肉或肌腱断裂引起的肌肉瘫痪或无力，导致关节主动活动减少。

5. 关节本身病变　关节炎症、异位骨化、关节内渗出或有游离体，关节的主动活动和被动活动均减少。关节僵硬时主动活动和被动活动丧失。

二、改善关节活动的技术与方法

关节活动技术根据是否借助外力分为被动运动、主动助力运动和主动运动三种。

（一）被动运动

患者完全不用力，全靠外力来完成的运动。根据力量来源分为两种：一种是由经过专门培训的治疗人员来完成的被动运动，如关节活动范围内的运动和关节松动技术；一种是借助外力由患者自己来完成的被动运动，如滑轮练习、关节牵引、持续性被动活动等。外力主要来自治疗师、患者健侧肢体或各种康复训练器械。

通过关节的被动活动训练，可保持肌肉的生理长度和张力，牵伸挛缩或粘连的肌腱和韧带，增强瘫痪肢体的本体感觉，维持或改善关节的活动范围。关节的被动活动是维护关节正常形态和功能不可缺少的方法之一，特别是对有轻度的关节粘连和肌痉挛的患者。肌肉瘫痪的患者，应尽早进行关节的被动活动，以维持关节的正常活动范围。

1. 关节活动范围内的运动　治疗师根据关节运动学原理，对关节各个轴各个方向进行的被动活动。操作时要求缓慢、匀速、有控制地进行，避免冲击性运动和暴力；固定肢体近端，托住肢体远端，避免替代运动；应在无痛范围内进行，活动范围逐渐增加，以免造成损伤；每一动作重复 10~30 次，2~3 次/天。

2. 关节松动技术　治疗师利用较大振幅、低速手法在关节可动范围内进行的一种针对性很强的手法操作技术。对疼痛、受限、僵硬等关节功能障碍具有很好的治疗效果。

3. 关节牵引　通过固定挛缩关节的近端肢体，对其远端肢体进行持续拉力牵引，使关节产生一定分离，牵伸挛缩的周围软组织，以扩大关节活动范围的训练方法。适用于各种原因引起的关节及关节周围软组织挛缩或粘连所致的四肢和脊柱关节功能障碍患者。

4. 牵伸技术　是指拉长挛缩或短缩软组织，改善关节活动范围的治疗方法，常利用治疗师的手法、训练器械、患者自身重量或体位等方法进行牵张。

5. 持续被动活动（CPM）　是利用专用的持续被动活动训练器械，使手术后的肢体进行早期、持续性、无疼痛范围内的被动活动。CPM 的应用越来越广泛，主要用于防治制动引起的关节挛缩，促进周围软组织修复，改善局部血液和淋巴循环，促进肿胀消退，缓解疼痛等。

（1）CPM 的适用范围：四肢骨折术后（特别是关节内或干骺端骨折切开复位内固定术后）、人工关节置换术后、关节软骨损伤、关节囊切除或关节挛缩粘连松解术后、关节成形及引流术后、关节滑膜切除术后、关节镜术后、韧带重建术后等。

（2）仪器设备：选用各关节专用的持续被动运动训练仪器，该仪器由活动关节的托架和控制运动的装置两部分组成。常用的有针对上肢、下肢（图 2-1）、手指等外周关节的专门仪器。

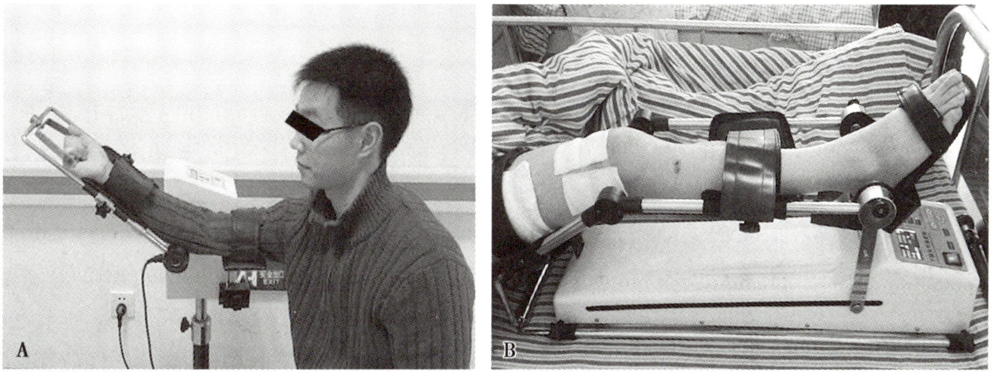

图 2-1　持续被动活动训练

A. 上肢持续被动活动训练；B. 下肢持续被动活动训练

（3）操作方法与步骤：①开始训练的时间：可在术后即刻进行，即便手术部位敷料较厚时，也应在术后 3 天内开始；②将要训练的肢体放置在器械的托架上，固定；③开机，选择活动范围、运动速度和训练时间；④关节活动范围：在术后早期先从小角度开始活动，多从 20°~30°开始，可根据患者的耐受程度每日渐增，直至最大关节活动范围；⑤确定运动速度：开始时运动速度为每 1~2 分钟作一个运动周期；⑥训练时间：根据不同的程序，使用的训练时间不同，每次训练 1~2 小时，也可连续训练更长时间，根据患者的耐受程度选定，1~3 次/天；⑦训练中密切观察患者的反应及持续被动运动训练器械的运转情况；⑧训练结束后，关机，去除固定，将肢体从训练器械的托架上放下。

（4）注意事项：①术后伤口内如有引流管时，要注意运动时不要影响引流管；②手术切口如与肢体长轴垂直，早期不宜采用器械被动关节活动训练，以免影响伤口愈合；③训练中如同时使用抗凝治疗，应适当减少训练时间，以免出现局部血肿；④训练程序的设定应根据外科手术方式、患者反应及身体情况加以调整。

（5）CPM 的优点：CPM 与一般被动运动相比，其特点是作用时间长、运动缓慢、持续稳定、可控无痛。与主动运动相比，CPM 不引起肌肉疲劳，可长时间持续进行，且关节受力小，可在关节损伤或炎症的早期应用。

知识链接

CPM 理论的提出

在 CPM 理论提出之前，绝大多数人，主张病损肢体应以制动为主，以利于组织修复。20 世纪 70 年代后，专家发现长期制动会带来诸多有害于关节功能的副作用。人们逐渐认识到间断主动活动对骨科创伤疾病的恢复和关节损伤的修复可产生有益的作用。

骨损伤可通过骨组织自身修复，而关节软骨损伤自身修复能力很有限。大量的动物实验研究表明：兔膝关节制动 6 周，软骨基质即可出现纤维化、软骨表面出现裂隙及溃疡，软骨坏死，滑膜与软骨粘连。1970 年，加拿大骨科医师 Salter 等人在软骨再生及关节周围组织修复的研究中发现，早期间断活动效果优于制动，而持续被动活动又优于间断活动。由于骨骼肌易疲劳，不能坚持长时间的主动活动，故提出了持续被动运动。

（二）主动助力运动

在一定的外力辅助下，患者主动收缩肌肉来完成的运动。助力可以来自治疗师、器械、患者健侧肢体、水的浮力或引力等。此运动是由被动运动向主动运动的过渡形式。

训练时，助力常加于运动的开始和终末，并随病情好转逐渐减少；训练中应以患者主动用力为主，并作最大努力，任何时间均只给予完成动作的最小助力，以免助力替代主动用力；关节的各方向依次进行运动；每一动作重复 10~30 次，2~3 次/天。

主动助力运动训练可逐步增强肢体的肌力，建立协调动作模式。常用的有器械练习、悬吊练习和滑轮练习。

1. 器械练习　以器械为助力，利用杠杆原理，带动活动受限的关节进行活动。应用时应根据病情及治疗目的，选择相应器械，如体操棒、火棒、肩轮、肩梯、肋木，以及针对四肢关节活动障碍而专门设计的练习器械，如肩关节练习器、肘关节及前臂练习器（图 2-2）、腕关节练习器（图 2-3）、踝关节练习器等。器械练习可以提高患者的治疗兴趣和积极性，从而提高疗效。

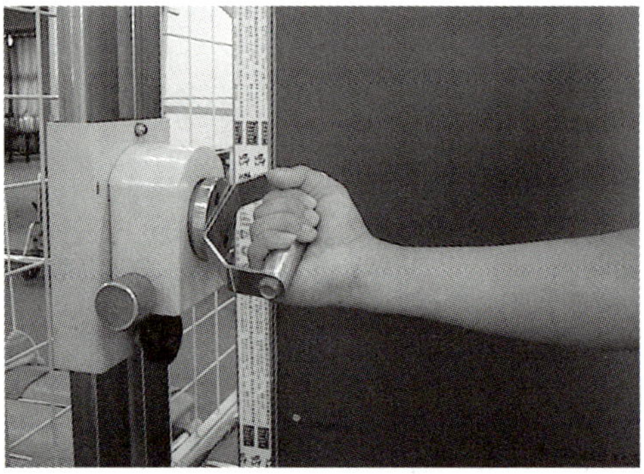

图 2-2　肘关节及前臂练习器

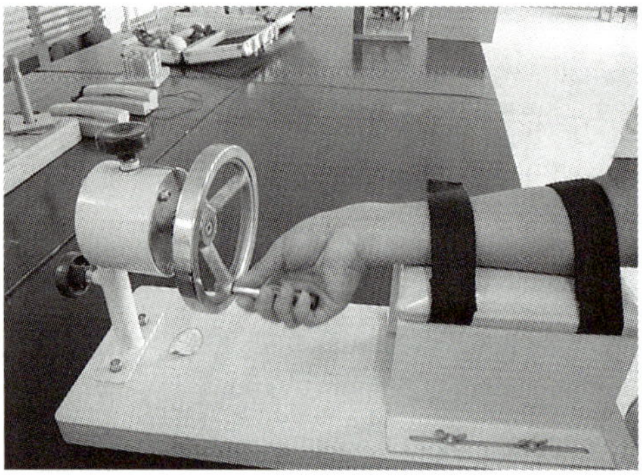

图 2-3　腕关节练习器

2. 悬吊练习　利用挂钩、绳索和吊带组合将拟活动的肢体悬吊起来，使其在去除肢体重力的前提下进行主动运动，类似于钟摆样运动（图 2-4）。悬吊练习的固定方式可以分为两种，一种是垂直固定，固定点位于肢体重心的上方，主要用于支持肢体；另一种是轴向固定，主要是使肢体易于活动。

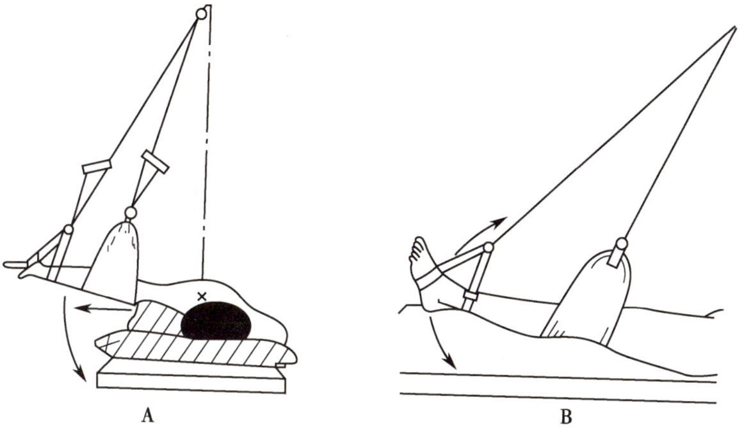

图 2-4　悬吊练习

A. 上肢悬吊练习;B. 下肢悬吊练习

3. 滑轮练习　利用滑轮和绳索,以健侧肢体帮助对侧肢体的活动。

(三) 主动运动

患者主动用力收缩肌肉完成的关节运动或动作,以维持关节活动范围的训练。主动运动可以促进血液循环,有温和的牵拉作用,能松解疏松的粘连组织,牵拉挛缩不严重的组织,主要用于治疗和防止关节周围软组织挛缩与粘连,保持关节活动度。最常用的是各种徒手体操,根据患者关节活动受限的方向和程度,设计一些有针对性的动作,比如颈椎活动操等,可以个人练习,也可以把有相同关节障碍的患者分组集体练习。

在康复医师或治疗师指导下由患者自行完成所需的关节活动;主动运动时动作宜平稳缓慢,尽可能达到最大幅度,用力到引起轻度疼痛为最大限度,达最大活动范围后维持数秒;关节的各方向依次进行运动;每一动作重复 10~30 次,2~3 次/天。

三、临床应用

(一) 适应证

1. 被动运动　能引起关节挛缩等关节活动受限的伤病,如骨折复位固定后、关节脱位复位后、关节炎;患者不能主动活动的肢体,如中枢神经系统损伤后、周围神经损伤后、长期完全卧床休息、主动活动导致疼痛。

2. 主动助力　运动肌力低于 3 级,能主动运动的患者;各种原因所致的关节粘连或肌张力增高造成关节活动受限,能进行主动运动的患者;用于改善心肺功能的有氧训练等。

3. 主动运动　肌力 3 级以上,能主动运动的患者;需要改善心肺、神经协调功能的患者等。

(二) 禁忌证

各种原因导致的关节不稳,关节恶性肿瘤,关节旁有异位骨化,骨折未愈合又未做内固定,肌肉、肌腱、韧带有撕裂及修复术后早期,深静脉血栓,全身状况极差,病情不稳定等。

（三）注意事项

1. 选择合适体位 在进行关节活动技术之前要向患者解释其目的、操作方法、作用及可能出现的情况，以取得患者的信任和配合。患者和治疗师的体位选择要合适，以患者舒适和操作方便为宜。

2. 熟悉关节结构 在进行关节活动技术之前，要熟练掌握关节的解剖结构、运动方向、运动平面以及各关节的正常活动范围。

3. 早期活动 在不引起病情、疼痛加重的情况下，为了防止关节活动度受限，应早期进行关节活动训练。有条件的可选择关节持续被动运动治疗方法；如条件不具备则要缓慢、平稳、不引起疼痛地进行关节的被动运动、主动助力运动或无阻力的主动运动。

4. 全范围活动 关节活动范围的维持训练应包括身体的各个关节，每个关节必须进行各个方向全范围的活动（如肘关节的屈曲、伸展，肩关节的屈曲、伸展、内收、外展、内旋和外旋等）。每次活动只针对一个关节。

5. 多种方法综合应用 为了改善和维持关节活动范围，关节活动技术应与关节松动技术、肌肉牵伸技术、关节牵引、神经生理学疗法、物理因子疗法等综合应用。

第二节 人体关节活动技术

一、肩部关节

（一）解剖及运动学概要

广义的肩关节包括盂肱关节、肩锁关节、胸锁关节、肩胛胸壁关节、肩峰下关节和喙锁关节。

1. 盂肱关节 为狭义的肩关节，由肩胛骨的关节盂和肱骨头组成，属球窝关节、多轴关节，是人体最灵活的一个关节。肩关节可绕冠状轴做屈伸运动，绕矢状轴做内收、外展运动，绕垂直轴做内旋、外旋运动，还可做环转运动。

2. 肩锁关节 由锁骨的肩峰端与肩胛骨的肩峰关节面构成。关节有三个轴和三个自由度，可做上提、外展和旋转运动。

3. 胸锁关节 由锁骨的胸骨端前下半与胸骨柄上角和第一肋软骨组成，是唯一连接上肢与胸廓的关节。胸锁关节参与肩带各种运动，包括上举、下降、向前、向后及环转运动。

肩锁和胸锁关节运动结合的作用是允许肩胛骨运动，当肩胛骨的肋面保持紧贴胸壁时，关节盂就可按其需要向前、向上或向下。肩锁关节和胸锁关节运动范围的总和等于肩胛骨的运动范围。

4. 肩胛胸壁关节 由肩胛骨与胸壁组成，虽不具关节结构，但在功能上也应视为肩关节的一部分。肩胛胸壁关节的正常功能对上肢的灵活性和稳固性十分重要。肩胛胸壁关节为肱骨运动提供了一个可移动的基础，增加了臂的运动范围；当臂上举或用手倒立时，提高了盂肱关节的稳定性，吸收震动。

5. 肩峰下关节 由肩峰和肱骨头组成，盂肱关节的运动需要喙肩弓和肱骨头之间较大的运动。

6. 喙锁关节 由喙突和锁骨的外侧端组成，喙锁间运动幅度不大，与肩锁关节和胸锁关节共同组成联合关节。

7. 肩带运动　主要是肩胛骨和锁骨的运动，包括提肩和降肩、前突和后缩、环转运动以及上旋和下旋等。

知识链接

肩关节的解剖特点

肩关节是多轴关节，关节面大小相差较大，关节囊薄而松弛，关节本身的韧带少而弱，因而肩关节是人体中最灵活的一个关节，也是稳定性最差的一个关节。由于肩关节前下方没有肌肉和肌腱加固，较薄弱，因此，在暴力作用下，在此处容易造成肱骨头向前、下、后等方位的脱位。肩关节周围的肌肉、肌腱、滑膜囊和关节囊等软组织发生炎症，导致肩关节疼痛、活动受限等临床表现，临床上称为肩周炎。经常参加体育锻炼，有助于增强关节的辅助结构和周围肌肉的力量，使关节既灵活又牢固。

（二）关节活动技术

1. 被动运动

（1）肩关节前屈：患者仰卧位，治疗师立于患侧，一手握住患侧肘关节稍上方，另一手握住腕关节处，然后缓慢地将患侧上肢沿矢状面向上高举过头（图 2-5）。

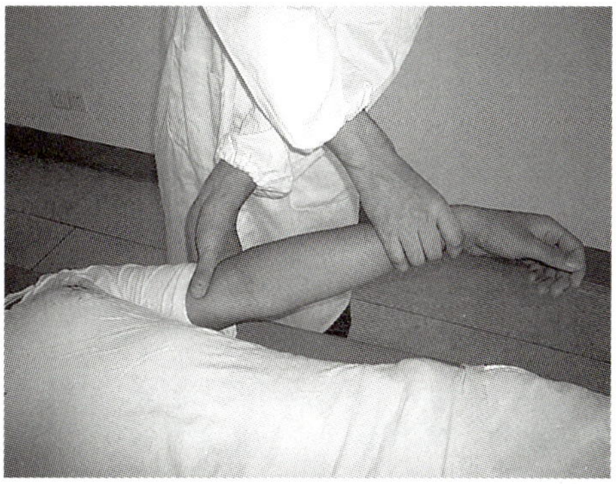

图 2-5　肩关节前屈

（2）肩关节后伸：患者俯卧位或健侧卧位，治疗师立于患侧，一手握住患侧肘关节稍上方，另一手握住腕关节处，然后缓慢地将患侧上肢沿矢状面向上举起（图 2-6）。

（3）肩关节外展：患者仰卧位，治疗师立于患侧，一手握住患侧肘关节稍上方，另一手握住腕关节处，然后缓慢地将患侧上肢沿额状面外展，当患侧上肢被移动到外展 90°时，应将患肢外旋（掌心朝上）后再继续缓慢移动，直至接近同侧耳部（图 2-7）。

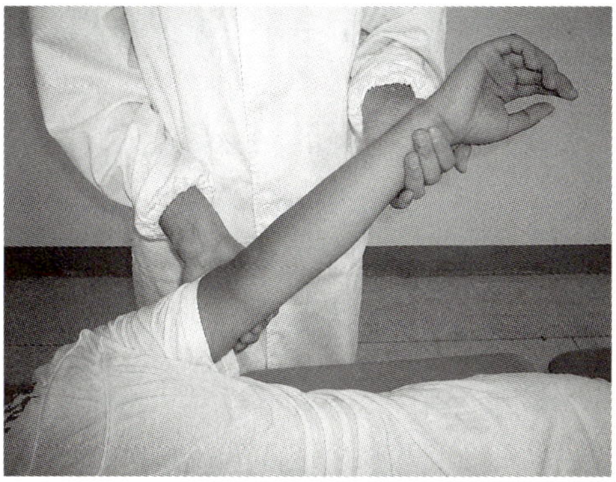

图 2-6　肩关节后伸

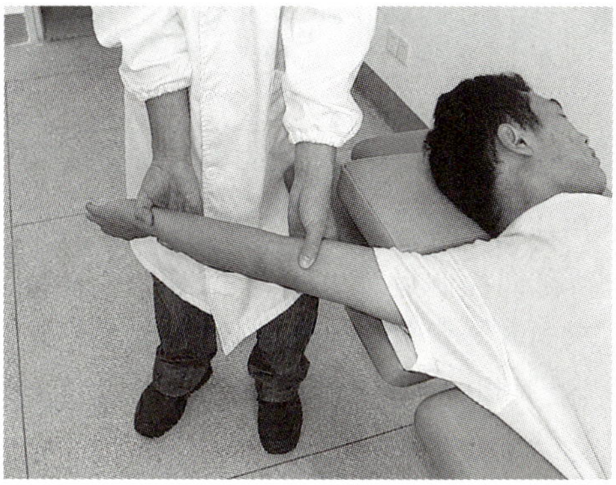

图 2-7　肩关节外展

（4）肩关节水平外展和内收：患者仰卧位，肩位于床沿，上肢外展 90°，治疗师立于患侧身体及外展的上肢之间，一手握住患侧肘关节稍上方，另一手握住腕关节处，然后缓慢地将患侧上肢沿水平面做外展（图 2-8），再做内收（图 2-9）。

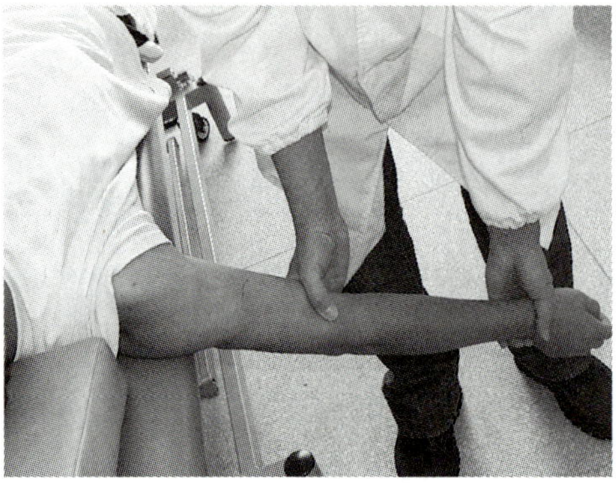

图 2-8　肩关节水平外展

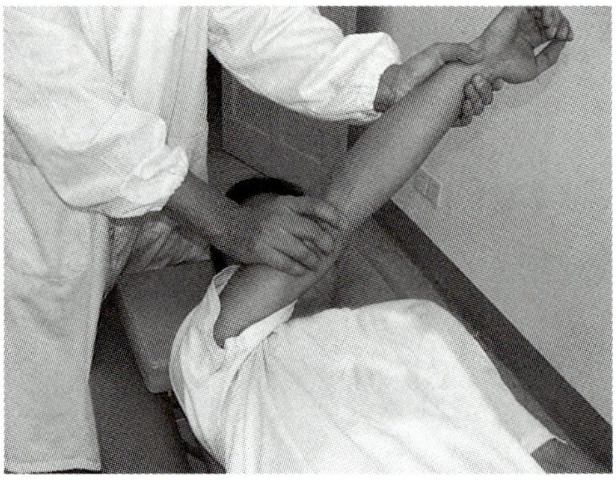

图 2-9　肩关节水平内收

（5）肩关节内旋和外旋：患者仰卧位，患侧肩关节外展 90°，肘关节屈曲 90°，治疗师立于患侧，一手固定其肘关节，另一手握住腕关节，缓慢地将患侧前臂向足的方向运动（内旋）（图 2-10）、向头的方向运动（外旋）（图 2-11）。

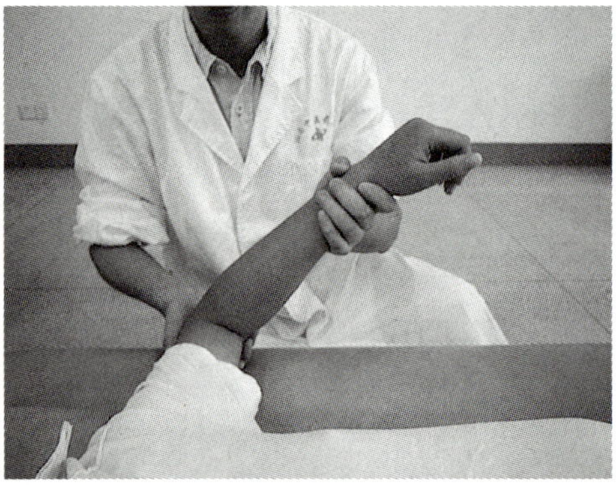

图 2-10　肩关节内旋

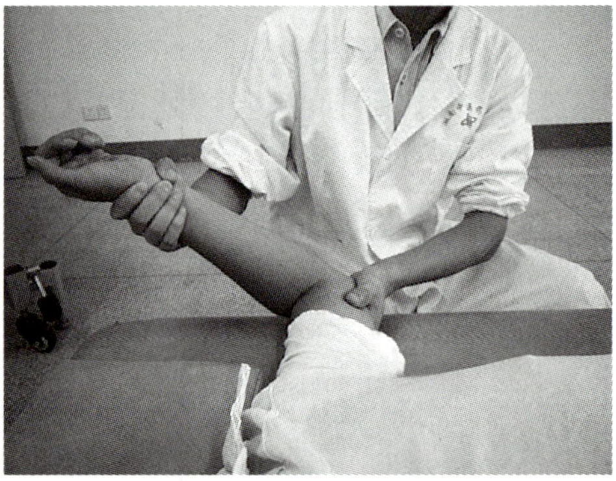

图 2-11　肩关节外旋

（6）肩胛骨被动活动：患者健侧卧位，患肢在上，肘关节屈曲，前臂置于上腹部。治疗师面向患者站立，一手从患侧上臂下方穿过，拇指与四肢分开，虎口置于肩胛下角，以固定肩胛下角和内缘，一手放在肩峰部以控制运动方向（图 2-12）。两手同时向各个方向活动肩胛骨，使肩胛骨做上提、下降、前突、后缩运动，也可以将上述运动结合起来，做旋转运动。

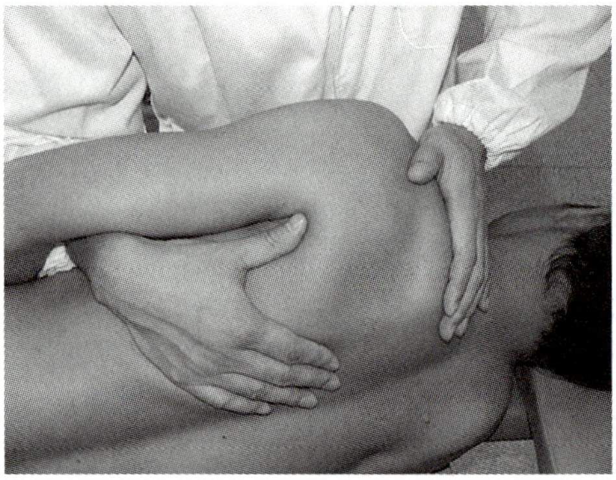

图 2-12　肩胛骨活动

2. 主动助力运动

（1）自我辅助关节活动技术：患侧上

肢可在健侧上肢的帮助下，上举过头，直至屈曲最大限度再还原，以训练肩关节前屈活动度；患侧肩关节外展 90°，由健侧上肢带动患侧上肢做水平外展和内收至最大限度再还原，以训练肩关节水平外展和内收活动度；患侧肩关节外展 90°，肘关节屈曲 90°，由健侧上肢帮助患侧前臂活动，至最大限度后还原，以训练肩关节内旋和外旋活动度。

（2）器械辅助关节活动技术：改善肩关节活动度的常用器械有吊环、肩轮、肩关节旋转器、肩梯、肋木、体操棒等。

3. 主动运动　肩关节的基本运动有屈曲-伸展、外展-内收、水平外展-内收、内旋-外旋和环转。主动活动时要求动作平稳，对关节的各个方向进行最大范围的活动，每天多次重复练习。

二、肘部关节

（一）解剖及运动学概要

肘关节是一个复合关节，由肱尺关节、肱桡关节、桡尺近侧关节三个单关节，共同包在一个关节囊内所构成。

1. 肱尺关节　由肱骨滑车与尺骨滑车切迹组成。属滑车关节，可绕额状轴做屈、伸运动。

2. 肱桡关节　由肱骨小头与桡骨头关节凹组成。是球窝关节，可做屈、伸运动和回旋运动。因受肱尺关节的制约，其外展、内收运动不能进行。

3. 桡尺近侧关节　由桡骨环状关节面与尺骨的桡切迹组成。为圆柱形关节，只能做旋内、旋外运动。

三个单关节被包在一个关节囊内，形成一个关节腔，因而构成了一个复合关节。无论在结构上，还是在功能上，肱尺关节都是肘关节的主导关节。所以肘关节的主要运动形式是屈、伸运动，其次是由桡尺近侧关节与桡尺远侧关节联合运动，完成前臂的旋前、旋后运动。

（二）关节活动技术

1. 被动运动

（1）肘关节屈曲和伸展：患者仰卧位，治疗师一手固定肱骨远端，一手握住腕关节上方，缓慢地做肘关节的屈曲（图 2-13）和伸展运动（图 2-14）。

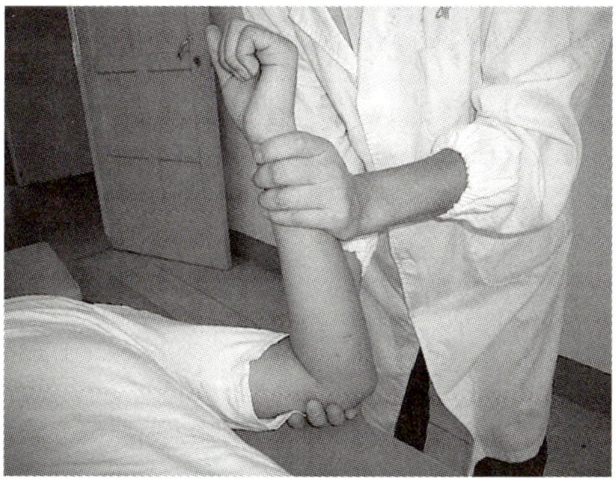

图 2-13　肘关节屈曲

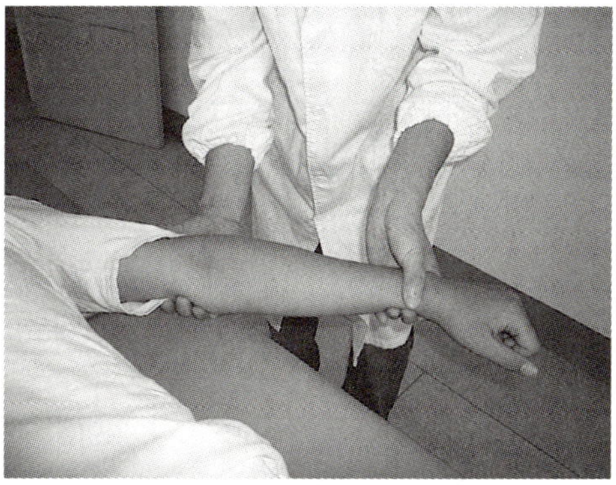

图 2-14　肘关节伸展

（2）前臂旋前和旋后：患者仰卧位，患侧肩关节外展位，肘关节屈曲 90°，前臂中立位，治疗师一手托住患侧肘后部，一手握住前臂远端，沿前臂骨干轴线做旋前（向内转动，图 2-15）和旋后（向外转动，图 2-16）运动。

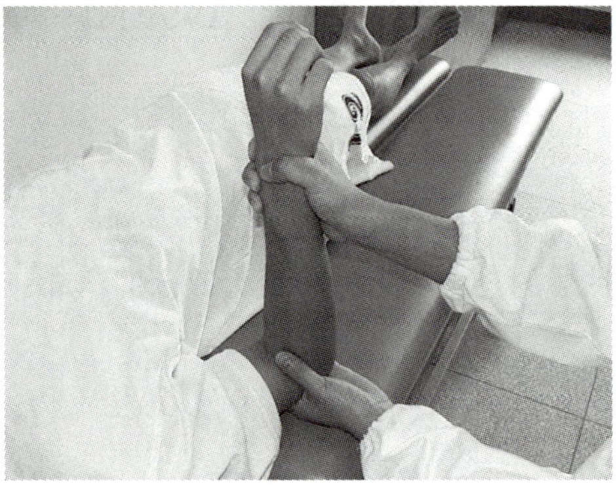

图 2-15　前臂旋前

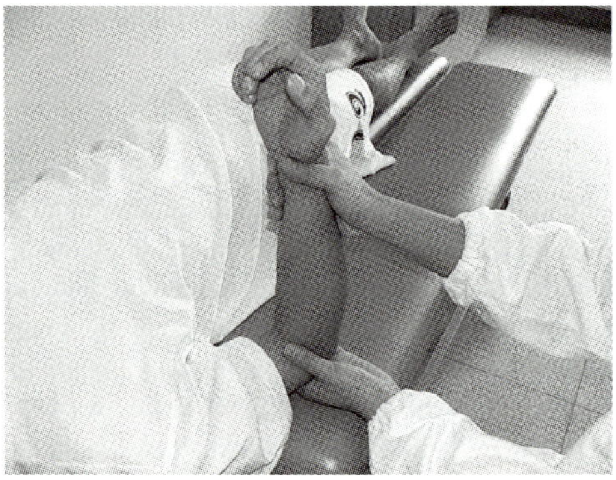

图 2-16　前臂旋后

2. 主动助力运动

（1）自我辅助关节活动技术：患者用健侧手握住患侧前臂远端，帮助患侧肘关节屈曲至手靠近肩关节处，然后还原至伸展位，以训练肘关节的屈伸活动度；患侧前臂在健侧手的帮助下，做桡骨绕尺骨的旋转运动，以训练前臂旋转活动度。

（2）器械辅助关节活动技术：常用的改善肘关节及前臂运动的器械有肘屈伸牵引椅和前臂旋转器等。

3. 主动运动　肘关节的基本运动有屈曲-伸展，前臂的旋前-旋后。患者双上肢靠近身体自然下垂，弯曲手臂触肩后再伸直；两上臂靠近身体两侧，肘关节屈曲 90°，做掌心向上和向下运动。要求同肩关节主动运动。

三、腕部关节

（一）解剖及运动学概要

从功能上讲，腕关节应包括桡腕关节、腕骨间关节、腕掌关节。

1. 桡腕关节　是腕部的主要关节，由桡骨远端关节面和三角纤维软骨与手舟骨、月骨、三角骨组成，呈椭圆形关节。有两个运动轴，绕额状轴可做屈、伸运动，绕矢状轴可做内收和外展运动，还可以做环转运动。

2. 腕骨间关节　由近侧列腕骨（豌豆骨除外）与远侧列腕骨组成。在功能上与桡腕关节组成联合关节，该联合关节称为手关节。手关节的运动同桡腕关节，但增大了运动幅度。

3. 腕掌关节　由远排腕骨与第 1～5 掌骨底组成。拇指腕掌关节是典型的鞍状关节。可做屈、伸运动和外展、内收运动，但上述运动都不典型。而常常做的是对掌运动，对掌运动是拇指与其余四指的相对运动。其余各个腕掌关节都是平面关节。

（二）关节活动技术

1. 被动运动　患者仰卧位或坐位，肘关节屈曲，治疗师一手握住患侧前臂远端，一手握住患侧手掌，做腕关节的屈曲（图 2-17）、伸展（图 2-18）、尺偏（图 2-19）和桡偏（图 2-20）运动。

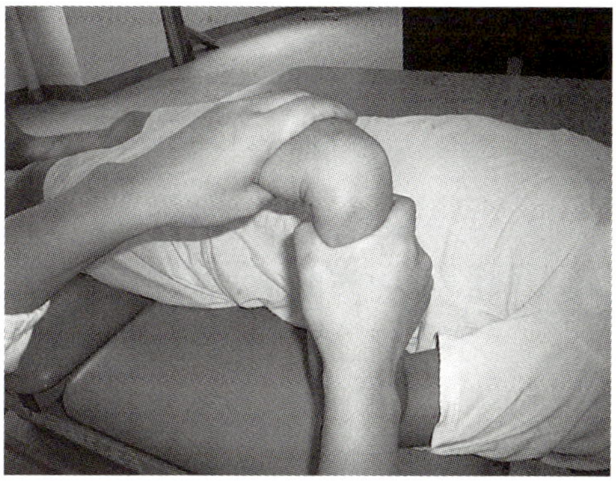

图 2-17　腕关节屈曲

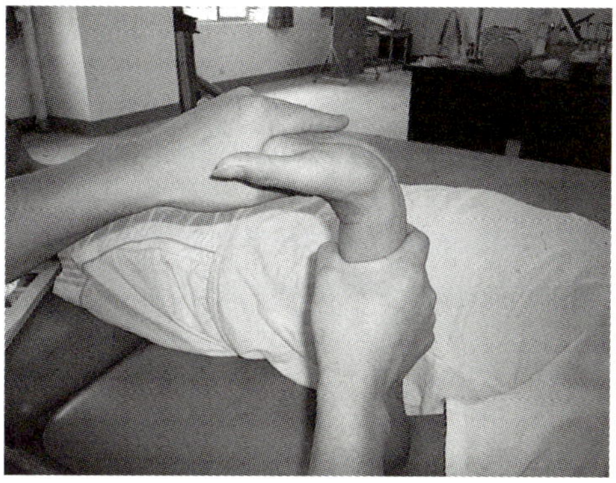

图 2-18　腕关节伸展

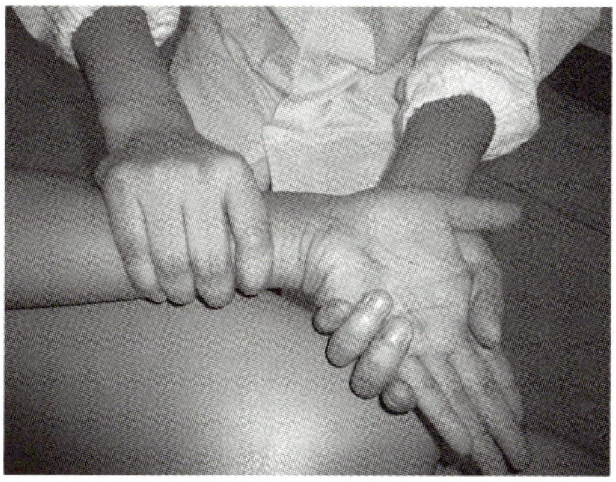

图 2-19　腕关节尺偏

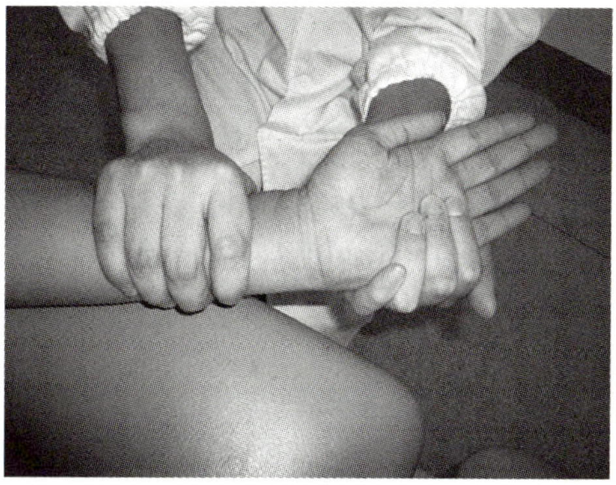

图 2-20　腕关节桡偏

2. 主动助力运动

(1)自我辅助关节活动技术:患者用健侧手握住患侧手背,帮助患侧手做屈曲、伸展、尺偏、桡偏训练。

(2)器械辅助关节活动技术:改善腕关节活动的器械常选择腕屈伸练习器(图 2-21、图 2-22)、旋转练习器、体操球等。

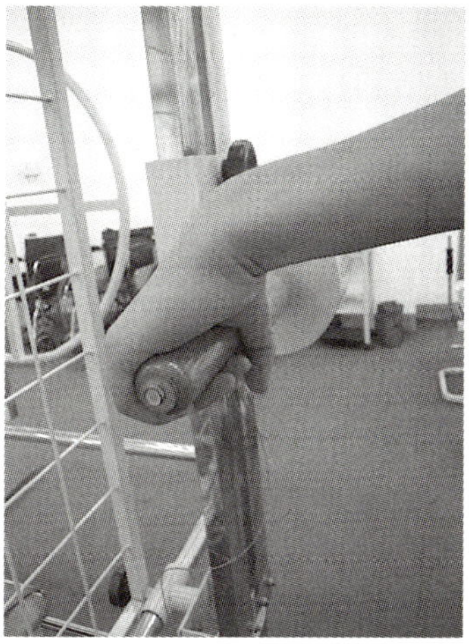

图 2-21　腕关节屈曲训练

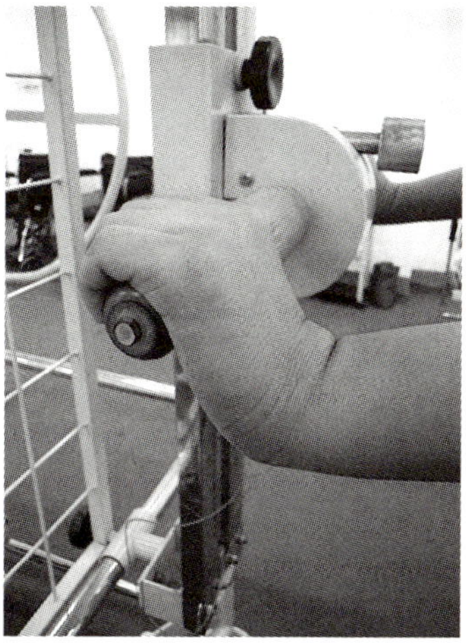

图 2-22　腕关节伸展训练

3. 主动运动　腕关节的基本运动有屈曲-伸展、尺偏-桡偏。要求同肩关节主动运动。

四、手指关节

（一）解剖及运动学概要

1. 掌指关节　由掌骨头与近节指骨底组成，共有五个。可做屈、伸运动和内收、外展运动。

2. 指间关节　第2~5指，每指都有近端指间关节和远端指间关节两个，拇指只有一个指间关节，指间关节均为滑车关节，只能做屈、伸运动。关节囊背侧松弛，掌侧紧而坚韧。因此屈的幅度大于伸的幅度。

（二）关节活动技术

1. 被动运动

（1）掌指关节：患者仰卧位或坐位，治疗师一手握住患侧掌骨远端，一手活动手指，作掌指关节的屈曲、伸展、内收、外展运动。

（2）指间关节：患者仰卧位或坐位，治疗师一手固定指间关节的近节，一手活动指间关节的远节，做指间关节的屈曲（图2-23）、伸展运动。掌指关节和指间关节可利用分指板（图2-24）进行练习。

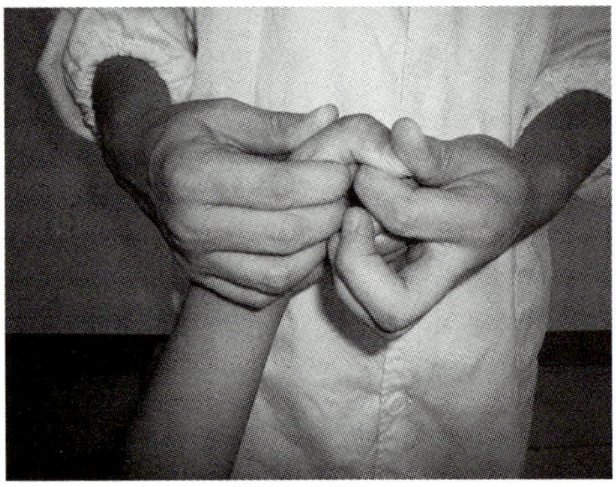

图2-23　指间关节屈曲

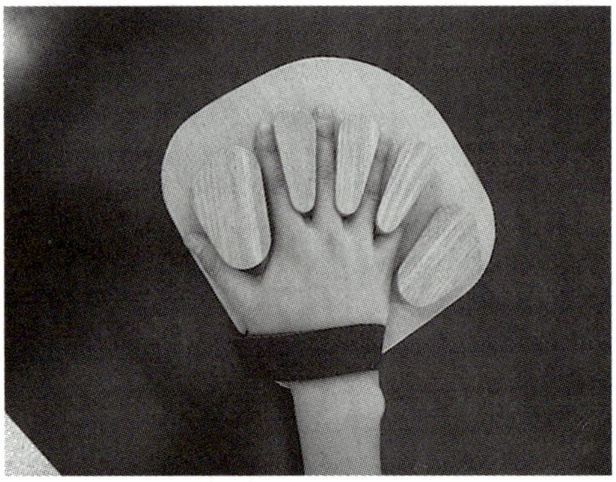

图2-24　分指板

2. 主动运动　结合日常生活活动进行掌指关节和指间关节的训练。

五、髋部关节

（一）解剖及运动学概要

髋关节由髋骨的髋臼和股骨头组成。髋关节可绕冠状轴做屈伸运动，绕矢状轴做内收外展运动，绕垂直轴做内旋外旋运动，还可做环转运动。运动形式与肩关节相同，但运动幅度小得多。

（二）关节活动技术

1. 被动运动

（1）髋关节前屈：患者仰卧位，治疗师立于患侧，一手托住患侧小腿近腘窝处，一手托住患侧足跟，双手缓慢地将患侧大腿沿矢状面向上弯曲，使大腿尽量接近患侧腹部（图2-25）。

(2)髋关节后伸：患者俯卧位或健侧卧位，治疗师立于患侧，一手固定骨盆，一手托住膝关节处，并用前臂托起小腿，缓慢地将下肢向上方抬起(图2-26)。

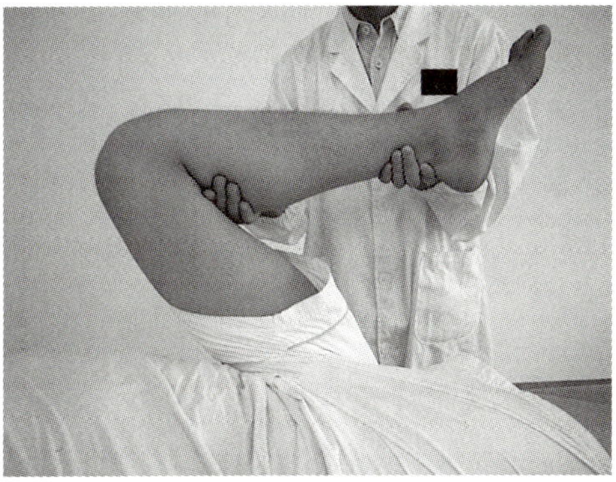

图2-25　髋关节前屈

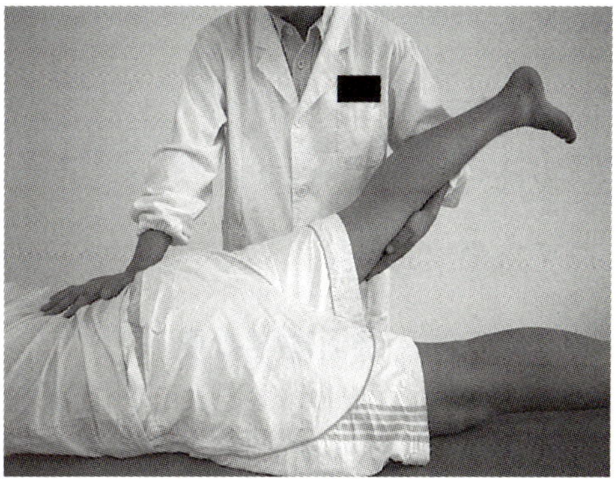

图2-26　髋关节后伸

(3)髋关节内收、外展：患者仰卧位，做内收动作时让对侧下肢稍外展，治疗师一手托住膝关节腘窝处，一手握住踝关节上方，缓慢地向外用力完成外展动作(图2-27)，然后还原并向内做内收动作。

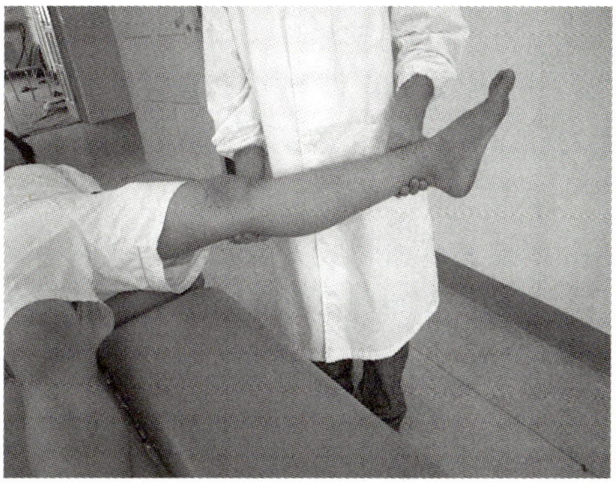

图2-27　髋关节外展

(4)髋关节内旋、外旋：患者仰卧位，下肢伸展位，治疗师一手握住膝关节近端，一手握住踝关节近端，做下肢轴位的旋转，足尖向内为内旋(图2-28)，足尖向外为外旋(图2-29)。也可在患侧髋关节屈曲位下完成，治疗师一手固定患侧足跟，一手握住小腿近端，向内、外侧摆动小腿，做髋关节的内旋、外旋运动。

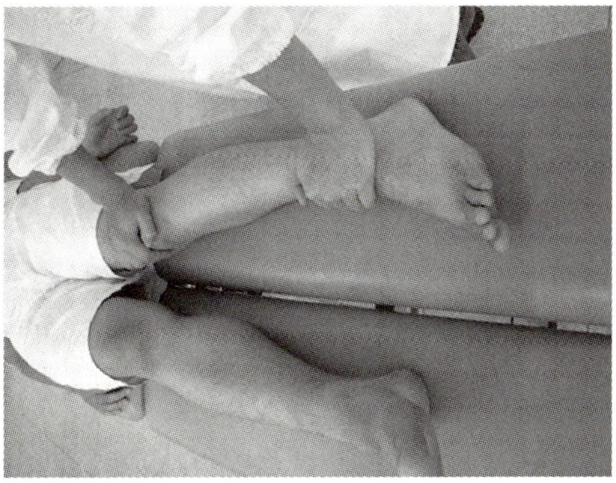

图2-28　髋关节内旋

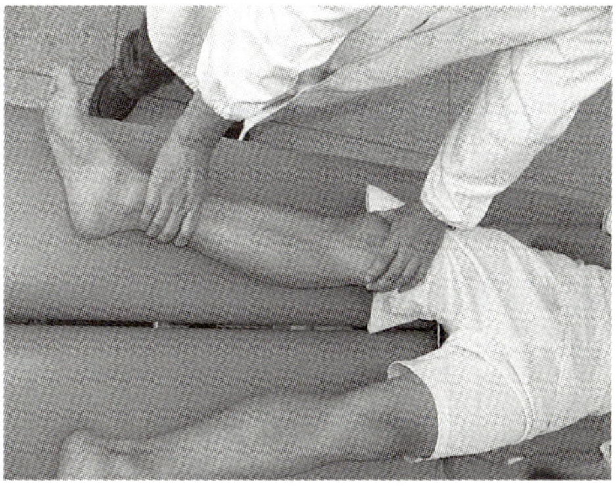

图2-29　髋关节外旋

2. 主动助力运动

(1)自我辅助关节活动技术：用健侧足抬起患侧膝关节，并用健侧手抓住膝关节帮助大腿向腹部靠近，以训练髋关节的屈曲活动度；将健侧下肢插入患侧下肢下方，帮助其完成向外、向内的运动，以训练髋关节的外展、内收活动度。

（2）器械辅助关节活动技术：改善髋关节屈曲、内收、外展等活动的器械，常选择治疗架、滑轮、套带的组合装置，及髋内收外展练习器等。

3. 主动运动　髋关节的基本运动有屈曲-伸展，外展-内收、外旋-内旋等。要求同肩关节主动运动。

六、膝部关节

（一）解剖及运动学概要

膝关节是由股骨和胫骨的内、外侧髁关节面，以及髌骨关节面组成的复合关节，在一个关节囊内包含两个单关节。

1. 髌股关节　由股骨的髌面和髌骨关节面构成的滑车关节，可做屈、伸运动。

2. 胫股关节　由股骨和胫骨的内、外侧髁关节面构成的双椭圆关节，可做屈、伸运动。由于双椭圆关节的相互制约作用，加之两侧韧带的限制，故不能做外展、内收运动。当胫股关节屈曲90°时，就成了双球窝形关节，因为股骨内、外侧髁的后部是半球状关节面。双球窝关节除了能做屈、伸运动外，还能做小幅度的回旋运动。

膝关节的主要运动形式是屈、伸运动，其次还可以做小幅度回旋运动。屈、伸运动是由髌股关节和胫股关节共同完成的。

（二）关节活动技术

1. 被动运动　患者仰卧位，治疗师一手托住患侧膝关节腘窝处，一手握住患侧踝关节的近端，缓慢地做膝关节的屈曲运动，再做伸展运动。

2. 主动助力运动

（1）自我辅助关节活动技术：用健侧手帮助患侧膝关节做屈曲运动。

（2）器械辅助关节活动技术：改善膝关节活动度的器械也可选用治疗架、滑轮、套带的组合装置。

3. 主动运动　患者可在坐位或卧位，主动屈、伸膝关节。

七、踝及足部关节

（一）解剖及运动学概要

1. 踝关节　由胫、腓骨下端的踝关节面和距骨滑车组合而成的滑车关节。距骨滑车关节面前宽后窄，关节窝比关节头明显的宽大，关节囊较松弛，关节腔宽大。踝关节能绕额状轴做背屈（足尖向上）和跖屈运动（足尖向下）。当跖屈时，从距骨滑车较窄的后部进入较宽的关节窝，故可在矢状轴上做轻微的内收、外展运动。

2. 距跗关节　由距跟关节和跟舟关节组成，两关节形态不同，构造上无联系，它们是功能上的复合关节。运动时，跟骨和舟骨连同其他骨对距骨做内翻、外翻。

3. 跗跖关节　由骰骨和三块楔骨和五块跖骨组成，活动甚微。

4. 跖趾关节　由跖骨和近节趾骨组成，可做轻微的屈、伸、收、展运动。

5. 趾骨间关节　是相邻趾骨间的关节，只能做屈、伸运动。

（二）关节活动技术

1. 被动运动

（1）踝关节背屈：患者仰卧位，下肢伸展位，踝关节中立位，治疗师立于患侧，一手固定患侧踝关节近端，一手托住患侧足跟，用前臂抵住足底，前臂用力使足向小腿方向推压（图 2-30）。

（2）踝关节跖屈：患者仰卧位，下肢伸展位，踝关节中立位，治疗师立于患侧，一手固定患侧踝关节近端，一手下压足背（图 2-31）。

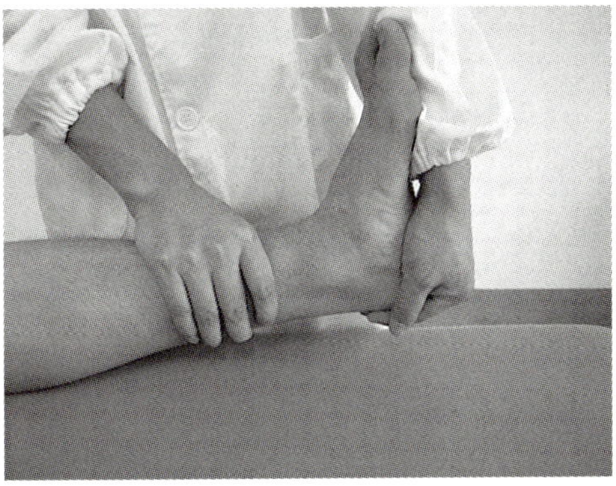

图 2-30　踝关节背屈

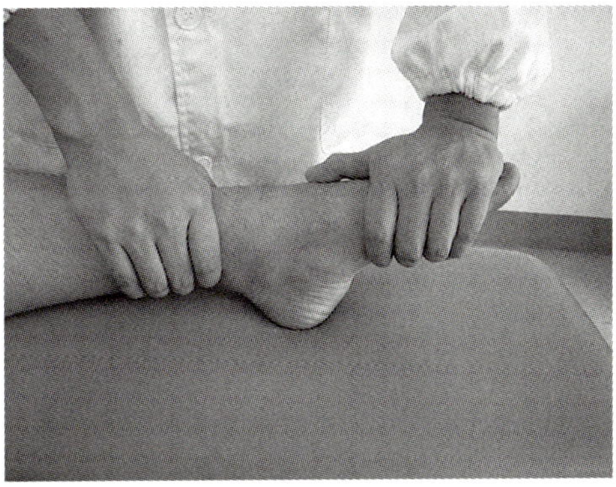

图 2-31　踝关节跖屈

（3）踝关节内翻、外翻：患者仰卧位，下肢伸展位，治疗师立于患侧，一手固定患侧踝关节，一手拇指和其余四指分别握住足跟两侧，前臂掌侧触及足底，内翻时足跟向内侧转动（图 2-32），外翻时足跟向外侧转动（图 2-33）。

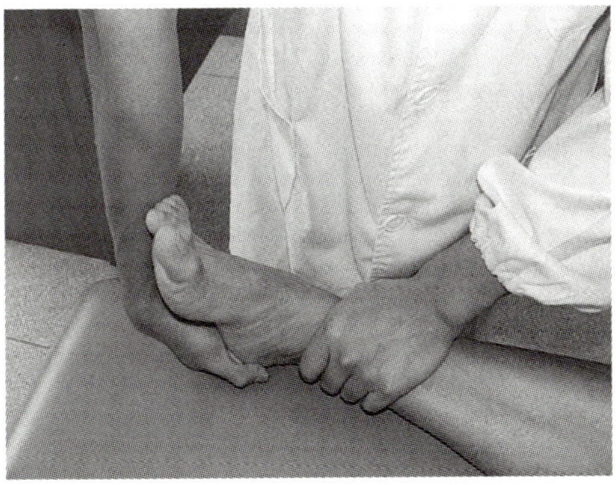

图 2-32　踝关节内翻

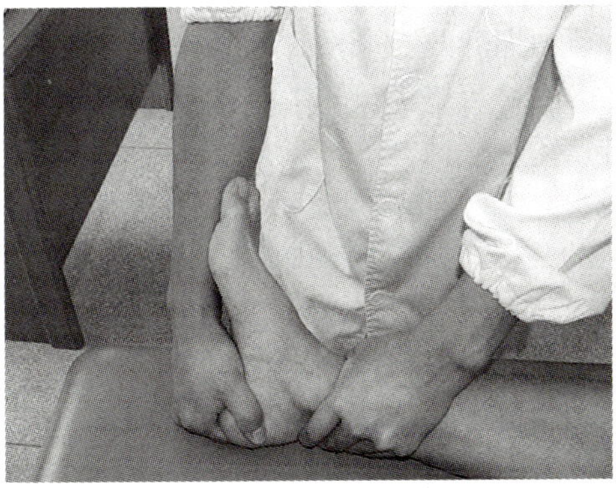

图 2-33　踝关节外翻

（4）跗跖关节旋转：患者仰卧位，下肢伸展位，治疗师立于患侧，一手固定足跟，一手抓握跗跖关节处，将跖骨向足底方向转动，再向足背方向转动。

（5）跖趾关节屈曲、伸展和内收、外展：患者仰卧位，下肢伸展位，治疗师一手固定关节近端，一手活动关节远端。趾骨间关节的运动亦如此。

2. 主动助力运动

（1）自我辅助关节活动技术：患者长坐位，患侧腿呈“4”字形置于健侧膝关节上方，用健侧手帮助患侧踝关节做背屈、跖屈、内翻、外翻，跖趾关节的屈伸、收展等运动。

（2）器械辅助关节活动技术：改善踝关节活动度的器械常选择踝背屈（图 2-34）、踝跖屈（图 2-35）练习器。

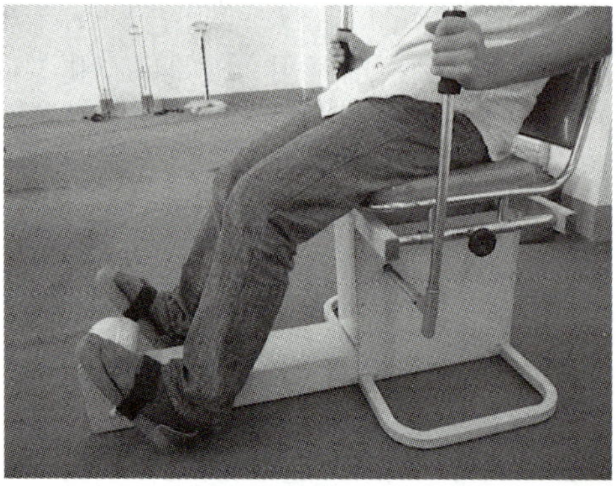

图 2-34　踝关节背屈练习

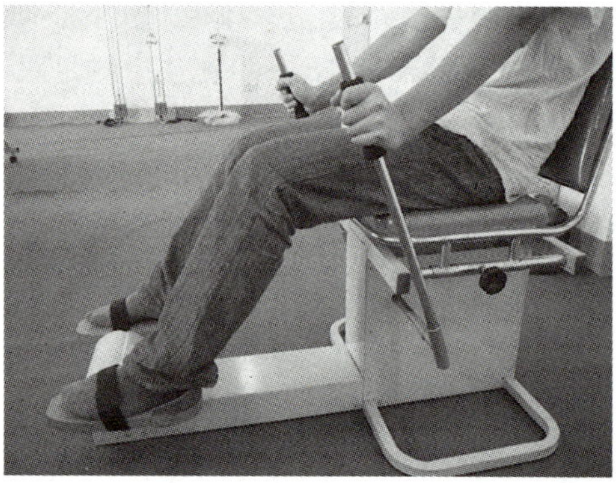

图 2-35　踝关节跖屈练习

3. 主动运动　患者卧位或坐位，主动进行踝关节各方向全活动度的训练。

八、躯干

（一）解剖及运动学概要

躯干骨包括椎骨、胸骨和肋骨三部分，共 51 块。它们相互连结构成了脊柱和胸廓。

脊柱由 24 块椎骨、1 块骶骨、1 块尾骨、23 个椎间盘以及关节韧带组成。脊柱中央有由椎孔连成的椎管，容纳脊髓。两侧各有 23 个椎间孔，脊神经由此通过。从侧面观察脊柱，可见有四个生理弯曲，即颈曲、胸曲、腰曲和骶曲。颈曲和腰曲向前凸，胸曲和骶曲向后凸。脊柱的弯曲可维持重心和缓冲震荡。

脊柱可绕额状轴做前屈后伸运动，绕矢状轴可做左右侧屈动作，绕垂直轴可做回旋运动，还可做环转运动。脊柱各段的运动幅度有很大区别：屈伸运动以腰段最大，颈段次之。侧屈幅度以颈段最大，腰段次之。回旋运动也是以颈段为最大，腰段次之。

（二）关节活动技术

1. 被动运动

（1）颈段活动：患者仰卧位，治疗师双手固定头部两侧，依次做颈的前屈后伸、左右侧屈和旋转运动。

（2）胸腰段活动：患者仰卧位，患侧下肢膝关节屈曲，治疗师一手固定患侧肩关节，一手置于患侧骨盆部位，使肩和骨盆向相反的方向旋转并停留数秒钟，以充分牵拉躯干。

2. 主动运动　患者坐位或站位，做颈椎、腰椎的前屈后伸、左右侧屈和旋转运动。

案例分析

患者范某，男，76 岁，因突然神志不清入院，清醒后出现右侧肢体偏瘫，检查：右侧肢体肌肉松弛，肌张力低下，不能进行自主运动。诊断为脑出血。生命体征稳定之后，为了预防制动带来的并发症，可以进行哪些关节活动训练？

技能要点

应用范围：明确被动运动、主动助力运动、主动运动的适应证、禁忌证。

体位：舒适，并尽量放松，必要时脱去妨碍治疗的衣物或固定物。

评估：治疗开始前，应对患者进行相关的评定，找出病变关节存在的问题及程度，选择合适的治疗方法。

用力：动作缓慢、柔和、平稳、有节律，避免冲击性运动和暴力。

手法实施：固定肢体近端，托住肢体远端，避免替代运动，在无痛范围内进行，活动范围逐渐增加，以免损伤。

（楼天晓）

复习思考题

1. 导致关节活动范围受限的因素有哪些？
2. 如何选择合适的关节活动技术？
3. 案例分析　患者吴某，男，19 岁，在工地施工时不慎被倒塌的架子压倒，造成左侧肱骨干粉碎性骨折，后行髓内针固定术。患者手术 1 周以后可以进行哪些训练，分别有什么作用？

扫一扫
测一测

PPT 课件

扫一扫 知重点

第三章

关节松动技术

学习要点

关节松动技术的基本手法、手法等级及临床应用；关节松动技术的操作程序；肩、肘、腕及手部关节的松动技术；髋、膝、踝及足部关节的松动技术；颈椎、胸椎、腰椎关节松动技术。

第一节 概 述

一、定义

关节松动技术(joint mobilization)是治疗者在关节活动允许范围内完成的手法操作技术，属于被动运动范畴，用于治疗关节功能障碍、疼痛或僵硬等，具有针对性强，见效快、患者痛苦小、容易接受等特点。

二、关节松动技术的基本手法

关节松动技术经常利用关节的生理运动和附属运动作为基本操作手法。

（一）生理运动（physiological movement）

生理运动，指关节在生理活动允许范围内完成的运动。如髋关节的屈、伸、内收、外展、内旋、外旋等。生理运动可以由患者主动完成，也可由治疗者被动完成，在关节松动技术中，生理运动即是由治疗者完成的被动运动。

（二）附属运动（accessory movement）

附属运动，指关节在自身及其周围组织允许范围内完成的运动，是维持关节正常活动不可缺少的一种运动。这些运动发生在生理范围之外、解剖范围之内，一般不能主动完成，需要他人或健侧肢体的帮助才能完成，如掌指关节的轴向分离。常见的附属运动有转动、滑动、旋转、分离和牵引等。

1. 转动　指一骨骼在另一骨骼上滚动。相邻的两骨骼面不吻合，运动中两骨骼面接触点均不相同，转动中产生骨骼的角运动(摆动)。转动的方向与骨骼运动的方向相同(无论是凸面或凹面)(图 3-1)。如果只单独发生转动，将产生骨骼面一端的压迫及另一端的分离。因此，以此方式被动牵张关节时将产生关节面的压迫，有可能造成关节损伤。功能正常的关节，纯粹的转动是不会单独发生的，一定会伴随滑动及旋转。

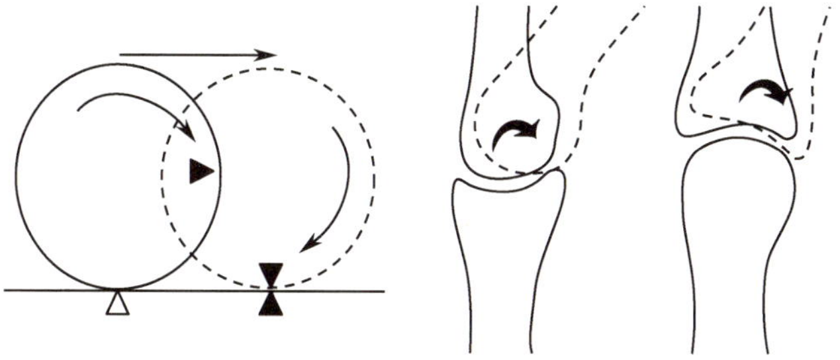

图 3-1　转动

2. 滑动　一块骨滑过另一块骨称为滑动。滑动时，一骨骼面上的同一点与相对骨骼面上的不同点接触。两骨表面形状一致或两骨表面的凹凸程度相等（图 3-2）。单纯的滑移不会发生在关节内，因为事实上两关节面并非完全吻合。滑移的方向取决于移动面是凸面或凹面：若移动的关节面是凸面，滑移的方向与骨骼产生角运动的方向相反；若移动的关节面为凹面，滑移的方向与骨骼产生角运动的方向相同（图 3-3）。这种力学关系称为"凹凸定律"（convex-concave rule），是关节松动技巧决定施力方向的依据。由于滑动手法可以缓解疼痛，若与牵拉手法一起应用，还可以松解关节囊使关节放松，改善关节活动范围，临床应用较多。

3. 旋转　指一骨骼在另一骨骼上沿一静止的机械轴旋转（图 3-4）。在关节内，旋转很少单独发生，多半与转动及滑动一起发生。如肩关节屈曲及伸展，髋关节屈曲及伸展。

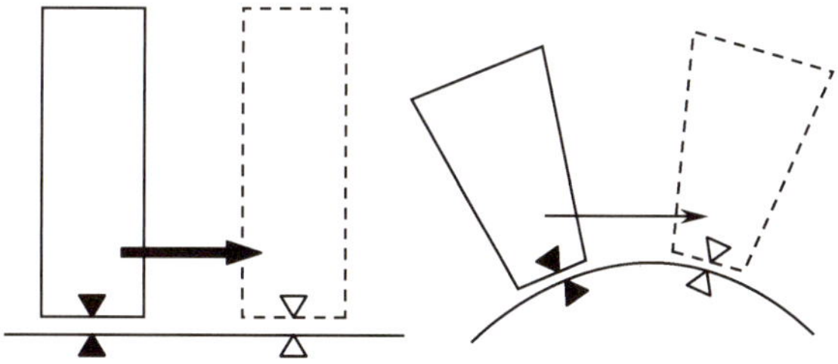

图 3-2　滑动

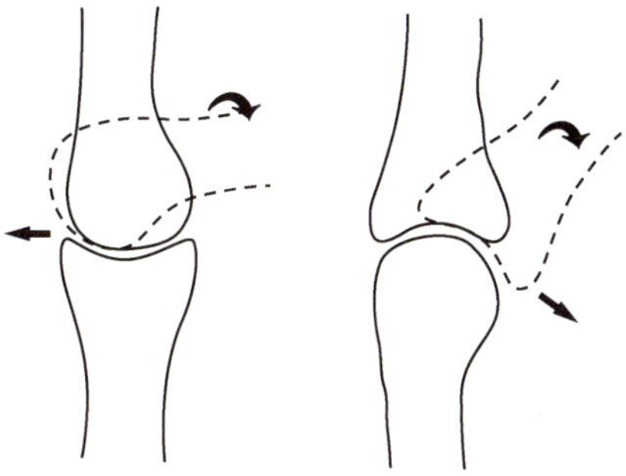

图 3-3　凹凸定律

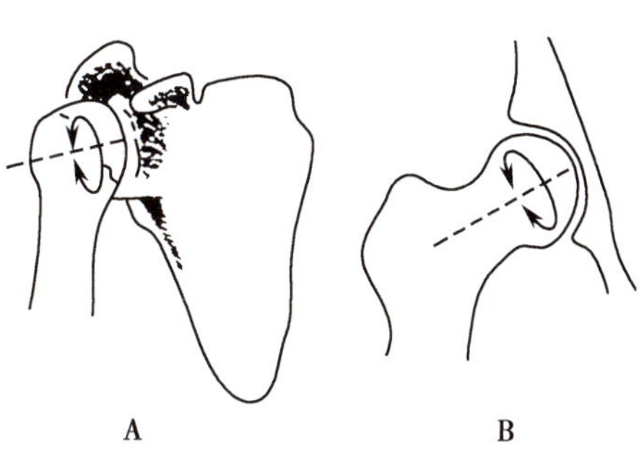

图 3-4　旋转

A. 肩关节；B. 髋关节

4. 分离和牵引　指关节面的牵开或分离。关节面必须被拉开才能在关节内产生牵张。当沿骨骼的纵轴牵拉时，称为长轴牵引（图 3-5），可减轻或消除疼痛。当与骨骼面成直角拉开时，称为关节牵引或关节分离（图 3-6）。

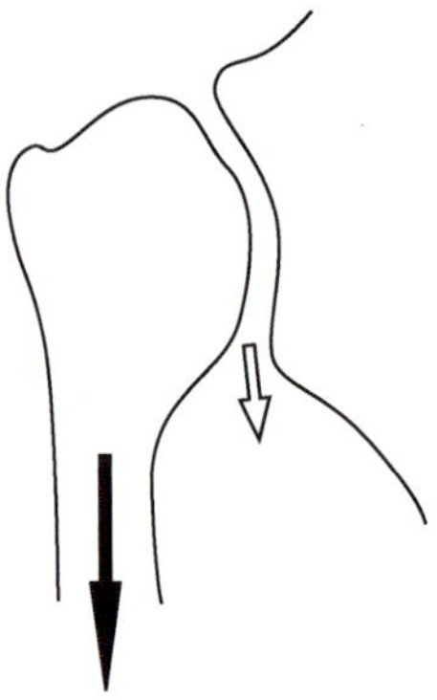

图 3-5　长轴牵引

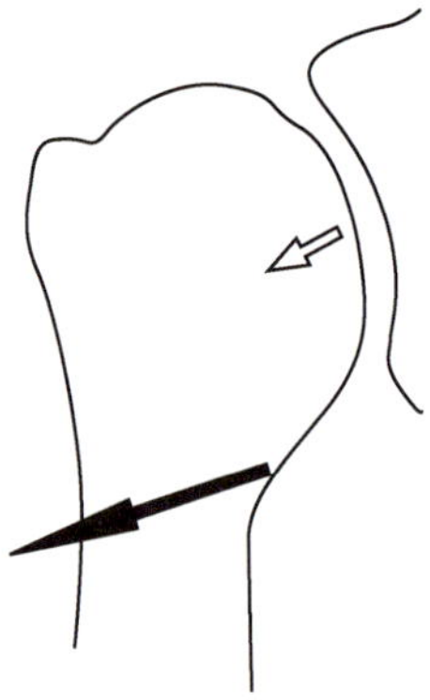

图 3-6　分离牵引

（三）生理运动与附属运动的关系

当关节因疼痛、僵硬而限制了活动时，其生理运动和附属运动都有可能受到影响。若生理运动恢复后，关节仍有疼痛或僵硬，则关节的附属运动可能尚未完全恢复正常。治疗时通常在改善关节的生理运动之前，先改善关节的附属运动，而关节附属运动的改善，又可以促进关节生理运动的改善。

三、手法等级

关节松动术的手法等级是以关节活动的可动范围为标准，根据手法操作时活动关节所产生的活动范围大小，可将关节松动术手法分为 4 级（图 3-7）。这种分级具有一定客观性，不仅可以用来记录治疗结果，也可用于临床研究。

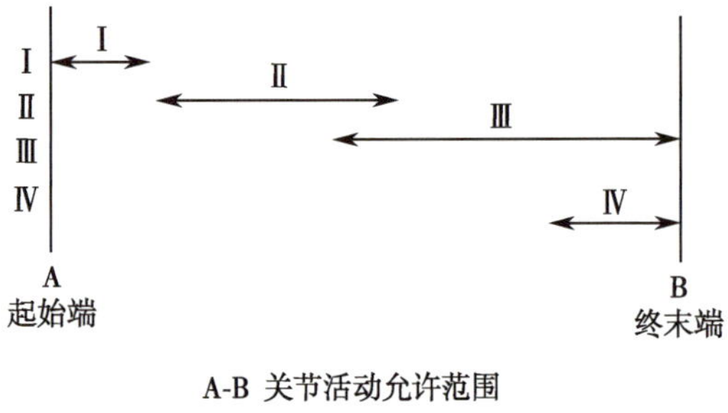

图 3-7　关节松动术手法分级

Ⅰ级：治疗者在关节活动的起始端，小范围、节律性地来回推动关节。

Ⅱ级：治疗者在关节活动允许范围内，大范围、节律性地来回推动关节，但不接触关节活动的起始端和终末端。

Ⅲ级：治疗者在关节活动允许范围内大范围、节律性地来回推动关节，每次均接触到关节活动的终末端，并能感觉到关节周围软组织的紧张。

Ⅳ级：治疗者在关节活动的终末端，小范围、节律性地来回推动关节，每次均接触到关节活动的终末端，并能感觉到关节周围软组织的紧张。

手法分级范围随着关节活动范围的大小而变化，当关节活动范围减少时，分级范围相应减少，当治疗后关节活动范围改善时，分级范围也相应增大（图 3-8）。

上述 4 级手法中，Ⅰ、Ⅱ级用于治疗因疼痛引起的关节活动受限；Ⅲ级用于治疗关节疼痛并伴有僵硬；Ⅳ级用于治疗关节因周围组织粘连、挛缩而引起的关节活动受限。

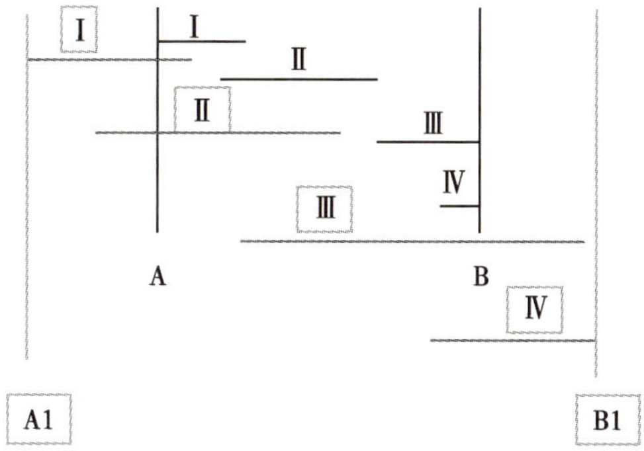

图 3-8　关节活动范围变化

四、治疗作用

1. 缓解疼痛　当关节因肿胀或疼痛不能进行全范围活动时，关节松动可以促进关节液的流动，增加关节软骨和软骨盘无血管区的营养，缓解疼痛；同时防止因活动减少引起的关节退变，这些是关节松动术的力学作用。关节松动的神经作用表现在松动可以抑制脊髓和脑干致痛物质的释放，提高痛阈。

2. 改善关节活动范围　关节制动可引起组织纤维增生，关节内粘连，肌腱、韧带和关节囊的挛缩。关节松动术直接牵拉了关节周围的软组织，可保持或增加其伸展性，改善关节的活动范围，尤其是Ⅲ、Ⅳ级手法，作用更为明显。

3. 增加本体反馈　关节松动直接活动关节、牵伸关节周围的韧带、肌腱和关节囊，刺激位于关节周围韧带、肌腱和关节囊中的本体感受器，可提供关节的静止位置和运动速度及其变化、关节运动的方向、肌肉张力及其变化等本体感觉信息。

五、临床应用

（一）适应证

关节松动术主要适用于任何因力学因素（非神经性）引起的关节功能障碍，包括：

1. 关节疼痛、肌肉紧张及痉挛。
2. 可逆性关节活动降低。
3. 进行性关节活动受限。
4. 功能性关节制动。

对于进行性关节活动受限、功能性关节制动，其主要作用是维持现有的活动范围，延缓病情发展，预防因不活动引起的其他不良反应。

（二）禁忌证

1. 关节松弛或习惯性脱位。
2. 关节因外伤或疾病引起的肿胀（渗出增加）。
3. 关节的急性炎症。
4. 关节部位的恶性肿瘤或结核。
5. 未愈合的关节内骨折。

（三）治疗反应

一般治疗后患者症状即有不同程度的缓解，如有轻微疼痛也多为正常的治疗反应，通常在4~6小时后消失。如第2日仍未消失或较前加重，说明手法强度过大，应调整治疗强度、缩短治疗时间或暂停治疗1日，如果经3~5次正规的治疗，症状仍无缓解或反而加重，应重新评估，调整治疗方案

知识链接

关节松动术与我国传统医学手法的区别

关节松动技术在手法操作上类似于我国传统医学手法治疗中的推拿或按摩，但二者在理论体系、手法操作上有较大区别。在我国传统医学中，推拿、按摩二者所指相同，但在西方治疗技术中，推拿与按摩术完全不同。

西方按摩术是指作用于皮肤、皮下组织、肌肉、肌腱、韧带等软组织的手法操作，其手法较简单，主要有揉、推、叩击、振颤等，临床上常用来治疗软组织损伤，如烧伤后的皮肤瘢痕、肌腱移植或缝合术后的组织粘连和瘢痕等。

西方推拿术是指作用于脊柱及四肢关节的一种快速、小范围的手法操作，多在关节活动的终末端，趁患者不注意而突然发力。一般分为快速推拿术和麻醉下推拿术两类，临床上主要用于治疗脊柱小关节紊乱、椎间盘突出、四肢关节脱位后的复位等。

关节松动术在广义上可归入推拿术的范畴，但在实施时，其操作手法的速度比推拿术要慢。目前，关节松动术与按摩术、推拿术一起构成了治疗骨科疾患的三大基本操作技术。由于澳大利亚的Maitland对这一技术的发展贡献很大，因此有人称之为“麦氏手法”或“澳氏手法。”

六、关节松动术的操作程序

1. 患者体位　治疗时，患者应处于一种舒适、放松无疼痛的体位，通常为卧位或坐位，尽量暴露所治疗的关节并使其放松，以达到关节最大范围的被动松动。

2. 治疗师位置　治疗时，治疗者应靠近所治疗的关节，一手固定关节的一端，一手松动另一端。在治疗过程中，凡靠近患者身体的手称为内侧手；远离患者身体的手称为外侧手；靠近患者头部一侧的手为上方手；靠近患者足部一侧的手为下方手。位置术语：靠近腹部为前，靠近背部为后，靠近头部为上，靠近足部为下。

3. 治疗前评估　手法操作前，对拟治疗的关节先进行评估，分清具体的关节，找出存在的问题（疼痛、僵硬）及其程度。根据问题的主次，选择有针对性的手法。当疼痛和僵硬同时存在时，一般先用小级别手法（Ⅰ、Ⅱ级）缓解疼痛后，再用大级别手法（Ⅲ、Ⅳ级）改善活动。治疗中要不断询问患者感觉，根据患者的反馈来调节手法强度。

4. 手法实施

（1）手法操作的运动方向：操作时手法运用的方向可以平行于治疗平面，也可以垂直于治疗平面。治疗平面是指垂直于关节面中点旋转轴线的平面。一般来说，关节分离垂直于治疗平面，关节滑动和长轴牵引平行于治疗平面。

（2）手法操作的程度：在治疗时，无论是生理运动还是附属运动，手法操作均应达到关节活动受限处。如治疗疼痛时，手法应达到痛点，但不超过痛点；治疗僵硬时，手法应超过僵硬点。操作过程中，手法要平稳，有节奏。不同的推动速度产生的效应不同，小范围、快速度可抑制疼痛；大范围、慢速度可缓解紧张或挛缩。

（3）手法操作的强度：一般来说，活动范围大的关节如肩、髋、腰椎，手法的强度可

以大一些；活动范围小的关节，如腕和颈椎，手法的强度可以小一些。

（4）治疗时间：治疗时每一种手法可以重复 3~4 次，每次治疗的总时间在 15~20 分钟。根据患者对治疗的反应，可以每日或隔日治疗 1 次。

课堂互动

对关节活动受限者如何进行评定？如何根据评定结果选择关节松动术手法？

第二节　上肢关节松动技术

一、肩部关节

肩关节的生理运动包括前屈、后伸、内收、外展（包括水平内收、外展）、内旋、外旋；附属运动包括分离、长轴牵引、挤压、前后向滑动等。常见的肩关节松动技术如下：

（一）分离牵引

1. 作用　一般松动，缓解疼痛。

2. 患者体位　仰卧位，上肢处于休息位，肩外展约 50°，前臂中立位。

3. 治疗师位置及操作方法　治疗师站在患者躯干及外展上肢之间，外侧手托住上臂远端及肘部，内侧手四指放在腋窝下肱骨头内侧，拇指放在腋前。内侧手向外侧持续推肱骨约 10 秒钟，然后放松。重复 3~5 次，操作中要保持分离牵引力与关节盂的治疗平面相垂直（图 3-9）。

（二）长轴牵引

1. 作用　一般松动，缓解疼痛。

2. 患者体位　仰卧位，上肢稍外展。

3. 治疗师位置及操作手法　站在患者躯干及外展上肢之间，外侧手握住肱骨远端，内侧手在腋窝，拇指在腋前。外侧手向足的方向持续牵拉肱骨约 10 秒，使肱骨在关节盂内滑动，重复 3~5 次，操作中要保持牵引力与肱骨长轴平行（图 3-10）。

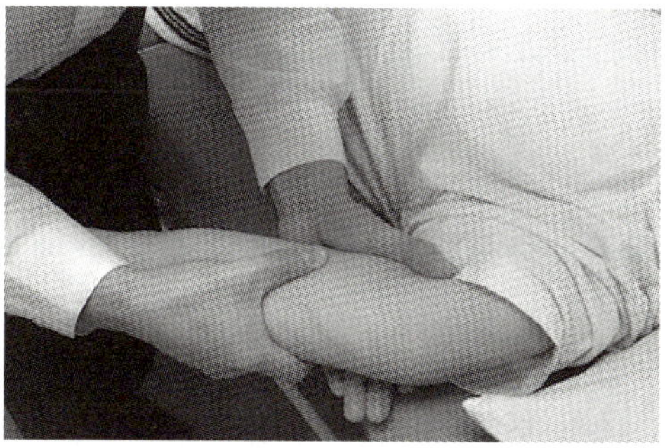

图 3-9　分离牵引

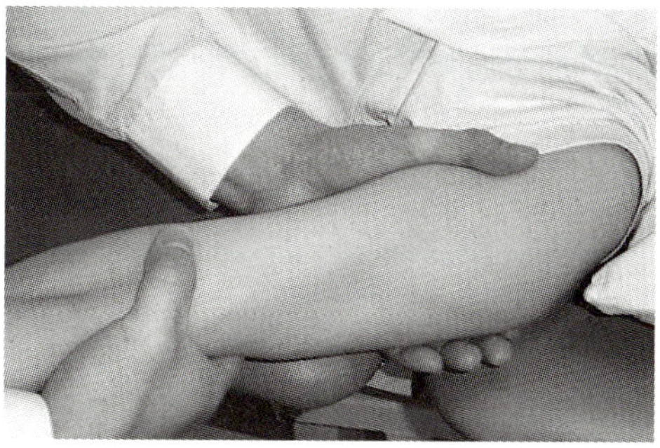

图 3-10　长轴牵引

（三）上下滑动

1. 作用　一般松动，缓解疼痛。

2. 患者体位 仰卧位，上肢稍外展。

3. 治疗师体位及操作手法 此手法是上述两种手法的结合。治疗师站在躯干一侧，内侧手握住肱骨近端的内侧，外侧手握住肱骨远端外侧，内侧手稍向外做分离牵引，同时，外侧手将肱骨上下推动。

（四）前屈向足侧滑动

1. 作用 增加肩前屈活动范围。

2. 患者体位 仰卧位，上肢前屈 90°，屈肘，前臂自然下垂。

3. 治疗者体位及操作方法 站在躯干一侧，内侧手握住上臂远端内侧，外侧手握住肱骨近端外侧，外侧手向足的方向牵拉肱骨（图 3-11）。

（五）外展向足侧滑动

1. 作用 增加肩外展活动范围。

2. 患者体位 仰卧位，上肢外展 90°，屈肘约 90°，前臂旋前放在治疗者前臂内侧。

3. 治疗者位置及操作方法 站在患者体侧，外侧手握住肘关节内侧，内侧手虎口放在肱骨近端外侧，4 指向下。外侧手稍向外牵引，内侧手向足的方向推动肱骨（图 3-12）。

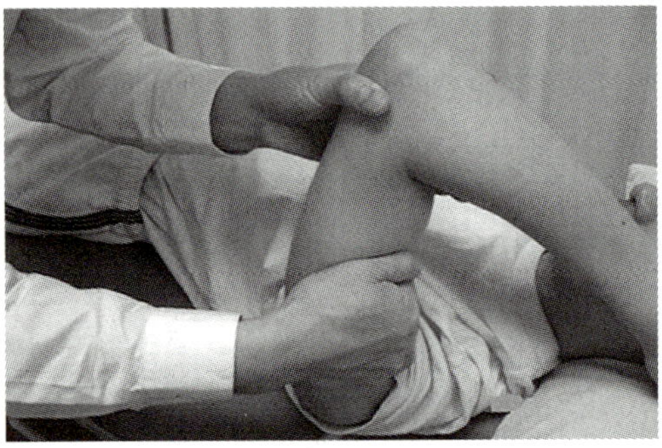

图 3-11 前屈向足侧滑动

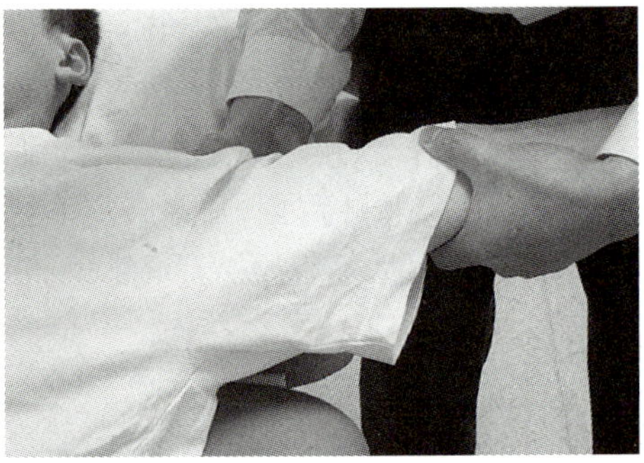

图 3-12 外展向足侧滑动

（六）前后向滑动

1. 作用 增加肩前屈及内旋的活动范围。

2. 患者体位 仰卧，上肢休息位。

3. 治疗者体位及操作手法 站在患肩外侧，上方手放在肱骨头上，下方手放在肱骨远端内侧，将肱骨托起，如关节疼痛明显，也可将双手拇指放在肱骨头上操作。下方手固定，上方手将肱骨头向后推动（图 3-13）。

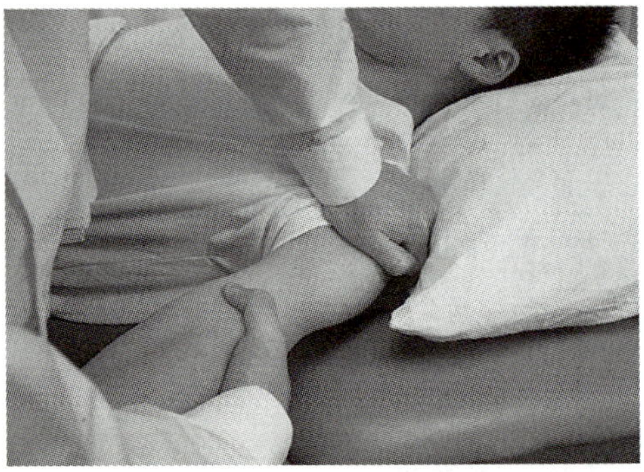

图 3-13 前后向滑动

（七）后前向滑动

1. 作用 增加肩后伸和前屈的活动范围。

2. 患者体位 俯卧位，患肩放在治疗床边缘，肩前方垫一毛巾，上肢外展，上臂放在治疗者内侧大腿上。

3. 治疗者体位及操作手法　站在外展的上肢与躯干之间,内侧手放在肱骨近端后面,外侧手放在肱骨远端后面。身体前倾,外侧手固定,内侧手借助于上身及上肢力量将肱骨向前推动(图 3-14)。

(八) 外展摆动

1. 作用　当肩外展超过 90°时,进一步增加外展的活动范围。

2. 患者体位　仰卧位,肩外展至关节活动受限处,屈肘 90°,前臂旋前。

3. 治疗者体位及操作手法　站在外展上肢与躯干之间,内侧手从肩背部后方穿过,手指放在肩上,以防耸肩的代偿作用;外侧手托住肘部,并使肩稍外旋和后伸。外侧手将肱骨在外展范围内摆动。

(九) 侧方滑动

1. 作用　增加肩水平内收活动范围。

2. 患者体位　仰卧位,上肢前屈 90°,屈肘,前臂自然下垂。

3. 治疗者位置及操作方法　站在躯干一侧,内侧手握住肱骨近端内侧,外侧手握住肱骨远端及肘部。外侧手固定,内侧手向外侧推动肱骨(图 3-15)。

如果关节僵硬明显,治疗者也可以用双手握住肱骨近端,颈肩部抵住肱骨远端外侧,松动时,双手向外,肩部向内同时推动肱骨。

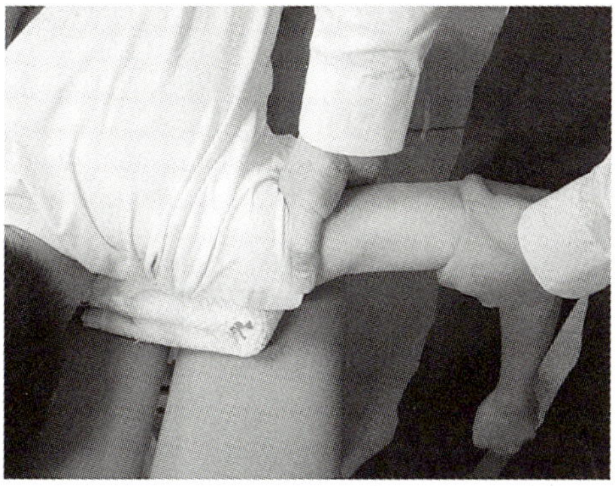

图 3-14　后前向滑动

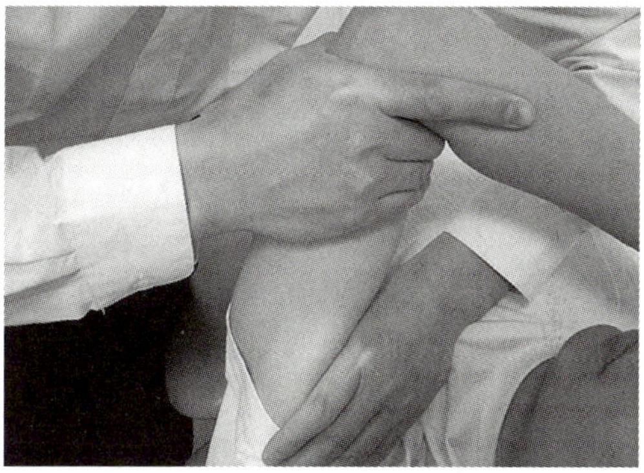

图 3-15　侧方滑动

(十) 水平内收摆动

1. 作用　增加肩水平内收活动范围。

2. 患者体位　坐位,肩前屈 90°,屈肘,前臂旋前,手搭在对侧肩上。

3. 治疗者体位及操作方法　站在患肩后方,同侧手托住患侧肘部,另一手握住搭在对侧肩部的手。双手同时将患侧上肢做水平内收摆动(图 3-16)。

(十一) 后前向转动

1. 作用　增加肩内旋活动范围。

2. 患者体位　健侧卧位,患侧在上,肩稍内旋,稍屈肘,前臂放在身后。

3. 治疗者位置及操作方法　站在患者身后,双手拇指放在肱骨头后面,其余四指放在肩部及肱骨近端前面。双手拇指同时由后向前转动肱骨(图 3-17)。

(十二) 内旋摆动

1. 作用　增加肩内旋活动范围。

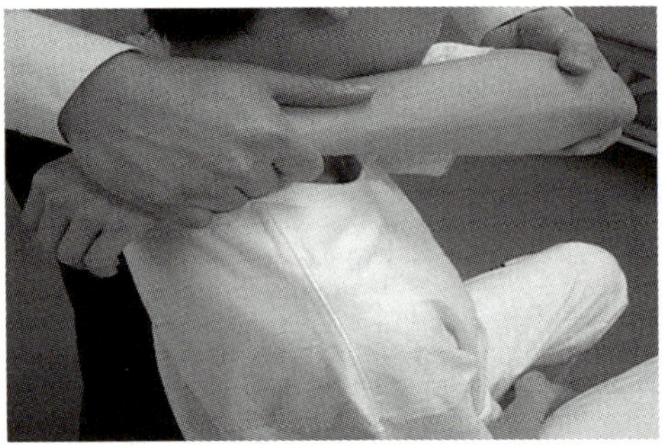

图 3-16　水平内收摆动

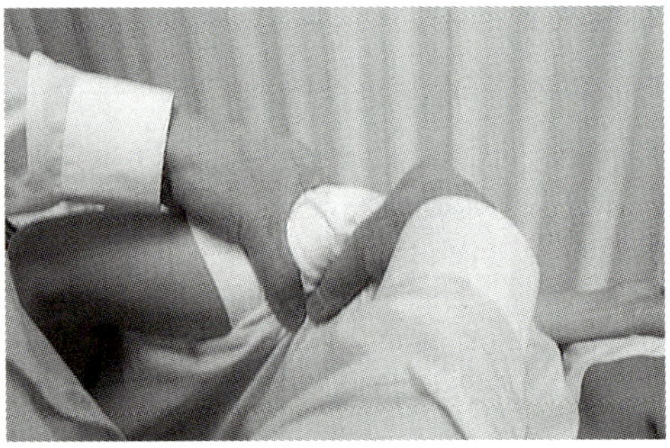

图 3-17　后前向转动

2. 患者体位　坐或仰卧位，肩外展 90°，屈肘 90°。

3. 治疗者位置及操作方法　站在患肩后外方，内侧手握住肱骨远端，外侧手握住前臂远端及腕部。内侧手固定，外侧手将前臂向下后来回摆动，使肩内旋（图 3-18）。

（十三）外旋摆动

1. 作用　增加肩外旋活动范围。

2. 患者位置　仰卧，肩外展，屈肘 90°。

3. 治疗者位置及操作方法　站在患肩外侧，上方手握住前臂远端及腕部，下方手握住肱骨远端后面。下方手固定肱骨远端，上方手将前臂向床面运动，使肩外旋（图 3-19）。

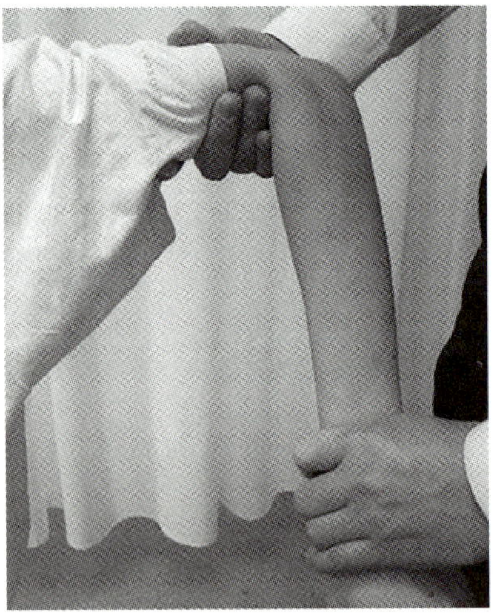

图 3-18　内旋摆动

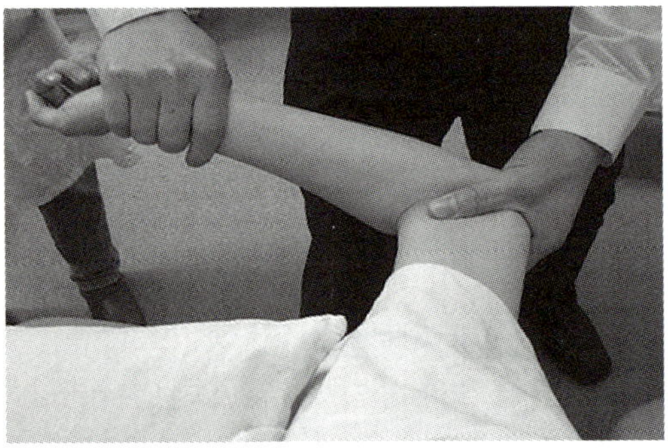

图 3-19　外旋摆动

案例分析

患者薛某，男，54 岁，自述近 2 个月来肩关节疼痛，右上肢外展、内收、上举功能障碍，不能做穿衣及梳头动作，经封闭、针刺、理疗等症状无明显减轻，近 10 天来疼痛加剧，稍触动患肢剧痛难忍；查体肩关节周围广泛性压痛点，尤以喙肱肌和肱二头肌短头附着点（喙突处）、肩峰下、冈上肌抵止端压痛明显，经 X 线片示骨质无异常。

请写出：①该患者的疾病诊断。②可对患者进行哪些功能评定？③如何对患者进行关节松动术的治疗？

二、肘部关节

肘关节的生理运动主要是屈、伸；桡尺近侧关节与桡尺远侧关节共同作用可以旋转（包括内旋、外旋）；附属运动包括分离、长轴牵引、前后向滑动、后前向滑动及侧方滑动等。常见的肘关节松动技术如下：

（一）肱尺关节

1. 分离牵引

（1）作用：增加屈肘活动范围。

（2）患者体位：仰卧位，屈肘至最大范围，前臂旋后。

（3）治疗师位置及操作手法：站在患侧，上方手放在肘窝，手掌接触前臂近端，掌根靠近尺侧，下方手握住前臂远端和腕部背面尺侧。下方手固定，上方手向足的方向推动尺骨。

2. 长轴牵引

（1）作用：增加屈肘活动范围。

（2）患者体位：仰卧位，肩稍外展，肘关节伸到最大范围，前臂旋前。

（3）治疗师位置及操作手法：站在患侧，内侧手握肱骨远端内侧，外侧手握住前臂远端尺侧。内侧手固定，外侧手沿着长轴牵引尺骨。

3. 侧方滑动

（1）作用：增加肱尺关节的活动。

（2）患者体位：仰卧位或坐位，肩外展，伸肘，前臂旋后。

（3）治疗师位置及操作手法：站或坐在患侧，一侧手放在肱骨远端，另一侧手握住前臂近端。将尺骨向桡侧推。

4. 屈肘摆动

（1）作用：增加屈肘活动范围。

（2）患者体位：仰卧位或坐位，肩外展，屈肘，前臂旋前或旋后。

（3）治疗师位置及操作手法：站或坐在患肢的外侧，上方手放在肘窝固定，下方手握住前臂远端，并将前臂稍做长轴牵引后再屈曲肘关节。

5. 伸肘摆动

（1）作用：增加伸肘活动范围。

（2）患者体位：仰卧位或坐位，肩外展，前臂旋后。

（3）治疗师位置及操作手法：站或坐在患肢外侧，上方手放在肘窝，下方手握住前臂远端，在伸肘活动受限的终点摆动前臂。

（二）肱桡关节

1. 分离牵引

（1）作用：增加肱桡关节的活动范围，增加屈肘和伸肘。

（2）患者体位：仰卧位或坐位，肩外展，屈肘，前臂中立位。

（3）治疗师位置及操作手法：站或坐在患侧，上方手握住前臂近端的桡侧，下方手握住前臂远端的尺侧。下方手固定，上方手向外侧推动桡骨，做肱桡关节分离的动作（图3-20）。

2. 长轴牵引

(1)作用:增加肱桡关节的活动范围,增加屈肘和伸肘。

(2)患者体位:仰卧位,肩外展,肘关节在伸肘活动受限处,前臂旋后。

(3)治疗师位置及操作手法:站在外展上肢及躯干之间,内侧手握住肱骨远端,外侧手握住前臂远端桡侧。内侧手固定,外侧手沿桡骨长轴向远端牵拉(图3-21)。

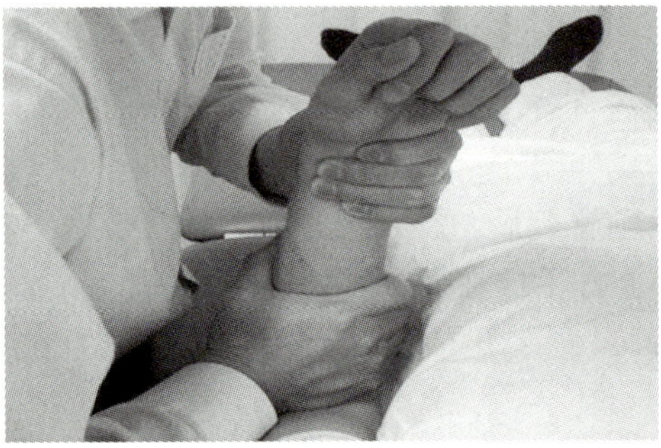

图3-20 肱桡关节分离牵引

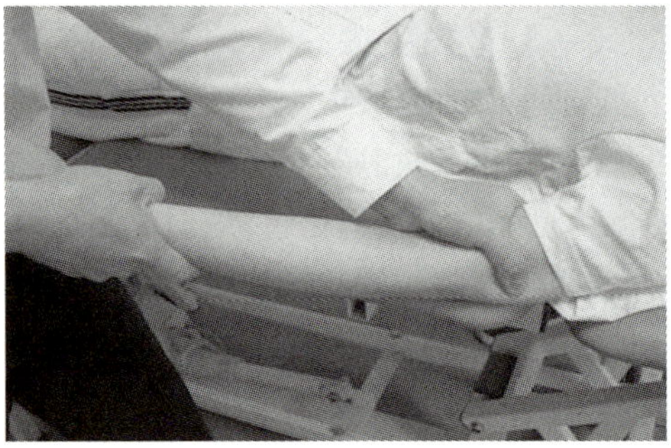

图3-21 肱桡关节长轴牵引

3. 侧方摆动

(1)作用:增加肱桡关节的活动范围。

(2)患者体位:仰卧位或坐位,肩外展,屈肘,前臂旋后位。

(3)治疗师位置及操作手法:站或坐在患侧,上方手放在上臂远端内侧,下方手握住前臂远端外侧,上方手固定,下方手将前臂向尺侧摆动。

(三)桡尺近端关节

1. 长轴牵引

(1)作用:一般松动。

(2)患者体位:仰卧位或坐位,屈肘,前臂旋后。

(3)治疗师位置及操作手法:站或坐在患侧,双手分别握住桡骨或尺骨的远端。一侧手固定,另一侧手将桡骨或尺骨沿长轴牵引。

2. 前后向滑动

(1)作用:增加前臂旋前的活动范围。

(2)患者体位:仰卧位或坐位,伸肘,前臂旋后。

(3)治疗师位置及操作手法:面向患者站或坐,双手分别握住桡骨和尺骨的近端,拇指在上,四指在下。一侧手固定尺骨,另一侧手向背侧推动桡骨(图3-22)。

3. 后前向滑动

(1)作用:增加前臂旋后活动范围。

(2)患者体位:仰卧或坐位,肩稍外展,屈肘,前臂中立位。

(3)治疗师位置及操作手法:面向患者站或坐位,上方手拇指或掌根部放在桡骨小头处,四指放在肘窝,下方手握住肘关节下方。下方手固定,上方手向掌侧推桡骨小头。

4. 前臂转动

(1)作用:增加前臂旋转活动范围。

（2）患者体位：仰卧位或坐位，屈肘90°，前臂中立位。

（3）治疗师位置及操作手法：站或坐在患侧，上方手握住肱骨远端，下方手握住前臂远端掌侧。上方手固定，下方手将前臂旋前或旋后摆动。

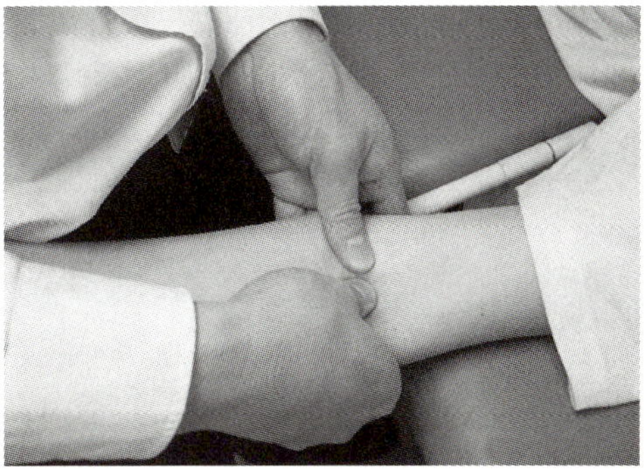

图 3-22　桡尺近端关节前后向滑动

三、腕部关节

腕关节的生理运动包括屈腕（掌屈）、伸腕（背伸），桡侧偏斜（外展）、尺侧偏斜（内收）以及旋转等。附属运动有分离牵引，前后向滑动，后前向滑动，侧方滑动等。常见的腕关节松动技术如下：

（一）桡尺远端关节

1. 前后向滑动

（1）作用：增加前臂旋前活动范围。

（2）患者体位：仰卧位或坐位，前臂旋后。

（3）治疗师位置及操作手法：站或坐在患侧，双手分别握住桡骨和尺骨的远端，拇指在掌侧，其余四指在背侧。握住尺侧的手固定，握住桡侧手的拇指将桡骨远端向背侧推动。如果关节僵硬比较明显，可以改拇指为鱼际推动桡骨（图 3-23）。

2. 后前向滑动

（1）作用：增加前臂旋后活动范围。

（2）患者体位：仰卧位或坐位，前臂旋前。

（3）治疗师位置及操作手法：治疗师位于患侧，双手分别握住桡骨和尺骨远端，拇指在背侧，其余四指在掌侧。桡侧手固定，尺侧手拇指将尺骨远端向掌侧推动。如果关节僵硬比较明显，可以把拇指改为用鱼际推动尺骨（图 3-24）。

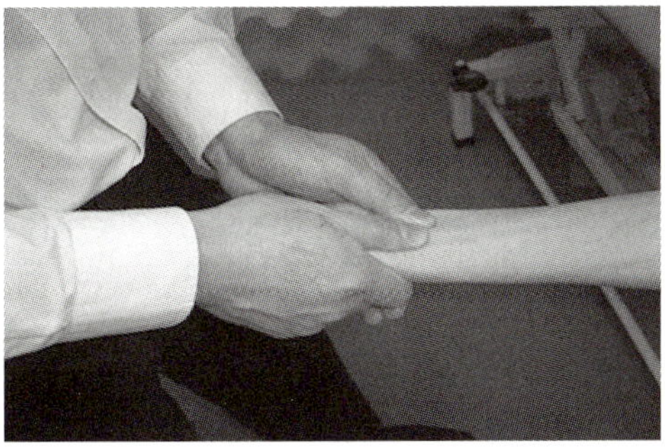

图 3-23　桡尺远端关节前后向滑动

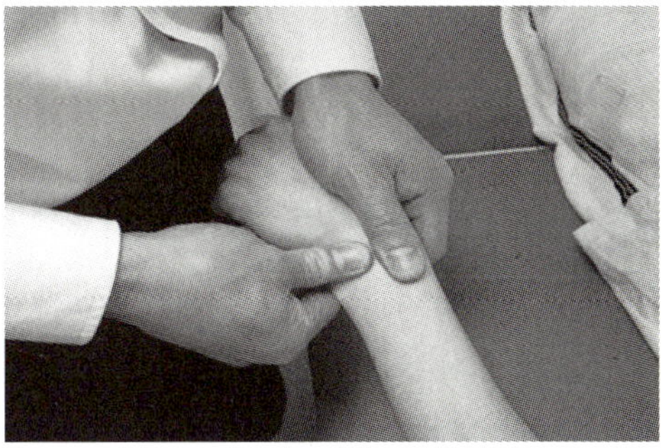

图 3-24　桡尺远端关节后前向滑动

（二）桡腕关节

1. 分离牵引

（1）作用：一般松动，缓解疼痛。

（2）患者体位：坐位，前臂旋前放在治疗床或治疗台上，腕关节中立位伸出床沿或桌沿，前臂下可垫一毛巾卷。

(3)治疗师位置及操作手法:治疗师位于患侧,一侧手握住前臂远端固定,另一侧手握住腕关节的近排腕骨处并向远端牵拉腕骨(图3-25)。

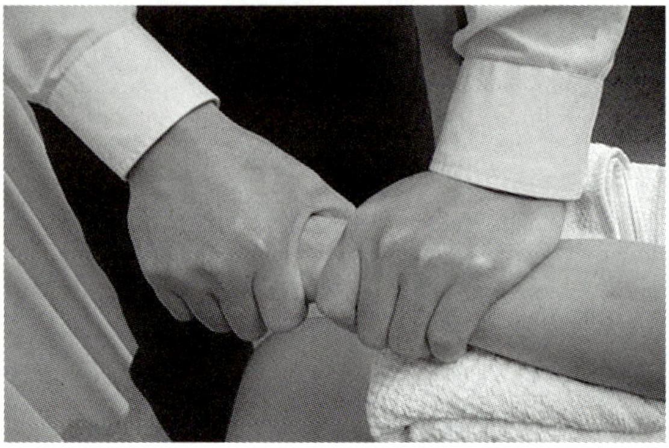

图3-25　桡腕关节分离牵引

2. 前后向滑动

(1)作用:增加屈腕活动范围。

(2)患者体位:坐位或仰卧位,前臂和腕关节中立位。

(3)治疗师位置及操作手法:治疗师位于患侧,一侧手握住手背近排腕骨处固定,另一侧手握住前臂远端桡侧掌面,并向背侧推动桡骨。

3. 后前向滑动

(1)作用:增加伸腕活动范围。

(2)患者体位:坐位或仰卧位,屈肘90°,前臂和腕关节中立位。

(3)治疗师位置及操作手法:治疗师位于患侧,一侧手握住近排腕骨掌侧固定,另一侧手握住前臂远端桡侧背面,并向掌侧推动桡骨。

4. 尺侧滑动

(1)作用:增加腕桡侧偏斜的活动范围。

(2)患者体位:坐位或仰卧位,伸肘,前臂和腕关节中立位,伸出治疗床或治疗台缘。

(3)治疗师位置及操作手法:治疗师位于患侧,一侧手固定前臂远端,另一侧手握住近排腕骨桡侧,并向尺侧推动。

5. 桡侧滑动

(1)作用:增加腕尺侧偏斜的活动范围。

(2)患者体位:坐位或仰卧位,肩关节外展、内旋,伸肘,前臂旋前或旋后位,腕关节中立位。

(3)治疗师位置及操作手法:治疗师位于患侧,一侧手固定前臂远端尺侧,另一侧手握住近排腕骨尺侧,并向桡侧推动。

6. 旋转摆动

(1)作用:增加腕关节旋转活动范围。

(2)患者体位:坐位或仰卧位,屈肘90°,前臂和腕中立位。

(3)治疗师位置及操作手法:治疗师位于患侧,一侧手握住前臂远端固定,另一侧手握住近排腕骨,将腕骨顺时针或逆时针转动。

（三）腕骨间关节

1. 前后向滑动

(1)作用:增加腕骨间关节的活动范围,增加屈腕活动范围。

(2)患者体位:坐位,前臂旋后,腕中立位。

(3)治疗师位置及操作手法:面向患者坐位,双手拇指分别放在相邻腕骨的掌面,示指放在相应腕骨的背面。一侧手固定,另一侧手向背侧推腕骨(图 3-26)。

2. 后前向滑动

(1)作用:增加腕骨间关节活动范围,增加伸腕活动范围。

(2)患者体位:坐位,前臂旋前,腕中立位。

(3)治疗师位置及操作手法:面向患者坐位,双手拇指分别放在相邻腕骨的背面,示指放在相应腕骨的掌面。一侧手固定,一侧手向掌侧推动腕骨(图 3-27)。

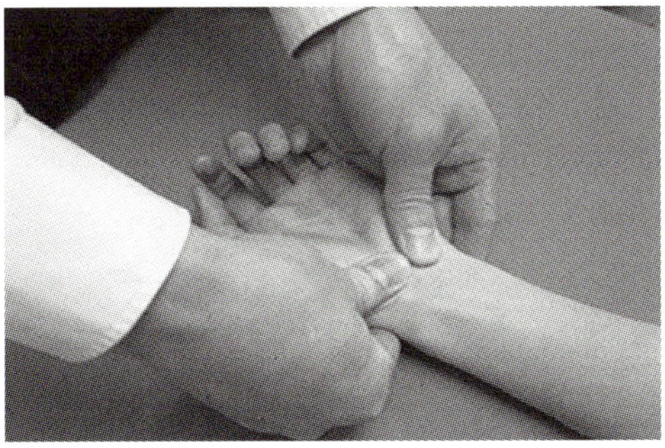

图 3-26　腕骨间关节前后向滑动

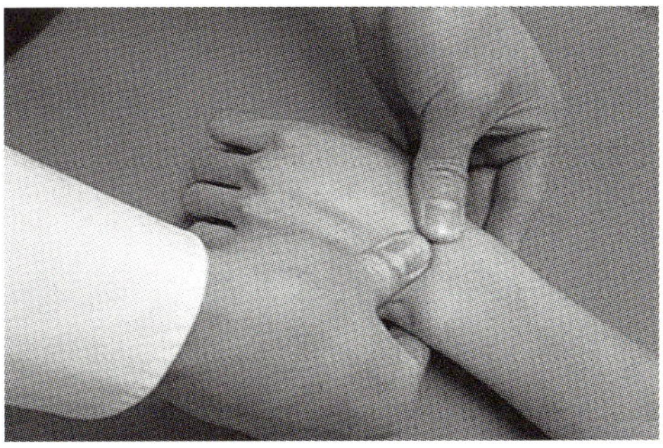

图 3-27　腕骨间关节后前向滑动

四、手部关节

手部关节的生理运动包括屈、伸,内收、外展,拇指对掌等。附属运动包括分离牵引、长轴牵引以及各方向的滑动等。常见的手部关节松动技术如下:

（一）腕掌关节长轴牵引

1. 作用　一般松动,缓解疼痛。

2. 患者体位　坐位,前臂旋前放在治疗床或治疗桌上,腕部伸出床沿或桌沿,中立位。

3. 治疗师位置及操作手法　面向患者,一侧手固定远排腕骨,一侧手握住相对应的掌骨,向远端牵拉。

（二）掌骨间关节前后向或后前向滑动

1. 作用　增加相邻掌骨间的活动范围。

2. 患者体位　坐位,前后向滑动时前臂旋后,后前向滑动时前臂旋前。

3. 治疗师位置及操作手法　面向患者坐位,双手拇指放在相邻掌骨的远端,前后向滑动时,拇指在掌侧,四指在背侧;后前向滑动则相反,拇指在背侧,四指在掌侧。松动时,一侧手固定,一侧手将相邻的掌骨由掌侧向背侧(前后向滑动),或由背侧向掌侧(后前向滑动)推动。

（三）掌指关节

1. 分离牵引

(1)作用:一般松动,增加掌指关节屈曲活动范围。

(2)患者体位:坐位,前臂中立位放在治疗床或治疗桌上,腕关节中立位,掌指关节屈曲 90°。

(3)治疗师位置及操作手法:面向患者,一侧手固定掌骨远端,一侧手握住指骨近端,将指骨向掌骨远端牵拉。

2. 长轴牵引

(1)作用:一般松动,增加掌指关节的屈伸活动范围。

(2)患者体位:坐位,前臂旋前放在治疗床或治疗桌上,腕关节中立位,手指放松。

(3)治疗师位置及操作手法:面向患者,一侧手握住掌骨远端固定,一侧手握住指骨近端,将指骨沿长轴向远端牵拉。

3. 前后向或后前向滑动

(1)作用:前后向滑动增加掌指关节屈曲活动范围,后前向滑动增加掌指关节伸展活动范围。

(2)患者体位:坐位,前臂旋前或中立位放在治疗床或治疗桌上,手指放松。

(3)治疗师位置及操作手法:面向患者,一侧手握住掌骨远端固定,一侧手握住指骨近端,前后向滑动时将近端指骨向背侧推动,后前向滑动时将近端指骨向掌侧推动。

4. 侧方滑动

(1)作用:增加掌指关节内收、外展活动范围。

(2)患者体位:坐位,前臂旋前或中立位放在治疗床或治疗桌上,腕关节中立位,手指放松。

(3)治疗师位置及操作手法:面向患者,一侧手握住掌骨远端固定,一侧手握住指骨近端的内外侧,将指骨向桡侧或尺侧来回推动。

5. 旋转摆动

(1)作用:一般松动,增加掌指关节活动范围。

(2)患者体位:坐位,前臂旋前放在治疗床或治疗台上,手指放松。

(3)治疗师位置及操作手法:面向患者,一侧手握住掌骨远端固定,一侧手握住指骨近端,将指骨稍做长轴牵引后再向掌侧转动,或向背侧转动。

(四)拇指腕掌关节

1. 长轴牵引

(1)作用:一般松动,缓解疼痛。

(2)患者体位:坐位,前臂中立位放在治疗床或治疗桌上,腕关节中立位,可在前臂下垫一毛巾卷。

(3)治疗师位置及操作手法:面向患者,一侧手握住远排腕骨的大多角骨固定,一侧手握住拇指近端指骨,将拇指近端指骨沿长轴向远端牵引。

2. 前后向滑动

(1)作用:增加拇指腕掌关节屈的活动范围。

(2)患者体位:坐位,前臂旋后放在治疗床或治疗桌上。

(3)治疗师位置及操作手法:面向患者,一侧手握住前臂远端及远排腕骨的大多角骨,一侧手握住第 1 掌骨并向背侧推动。

3. 后前向滑动

(1)作用:增加拇指腕掌关节伸的活动范围。

(2)患者体位:坐位,前臂旋前放在治疗床或治疗桌上。

(3)治疗师位置及操作手法:面向患者,一侧手握住前臂远端掌侧固定远排腕骨的大多角骨,一侧手握住第1掌骨,并向掌侧推动。

4. 尺侧滑动

(1)作用:增加拇指外展活动范围。

(2)患者体位:坐位,前臂中立位放在治疗床或治疗桌上,腕关节中立位,拇指掌侧内收。

(3)治疗师位置及操作手法:面向患者,一侧手握住舟状骨及大多角骨固定,一侧手握住第1掌骨,并向尺侧推动。

5. 桡侧滑动

(1)作用:增加拇指对掌活动范围。

(2)患者体位:坐位,前臂旋后位放在治疗床或治疗桌上,腕中立位,拇指掌侧内收。

(3)治疗师位置及操作手法:面向患者,一侧手握住手腕背侧,手指放在舟状骨、大多角骨及第2掌骨近端固定,一侧手放在第1掌骨处,将第1掌骨向桡侧推动。

(五)近端指间关节和远端指间关节

操作手法包括分离牵引、长轴牵引、前后向或后前向滑动、侧方滑动、旋转摆动。这些手法的治疗作用,治疗师操作手法与掌指关节相同,可参阅本节掌指关节这一部分内容。

第三节　下肢关节松动技术

一、髋部关节

髋关节的生理运动包括屈、伸,内收、外展,以及内旋和外旋。附属运动包括分离牵引、长轴牵引、前后向滑动、后前向滑动以及旋转摆动等。常见的髋关节松动技术如下:

(一)长轴牵引

1. 作用　一般松动,缓解疼痛。

2. 患者体位　仰卧位,下肢中立位,双手抓住床头,以固定身体。

3. 治疗师位置及操作手法　面向患者站立于患侧,双手握住大腿远端,将小腿夹在内侧上肢与躯干之间。双手同时用力,身体向后倾,将股骨沿长轴向足部方向牵拉。

(二)分离牵引

1. 作用　一般松动,缓解疼痛。

2. 患者体位　仰卧位,患侧屈髋90°,屈膝并将小腿放在治疗师的肩上,对侧下肢伸直。双手抓住床头,以固定身体。

3. 治疗师位置及操作手法　面向患者站立于患侧,上身稍向前弯曲,肩部放在患腿的小腿下,双手五指交叉抱住大腿近端。上身后倾,双手同时用力将股骨向足部方向牵拉(图3-28)。

注意:治疗中保持患侧髋关节屈曲90°。

（三）前后向滑动

1. 作用　增加屈髋和外旋髋活动范围。

2. 患者体位　仰卧位，患侧下肢稍外展。

3. 治疗师位置及操作手法　面向患者站在患侧，上方手掌放在大腿近端前外侧，下方手放在腘窝内侧。下方手将大腿稍托起，上方手不动，借助身体及上肢力量将股骨向背侧推动。

（四）后前向滑动

1. 作用　增加髋后伸及内旋活动范围。

2. 患者体位　俯卧位，健侧下肢伸直，患侧下肢屈膝。

3. 治疗师位置及操作手法　面向患者患侧站立，上方手放在大腿近端后面，下方手托住膝部和大腿远端。下方手稍向上抬起，上方手固定，上身稍前倾，借助上肢力量将股骨向腹侧推动（图 3-29）。

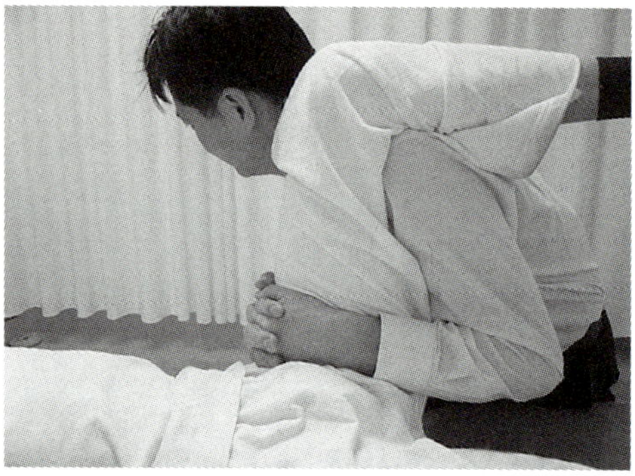

图 3-28　分离牵引

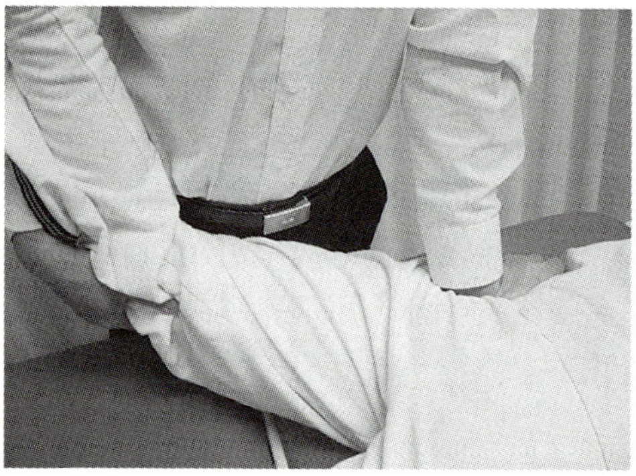

图 3-29　后前向滑动

（五）屈曲摆动

1. 作用　增加髋屈曲活动范围。

2. 患者体位　仰卧位，患侧下肢屈髋，屈膝，健侧下肢伸直。

3. 治疗师位置及操作手法　面向患者患侧站立，上方手放在膝关节上，下方手托住小腿。双手同时将大腿向腹侧摆动，使患侧下肢髋关节发生被动屈曲。

（六）旋转摆动

1. 作用　增加髋的内旋或外旋活动范围。

2. 患者体位

（1）患者仰卧位，患侧下肢分别屈髋，屈膝 90°，健侧下肢伸直。

（2）患者俯卧位，患侧下肢屈膝 90°，健侧下肢伸直。

3. 治疗师位置及操作手法

（1）治疗师面向患者站立，上方手放在髌骨上，下方手握住足跟，将小腿抬起。做内旋旋转时，上方手向内摆动大腿，下方手向外摆动小腿；做外旋旋转时，上方手向外摆动大腿，下方手向内摆动小腿。

（2）治疗师面向患者站在患侧，上方手放在臀部固定，下方手握住小腿远端的内外踝处。做内旋时下方手将小腿向外摆动，做外旋时下方手将小腿向内摆动。

（七）内收内旋摆动

1. 作用　增加髋内收、内旋活动范围。

2. 患者体位　仰卧位，患侧下肢屈髋，屈膝，足放在治疗床上，健侧下肢伸直。

3. 治疗师位置及操作手法　面向患者站立于患侧，上方手放在患侧髋部，下方手放在患膝髌骨上。上方手固定，下方手将大腿向对侧髋部方向摆动（图 3-30）。

（八）外展外旋摆动

1. 作用　增加髋外展、外旋活动范围。

2. 患者体位　仰卧位，患侧下肢屈髋，屈膝，足放在对侧膝关节上方，呈“4”字状，健侧下肢伸直。

3. 治疗师位置及操作手法　面向患者站立于患侧，上方手放在对侧骨盆上，下方手放在患侧膝关节。上方手固定，下方手将膝关节向下摆动（图 3-31）。

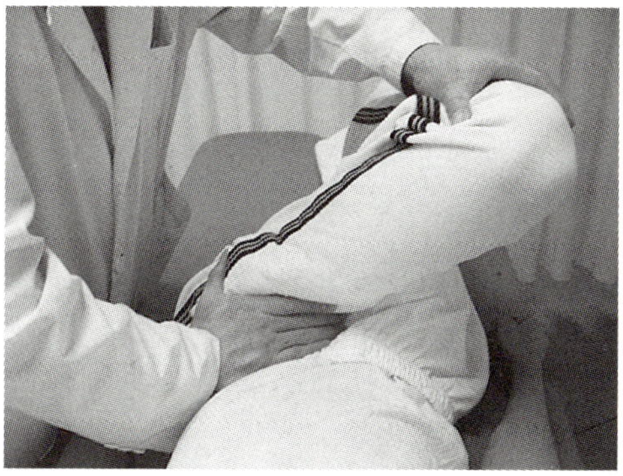

图 3-30　内收内旋摆动

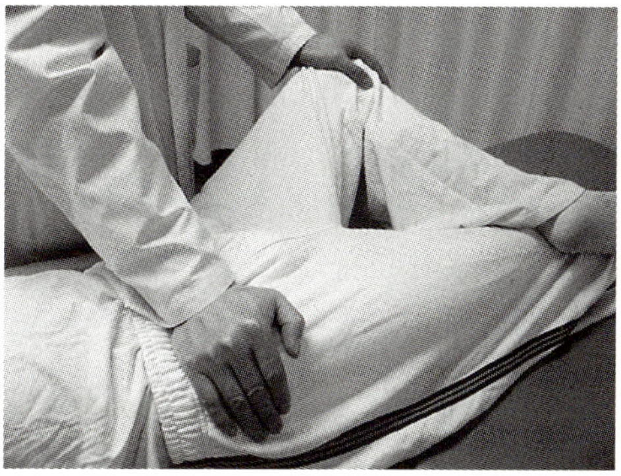

图 3-31　外展外旋摆动

注意：此手法也是临床上骨科检查中常用的髋关节检查手法之一。

二、膝部关节

膝关节的生理运动包括屈和伸，在屈膝位小腿可内旋（足尖向内）和外旋（足尖向外）。附属运动包括长轴牵引，前后向滑动，后前向滑动，侧方滑动等。常见的膝关节松动技术如下：

（一）股胫关节

1. 长轴牵引

（1）作用：一般松动，缓解疼痛。

（2）患者体位：坐在治疗床上，患侧屈膝垂于床沿，腘窝下可垫一毛巾卷，身体稍后倾，双手在床上支撑。

（3）治疗师位置及操作手法：面向患者下蹲或坐在低治疗凳上，双手握住小腿远端，将小腿向足端牵拉（图 3-32）。

2. 前后向滑动

（1）作用：增加膝关节伸的活动范围。

（2）患者体位：①患者仰卧位，下肢伸直，患侧腘窝下垫一毛巾卷；②患者坐位，患侧下肢屈膝，腘窝下垫一毛巾卷。

（3）治疗师位置及操作手法：①治疗师面向患者站立，上方手放在大腿远端的前面，下方手放在小腿近端前面，虎口位于胫骨结节稍上方。上方手固定，上身前倾，借助身体及上肢力量将胫骨向背侧推动。②治疗师面向患者坐位，一手虎口或掌根部放在小腿近端大约胫骨结节处，一手握住小腿远端，将胫骨近端向背侧推动（图 3-33）。

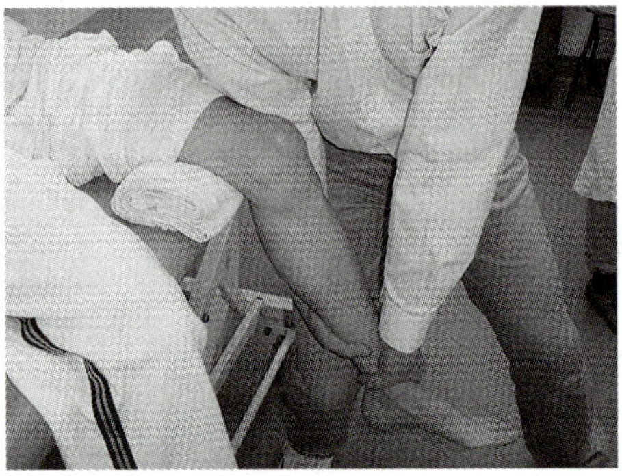

图 3-32　长轴牵引

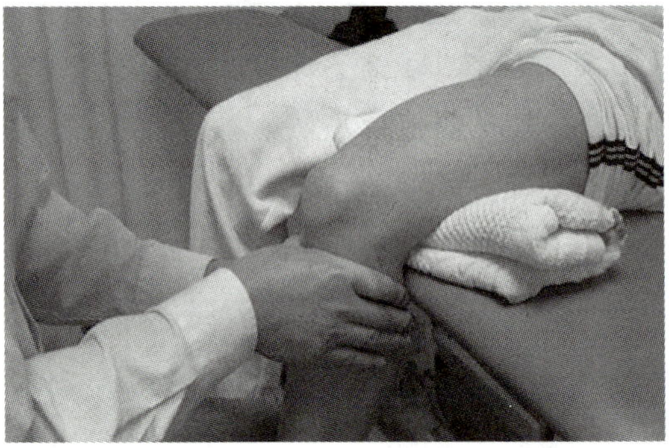

图 3-33　前后向滑动

3. 后前向滑动

（1）作用：增加膝关节屈曲活动范围。

（2）患者体位：仰卧位，患侧下肢屈髋，屈膝，足平放床上，健侧下肢伸直。

（3）治疗师位置及操作手法：坐在治疗床一侧，大腿压住患者足部，双手握住小腿近端，拇指放在髌骨下缘，四指放在腘窝后方。双手固定，身体后倾，将胫骨向前拉动。

4. 侧方滑动

（1）作用：增加膝关节活动范围。

（2）患者体位：仰卧位，下肢伸直。

（3）治疗师位置及操作手法：站立于患侧，双手将下肢托起，内侧手放在小腿近端内侧，外侧手放在大腿远端外侧，将小腿夹在内侧前臂与躯干之间。外侧手固定，内侧手将胫骨向外侧推动。

注意：此手法和骨科检查膝关节内侧副韧带损伤的手法相同。

5. 伸膝摆动

（1）作用：增加膝关节伸的活动范围。

（2）患者体位：仰卧位，患侧下肢稍外展，屈膝。

（3）治疗师位置及操作手法：面向患者足的方向站立于患侧，双手抬起患侧下肢，将其置于内侧上肢与躯干之间。双手握住小腿远端，稍将小腿向下牵拉，并同时将小腿向上摆动。

6. 旋转摆动

（1）作用：内旋摆动增加小腿内旋活动范围，外旋摆动增加小腿外旋活动范围。

（2）患者体位：①患者坐位，小腿垂于治疗床沿；②患者仰卧位，下肢稍外展。

（3）治疗师位置及操作手法：①治疗师面向患者坐在一低凳上，双手握住小腿近端，并稍向下牵引。内旋时，向内转动小腿；外旋时，向外转动小腿。②治疗师面向患者站立，双手托起患者下肢，上方手放在大腿远端前面，下方手托住足跟。上方手固定，下方手将小腿向外转动（内旋）或向内转动（外旋）。

（二）髌股关节

1. 分离牵引

（1）作用：一般松动，增加髌骨活动范围。

（2）患者体位：仰卧位，稍屈膝，可以在腘窝下垫一毛巾卷。

（3）治疗师位置及操作手法：面向患者站立于患侧，双手拇指与示指分别放在髌骨两侧。双手握住髌骨，同时向上抬动。

2. 侧方滑动

（1）作用：一般松动，增加髌骨活动范围。

（2）患者体位：仰卧位，稍屈膝，可以在腘窝下垫一毛巾卷。

（3）治疗师位置及操作手法：站在患侧膝关节外侧。双手拇指放在髌骨外侧，示指放在对侧。双手固定，同时将髌骨向外侧或内侧推动。

3. 上下滑动

（1）作用：向上（头部方向）滑动时，增加伸膝活动范围；向下（足部方向）滑动时，增加屈膝活动范围。

（2）患者体位：仰卧位，稍屈膝，可以在腘窝下垫一毛巾卷。

（3）治疗师位置及操作手法：面向患者站立于患侧。向下滑动时，双手拇指放在髌骨上端，其余四指放在髌骨两侧。向上滑动时，双手拇指放在髌骨下端，其余四指放在髌骨两侧。双手同时用力将髌骨向上或向下推动。如果髌骨活动明显受限，可以将一侧手的虎口或掌根放在髌骨的上端（向下滑动）或下端（向上滑动），另一侧手虎口放在髌骨的下方（向下滑动）或上方（向上滑动）操作（图 3-34）。

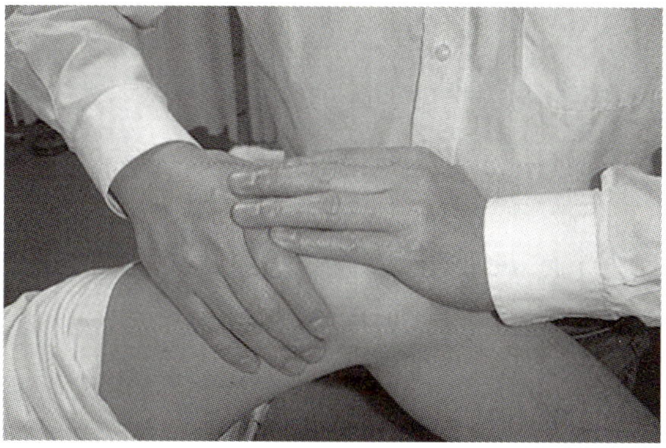

图 3-34　髌股关节上下滑动

（三）上胫腓关节前后向滑动

1. 作用　一般松动，缓解疼痛。

2. 患者体位　仰卧位，小腿下方垫一枕头或将小腿放在治疗师的大腿上。

3. 治疗师位置及操作手法　站在患侧或治疗师将自己的内侧腿屈膝放在治疗床上托住患者小腿。双手拇指放在腓骨小头后面，其余四指放在小腿两侧。双上肢同时用力将腓骨小头向前推动。

三、踝部关节

踝部关节的生理运动包括跖屈、背伸，内翻、外翻等。附属运动包括长轴牵引，前后向滑动，后前向滑动，上下滑动等。其中下胫腓关节可以进行以下运动：①上下运动：即腓骨头在胫骨平台下向外方活动；②前后运动：范围很小，通常用手才能感觉出来，并随年龄的增加而减少；③旋转及侧方运动：二者常同时发生。此外，当足背伸时，

外踝向上、外、后方,跖屈时向下、内、前方。常见的踝部关节松动技术如下:

(一)下胫腓关节前后向或后前向滑动

1. 作用　增加踝关节活动范围。

2. 患者体位　俯卧位,患侧下肢屈膝90°,踝关节放松。

3. 治疗师位置及操作手法　站在患侧。前后向滑动时,上方手掌根部放在内踝后面,下方手掌根部放在外踝前面;后前向滑动时,上方手掌根部放在外踝后面,下方手掌根部放在内踝前面。前后向滑动时,上方手固定,下方手将外踝向后推动;后前向滑动时,下方手固定,上方手将外踝向前推动。

(二)胫距关节

1. 分离牵引

(1)作用:一般松动,缓解疼痛。

(2)患者体位:①患者俯卧位,患侧下肢屈膝90°,踝关节放松;②患者仰卧位,下肢伸直,踝关节伸出床沿外。

(3)治疗师位置及操作手法:①治疗师面向患者站在患侧,双手握住内外踝远端,相当于距骨处。也可用一侧下肢屈膝压住患者大腿后面固定。双手同时向上用力牵引。②治疗师面向患者站或坐在床尾,双手握住足背近端,借助上肢力量将足向远端牵引。

2. 前后向滑动

(1)作用:增加踝关节背伸活动范围。

(2)患者体位:①患者俯卧位,患侧下肢屈膝90°,踝关节稍跖屈;②患者仰卧位,下肢伸直,踝关节伸出治疗床外。

(3)治疗师位置及操作手法:①治疗师面向患者站立,下方手放在距骨前面,上方手放在内、外踝后方。上方手固定,下方手将距骨向后推动。②治疗师面向患者站在床尾,上方手握住内、外踝前方,下方手握住距骨前面,拇指在外侧,四指在内侧。上方手固定,下方手借助上肢力量将距骨向后推动。

3. 后前向滑动

(1)作用:增加踝关节跖屈活动范围。

(2)患者体位:①患者俯卧位,患侧下肢屈膝90°,踝关节放松;②患者俯卧位,踝关节伸出治疗床外,小腿前面垫一毛巾卷;③患者仰卧位,下肢伸直。

(3)治疗师位置及操作手法:①治疗师面向患者站立,上方手虎口放在距骨后面,下方手虎口放在内、外踝前面。下方手固定,上方手将距骨向前推动。②治疗师面向患者站在床尾,上方手握住内、外踝后面,下方手虎口放在距骨后面。上方手固定,下方手借助上肢力量将距骨向前推动(图3-35)。③治疗师面向患者站立,上方手握住内、外踝前面,下方手托住跟骨。下方手固定,上方手借助上肢力量将内、外踝向后推动。

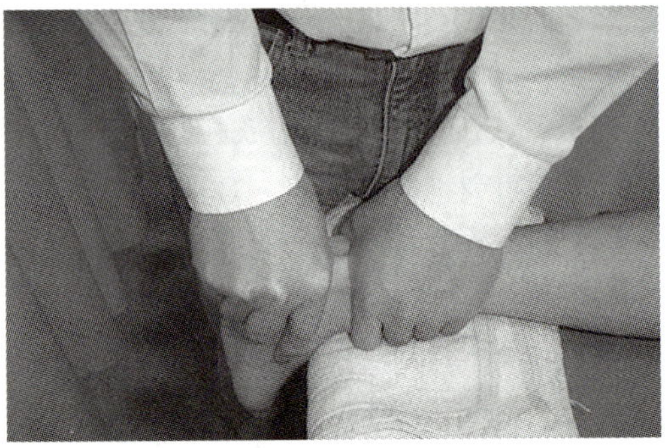

图3-35　胫距关节后前向滑动

4. 向内侧滑动

(1)作用:增加踝关节外翻活动范围。

（2）患者体位：俯卧位，下肢伸直，踝关节伸出治疗床外，小腿前面垫一毛巾卷。

（3）治疗师位置及操作手法：面向患者站在患足外侧，上方手握住内、外踝后面，下方手握住跟骨及距骨。上方手固定，下方手借助上肢力量将跟骨及距骨向内侧推动。

注意：这一手法对距下关节也有一定的松动作用。

5. 向外侧滑动

（1）作用：增加踝关节的内翻活动范围。

（2）患者体位：患侧卧位，患肢置于下方并伸直，踝关节伸出治疗床外。上方健侧下肢屈髋、屈膝。

（3）治疗师位置及操作手法：面向患者站立，上方手握住内、外踝后面，下方手握住跟骨及距骨。上方手固定，下方手借助上肢力量将跟骨及距骨向外侧推动。

6. 屈伸摆动

（1）作用：增加踝关节屈、伸活动范围。

（2）患者体位：俯卧位，患侧下肢屈膝90°，健侧下肢伸直。

（3）治疗师位置及操作手法：面向患者站立，上方手握住内、外踝后面，下方手握住足底。上方手固定，下方手将足做屈、伸摆动。

注意：这一手法对距下关节也有一定的松动作用。

7. 翻转摆动

（1）作用：内翻摆动增加踝内翻活动范围，外翻摆动增加踝外翻活动范围。

（2）患者体位：俯卧位，患侧下肢屈膝90°，健侧下肢伸直。

（3）治疗师位置及操作手法：面向患者站立，上方手握住足跟后部，下方手握住足跟前部。内翻摆动时，双手将跟骨向内侧翻转；外翻摆动时，双手将跟骨向外翻转。如果关节比较僵硬，治疗师可以用上方手握住足跟，下方手握住足的中部，双手同时摆动，以增加摆动的强度和范围（图3-36）。

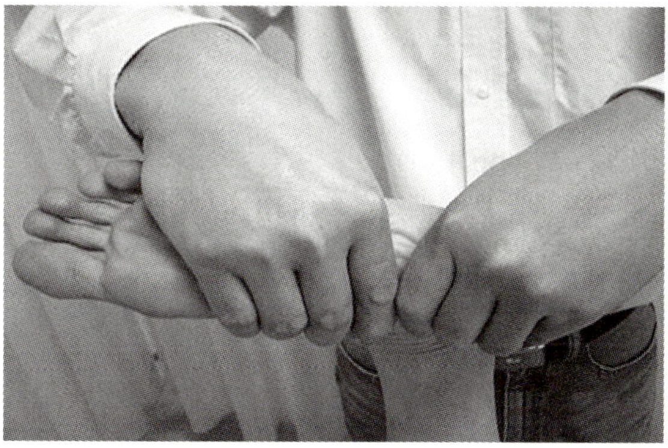

图3-36　胫距关节翻转摆动

（三）距下关节

1. 分离牵引

（1）作用：一般松动，缓解疼痛。

（2）患者体位：①患者仰卧位，下肢伸直，踝关节伸出治疗床外；②患者俯卧位，患侧下肢屈膝90°，健侧下肢伸直。

（3）治疗师位置及操作手法：①治疗师面向患者站在床尾，内侧手放在内、外踝远端距骨前面,外侧手握住跟骨。上方手固定,下方手借助上肢力量将跟骨向远端牵拉。②治疗师面向患者站立,双手用虎口分别握住跟骨和楔骨,双上肢同时用力将跟骨及足向上牵拉。

2. 前后向滑动

(1)作用:增加踝关节背伸活动范围。

(2)患者体位:俯卧位,患侧下肢屈膝 90°,健侧下肢伸直。

(3)治疗师位置及操作手法:面向患者站立,上方手握住内、外踝及距骨后面,下方手虎口放在距骨前下方的跗骨上。上方手固定,下方手将距下关节的远端向后推动。

3. 后前向滑动

(1)作用:增加踝关节跖屈活动范围。

(2)患者体位:俯卧位,患侧下肢屈膝 90°,健侧下肢伸直。

(3)治疗师位置及操作手法:面向患者站立,上方手握住足跟,手掌放在跟骨后,下方手虎口或掌根部放在距骨前面。下方手固定,上方手借助上肢力量将跟骨向前推动。

4. 侧方滑动、屈伸摆动、翻转摆动　与胫距关节的手法操作基本相同,主要区别在于操作时固定手尽量靠近距骨,松动手尽量靠近跟骨,使力量真正作用于距下关节。具体操作方法此处不再赘述。

(四) 跗骨间关节上下滑动

1. 作用　向足底滑动可以增加跗骨的背伸活动范围;向足背滑动可以增加跗骨的跖屈活动范围。

2. 患者体位　仰卧位,稍屈髋,屈膝;或坐位,踝关节放松,稍跖屈。

3. 治疗师位置及操作手法　面向患者站立或坐位,双手拇指分别放在相邻跗骨的背侧,示指放在足底相应跗骨的跖面。向足底滑动时,一侧手固定,另一侧手拇指向足底方向推动相邻跗骨;向足背滑动时,一侧手固定,另一侧手示指向足背方向推动相邻跗骨。

(五) 跗跖关节

1. 上下滑动

(1)作用:增加跗跖间活动范围。

(2)患者体位:仰卧位或坐位,踝关节放松稍跖屈。

(3)治疗师位置及操作手法:面向患者,上方手握住跗骨,下方手握住跖骨。上方手固定,下方手将跖骨上下推动。如果要松动某个单一跗跖关节,则用双手拇指分别放在相邻的跗骨和跖骨近端的背面,示指放在足底相应的跗骨和跖骨的跖面,上方手固定,下方手将跖骨近端向足背或足底方向推动。

2. 旋转摆动

(1)作用:旋前摆动增加踝关节外翻活动范围,旋后摆动增加踝关节内翻活动范围。

(2)患者体位:仰卧位或坐位,踝关节放松。

(3)治疗师位置及操作手法:面向患者,双手分别握住跗骨和跖骨近端,拇指在足背,四指在足底。上方手固定,下方手将跖骨向内转动(旋前),或向外转动(旋后)。

四、足部关节

足部关节的生理运动有屈、伸、内收、外展、内翻、外翻。附属运动有上下滑动、侧方滑动、长轴牵引、旋转等。常见的足部关节松动技术如下：

（一）跖骨间关节上下滑动

1. 作用　增加相邻跖骨间活动范围。

2. 患者体位　仰卧位、俯卧位或坐位，踝关节放松。

3. 治疗师位置及操作手法　面向患者，双手分别握住相邻跖骨。一侧手固定，另一侧手将相邻的跖骨上下推动。

（二）跖趾关节上下滑动

1. 作用　增加跖趾关节活动范围。

2. 患者体位　俯卧位，患侧下肢屈膝 90°。

3. 治疗师位置及操作手法　面向患者站立，上方手放在跖骨上，拇指在足底，示指在足背，下方手放在相应的趾骨近端，拇指在足底，示指在足背。上方手固定，下方手将趾骨上下推动。

（三）趾骨间关节

趾骨间关节的分离牵引、长轴牵引、前后向或后前向滑动、侧方滑动、旋转摆动的松动手法，与指骨间关节的手法操作基本相同，可参阅本章第二节，此处不再赘述。

第四节　脊柱关节松动技术

一、颈椎关节

颈椎关节的生理运动包括前屈、后伸、侧屈、旋转运动。活动比较大的节段是 $C_{4\sim5}$、$C_{5\sim6}$、$C_{6\sim7}$，一般从 $C_{2\sim6}$ 屈曲程度大于伸直，而在 $C_6\sim T_1$，伸直稍大于屈曲；附属运动包括相邻颈椎的分离牵引、滑动及旋转。分离是颈椎沿着长轴的牵伸运动，滑动是相邻椎体间的前后及侧方的移动，而旋转则是指相邻椎体间或横突间的转动。常见的颈椎关节松动技术如下：

（一）分离牵引

1. 作用　一般松动，缓解疼痛。

2. 患者体位　去枕仰卧位，头部伸出治疗床外，枕在治疗师的手掌上，颈部中立位。

3. 治疗师位置及操作手法　面向患者头部坐或站立，一手托住患者头后部，另一手放在下颌处。双手将头部沿长轴纵向牵拉，持续约 15 秒钟，然后放松还原，重复 3 次。颈椎上段病变在颈部中立位牵引，中下段病变在颈部前屈 10°~15°位牵引。

注意：治疗师每次施加的牵拉力量逐渐增加，依次为全力的 1/3、2/3、3/3。

（二）旋转摆动

1. 作用　增加颈椎旋转的活动范围。

2. 患者体位　同分离牵引。

3. 治疗师位置及操作手法　治疗师位置同分离牵引。向左旋转时，治疗师右手放在患者枕部托住其头部，左手放在其下颌，双手同时使头部向左缓慢转动。向右旋转时手法操作相反（图 3-37）。

（三）侧屈摆动

1. 作用　增加颈椎侧屈的活动范围。

2. 患者体位　同上。

3. 治疗师位置及操作手法　治疗师位置同上。向右侧屈时，治疗师的右手放在患者的枕后部，示指和中指放在患者颈椎左侧拟发生侧屈运动的相邻椎体横突上，左手托住患者下颌。操作时治疗师上身稍微向左转动，使颈椎向右侧屈，向左侧屈时手法操作相反。

（四）后伸摆动

1. 作用　增加颈椎屈、伸的活动范围。

2. 患者体位　同上。

3. 治疗师位置及操作手法　坐位，治疗师面对患者头部，一侧大腿支撑患者头后部。双手放在颈部两侧向上提，使颈椎被动后伸（图 3-38）。

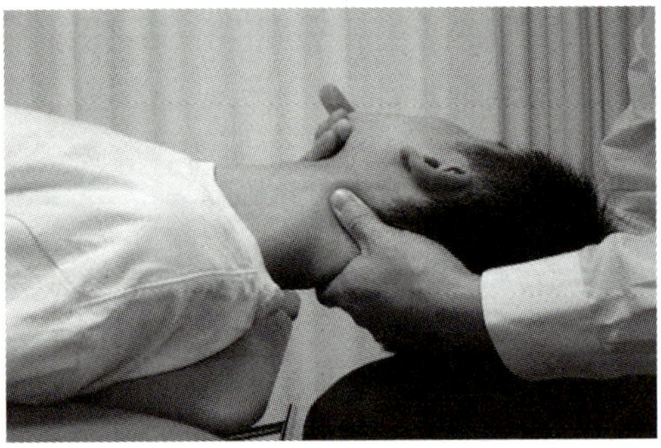

图 3-37　颈椎旋转摆动

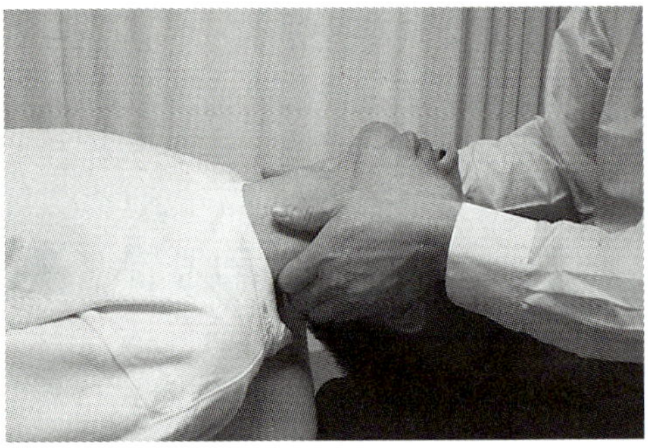

图 3-38　颈椎后伸摆动

（五）垂直按压棘突

1. 作用　增加颈椎屈、伸的活动范围。

2. 患者体位　去枕俯卧位，双手五指交叉，掌心向上放在前额处，下颌稍内收。

3. 治疗师位置及操作手法　治疗师位置同上，双手拇指指尖相对放在同一椎体的棘突上，将棘突向腹侧垂直推动。C_2 和 C_7 的棘突在体表比较容易摸到，操作时可以 C_2 或 C_7 的棘突为标准，依次向下（从 C_2 开始）或向上（从 C_7 开始）移动。

（六）垂直按压横突

1. 作用　增加颈椎旋转的活动范围。

2. 患者体位　同上。

3. 治疗师位置及操作手法　治疗师位置同上。双手拇指放在同一椎体的一侧横突上，拇指指背相接触，将横突垂直向腹侧推动。可以双手拇指同时推动，或内侧手拇指固定，外侧手推动。如果局部疼痛明显，外侧手的拇指可以靠近横突尖；如果关节僵硬明显，外侧手的拇指可以靠近横突根部。

（七）垂直松动椎间关节

1. 作用　增加颈椎侧屈和旋转的活动范围。

2. 患者体位　同上，但头部向患侧转动约 30°。

3. 治疗师位置及操作手法　治疗师位置同上，双手拇指放在横突与棘突之间，向腹侧推动。如果在此体位上一时不能摸准，可先让患者头部处于中立位，治疗师一侧手拇指放在棘突上，另一侧手拇指放在同一椎体的横突，然后让患者头向患侧转动约30°，治疗师双手拇指同时向中间靠拢，此处即相当于椎间关节处。如果症状偏向棘突，可以外侧手固定，内侧手稍偏向棘突用力；如果症状偏向横突，可以内侧手固定，外侧手稍偏向横突用力。

二、胸椎关节

胸椎的生理运动可以前屈30°、后伸20°，左右侧屈共为40°，左右旋转为70°，旋转时合并有侧弯。附属运动包括垂直按压棘突，侧方推棘突，垂直按压横突等。常见的胸椎关节松动技术如下：

（一）垂直按压棘突

1. 作用　增加胸椎的屈、伸活动范围。

2. 患者体位　去枕俯卧位，上段胸椎（$T_{1\sim4}$）病变时，脸向下，双手五指交叉，手掌向上放在前额；中、下段胸椎（$T_{5\sim8}$，$T_{9\sim12}$）病变时，头向一侧，上肢放在体侧或上肢外展，前臂垂于治疗床两侧，胸部放松。

3. 治疗师位置及操作手法　上段胸椎病变，治疗师面向患者头部站立，双手拇指放在胸椎棘突上，指尖相对或指背相接触，其余四指自然分开放在胸椎背部。中、下段胸椎病变，治疗师站在体侧，一侧手掌根部（相当于豌豆骨处）放在胸椎棘突。操作时借助上肢力量将棘突向腹侧按压。

（二）侧方推棘突

1. 作用　增加胸椎旋转活动范围。

2. 患者体位　同上。

3. 治疗师位置及操作手法　治疗师站在患侧，双手拇指重叠放在拟松动棘突的侧方，其余四指分开放在胸背部。拇指固定，双上肢同时用力将棘突向对侧推动。

（三）垂直按压横突

1. 作用　增加胸椎旋转及侧屈活动范围。

2. 患者体位　同上。

3. 治疗师位置及操作手法　治疗师位置同上。双手拇指放在拟松动胸椎的一侧横突上，指背相接触或拇指重叠将横突向腹侧推动。如果疼痛明显，拇指移向横突尖部；如果僵硬明显，拇指移向横突根部。

（四）旋转摆动

1. 作用　增加胸椎旋转活动范围。

2. 患者体位　坐在治疗床上，双上肢胸前交叉，双手分别放在对侧肩部。

3. 治疗师位置及操作手法　治疗师站在患者一侧，向右旋转时，左手放在其右肩前面，右手放在左肩后面，双上肢同时用力，使胸椎随上体向右转动，向左旋转时治疗师手法操作相反。

三、腰椎关节

腰椎的生理运动可以前屈50°、后伸30°，左右侧屈，侧屈时常伴有旋转。屈伸运动通过椎间盘的横轴，范围由上到下逐渐增加，腰椎的单独旋转幅度甚小，左右共约

16°。附属运动包括垂直按压棘突，侧方推棘突，垂直按压横突以及旋转摆动等。常见的腰椎关节松动技术如下：

（一）垂直按压棘突

1. 作用　增加腰椎屈、伸活动范围。

2. 患者体位　去枕俯卧位，腹部可以垫一小枕，使腰椎生理性前屈变平，上肢放在体侧或垂于治疗床沿两侧，头转向一侧。

3. 治疗师位置及操作手法　治疗师站在患侧，下方手掌根部（相当于豌豆骨处）放在拟松动的棘突上，五指稍屈曲，上方手放在下方手腕背部。双手固定，上身前倾，借助上肢力量将棘突垂直向腹侧按压。

（二）侧方推棘突

1. 作用　增加腰椎旋转活动范围。

2. 患者体位　同上。

3. 治疗师位置及操作手法　治疗师站在患侧，双手拇指分别放在相邻棘突一侧，指腹接触棘突，拇指尖相对或拇指相互重叠，其余四指自然分开放在腰部。双手固定，上身前倾，借助上肢力量将棘突向对侧推动。

（三）垂直按压横突

1. 作用　增加腰椎侧屈及旋转活动范围。

2. 患者体位　同上。

3. 治疗师位置及操作手法　治疗师站在患侧，双手拇指放在拟松动腰椎的一侧横突上，指背相接触或拇指重叠。双手固定，上身前倾，借助上肢力量将横突向腹侧推动。如果疼痛明显，拇指移向横突尖部；如果僵硬明显，拇指移向横突根部。

（四）旋转摆动

1. 作用　增加腰椎旋转活动范围。

2. 患者体位　健侧卧位，患侧在上，下肢屈髋、屈膝。屈髋角度根据松动的腰椎节段而定，松动上段腰椎，屈髋角度偏小，松动下段腰椎，屈髋角度偏大。

3. 治疗师位置及操作手法　治疗师面向患者站立，一侧肘部放在患者的肩前，另一侧肘部放在髂嵴上，双手示指分别放在拟松动相邻椎体的棘突上，同时反方向（肩向后，髂嵴向前）来回摆动。

技能要点

应用范围：明确关节松动术的适应证、禁忌证及治疗过程中的反应。

体位：患者应处于舒适、放松无疼痛的体位；治疗师靠近要治疗的关节，其位置应有利于操作。

评估：治疗开始前，应对患者进行相关的评定，找出病变关节存在的问题及程度，选择有针对性的手法。

用力：治疗过程中，学会利用自身重力，作用于患者关节，以减轻自身的疲劳及损伤。

手法实施：治疗过程中，注意手法操作的运动方向、程度及强度。

（庄敬才）

复习思考题

扫一扫
测一测

1. 如何理解关节松动术中生理运动与附属运动的关系？

2. 如何对一个肩关节周围炎患者进行评定及关节松动术治疗？

3. 关节松动术手法有哪些，临床上应如何分级应用？

4. 案例分析　患者李某，男，39岁，左侧胫骨上三分之一粉碎性骨折，术后8周X线片示骨折愈合，左膝关节功能活动障碍，不能行走。查体：左膝关节周围轻微瘀肿，膝关节伸直位，屈曲20°，局部无明显压痛。请予以评定、治疗。

PPT 课件

扫一扫知重点

第四章

肌肉牵伸技术

学习要点

牵伸基础、肌肉牵伸方法、牵伸作用、牵伸程序、临床应用；上肢肌肉的被动牵伸、自我牵伸技术；下肢肌肉的被动牵伸、自我牵伸技术；脊柱肌肉的被动牵伸、自我牵伸技术。

第一节　概　　述

一、牵伸基础

（一）肌肉的物理特性

1. 收缩性　肌肉主动做功，长度变短的特性。

2. 伸展性　肌肉放松受外力牵拉长度增加的特性。

3. 弹性　外力消失时肌肉又恢复到原来的形状。

4. 黏滞性　肌肉活动时，由于肌肉内部各蛋白分子相互摩擦产生的内部阻力为肌的黏滞性，即肌肉拉长与回缩时的内阻力。内阻力大小影响肌肉伸长/缩短的速度。

肌肉的物理特性受温度影响。当肌肉温度升高时，肌肉的黏滞性下降，伸展性和弹性增加。

（二）牵伸原理

1. 缓慢持续牵拉时，高尔基腱器（肌肉的张力感受器，位于肌肉-肌腱结合处）兴奋，激发抑制反应，使肌肉张力降低，肌肉放松，长度变长，从而逐步恢复肌肉的柔韧性（即肌肉的伸展性和弹性）。

2. 快速牵拉时，肌梭（肌肉的长度感受器）兴奋，刺激传入神经纤维，增加肌肉张力，这一过程称为单突触牵张反射。

因此进行牵伸时，牵伸的速度、强度和持续时间将影响到治疗效果。

（三）挛缩的概念与分类

1. 挛缩　是指各种原因引起的经过关节的肌肉、肌腱、韧带、关节囊等软组织适应性短缩，表现为被动或主动牵伸有明显抵抗，关节活动范围受限。通过检查肌肉紧张度和关节活动范围可以发现挛缩，如患者肘关节伸展达不到全范围，检查发现屈肘肌群紧张或短缩、肌张力增高，则为屈肘肌群挛缩；髋内收肌群紧张或短缩、肌张力增高，髋关节不能充分外展，则为髋内收肌群挛缩。

2. 导致挛缩的常见原因　由于疾病致使肢体的长期制动；长期保持异常姿势；拮抗肌之间张力的不平衡；骨骼肌和神经肌肉的损伤；软组织有创伤、炎症、疼痛；软组织的重复劳损；先天或后天畸形。

3. 挛缩分类　根据挛缩发生的致病因素、组织及其性质，可将挛缩分为以下几种。

（1）肌静力性挛缩：是指没有明确的组织病理学表现的肌肉、肌腱短缩，关节活动范围明显受限。静力性挛缩的肌肉可以被拉长，但不能达到肌肉的最大长度。正常人如果不经常进行肌肉的伸展性锻炼，会引起肌肉轻微的挛缩或紧张，特别是下肢的双关节肌，如股直肌、腘绳肌等。肌静力性挛缩用牵伸治疗有较好效果。

（2）瘢痕粘连：瘢痕如果发生在皮肤、肌肉、肌腱、关节囊等正常组织中，可形成粘连引起组织挛缩，降低组织的活动范围，从而限制关节的活动和功能。临床上大多数瘢痕组织粘连引起的挛缩，都可以通过锻炼来预防或减轻。

（3）纤维性粘连：由软组织慢性炎症和纤维性改变形成的挛缩，可明显限制关节活动。纤维挛缩时间越长，正常的肌肉组织被粘连组织、瘢痕组织取代得越多，缓解就变得越困难。

（4）不可逆性挛缩：正常软组织或结缔组织由于某些病理性原因被大量的非伸展性组织（如骨、纤维组织）所取代，使软组织永远失去伸展性，为不可逆性挛缩。不可逆性挛缩通常需要通过手术松解。

（5）假性肌静力性挛缩：上运动神经元损伤引起的肌张力增高可使肌肉处于一种不正常的持续收缩状态，从而引起关节活动受限，为假性肌静力性挛缩。

课堂讨论

卧床制动所致的关节挛缩属于哪一种挛缩？

二、肌肉牵伸技术

牵伸技术是指用外力（人工或器械）牵伸挛缩或短缩软组织，以改善或重新获得关节周围软组织的伸展性，防止发生不可逆的组织挛缩，降低肌张力，改善和恢复关节活动范围的康复技术。牵伸技术是治疗各种由软组织挛缩或短缩导致的关节功能障碍的临床常用方法之一，操作简便、安全、有效。

根据外力的来源、牵拉方式和持续时间，可以把牵伸分为被动牵伸与主动抑制。

（一）被动牵伸

利用外力如治疗师、器械或患者自身力量来牵伸的方法称为被动牵伸。根据外力来源的不同，可以分为手法牵伸、机械牵伸和自我牵伸。

1. 手法牵伸　治疗师运用手法技术对发生紧张或挛缩的组织或功能受限的关节进行牵伸。治疗师通过手法控制牵伸的方向、速度和持续时间，增加挛缩组织的长度和关节活动范围，是临床最常用的牵伸技术。与关节的被动活动不同，手法牵伸是使活动受限的关节增大活动范围，而关节的被动活动是在关节活动未受限、可利用的范围内进行活动，其目的是维持关节现有的活动范围，但无明显增大活动范围作用。与机械牵伸相比，手法牵伸是一种短时间的牵伸，一般每次牵伸持续 15~30 秒，重复 3~5 次。这种牵伸不容易引起肌肉的牵张反射和增加已经拉长了的肌肉张力，也称为静态牵伸。治疗师做手法牵伸时应缓慢、轻柔、循序渐进地进行，切忌快速暴力，以免引起牵张反射或软组织损伤。

2. 机械牵伸　借助机械装置，利用小强度的外部力量，较长时间作用于短缩组织的牵伸方法。其牵伸力量通过重量牵引、滑轮系统或系列夹板发生作用。牵伸时间至少持续 20 分钟，甚至几小时，才能产生治疗效果，牵拉的力要求稳定、柔和。

3. 自我牵伸　由患者自己完成的一种肌肉伸展性训练，利用自身重量作为牵伸力量。治疗师指导患者处于固定而舒适的体位下进行牵伸训练，教会患者自我调节牵伸的方向、力量和持续时间等，是巩固牵伸疗效的主要措施。

（二）主动抑制

主动抑制是指在牵伸肌肉之前，患者有意识地放松该牵伸肌肉，使肌肉收缩机制受到人为的抑制，以减少阻力的一种牵伸技术。主动抑制时进行牵伸的阻力最小，临床上使用广泛。主动抑制只能放松肌肉组织中具有收缩性的结构，对结缔组织尤其是挛缩组织没有作用。主动抑制需要患者有意识地控制肌肉的收缩，因此该技术主要用于肌肉神经支配完整、患者能自主控制的情况下，而对那些由于肌肉神经障碍引起的肌无力、痉挛或瘫痪作用不大。常用的方法有以下几种。

1. 收缩-放松

（1）操作步骤：①治疗师被动活动患者关节至关节活动受限处，使欲牵伸的肌肉处于舒适无痛的位置；②牵伸的肌肉先进行等长抗阻收缩约 10 秒，使肌肉感觉疲劳；③患者主动放松肌肉；④治疗师牵伸肌肉达关节最大活动范围；⑤休息 10 秒后重复上述过程 1~2 次。

（2）注意事项：①要在无痛状态下进行紧张肌肉的等长抗阻收缩；②牵伸时要有清晰地语言诱导；③亚极量、较长时间的等长抗阻收缩可以有效地抑制紧张肌肉，也便于治疗师控制，所以在牵伸前，紧张肌肉不需要进行最大强度的等长抗阻收缩。

（3）应用举例（腘绳肌紧张致伸膝屈髋活动受限）：①治疗师将髋关节屈曲（保持伸膝位）到无痛的最大限度，使腘绳肌紧张；②治疗师双手固定膝关节使其保持伸直位，用肩向头的方向施加阻力（图 4-1）；③患者伸髋（屈膝）抗阻等长收缩约 10 秒；④腘绳肌放松；⑤治疗师牵伸腘绳肌达伸膝屈髋新的最大范围；⑥休息 10 秒后重复上述过程 1~2 次。

2. 收缩-放松-收缩

（1）操作步骤：①治疗师被动活动患者关节至关节活动受限处，使欲牵伸的肌肉处于舒适无痛的位置；②牵伸的肌肉先进行等长抗阻收缩约 10 秒，使肌肉感觉疲劳；③患者主动放松肌肉；④紧张肌肉的拮抗肌做向心性收缩至关节活动的最大限度，以对抗紧张的肌肉，增加关节活动范围；⑤休息 10 秒后重复上述过程 1~2 次。

（2）注意事项：同“收缩-放松”技术。

（3）应用举例（踝跖屈肌紧张）：①治疗师将踝关节背屈到无痛的最大限度，使跖屈肌紧张；②治疗师一手固定小腿远端，一手置于足底，向足背方向施加阻力

（图 4-2）；③患者趾屈抗阻等长收缩约 10 秒；④趾屈肌放松；⑤患者主动做踝背屈至最大范围；⑥休息 10 秒后重复上述过程 1~2 次。

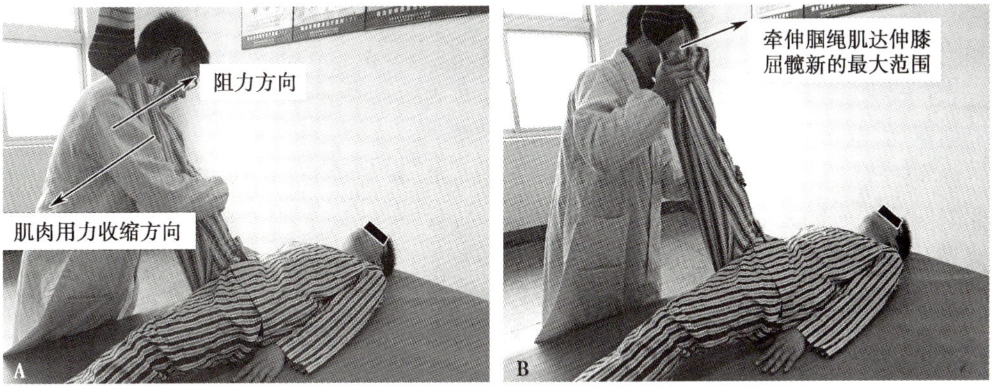

图 4-1　腘绳肌收缩-放松

A. 治疗师双手固定膝关节使其保持伸直位，用肩向头的方向施加阻力，患者伸髋（屈膝）抗阻等长收缩；B. 治疗师牵伸腘绳肌达伸膝屈髋新的最大范围

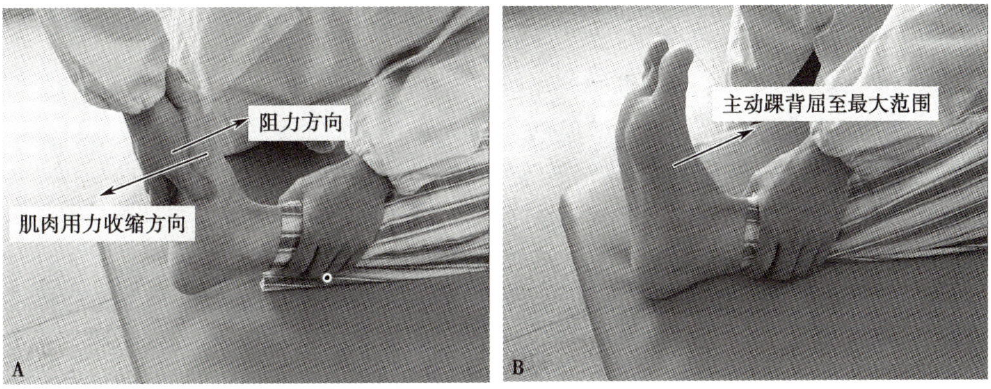

图 4-2　踝趾屈肌收缩-放松-收缩训练

A. 治疗师将踝关节背屈到无痛的最大限度，使趾屈肌紧张，一手置于足底向足背方向施加阻力，患者趾屈抗阻等长收缩；B. 患者主动踝背屈至最大范围

3. 拮抗肌收缩

（1）操作步骤：①将紧张的肌肉被动拉长到一个舒适无痛的位置；②紧张肌肉的拮抗肌做等张收缩；③对收缩肌肉施加轻微阻力，但允许关节运动，当关节运动时，由于交互抑制的作用，紧张的肌肉被放松；④治疗师被动活动关节至最大限度，以牵伸紧张肌肉；⑤休息 10 秒后重复上述过程 1~2 次。

（2）注意事项：①避免施加的阻力太大，因其可以引起紧张肌肉的张力扩散，而限制关节运动或引起疼痛；②当肌肉痉挛限制了关节运动时，也可用此技术。如果患者不能在“收缩-放松”技术中完成紧张肌肉无痛范围内的强力收缩，用该技术很有帮助。

（3）应用举例（踝趾屈疼痛、紧张）：①患者将踝关节置于一个舒适的体位；②踝背屈肌主动收缩；③治疗师在足背施加轻微阻力，但允许关节运动；④治疗师将踝关节背屈到最大限度，牵伸趾屈肌；⑤休息 10 秒后重复上述过程 1~2 次。

（三）牵伸辅助治疗方法

1. 热疗　在做牵伸之前，可先进行肢体局部的热疗，使关节组织有一定的适应性。加热后的肌肉更易放松和被牵伸，牵伸时患者感觉较舒适。常用的热疗有蜡疗、热敷、超短波等。

2. 按摩　做肢体的按摩，可以增加局部的血液循环，降低肌痉挛和肌紧张，使软组织放松，改善其伸展性。

3. 关节松动术　牵伸前，先进行关节松动术，恢复关节内正常的相互关系，可以缓解关节疼痛和关节周围软组织痉挛。

4. 支具　在牵伸之后应用支具或动力夹板，使肌肉保持在最大有效长度，进行长时间持续的牵伸，可以防止牵伸过后关节功能的反弹，用于巩固治疗。

三、牵伸作用

1. 增加关节活动范围　肢体长期制动后，可导致肌肉紧张，软组织挛缩，关节活动受限。长期保持不良姿势和生活习惯，正常人不能经常进行肌肉的伸展性锻炼，也会引起肌肉轻微的挛缩或紧张，特别是下肢的腘绳肌、股直肌等。通过牵伸治疗可以改善周围软组织的伸展性，预防或改善肌肉、肌腱及关节囊等软组织挛缩，恢复和改善关节的活动范围。

2. 防止组织发生不可逆性挛缩　组织创伤导致的炎症和疼痛，经观察发现，关节固定 4 天后在组织学上即可见挛缩现象，早期可采用主动抑制技术，通过反射机制来松弛紧张的肌肉，预防和治疗纤维粘连等不可逆性挛缩。早期应尽量避免被动牵伸，以免增加疼痛和紧张度。肌肉紧张明显好转后，用被动牵伸技术进一步拉长挛缩的肌肉，恢复生理性肌力平衡，增加关节活动范围。

3. 调节肌张力　长期制动或保持异常的姿势使肌肉、肌腱的弹性回缩力和伸展性降低，肌肉萎缩，牵伸可以刺激肌肉内的感受器-肌梭，来调节肌张力，增加肌力。中枢神经系统损伤导致的肌张力增高，肌肉痉挛，关节活动受限，也可以通过牵伸技术降低肌张力，保持肌肉的休息态长度。

4. 阻断恶性循环、缓解疼痛　长期制动使韧带等纤维组织基质中的水分减少，黏弹性减弱，纤维之间润滑作用减弱；同时纤维之间的距离缩短，接触时间延长，致使化学横键形成，纤维之间形成粘连；若同时存在组织的炎症水肿，常有新生细纤维形成，而且排列紊乱，与原有纤维任意粘连，断面截面面积增加，限制其相对滑动。牵伸技术可使韧带等结缔组织在牵伸应力作用下逐渐延长，应力作用能促进胶原纤维的合成，并能使胶原纤维沿其纵轴重新排列，阻断恶性循环，缓解疼痛。

5. 提高肌肉兴奋性　对于肌肉张力低下的肌群，通过适当的静态牵伸延长肌肉，可以直接或间接反射性地提高肌肉的兴奋性，增加肌力。

6. 预防或减少肌肉肌腱损伤　躯体在做某项运动之前，应先做关节和软组织的牵伸活动，增加关节的灵活度，预防或减少肌肉肌腱损伤。

四、牵伸程序

（一）牵伸前评估

治疗师在做牵伸之前要对患者进行系统地检查和评估，如肌肉的张力、肌肉力量和 ROM 等，了解其关节活动范围受限的部位、性质、原因及功能情况。需要考虑患者是否有炎症性疼痛；感觉是否正常；挛缩组织处于哪个阶段；年龄、认知、身体全身状况；能否主动参与以及预后等。如感觉功能障碍的患者，做牵伸治疗时，由于他们没有知觉更容易引起组织损伤。治疗师应严格掌握牵伸治疗的适应证和禁忌证，不同原因引起不同程度的挛缩，要选择合适的牵伸方法。如果关节功能受限主要是由于软组织挛缩引起的，可用肌肉牵伸技术；如果是关节本身原因引起的，可用肌肉牵伸技术加关节松动术。一般情况下，关节本身的挛缩可先行关节松动术，恢复关节内正常的相互关系，再行肌肉牵伸技术。

课堂讨论

如何消除患者对牵伸治疗的顾虑？

（二）向患者解释牵伸目的、步骤

在牵伸之前，应向患者解释牵伸治疗的目的、步骤及注意事项，以取得患者的配合。患者和治疗师都应尽量保持在舒适、放松、安全的体位，患者一般取卧位和坐位。被牵伸的部位处于抑制反射、便于牵伸的体位，被牵伸部位应尽量充分暴露，如有可能应去除绷带、夹板或较多的衣物。应鼓励患者积极主动参与康复训练，如患者保持被牵伸部位放松，主动配合治疗师可使牵伸治疗更容易完成。

（三）牵伸技术参数

1. 牵伸方向　牵伸力量的方向应该与肌肉紧张或挛缩的方向相反。先以主动、小强度牵伸软组织；在可控制的关节活动范围内活动；缓慢移动肢体至关节受限的终末端；固定关节近端，活动远端肢体，以增加肌肉长度和关节活动范围。

2. 牵伸强度　牵伸力量必须足够拉紧软组织的结构，但不引起疼痛或损伤。在牵伸过程中，患者会感到轻微疼痛，要以患者能够耐受为度。当患者感到明显疼痛或剧痛难忍，则视为负荷过度，易造成被牵伸组织损伤，应及时调整牵伸强度，以免造成医源性损伤。低强度、长时间的持续牵伸效果优于高强度、短时间的牵伸，临床上常用前者。

3. 牵伸时间　被动牵伸时间为每次 15~30 秒，也可达 60 秒，休息 20 秒，再重复 3~5 次，关节各方向依次进行牵伸。机械牵伸每次在 20 分钟或以上。每天 1~2 次，10 次为一个疗程，一般需 3~5 个疗程。如规范治疗 1 个星期无明显疗效，应重新评估，及时调整参数或改用其他治疗方法。

4. 治疗反应　一般行牵伸治疗后，患者感到被牵伸部位关节周围软组织放松，关节活动范围得到改善。如果第二天被牵伸部位仍然有肿胀或明显疼痛，说明牵伸的强度过大，应及时降低牵伸强度或停止治疗一天。不同部位及病情，其牵伸强度、时间及疗程等均不一样，治疗中应根据患者的具体情况及时进行评估，并制定合理的参数。

五、临床应用

（一）适应证

各种软组织的挛缩、粘连或瘢痕形成，引起肌肉、结缔组织和皮肤短缩，关节活动范围受限。

（二）禁忌证

关节内或关节周围组织各种急性炎症、感染、结核或肿瘤；新近发生的骨折或骨折未愈合、肌肉或肌腱的损伤，神经损伤或神经吻合术后 1 个月内；活动关节或肌肉被拉长时疼痛剧烈；严重的骨质疏松；骨性限制关节活动；短缩或挛缩软组织造成关节的固定，形成了不可逆性挛缩。

（三）注意事项

1. 牵伸治疗前先进行评定，明确功能障碍情况，选择合适的牵伸方式，使治疗更具有针对性。

2. 牵伸治疗前可先进行热疗、按摩或关节松动术，增加挛缩组织的伸展性，缓解关节疼痛和周围组织的痉挛。

3. 牵伸力量要适度、轻柔、缓慢、持久，达到一定力量，持续一定时间。应避免过大的牵伸力量和跳跃性牵伸，以避免刺激牵伸肌肉引起牵张反射。

4. 避免牵伸水肿组织。水肿组织牵伸后水肿易扩散，从而增加疼痛和肿胀。

5. 对肌力较弱的肌肉，应将牵伸和肌力训练结合起来，使患者在伸展性和力量之间保持平衡。

6. 要及时了解患者的治疗反应，牵伸后肌肉酸胀属正常反应，但如果肌肉酸胀持续超过 24 小时，甚至引起关节疼痛，说明牵伸强度过大，须调整牵伸参数或休息一天。牵伸后应注意肢体的保暖，或佩戴支具，以巩固牵伸效果。

第二节　上肢肌肉牵伸技术

一、肩部肌肉

牵伸肩部肌肉时须固定肩胛骨，使肩胛骨保持在没有外展、外旋的位置上。此时，肩关节只能完成前屈 120°、外展 120°的运动，只有当肱骨外旋时，才能完成全范围的活动。临床发现，附着在肩胛骨上的肌肉中，最容易引起紧张或挛缩的肌肉是阻止肩关节全范围前屈、外展及旋转的肌群。因此，在牵伸肩部肌肉时，要防止出现肩胛骨的代偿性运动，否则，很容易引起肩部肌肉过度牵伸。

（一）徒手被动牵伸技术

1. 牵伸肩关节后伸肌群

（1）牵伸目的：增加肩关节前屈的活动范围。

（2）患者体位：仰卧位，肩关节前屈、屈肘，前臂及手放松。

（3）治疗师体位：面向患者立于牵伸侧，上方手握住肱骨远端，下方手置于肩胛骨腋缘固定肩胛骨。

（4）牵伸手法：上方手将肱骨被动前屈至最大范围，保持 15~30 秒，重复 3~5 次（图 4-3）。

2. 牵伸肩关节前屈肌群

（1）牵伸目的：增加肩关节后伸的活动范围。

（2）患者体位：俯卧位，上肢置于体侧，前臂及手放松。

(3)治疗师体位:面向患者立于牵伸侧,上方手固定肩胛骨,下方手握住肱骨远端,前臂托住牵伸侧上肢。

(4)牵伸手法:下方手将肱骨被动后伸至最大范围,保持 15~30 秒,重复 3~5 次(图 4-4)。

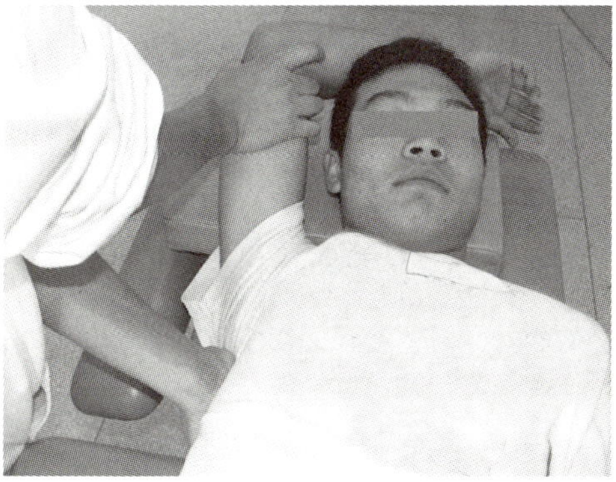

图 4-3　牵伸肩关节后伸肌群

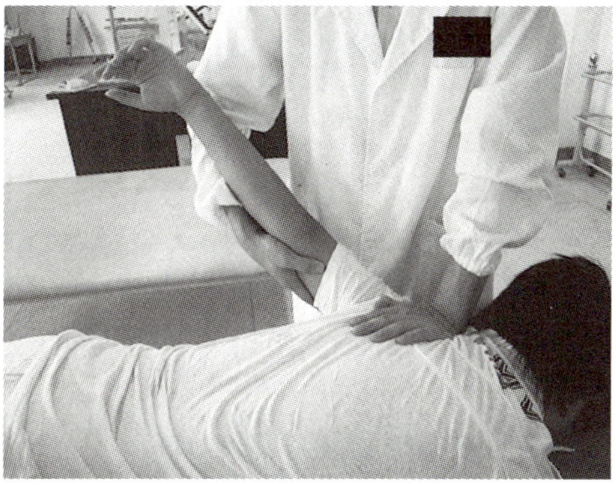

图 4-4　牵伸肩关节前屈肌群

3. 牵伸肩内收肌群

(1)牵伸目的:增加肩关节外展的活动范围。

(2)患者体位:仰卧位,肩关节外展 90°,屈肘 90°。

(3)治疗师体位:面向患者立于牵伸侧,上方手托住肘关节,下方手置于肩胛骨腋缘固定肩胛骨。

(4)牵伸手法:上方手将肱骨被动外展至最大范围,保持 15~30 秒,重复 3~5 次(图 4-5)。

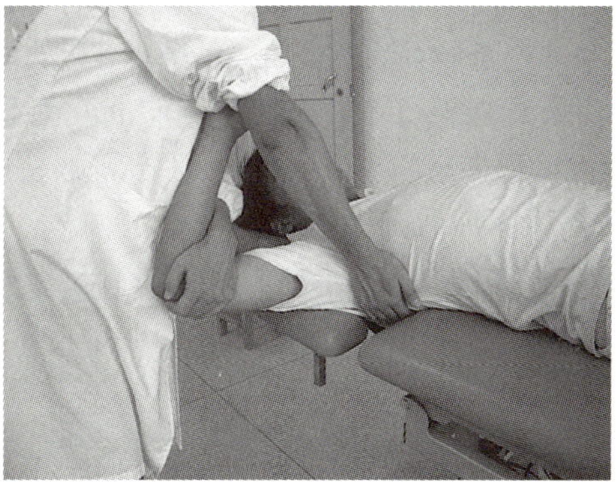

图 4-5　牵伸肩内收肌群

4. 牵伸肩关节外旋肌群

(1)牵伸目的:增加肩关节内旋的活动范围。

(2)患者体位:仰卧位,肩关节外展 90°,屈肘 90°。

(3)治疗师体位:立于牵伸侧,内侧手握住肱骨远端,外侧手握住前臂远端。

(4)牵伸手法:外侧手将前臂向足的方向下压,使肩被动内旋至最大范围,保持 15~30 秒,重复 3~5 次(图 4-6)。

5. 牵伸肩关节内旋肌群

(1)牵伸目的:增加肩关节外旋的活动范围。

(2)患者体位:仰卧位,肩关节外展 90°,屈肘 90°。

(3)治疗师体位:立于牵伸侧,内侧手握住肱骨远端,外侧手握住前臂远端。

(4)牵伸手法:外侧手将前臂向头的方向下压,使肩被动外旋至最大范围,保持 15~30 秒,重复 3~5 次(图 4-7)。

注意:当牵伸肩关节内、外旋肌肉时,施加的牵伸力通过肘关节达到肩关节,须确保肘关节稳定、无痛和较低的牵伸强度,骨质疏松患者要特别注意。

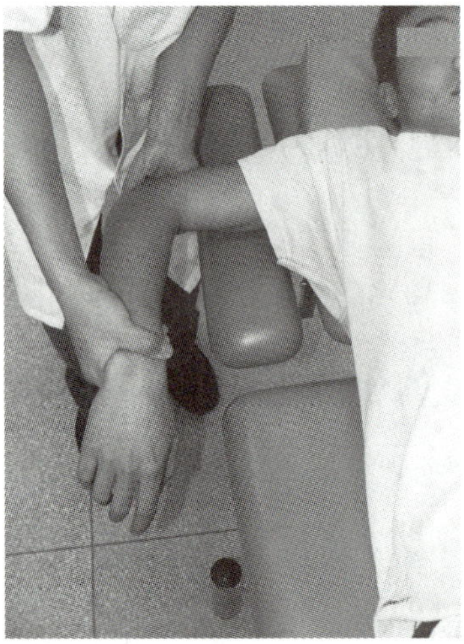

图 4-6　牵伸肩关节外旋肌群

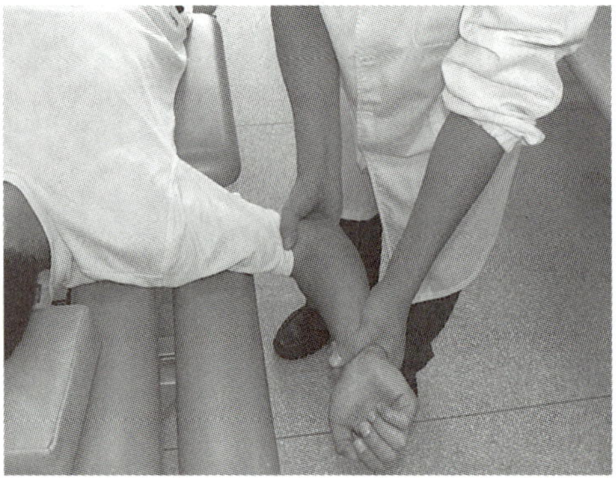

图 4-7　牵伸肩关节内旋肌群

6. 牵伸肩关节水平内收肌群(胸肌)

(1)牵伸目的:增加肩关节水平外展的活动范围。

(2)患者体位:仰卧位,牵伸侧肩部位于床沿,肩关节外展 60°~90°。

(3)治疗师体位:面向患者立于牵伸侧,内侧手握住肱骨远端,外侧手握住前臂远端。

(4)牵伸手法:双手移动牵伸侧上肢向地面方向被动活动至最大范围,保持 15~30 秒,重复 3~5 次。胸肌的牵伸也可在坐位下进行,患者双手五指交叉置于头后部,治疗师面向患者立于身后,双手分别握住肘关节并被动向后运动(图 4-8)。

7. 牵伸肩胛提肌

(1)牵伸目的:增加肩胛骨的活动范围。

(2)患者体位:坐位,头转向非牵伸侧稍向前屈,直至颈部后外侧有酸胀感。牵伸侧上肢外展,屈肘,手置于头后部。

(3)治疗师体位:立于患者牵伸侧身后,外侧手从侧面托住上臂远端,内侧手置于牵伸侧颈肩部交界处。

(4)牵伸手法:外侧手向上抬,内侧手向下压,让患者结合深呼吸,以牵伸肩胛提肌(图 4-9)。

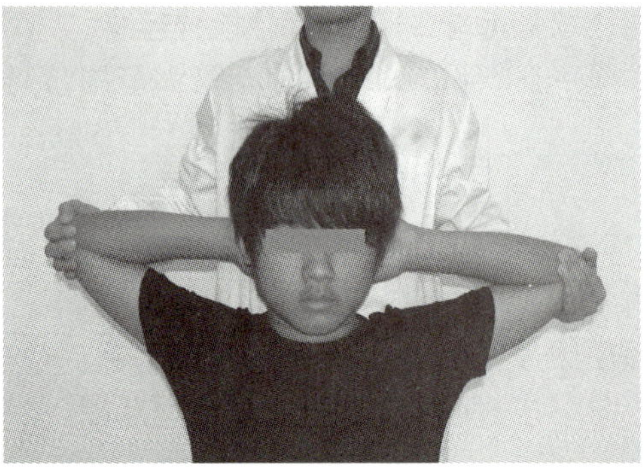

图 4-8　坐位牵伸胸肌

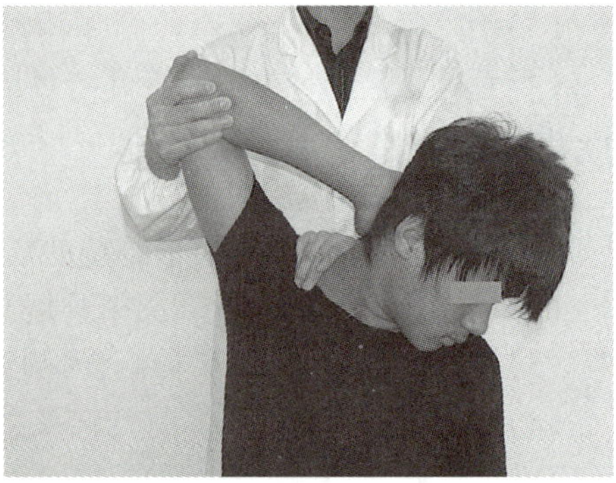

图 4-9　牵伸肩胛提肌

（二）自我牵伸技术

1. 长轴牵伸　患者侧坐在高靠背椅上，牵伸侧上肢放在椅背外，牵伸侧手提一重物或利用非牵伸侧手向下牵伸上肢，以增加肩活动范围。

2. 分离牵伸　患者立位，牵伸侧腋下夹一毛巾卷，屈肘。非牵伸侧手在胸前托住肘部，向身体非牵伸侧进行牵伸，或非牵伸侧手在背后握住前臂远端，向身体非牵伸侧进行牵伸，以增加肩外展活动范围。

3. 自我牵伸肩后伸肌群　当上肢前屈小于90°时，患者可坐于桌旁，牵伸侧上肢置于桌上，伸肘，前臂旋前，非牵伸侧手置于牵伸侧上臂上面，身体向前方及桌子方向倾斜，以牵伸肩后伸肌群，增加肩前屈活动范围（图4-10）。

4. 自我牵伸肩前屈肌群　患者背对桌子而坐，牵伸侧上肢后伸，手置于桌上，肘伸直，非牵伸侧手置于牵伸侧肩部以固定肩关节，身体向前并向下运动，以牵伸肩前屈肌群，增加肩后伸活动范围（图4-11）。

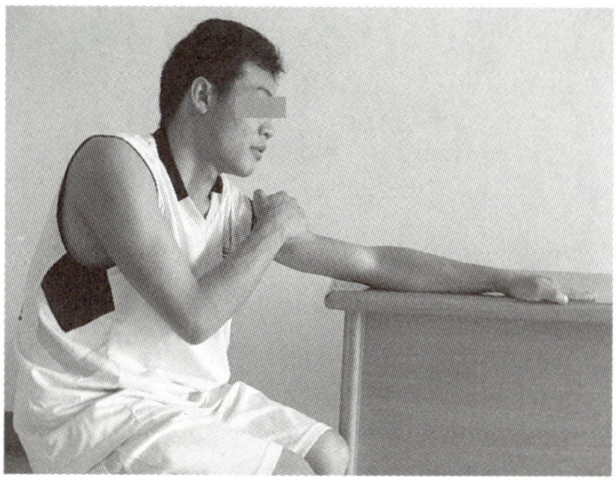

图4-10　自我牵伸肩后伸肌群

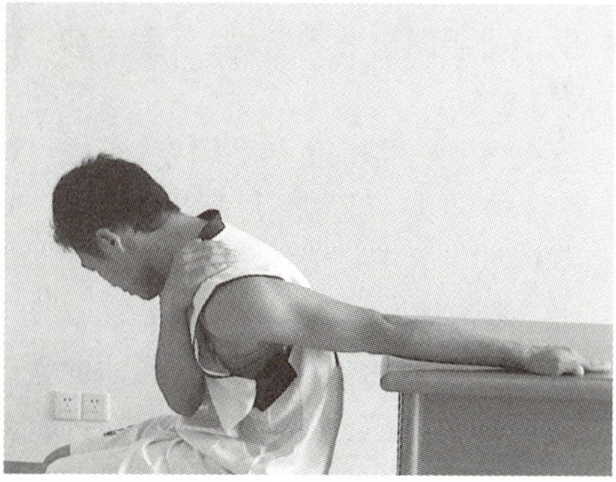

图4-11　自我牵伸肩前屈肌群

5. 自我牵伸肩内收肌群　当上肢外展小于90°时，患者坐在桌旁，牵伸侧上肢置于桌上，伸肘，前臂旋前，非牵伸侧手置于牵伸侧手上臂上面，身体向下及桌子方向倾斜（图4-12）。当上肢外展大于90°时，患者侧对墙边站立，牵伸侧肩外展，屈肘，前臂置于墙上，非牵伸侧手置于牵伸侧肱骨近端，固定肩关节，身体缓慢下蹲，以牵伸肩内收肌群，增加肩外展活动范围。两侧同时进行牵伸时，患者可站于墙角进行自我牵伸。

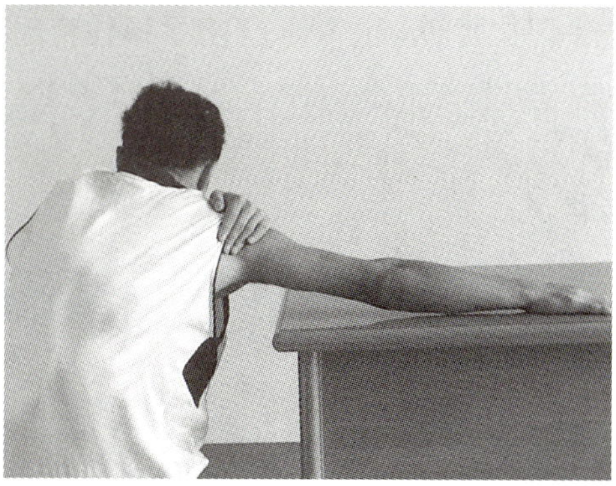

图4-12　自我牵伸肩内收肌群

6. 自我牵伸肩旋转肌群　患者侧坐于桌旁，患者上肢屈肘90°置于桌上，牵伸内旋肌群时，前臂掌面离开桌面；牵伸外旋肌群时，前臂掌面向地面运动。

7. 自我牵伸肩胛提肌　患者靠墙站立，牵伸侧上肢外展，屈肘，肘部接触墙壁，手置于头后面，头部转向非牵伸侧稍前屈。牵伸时身体稍下蹲，使肩胛骨上旋。

二、肘部肌肉

肘部肌肉进行牵伸时，应注意经过肘关节的肱二头肌、肱桡肌等肌肉也影响前臂的旋前和旋后，因此，牵伸屈肘和伸肘肌群时，要分别在前臂旋前和旋后位进行。肘部肌肉牵伸时应避免暴力牵伸，以免肌肉创伤，导致骨化性肌炎，尤其是儿童肘部肌群的牵伸，手法应轻柔、缓慢或应用主动抑制技术。

（一）徒手被动牵伸技术

1. 牵伸屈肘肌群

(1)牵伸目的：增加肘关节伸直的活动范围。

(2)患者体位：仰卧位，上肢稍外展，前臂旋前。

(3)治疗师体位：面向患者坐于牵伸侧，上方手固定肱骨近端，下方手握住前臂远端。

(4)牵伸手法：上方手固定，下方手将肘被动伸展至最大范围，保持15~30秒，重复3~5次(图4-13)。

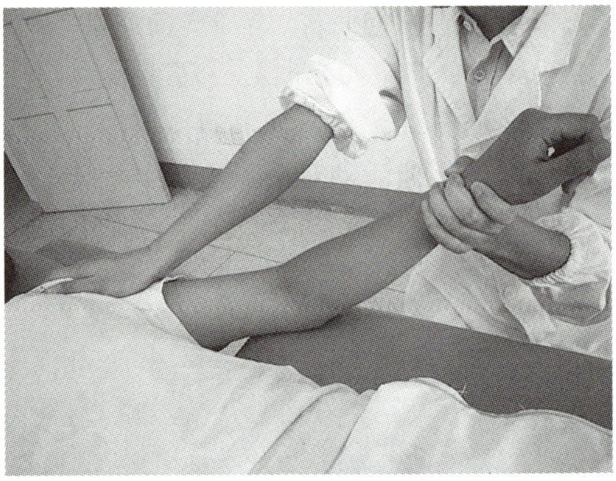

图4-13 牵伸屈肘肌群

2. 牵伸伸肘肌群

(1)牵伸目的：增加肘关节屈曲的活动范围。

(2)患者体位：仰卧位，上肢稍外展，前臂旋后。

(3)治疗师体位：面向患者坐于牵伸侧，上方手握住前臂远端掌侧，下方手固定肱骨。

(4)牵伸手法：下方手固定，上方手被动屈曲肘关节至最大范围，保持15~30秒，重复3~5次(图4-14)。若牵伸肱三头肌长头，患者取坐位，手置于颈后部。治疗师上方手握住肘部向上牵伸，下方手握住腕部向下牵伸(图4-15)。

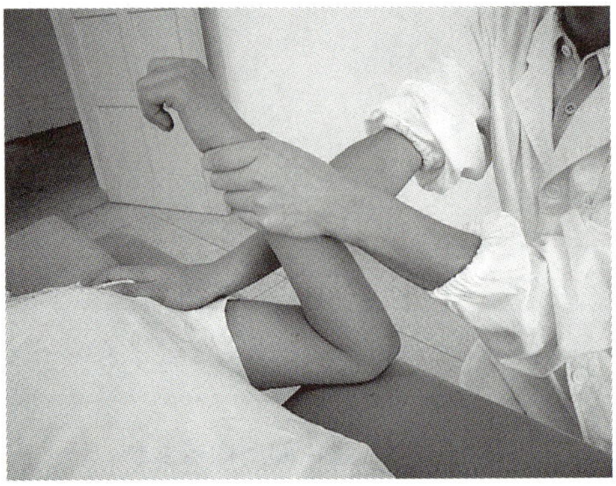

图4-14 牵伸伸肘肌群

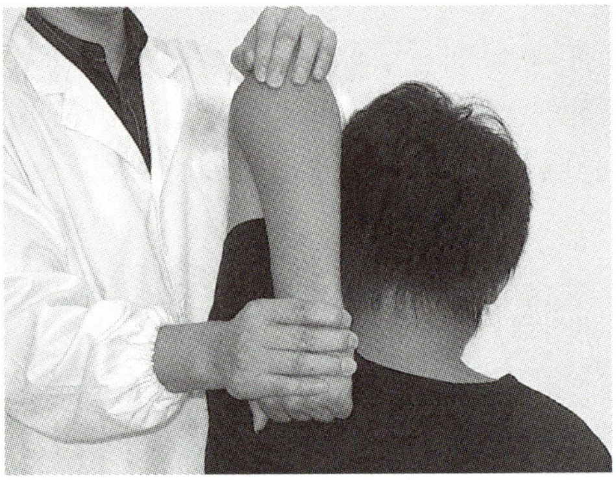

图4-15 牵伸肱三头肌长头

3. 牵伸前臂旋前、旋后肌群

(1)牵伸目的：牵伸前臂旋后肌群时增加前臂旋前活动范围，牵伸前臂旋前肌群时增加前臂旋后活动范围。

(2)患者体位：仰卧位或坐位，上肢稍外展，屈肘90°。

（3）治疗师体位：面向患者坐于牵伸侧，上方手握住前臂远端掌侧，下方手握住肘关节固定肱骨。

（4）牵伸手法：上方手将前臂被动旋前（图 4-16）或旋后（图 4-17）至最大范围，保持 15～30 秒，重复 3～5 次。下方手固定肱骨以防止肩关节内、外旋的代偿运动，牵伸力量使桡骨围绕尺骨旋转。

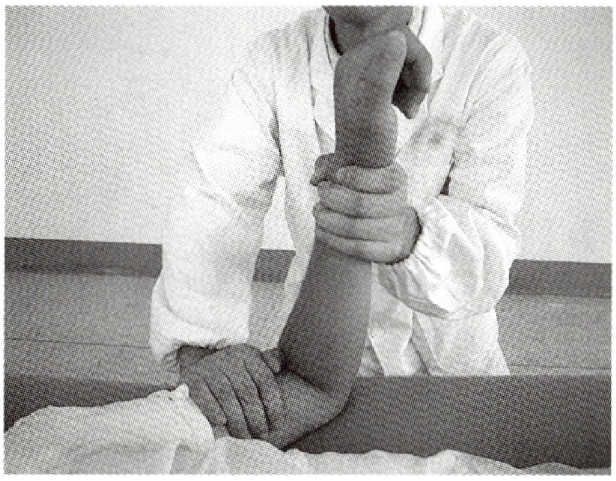

图 4-16　牵伸前臂旋后肌群

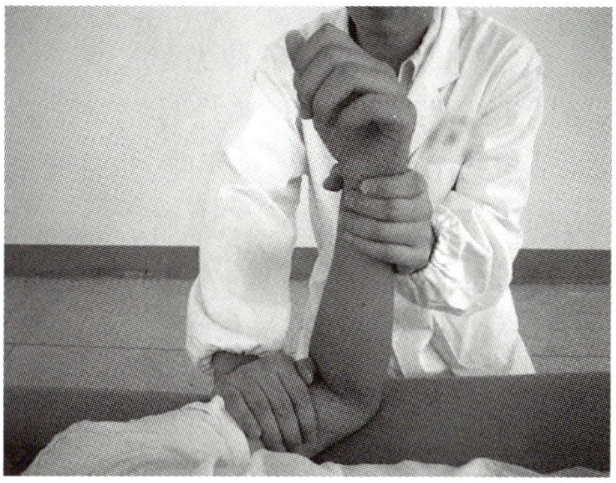

图 4-17　牵伸前臂旋前肌群

（二）自我牵伸技术

1. 自我牵伸伸肘肌群

（1）屈肘分离牵伸：患者坐位，在牵伸侧肘窝处放一毛巾卷，非牵伸侧手握住前臂远端，屈肘至最大范围，以牵伸肱三头肌（图 4-18A）。

（2）扶墙屈肘牵伸：患者距墙一臂远处，面向墙壁站立，双手平放墙上，上身向前，同时屈肘，借助上身重量牵伸伸肘肌群，增加屈肘活动范围（图 4-18B）。

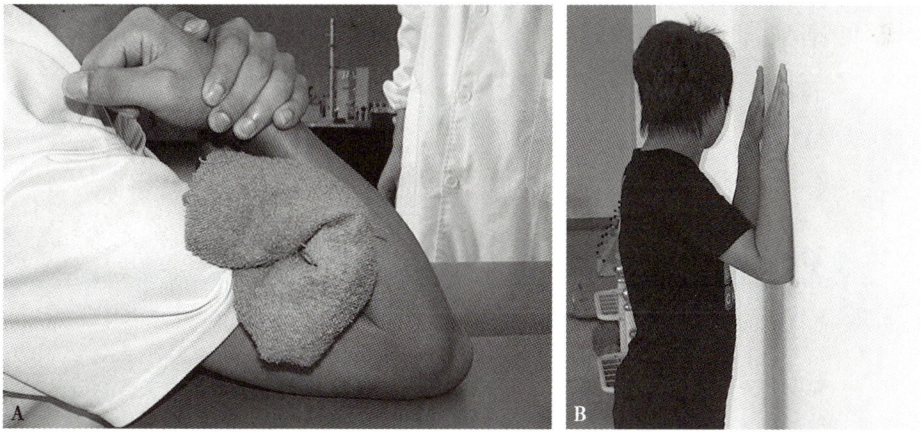

图 4-18　自我牵伸伸肘肌群

A. 坐位自我牵伸伸肘肌群；B. 扶墙位自我牵伸伸肘肌群

2. 自我牵伸屈肘肌群

（1）伸肘分离牵伸：患者背向床头，双手握住扶手。伸肘，上身向前，借助上身重量牵伸屈肘肌群。

（2）悬吊伸肘牵伸：患者双手握住单杆，双足悬空，借助身体重量牵伸屈肘肌群，增加伸肘活动范围(图 4-19)。

3. 自我牵伸前臂旋前、旋后肌群　牵伸侧上肢屈肘,非牵伸侧手握住牵伸侧前臂远端,旋前或旋后至最大范围。

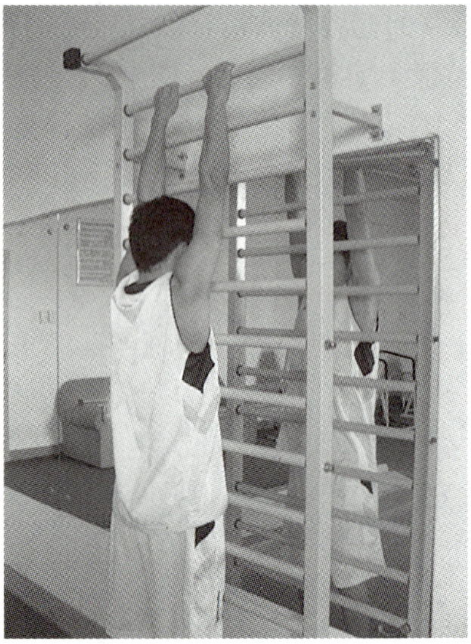

图 4-19　悬吊伸肘牵伸屈肘肌群

三、腕及手部肌肉

牵伸腕部肌肉时,牵伸力量应集中在腕掌关节的近端,手指放松。治疗时应对腕关节、掌指关节进行充分的伸展和屈曲,应注重拇指外展方向的运动。手指关节挛缩应分别进行牵伸,不能同时牵伸。

(一) 徒手被动牵伸技术

1. 牵伸屈腕肌群

(1)牵伸目的:增加腕关节伸展的活动范围。

(2)患者体位:仰卧位或坐在桌旁,前臂旋前置于桌上,腕伸出桌沿,手指放松。

(3)治疗师体位:治疗师坐于牵伸侧,一手握住前臂远端固定,另一手握住患者手掌。

(4)牵伸手法:被动伸腕至最大范围,保持 15~30 秒,重复 3~5 次(图 4-20)。

2. 牵伸伸腕肌群

(1)牵伸目的:增加腕关节屈曲的活动范围。

(2)患者体位:仰卧位或坐在桌旁,屈肘 90°,前臂旋后或中立位,手指放松。

(3)治疗师体位:立于牵伸侧,一手握住前臂远端固定,另一手握住手掌背面。

(4)牵伸手法:被动屈腕至最大范围,保持 15~30 秒,重复 3~5 次(图 4-21)。进一步牵伸腕伸肌,将患者肘关节伸直。

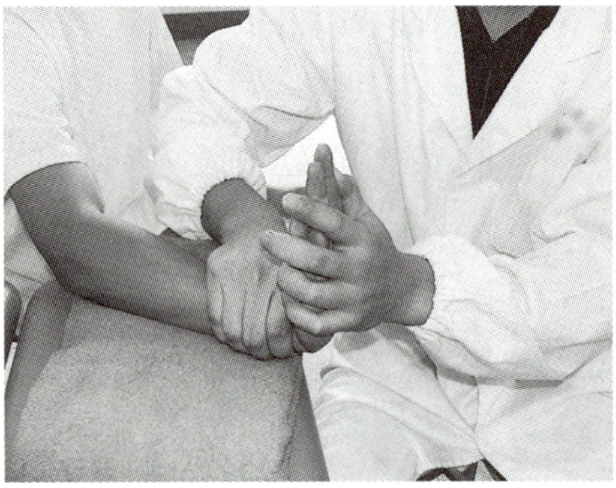

图 4-20　牵伸屈腕肌群

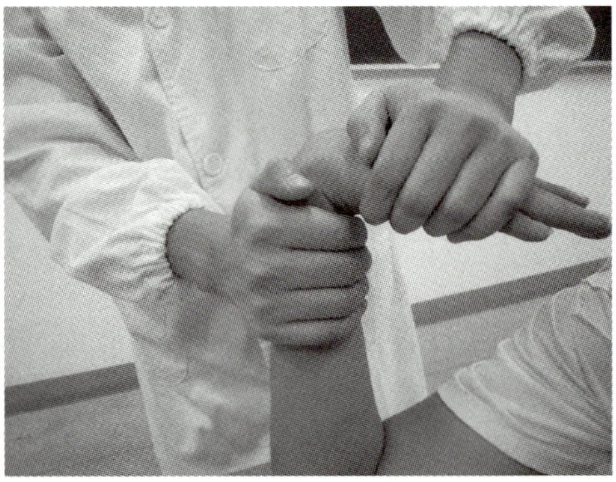

图 4-21　牵伸伸腕肌群

3. 牵伸尺侧偏肌群

(1)牵伸目的:增加腕关节桡偏的活动范围。

(2)患者体位:坐位,前臂置于治疗台上。

(3)治疗师体位:坐位,上方手握住前臂的远端,下方手握住第五掌骨。

(4)牵伸手法:上方手固定前臂远端,下方手使腕关节桡偏至最大范围,保持 15~

30 秒，重复 3~5 次。

4. 牵伸桡侧偏肌群

(1)牵伸目的：增加腕关节尺偏的活动范围。

(2)患者体位：坐位，前臂置于治疗台上。

(3)治疗师体位：坐位，上方手握住前臂的远端，下方手握住第二掌骨。

(4)牵伸手法：上方手固定前臂远端，下方手使腕关节尺偏至最大范围，保持 15~30 秒，重复 3~5 次。

5. 牵伸屈指肌群

(1)牵伸目的：增加手指伸展的活动范围。

(2)患者体位：仰卧位或坐位，牵伸侧上肢稍外展，屈肘 90°。

(3)治疗师体位：立于牵伸侧，下方手握住前臂远端，上方手握住第五掌骨。

(4)牵伸手法：上方手被动伸腕至最大范围，再将手指完全伸直，保持 15~30 秒，重复 3~5 次。

6. 牵伸伸指肌群

(1)牵伸目的：增加手指屈曲的活动范围。

(2)患者体位：仰卧位或坐位，牵伸侧上肢稍外展，屈肘 90°。

(3)治疗师体位：面向患者立于或坐于牵伸侧，下方手握住前臂远端，上方手握住手指。

(4)牵伸手法：上方手被动屈腕至最大范围，再将手指完全屈曲，保持 15~30 秒，重复 3~5 次。

（二）自我牵伸技术

1. 自我牵伸伸腕肌群　①双手手背相贴置于胸前，垂肘，手指向下，腕关节做向上运动，牵伸伸腕肌群(图 4-22A)；②将牵伸侧前臂掌侧置于桌面，手伸出桌沿，非牵伸侧手置于牵伸侧手背并向下施加力量进行牵伸，牵伸伸腕肌群(图 4-22B)。

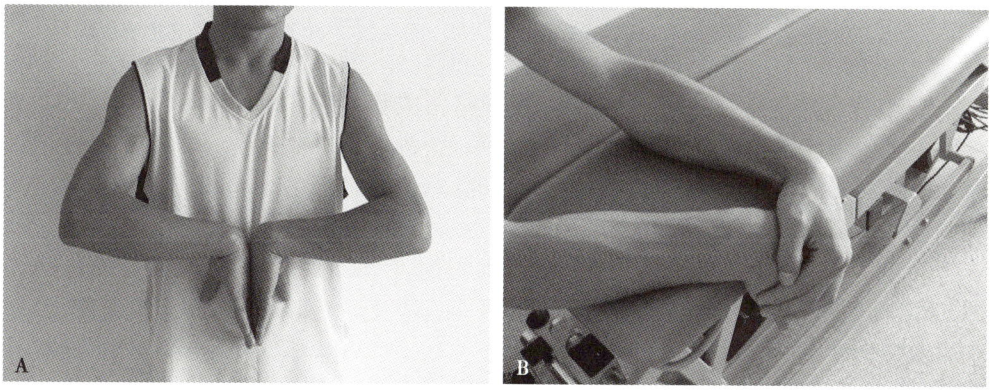

图 4-22　自我牵伸伸腕肌群

A. 手背相贴牵伸伸腕肌群；B. 手伸出桌沿牵伸伸腕肌群

2. 自我牵伸屈腕肌群　①双手手掌相贴置于胸前，肘关节向下，手指向下，腕关节向上运动(图 4-23A)；②将牵伸侧手掌平放桌上，非牵伸侧手置于牵伸侧手背，牵伸侧前臂向前运动(图 4-23B)。

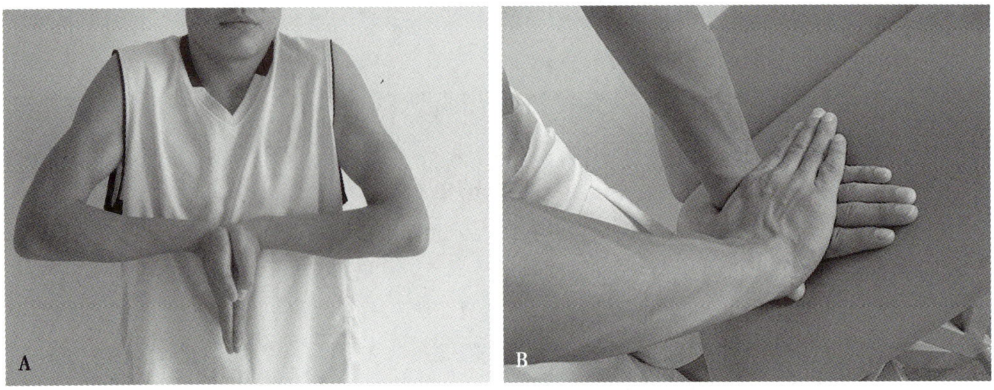

图 4-23　自我牵伸屈腕肌群

A. 手掌相贴牵伸屈腕肌群；B. 手平放桌面牵伸屈腕肌群

3. 自我牵伸腕关节桡偏、尺偏肌群　牵伸侧前臂旋前置于桌上，掌心朝下，非牵伸侧手置于牵伸侧手背上，牵伸尺侧肌群（图 4-24）时，将牵伸侧手向桡侧运动，以增加桡偏活动范围；牵伸桡侧肌群（图 4-25）时，将牵伸侧手向尺侧运动，增加尺偏活动范围。

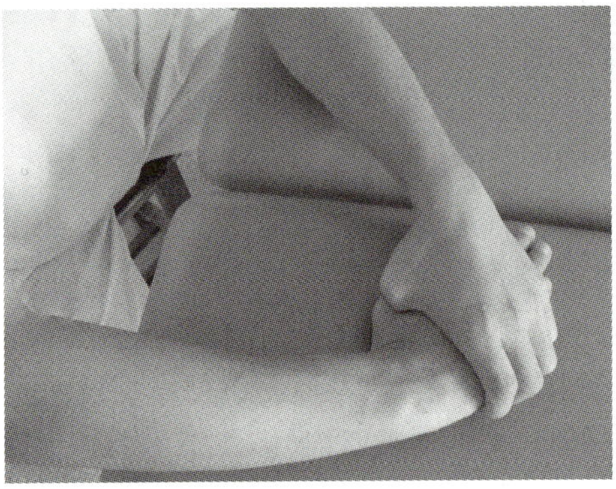

图 4-24　自我牵伸腕关节尺偏肌群

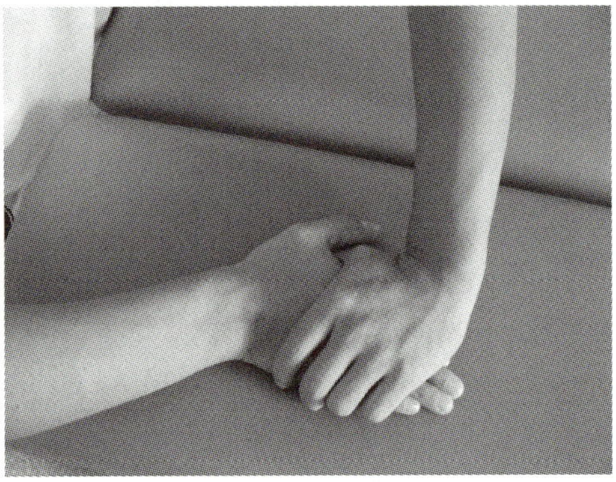

图 4-25　自我牵伸腕关节桡偏肌群

4. 自我牵伸掌指关节屈、伸肌群　牵伸掌指关节伸肌群时，牵伸侧手握拳，非牵伸侧手置于牵伸侧手背上，手掌置于掌指关节处，将近端指骨向手掌方向屈曲，以增加掌指关节屈曲活动度；牵伸掌指关节屈肌群时，牵伸侧四指并拢，非牵伸侧四指置于牵伸侧手指掌侧向背侧伸展，增加掌指关节伸直活动度。

5. 自我牵伸屈、伸指肌群　牵伸伸指肌群时，牵伸侧手屈曲近端及远端指间关节，非牵伸侧手置于牵伸侧手指背侧，同时屈曲近端及远端指间关节至最大范围，以增加屈曲活动度；牵伸屈指肌群时，牵伸侧手指伸直，非牵伸侧拇指置于牵伸侧近端指骨背面，示指置于远端指骨掌面，牵伸近端及远端指间关节，增加伸展活动度。

第三节　下肢肌肉牵伸技术

一、髋部肌肉

髋部肌肉附着在骨盆和腰部的脊柱上，牵伸髋部肌肉时须固定骨盆，以减少不必要的代偿运动，使牵伸力量真正作用在髋部。

（一）徒手被动牵伸技术

1. 牵伸臀大肌

（1）牵伸目的：增加屈膝时屈髋的活动范围。

（2）患者体位：仰卧位，稍屈髋屈膝。

（3）治疗师体位：面向患者立于牵伸侧，远端手握住牵伸侧足跟，近端手托住股骨远端。

（4）牵伸手法：双手托起牵伸侧下肢，被动屈髋、屈膝至最大范围（图 4-26），保持 15~30 秒，重复 3~5 次。

2. 牵伸腘绳肌

（1）牵伸目的：增加伸膝时屈髋的活动范围。

（2）患者体位：仰卧位，膝伸直。

（3）治疗师体位：面向患者头部立于牵伸侧，用肩托起牵伸侧下肢，双手放在股骨远端以固定骨盆和股骨。

（4）牵伸手法：保持髋关节中立位、膝关节伸直，用肩托起下肢，被动屈髋至最大范围（图 4-27），保持 15~30 秒，重复 3~5 次。髋内旋时，屈髋的牵伸力量作用于腘绳肌外侧；髋外旋时，屈髋的牵伸力量作用于腘绳肌中间。

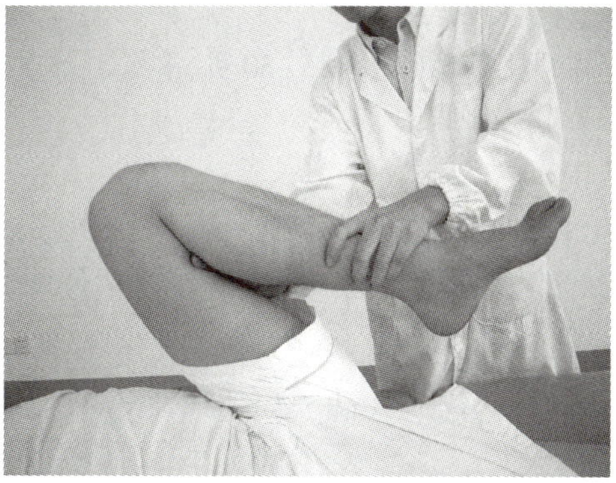

图 4-26　牵伸臀大肌

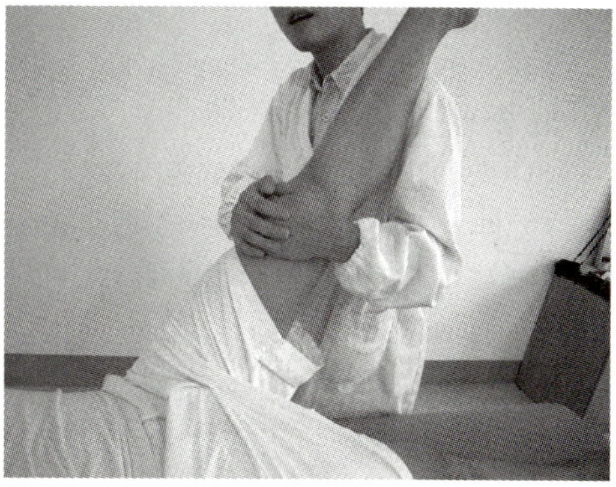

图 4-27　牵伸腘绳肌

3. 牵伸髂腰肌

（1）牵伸目的：增加髋关节后伸的活动范围。

（2）患者体位：俯卧位，牵伸侧下肢屈膝，对侧下肢伸膝。

（3）治疗师体位：面向患者立于牵伸侧，上方手置于臀部固定骨盆，下方手置于髌骨前方托住大腿。

（4）牵伸手法：下方手托起大腿离开台面，被动后伸髋关节至最大范围（图 4-28），保持 15~30 秒，重复 3~5 次。

如果患者不能保持俯卧位，也可取仰卧位。牵伸侧下肢伸直悬于治疗床沿，使髋关节后伸超过中立位，非牵伸侧下肢屈髋、屈膝置于床面上。治疗师面向患者立于治疗床头，一手固定非牵伸侧下肢髌骨下方，另一手置于牵伸侧髌骨前上方，牵伸时牵伸侧手向下压大腿，使髋关节后伸至最大范围，牵伸髂腰肌（图 4-29）。

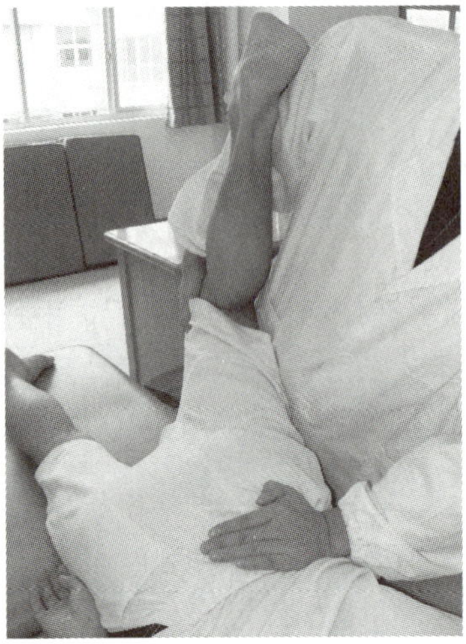

图 4-28　牵伸髂腰肌

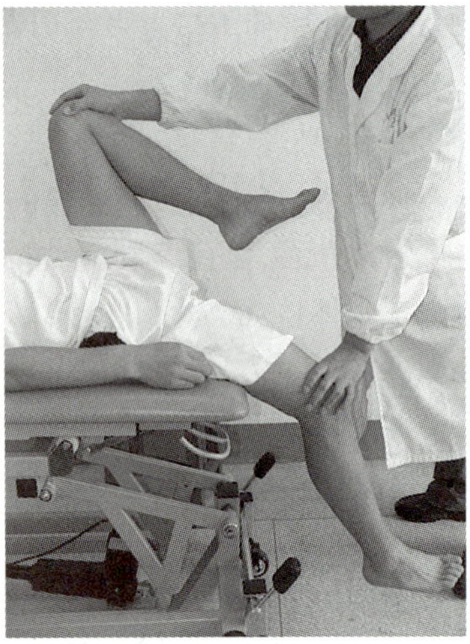

图 4-29　仰卧位牵伸髂腰肌

4. 牵伸髋内收肌群

（1）牵伸目的：增加髋关节外展的活动范围。

（2）患者体位：仰卧位、下肢伸直。

（3）治疗师体位：面向患者立于牵伸侧，内侧手置于对侧大腿内侧，外侧手托住牵伸侧大腿远端。

（4）牵伸手法：外侧手将下肢外展至最大范围（图 4-30），保持 15~30 秒，重复 3~5 次。

5. 牵伸髋外展肌群

（1）牵伸目的：增加髋关节内收的活动范围。

（2）患者体位：侧卧于床边，牵伸侧腿在上，髋伸展，非牵伸侧腿在下，屈髋屈膝。

（3）治疗师体位：立于患者身后，上方手扶按髂嵴固定骨盆，下方手按于牵伸侧股骨远端的外侧。

（4）牵伸手法：上方手按压髂嵴固定骨盆，下方手内收髋关节至最大范围（图 4-31），保持 15~30 秒，重复 3~5 次。

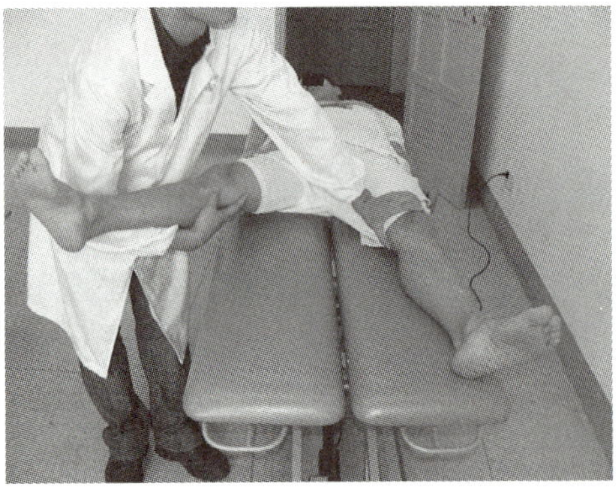

图 4-30　牵伸髋内收肌群

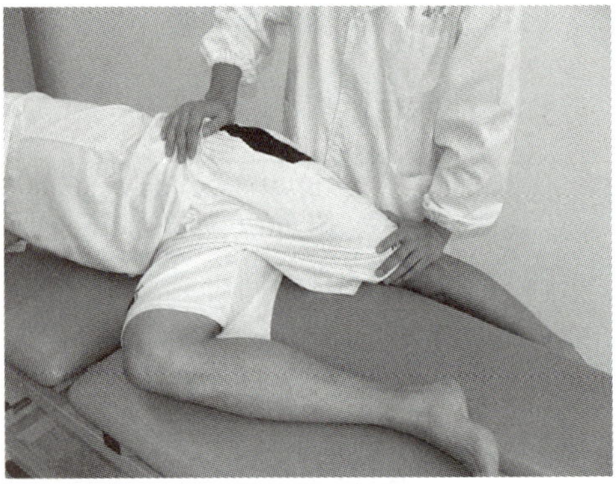

图 4-31　牵伸髋外展肌群

6. 牵伸髋内旋肌群

（1）牵伸目的：增加髋关节外旋的活动范围。

（2）患者体位：俯卧位，牵伸侧下肢伸髋、屈膝 90°，非牵伸侧下肢伸直。

（3）治疗师体位：面向患者立于牵伸侧，上方手置于臀部固定骨盆，下方手握住小腿远端外踝处。

（4）牵伸手法：上方手固定骨盆，下方手将小腿向内转至髋外旋最大范围（图 4-32），保持 15~30 秒，重复 3~5 次。

7. 牵伸髋外旋肌群

（1）牵伸目的：增加髋关节内旋的活动范围。

（2）患者体位：俯卧位，牵伸侧下肢伸髋、屈膝 90°，非牵伸侧下肢伸直。

（3）治疗师体位：面向患者立于牵伸侧，上方手置于臀部固定骨盆，下方手握住小腿远端外踝处。

（4）牵伸手法：上方手固定骨盆，下方手将小腿向外转至髋内旋最大范围（图 4-33），保持 15~30 秒，重复 3~5 次。

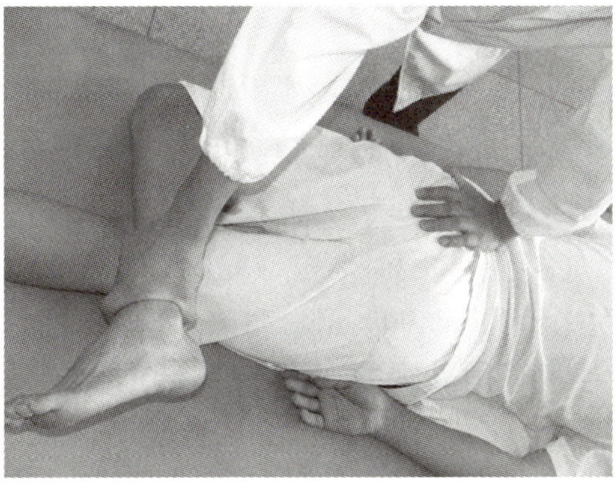

图 4-32　牵伸髋内旋肌群

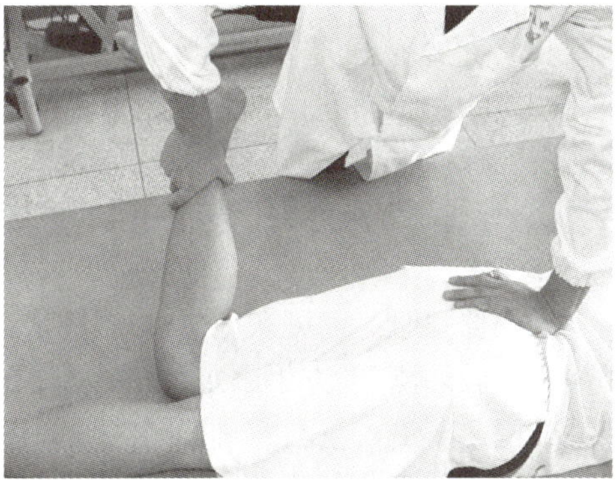

图 4-33　牵伸髋外旋肌群

（二）自我牵伸技术

1. 自我牵伸伸髋肌群　患者手膝跪位，腰部保持稳定，臀部向后运动至最大范围，牵伸伸髋肌群（图 4-34）。

2. 自我牵伸髂腰肌　①患者俯卧位，双上肢伸直支撑躯干，上身向上抬起至最大范围，牵伸髂腰肌（图 4-35）；②患者立位，双足分开，双手置于腰后，上身尽量后伸。

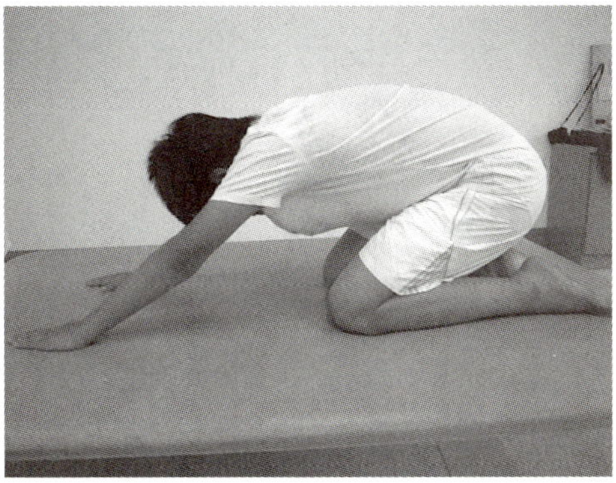

图 4-34　自我牵伸伸髋肌群

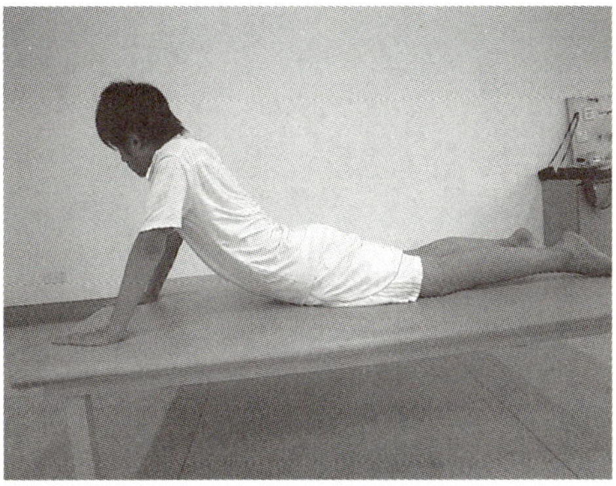

图 4-35　自我牵伸髂腰肌

3. 弓步牵伸屈髋、伸髋肌群　患者取弓步，一侧下肢屈髋、屈膝 90°，另一侧下肢向后伸直，双手置于前腿的髌骨上方，挺胸，身体下压。此方法可同时牵伸前腿的伸髋肌群和后腿的屈髋肌群。

4. 自我牵伸髋外展、内收肌群　①患者距墙一臂远处，侧方站立，牵伸侧上肢外展，手置于墙上，下肢外旋置于非牵伸侧下肢后方。牵伸时躯干向外侧屈，骨盆向内侧移动，牵伸髋外展、内收肌群。②患者取双足左右分开站立位，两手叉腰做左右侧屈运动，牵伸髋外展、内收肌群。

二、膝部肌肉

（一）徒手被动牵伸技术

1. 牵伸伸膝肌群

(1)牵伸目的：增加膝关节屈曲的活动范围。

(2)患者体位：俯卧位，牵伸侧下肢屈膝，在大腿下垫一毛巾卷，防止牵伸时髂前上棘和髌骨被挤压，非牵伸侧下肢伸直。

(3)治疗师体位：面向患者立于牵伸侧，上方手置于臀部固定骨盆，下方手握住小腿远端外踝处。

(4)牵伸手法：上方手固定骨盆，下方手被动屈膝至最大范围，保持 15~30 秒，重复 3~5 次(图 4-36)。

牵伸伸膝肌群也可在坐位进行：患者坐在床沿，屈髋 90°，尽量屈膝。治疗师立于牵伸侧下肢外侧，上方手固定大腿远端，下方手握住内外踝上方，尽量向后推小腿，使膝关节屈曲至最大范围，牵伸伸膝肌群(图 4-37)。

上述两种方法中，取坐位时对增加屈膝 0°~90°效果最好，取俯卧位时对增加屈膝 90°~135°效果最好。

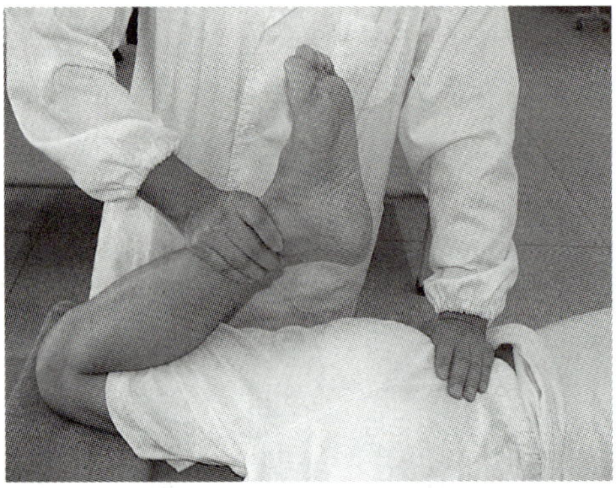

图 4-36　俯卧位牵伸伸膝肌群

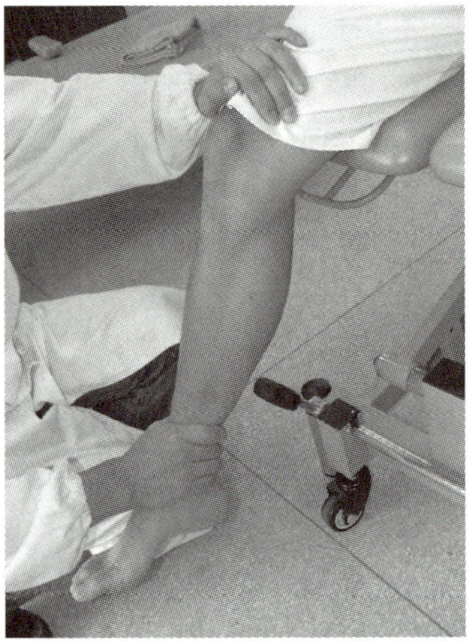

图 4-37　坐位牵伸伸膝肌群

2. 牵伸屈膝肌群

(1)牵伸目的：增加膝关节伸展的活动范围。

(2)患者体位：俯卧位，下肢伸展，在大腿远端垫一毛巾卷。

(3)治疗师体位:面向患者足部立于牵伸侧,上方手置于大腿后部固定骨盆及股骨,下方手握住小腿远端踝关节处。

(4)牵伸手法:上方手固定股骨和骨盆,下方手将小腿向下压至膝关节伸展最大范围(图 4-38),保持 15~30 秒,重复 3~5 次。

如果伸膝在末端活动受限,患者可取仰卧位进行牵伸。治疗师立于牵伸侧,上方手置于髌骨上方固定大腿和髋部,阻止牵伸过程中髋关节屈曲,下方手握住小腿远端踝关节处,向上抬小腿(图 4-39)。

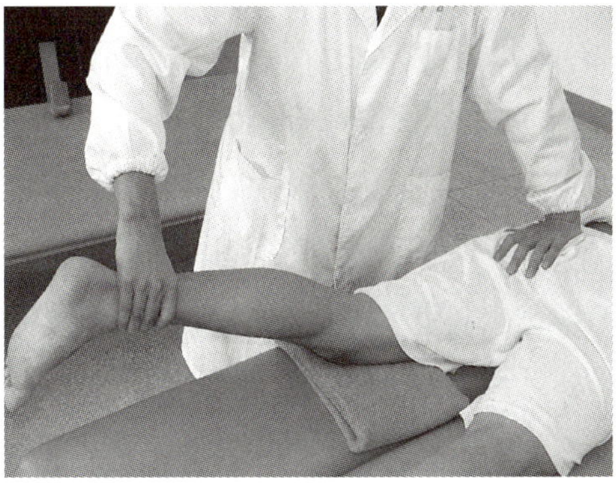

图 4-38 俯卧位牵伸屈膝肌群

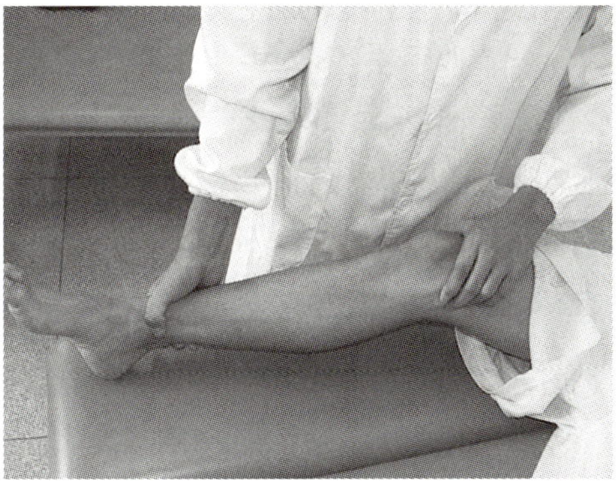

图 4-39 仰卧位牵伸屈膝肌群

(二) 自我牵伸技术

1. 自我牵伸伸膝肌群 根据屈膝活动受限程度,可采用不同的牵伸方法。如果屈膝活动范围大于 30°,可取立位,患侧下肢放在一小凳上,双手重叠置于髌骨上方向下压,同时小腿向前运动,牵伸伸膝肌群。如果屈膝活动范围小于 90°,可双手扶椅背,屈髋、屈膝下蹲,借助自身身体的重量,牵伸伸膝肌群。如果屈膝活动范围大于 90°,牵伸侧下肢可放在较高的椅子上,双手握住椅背,身体前倾,同时屈髋、屈膝,该方法对牵伸踝跖屈肌、增加踝背伸也有较好的作用。

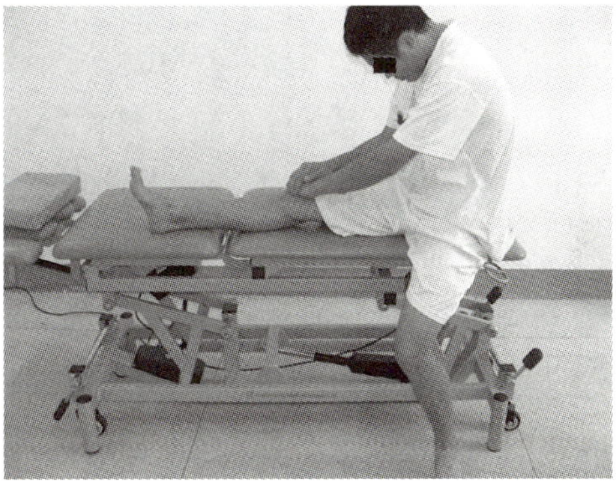

图 4-40 自我牵伸屈膝肌群

2. 自我牵伸屈膝肌群 患者坐在床沿,牵伸侧下肢伸膝置于床上,非牵伸侧下肢置于床沿外,双手叠加置于牵伸侧下肢髌骨上方,上身向前弯曲至最大范围,牵伸屈膝肌群(图 4-40)。

案例分析

患者李某,男,42 岁,因车祸造成右侧髌骨骨折,行手术内固定治疗。2 个月后,患者右侧伸膝功能障碍,屈膝达不到全范围,试问可对患者进行哪些康复训练?

三、踝及足部肌肉

（一）徒手被动牵伸技术

1. 牵伸踝跖屈肌群

(1)牵伸目的：增加踝关节背屈的活动范围。

(2)患者体位：仰卧位。

(3)治疗师体位：立于牵伸侧下肢外侧，上方手握住内外踝处固定小腿，下方手握住足跟，前臂掌侧抵住足底。

(4)牵伸手法：下方手将足跟向远端牵伸，前臂向近端运动，使踝背屈至最大范围，保持15~30秒，重复3~5次，牵伸腓肠肌。上述手法，在屈膝时进行牵伸，主要牵伸比目鱼肌（图4-41）。

牵伸腓肠肌和比目鱼肌时，容易过度牵伸引起足弓内侧缘松弛，因此，牵伸时发力一定要缓慢，避免用力过大，导致医源性平足的发生。

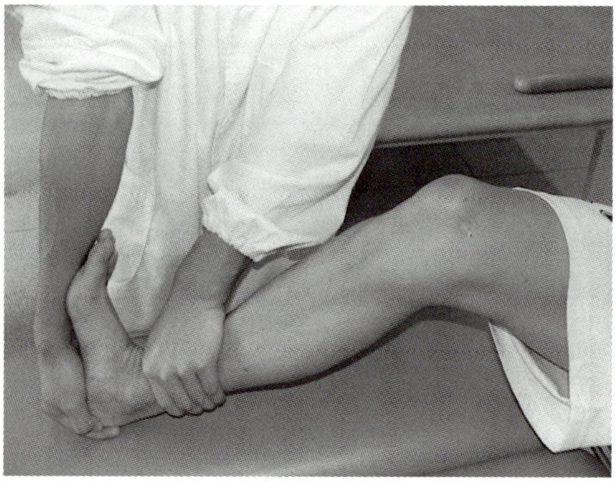

图4-41　牵伸踝跖屈肌群

2. 牵伸踝背屈肌群

(1)牵伸目的：增加踝关节跖屈的活动范围。

(2)患者体位：坐位或仰卧位。

(3)治疗师体位：立于牵伸侧下肢外侧，上方手握住内外踝处固定小腿，另一手握住足背。

(4)牵伸手法：下方手向下活动足至最大范围，保持15~30秒，重复3~5次。

3. 牵伸足外翻肌群

(1)牵伸目的：增加踝关节内翻的活动范围。

(2)患者体位：仰卧位，下肢伸直。

(3)治疗师体位：立于或坐于牵伸侧下肢的外侧，上方手握住内外踝下方的距骨处，下方手握住足跟。

(4)牵伸手法：上方手固定，下方手将足跟向内转动使足内翻至最大范围，保持15~30秒，重复3~5次。

4. 牵伸足内翻肌群

(1)牵伸目的:增加踝关节外翻的活动范围。

(2)患者体位:仰卧位,下肢伸直。

(3)治疗师体位:立于或坐于牵伸侧下肢的外侧,上方手握住内外踝下方的距骨处,下方手握住足跟。

(4)牵伸手法:上方手固定,下方手握住足的背面,使踝关节跖屈,足外翻至最大范围,保持15~30秒,重复3~5次,牵伸胫骨前肌。如果牵伸胫骨后肌,上方手固定,下方手握住足底部,背屈、足外翻至最大范围。

5. 牵伸足趾屈、伸肌群

(1)牵伸目的:增加足趾屈、伸的活动范围。

(2)患者体位:仰卧位或坐位。

(3)治疗师体位:坐位,上方手固定近端趾骨,下方手握住远端趾骨。

(4)牵伸手法:下方手使远端趾骨朝着牵伸的方向活动至最大范围。

(二) 自我牵伸技术

踝部最常出现紧张或挛缩的肌肉是小腿三头肌,主要影响踝背屈功能,而踝背屈肌的挛缩发生甚少。主要通过自我牵伸踝跖屈肌以增加背屈活动范围。

1. 患者背靠墙壁站在一楔形木块上,该楔形木块,应根据挛缩程度选择不同的坡度(图4-42)。

2. 足跟悬空站在楼梯台阶上,下肢伸直,借助身体自身重量进行牵伸。

3. 患者面对墙壁站立,双手支撑墙面,身体尽量向前使腹部接近墙面,根据肌肉紧张程度,双足不断地向后移动,治疗时必须要有三头肌的紧张牵拉感。

4. 患者背靠墙壁,屈膝下蹲,非牵伸侧腿在前,牵伸侧腿在后离墙壁约20cm处下蹲,腰部挺直,利用自身重量对三头肌进行牵伸。治疗时三头肌必须要有紧张感,双足不得离开地面,随着病情的好转,牵伸侧足离墙壁的距离逐渐减少,离墙壁越近,其功能越好。

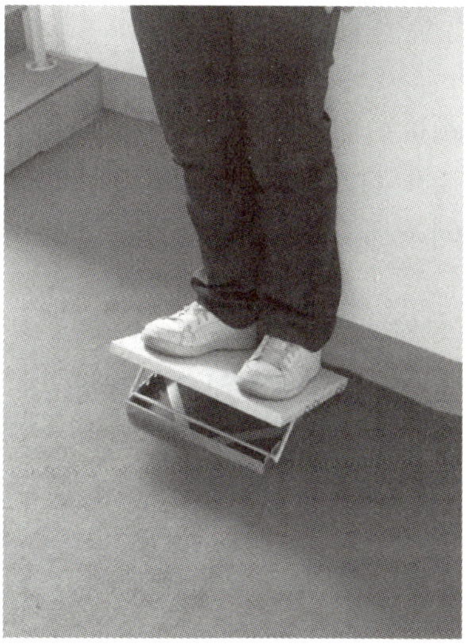

图4-42 自我牵伸踝跖屈肌

第四节 脊柱肌肉牵伸技术

一、颈部肌肉

(一) 徒手被动牵伸技术

1. 牵伸颈部伸肌群

(1)牵伸目的:增加颈椎前屈的活动范围。

(2)患者体位:坐位。

(3)治疗师体位:站立位,上方手置于患者顶枕部,下方手置于上段胸椎部位。

(4)牵伸手法:下方手固定脊柱,上方手轻柔地向下压,使颈部屈曲至最大范围,保持15~30秒,重复3~5次。

2. 牵伸屈颈肌群

(1)牵伸目的:增加颈椎后伸的活动范围。

(2)患者体位:坐位。

(3)治疗师体位:站立位,上方手置于患者前额部,下方手置于上段胸椎部位。

(4)牵伸手法:下方手固定脊柱,上方手轻柔地向后推,使颈部后伸至最大范围,保持15~30秒,重复3~5次。

3. 牵伸颈部侧屈肌群。

(1)牵伸目的:增加颈椎侧屈的活动范围。

(2)患者体位:坐位。

(3)治疗师体位:站立位,上方手置于牵伸侧的颞部,下方手置于同侧的肩部。

(4)牵伸手法:下方手固定牵伸侧肩部,上方手缓慢地向对侧推动患者头部,使颈椎侧屈至最大范围,保持15~30秒,重复3~5次。

(二)自我牵伸技术

1. 自我牵伸颈椎后伸肌群　患者坐位或立位,双手交叉置于后枕部,缓慢地向前压使颈椎前屈,牵伸颈椎后伸肌群。

2. 自我牵伸颈椎前屈肌群　患者坐位或立位,双手交叉置于额头,缓慢地向后压使颈椎后伸,牵伸颈椎前屈肌群。

3. 自我牵伸颈部侧屈肌群　患者坐位或立位,一手固定牵伸侧肩部,另一手置于同侧颞部,置于颞部的手使头部向非牵伸侧屈曲,牵伸颈部侧屈肌群。

二、腰部肌肉

(一)徒手被动牵伸技术

1. 牵伸腰背部伸展肌群

(1)牵伸目的:增加腰椎前屈的活动范围。

(2)患者体位:站立位。

(3)治疗师体位:站立位,上方手置于患者胸背部,下方手置于腰骶部。

(4)牵伸手法:下方手固定腰骶部,上方手向下压使腰椎前屈至最大范围,保持15~30秒,重复3~5次。有骨质疏松的老年患者应特别注意,要低强度、缓慢地进行牵伸,以免椎体发生压缩性骨折。

2. 牵伸腰部屈肌群

(1)牵伸目的:增加腰椎后伸的活动范围。

(2)患者体位:站立位。

(3)治疗师体位:站立位,上方手置于患者胸骨前,下方手置于腰骶部。

(4)牵伸手法:下方手固定腰骶部,上方手向后推使腰椎后伸至最大范围,保持15~30秒,重复3~5次。动作要缓慢进行,注意保持患者的平衡,让患者逐渐靠在治疗师身上。

3. 牵伸腰部侧屈肌群

(1)牵伸目的:增加腰椎侧屈的活动范围。

(2)患者体位:站立位。

（3）治疗师体位：站立位，上方手置于患者牵伸侧肩膀，下方手置于对侧髂部。

（4）牵伸手法：下方手固定腰骶部，上方手缓慢地向对侧推使腰椎侧屈至最大范围，保持15~30秒，重复3~5次。

（二）自我牵伸技术

1. 自我牵伸腰椎后伸肌群　站立位，双上肢放松，置于躯干两侧，做腰椎前屈运动至最大范围，牵伸腰椎后伸肌群。

2. 自我牵伸腰椎前屈肌群　站立位，双手叉腰，做腰椎后伸运动至最大范围，牵伸腰椎前屈肌群。

3. 自我牵伸腰部侧屈肌群　站立位，双手叉腰，一手上举，向对侧做腰椎侧屈运动至最大范围，牵伸腰部侧屈肌群。

技能要点

应用范围：明确肌肉牵伸术的适应证、禁忌证，注意牵伸过程中的反应。

体位：患者和治疗师都应尽量保持在舒适、放松、安全的体位，患者一般取卧位或坐位。被牵伸部位应尽量充分暴露，如有可能应去除绷带、夹板或较多的衣物。

评估：牵伸治疗之前要对患者进行系统的检查和评估，如肌肉的张力、肌肉力量、ROM及感觉功能等。不同原因引起的不同程度的挛缩，要选择合适的牵伸方法。

用力：牵伸力量的方向应该与肌肉紧张或挛缩的方向相反，适度、轻柔、缓慢、持久，达到一定力量，持续一定时间。切忌过大的牵伸力量和跳跃性牵伸，以免刺激牵伸肌肉引起牵张反射。

手法实施：被动牵伸时间为每次15~30秒，也可达60秒，休息20秒，再重复3~5次，关节各方向依次进行牵伸。机械牵伸每次在20分钟或以上。

（楼天晓）

复习思考题

扫一扫
测一测

1. 手法牵伸与关节被动运动有何区别？

2. 肌肉牵伸技术与关节松动术治疗的针对性有何不同，两者如何结合使用？

3. 案例分析题　患者宋某，男，21岁，一次在雨天不慎跌倒后造成左侧肱骨髁上骨折，行手术内固定治疗。3个月后，左侧肘关节屈曲挛缩，请你为宋某制订一合适的康复方案。

PPT 课件

05章PPT

扫一扫
知重点

第五章

肌力训练技术

学习要点

影响肌力的因素与肌力下降的原因、肌力训练的目的和种类、肌力训练的基本原则、肌力训练方法、肌耐力训练、临床应用；肩部、肘部及前臂、腕及手部肌群肌力训练技术；髋部、膝部、踝部肌群肌力训练技术；头颈、躯干肌群肌力训练技术；核心肌力训练的定义、作用、方法。

第一节 概　　述

肌力减弱是临床上最常见的症状之一，常会引起人体各项日常生活活动的障碍，如坐、站、步行、转移等。肌力训练是增强肌力的主要方法。

一、影响肌力的因素与肌力下降的原因

（一）影响肌力的因素

1. 肌肉的横截面积　肌肉的力量是全体肌纤维收缩力量的总和，肌力大小与肌肉的生理横截面积成正比，肌肉的生理横截面越大，其产生的肌力越大。生理横截面积的大小，反映了该肌肉肌纤维的数量和粗细。

2. 肌肉的初长度　即肌肉收缩前的长度。当肌肉在收缩前被牵拉至适宜的长度时，收缩时肌力较大；一般认为当肌肉被牵拉至其静息长度的1.2倍时，产生的肌力最大。

3. 肌纤维的类型　肌肉力量的大小取决于不同类型的肌纤维在肌肉中所占的比例。肌力的大小主要由肌肉中白肌纤维的数量决定，白肌纤维所占比例越高，肌肉收缩力越大。

4. 肌肉的募集　肌肉收缩时同时投入收缩的运动单位数量越大，肌力越大，称为肌肉的募集(recruit)。肌肉的募集受中枢神经系统功能的影响，运动神经发出的冲动强度愈大，动员的运动单位就愈多；运动神经冲动的频率愈高，激活的运动单位亦愈多。

5. 肌肉收缩形式　不同的肌肉收缩形式产生的力量不同，离心性收缩过程中产生的肌力最大，其次为等长收缩，最小的为向心性收缩。

6. 年龄和性别　肌力约在20岁时达到峰值，之后随着年龄的增长而逐渐衰退，肌容积、肌肉的横截面积因肌纤维的变细而减少，55岁后衰退速度加快。就性别而言，男性肌力比女性大，女性肌力一般为男性的2/3，尤其以握力和垂直跳的力量最为明显，女性的握力为男性的60%，垂直跳的肌爆发力约为男性的65%，男性肌力通常与男性激素有关。

7. 心理因素　肌力易受到心理的影响。在暗示、大声命令及有积极的训练目的时，训练者所发挥的肌力比自主最大收缩力大20%~30%。

课堂讨论

长期卧床制动，肌力下降的速度为什么比肌肉萎缩的速度快？

（二）肌力下降的原因

1. 年龄增加　肌肉力量在20岁之前随着年龄的增长而增强，20岁之后随年龄的增大肌力将逐渐下降，下肢较上肢下降更快。

2. 神经系统疾病　中枢神经系统和周围神经系统的损伤，都会影响到受损神经所支配肌肉的募集。如脑血管疾病、脑瘫、颅脑损伤等中枢神经障碍导致偏侧肢体瘫痪或肌力下降；臂丛神经损伤后上肢肌肉瘫痪或肌力下降。

3. 肌肉萎缩　肌肉萎缩是由于肌原纤维减少而导致的肌纤维萎缩，主要有失用性肌肉萎缩、失神经性肌肉萎缩和缺血性肌肉萎缩等。失用性肌肉萎缩是指肢体长期制动及无功能状态，使肌原纤维减少，导致肌纤维萎缩和肌肉力量的减退，常见于长期卧床的心脑血管疾病、骨关节疾病及骨关节损伤术后患者。在完全卧床休息的情况下，肌力每周减少10%~15%，每天约减少1%~3%；如卧床休息3~5周，肌力可减少50%，同时肌肉出现失用性萎缩，在股四头肌、踝背伸肌处尤为明显。肌肉耐力亦逐渐减退，肌肉容积缩小，肌肉松弛，肌力和肌肉耐力下降。通过适当的运动训练，肌肉容积可复原，肌力和肌肉耐力可逐渐恢复。

4. 肌源性疾病　肌源性肌力下降主要是因肌营养不良、多发性肌炎等疾病所致。进行性肌营养不良主要表现为四肢近端及躯干的肌力下降与肌肉萎缩；多发性肌炎出现肌力下降的主要部位为四肢近端肌群、颈屈曲肌群、咽喉肌群等。

二、肌力训练的目的和种类

（一）肌力训练的目的

1. 使肌力减低的肌肉通过肌力训练，增强肌力。
2. 增强肌肉的耐力，延长肌肉持续收缩的时间。
3. 通过训练增加肌肉力量，为以后的平衡、协调、步行、转移等功能训练做准备。

（二）肌力训练的种类

1. 根据不同训练目的分类　可分为增强肌力训练和增强肌肉耐力训练两种。人体肌纤维中的红肌纤维含肌原纤维较少，含肌红蛋白和线粒体较多，支配它的运动神经元较小，周围毛细血管丰富，氧化酶活性较高，糖酵解酶活性较低；其以有氧代谢供能为主，收缩较慢，持续时间长，耐力较好不易疲劳，是做低强度运动及休息时维持姿势的主要动力。白肌纤维含肌原纤维较多，含肌红蛋白和线粒体较少，支配它的运动神经元较大，周围毛细血管较少，氧化酶活性较低，糖酵解酶活性较高；其依靠 ATP 分解和糖无氧酵解供能，收缩快，持续时间短，有爆发力但易疲劳，是做高强度运动时的主要动力。

肌肉收缩强度不同，参与收缩的肌纤维不同，肌肉训练的效果亦不同。收缩强度相当于最大收缩强度的 40%时，肌肉的运动单位募集率较低，且主要募集红肌纤维，对增强肌肉耐力有效；收缩强度进一步增强时，肌肉募集率增高，红肌、白肌纤维也依次参与收缩，此时对增强肌力有效。因此要增强肌力时，应加大负荷量以募集更多的肌纤维收缩，同时加快运动速度及缩短训练时间；要增强肌肉耐力时，则要相对减小负荷，增加重复次数，延长训练时间。

2. 根据肌力大小不同分类　可分为传递神经冲动训练、被动运动、辅助主动运动、主动运动、抗阻运动等方法。

0 级肌力：可采用肌肉电刺激法，也可采用传递神经冲动训练和被动运动。

1~2 级肌力：仍可采用肌肉电刺激法与传递神经冲动训练，此时应开始辅助主动运动训练。

3 级肌力：进行主动运动训练。

4~5 级肌力：进行抗阻运动训练。

3. 根据肌肉收缩方式不同分类　可分为等长训练、等张训练和等速训练。

三、肌力训练的基本原则

（一）阻力原则

阻力的施加是增强肌力的主要原则。这种阻力可以来自肌肉本身的重量、肌肉移动过程中遇到的障碍或为纯粹外加的阻力，若在无阻力状态中进行训练，则不能达到增强肌力的目的。因此，当肌力在 3 级以上时，应考虑采用抗阻训练的方法。

（二）超常负荷原则

训练时运动必须超过一定的负荷量和保证超过一定的时间，也称超负荷原理。在训练中，必须使肌肉的负荷超过日常的活动，否则就不能提高肌力，亦即超负荷可能引发超量恢复机制。超量恢复是指肌肉或肌群经过适当训练后，产生适度疲劳，肌肉先经过疲劳恢复阶段，再达到超量恢复阶段。在疲劳恢复阶段，训练中消耗的能源物质、收缩蛋白、酶蛋白恢复到运动前水平；在超量恢复阶段，这些物质继续上升并超过运动前水平，然后又逐渐回到运动前水平。所以，当下一次训练在前一次超量恢复阶段进行，就能以前一次超量恢复阶段的生理生化水平为起点，从而巩固和叠加超量恢复，逐步实现肌肉形态的发展和肌力的增强（图 5-1）。因此，超量恢复是肌力训练的生理学基础。通常超量恢复于运动后 1~2 天内出现，运动量太小，不感到疲劳，无超量恢复出现。

增强肌力训练时所给的负荷应略高于现有的肌力水平或至少相当于使肌肉产生最大强度收缩时所需负荷的 60%，并持续训练 6 周，才能取得较好效果。训练者要满足一定的运动强度、训练的持续时间、训练频率、训练间期、根据肌肉收缩形式选择相对应的训练方法等 5 个基本条件，才能达到增强肌力的目的。

1. 训练强度　常用最大肌力的比例（%）或相对 1 次最大重复量（1 repetition

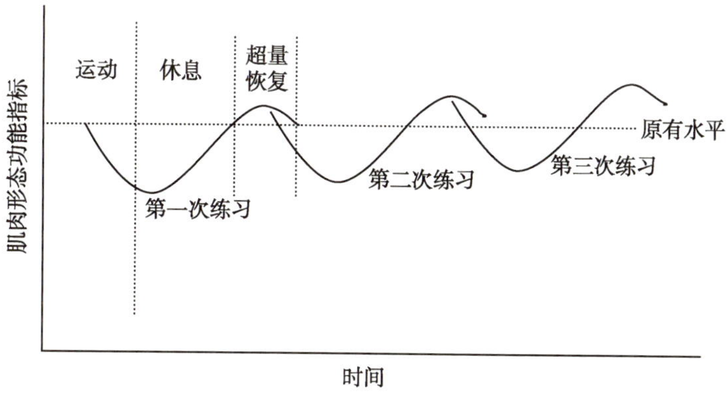

图 5-1　超量恢复机制

maximum，1RM）或 10 次最大重复量（10 repetition maximum，10RM）的比例，为患者选择适度的训练强度。

1RM 指受试者仅能完成一次全关节活动范围的最大抗阻力重量。训练时，将 1RM 为基准做等长训练，一日一次，每周测定一次 1RM，再逐渐增加运动的负荷量。

10RM 指受试者连续运动 10 次时能对抗的最大抗阻力重量。如果超过这个重量就做不了 10 次，将此极限重量作为基准。每周测定一次 10RM，再逐渐增加运动的负荷量。

2. 训练时间　主要包括肌肉收缩时间和运动时间。肌肉收缩时间常用于等长收缩训练，训练时，如果肌肉收缩时间短，则训练的强度需较大；反之，需要肌肉收缩较长时间，则训练的强度可较小。运动时间是指一次训练所需的时间。

3. 训练频率　尽量使后一次的训练在前一次训练后的超量恢复阶段内进行。如果训练间隔时间太短，肌肉疲劳尚未完全恢复，继续训练将会加重疲劳，引起肌肉的劳损；如果间隔时间太长，超量恢复已消退，就无法巩固和叠加超量恢复，肌力得不到增强。合理的训练频率为每天 1 次或隔天 1 次。

4. 训练间期　训练间期的长短对训练效果有很大影响。刚开始训练时，有肌力的增强，但未见肌肉横截面积有任何增加，训练 40 天后，可见肌肉的横截面积随之增加。

5. 肌肉收缩方式　根据不同的肌肉收缩方式，如向心性、离心性、等长收缩方式等，选择不同的训练方法。

（三）肌肉收缩的疲劳度原则

肌肉收缩的疲劳度原则，即训练时应使肌肉感到疲劳但不能出现过度疲劳的原则，也是控制超常负荷不至于过度的一个主观限制指标。如果训练时间充足，且出于患者自愿，训练应一直进行到出现疲劳感为止，训练过程中没有休息直接进入疲劳则更为有效。但训练过程中不能出现过度疲劳，容易造成较弱肌肉的损伤，因此训练中应密切观察。过度疲劳的表现为运动速度减慢、运动幅度下降、肢体出现明显的不协调动作或主诉疲乏劳累，一旦出现过度疲劳就应立即停止训练。另外，在肌力增加训练后，反而出现了肌力下降的现象，表明前段的训练强度过大，肌肉出现了过度疲劳，此时应减小运动强度或暂停训练。

四、肌力训练的方法

根据肌肉现存的肌力水平，分别采用以下几种训练方法：被动运动、传递神经冲动训练、辅助主动运动、主动运动、抗阻主动运动和等长运动。

（一）被动运动

被动运动是指患肢完全不能用力，完全靠外力（治疗师、器械或患者健侧肢体）来进行对肌肉的刺激。可应用推、揉、拿、捏等手法进行传递神经冲动的练习，以延缓肌肉萎缩及引起瘫痪肌肉的主动收缩。适用于肌力为0~1级的患者。

（二）传递神经冲动训练

传递神经冲动训练是治疗师引导患者做主观努力，通过意念的方式，尽力去引发瘫痪肌肉的主观收缩。此时大脑皮质运动区发放的神经冲动，通过脊髓前角细胞向周围传递，从而使瘫痪肌肉逐渐恢复功能。这种主观努力可以活跃神经轴突流，增强神经营养作用，促进神经的再生。适用于肌力为0~1级的患者。

（三）辅助主动运动

辅助主动运动是在外力辅助下，通过患者主动收缩肌肉来完成的运动或动作，助力可由治疗师、器械、引力、水的浮力或患者的健侧肢体提供。适用于肌力为1~2级的患者。此时的肌力较弱，尚不能独自主动完成运动，应开始进行助力训练，以逐步增加肌力。在训练时，应随着肌力的恢复不断地改变辅助的方法和辅助量。常用的方法有以下几种：

1. 徒手辅助主动运动　不借用其他治疗器械，治疗师应用手法操作辅助患者进行主动运动。随着患者主动运动能力的改善，治疗师的辅助要逐渐减少。例如：当股四头肌肌力为2级时，让患者侧卧位，训练侧下肢在下方，膝关节屈曲，治疗师面向患者站立，一手托起上方下肢，让患者主动伸展下方下肢的膝关节，同时治疗师的另一只手在下肢小腿后方稍加辅助力量。随着肌力的改善，随时对辅助量进行精细调节，以增强训练效果。此训练方法的缺点是治疗师与患者呈一对一的训练模式，比较费时费力。

2. 悬吊辅助主动运动　利用绳索、挂钩、滑轮等简单装置，将运动肢体悬吊起来，以减轻肢体的自身重量，然后在水平面上进行主动运动。训练时可利用变化的体位和不同位置的滑轮、挂钩等设计出各种各样的训练方法。如训练股四头肌时，患者侧卧，患侧肢体在上，在膝关节垂直方向的上方置一挂钩，另一端在踝关节处固定，用绳索悬吊使小腿悬空，让患者完成膝关节的全范围屈伸运动，动作宜缓慢、充分，避免下肢出现借助惯性做钟摆样动作。训练时治疗师要固定大腿，以防止摇摆、降低训练效果。随着肌力的改善，及时调节挂钩的位置、改变运动面的倾斜度、用手指稍加阻力或用重锤作阻力，以增加训练难度。

3. 滑面上辅助主动运动　在光滑的板面上利用撒滑石粉或固定小滑车等方法，减少肢体与滑板之间的摩擦力，进行滑板上的辅助训练；也可以通过垫毛巾或加大滑板的倾斜度等方法，加大摩擦力在滑板上做滑动训练。此训练是在克服一定的阻力下进行的，训练难度高于徒手和悬吊辅助训练方法。

4. 滑车重锤的主动运动　以上3种运动均是在水平面上进行的，而滑车重锤训练是在垂直面上利用滑车、重锤来减轻肢体的自身重量，此方法主要适用于髋、膝、肩等大关节的肌力训练，不能用于手指、腕、肘和踝等关节的肌力训练。

5. 浮力辅助主动运动　是在水中进行的一种辅助主动运动，利用水对肢体的浮力或漂浮物来减轻肢体重力的影响，进行辅助主动运动。

（四）主动运动

主动运动是在不借助外力，也无外部阻力的情况下，全部由患者主动用力完成的运动。训练时应取正确的体位和姿势，将肢体置于抗重力位，防止代偿运动。适用于肌力达 3 级以上的患者。根据患者的实际情况，调整训练的速度、次数、间歇。

（五）抗阻主动运动

抗阻主动运动是在运动训练时需克服外加的阻力（徒手施加、滑车、重锤、弹簧、重物、摩擦力、流体阻力等）进行的主动运动。适用于肌力已达到 4 级或 5 级，能克服重力和外来阻力完成关节活动范围的患者。

抗阻运动训练根据肌肉收缩类型，可分为等长抗阻训练、等张抗阻训练和等速抗阻训练。

1. 等长抗阻训练　也称为静力性训练，是指肌肉抗阻静态收缩，不引起关节活动，是一种操作简单而有效地肌力增强方法。

（1）基本方法：使肌肉在对抗阻力下进行无关节运动仅维持其固定姿势收缩的训练，这种训练不能使肌肉缩短，但可使其内部张力增加。如髌骨骨折石膏固定后，下肢处于伸直位，可让患者主动收缩股四头肌。

（2）“tens”方法：即每次肌肉收缩 10 秒后，休息 10 秒，重复 10 次为一组训练，每次训练 10 组，可在关节处于不同角度时进行，这种训练方法对肌力恢复更为有效。

（3）多角度等长训练（multi-angle isometric exercise，MIE）：为克服等长收缩的角度特异性，扩大等长训练的作用范围，可在整个关节活动范围内，每隔 20°～30°做一组等长收缩，使关节处于不同角度时肌力都有所增长。可在任意设定关节角度的等速训练器上进行。这种方法可以在训练时避开“疼痛弧”，选择在“疼痛弧”的两侧进行多角度等长训练，通过等长训练的生理溢流作用，促进对“疼痛弧”处的肌力恢复。多角度等长训练可采用“tens”方法，即每隔 20°～30°选择一个角度，每个角度都用力收缩 10 秒，休息 10 秒，重复用力收缩 10 次，共训练 5～10 个角度（根据不同的关节而定）。用力收缩时，开始 2 秒迅速达到所需的力矩值，然后保持该力矩值 6 秒，最后 2 秒逐渐放松。

（4）训练的形式：①徒手等长收缩：受训肢体不承担负荷，而保持肌肉的等长收缩活动；②肌肉固定训练：适用于固定在石膏中的肢体，肌肉收缩时不能引起关节的任何运动；③利用器具：利用墙壁、地板、平行杆、肋木和床等固定不动的器械和物品，保持肢体肌肉的等长收缩训练。

2. 等张抗阻训练　也称为动力性训练，是指肌肉抗阻动态收缩，引起关节活动。此法可改善肢体的血液循环，提高肌肉运动的神经控制，有效地增强肌力，临床上应用较多。

（1）基本方法：举哑铃（图 5-2A）、沙袋等；通过滑轮及绳索提起重物；拉弹簧、弹力带（图 5-2B）等；专门的器械训练；将自身重量作为负荷，进行俯卧撑、下蹲起立等练习。其特点是负荷量不变，但由于运动中肢体杠杆位置的改变，阻力和肌力作用于关节旋转中心的力臂会有改变，而这二者的改变不一致，所以当肌肉收缩处于相对不利的条件下，可使其抗阻能力下降，因而影响训练效果。

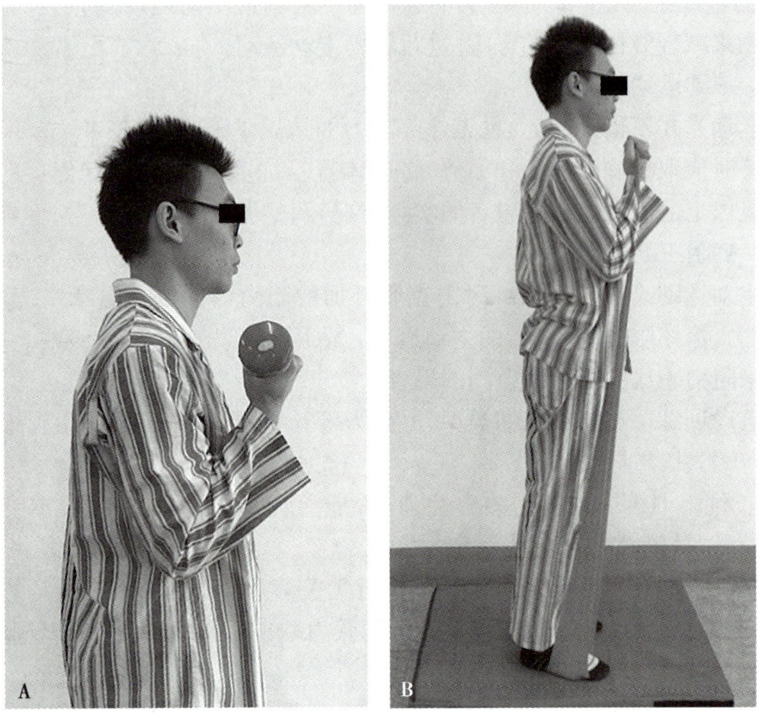

图 5-2　等张抗阻训练

A. 应用哑铃训练肱二头肌肌力；B. 应用弹力带训练肱二头肌

知识链接

弹　力　带

Thera-Band 弹力训练带由天然乳胶制成，价格便宜，携带方便，使用极为灵活，可以有效改善肌力、身体活动能力和灵活性。获得美国物理治疗协会（APTA）认可，并被公认为渐进阻力训练的全新独创系统。

（2）渐进性抗阻训练法：即逐渐增加阻力进行训练。此法采用大负荷、少重复的原则。每次训练 3 组，重复 10 次，各组间休息 1 分钟。第 1、2、3 组训练所用阻力负荷依次为 10RM 的 50%、75%、100%。即第 1 组运动强度为 50%的 10RM，重复 10 次，休息 1 分钟；第 2 组运动强度为 75%的 10RM，重复 10 次，休息 1 分钟；第 3 组运动强度为 10RM，重复 10 次。每周复测 10RM 值，并相应调整负荷量，使肌力增强训练更为有效。

（3）训练的形式：等张抗阻训练可以是离心的、向心的或两者都有，即阻力可在肌肉伸长或缩短时施加。向心性或离心性收缩可用徒手或器械阻力，依患者的肌力和功能需要，大部分等张抗阻训练同时包括有向心或离心训练。在早期训练中，肌力很弱时，最适合采用轻度徒手抗阻的离心性收缩。当肌力改善时，可加用徒手抗阻的向心性收缩训练。当患者持续进步时，可采用机械抗阻的向心性或离心性收缩训练。离心性训练比向心性训练更容易产生迟发型肌肉疼痛，一般认为肌肉伸长抗阻比缩短抗阻更易导致肌纤维和相关组织微创伤。适当的、渐进性的等张抗阻练习能减少或防止迟发的肌肉疼痛。

(4)短暂最大负荷练习：是一种等张和等长训练相结合的肌肉训练方法。即在抗阻力等张收缩后维持最大等长收缩5~10秒，然后放松，重复5次，每次间隔20秒，每次增加负荷0.5kg。等长收缩不能维持5~10秒者，则不加大负荷。

3. 等速抗阻训练　在专门的等速训练器上获得恒定的角速度，即训练中运动速度不变，但遇到的阻力随用力程度而变化，以使运动肢体的肌张力保持最佳状态的肌力训练方法。使用时，预先设定适宜的运动速度，使肢体自始至终都在恒定的速度下运动，肌肉收缩产生的运动力矩由训练器产生同样大小的阻抗力矩加以抗衡，克服了一般等张训练时肢体杠杆位置改变的不足。它可以改善肢体的血液循环和关节软骨营养、增强肌力、预防和治疗肌肉萎缩、维持和改善关节活动度，并能对运动量做出科学的信息反馈，被认为是目前大肌群肌力训练的最佳方式。可根据肌力恢复程度的不同，选择不同的训练模式，对3级以上肌力可选用向心性肌力训练和离心性肌力训练；对3级以下肌力，可先在持续被动活动(CPM)模式下进行助力运动。

课堂讨论

试比较等长、等张、等速抗阻肌力训练的优缺点。

五、肌耐力训练

(一) 肌耐力训练与肌力训练的关系

一般来说，在发展肌耐力的同时必然发展肌力，即耐力是肌力所能维持的时间，而严格地说，增强肌力和耐力在方法上并不相同。为迅速增强肌力，要求在较短时间内对抗较大的负荷，重复次数不需要很多，而增强耐力则需在较小负荷下，在较长时间内多次重复才有效。同时两者又有密切的联系，在增强肌力时，若重复次数过多或持续时间过久，必然导致速度或肌力下降；在增强耐力训练时，若不增加负荷，则不可能较快地产生肌耐力，对肌力的增长也不利。临床上常将增强肌力和耐力结合起来进行训练，从而使肌肉做功更为合理。

(二) 肌耐力训练方法

肌耐力训练与肌力训练有不少共同之处，主要表现在肌肉运动形式上。

1. 等长收缩　取30%~40%的最大等长收缩阻力，做逐渐延长训练持续时间的等长收缩练习，直到肌肉出现疲劳为止，每日1~2次。

2. 等张收缩　取60%的1RM(10RM)或80%的1RM(10RM)以25次为1组进行练习，重复3组，每组间隔2分钟。或用1米长胶带，将一头固定于其他固定物上，按需要进行针对某一肌群的耐力训练，尽量反复牵拉直到疲劳，休息2~3分钟，重复3~4组，每日1次。

3. 等速收缩　训练时将等速训练器的阻力调至较低负荷，然后做快速重复运动，对增强肌耐力效果较明显。如在阻力调至低负荷时，速度调至30次/分，每组尽量重复运动，直至力矩为开始读数时的0%为止。每次训练3组，每组间隔2分钟，每日1次。

（三）全身耐力训练

全身耐力训练即有氧运动训练，其运动时间一般为20~30分钟，运动强度不宜过大。常采用大肌群运动，如步行、慢跑、骑自行车、爬楼梯、划船、登山、打太极拳、练五禽戏和八段锦等。每天训练或隔天训练为宜。全身耐力训练可以增强心肺功能，防治心血管系统和代谢系统疾病。

六、临床应用

（一）适应证

1. 失用性肌肉萎缩　由于制动、运动减少或其他原因引起的肌肉失用性改变，导致肌肉功能障碍。

2. 肌源性肌肉萎缩　肌肉病变引起的肌肉萎缩。

3. 神经源性肌肉萎缩　由中枢或周围神经损伤后引起所支配肌肉的瘫痪或肌力下降。

4. 关节源性肌肉萎缩　由疼痛反射性抑制脊髓前角运动细胞引起的肌肉萎缩。

5. 肌力不平衡引起的骨关节畸形、脊柱稳定性差　局部肌肉力量不平衡引起的脊柱侧弯、平足、脊柱稳定性差等。

6. 其他　如内脏下垂、尿失禁等。

7. 正常人群　健康人或运动员的肌力训练。

（二）禁忌证

1. 全身情况较差、病情不稳定、有严重的感染和发热、严重的心肺功能不全、局部有活动性出血。

2. 当肌肉或关节炎症或水肿时，不宜抗阻训练，否则会加重水肿。

3. 皮肌炎、肌炎发作期、严重肌病患者不宜进行高强度或抗阻训练。

4. 各种原因所致的关节不稳、骨折未愈合又未做内固定不宜进行肌肉长度有改变的训练。

5. 患者在抗阻训练时有严重关节或肌肉疼痛，或训练后24小时仍有疼痛，应取消或减少阻力，要仔细评估疼痛的原因。

（三）注意事项

1. 正确掌握运动量与运动训练节奏　每次肌肉训练应引起一定的肌肉疲劳，按照超负荷原则，实现超量恢复，但要密切观察，避免过度疲劳的出现。训练量以训练后第二天不感到疲劳和疼痛为宜。根据患者全身状况（素质、体力）、局部状况（关节活动、肌力强弱）选择训练方法，每天训练1~2次，每次20~30分钟，可以分组练习，中间休息1~2分钟。

2. 应在无痛或轻度疼痛的范围内进行训练　如果最初训练引起肌肉的轻微酸痛，则属正常反应，一般次日可自行恢复。如肌力训练引起患者训练肌肉的明显疼痛，则应减少运动量或暂停。疼痛不仅增加患者不适，而且也难达到预期的训练效果。待查明原因，进行临床治疗后再进行训练。

3. 各种训练方法相结合　灵活运用各种不同训练方法进行训练，以提高训练效果。做好详细的训练记录。

4. 抗阻训练时阻力应从小到大　在活动范围的起始和终末施加最小的阻力,中间最大;要有足够的阻力,但不要大到阻止患者完成活动。

5. 充分调动患者的积极性　肌力训练的过程是患者主观努力的过程。训练前应使患者了解训练的作用和意义,消除其可能存在的疑虑,训练中给予语言鼓励并显示训练效果,以提高患者信心和长期坚持训练的积极性。

6. 注意心血管反应　抗阻训练会引起血压升高。抗阻训练时必须避免屏气,让患者保持节律呼吸,完成动作时协助患者呼气,训练时要求患者数数、说话。

7. 避免代偿运动　如果训练时阻力太大,则发生代偿运动。当肌肉由于疲劳、瘫痪、疼痛而衰弱时,患者会用任何可能的方式试图做出所要求的动作,例如:当三角肌肌力减弱时或肩外展疼痛时,患者会提高肩胛(耸肩)并屈曲躯干到对侧,此时似乎患者在外展肩,而实际上没有。为了避免训练中代偿动作,在徒手或器械抗阻中,须采取适量的阻力和正确的固定方法。

第二节　增强上肢肌群肌力的训练技术

一、肩部肌群

肩关节是人体活动范围最大、最灵活的关节,肩关节肌群可分为肩前屈、后伸、外展、内收、内旋和外旋等肌群,包括三角肌、冈上肌、冈下肌、小圆肌、大圆肌和肩胛下肌等。

(一)肩前屈肌群肌力训练

1. 主动肌　包括三角肌前部纤维、喙肱肌、肱二头肌、胸大肌。

2. 正常活动范围　0°~180°。

3. 训练方法　肌力训练方法与形式多种多样,主要根据肌力水平而定,在此主要介绍徒手辅助主动训练和抗徒手阻力等张训练方法。

(1)肌力1~3级

患者体位:健侧卧位,患侧上肢置于体侧,伸肘。

治疗师体位:立于患者身旁,一手托住患者的肘关节,一手托住患者的前臂。

方法:患者集中注意力,做全关节范围的屈肩动作,然后复位,重复进行。在训练过程中,治疗师根据患者的肌力情况给予适当辅助:1级肌力时,给予助力帮助前屈肩关节(图5-3A);2~3级肌力时,只帮助托起患侧上肢,不给予前屈肩关节的助力。

(2)肌力4~5级

患者体位:仰卧位,患侧肢体置于体侧,伸肘。

治疗师体位:立于患侧,一手固定肩胛骨,一手置于肱骨远端,向下施加阻力。

等张抗阻力方法:患者以肩部力量向正前方抗阻力屈曲肩关节至90°,然后复位,重复进行(图5-3B)。

上述方法亦可以在患者坐位下进行,治疗师立于患者患侧肩部外侧,一手固定肩胛骨,一手置于肱骨远端向下施加阻力,患者抗阻力完成肩关节前屈。

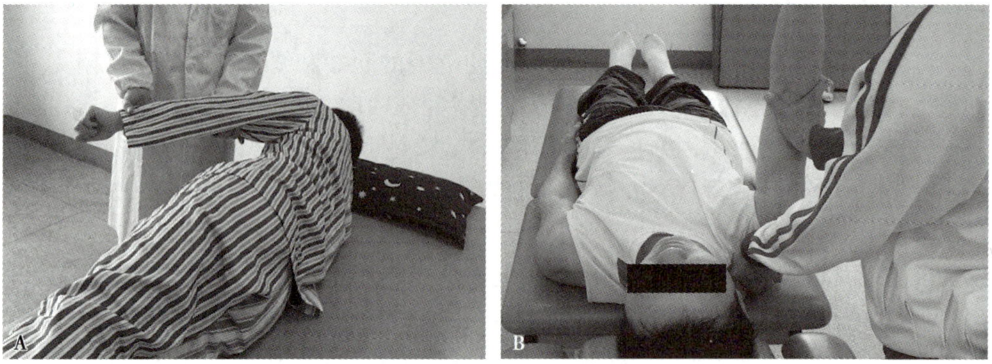

图 5-3　肩前屈肌群肌力训练

A. 肩关节前屈肌群辅助主动运动训练；B. 肩关节前屈肌群等张抗阻训练

（二）肩后伸肌群肌力训练

1. 主动肌　包括三角肌后部纤维、背阔肌、大圆肌。

2. 正常活动范围　0°～60°。

3. 训练方法

（1）肌力 1～3 级

患者体位：健侧卧位，患侧上肢置于体侧。

治疗师体位：立于患者身旁，一手托住患者肘关节，一手托住患者前臂。

方法：患者集中注意力，做全关节范围的肩关节后伸动作，然后复位，重复进行。1 级肌力时，治疗师给予助力帮助后伸肩关节（图 5-4A）；2～3 级肌力时，只帮助托起患侧上肢，不给予后伸肩关节的助力。

（2）肌力 4～5 级

患者体位：俯卧位，患侧肢体置于体侧，伸肘。

治疗师体位：立于患侧，一手固定肩胛骨，一手置于肱骨远端，向下施加阻力。

等张抗阻力方法：患者抗阻力全范围后伸肩关节，然后复位，重复进行（图 5-4B）。

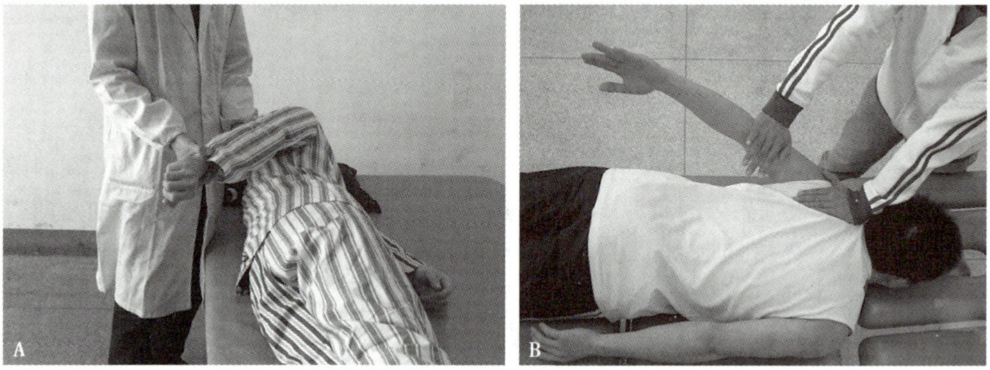

图 5-4　肩后伸肌群肌力训练

A. 肩关节后伸肌群辅助主动运动训练；B. 肩关节后伸肌群等张抗阻训练

（三）肩外展肌群肌力训练

1. 主动肌　包括三角肌中部纤维、冈上肌。

2. 正常活动范围　0°~180°。

3. 训练方法

(1)肌力 1~3 级

患者体位:仰卧位,训练侧上肢前臂中立位置于身旁。

治疗师体位:立于患侧,一手托住患者的肘关节,一手托住患者的前臂。

方法:患者集中注意力,做肩全关节范围的外展动作,然后复位,重复进行。1 级肌力时,治疗师给予助力帮助外展肩关节(图 5-5A);2~3 级肌力时,只帮助托起患侧上肢,不给予外展肩关节的助力。

(2)肌力 4~5 级

患者体位:仰卧位,患侧肢体置于体侧,屈曲肘关节呈 90°,前臂中立位。

治疗师体位:立于患侧,一手握住患者前臂远端以保持稳定,一手置于肱骨远端外侧并向内侧施加阻力。

等张抗阻力方法:患者抗阻力全范围外展上肢,然后复位,重复进行(图 5-5B)。

上述方法亦可以在患者坐位下进行,治疗师立于患者身后,一手固定肩胛骨,一手握住肱骨远端外侧并向内侧施加阻力,患者抗阻力完成肩关节外展至 90°。

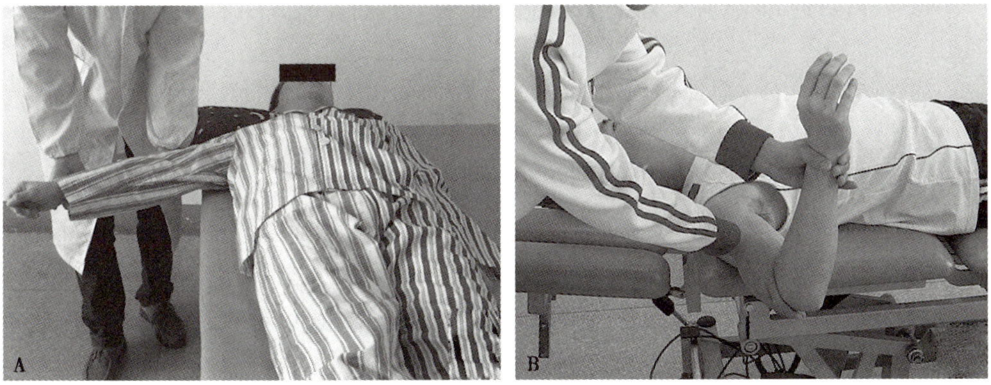

图 5-5　肩外展肌群肌力训练

A. 肩关节外展肌群辅助主动运动训练;B. 肩关节外展肌群等张抗阻训练

(四) 肩内收肌群肌力训练

1. 主动肌　包括胸大肌、背阔肌、大圆肌、小圆肌、冈下肌。

2. 正常活动范围　0°~75°。

3. 训练方法

(1)肌力 1~3 级

患者体位:仰卧位,健侧上肢自然下垂,置于体侧。

治疗师体位:立于患侧,一手托住患者肘关节,一手托住患者前臂,使患侧上肢外展 90°,前臂中立位。

方法:患者集中注意力,做全关节范围的肩关节内收动作,然后复位,重复进行。1 级肌力时,治疗师给予助力帮助内收肩关节;2~3 级肌力时,只帮助托起患侧上肢,不给予内收肩关节的助力。

(2)肌力 4~5 级

患者体位:仰卧位,上肢外展 90°,屈曲肘关节呈 90°前臂中立位。

治疗师体位：立于患侧，一手固定肩胛骨，一手置于肱骨远端内侧并向外侧施加阻力。

等张抗阻力方法：患者抗阻力全范围内收上肢，然后复位，重复进行。

（五）肩内旋肌群肌力训练

1. 主动肌　包括肩胛下肌、胸大肌、背阔肌、大圆肌。

2. 正常活动范围　0°~90°。

3. 训练方法

(1)肌力1~3级

患者体位：仰卧位，肩关节外展90°，屈肘90°，上臂置于治疗床上，前臂旋前垂直向上。

治疗师体位：立于患侧，一手握住患者肘关节，一手握住患者前臂使其旋前向上。

方法：患者集中注意力，做全关节范围的肩内旋动作，然后复位，重复进行。1级肌力时，治疗师给予助力于前臂远端帮助内旋肩关节；2~3级肌力时，只帮助固定患侧上肢，不给予内旋肩关节的助力。

(2)肌力4~5级

患者体位：仰卧位，肩关节外展90°，屈肘90°，上臂置于治疗床上，前臂旋前垂直向上。

治疗师体位：立于患侧，一手固定肘关节处，一手握住前臂尺侧远端并施加阻力。

等张抗阻力方法：患者抗阻力全范围内旋肩关节，然后复位，重复进行。

上述方法亦可以在患者俯卧位下进行(图5-6)。

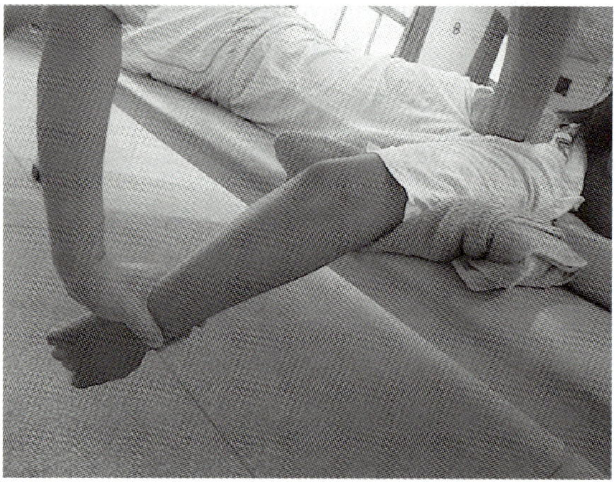

图5-6　肩关节内旋肌群等张抗阻训练

（六）肩外旋肌群肌力训练

1. 主动肌　包括冈下肌、小圆肌、三角肌后部纤维。

2. 正常活动范围　0°~90°。

3. 训练方法

(1)肌力1~3级

患者体位：仰卧位，肩关节外展90°，屈肘90°，上臂置于治疗床上，前臂垂直向上。

治疗师体位：立于患侧，一手握住患者的肘关节，一手握住患者前臂。

方法：患者集中注意力，做全关节范围的肩外旋动作，然后复位，重复进行。1 级肌力时，治疗师给予助力于前臂远端帮助外旋肩关节；2～3 级肌力时，只帮助固定患侧上肢，不给予外旋肩关节的助力。

（2）肌力 4～5 级

患者体位：同上。

治疗师体位：立于患侧，一手固定肘关节处，一手握住前臂远端背侧，并向足的方向施加阻力。

等张抗阻力方法：患者抗阻力全范围外旋肩关节，然后复位，重复进行。

上述方法亦可以在患者俯卧位下进行（图 5-7）。

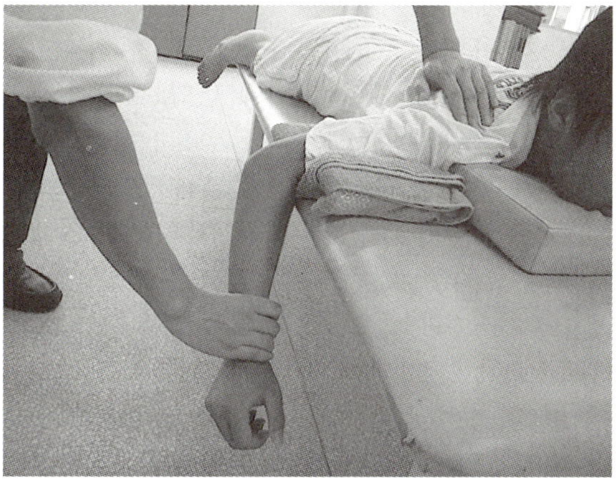

图 5-7　肩关节外旋肌群等张抗阻训练

二、肘部及前臂肌群

肘关节可以围绕额状轴进行屈伸运动，前臂联合关节可以进行旋前和旋后运动。肘部和前臂肌群可分为伸肘、屈肘肌群和前臂旋前、旋后肌群，包括肱二头肌、肱肌、肱三头肌、旋前圆肌、旋前方肌、旋后肌等。

（一）屈肘肌群肌力训练

1. 主动肌　包括肱二头肌、肱肌、肱桡肌。

2. 正常活动范围　0°～150°。

3. 训练方法

（1）肌力 1～3 级

患者体位：坐位，肩关节稍外展，肘关节被动伸直位。

治疗师体位：立于患侧，一手托住患者的上臂远端，一手托住患者的前臂远端。

方法：患者集中注意力，做全关节范围的屈肘动作，然后复位，重复进行。1 级肌力时，治疗师给予助力帮助屈曲肘关节；2～3 级肌力时，只帮助固定患侧上肢，不给予屈曲肘关节的助力。

（2）肌力 4～5 级

患者体位：仰卧位，患侧肢体置于体侧，稍屈肘，前臂旋后。

治疗师体位：立于患侧，一手置于肩部固定肱骨，一手握住前臂远端并向足的方向施加阻力。

等张抗阻力方法：患者抗阻力全范围屈肘，然后复位，重复进行。

上述方法亦可在患者坐位下进行，患者坐于桌旁，患侧上肢置于桌上，前臂旋后。治疗师面向患者而坐，一手固定上臂，一手握住前臂远端并向下施加阻力，患者抗阻力全范围屈肘（图 5-8）。

（二）伸肘肌群肌力训练

1. 主动肌　包括肱三头肌、肘肌。

2. 正常活动范围　0°～150°。

3. 训练方法

（1）肌力 1～3 级

患者体位：坐位，肩关节外展 90°，肘关节被动屈曲位。

治疗师体位：立于患侧，一手托住患者的上臂远端，一手握住患者的前臂，使肘关节屈曲 90°。

方法：患者集中注意力，做全关节范围的肘关节伸展动作，然后复位，重复进行。1 级肌力时，治疗师给予助力于前臂远端帮助伸展肘关节；2～3 级肌力时，只帮助固定患侧上肢，不给予伸展肘关节的助力。

（2）肌力 4～5 级

患者体位：仰卧位，上肢外展 90°，肘关节屈曲，肘关节下方垫一毛巾卷。

治疗师体位：立于患侧，一手固定肱骨，一手握住前臂远端并向上施加阻力。

等张抗阻力方法：患者抗阻力全范围伸肘，然后复位，重复进行（图 5-9）。

伸肘的抗阻力训练亦可以在患者俯卧位时进行，患者肩外展，上臂平放于床面，屈曲肘关节，前臂在床沿外下垂。治疗师面向患者站立，一手固定患者上臂，一手握住前臂远端向下施加阻力。患者抗阻力全范围伸展肘关节。

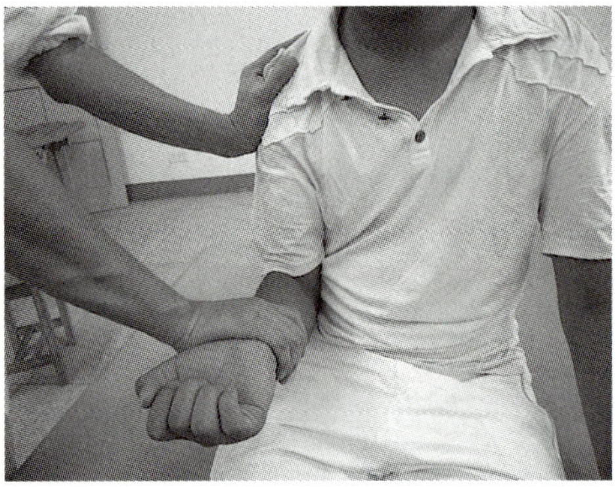

图 5-8　坐位肘关节屈曲肌群等张抗阻训练

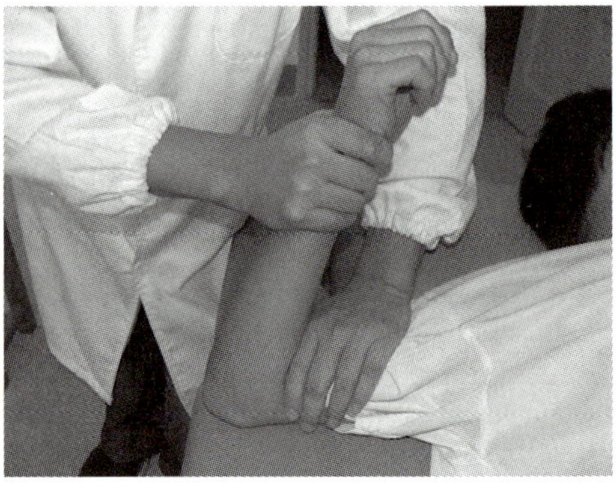

图 5-9　肘关节伸展肌群等张抗阻训练

（三）前臂旋前/旋后肌群肌力训练

1. 主动肌　旋前肌群包括旋前圆肌、旋前方肌；旋后肌群包括肱二头肌、肱桡肌、旋后肌。

2. 正常活动范围　前臂旋前 0°～90°；前臂旋后 0°～90°。

3. 训练方法

（1）肌力 1～3 级

患者体位：坐位，上臂置于体侧，肘关节屈曲 90°，前臂中立位。

治疗师体位：立于患侧，一手固定上臂远端，一手握住前臂远端。

方法：患者集中注意力，做全关节范围的前臂旋前/旋后动作，然后复位，重复进行。1 级肌力时，治疗师给予助力于前臂远端帮助前臂旋前/旋后；2~3 级肌力时，只帮助固定患侧上肢，不给予前臂旋前/旋后的助力。

(2)肌力 4~5 级

患者体位：坐位，上臂置于体侧，屈肘 90°，前臂中立位。

治疗师体位：立于患侧，一手固定患者上臂远端，一手在腕部施加阻力。增强前臂旋前肌群肌力时，在腕部掌面桡侧和背面尺侧施加阻力；增强前臂旋后肌群肌力时，在腕部掌面尺侧和背面桡侧施加阻力。

等张抗阻力方法：患者前臂抗阻力全范围旋前(图 5-10)/旋后(图 5-11)。

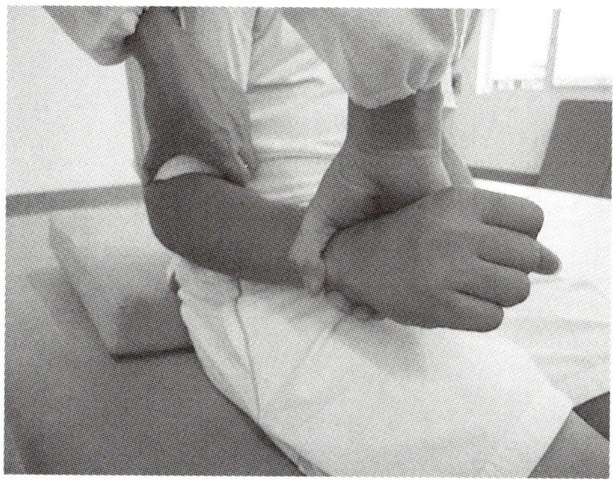

图 5-10　坐位前臂旋前肌群等张抗阻训练

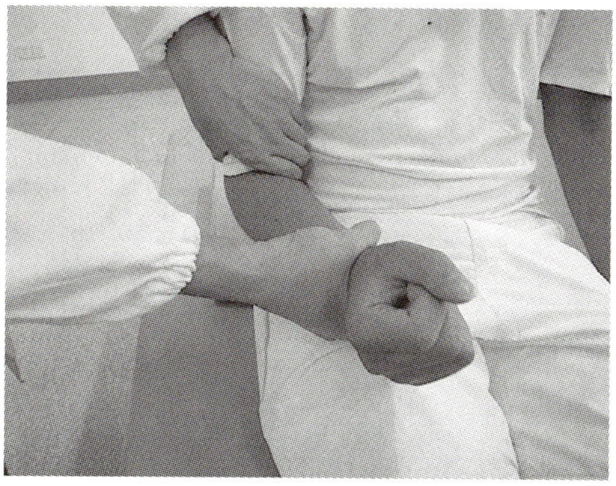

图 5-11　坐位前臂旋后肌群等张抗阻训练

三、腕及手部肌群

腕关节可以进行屈曲、伸展、尺偏、桡偏四种运动。手部关节是人体最小的关节，可以进行掌指关节(MP)屈曲、伸展，近端指间关节(PIP)和远端指间关节(DIP)屈曲、伸展，对掌等运动。腕部肌群有屈腕肌群和伸腕肌群，屈腕肌群包括桡侧腕屈肌、掌长肌和尺侧腕屈肌，伸腕肌群包括桡侧腕长伸肌、桡侧腕短伸肌、指伸肌、小指伸肌、尺侧腕伸肌。尺偏肌群包括尺侧腕屈肌和尺侧腕伸肌，桡偏肌群包括桡侧腕屈肌、桡侧腕长伸肌和桡侧腕短伸肌。手部肌群为：手指 MP 屈曲肌群(蚓状肌、骨间背侧肌、骨间掌侧肌)、手指 MP 伸展肌群(指总伸肌、示指固有伸肌、小指伸肌)、手指 PIP 和 DIP 屈曲肌群(指浅屈肌、指深屈肌)、手指 PIP 和 DIP 伸展肌群(指总伸肌、示指固有伸肌、小指伸肌)、拇指对掌肌群(拇对掌肌、小指对掌肌)。

(一) 屈腕肌群肌力训练

1. 主动肌　包括桡侧腕屈肌、掌长肌、尺侧腕屈肌。

2. 正常活动范围　0°~90°。

3. 训练方法

(1)肌力 1~3 级

患者体位：坐位，肘关节及前臂置于桌面上，前臂中立位，手指放松伸直。

治疗师体位：立于患侧，一手固定腕关节近心端，一手握住手掌。

方法：患者集中注意力，做全关节范围的屈曲腕关节动作，然后复位，重复进行。1级肌力时，治疗师给予助力于手帮助屈曲腕关节；2～3级肌力时，只帮助固定，不给予屈曲腕关节的助力。

(2)肌力4～5级

患者体位：坐于桌旁，前臂旋后置于桌上。

治疗师体位：立于患侧，一手固定前臂远端，一手握住手掌并向下施加阻力。重点训练桡侧腕屈肌时，阻力加于大鱼际；重点训练尺侧腕屈肌时，阻力加于小鱼际。

等张抗阻力方法：患者抗阻力全范围屈腕，然后复位，重复进行(图5-12)。

(二) 伸腕肌群肌力训练

1. 主动肌　包括桡侧腕长伸肌、桡侧腕短伸肌、尺侧腕伸肌。

2. 正常活动范围　0°～70°。

3. 训练方法

(1)肌力1～3级

患者体位：坐于桌旁，前臂旋前置于桌上，手指放松伸直。

治疗师体位：立于患侧，一手固定前臂远端，一手握住手掌。

方法：患者集中注意力，做全关节范围的伸展腕关节动作，然后复位，重复进行。1级肌力时，治疗师给予助力于手帮助伸展腕关节；2～3级肌力时，只帮助固定，不给予伸展腕关节的助力。

(2)肌力4～5级

患者体位：同上。

治疗师体位：立于患侧，一手固定前臂远端，一手握住手背并向桌面方向施加阻力。重点训练桡侧腕伸肌肌群肌力时，阻力加于手背桡侧面；重点训练尺侧腕伸肌肌群肌力时，阻力加于手背尺侧。

等张抗阻力方法：患者抗阻力全范围伸腕，然后复位，重复进行(图5-13)。

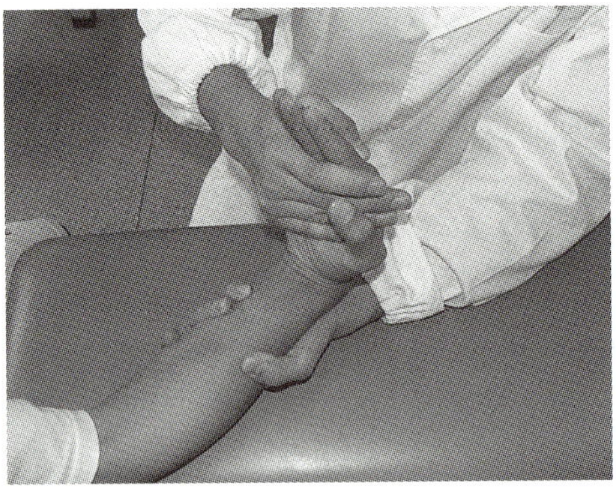

图5-12　屈腕肌群等张抗阻训练

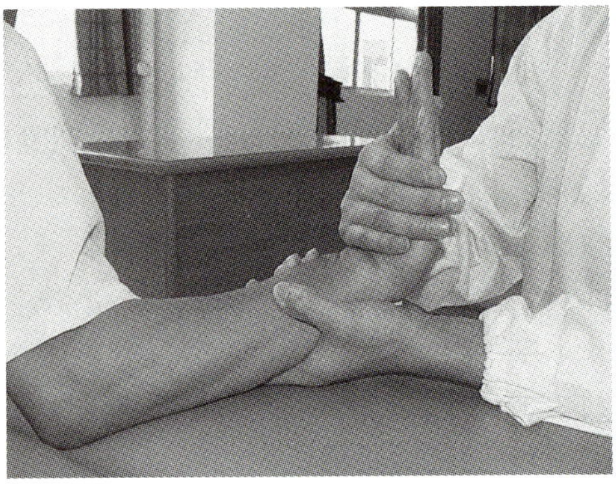

图5-13　伸腕肌群等张抗阻训练

(三) 腕桡偏／尺偏肌群肌力训练

1. 主动肌　桡偏肌群包括桡侧腕屈肌、桡侧腕长伸肌和桡侧腕短伸肌；尺偏肌群包括尺侧腕屈肌和尺侧腕伸肌。

2. 正常活动范围　桡偏0°～25°；尺偏0°～55°。

3. 训练方法

(1)肌力 1~3 级

患者体位:坐于桌旁,前臂旋前置于桌上。

治疗师体位:立于患侧,一手固定前臂远端,一手握住手背。

方法:患者集中注意力,做全关节范围的桡偏/尺偏动作,然后复位,重复进行。1 级肌力时,治疗师给予助力于手背帮助腕关节桡偏/尺偏;2~3 级肌力时,只帮助固定,不给予腕关节桡偏/尺偏的助力。

(2)肌力 4~5 级

患者体位:同上。

治疗师体位:立于患侧,一手固定患者前臂远端,增强桡偏肌群肌力时,另一手置于第 1 掌骨桡侧并向尺侧施加阻力;增强尺偏肌群肌力时,另一手置于第 5 掌骨尺侧并向桡侧施加阻力。

等张抗阻力方法:患者腕关节抗阻力全范围桡偏/尺偏,然后复位,重复进行(图 5-14、图 5-15)。

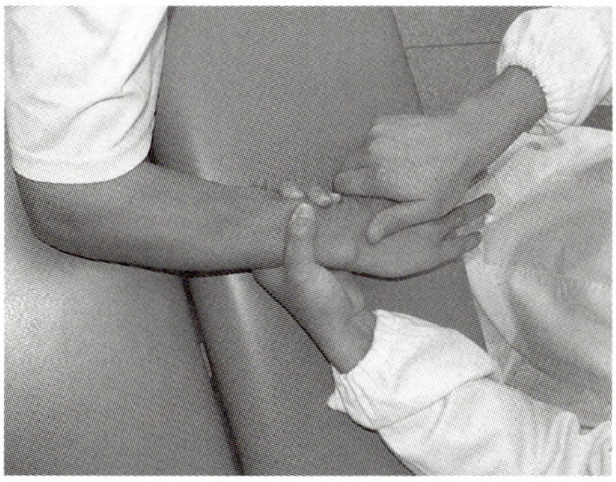

图 5-14　桡偏肌群等张抗阻训练

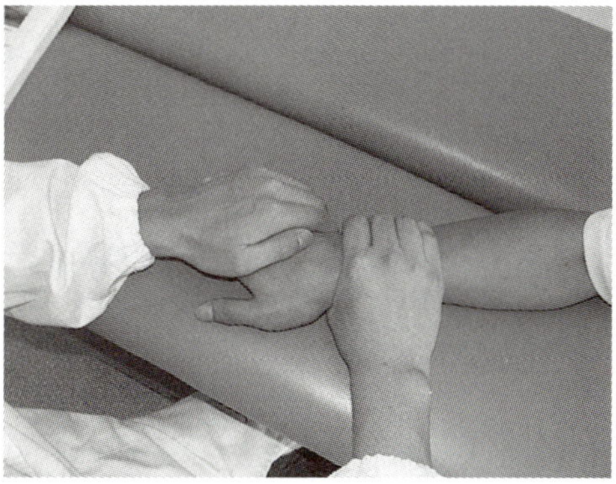

图 5-15　尺偏肌群等张抗阻训练

(四)屈掌指肌群肌力训练

1. 主动肌　包括蚓状肌、骨间背侧肌、骨间掌侧肌。

2. 正常活动范围　0°~90°。

3. 训练方法

(1)肌力 1~3 级

患者体位:坐于桌旁,前臂旋后置于桌上。

治疗师体位:立于患侧,一手固定掌骨,一手握住近节指骨。

方法:患者集中注意力,努力全范围屈曲掌指关节,然后复位,重复进行。1 级肌力时,治疗师给予助力帮助屈曲掌指关节;2~3 级肌力时,只帮助固定,不给予屈曲掌指关节的助力。

(2)肌力 4~5 级

患者体位:同上。

治疗师体位:立于患侧,一手固定掌骨,一手置于近节指骨掌面并向下施加阻力。

等张抗阻力方法:患者保持指间关节伸直,抗阻力全范围屈曲掌指关节,然后复位,重复进行(图 5-16)。

（五）屈指肌群肌力训练

1. 主动肌 包括指浅屈肌、指深屈肌。

2. 正常活动范围 PIP:0°~100°;DIP:0°~90°。

3. 训练方法

(1)肌力1~3级

患者体位:坐于桌旁,前臂旋后,腕关节呈中立位。

治疗师体位:立于患侧,一手固定近节指骨,一手握住远节指骨。

方法:患者集中注意力,做全范围屈曲指间关节,然后复位,重复进行。1级肌力时,治疗师给予助力于远节指骨帮助屈曲指间关节;2~3级肌力时,只帮助固定,不给予屈曲指间关节的助力。

(2)肌力4~5级

患者体位:同上。

治疗师体位:立于患侧,一手固定近节指骨,一手握住指间关节的远端并向下施加阻力。

等张抗阻力方法:患者抗阻力全范围屈曲指间关节,然后复位,重复进行(图5-17)。

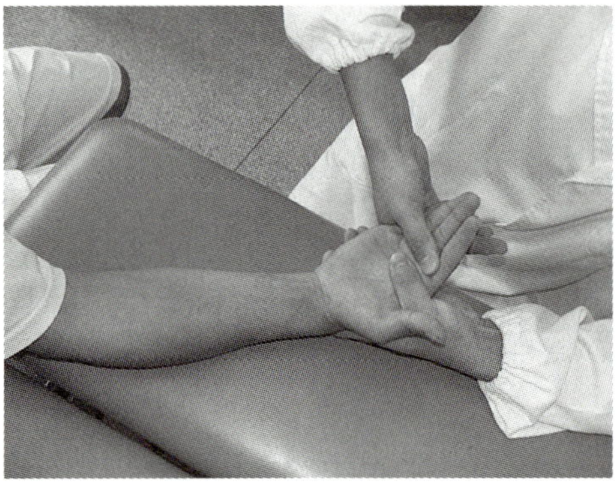

图5-16 屈掌指肌群等张抗阻训练

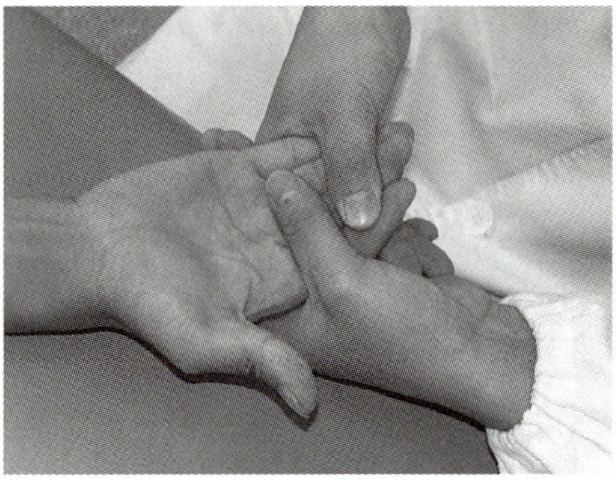

图5-17 屈指肌群等张抗阻训练

（六）对掌肌群肌力训练

1. 主动肌 包括拇对掌肌、小指对掌肌。

2. 正常活动范围 拇指末端指腹与小指末端指腹距离为0。

3. 训练方法

(1)肌力1~3级

患者体位:坐于桌旁,前臂旋后置于桌上。

治疗师体位:立于患侧,一手固定患者腕关节,另一手拇指和示指握住拇指或小指掌骨。

方法:患者集中注意力,努力全范围对掌,然后复位,重复进行。1级肌力时,治疗师给予助力于掌骨帮助拇指或小指对掌;2~3级肌力时,只帮助固定,不给予拇指或小指对掌的助力。

(2)肌力4~5级

患者体位:同上。

治疗师体位:立于患侧,双手分别握住拇指和小指的掌侧并向外侧施加阻力。

等张抗阻力方法:患者抗阻力对掌,然后复位,重复进行(图5-18)。

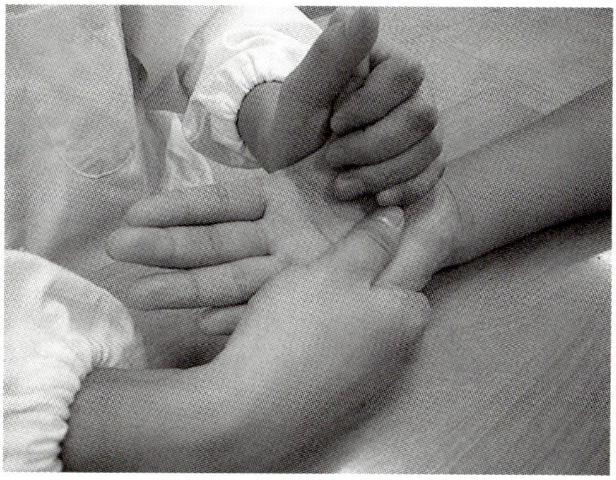

图 5-18　对掌肌群等张抗阻训练

第三节　增强下肢肌群肌力的训练技术

一、髋部肌群

髋关节是三轴关节，能进行屈曲、伸展，内收、外展，内旋、外旋等围绕三个轴的运动。其屈曲肌群包括髂腰肌、股直肌、缝匠肌、阔筋膜张肌；伸展肌群包括臀大肌、腘绳肌（股二头肌、半腱肌、半膜肌）；内收肌群包括大收肌、长收肌、短收肌、股薄肌、耻骨肌；外展肌群包括臀中肌、臀小肌、阔筋膜张肌；内旋肌群包括臀中肌前部、臀小肌前部、阔筋膜张肌；外旋肌群包括髂腰肌、臀大肌、臀中肌后部、臀小肌后部、梨状肌、闭孔内肌、闭孔外肌、股方肌、上下孖肌。

（一）屈髋肌群肌力训练

1. 主动肌　包括髂腰肌、股直肌、缝匠肌、阔筋膜张肌。

2. 正常活动范围　0°～125°。

3. 训练方法

（1）肌力 1～3 级

患者体位：健侧卧位，伸髋，屈膝 90°。

治疗师体位：立于患侧，一手托住患肢踝部，一手托住大腿远端及膝关节。

方法：患者集中注意力，努力做全范围的屈髋动作，然后复位，重复进行。1 级肌力时，治疗师给予助力帮助屈曲髋关节（图 5-19A）；2～3 级肌力时，只帮助托起患侧下肢，不给予屈曲髋关节的助力。

（2）肌力 4～5 级

患者体位：仰卧位，患侧下肢屈髋屈膝。

治疗师体位：立于患侧，一手握住患侧下肢踝部，一手置于大腿远端并向足的方向施加阻力。

等张抗阻力方法：患者抗阻力全范围屈髋，然后复位，重复进行。

上述方法亦可在患者坐位下进行，治疗师立于患侧，一手置于髂前上棘处固定骨盆，一手置于股骨远端向下施加阻力，患者抗阻力完成全范围屈髋（图 5-19B）。

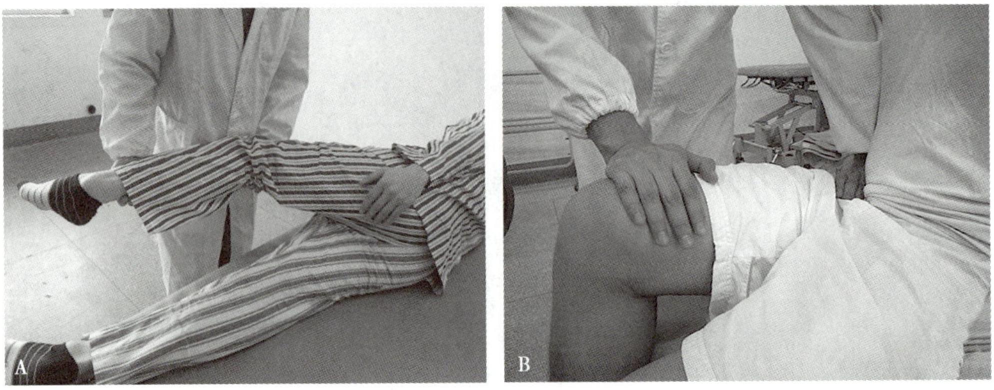

图 5-19 屈髋肌群肌力训练

A. 屈髋肌群辅助主动运动训练；B. 屈髋肌群等张抗阻训练

（二）髋后伸肌群肌力训练

1. 主动肌 包括臀大肌、股二头肌、半腱肌、半膜肌。

2. 正常活动范围 0°~15°。

3. 训练方法

（1）肌力 1~3 级

患者体位：健侧卧位，屈髋 90°，屈膝 90°。

治疗师体位：立于患者身后，一手托住患肢踝部，一手托住大腿远端及膝关节。

方法：患者集中注意力，努力做全范围的伸髋动作，然后复位，重复进行。1 级肌力时，治疗师给予助力帮助后伸髋关节（图 5-20A）；2~3 级肌力时，只帮助托起患侧下肢，不给予后伸髋关节的助力。

（2）肌力 4~5 级

患者体位：俯卧位，下肢伸直。

治疗师体位：面向患者立于患侧，一手置于臀部固定骨盆，一手置于股骨远端后方，向下施加阻力。

等张抗阻力方法：患者抗阻力全范围后伸髋关节，然后复位，重复进行（图 5-20B）。

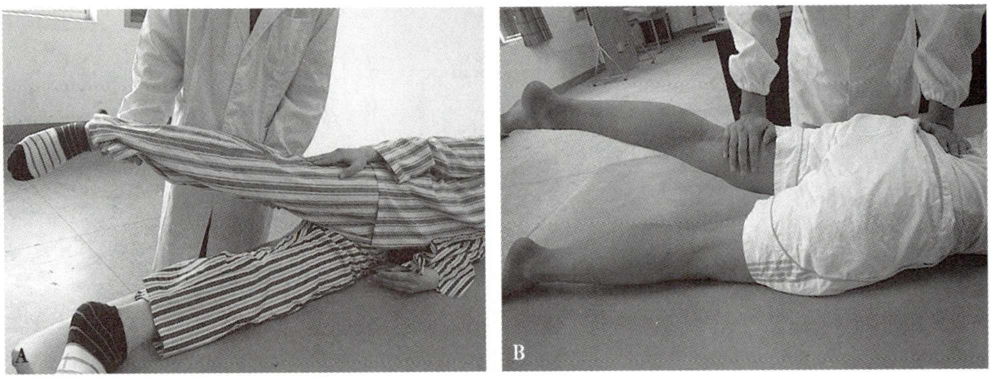

图 5-20 髋后伸肌群肌力训练

A. 伸髋肌群辅助主动运动训练；B. 伸髋肌群等张抗阻训练

（三）髋外展肌群肌力训练

1. 主动肌　包括臀中肌、臀小肌、阔筋膜张肌。

2. 正常活动范围　0°~45°。

3. 训练方法

（1）肌力 1~3 级

患者体位：仰卧位，下肢伸直、中立位。

治疗师体位：立于患侧，一手置于股骨远端后方，一手托住踝部，托起下肢。

方法：患者集中注意力，做髋关节全范围的外展动作，然后复位，重复进行。1 级肌力时，治疗师给予助力帮助外展髋关节；2~3 级肌力时，只帮助托起患侧下肢，不给予外展髋关节的助力。

（2）肌力 4~5 级

患者体位：同上。

治疗师体位：立于患侧，一手置于髂前上棘固定骨盆，一手置于股骨远端外侧并向内侧施加阻力。

等张抗阻力方法：患者抗阻力全范围外展髋关节，然后复位，重复进行。

上述方法亦可以在患者健侧卧位下进行，治疗师立于患者身后，一手置于髂骨上缘固定骨盆，一手置于股骨远端外侧并向下施加阻力，患者抗阻力全范围外展髋关节（图 5-21）。

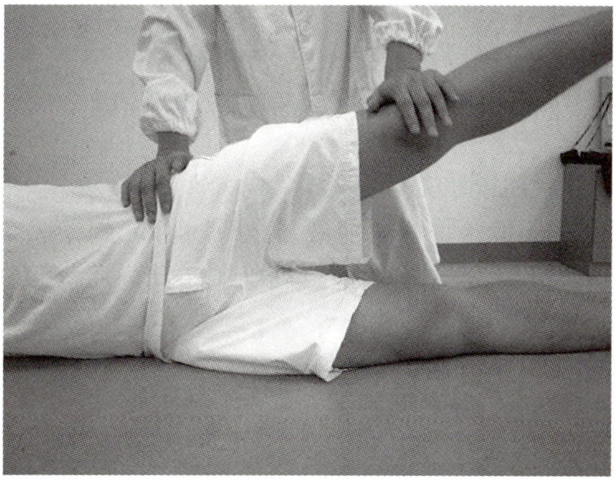

图 5-21　髋外展肌群等张抗阻训练

（四）髋内收肌群肌力训练

1. 主动肌　包括大收肌、长收肌、短收肌、股薄肌、耻骨肌。

2. 正常活动范围　0°~45°。

3. 训练方法

（1）肌力 1~3 级

患者体位：仰卧位，健侧下肢外展 25°，患侧下肢外展 30°。

治疗师体位：立于患侧，一手置于患肢膝关节处，一手托住踝部，托起下肢。

方法：患者集中注意力，做全关节范围的髋关节内收动作，然后复位，重复进行。1 级肌力时，治疗师给予助力帮助内收髋关节；2~3 级肌力时，只帮助托起患侧下肢，不给予内收髋关节的助力。

(2)肌力 4~5 级

患者体位:同上。

治疗师体位:立于患侧,一手置于髂前上棘固定骨盆,一手置于股骨远端内侧并向外侧施加阻力。若膝关节无疼痛,亦可在内踝处向外施加阻力。

等张抗阻力方法:患者抗阻力全范围内收髋关节,然后复位,重复进行。

抗阻力训练亦可在患者患侧卧位下进行,治疗师立于患者身后,一手置于健侧下肢膝关节处托起健肢,一手置于患侧下肢股骨远端内侧并向下施加阻力,患者抗阻力全范围内收髋关节(图 5-22)。

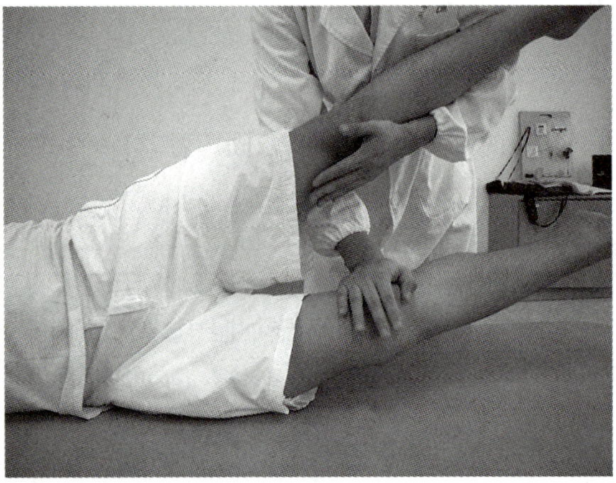

图 5-22　髋内收肌群等张抗阻训练

(五) 髋内旋/外旋肌群肌力训练

1. 主动肌　内旋肌群包括臀中肌前部、臀小肌前部、阔筋膜张肌;外旋肌群包括髂腰肌、臀大肌、臀中肌后部、臀小肌后部、梨状肌、闭孔内肌、闭孔外肌、股方肌、上下孖肌。

2. 正常活动范围　内旋与外旋均为 0°~45°。

3. 训练方法

(1)肌力 1~3 级

患者体位:仰卧位,患肢膝关节伸直位,髋关节外旋/内旋。

治疗师体位:立于患侧,内旋时,一手置于膝关节外侧,一手握住踝部;外旋时,一手置于膝关节内侧,一手握住踝部。

方法:患者集中注意力,努力做全范围的髋关节内旋/外旋动作,然后复位,重复进行。1 级肌力时,治疗师给予助力帮助内旋/外旋髋关节;2~3 级肌力时,只帮助托起患侧下肢,不给予内旋/外旋髋关节的助力。

(2)肌力 4~5 级

患者体位:仰卧位,患侧下肢屈髋屈膝。

治疗师体位:立于患侧,增强髋内旋肌群肌力时,一手置于大腿远端内侧,一手握住外踝处并向内施加阻力;增强髋外旋肌群肌力时,一手置于大腿远端外侧,一手握住内踝处并向外施加阻力。

等张抗阻力方法：患者抗阻力全范围内旋/外旋髋关节，然后复位，重复进行。

抗阻力训练亦可在患者坐位下进行，双下肢垂于治疗床边，双手把持床沿以固定骨盆，大腿下方垫一毛巾卷。治疗师面向患者站立，增强髋内旋肌群肌力时，一手置于膝关节上方固定股骨，一手握住外踝处并向内施加阻力（图 5-23）；增强髋外旋肌群肌力时，一手置于膝关节上方固定股骨，一手握住内踝处并向外施加阻力（图 5-24）。

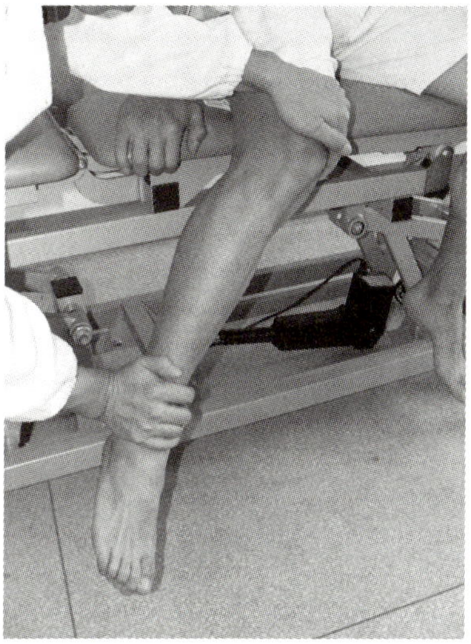

图 5-23　髋内旋肌群等张抗阻训练

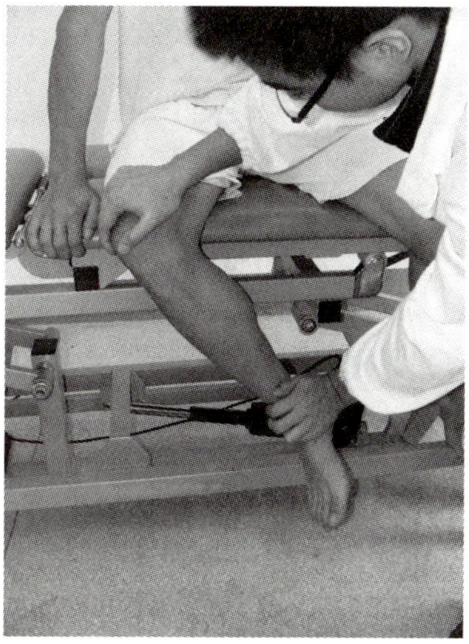

图 5-24　髋外旋肌群等张抗阻训练

二、膝部肌群

膝关节可以围绕额状轴进行屈伸运动。其屈膝肌群包括腘绳肌（股二头肌、半腱肌、半膜肌）；伸膝肌群为股四头肌。

（一）屈膝肌群肌力训练

1. 主动肌　包括股二头肌、半腱肌、半膜肌。

2. 正常活动范围　0°~135°。

3. 训练方法

（1）肌力 1~3 级

患者体位：健侧卧位，双下肢伸直。

治疗师体位：面向患者站立，一手固定患侧大腿远端，一手托住小腿远端。

方法：患者集中注意力，做全关节范围的屈膝动作，然后复位，重复进行。1 级肌力时，治疗师给予助力帮助屈曲膝关节（图 5-25A）；2~3 级肌力时，只帮助托起患侧小腿，不给予屈曲膝关节的助力。

（2）肌力 4~5 级

患者体位：俯卧位，下肢伸直。

治疗师体位：立于患侧，一手置于臀部固定骨盆，一手置于小腿远端后方并向下施加阻力。

等张抗阻力方法：患者抗阻力全范围屈膝，然后复位，重复进行（图 5-25B）。

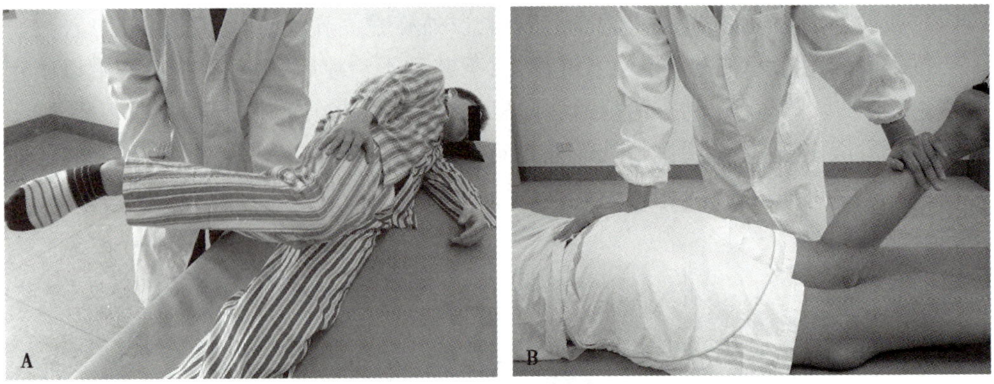

图 5-25　屈膝肌群肌力训练

A. 屈膝肌群辅助主动运动训练；B. 屈膝肌群等张抗阻训练

（二）伸膝肌群肌力训练

1. 主动肌　股四头肌。

2. 正常活动范围　0°～135°。

3. 训练方法

（1）肌力 1～3 级

患者体位：健侧卧位，患侧下肢伸髋，屈膝 90°。

治疗师体位：面向患者站立，一手固定大腿远端，一手托住小腿远端。

方法：患者集中注意力，努力做全范围的伸膝动作，然后复位，重复进行。1 级肌力时，治疗师给予助力帮助伸展膝关节；2～3 级肌力时，只帮助托起患侧小腿，不给予伸展膝关节的助力。

（2）肌力 4～5 级

患者体位：坐位，双下肢垂于床沿，大腿远端下方垫一毛巾卷。

治疗师体位：面向患者站立，一手置于膝关节上方固定股骨，一手握住小腿远端并向后施加阻力。

等张抗阻力方法：患者抗阻力全范围伸膝，然后复位，重复进行（图 5-26）。

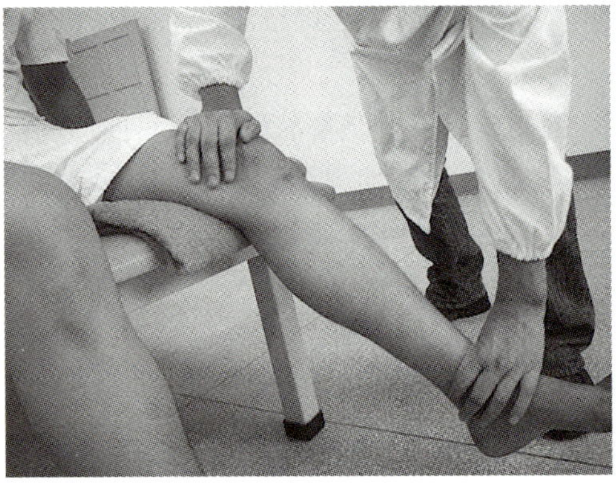

图 5-26　伸膝肌群等张抗阻训练

三、踝部肌群

踝关节可以进行跖屈、背屈、内翻、外翻运动。其中，踝跖屈肌群包括小腿三头肌（腓肠肌、比目鱼肌）、胫骨后肌、蹲长屈肌、趾长屈肌；踝背屈肌包括胫骨前肌、蹲长伸肌、趾长伸肌；踝内翻肌群包括小腿三头肌、胫骨前肌、胫骨后肌、趾长屈肌；踝外翻肌群包括腓骨长肌、腓骨短肌、趾长伸肌。

（一）踝跖屈肌群肌力训练

1. 主动肌　包括腓肠肌、比目鱼肌、胫骨后肌、蹲长屈肌、趾长屈肌。

2. 正常活动范围　0°～45°。

3. 训练方法

(1)肌力1~3级

患者体位:健侧卧位,患侧踝关节中立位。

治疗师体位:面向患者站立,一手固定小腿远端,一手握住足背。

方法:患者集中注意力,做全范围的踝关节跖屈动作,然后复位,重复进行。1级肌力时,治疗师给予助力帮助跖屈踝关节;2~3级肌力时,只帮助固定小腿远端,不给予跖屈踝关节的助力。

(2)肌力4~5级

患者体位:仰卧位,稍屈膝,在膝关节下方垫一枕头,踝关节中立位。

治疗师体位:面向患者站立,一手握住小腿远端固定胫骨,一手握住足跟,前臂掌侧抵住足底并向足背方向施加阻力。

等张抗阻力方法:患者抗阻力全范围跖屈踝关节,然后复位,重复进行。

抗阻力训练亦可在患者站立位时进行,患者单足站立,足跟离地,保持踝关节跖屈片刻,再足跟着地,反复进行。

(二)踝背屈肌群肌力训练

1. 主动肌　包括胫骨前肌、蹬长伸肌、趾长伸肌。

2. 正常活动范围　0°~20°。

3. 训练方法

(1)肌力1~3级

患者体位:健侧卧位,患侧下肢伸直。

治疗师体位:面向患者站立,一手固定小腿远端,一手握住足背。

方法:患者集中注意力,做全关节范围的背屈踝关节动作,然后复位,重复进行。1级肌力时,治疗师给予助力帮助背屈踝关节;2~3级肌力时,只固定小腿远端,不给予背屈踝关节的助力。

(2)肌力4~5级

患者体位:仰卧位,稍屈膝,在膝关节下方垫一枕头,踝关节中立位。

治疗师体位:面向患者站立,一手握住小腿远端固定胫骨,一手握住足背并向足底方向施加阻力。

等张抗阻力方法:患者抗阻力全范围背屈踝关节,然后复位,重复进行。

(三)足内翻/外翻肌群肌力训练

1. 主动肌　内翻肌群包括小腿三头肌、胫骨前肌、胫骨后肌、趾长屈肌;外翻肌群包括腓骨长肌、腓骨短肌、趾长伸肌。

2. 正常活动范围　内翻0°~35°;外翻0°~25°。

3. 训练方法

(1)肌力1~3级

患者体位:仰卧位,增强内翻肌群肌力时,踝关节中立位;增强外翻肌群肌力时,踝关节轻度跖屈。

治疗师体位:面向患者站立,一手握住小腿远端固定在治疗床的床面上,一手握住足背。

方法:患者集中注意力,做全关节范围内的内翻/外翻动作,然后复位,重复进行。

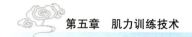

1级肌力时,治疗师给予助力帮助足内翻/外翻;2~3级肌力时,只固定小腿远端,不给予足内翻/外翻的助力。

(2)肌力4~5级

患者体位:坐位,小腿垂于床沿,将足置于治疗师的大腿上。

治疗师体位:面向患者坐位,一手固定患者小腿远端,增强内翻肌群肌力时,另一手置于足内侧缘向足底施加阻力;增强外翻肌群肌力时,另一手置于足外侧缘向足底施加阻力。

等张抗阻力方法:患者抗阻力完成全范围的足内翻/外翻,然后复位,重复进行。

抗阻力训练亦可在患者侧卧位时进行。增强内翻肌群肌力时,患侧在下;增强外翻肌群肌力时,患侧在上。治疗师面向患者站立,一手固定小腿远端,增强内翻肌群肌力时,另一手置于足内侧缘向足底施加阻力;增强外翻肌群肌力时,另一手置于足外侧缘向足底施加阻力。患者抗阻力完成全范围的足内翻/外翻。

第四节　增强头颈和躯干肌群肌力的训练技术

一、头颈肌群

头颈肌群主要包括颈前肌群、颈后肌群。颈前肌群包括头长肌、颈长肌、斜角肌、胸锁乳突肌;颈后肌群包括枕下小肌群、横突棘肌、斜方肌、颈部竖脊肌。

(一)颈前屈肌群肌力训练

1. 主动肌　胸锁乳突肌。

2. 正常活动范围　0°~35°或0°~45°。

3. 训练方法

(1)肌力1~3级

患者体位:侧卧位,头下垫一枕头使头部保持水平,肩部放松。

治疗师体位:面向患者站立,一手托住患者头部,一手固定患者肩部。

方法:患者集中注意力,努力做全范围的颈前屈动作,然后复位,重复进行。1级肌力时,治疗师给予助力帮助颈前屈(图5-27A);2~3级肌力时,只固定肩部,不给予颈前屈的助力。

(2)肌力4~5级

患者体位:仰卧位,头下垫一枕头使头部保持水平,肩部放松。

治疗师体位:立于患者一侧,一手固定患者肩部,一手置于患者前额部并向下施加阻力。

等张抗阻力方法:患者抗阻力完成全范围颈前屈动作,然后复位,重复进行(图5-27B)。

(二)颈后伸肌群肌力训练

1. 主动肌　包括斜方肌、头半棘肌、头夹肌、颈夹肌、骶棘肌、项髂肋肌、头最长肌、头棘肌、颈棘肌、颈半棘肌。

2. 正常活动范围　0°~30°。

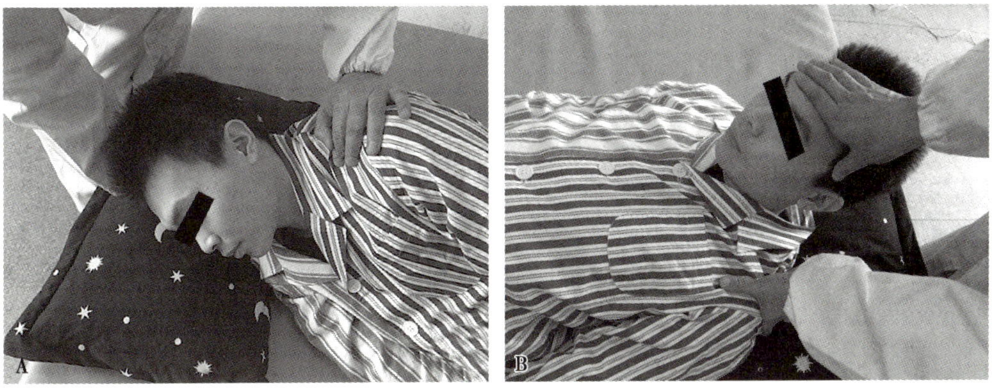

图 5-27　颈前屈肌群肌力训练

A. 颈前屈肌群辅助主动运动训练；B. 颈前屈肌群等张抗阻训练

3. 训练方法

(1) 肌力 1～3 级

患者体位：侧卧位，头下垫一枕头使头部保持水平，肩部放松。

治疗师体位：面向患者站立，一手托住患者头部，一手固定患者肩部。

方法：患者集中注意力，努力做全范围的颈后伸动作，然后复位，重复进行。1 级肌力时，治疗师给予助力帮助颈后伸；2～3 级肌力时，只固定肩部，不给予颈后伸的助力。

(2) 肌力 4～5 级

患者体位：俯卧位，肩部放松。

治疗师体位：立于患者一侧，一手固定患者肩部，一手置于患者后枕部并向下施加阻力。

等张抗阻力方法：患者抗阻力完成全范围颈后伸动作，然后复位，重复进行。

二、躯干肌群

躯干肌群主要包括躯干前屈肌群、躯干后伸肌群。躯干前屈肌群包括腹直肌、腹外斜肌、腹内斜机、腹横肌、胸固有肌；躯干后伸肌群包括胸部横突棘肌、胸腰部竖脊肌、胸腰筋膜。

（一）躯干前屈肌群肌力训练

1. 主动肌　腹直肌。

2. 正常活动范围　0°～80°。

3. 训练方法

(1) 肌力 1～3 级

患者体位：仰卧位，下肢被固定，双上肢置于体侧。

治疗师体位：立于患者一侧，一手托住患者头部，一手固定患者骨盆。

方法：患者集中注意力，努力做全范围的头、肩抬离床面动作，然后复位，重复进行。1 级肌力时，治疗师给予助力帮助头、肩抬离床面；2～3 级肌力时，只固定骨盆，不给予助力。

(2)肌力 4~5 级

患者体位:仰卧位,肩部放松。

治疗师体位:立于患者一侧,双手固定患者两侧大腿。

等张抗阻力方法:患者努力完成双手向前平举坐起和双手抱头坐起动作,然后复位,重复进行。

(二) 躯干后伸肌群肌力训练

1. 主动肌　包括骶棘肌、背髂肋肌、胸最长肌、背棘肌、腰髂肋肌、腰方肌。

2. 正常活动范围　胸椎 0°,腰椎 0°~25°。

3. 训练方法

(1)肌力 1~3 级

患者体位:俯卧位,下肢被固定,双上肢置于体侧。

治疗师体位:立于患者一侧,一手压住患者臀部,一手托住患者的上胸部。

方法:患者集中注意力,努力做全范围的头、胸抬离床面动作,然后复位,重复进行。1 级肌力时,治疗师给予助力帮助头、胸抬离床面;2~3 级肌力时,只压住臀部,不给予助力。

(2)肌力 4~5 级

患者体位:俯卧位,下肢被固定,双上肢置于体侧,胸部以上置于床沿外。

治疗师体位:立于患者一侧,一手压住患者臀部,一手置于患者的上背部并向下施加阻力。

等张抗阻力方法:抗阻力抬起上身,然后复位,重复进行。

(三) 躯干旋转肌群肌力训练

1. 主动肌　包括腹外斜肌、腹内斜肌。

2. 正常活动范围　0°~45°。

3. 训练方法

(1)肌力 1~3 级

患者体位:坐位,固定骨盆。

治疗师体位:立于患者一侧,双手扶住患者的双肩。

方法:患者集中注意力,努力使上身向左右两侧旋转,然后复位,重复进行。1 级肌力时,治疗师给予助力帮助上身左右旋转;2~3 级肌力时,只保护其平衡,不给予上身左右旋转的助力。

(2)肌力 4~5 级

患者体位:仰卧位,固定双下肢,双上肢置于体侧。

治疗师体位:立于患者一侧,双手固定患者的双下肢。

等张抗阻力方法:患者努力双手抱头向一侧转体坐起,然后复位,重复进行(图 5-28)。

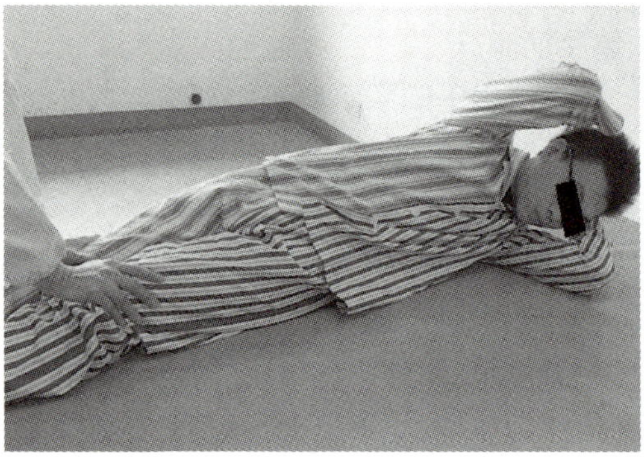

图 5-28　躯干旋转肌群等张抗阻训练

案例分析

徐某，男，35岁，在一次驾驶摩托车过程中遭遇车祸，造成左侧肱骨外科颈、股骨内外髁粉碎性骨折，小腿受压伤及腓总神经致足下垂。送到医院后行肱骨、股骨内固定手术和神经缝合术等治疗，一个星期后患者出院回家休养。三个月后，徐某到医院康复科治疗，经评定其肩关节屈曲、伸展、后伸、内外旋、环转等活动明显受限，肩部肌群发生萎缩，三角肌、肱二头肌、肱三头肌肌力均为4级；膝关节屈曲伸展活动受限，股四头肌肌力为3级；胫前肌肌力为0级。

1. 请你为徐某制订一个近期的运动治疗计划。
2. 患者手术后的住院早期，若介入康复，你将如何开展康复治疗以预防功能障碍的发生？

第五节 核心力量训练

一、定义

核心力量训练是指以加强人体核心区域内肌群力量、控制人体重心、传递上下肢力量为主要目的的训练方法。人体的核心区域是由脊柱和骨盆及周围组织构成。该区域是人体完成各种动作的核心环节，是机体动力链的中枢。人体的核心肌群是指脊柱和骨盆及其周围的肌群。从解剖学来看，只要某一肌肉的起点或者止点中的任何一点位于核心区域内，该肌肉就可以称为核心肌。例如股直肌的起点在髂前下棘，位于核心区域内，虽然该肌肉的止点不在核心区域，但股直肌依然被称为核心肌肉。因此人体的核心肌群共由33对肌肉和1块膈肌构成(表5-1)。

表5-1 核心区域肌肉名称

肌群	肌肉起止点分布		
	起止点都在核心(7对+1块)	起点在核心(25对)	止点在核心(1对)
膈肌(1块)	膈肌		
腹部肌群(5对)	腹内斜肌、腹横肌、腰方肌	腹直肌	腹外斜肌
背部肌群(9对)	回旋肌、多裂肌、棘间肌、横突间肌	背阔肌、下后锯肌、竖脊肌(棘肌、最长肌、髂肋肌)	
盆底肌群(8对)		髂肌、腰大肌、梨状肌、臀大肌、臀中肌、臀小肌、闭孔内肌、闭孔外肌	
大腿肌肉群(11对)		股直肌、缝匠肌、阔筋膜张肌、股二头肌长头、半膜肌、半腱肌、耻骨肌、长收肌、短收肌、大收肌、股薄肌	

二、核心力量训练的作用

核心力量训练的主要作用在于稳定人体的脊柱、骨盆，保持正确的身体姿态，稳定重心，提高身体的控制和平衡能力，提高人体运动时由核心肌群向四肢及其他肌群的能量输出，有助于运动动作的顺利完成，预防运动中的损伤。该训练方法在临床上广泛用于偏瘫、脑瘫和腰痛等疾病，在运动健身中也广泛使用。

三、训练方法

核心力量训练不同于传统的力量训练，传统的力量训练多为躯干表浅肌群的动力性练习，涉及的是动力性肌肉，通常为多关节肌、表浅肌、有多个分段，以向心收缩形式为主，能产生爆发力和加速度；核心力量训练涉及的核心区域稳定性肌肉，多为单关节肌、短肌、深层肌，以等长收缩形式为主，起稳定作用。人体力量训练的顺序应该是从局部稳定训练开始，过渡到全身稳定训练，最后才是全身动力肌肉训练。

核心力量训练的负荷较轻，多采用小负荷、多次数的训练原则，以后可逐渐增加训练难度，具体方法如逐渐延长训练时间，增加训练次数、组数或加大负荷总量，由徒手练习更改为器械练习，动作内容和形式逐渐复杂。在核心力量训练中，要严格控制身体姿势，注意呼吸，强调注意力集中。在具体训练方式上，核心力量训练不仅采用一端固定的向心收缩，也强调两端固定的静力性收缩。在运动方向上，多采用一维运动、二维运动和三维运动相互结合的形式。如腰腹肌是核心肌群的重要组成部分，传统的腰腹肌力量训练主要是在平坦的支撑面上进行屈伸的一维运动练习，而核心力量训练不仅包括腰腹肌练习，还包括髋部和骨盆部肌群力量的练习，在训练方式中将屈伸运动、斜向运动和旋转等运动形式进行组合，形成一种复合多维运动形式。

核心力量训练的方法多种多样，在临床应用中应该结合患者的实际情况进行组合和设计。在训练中可以配合一些器械进行练习，如瑞士球、实心球、平衡垫和悬吊训练系统(sling exercise therapy，SET)等。下面介绍几种常见的核心力量训练方法。

(一) 仰卧位核心力量训练方法

1. 仰卧位提臀运动

(1)训练肌肉：背阔肌、竖脊肌、臀大肌、臀中肌和股二头肌。

(2)训练方法：仰卧位，两手分开置于体侧，两膝弯曲并拢，髋部上顶使头、胸、腹、髋和大腿成一条直线。训练时背部紧张，保持固定(图5-29)。

仰卧位提臀运动

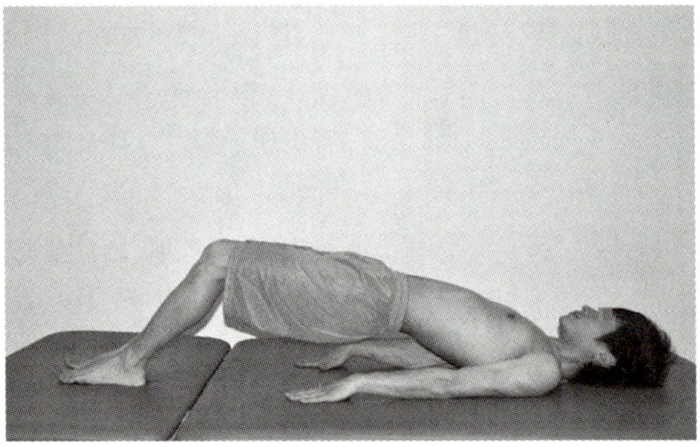

图5-29　仰卧位提臀运动

（3）训练负荷：训练 3~5 组，每组 10~20 次。

2. 仰卧位提臀抬腿运动

（1）训练肌肉：腹直肌、阔筋膜张肌、耻骨肌、长收肌、股薄肌、缝匠肌、股直肌、髂腰肌、背阔肌、竖脊肌、臀大肌、臀中肌和股二头肌。

（2）训练方法：仰卧位，两手分开置于体侧，两膝弯曲并拢，髋部上顶使头、胸、腹、髋和大腿成一条直线。单腿向上伸直抬腿，左右两侧交替进行。训练时背部紧张，保持固定，腿伸直，注意臀部发力（图 5-30）。

（3）训练负荷：训练 3~5 组，每组 10~20 次。

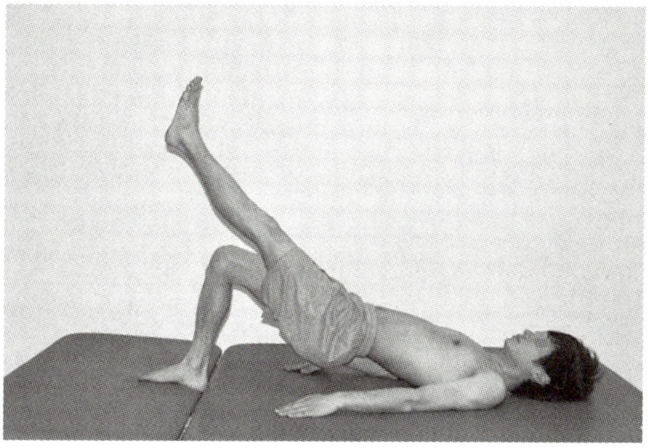

图 5-30　仰卧位提臀抬腿运动

仰卧位提臀抬腿运动

3. 仰卧位盘腿提臀运动

（1）训练肌肉：腹直肌、阔筋膜张肌、股直肌、髂腰肌、背阔肌、竖脊肌、臀大肌、臀中肌和股二头肌。

（2）训练方法：仰卧位，两手分开置于体侧，两膝弯曲并拢，左腿弯曲置于右膝部，如盘腿状。腰部发力，臀部上顶离开支撑面。训练时背部紧张，保持固定，腿伸直，注意臀部发力，身体上抬时快，放下时慢（图 5-31）。

（3）训练负荷：训练 3~5 组，每组 10~20 次，每次保持 10~15 秒。

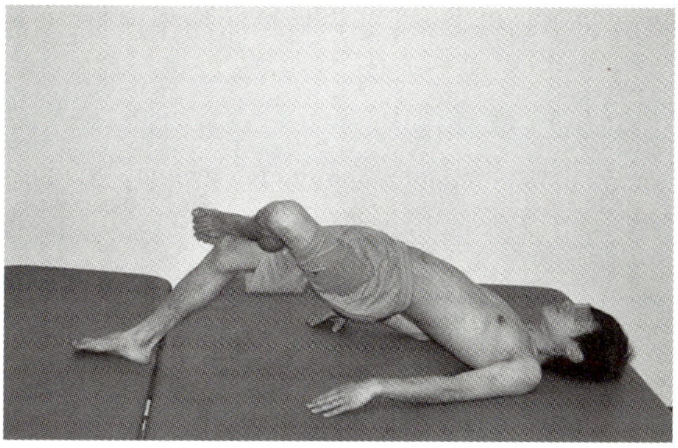

图 5-31　仰卧位盘腿提臀运动

仰卧位盘腿提臀运动

4. 仰卧位双脚拉球运动

（1）训练肌肉：三角肌、背阔肌、竖脊肌、腹直肌、臀大肌、臀中肌、股直肌、股二头肌、髂腰肌。

(2)训练方法:仰卧位,两腿置于瑞士球上(图 5-32A),两手置于体侧,双腿弯曲拉球(图 5-32B),提臀,使大腿与背部成一条直线(图 5-32C)。

(3)训练负荷:训练 3~5 组,每组 10~20 次,每次保持 10~15 秒。

仰卧位双脚拉球运动

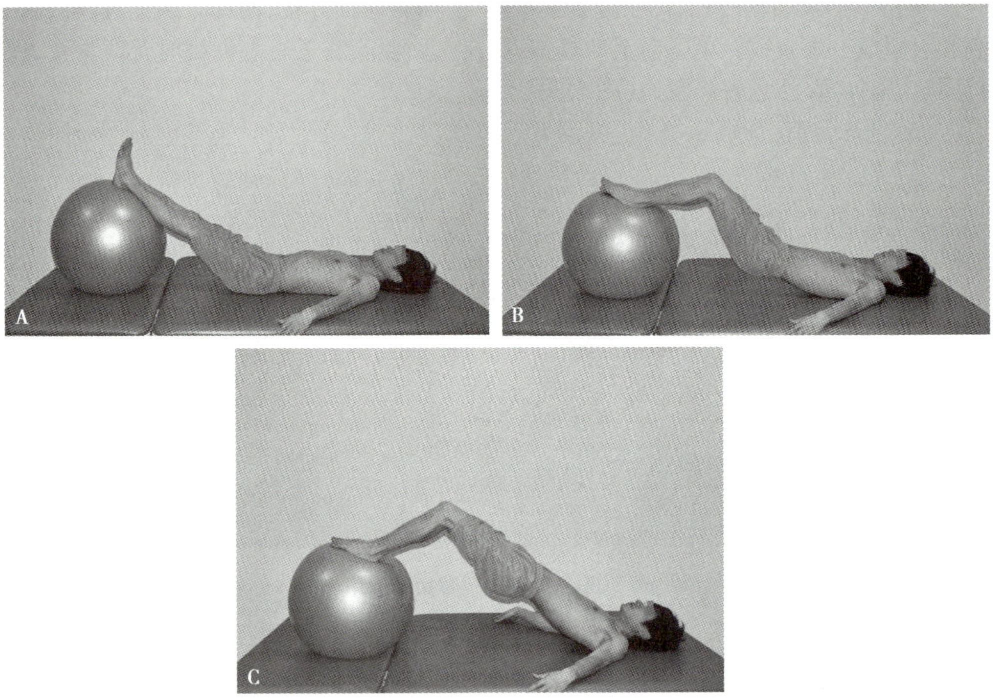

图 5-32　仰卧位双脚拉球运动

A. 仰卧位,双腿伸直置于球上; B. 双脚往身体方向拉球;C. 提臀,使大腿和背部成一直线

5. 仰卧起坐负重转体运动

(1)训练肌肉:三角肌、腹外斜肌、腹内斜肌和腰方肌。

(2)训练方法:仰卧起坐,两手伸直抓握实心球或者哑铃于两侧做转体运动,两膝并拢弯曲。训练时仰卧起坐动作要快,坐起与转体动作连贯,两侧转体交替进行(图 5-33)。

仰卧起坐负重转体运动

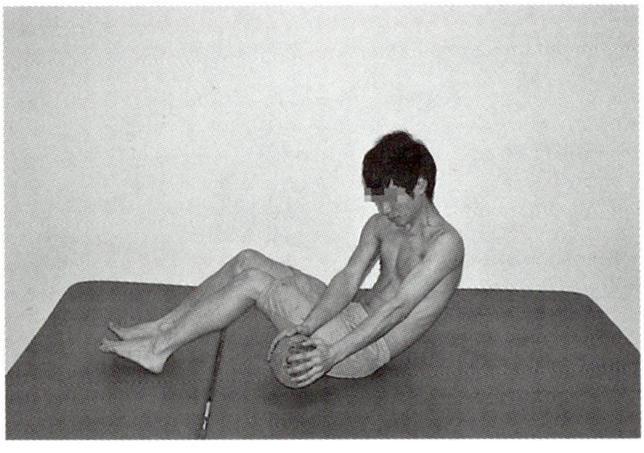

图 5-33　仰卧起坐负重转体运动

(3)训练负荷：训练 3~5 组，每组 10~20 次，每次保持 10~15 秒。

(二) 俯卧位核心力量训练方法

1. 屈臂俯卧三点支撑

(1)训练肌肉：腹直肌、背阔肌、竖脊肌、臀中肌、臀大肌、股二头肌、腹外斜肌和腹内斜肌。

(2)训练方法：俯卧位，左侧肘关节屈曲撑地，两腿伸直，脚尖点地，背部、臀部和腿部平行于地面，右侧上肢前平举，两侧上肢交替进行。训练时腹、背部保持紧张，手伸直，腰部保持身体平衡(图 5-34)。

(3)训练负荷：训练 3~5 组，每组 10~20 次，每次保持 10~15 秒。

屈臂俯卧三点支撑

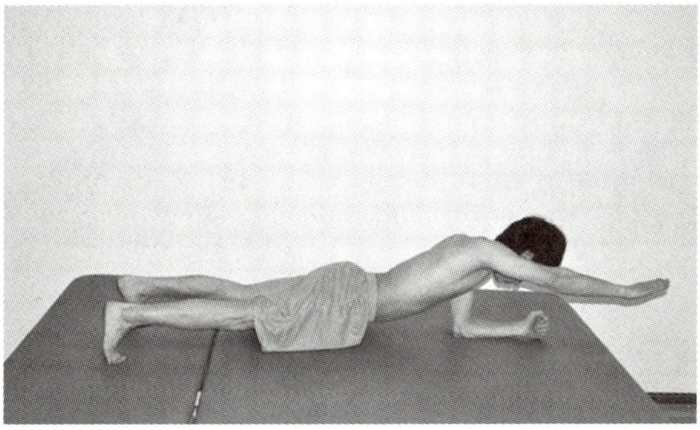

图 5-34　屈臂俯卧三点支撑

2. 直臂俯卧三点支撑

(1)训练肌肉：斜方肌、三角肌、腹直肌、背阔肌、竖脊肌、臀中肌、臀大肌。

(2)训练方法：俯卧位，左侧单手直臂撑地，另一手前平举，两腿伸直，脚尖点地，背伸直，两侧上肢交替进行。训练时腹、背部保持紧张，手伸直，腰部保持身体平衡(图 5-35)。

(3)训练负荷：训练 3~5 组，每组 10~20 次，每次保持 10~15 秒。

直臂俯卧三点支撑

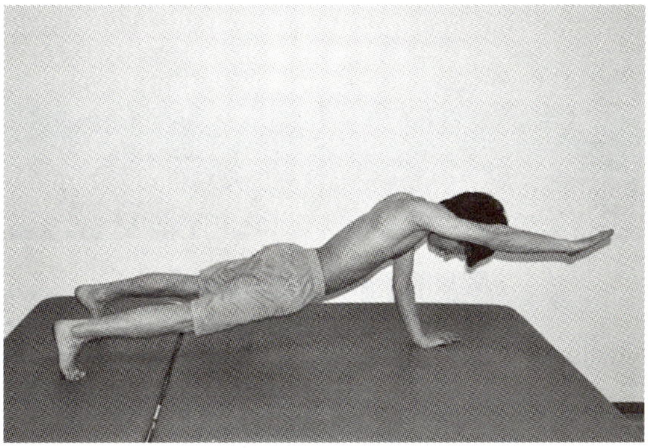

图 5-35　直臂俯卧三点支撑

3. 直臂俯卧两点支撑

(1)训练肌肉：斜方肌、三角肌、腹直肌、背阔肌、竖脊肌、臀中肌、臀大肌和股二头肌。

(2)训练方法:俯卧位,两手撑地,脚尖点地。右手抬起前平举,左脚抬起与身体平行,保持背部直挺。两侧交替进行。训练时背部紧张,保持固定,手脚不要晃动(图5-36)。

(3)训练负荷:训练3~5组,每组10~20次,每次保持10~15秒。

直臂俯卧两点支撑

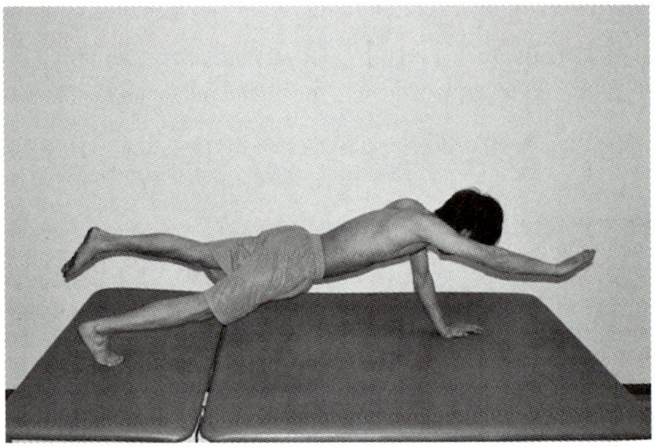

图5-36　直臂俯卧两点支撑

4. 屈臂俯卧两点支撑

(1)训练肌肉:斜方肌、三角肌、腹直肌、背阔肌、竖脊肌、臀中肌、臀大肌和股二头肌。

(2)训练方法:俯卧位,两肘撑地,脚尖点地。左腿伸直抬起同时右手前平举。两侧交替进行。训练时背部紧张,保持固定,手脚不要晃动(图5-37)。

(3)训练负荷:训练3~5组,每组10~20次,每次保持10~15秒。

屈臂俯卧两点支撑

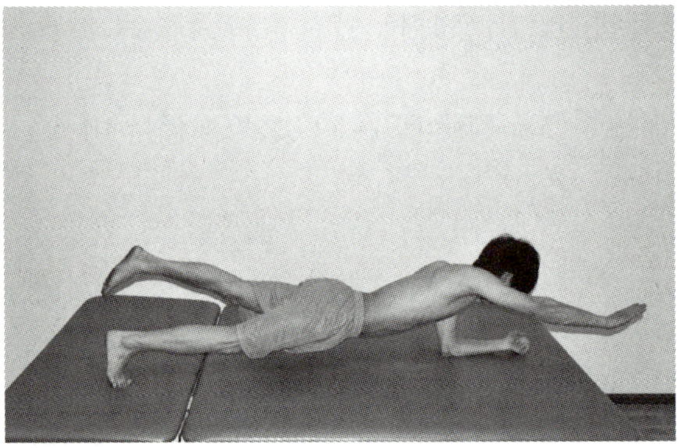

图5-37　屈臂俯卧两点支撑

5. 俯卧瑞士球抬双腿

(1)训练肌肉:三角肌、竖脊肌、臀大肌和腹外斜肌。

(2)训练方法:俯卧瑞士球上,两手撑地,两膝屈曲使双腿抬离地面。训练时背部发力,保持身体稳定,两手支撑,保持身体平衡(图5-38)。

(3)训练负荷:训练3~5组,每组10~20次,每次保持10~15秒。

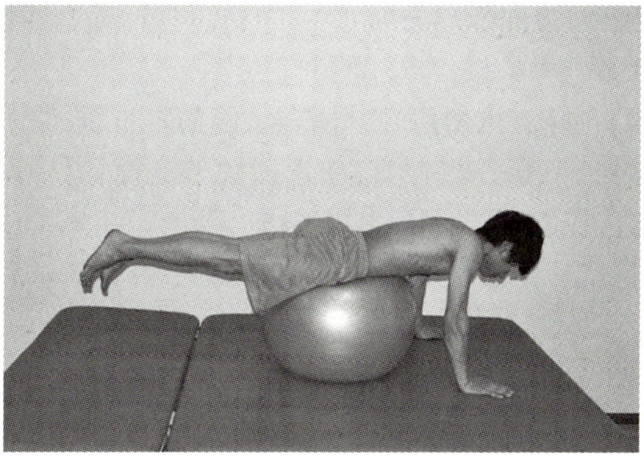

图 5-38　俯卧瑞士球抬双腿

俯卧瑞士球抬双腿

6. 双腿压球单臂支撑

(1)训练肌肉:三角肌、斜方肌、竖脊肌、臀大肌和股二头肌。

(2)训练方法:俯卧位,两腿伸直压在瑞士球上,单臂伸直支撑地面,另一手臂前平举。两侧交替进行。训练时背伸直,手支撑时保持背部发力(图 5-39)。

(3)训练负荷:训练 3~5 组,每组 10~20 次,每次保持 10~15 秒。

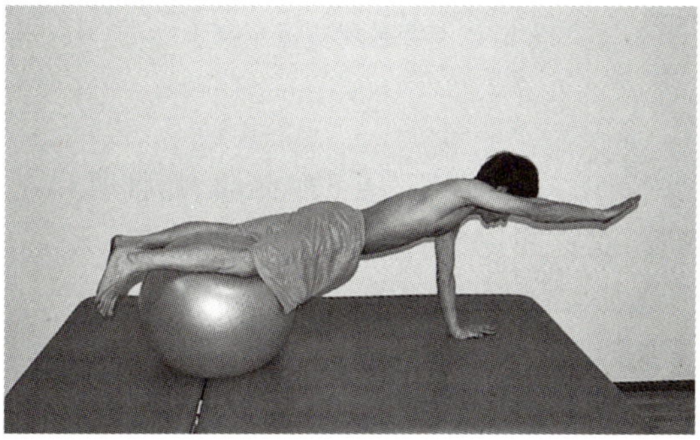

图 5-39　双腿压球单臂支撑

双腿压球单臂支撑

7. 屈肘压球单脚支撑

(1)训练肌肉:竖脊肌、臀大肌和股二头肌。

(2)训练方法:俯卧位,双肘屈曲压在瑞士球上,一条腿伸直支撑地面,另一条腿向后抬起。两侧交替进行。训练时背伸直,保持腰部发力(图 5-40)。

(3)训练负荷:训练 3~5 组,每组 10~20 次,每次保持 10~15 秒。

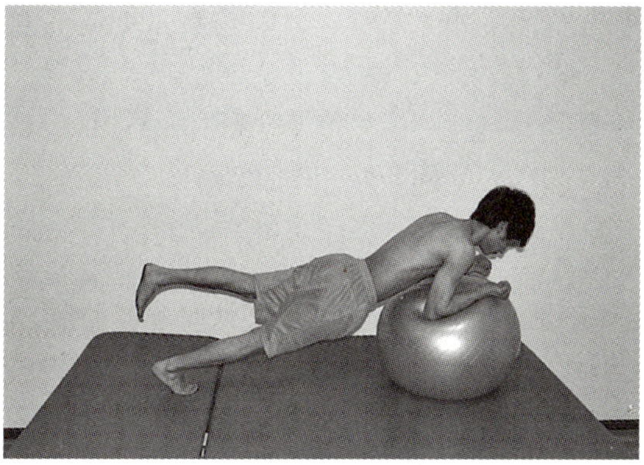

图 5-40　屈肘压球单脚支撑

屈肘压球单脚支撑

（三）侧卧位核心力量训练方法

1. 侧卧肘支撑手侧上举

（1）训练肌肉：腹直肌、腹内斜肌、腹外斜肌、阔筋膜张肌、股直肌和三角肌。

（2）训练方法：侧卧，双腿并拢伸直，单手肘关节支撑，另一手侧上举。训练时腹部和大腿紧张，腿伸直，控制身体平衡（图 5-41）。

（3）训练负荷：训练 3~5 组，每组 10~20 次，每次保持 10~15 秒。

侧卧肘支撑手侧上举

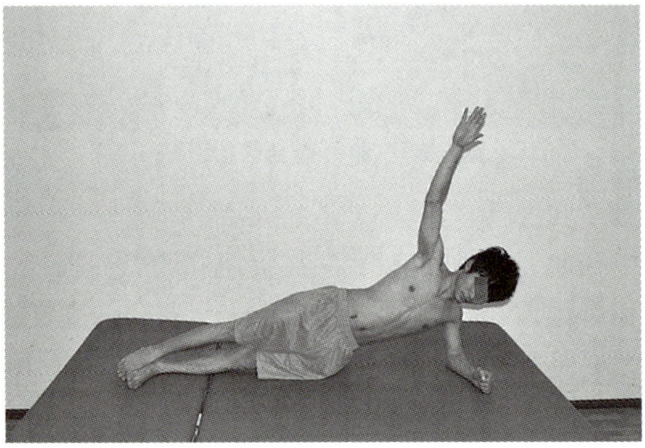

图 5-41　侧卧肘支撑手侧上举

2. 侧卧踢腿

（1）训练肌肉：腹内斜肌、腹外斜肌、阔筋膜张肌、髂腰肌和三角肌。

（2）训练方法：侧卧，双腿并拢伸直，单手肘关节支撑，另一手叉腰。上方腿伸直撑地，下方腿抬起向前踢腿，两侧交替进行。训练时背部紧张，保持固定，注意力集中在腹内侧发力（图 5-42）。

（3）训练负荷：训练 3~5 组，每组 10~20 次。

侧卧踢腿

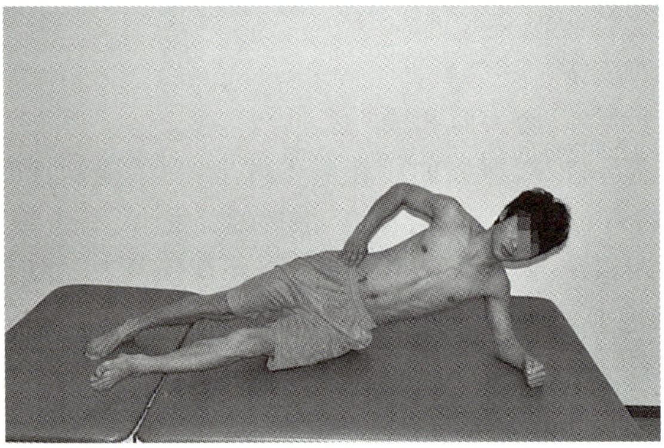

图 5-42　侧卧踢腿

3. 侧卧夹球抬起运动

（1）训练肌肉：腹内斜肌、腹外斜肌、腰方肌、棘肌和髂肋肌。

（2）训练方法：侧卧地面，双腿夹住瑞士球，两手置于腹前支撑，腰部旋转，夹球抬腿，左右交替进行。训练时背部紧张，保持固定，两脚不能脱离球（图 5-43）。

（3）训练负荷：训练 3~5 组，每组 10~20 次。

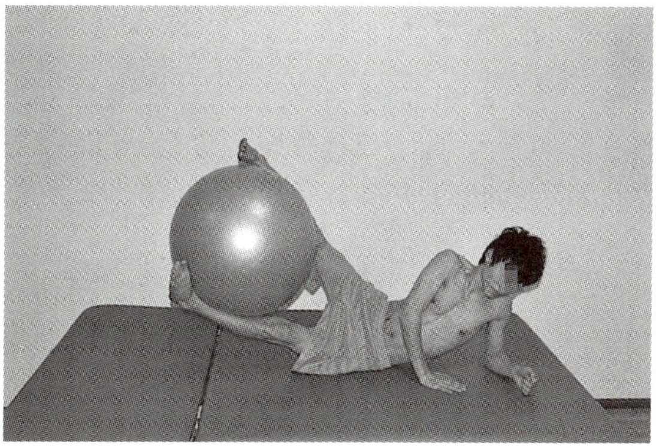

图 5-43　侧卧夹球抬起运动

侧卧夹球抬起运动

4. 侧卧单肘支撑夹球运动

（1）训练肌肉：腹内斜肌、腹外斜肌、髂腰肌和三角肌。

（2）训练方法：侧卧地面，双腿伸直后前后交叉夹住瑞士球，臀部和背部伸直，单肘撑地，另一手侧平举，保持身体平衡，左右交替进行。训练时腹部发力保持身体稳定，双腿夹球要紧（图 5-44）。

（3）训练负荷：训练 3~5 组，每组 10~20 次，每次保持 10~15 秒。

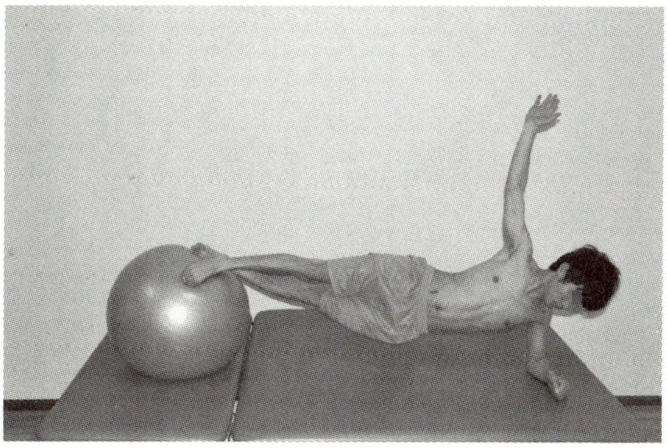

图 5-44　侧卧单肘支撑夹球运动

侧卧单肘支撑夹球运动

技能要点

应用范围：明确各种肌力训练方法的适应证、禁忌证。

体位：根据去重力、抗重力、抗阻力等需求，设计恰当的体位。

评估：治疗开始前，应对患者进行肌力等的评定，找出肌力下降的原因及程度，选择合适的肌力训练方法。

用力：进行辅助主动运动训练时，只给予完成动作的最小助力；抗阻训练时阻力应从小到大，在活动范围的起始和终末施加最小的阻力，中间最大；要有足够的阻力，但不要大到阻止患者完成活动。

手法实施：固定肢体近端，避免代偿运动，在无痛和轻度疼痛的范围内进行训练，注意患者的心血管反应。每次肌肉训练，应引起一定的肌肉疲劳，按照超负荷原则，实现超量恢复，但要密切观察，避免过度疲劳的出现。

（楼天晓）

扫一扫
测一测

复习思考题

1. 根据患者现存的肌力水平,如何选择合适的肌力训练方法?
2. 当患者肌力达到4级时,如何选择等长抗阻训练/等张抗阻训练?
3. 核心力量训练的作用有哪些?

PPT 课件
06章PPT

第六章

平衡与协调训练技术

扫一扫
知重点

学习要点

平衡的概念及分类、平衡障碍的原因、影响平衡训练的因素、平衡训练的原则、平衡训练方法及临床应用；协调的概念及分类、影响协调训练的因素、协调训练的基本原则、协调训练方法及注意事项。

第一节　平衡功能训练

一、平衡的概念及分类

（一）概念

平衡(balance equilibrium)是指物体所受到来自各个方向的作用力与反作用力大小相等,使物体处于一种稳定的状态。人体平衡是指身体所处的一种稳定的姿势状态,在运动或受到外力作用时能够自动调整并维持姿势的能力。平衡能力是指当人体重心偏离稳定的支撑面时,能立即通过主动或反射性的活动使重心垂线返回到稳定的支撑面内的能力。

（二）分类

人体平衡主要分为以下两大类:

1. 静态平衡(static equilibrium)　是指人体在无外力的作用下,保持某一静态姿势,自身能够控制及调整身体平衡的能力;或是指人体或人体某一部位处于某种特定的姿势,例如坐或站等姿势时保持稳定的状态。又称一级平衡。

2. 动态平衡(dynamic equilibrium)　是指在外力作用于人体或是身体的原有平衡被破坏后,人体需要不断地调整自己的姿势来维持新的平衡的一种能力。包括自动态平衡和他动态平衡两个方面。自动态平衡(二级平衡)是指人体在无外力作用下从一种姿势调整到另一种姿势的过程,在整个过程中保持平衡状态,例如行走过程中的平衡。他动态平衡(三级平衡)是指人体受到推、拉等外界干扰时,机体重新获得稳定状态的能力,例如在行驶的车、船中行走等。

在日常生活中,大部分动作的完成都要依赖于静态平衡和动态平衡的维持能力。

静态平衡是基础,没有稳定的静态平衡,就没有动态平衡的发展。

(三) 平衡反应及其特点

1. 平衡反应 是指当人体的平衡状态发生改变时,机体能够恢复原有平衡或是建立新的平衡的过程。该过程主要包括反应时间和运动时间两个方面:反应时间是指人体从平衡状态的改变到出现可见运动的时间;运动时间是指机体出现可见运动到动作完成、建立新的平衡的时间。平衡反应使人体无论在何种体位均能保持稳定的状态或姿势,是一种自主反应,受大脑皮质控制,属于高级水平的发育性反应。

2. 平衡反应的特点 维持正常平衡能力的生理基础是身体的平衡反应,主要包括身体仰卧位和俯卧位时的倾斜反应、坐位时颈上肢的保护性伸展反应和立位时下肢及髋部的跳跃反应。当人体突然受到外界刺激引起重心变化时,四肢和躯干会出现一种自主运动,此时会不自主地伸出上肢或移动下肢以恢复原来的平衡状态。

(四) 支撑面的大小与平衡的关系

支撑面是指人体在各种体位下所依靠的接触面。站立时的支撑面为包括两足底在内的两足之间的面积。支撑面的大小可以影响人体维持平衡的能力。支撑面大,体位稳定性好,容易维持平衡。反之,随着支撑面的变小,身体重心的提高,体位的稳定就需要较强的平衡能力来维持。

二、平衡障碍的原因

平衡的正常维持需要多种条件,其中视觉、前庭功能、本体感受效率、触觉的输入和敏感度、中枢神经系统的功能、视觉及空间感知能力、主动肌与拮抗肌的协调动作、肌力和耐力、关节的灵活度和软组织的柔韧度等,都是维持平衡的重要条件,当其中任何一种功能异常时都会导致人体平衡失调。在运动疗法工作范畴内,以下几项损伤将严重影响患者的平衡能力:

(一) 中枢神经功能损伤

对于脑卒中患者,保持姿势、调整姿势及维持动态稳定的功能均下降。正常情况下,当人体失去平衡时,身体会自然产生平衡反应,例如,身体往相反方向倾倒时,上肢将伸展或下肢踏步,以保持身体平衡防止跌倒,这些复杂的反应是由中枢神经和肌肉及骨骼系统控制的。而脑卒中患者因为中枢神经系统损伤,则会出现明显的平衡功能障碍。

(二) 肌力和耐力低下

平衡的维持需要一定的躯干、双侧上肢及下肢的肌力来调整姿势。因此当躯干及下肢的肌力低下时,患者的平衡能力就会下降。当人的平衡被破坏时,只有全身能做出及时的、相应的保护性反应,才能维持身体的平衡,不致跌倒、损伤。如患者的上肢肌力低下,不能及时调整身体的反应能力,不能做出相应的保护性反应,患者的坐位平衡将受到破坏;当患者的下肢肌力下降时,立位平衡不能维持,不能出现跨步及跳跃反应等保护性反应,患者就很容易摔倒并受伤。

(三) 关节的灵活度和软组织的柔韧性下降

正常的立位平衡需要下肢各关节的灵活度及软组织柔韧性的正常,当关节的灵活度及软组织的柔韧性下降时,会导致人体的平衡功能失调,出现平衡障碍。如脊髓损伤患者,长坐位时的双侧髋关节屈曲范围是否能维持正常,端坐位时的髋膝踝关节的屈曲范围是否能维持正常，对于保持平衡都是非常重要的。同样，对于脑卒中患者，由于踝关节周围肌肉的挛缩，尤其是跖屈肌群的挛缩等原因将造成踝关节的背屈受限，甚至形成跖屈、内翻畸形等，这将大大影响患者日后行走及身体平衡功能。另外，对于患者来说，仅有良好的关节活动范围是不够的，还要有肌肉的柔韧性以及伸展度，特别是跨两个关节的长肌肉，如股二头肌的短缩，将大大影响患者的长坐位保持与稳定性。对于脊髓损伤患者，长坐位下进行日常生活活动，如穿脱袜子、鞋、支具等是非常重要的。因此，维持腘绳肌的柔韧性及适度的伸展性，使患者能保持长坐位的稳定性是非常重要的。

三、影响平衡训练的因素

影响平衡训练的因素主要有以下几个方面：

1. 平衡的条件　经过人体重心的垂线，只有落在支撑面上才有可能保持平衡，否则将不利于平衡。平衡状态的优劣，可用重心与支撑面中心的连线，同经过支撑面中心所作的垂线所形成的夹角的大小来评定，此夹角越小，越有利于平衡，反之则不利于平衡。

2. 支撑面积　指人体站立时两足之间的面积或坐位时与接触物之间的面积；故面积越大，越有利于平衡；面积越小，越不利于平衡。其中接触面的平整与否，以及是否有良好的接触等都对维持人体平衡有一定的影响。

3. 稳定极限　指人体在不失衡的条件下，重心在支撑点上方摆动时所容许的最大角度，其大小取决于支撑面的大小和性质，大、硬、平整时稳定极限大，小、软、不平时稳定极限则小。

4. 与平衡有关的感觉的作用　本体感觉、前庭感觉、视觉与平衡有重要的关系。正常在睁眼时控制平衡以本体感觉和视觉为主，反应灵敏，而在闭目时则需依靠前庭感觉，但反应不如躯体感觉、视觉灵敏。

5. 与平衡有关的运动控制系统　主要包括不随意运动、随意运动及牵张反射三个系统。

6. 机体应付姿势变化的对策　当姿势变化导致平衡失调时，机体应付的对策有一定规律。例如：踝对策即当人体将向前倾倒时，人为了保持平衡，其腓肠肌、腘绳肌和骶棘肌收缩使身体向后以免失去平衡，此时头、躯干成为一个整体，作为一个环节以踝为轴向后摆动，以上反应即为踝对策。髋对策即当人体的支撑面变小，且不能够使全足底接触支撑面时，为保持平衡，人体将伸直下肢，以髋关节为轴屈髋、前倾躯干，这种依靠髋活动的对策称为髋对策。迈步对策即当人体将向前扑倒时，此时踝对策已不能维持平衡，人体将主动迈出一步以免失去平衡，此为迈步对策。

四、平衡训练的原则

平衡训练可以加强关节的本体感觉，刺激姿势反射，常用于因神经系统或前庭器官病变而引起的平衡功能障碍患者。平衡训练主要遵循以下原则：

（一）安全性原则

安全性原则是平衡训练的首要原则，在治疗师的监护下，先将患者被动地向各个方向移动到失衡或接近失衡的点上，然后让患者自行返回中立位或平衡的位置。训练中要注意从前面、后面、侧面或在对角线的方向上推或拉患者，让他达到或接近失衡点；要在密切监控下进行，以防意外发生，但不能扶牢患者，否则患者因无需做出反应而失去效果；一定要让患者有安全感，否则因害怕而诱发全身痉挛出现联合反应，会加重病理模式。

（二）循序渐进的原则

1. 从静态平衡到动态平衡　患者只有从静态平衡逐步过渡到动态平衡，才有可能在坐位或立位的姿势下，灵活自如地完成日常生活动作。例如，要求患者先在安静状态下保持平衡，到自动态平衡，再在动态运动中也能保持平衡，并逐步加大平衡难度。训练要领是：逐步缩减人体支撑面积和提高身体重心；在保持稳定性训练前提下，增加头颈和躯干运动；给予患者前面、后面、侧面及对角线方向不同的推力，诱发其平衡反应，让患者回到平衡的位置上。但要注意在使用外力时，必须由轻渐重，并注意保护，以免引起患者跌倒损伤。

2. 支撑面积由大到小　训练中的支撑面积要由大到小来进行训练，即从最稳定的体位通过训练逐步过渡到最不稳定的体位。患者在进行平衡训练时，初时应选择支撑面较大的或辅助器具较多的体位开始进行训练，当患者的平衡稳定性提高之后，支撑面积逐渐变小，且辅助器具也逐渐减少。例如，患者先进行仰卧位的平衡训练，逐步过渡到前臂支撑下的俯卧位，再到肘膝跪位、半跪位、站立位；或从双足站立到单足站立再到足尖站立位等，逐步加大平衡训练的难度。

3. 身体重心逐步由低到高　治疗师可以通过改变患者的训练体位来变换身体重心的高度，例如平衡训练，初期可在仰卧位下进行，逐步进展至坐位，到手膝位、双膝跪位，再进展至立位等，身体的重心随着训练体位的改变而逐渐提高，进而平衡训练的难度也将逐步加强。

4. 在注意下保持平衡到在不注意下保持平衡的训练　例如训练前先告诉患者在被推动时保持平衡，然后可在患者不注意的情况下突然发力推动患者，并要求患者继续保持平衡。注意外力应由大到小，避免引起患者跌倒摔伤。

5. 训练时从睁眼到闭眼　视觉对平衡功能有补偿作用，因而开始训练时，要求患者在睁眼状态下进行，当患者平衡功能改善后，可增加训练难度，在闭眼状态下进行训练。

（三）平衡训练的顺序

1. 系统地、有顺序地进行　坐位平衡→爬行位平衡→双膝跪位→立位平衡。

2. 从容易做的动作开始　最稳定体位→最不稳定体位；人体支撑面积由大→小；身体重心由低→高；静态平衡训练→动态平衡训练；睁眼下训练→闭眼下训练；无头颈参与活动→有头颈参与活动。

五、平衡的训练方法

（一）仰卧位训练

主要适合于偏瘫患者，训练内容为躯干的平衡训练，训练方法主要是桥式运动。

1. 桥式运动的目的　通过训练增强患者的腰背肌肌力、提高骨盆的控制能力、诱发下肢分离运动、缓解躯干及下肢的痉挛、提高躯干肌肌力及平衡能力。故在临床康复治疗过程中，应鼓励患者在病情稳定后尽早进行桥式运动。

2. 桥式运动的训练方法　患者取仰卧位，双手放于体侧，或双手交叉、手指相握，患手拇指在上，以对抗其内收和屈曲，下肢屈曲支撑在床面，患者将臀部抬离床面，尽量抬高，即完成伸髋、屈膝、足平踏于床面的动作，人体呈拱桥状，故为“桥式运动”。双足同时着床完成此动作称为双桥运动（图 6-1）；单足着床完成此动作称为单桥运动（图 6-2）。在训练过程中，当患者不能主动完成时，治疗师可以给予适当帮助。治疗师可以一手放在患膝上，向前下方拉压膝关节；一手拍打患侧臀部，刺激臀肌收缩，帮助患者完成桥式运动（图 6-3）。在进行桥式运动中，患者两足间的距离越大，伸髋时保持屈髋所需的分离性运动成分就越多。当患者控制能力提高后，可增加训练难度，可从双桥运动过渡到单桥运动。

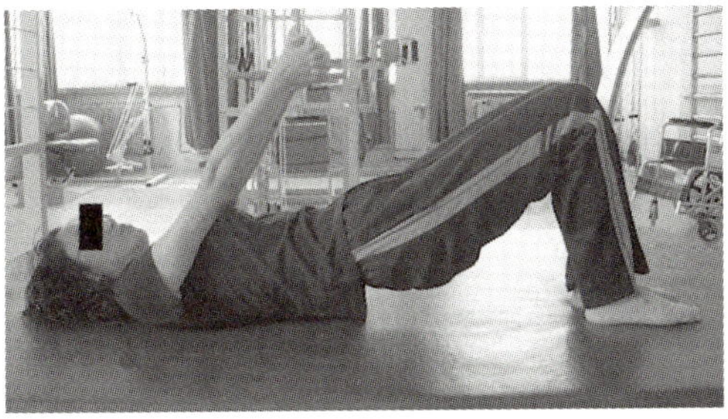

图 6-1　双桥运动

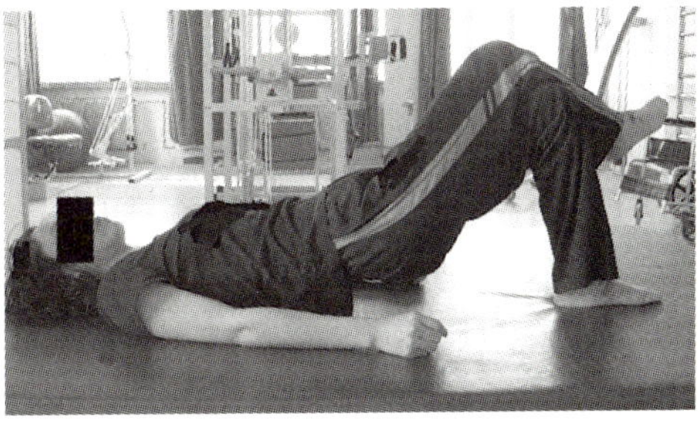

图 6-2　单桥运动

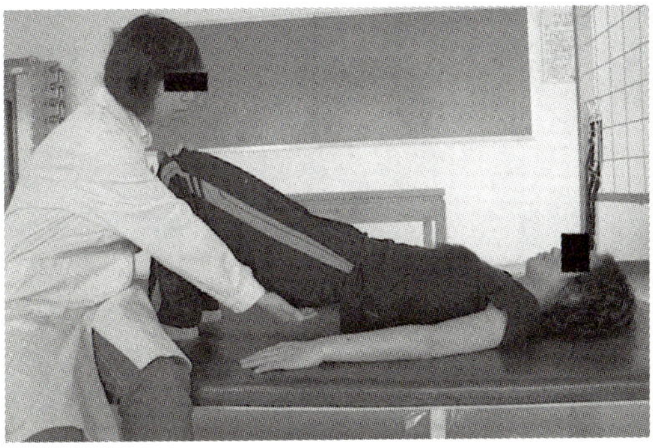

图 6-3　有帮助的训练

（二）前臂支撑下俯卧位训练

主要适合截瘫患者，是上肢和肩部的强化训练及持拐步行前的准备训练。

1. 静态平衡训练　患者取俯卧位，前臂支撑上肢体重，保持静态平衡。开始时保持的时间较短，随着平衡功能的逐渐改善，当患者静态平衡保持的时间达到 30 分钟后，则可以进行动态平衡训练。

2. 动态平衡训练

（1）自动态平衡训练：患者取俯卧位，前臂支撑上肢体重，治疗师嘱患者自己向各个方向活动并保持平衡，注意在患者旁边保护。

（2）他动态平衡训练：患者取俯卧位，前臂支撑上肢体重，治疗师可以向各个方向推动患者的肩部，使其失去静态平衡后，又能够恢复到平衡状态，然后逐步增加推动的力度和范围。训练开始时推动的力量要小。

（三）坐位平衡训练

1. 长坐位平衡训练　患者可以根据自身残疾情况，选择最舒适的坐姿。临床中截瘫患者多采用长坐位（即髋关节屈曲 90°，双下肢伸直）和端坐位进行平衡维持训练。长坐位的平衡训练，主要包括静态平衡和动态平衡两种。

（1）静态平衡训练：患者取长坐位，坐于体操垫或治疗床上。在患者前方放一姿势矫正镜，患者和治疗师可随时调整坐位姿势，待患者能够独立保持静态平衡半小时后，再按顺序进行训练（图 6-4）。

（2）自动态平衡训练：患者取长坐位，坐于体操垫或治疗床上。可以让患者向左右或前后等各个方向倾斜，躯干向左右侧屈或旋转，或双上肢从前方或侧方抬起至水平位，或抬起举至头顶，并保持长坐位平衡。当患者能够保持一定时间的平衡后，就可以进行抛球、接球训练，进一步增加患者的平衡能力，也可以增加患者双上肢和腹背肌的肌力和耐力。进行抛球训练时要注意从不同的方向给患者抛球，同时逐渐增加抛球的距离和力度来增加训练难度（图 6-5）。

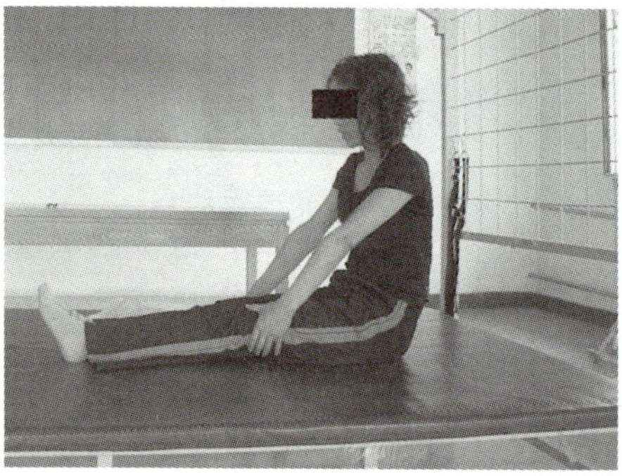

图 6-4　静态平衡训练

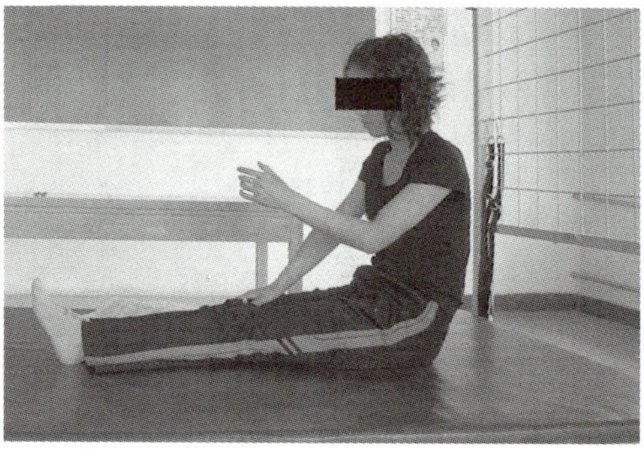

图 6-5　自动态平衡训练

（3）他动态平衡训练：患者取长坐位，坐于体操垫或治疗床上。治疗师向前、后方或侧方推动患者，使患者离开原来的起始位，开始时推动的幅度要小，待患者能够恢复平衡，再加大推动幅度。患者也可以坐于平衡板上，治疗师向各个方向推动患者（图 6-6）。

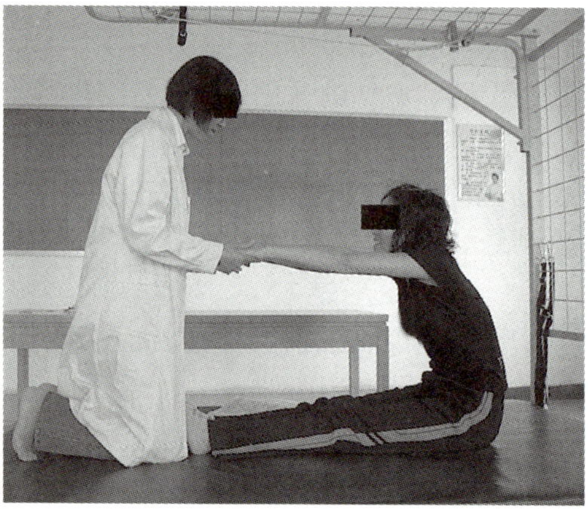

图 6-6　他动态平衡训练

2. 端坐位平衡训练　偏瘫患者多采用端坐位(即髋关节屈曲90°,膝关节屈曲90°,双足着地)平衡训练。能很好地保持端坐位平衡后,才能进行站立位平衡训练,为步行做好准备。视患者的病情不同而定,当患者经过坐起适应性训练后,则可以进行端坐位的平衡训练。

(1)静态平衡训练:患者取端坐位,开始时可帮助患者保持静态平衡,当患者能够独立保持静态平衡一定时间后,再进行动态平衡训练。

(2)自动态平衡训练:患者取端坐位,治疗师指示患者向各个方向活动,侧屈或旋转躯干,或活动上肢的同时保持端坐位平衡。治疗师位于患者对面,在患者的各个方向放上物体,让患者去触摸。或是进行抛球训练,逐渐增加抛球的距离和力度(图6-7)。

(3)他动态平衡训练:患者取端坐位,坐于治疗床上。治疗师向各个方向推动患者,力量逐渐加大,患者能够恢复平衡和维持坐姿。或患者坐于训练球上,治疗师向各个方向推动患者,患者能够保持平衡和维持坐姿,因训练球能够活动,故增加了训练难度(图6-8)。

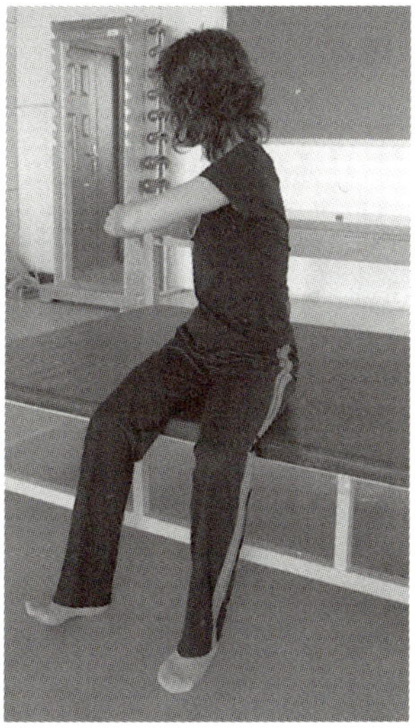

图6-7　自动态平衡训练

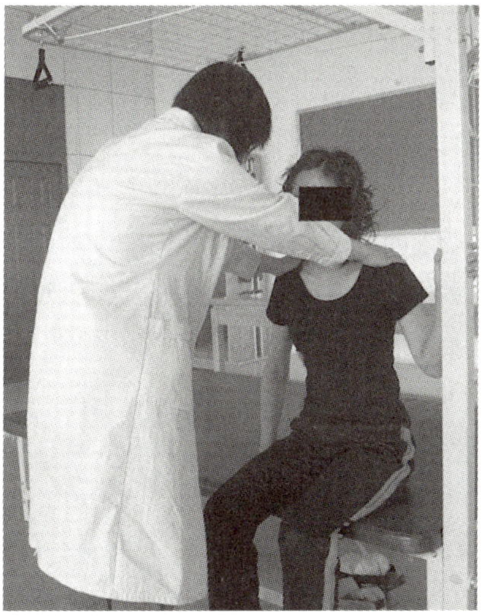

图6-8　他动态平衡训练

课堂讨论

1. 如何对患者进行平衡功能评定?
2. 如何根据评定结果进行平衡功能训练?

(四)跪位平衡训练

1. 手膝位平衡训练　该训练方法可作为立位平衡训练和平地短距离移动动作前的准备训练,偏瘫患者一般不用这种训练,截瘫患者可将其作为上肢和肩部的强化训练及持拐步行之前的准备训练。患者取手膝位,在能保持静态平衡的基础上,进行身体前后及左右的移动动作;当患者能够较好地保持平衡后,嘱患者将一侧上肢或下肢抬起,随着稳定性的加强,再将一侧上肢和另一侧下肢同时抬起并保持姿势的平衡(图6-9)。

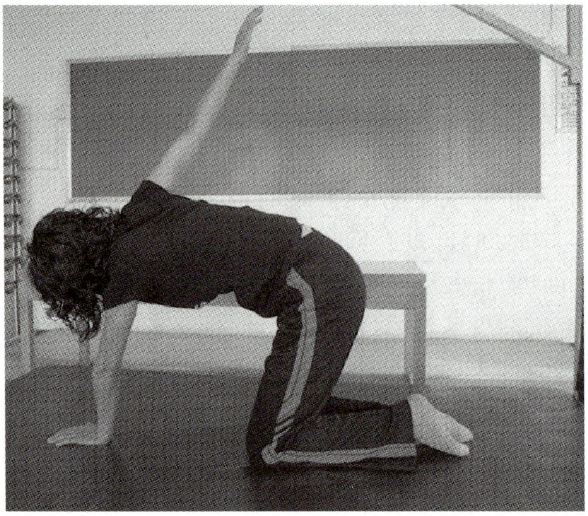

图 6-9　手膝位平衡训练

2. 双膝跪位平衡训练　这种训练方法适合于截瘫患者。

（1）静态平衡训练：患者取双膝跪位，并保持平衡。待静态平衡保持达到半小时后，可进行动态平衡训练。

（2）自动态平衡训练：患者取跪位。自己向各个方向活动身体，并保持平衡；或是进行抛球训练，治疗师可以在患者的各个方向向患者抛球，患者接球后，再抛给治疗师，反复进行，要求患者在运动过程中保持平衡，并逐渐增加抛球的距离及力度。

（3）他动态平衡训练：患者跪于治疗床上，治疗师可以向各个方向推动患者，并要求患者保持平衡回到中立位。

（五）站立位平衡训练

无论是偏瘫患者、截瘫患者，还是其他情况引起的平衡功能障碍，站立平衡训练都是为步行奠定基础，并最终达到步行的目的。

1. 静态平衡训练　包括以下两种方法：

（1）辅助站立训练：当患者不能独自站立时，需要进行辅助站立训练。可由治疗师给予辅助，也可由患者借助肋木、助行器、手杖、腋杖或在平行杠内进行训练等。可以根据患者的平衡改善程度，适当地减少辅助。

（2）独立站立平衡训练：患者面对矫正镜进行独立站立平衡训练，在训练时矫正镜可以提供视觉反馈，协助患者调整不正确的姿势。当患者保持平衡可以达到一定时间后，就可以进行他动态平衡训练。

2. 自动态平衡训练　患者面对矫正镜，治疗师立于一旁。具体的训练方法有以下几种：

（1）向不同方向运动身体：站立时两足保持不动，身体向侧方、前方、后方倾斜并保持平衡；身体向左右转动并保持平衡。

（2）双下肢交替负重练习：双下肢交替支撑体重，每次保持 10 秒钟左右；治疗师需站在患者一侧，对患者进行保护，以免发生意外，同时可以对患者进行姿势矫正。

（3）触碰治疗师手中的物品：治疗师手拿物体，分别放在患者正前方、侧前方、正上方、正下方、侧下方等方向，让患者来触摸物体。

(4)抛接球训练：从不同角度向患者抛球（嘱患者接球并回抛给治疗师），并逐渐增加抛球的距离和难度。

(5)伸手取物：将一物体放于距离患者远近不同的地方，鼓励患者弯腰伸手去拿该物体，来进行患者的动态平衡训练。

3. 他动态平衡训练　患者独立站立在矫正镜前，在不同的支撑面上进行平衡训练：一是患者可以站在平地上，两足之间的距离由大到小进行调整，治疗师站在患者旁边（对于偏瘫患者，治疗师应站在患侧），向不同方向推动患者，并逐渐增加推动的力度和幅度，加大训练难度，待患者失去平衡后再恢复平衡；二是患者可以站在较软的支撑面上，训练方法同上；三是可以在活动的支撑面上进行训练，如平衡板，可以选择不同面积的平衡板（由大到小）进行训练。

六、临床应用

（一）注意事项

治疗师在给患者进行平衡训练前，需掌握以下要点：①通过矫正镜对患者进行姿势矫正。②治疗师应用口令，对患者进行指导，如“向前、向后”等指令来矫正患者姿势。③患者向一侧倾斜时，治疗师应轻轻地向倾斜方向推他，以诱发姿势反射使患者能够直立。④对偏瘫患者进行坐位平衡训练时，患者躯干不能直立，头部渐低、前屈，治疗师应推患者两肩或使头部向下，给予抵抗，与此相对应，患者的躯干则伸展；若患者向后方或侧方倾斜不能保持平衡时，可以在患者患侧臀部下方垫上一软枕。⑤截瘫患者在进行长坐位训练前，可先进行髋关节、膝关节的牵伸训练。

（二）临床应用

以偏瘫患者进行平衡训练为例。

1. 急性期脑血管意外　急性期持续时间一般为2周，重症者可达4周。待患者病情稳定后，即可进行平衡训练，主要以床上桥式运动为主，方法是：患者仰卧位，两腿屈曲，双足平放在床上。治疗师站在患侧，一手放在患膝上，协助患者保持水平，防止向健侧后旋。当患者的双桥运动熟练、平衡能力提高后，患者可进行单桥运动训练，为坐起奠定基础。

2. 恢复期　患者主要进行的平衡训练有以下几种：

(1)坐位平衡训练：患者取端坐位（髋关节屈曲90°，肘关节屈曲90°，双足着地）。患者坐于治疗床上，治疗师向各个方向推动患者，推动的力量逐渐加大，患者能够恢复平衡和维持坐姿。

(2)利用训练球的平衡训练：当患者能够保持端坐位的他动态平衡后，可以借助训练球增加平衡训练的难度。利用训练球进行各种体位下的平衡训练的方法如下：①训练球上的俯卧位平衡训练：训练时要求患者的双下肢放松，躯干呈伸展位，随着治疗师向下轻轻挤压球部，患者肢体肌张力也随之缓解减轻，再继续向左右推动训练球，通过训练可以激发患者头部控制及平衡反应。②训练球上的坐位平衡训练：患者坐于训练球上，治疗师坐于患者对面。治疗师向各个方向推动患者，患者能够保持平衡和维持坐姿；然后治疗师用双侧膝部挤压球体两侧使之震动，可促进患者的正常感觉输入和姿势矫正机制；待患者平衡能力提高后，治疗师指导患者进行前后晃动，直到患者双脚平放到地面上均匀负重，该训练为患者的站立平衡训练奠定了基础（图 6-10）。③训练球上的坐位单腿负重平衡训练：患者双足平放在地面上，抬起一侧下肢，举起对侧上肢保持平衡，让患者用另一侧肢体单独保持平衡；然后两侧肢体姿势互换，重复该训练动作。该训练可以进一步提高患者的平衡能力。④训练球上站起训练：患者坐于训练球上，治疗师将球体向前拉动，当患者双足平放到地板上后，让患者独立站起并转移至轮椅上。

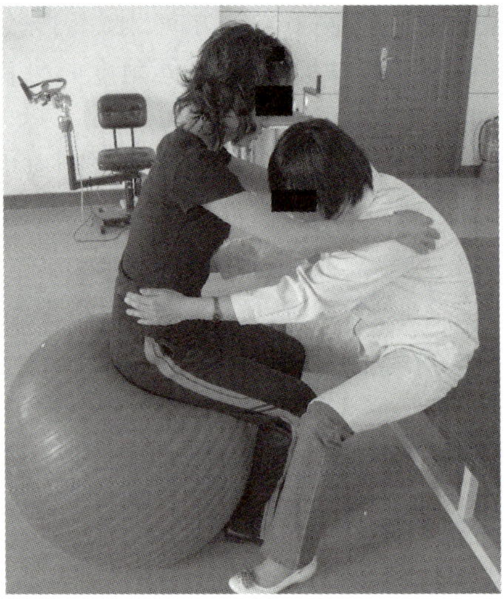

图 6-10　训练球上坐位平衡训练

（3）立位平衡训练：①患者用健手握住双杠站立，然后让健手离开双杠保持站立，逐渐延长训练时间。②患者下肢分开站立，将身体重心向患侧倾斜，使患侧下肢负重。③患者双下肢前后交叉站立，将身体的重心前后移动，进行重心的前后转移训练。④患者进行上下台阶训练，治疗师指导患者将重心移到患侧，健腿抬起放到前面的台阶上，然后放下；也可以从侧方进行训练（图 6-11）。⑤患者双足分开站立在平衡板上，治疗师站在患者一侧，也可以站在平衡板上位于患者后方，将双手放于患者骨盆两侧给予支撑，然后，用双足缓慢前后或左右晃动平衡板，破坏患者的站立平衡，诱发患者的平衡反应（图 6-12）。

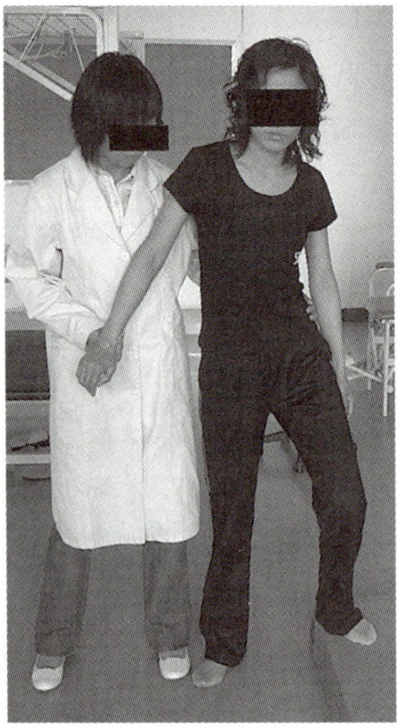

图 6-11　上下台阶平衡训练

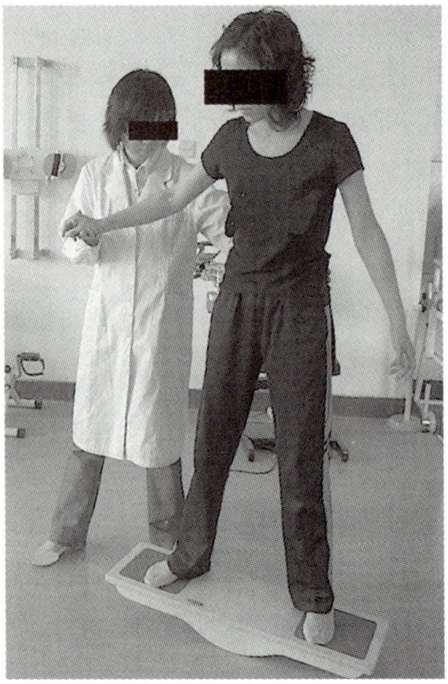

图 6-12　平衡板上的平衡训练

第二节　协调功能训练

一、协调的概念及分类

（一）概念

协调（coordination）是指人体产生平滑、准确、有控制的随意运动的一种能力。协调功能主要协调各组肌群的收缩与放松。正常的随意运动需要有若干肌肉的共同协作运动，当主动肌收缩时，与之相对的拮抗肌松弛、固定肌的支持固定和协同肌的协同收缩，才能准确地完成一个动作，肌肉之间的这种配合运动称为协调运动。所完成运动的质量应包括按照一定的方向和节奏，采用适当的力度和速度，达到准确的目标等几个方面。协调性是正常运动的最重要组成部分，也是体现运动控制的有力指标。协调运动的产生需要功能完整的深感觉、前庭、小脑和锥体外系的参与，其中小脑对协调运动起着重要的作用。当大脑和小脑发生病变时，四肢协调动作和行走时的身体平衡发生障碍，此种协调功能障碍又称共济失调（dystaxia）。

（二）分类

根据中枢神经系统的病变部位不同，将协调功能障碍分为以下三个类型：小脑功能不全引起的协调障碍、基底节病变引起的协调功能障碍和脊髓后索病变引起的协调功能障碍。

1. 小脑功能不全　小脑的主要功能是维持身体的平衡、调节肌张力和随意运动，是重要的运动调节中枢。因此，当小脑损伤时不仅出现平衡功能障碍，还可出现共济失调。因小脑病变部位不同，可出现不同类型的小脑共济失调。症状以四肢与躯干失调为主，即四肢和躯干不能灵活、顺利、准确地完成动作。患者对运动的速度、力量和距离不能准确估计而产生辨距不良和意向性震颤；上肢较重，动作愈接近目标，震颤愈明显，并有快速及轮替动作异常，字愈写愈大（大字症）；在下肢由于行走时两脚分开较宽、步态不规则、稳定性差，出现蹒跚步态。

小脑性共济失调的特点是与视觉无关，不受睁眼与闭眼的影响，不伴有感觉障碍、位置觉和振动觉障碍。

2. 基底节病变　患者的主要表现以肌张力改变及随意运动功能障碍为主。其中表现以震颤、肌张力过高、随意运动减少并动作缓慢，面部表情呆板为主要表现，见于帕金森患者；以上肢或头面部出现不自主和无目的动作，肌张力低下为主要表现，见于舞蹈病患者。

3. 脊髓后索病变　脊髓后索病变造成深感觉障碍，因此，破坏运动的反馈机制，使患者不能意识到动作中肢体的空间位置，也丧失重要的反射冲动，引起协调功能障碍。患者主要表现为站立不稳，行走时迈步不知远近，落脚不知深浅，踩棉花感，并需要视觉补偿，常目视地面行走，在黑暗处常难以行走。检查时会发现震动觉、关节位置觉缺失，闭目难立征（Romberg sign）阳性。

二、影响协调训练的因素

影响协调训练的因素概括起来主要有以下几个方面：

1. 视觉、本体感觉与协调有重要的关系　视觉对协调功能有重要的补充作用；同样，本体感觉对协调有重要的维持作用。

2. 运动频率的快慢对协调有着重要影响　运动的频率越低，越有利于协调功能的维持，相反，运动的频率越高，越容易失去协调性。

3. 中枢神经系统和肌肉骨骼系统的功能　该功能越接近正常，则协调功能越接近正常。其他方面，如心理年龄、注意力、洞察力、认知及患者的主动性等对协调训练都有一定影响。

三、协调训练的基本原则

1. 循序渐进原则　先进行简单的动作练习，掌握后，再完成复杂动作，由易到难，逐步增加训练的难度和复杂性。

2. 重复性原则　患者在进行各项运动的协调性训练过程中，每个动作都需要重复练习，以起到强化效果，促进大脑对该动作的记忆，进而促进大脑的功能重组，起到改善协调功能的作用。

3. 针对性原则　在给患者确定协调功能训练方案时，要有针对性。针对协调障碍的程度，确定针对性的训练方法，从而起到促进协调功能恢复的作用。

4. 综合性原则　在给患者进行协调训练过程中，也需要进行相关的其他训练，例如改善肌力和耐力的训练及平衡功能训练等，从而达到各项功能相互促进的作用，有助于患者各项功能的恢复。

四、协调训练方法

协调性训练是让患者有意识地训练其在神经系统中形成预编程序，自动的、多块肌肉协调运动的记忆印记，使患者能够随意再现多块肌肉协调、主动运动形式的能力，且比单块肌肉随意控制所产生的动作更迅速、更精确、更有力。协调训练的基础是利用患者残存部分的感觉系统，并利用视觉、听觉和触觉进行随意运动的管理，本质在于集中患者注意力，反复进行正确的练习。主要的训练方法是在患者不同的体位下进行肢体、躯干、手、足协调活动训练，反复进行强化练习。

（一）训练原则

1. 单块肌肉训练法　对患者进行该训练时，应按以下原则和要求进行训练。

（1）训练应在安静的环境中进行，要求患者情绪稳定、注意力集中，密切配合治疗师。

（2）在训练过程中患者取舒适体位，训练的重点是本体感觉，如有本体觉受损，利用视觉反馈来补偿。

（3）在关节活动范围内进行训练，以患者无疼痛为度，同时要求训练中以患者不感到疲劳为度，训练负荷应小。

（4）在训练过程中避免出现替代性运动，并在治疗师的正确指导及监督下进行训练。

2. 多块肌肉协调动作的训练　在训练过程中可以遵循以下原则进行。

（1）体位：从仰卧位逐渐过渡到坐位和站立位。

（2）训练动作：从单一动作逐渐过渡到多块肌肉协调运动的复杂动作。

(3)训练过程中从睁眼做动作,以利于视觉反馈进行调整,逐渐过渡到闭眼做动作。

(4)对复杂的动作进行分解,待单项训练准确、熟练后再进行复杂训练。

(二) 训练方法

1. 双上肢的协调训练

(1)双上肢交替上举运动:左、右侧上肢交替上举过头,并且手臂尽量保持伸直,训练速度逐渐加快。

(2)双上肢交替摸肩上举运动:左、右侧上肢交替屈肘,且鹰嘴尖朝下,摸同侧肩,然后上举(图6-13)。

(3)双手手指指腹相接触运动:左手与右手的五个手指指腹分别相接触,快速地轮替进行;或同时指腹相接触,逐渐加快速度。

(4)交替屈肘运动:双上肢向前平举,前臂旋后,然后左、右侧交替屈肘,手拍同侧肩部、伸肘,且逐渐加快速度。

(5)双上肢交替前伸运动:双上肢分别前伸至水平位,并逐渐加快速度。

(6)前臂旋前、旋后运动:上肢前屈至90°,肘伸直,左右侧同时进行前臂旋前、旋后练习;或交替进行练习。

(7)腕关节的屈伸运动:双侧同时进行腕关节屈伸运动,或交替进行训练。

(8)双手交替握拳敲击掌心:双手放于胸前,左手握拳敲击右手掌心,然后右手握拳敲击左手掌心,交替进行练习,并逐渐加快速度。

(9)掌心掌背互击运动:双手放于胸前,先双手掌心互相击打,然后双手手背互相击打,可逐渐加快速度。

2. 双下肢的协调训练

(1)交替屈髋运动:患者仰卧于床上,膝关节伸直,左右侧下肢交替进行屈髋运动(至90°),可逐渐加快速度(图6-14)。

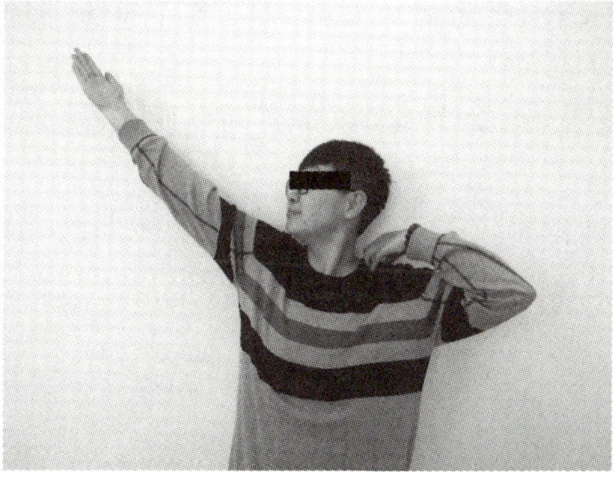

图6-13　双上肢交替摸肩上举

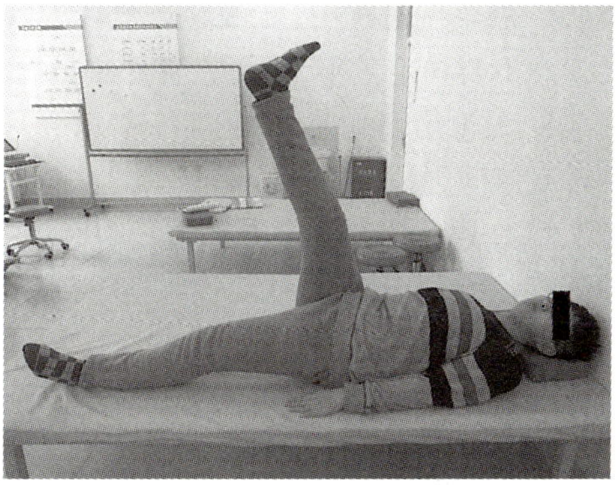

图6-14　交替屈髋运动

(2)交替伸膝运动:患者坐于床边,双下肢自然下垂,左右侧交替进行伸膝运动。

(3)坐位交替踏步运动:坐位时左右侧下肢交替进行踏步运动,并逐渐加快速度。

(4)拍地练习:双侧足跟触地,脚尖抬起做拍地动作,可双脚同时进行或交替进行训练。

(5)原地踏步走:双侧足进行踏步运动的同时双上肢交替摆臂,并逐渐加快速度。

(6)原地高抬腿跑:患者进行高抬腿跑运动的同时双侧上肢交替摆臂,逐渐加快速度。

(7)其他运动:如功率自行车练习、跳绳,踢毽子、划船、打球等运动。

协调训练开始时均在睁眼状态下进行,当功能改善后,可根据具体情况,将有些训练项目改为闭眼状态下进行,以增加训练难度,如指鼻练习、对指练习等。

3. 方向性活动

(1)指鼻练习:左、右手交替以示指指鼻,或单侧进行指鼻训练,反复练习一定时间,待患者能够做得很好的时候,再换另一侧练习。

(2)上肢协调训练器训练。

(3)木钉板训练。

(4)双手手指敲桌面活动:双手分别以 5 个手指交替敲击桌面,待一侧熟练后再进行另一侧的训练,或同时进行训练。

(5)其他方面:如进行画画、下跳棋、触摸治疗师伸出的手指(不断改变方向)等。

(三) 协调功能训练与平衡功能训练的区别

两种训练方法基本相同,但侧重点各有不同。平衡功能训练主要侧重于身体重心的控制,以粗大动作、整体动作训练为主;而协调功能训练则主要侧重于动作的灵活性、稳定性和准确性,且以肢体远端关节的精细动作、多关节共同运动的控制为主,并在动作完成的过程中强调动作完成的质量。

五、注意事项

1. 协调功能训练适用于具有协调功能障碍的患者,在训练前,要求患者放松,减少紧张和恐惧心理。

2. 在训练前要对患者进行相关检查,若患者具有严重的心律失常、心力衰竭、感染或痉挛等,则暂不宜训练。

3. 在训练过程中,要做好对患者的保护工作,把患者固定好以防意外摔伤,但又要注意不要固定过牢,以使患者无法做出相应的动作。

4. 无论是训练前,还是训练中,都要注意协调功能评定,以了解问题所在,及时地制订或修改训练方案。

5. 在进行协调功能训练过程中,要注意进行相应的肌力训练、平衡功能训练等其他训练,以使患者的各项功能都能得到相应提高。

技能要点

应用范围:明确平衡与协调训练技术的分类、原则及训练方法。

评估:治疗开始前,应对患者进行平衡及协调功能的评定,根据评定对患者进行平衡与协调训练。

治疗方法:治疗过程中,要根据患者的不同体位进行平衡及协调功能训练。

(陈　轶)

复习思考题

扫一扫
测一测

1. 平衡的训练原则有哪些?
2. 影响协调训练的因素有哪些?
3. 影响平衡训练的因素有哪些?
4. 协调训练的基本原则是什么?
5. 协调训练中,多块肌肉协调动作的训练原则是什么?

6. 案例分析题　患者唐某,女,69岁,“左侧肢体活动不灵6天”入院。经神经内科治疗后遗留左侧肢体偏瘫,左上肢抬举费力,左下肢可在床面水平挪动,可独自坐位,日常生活不能自理。查体:神志清楚,言语欠流利,左侧中枢性面舌瘫;肢体Brunnstrom分级:左上肢3级、左手3级,左下肢4级,右侧肢体6级;具备自动态坐位平衡,不能独自站立,左侧病理征阳性。诊断为“脑梗死”。请予以评定、治疗。

PPT 课件

07章PPT

第七章

站立与步行功能训练技术

扫一扫
知重点

学习要点

站立、步行及步行周期的概念；站立与步行相关的肌肉及关节、常见的异常步态及步行的条件；站立训练：身体的负重训练、重心的转移训练；步行训练：常用措施、基础步行训练、减重步行训练及步行能力训练；常见异常步态的矫治训练。

第一节 概　　述

一、基本概念

（一）站立、步行

站立是指双脚着地把身子直立抬起来，既需要人体躯干及下肢充足的肌力，又需要人体维持平衡协调的能力。步行是指通过双脚的交互移动来安全、有效地转移人体的一种活动，是躯干、骨盆、下肢各关节及肌群的一种规律、协调的周期性运动。人在正常自然的条件下移动身体，交替迈出脚步的定型的姿态称为自然步态。

（二）步行周期

人体在正常行走时一腿向前迈步，自该足跟着地时起，至该足跟再次着地时止所用的时间，为一个步行周期。在每个步行周期中，双下肢都要经历一个与地面由接触到负重，再离地腾空向前移动的过程；因此，根据下肢在步行时的位置，步行周期分为支撑相（占整个步行周期的 60%）和摆动相（占整个步行周期的 40%）。

正常人步行的控制机制是十分复杂的，需要中枢命令、身体平衡和协调控制，并涉及下肢各关节和肌肉的协同运动，且与上肢和躯干的姿态有关，任何环节的失调都可能影响步态。临床步态分析是研究步行规律的检查方法，包括临床分析、运动学分析、仪器分析，可以帮助我们用来揭示步态异常的关键环节和影响因素。

二、站立与步行相关的肌肉及关节

（一）肌肉活动与步行周期的关系

骨骼肌通过肌腱附着于骨骼上，通过神经系统的调控产生收缩，牵动骨骼产生围绕关节的各种运动。步行控制与肌肉收缩和关节运动具有复杂的关联，因此步态异常与肌肉活动的异常通常有着密切联系。步行时下肢各肌群在不同的步行周期参与工作（表 7-1），在支撑相早期主要是臀大肌、腘绳肌、股四头肌向心性收缩，胫前肌离心性收缩，控制伸髋、伸膝和足平放速度；小腿三头肌的离心性收缩主要是控制小腿前倾，对抗踝关节背屈，推动身体重心向上向前运动；臀中肌、臀小肌等外展肌群主要在站立相早期工作，以稳定骨盆向外侧倾斜 5°；腘绳肌主要在摆动相中期屈膝伸髋以减速，当足跟着地后与股四头肌协同工作，控制膝屈曲在 15°以内。在进行步态分析时，动态肌电图或表面肌电图对于这些问题的鉴别起关键作用。

表 7-1　正常步行周期中主要肌肉的作用

肌肉	步行周期
腓肠肌	支撑相中期至蹬离、首次触地
臀大肌	摆动相末期，首次触地至支撑相中期
臀中肌和臀小肌等	支撑相早期
腘绳肌	摆动相中期、首次触地至承重反应结束
髂腰肌和股内收肌	足离地至摆动相早期
股四头肌	摆动相末期、首次触地至支撑相中期 足离地至摆动相早期
胫前肌	首次触地至承重反应结束 足离地至再次首次触地

（二）正常步行周期中骨盆及下肢各关节运动的角度变化（表 7-2）。

表 7-2　正常步行周期中骨盆和下肢各关节的角度变化

步行周期	关节运动角度			
	骨盆	髋关节	膝关节	踝关节
首次着地	5°旋前	30°屈曲	0°	0°
承重反应	5°旋前	30°屈曲	0°～15°屈曲	0°～50°跖屈
支撑相中期	中立位	30°屈曲	15°～5°屈曲	15°跖屈～0°背屈
足跟离地	5°旋后	0°～10°过伸展	5°屈曲	10°背屈～0°
足趾离地	5°旋后	10°过伸展～0°	5°～35°屈曲	0°～20°跖屈
迈步初期	5°旋后	0°～20°屈曲	35°～60°屈曲	20°～10°跖屈
迈步中期	中立位	20°～30°屈曲	60°～30°屈曲	10°跖屈～0°
迈步末期	5°旋前	30°屈曲	30°屈曲～0°	0°

三、常见异常步态

引起步态异常的原因很多，任何神经、肌肉及骨关节疾病都可能导致异常步态的出现，甚至引起病理步态，影响人们正常的学习、工作和生活。常见的异常步态主要归纳为以下几类：

1. 中枢神经受损导致的异常步态　主要有偏瘫步态（又称划圈步态，多见于偏瘫患者）、脑瘫步态（马蹄内翻足、蹲位步态、剪刀步态及舞蹈步态等）、截瘫步态（多见于脊髓损伤患者）。

2. 周围神经受损导致的异常步态　臀大肌步态（臀大肌损伤时，导致臀大肌无力，髋关节伸或外旋受限）、臀中肌步态（典型的步态特征表现为鸭步）、屈髋肌无力步态、股四头肌无力步态（又称扶膝步态）、踝背屈肌无力步态（又称跨阈步态）、腓肠肌/比目鱼肌无力步态。

3. 其他神经疾病引起的异常步态　帕金森步态（是一种极为刻板的步态）、小脑共济失调步态（又称酩酊或醉汉步态）。

4. 骨关节病变导致的异常步态　关节挛缩或强直步态（主要包括髋关节屈曲挛缩步态、髋关节伸直挛缩步态、膝关节屈曲挛缩步态、膝关节伸直挛缩步态、踝关节跖屈挛缩步态、踝关节背屈挛缩步态）、短腿步态、减痛步态。此外，患者常一手按住疼痛部位，另一上肢伸展。疼痛部位不同，表现可有些差异。髋关节疼痛者，患肢负重时同侧肩下降，躯干稍倾斜，患侧下肢外旋、屈曲位，尽量避免足跟击地。膝关节疼痛患者膝稍屈，以足趾着地行走。

除以上异常步态外，还包括假肢步态、平足及老年步态等异常步态。

四、步行的条件

步行需要在全身肌肉、骨骼和关节的共同作用，并在神经系统的支配、调节和精确控制下进行，因此要保证正常步态，需要满足以下几个方面：

1. 肌力充足是步行的基础　肌力是完成关节运动的基础。为了保证步行周期的支撑相稳定，单侧下肢必须能够支撑体重的3/4以上。以50kg体重的正常成人为例，单腿必须要能支撑37.5kg以上的体重，或双下肢的伸肌（主要是指股四头肌、臀大肌等）应达3级以上，才能保证另一下肢能够从容完成向前摆动的动作，因此才能够完成正常的步行。

2. 平衡及协调能力是步行的基本保证　人体的平衡是指身体所处在的一种稳定的姿势状态，或是指人体在运动或受外力作用时能自动调整并维持姿势稳定性的一种能力。步行时人的身体重心随着步行的速度不同，进行着复杂的加速与减速运动，为了保持平衡，人体重心必须垂直地落在支撑面的范围内，所以平衡能力是步行得以完成的基本保证。协调是多组肌群共同参与并相互配合，平衡、准确和控制良好的运动能力。协调是完成精细运动技能动作的必要条件，小脑、前庭神经、深感觉及锥体外系等在运动的协调中发挥重要作用。步行中，为了保证双下肢各关节在步行周期的各个不同时期发挥正常作用，双侧上、下肢的肌肉（主要指引起各关节运动的主动肌、固定肌以及协同肌和拮抗肌之间）能协调配合，特别是拮抗肌之间和肌张力的协调匹配，保证了各关节在步行时能正常运动。

人体的平衡分为静态平衡、自动态平衡和他动态平衡，临床上常根据平衡的三种状态将人的平衡能力分为3级。人能够独立坐或站立，并维持稳定的能力，则达到静态平衡，又称1级平衡；人能从一种姿势调整到另一种姿势，并能获得稳定状态的能力，则达到自动态平衡，也称2级平衡；人能在外力作用下或是自身的平衡被破坏后，恢复并维持稳定状态的能力，则为他动态平衡，即3级平衡。

不同的步行环境对平衡有不同要求，在室内的步行，平衡能力只需2级；进行室外步行，平衡能力须达到3级或3级以上。

3. 感觉功能及空间认知功能影响步行完成的质量　感觉是运动的基础，任何运动都是在感觉反馈的基础上进行的。特别是本体感觉直接影响步行的进行。步行中上下肢各关节所处的位置，落步时步幅及深浅高低等均直接影响步行完成的质量。

4. 中枢控制正常保证正常步态　这是指中枢神经系统在多种感觉信息进行分析整合以后，下达的运动指令。任何原因导致的中枢神经系统损伤或破坏，都会影响对步行的调控，产生异常步态，甚至造成步行障碍。

第二节　站立训练

站立时，身体重心的摆动与伸肌活动，特别是小腿三头肌的活动有着密切关系。在临床中很多患者虽然站得不稳，但却能够行走。由于这种步行缺乏基本条件的保证，往往形成异常步态，增加日后训练和矫治的难度，并且还导致了关节及肌肉损伤，由于步行的稳定性差而容易跌倒。因此在给患者进行步行训练前，一定要进行基本的功能训练，并与动作训练有机地结合起来，严格进行，才可能收到良好效果。

一、身体负重训练

由于患者卧床时间较长，缺少站立位的感觉，步行训练前，应在平行杠内进行双腿负重训练。在平行杠的另一端放置姿势矫正镜，患者在治疗师的保护下，站在平行杠内，利用矫正镜，矫正站立姿势。治疗师帮助指导患者，使患者调整站立姿势，让患者体会站立的感觉及记忆控制正常姿势。

（一）训练要求

1. 要求患者双足全足掌着地。
2. 要保持正确的头、颈、躯干及骨盆的对线关系。
3. 保持髋关节伸展位。
4. 保持膝关节屈曲8°~15°。
5. 要求患者双足并拢，身体重心保持在中线位置。

（二）注意事项

1. 在训练过程中，注意不要出现脊柱侧弯等代偿性动作。
2. 注意提醒患者保持髋关节伸展位。
3. 在训练过程中，注意提醒患者不要出现膝关节过度伸展（膝反张），或过度屈曲。
4. 保持重心中线位置，能够完成双足并拢站立训练后，可让患者双足分开站立。
5. 注意患者疲劳，可在患者后面放置椅子，经常重复进行坐位到站立位的体位变化，达到熟练掌握站立姿势的正确控制，减少能量消耗。

二、重心的转移训练

（一）身体重心左右转移训练

1. 训练要求

（1）在训练过程中，可以让患者骨盆稍微向将要成为支撑侧的方向移动（设为右侧),左侧下肢仍维持负荷状态。练习右侧躯干伸张,左侧缩短,左侧下肢的负荷随着骨盆的牵拉逐渐减少。

(2)患者骨盆的被支撑侧(右侧)髋关节外展肌群和另一侧躯干的侧屈肌群牵拉,将骨盆固定,防止出现向下方的倾斜与旋转。

(3)患者的非支撑(左侧)下肢抬起,可以在空间自由活动,即将抬起的下肢维持在随意运动的状态下。

(4)在训练过程中,治疗师要选择适当的移动训练量,使具有不同控制能力的患者,通过适应骨盆移动训练量的变化,达到提高控制能力的效果。

(5)要求患者在头和躯干维持现有姿势不动的情况下,慢慢将左腿抬起来,判断支撑腿(右侧)能否充分支撑体重。

2. 注意事项

(1)为保证在训练过程中骨盆的固定由肌肉控制,骨盆的移动量不要过大。

(2)注意当身体的一侧下肢负荷时,头部和躯干上部向支撑侧方向侧屈说明运动不是骨盆开始的;注意运动开始的部位是骨盆,运动的标志点为大转子。

(3)骨盆移动时,标志点描记的运动轨迹应是直线。

(二)身体重心的前后转移训练

1. 训练要求

(1)患者自动进行或是在治疗师的帮助下进行体重向外前方、外后方交替移动,一侧下肢支撑全身体重。

(2)当患者的身体前后移动时,以骨盆作为开始运动的部位,骨性标志点为大转子。

(3)前方下肢的大转子在体重向前移动时,向前、外侧方向呈直线移动。体重向后移动时,向内后方向呈直线移动到开始的位置。

(4)在训练过程中确保髋、膝、踝关节的正常活动范围。

2. 注意事项

(1)在训练过程中,防止患者出现头部、躯干上部开始运动和躯干向支撑侧下肢倾斜。这种现象主要是由于髋外展肌群肌力不足(或控制能力低下)所致。

(2)防止体重向前方移动时躯干前倾,及体重向后方移动时躯干后倾。造成身体前倾的原因往往是前方下肢髋关节伸展、内收,踝关节背屈的活动度低下和膝伸肌群的肌力不足(或控制能力低下)所致;而造成后倾的原因主要是后方下肢髋关节伸肌群的肌力不足(或控制能力低下)所致。

第三节　步行训练

步行训练是步态异常患者在康复过程中非常重要的一部分,是矫治异常步态、促进患者步行转移能力的恢复,以及提高患者生活质量的训练方法之一。训练前,需要对患者进行全面的步态分析,找出步态异常的原因和机制,采取有针对性的措施,帮助患者改善步态。

一、常用措施

常用的治疗措施主要包括步行基础训练、手术治疗、药物治疗、康复训练等。

1. 步行基础训练　主要针对患者的关节挛缩、肌肉软弱无力、关节活动度受限、平衡及协调障碍等进行训练。而对中枢性损伤引起的偏瘫步态、共济失调步态等，则应以步态矫治即矫治异常步行模式为主。

2. 手术治疗　对有严重的关节挛缩、畸形的患者，可进行关节松解、肌腱延长、截骨矫形等手术；对某些肌性异常还可以进行肌肉移位术或重建手术，对某些严重的内收肌痉挛患者，可行选择性脊神经根切断等手术进行治疗。

3. 药物治疗　在药物治疗方面主要是对症用药，针对患者存在的痉挛、疼痛、认知功能障碍，配合给予中枢性解痉药、止痛药和促进脑代谢、改善脑循环及认知类药物等；对疼痛步态、帕金森步态，应先控制基础病，再结合步态训练方可有效。

4. 理疗　可应用功能性电刺激，对各种萎软肌肉或痉挛肌的拮抗肌进行训练，通过刺激达到解痉和提高肌力的目的。

5. 辅助具的使用　两腿长度不等患者，可以用垫高鞋矫正；对于关节挛缩畸形或肌肉软弱无力造成下肢支撑障碍的患者，可配以适当的矫形器或辅助具（AFO、KAFO等）及各种拐杖、助行推车等。

二、基础步行训练

基础步行训练对患者是非常重要的，是患者能够进行直立行走的基础。对患者主要进行步行的基础训练、平衡功能训练、协调功能训练和步行的分解训练。

（一）步行的基础训练

步行的基础训练包括体位适应性训练、躯干和下肢肌力训练、耐力训练、平衡协调性训练、步态训练、辅助具步行训练、过障碍物步行训练等。在指导患者进行步态训练前，应对患者进行评估，掌握患者的一般情况，再进行有针对性的适应性训练。

1. 体位适应性训练　由于某种原因导致的步行功能障碍，大多数患者都经历了较长的卧床期；如突然从卧位站起，很容易发生直立性低血压反应，特别是年老体弱患者，轻者出现头昏、恶心、血压下降、面色苍白、出冷汗、心动过速、脉搏变弱等，严重者导致休克。临床治疗过程中，为预防突然的体位变化造成的不良反应，对患者应先进行站起适应性训练。方法如下：①开始先将床头摇起30°，进行靠坐训练，并维持15~30分钟；②观察患者反应，2~3天未有明显异常反应者即可增加摇起的角度，一般每次增加15°，如此反复，逐渐将床摇至90°；③若患者在坐起时感觉头晕、心率加快，面色苍白等，应立即将床摇平，以防止直立性低血压；④对一般情况良好的患者，可直接利用直立床，调整起立的角度，帮助患者达到站立状态。

2. 肌力及耐力训练　因患者长期卧床，不仅可以引起体位变化后身体的不适感，也导致了肌肉萎软无力；因此，在下床活动接受行走训练之前，对上肢、躯干、下肢的肌肉力量及关节活动范围进行评定，在此基础上，进行肌力及耐力训练。

（1）“桥式运动”和垫上训练：目的是训练腰背肌和提高骨盆的控制能力，诱发下肢分离运动，缓解躯干及下肢痉挛，提高患者卧床时的生活自理能力。垫上训练包括床上翻身，如床上移动及独立坐起。应鼓励并指导患者主动变换体位和进行床上移动。

（2）上肢肌群肌力及耐力训练：主要用于截瘫等需用拐杖或轮椅转移的患者，重点是肩带肌、肘伸肌、腕伸肌等肌群的肌力及耐力训练。可借助沙袋、哑铃、弹力带等训练。对于需要借助于助行器或拐杖行走的患者，应重点训练上肢的伸展，肘、腕关节的肌群和使肩部产生向下运动的肌群。

(3)下肢肌群肌力及耐力训练：如侧腿踢、后踢腿、屈伸膝、跪位起立训练等。对于需要借助于助行器或拐杖行走的患者，应重点训练下肢的伸髋肌、髋外展肌和膝关节伸展肌群。若患者下肢截瘫，则可指导其进行残端肌群和腹部肌肉力量的训练。

3. 关节活动度训练　主要作用是预防关节挛缩和肌肉萎缩。方法如下：①对不能主动完成运动的患者，适当给予被动运动，对肩、肘、腕、指关节，髋、膝、踝与足趾关节等，均应在无痛的前提下进行全范围活动，每个动作重复3~5次为宜；②对病情稳定、神志清醒的患者，应鼓励其自己在床上进行各种运动，如健手带患手进行助力上举运动，呼吸练习，下肢屈伸训练等；③对中枢性病损造成的肢体痉挛，在进行关节活动度训练中，应结合神经生理学技术抑制痉挛，对下肢的内收肌、腘绳肌、小腿三头肌和大腿内收肌等肌群重点进行牵伸训练；④关节活动度训练和肌力训练相辅相成，相互影响，因此在进行关节活动度训练时，一定要注意结合上下肢肌力的训练，如哑铃操、踏车等。

（二）平衡功能训练

1. 站立平衡训练　分为3级。

Ⅰ级平衡训练：指在不受外力和无身体动作的前提下保持独立站立姿势的训练。患者用下肢支撑体重保持站立位，在训练过程中，治疗者可用双膝控制患者下肢，或使用支架帮助固定患侧膝关节。开始时两足间距较大、支撑面积大，患者容易保持稳定；当患者能够独立站立后逐步缩小两足间距，减小支撑面，增加训练难度。

Ⅱ级平衡训练：指患者可以在站立姿势下，独立完成身体重心转移，躯干屈曲、伸展、左右倾斜及旋转运动，并能够保持平衡的训练。开始时由治疗师双手固定患者髋部，协助完成重心转移和躯体活动，逐步过渡到由患者独立完成在平行杠内保持站立姿势和双下肢的重心转移训练。

平衡板上的自动态平衡训练：患者可在肋木或平行杠内立于平衡板上，治疗师双手置于患者骨盆上，调整患者的站立姿势，然后双足缓慢地摇动平衡板，破坏患者的身体平衡，诱发其头部及躯干的调整反应。平衡板摇摆的速度要缓慢，避免患者精神紧张。

Ⅲ级平衡训练：指患者在站立姿势下抵抗外力并保持身体平衡的训练。治疗师可以采用抛接球(包括转体抛接球)、踢球、突然向不同方向推患者的训练等方法。同时要特别注意患者的安全保护。

2. 针对平衡反应的训练　即建立相对于支持面变化而控制重心的平衡调节反应的训练，如：站立时踝调节反应和髋调节反应，在支持面变化时诱发平衡调节反应，重心移至支撑面之外的跨步反应和保护性伸展反应等。

(1)感觉反馈训练：目的是通过皮肤及本体感觉的训练，帮助患者建立最基础的姿势位置，以适应各种活动的完成；以最少的肌肉活动保持良好姿势，最大程度地建立稳定。治疗人员用言语或徒手提示患者发现和保持恰当的直立位置。患者可以睁眼或闭眼。训练方法如下：①患者站立于镜子前，利用镜子的视觉反馈，尽量让患者保持垂直站立的状态；也可在此基础上完成各种拿起物件等动作，使身体重心移动，然后再回到直立位置。②患者背墙站立(或坐位)，由墙提供躯体感觉反馈，墙上与墙面垂直的木钉和木棒可进一步增加反馈程度，以使患者保持直立位置。③采用静态平衡仪训练。

（2）姿势反射训练：目的是帮助患者建立多关节协调运动，有效地应答坐位和站立位时的姿势要求；其中包括恢复平衡稳定和建立平衡反应两个方面。常用方法为建立踝平衡反应、髋平衡反应、跨步反应。①建立踝平衡反应：在患者具有充分的踝关节活动度和力量的基础上进行。患者在自我进行小范围向前、向后、向侧方的摆动中保持身体直立，且不屈髋、屈膝。这一训练也可在静态平衡仪上进行。若患者稳定性差或恐惧跌倒，可在平行杠内或靠墙、墙角（前置桌椅）等增加安全性的条件下进行。若患者平衡功能有所增强，可通过双髋或双肩小范围的干扰活动进一步促进踝的调节。②建立髋平衡反应：通过应用较踝幅度策略更大的、但又不发生跨步的移动方式进行。可应用踝矫形器限制踝的运动。亦可加大难度训练，如窄条上站立、足跟/足趾站立或改良的单腿站立等应用髋策略稳定的各种平衡训练练习。③建立跨步反应：该训练的目的是通过跨步预防跌倒。通过跨步避免跌倒时需要瞬间单腿保持上体重量而不倾倒的能力。训练时，治疗师一手扶握患者足趾部（另一手扶持对侧髋部），抬起患者足趾，将患者身体重量转移到对侧，然后快速地将重心移至非承重侧；进一步可徒手将其足抬起，然后放下并令其快速转移重心。④加强前庭功能的平衡训练：嘱患者双足尽可能并拢，必要时双手或单手扶墙保持平衡，然后左右转头；单手或双手不扶墙站立，时间逐渐延长并仍保持平衡，双足尽可能再并拢；患者练习在行走过程中转头，必要时他人给予帮助。⑤患者双足分立，与肩同宽，直视前方目标，通过逐渐缩短双足间距离至 1/2 足长使支持面基底变窄。在进行这一训练时，双眼先断续闭目，然后闭目时间逐渐延长；与此同时，上肢位置变化顺序为前臂先伸展，然后放置体侧，再交叉于胸前，以此增加训练难度；在进行下一个难度训练前，每一体位至少保持 15 秒。训练时间共为 5~15 秒。

3. 注意事项

（1）要求患者学会放松，减少紧张或恐惧心理；若存在肌肉痉挛问题，应先设法缓解。应选择与患者平衡功能水平相当的训练，难度由低到高。训练环境中应去除障碍物和提供附加稳定的措施（保护腰带、治疗师的辅助、平行杠等）。嘱患者穿软底、平跟、合脚的鞋。

（2）平衡功能训练首先应保持头和躯干的稳定。动态平衡功能训练时，他人施加的外力不应过强，仅需诱发姿势反射即可。若在训练中发生头晕、头痛或恶心症状时，应减少运动量或暂停训练。

（3）对有认知障碍的患者，将训练目的变为患者可以理解的；训练方法更符合患者现状，治疗更具目的性；鼓励患者完成连续的训练；应用简洁、清晰的指导提示；改善患者注意力，减少周围环境的非相关刺激，尽量使患者注意力集中；加强训练中的安全防护和监督，尤其在训练早期；训练难度的进展宜慢，并在进展过程中逐渐增强患者解决问题的能力。

（4）在综合训练方面，对于肌肉骨骼损害，宜采用温热疗法、超声波、按摩、生物反馈、被动关节活动度训练等方法改善关节活动度和肌肉韧性。神经肌肉损害应采用渐进抗阻训练；等速训练、PNF 技术等增强肌力；感觉刺激技术、按摩震颤器、神经生理学治疗技术等改善肌力。结合这些治疗，才可能获得真正的平衡功能效果。

（三）协调功能训练

协调功能训练是指恢复平稳、准确、高效运动能力的锻炼方法；在训练过程中，利用残存部分的感觉系统以及视觉、听觉和触觉来促进随意运动的控制能力。上肢、下肢、躯干分别在卧位、坐位、站立位、步行中及增加负荷的步行中训练。

1. 训练方法　包括：①无论患者的症状轻重，均应从卧位训练开始，待熟练后再进行坐位、站立位、步行训练。②先从简单的单侧动作开始，逐渐过渡到比较复杂的动作。训练从简单运动开始，即上肢、下肢和头部单一轴心方向的运动，逐渐过渡到多轴心方向。复杂的运动包括双侧上肢（或下肢）同时动作、上下肢同时动作、上下肢交替动作、两侧肢体做互不相关的动作。③可从容易完成的大范围、快速的动作，熟练后逐渐过渡到小范围、缓慢动作的训练。④上肢和手的协调训练应从动作的正确性、反应速度快慢、动作节律性等方面进行。⑤下肢协调训练主要采用下肢各方向的运动和各种正确的行走步态训练。⑥先睁眼练习，后闭眼训练。⑦两侧损伤不等的残疾者，先从轻侧开始；两侧残疾程度相同者，原则上先从右侧开始。⑧训练动作重复 3~4 次。

2. 注意事项

（1）保证充足的休息。

（2）所进行的训练要在可动范围内进行，并应注意保护患者。

（四）步行的分解训练

由于步行是一个复杂的过程，因此引起步态障碍的原因很多。为了提高患者的步行能力，走出较好的步态，对患者进行步行训练是非常必要的，按步行周期的支撑相和摆动相的条件和要求进行训练。下面将以偏瘫患者进行步行训练为例，按照由易到难、由简单到复杂的原则。

1. 单腿负重训练　身体负重是指肢体能够承受身体的重量而受力的状态，当患者的下肢关节、骨骼及肌肉足以承受身体的重量时，即可进行负重训练。单腿负重主要是提高人体下肢的支撑能力，促进机体平衡稳定。训练方法：让患者立于肋木前，一腿置于肋木上，另一腿站立负重，并根据患者情况，选择负重程度（图 7-1）。负重程度可分为零负重、部分负重、全负重。零负重：患肢不承受身体重量，完全不受力；部分负重：患肢仅承受身体部分重量，呈部分受力状态，一般是根据医嘱，确定合适比例的体重，加之于患肢；全负重：肢体承受全部的重量。一般单腿站立时间可从持续 1 分钟开始，逐渐延长时间，站立时最好不要用手扶持。

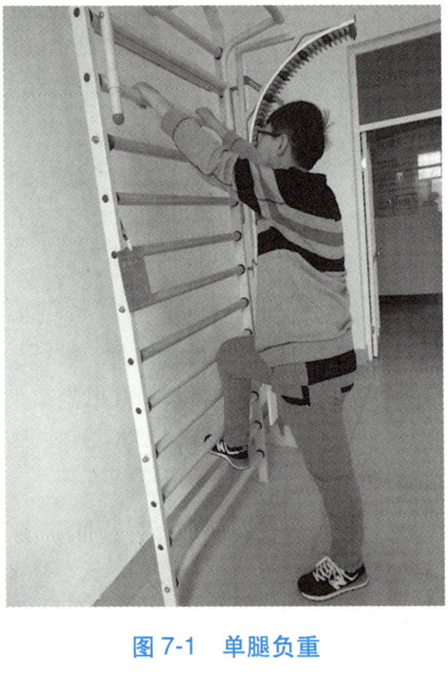

图 7-1　单腿负重

2. 患侧腿上下台阶训练　训练目的是增强下肢肌力，促进下肢拮抗肌协调收缩，于摆动相顺利完成屈髋、屈膝、迈步。训练方法：患侧腿先上楼梯，健侧腿先下楼梯，或将患侧腿直接置于台阶上，让健侧腿连续上下台阶，最好在靠墙伸髋的条件下练习患腿上下台阶（图 7-2）。一般 10~20 次/组，重复 3~5 组。

3. 患侧腿支撑伸髋站立，健腿跨越障碍训练　目的是强化髋部和膝部控制，提高下肢支撑能力，抑制痉挛，打破协同运动模式，促进正确步行模式的建立。训练方法：患者背靠墙站立，脚跟离墙 20cm，将髋向前挺出，同时健腿跨越障碍（图 7-3），一般 10~20 次/组，重复 3~5 组。注意健腿跨越障碍时，患髋必须保持充分伸展状态，不可后缩。

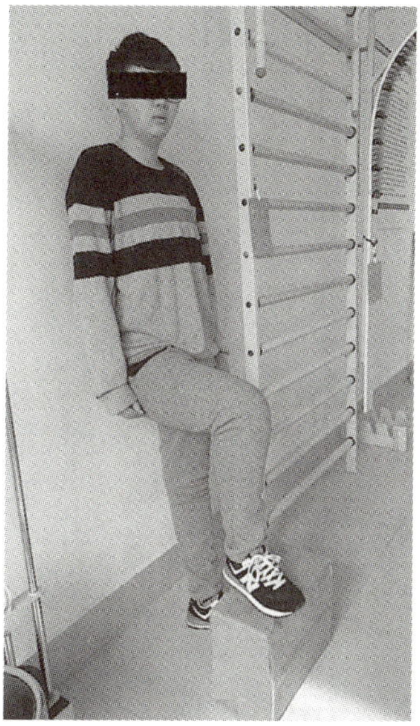

图 7-2　患腿上下台阶

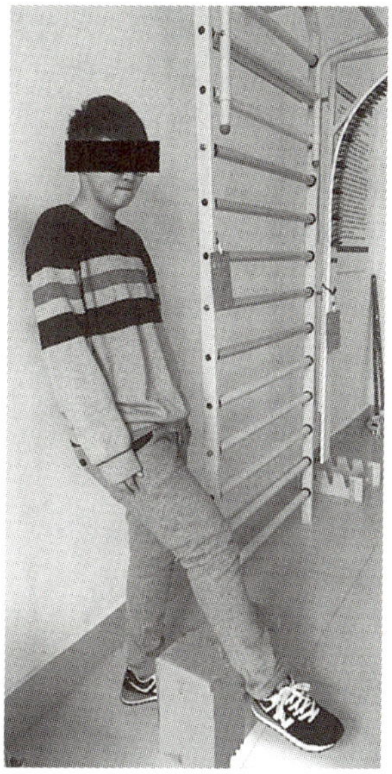

图 7-3　患腿支撑伸髋站立

4. 靠墙伸髋踏步训练　训练目的是在强化髋部控制的基础上，强化双下肢的协调运动，促进下肢精细运动的分离，提高步行能力。训练方法：背靠墙站立，脚跟离墙 20cm，向前挺髋，同时做交替踏步的动作。

5. 侧方迈步、原地迈步训练　训练目的是使患者学会正确的重心转移，建立正常的步行模式，为独立步行做好准备。训练方法：选择在平行杠内或靠墙进行训练，在平行杆的一端放置一面矫正镜，让患者能够看到自己的迈步姿势、步态，以便及时矫正。以右侧步行训练为例，嘱患者背靠墙或肋木，先将身体重心移至左腿，右脚提起向右侧方迈一步，再将身体重心移至右腿，左脚跟上放置于右脚内侧，如此往复，左右侧向交替进行转移重心和迈步训练。当患者能够顺利完成左右重心转移后，即可进行前后原地迈步训练。

三、减重步行训练

减重步行训练（partial body weight support treadmill training，PBWSTT）近年来在临床上的应用越来越广泛，它主要是用减重吊带使患者步行时下肢负重减少，借助于运动平板进行步行能力训练。在训练时一般需要两名治疗师，一名治疗师帮助患者腿摆动、支撑期患足跟着地，防止支撑期膝过伸。另一名治疗师帮助患者进行身体重心转移、髋伸展、骨盆旋转，并保持患者躯干的直立。

（一）治疗作用

1. 稳定重心　减重步行可以使患者步行中身体重心的分布趋于对称，提高患者步行稳定性；使下肢肌力不到3级的患者能提早进行步态训练，减少步行中下肢相关肌群的收缩负荷，有利于患者早期下床活动。增加了平衡稳定性，提高了训练的安全性；因此，患者在减重支撑装置的保护下，消除步行中的紧张和恐惧心理，更好地配合治疗师的治疗，从而使治疗师把精力主要放在对患者下肢异常步态的矫治上。

2. 纠正病理性步态　由于减重状态下可以调节下肢的肌肉张力，从而避免和缓解由于早期负重行走带来的不必要的下肢伸肌协同运动，和由这种异常模式导致的足下垂、内翻等病理性步态，输入符合正常人的生理步行模式，促进正常步态恢复，提高步行能力。下肢关节负荷的减轻可以改善和加大关节活动范围及增强下肢活动的灵活性。

（二）适应证及禁忌证

1. 适应证

（1）神经系统疾病：由于各种原因引起脊髓损伤后的截瘫，脑血管意外、脑外伤、脑肿瘤、脑部炎症引起的肢体偏瘫，脑瘫，多发性硬化症、外周神经损伤引起的下肢肌无力，帕金森综合征。

（2）假肢：矫形器穿戴前后的下肢步态训练适用于体重过重、有严重关节退行性病变患者的有氧训练；腰腿疼患者恢复步行的训练；也适宜于年老、体弱、久病卧床患者早期小运动量的安全性有氧训练。

（3）骨关节疾病和运动创伤恢复期：骨关节病变缓解疼痛促进功能恢复的训练，下肢关节置换术后的早期下肢负重训练，骨关节病变手术后功能恢复训练；肌腱、韧带断裂等运动创伤的早期恢复训练。

（4）其他：从功能训练的角度可以用于直立位作业训练、平衡训练、控制和协调姿势障碍的训练、步行训练、转移训练等。由于患者身体有减重吊带的保护，可以降低患者对跌倒的恐惧心理，从而有利于各种直立训练活动的早期进行。

2. 禁忌证　下肢骨折未充分愈合或关节损伤处于不稳定阶段；脊柱不稳定；患者不能主动配合；直立性低血压；严重骨质疏松症；运动时诱发过分肌肉痉挛。用于下肢主动收缩肌力小于2级，没有配置矫形器者时需谨慎，以免发生关节损伤。

（三）减重步行训练系统的组成

减重步行训练系统由减重悬吊系统和步行系统两部分组成。

1. 部分减重支撑训练系统　减重控制台，控制电动升降杆的升降；减重范围为体重的0%（完全负重）~100%（完全不负重），调整下肢负重情况；身体固定带紧缚于患者腰臀部；固定带的两端对称固定在悬吊支撑架上。

2. 步行系统　主要是指利于进行步行及耐力训练的电动活动平板，即步行器系统。训练时可以根据患者需要，采用地面行走或活动平板行走。悬吊带通常固定在患者的腰部和大腿部，着力点一般在腰部和大腿，不宜在腋下或会阴部。

（四）操作程序

1. 操作常规

（1）检查悬挂减重机电动或手动升降装置，确认处于正常状态。

（2）向患者说明悬挂减重训练的目的、过程和患者配合事项。

（3）如使用活动平板训练，必须使平板速度处于最慢（最好为静止状态）；确定悬吊带无损伤，各个连接部位无松动或损伤。

(4)给患者佩戴吊带,注意所有连接部位要牢靠。

(5)将患者送到减重悬臂下,连接悬吊带。

(6)采用电动或手动方式,通过减重悬臂将患者的悬吊带上拉。

(7)根据患者能够主动或在协助下向前迈步的情况,确定减重程度。

(8)让患者站在训练场地或活动平板上,保持身体稳定 2~3 秒,使患者适应直立体位。

(9)开启平板活动开关或从患者站立的地面,由患者主动或辅助的方式向前迈步;活动平板的速度逐步加快到患者可以适应的最快节奏;达到训练时间后逐步减速,最后停止。

(10)准备好坐椅或轮椅,逐步降低悬吊带,让患者坐下;解除悬吊带;关机,让患者休息 3~5 秒,完成治疗过程。

2. 常用治疗参数

(1)减重程度:根据患者的情况调节减重程度,一般以体重的 0~30%为主,此时的步态参数最接近于完全负重下的步态参数。

(2)减重步行速度:根据患者的具体情况设定。因平板的起始速度不同,目前尚无统一规定,以接近正常的步速训练中枢性损伤患者,能最大程度地增加患者的活动能力。

(3)训练时间:一般为 30~60 分钟/次,分为 3~4 节完成,每节时间不超过 15 分钟,各节之间给予患者适当的休息。并根据患者情况进行适当调整,例如,严重患者每节时间可以缩短到 3~5 秒,休息 5 分钟,对每次训练中减重较多的患者,训练时间可<15 分钟。门诊治疗不低于 3~5 次/周,住院 3~5 次/周。

(4)减重下的其他训练:减重坐位平衡训练、减重坐位作业活动训练、减重站立平衡训练、减重转移训练等的训练方式同上。

(五)注意事项

1. 固定带悬吊要适当　悬吊装置须牢靠,避免吊带松脱导致患者跌倒;不能诱发患者痉挛;避免局部压力过大造成压疮;男性患者禁止压迫阴部;腋下不可承重,以免造成臂丛神经损伤;吊带也不宜固定在大腿,以免影响步态。

2. 减重程度要适当　一般情况下减重不超过体重的 30%~40%;减重不足可导致患者步行困难,减重过大将导致身体摆动幅度过大,且下肢本体感觉反馈传入减少。

3. 注意保护　在训练过程中,治疗师必须对患者进行指导和保护,避免活动平板起始速度过快或加速过快,造成危险。必要时,患者步行时可以佩戴矫形器。

知识拓展

减重步行康复训练机器人

自 20 世纪 90 年代初以来,国内外多家研究机构利用机器人技术相继开展了代替理疗师辅助患者自动完成减重步行康复训练的设备。利用这种康复训练机器人进行步行康复训练,步行训练参数重复性好,时相指标可以准确设定,能够有效加快康复进程,提高疗效,从而减轻了治疗师的工作强度。减重步行康复训练机器人按动力输入方式可分为腿部驱动和足底驱动两种类型。腿部驱动减重步行康复训练机器人通过牵引患者大腿和小腿协调摆动,完成腿部步行动作;足底驱动减重步行康复训练机器人通过驱动患者足部,模拟步行过程中踝关节的运动轨迹,来进行步行训练。按动力源的不同,减重步行康复训练机器人又可分为电机驱动、液压驱动和气压驱动,电机驱动因体积紧凑,操作与维护简单方便,而被广泛采用。

四、步行能力训练

（一）室内功能性步行训练

主要的训练内容包括患者在平行杠内训练、助行器步行训练、腋拐步行训练、手杖步行训练及轮椅训练等，经过训练增强患者的步行控制能力，在训练过程中注意患者耐力的训练，待耐力增强后可以进行跨越障碍、上下台阶、摔倒及摔倒后起立训练等，为患者的室外活动奠定基础。

1. 平行杠内训练　患者的行走训练从平行杠内训练开始。因为平行杠结构稳固，扶手的高度和平行杠的宽窄度均可调整，给患者一种安全感，所以很适于患者进行站立训练、平衡训练及负重训练等。患者在进行站立训练时，以每次 10~20 分钟为基本训练时间，可根据患者体能改善状况逐渐增加训练时间。平衡训练使患者通过学习重新找回身体保持稳定的重心位置。

2. 助行器步行训练　助行器有可移动、方便携带的优点，宜在医院和家中使用。助行器适用于准备使用拐杖或手杖前的训练，即初期的行走训练；同时，也适用于下肢无力但无双腿瘫痪者、股骨颈骨折或股骨头无菌性坏死者、一侧偏瘫或截肢患者；同样适用于行动迟缓的老年人或有平衡问题的患者。助行器适宜在平地使用。

助行器辅助行走的使用方法是：患者双手分别握住助行器两侧的扶手，提起助行器将之向前移动 20~30cm，然后迈出患侧下肢，再移动健侧下肢跟进，如此反复前进。

3. 腋拐步行训练　主要包括拖地步行（又称蹭步）、摆至步、摆过步、四点步态、三点步态、两点步态。相关训练内容参阅本系列教材《作业治疗技术》。

（二）社区步行训练

当患者在室内的步行能力提高后，为使患者能够适应室外环境，提高患者的生活质量，对患者进行室外步行训练是非常必要的，因此，应鼓励患者进行社区步行训练。社区步行训练主要是指患者借助踝足矫形器或手杖等，独立完成在社区内步行，包括过马路、超市购物（上下自动扶梯）、乘坐交通工具等。

在进行复杂的室外训练之前，首先对患者进行适应环境的训练，即脱敏步行训练。患者在刚进入社区步行时，往往较紧张，在治疗师的指导和专人保护下，先从室外或小区内开始步行训练，逐渐延长步行距离；同时，要保护好患者，注意安全。当患者的适应性训练结束后，就可以进行如下训练，以提高患者的步行自理能力：

1. 过马路训练　通常要先让患者加强步行速度的训练，可在跑步机上进行，学会快速行走后，当患者的步行速度能达到 3.6km/h 时，则可带患者开始过马路训练。开始时在有保护的情况下，帮助患者完成过街，必要时要持特制的交通指示牌，以提醒过往车辆和行人避让。注意过马路训练，必须选在人行横道线处进行，严格执行交通规则，确保安全。

2. 超市购物训练　为适应和满足日常生活需要，患者要学会独立购物，因此，患者要学会独立地上下自动扶梯。

(1)不用手杖的患者上下自动扶梯方法：①患者上扶梯时，应有两人保护，一人先推上扶梯，一手拉住患者的腰带；②患者一手扶住自动扶梯的扶手，健腿先上楼梯，患腿再跟上，另一人双手稳住患者骨盆，帮助患者顺利地上楼梯。如此多次训练，使患者逐渐适应并掌握上下自动扶梯的方法。

(2)使用手杖的患者上下自动扶梯方法：在上下扶梯时，先将手杖固定好。医者应事先指导患者将手杖的手柄处加一带，利于挂在手臂上，或指导患者将手杖插入腰间皮带上，余步骤同上。

3. 乘坐交通工具训练　患者要能真正回归社会，还要学会正确使用交通工具。

(1)当患者乘坐出租车时，以后排座为宜。进入出租车的步骤如下：①健手拉开车门，然后背对车门，臀部先坐在车座上，调整坐稳后，再将双腿移入车内；②下车时，先将脚移出车外，落地踏实，然后头部再移出车外，最后手扶车身站起，关门站稳安全离开快车道，走上人行道。

(2)乘坐中巴车或公共汽车的步骤如下：①开始应在治疗师指导下完成，要有家属陪同。②上车时家属先上车，一手拉住患者腰带，帮助将患者往车上拉；患者一手拉住车门把手，健腿先上车，患腿再跟上。③治疗师双手固定患者骨盆，同时用力将患者往上推，帮助患者完成上车。④下车时家属先下，一手拉住腰带以保护患者；治疗师同样固定骨盆，帮助控制患者重心，以防失控摔倒。⑤患者应患腿先下，落地踏实站稳，然后健腿再下车，注意站稳；最后是治疗师下车。

4. 注意事项

(1)注意安全，严格遵守交通规则。专人保护，治疗师应站在患者的患侧，提高患者的安全感，消除紧张情绪。

(2)患者平衡能力必须达到三级平衡。

(3)遵循循序渐进的原则，逐步增加步行的距离和速度。

(4)先选择较平整的路面行走，再逐渐过渡到复杂的路面。

(5)先在治疗室内进行模拟训练，待熟练后再到实际环境中训练。

第四节　常见异常步态的矫治训练

常见异常步态包括以下几种：偏瘫步态、剪刀步态、足下垂步态、臀中肌步态及臀大肌步态等，其矫治方法如下：

1. 偏瘫步态的矫治训练　偏瘫步态主要表现为下肢伸肌张力过高，廓清不充分，左右骨盆高度不对称。迈步时通过身体带动骨盆向前摆动，膝关节不能屈曲而划圈迈出患腿，即典型的划圈步态。矫治方法：①通过手法牵张股四头肌、腘绳肌、小腿三头肌、内收肌等肌群，并应用半桥运动训练增强躯干肌肌力；②在强化步行分解训练的同时，进行上下台阶训练，侧方上下台阶训练，以及膝关节屈伸性训练等。

2. 剪刀步态的矫治训练　多见于内收肌高度痉挛、髋外展肌肌力相对或绝对不足的脑瘫、脑卒中后偏瘫、截瘫等。矫治训练方法：①手法牵伸内收肌，对顽固性痉挛，手法牵伸效果不理想，可考虑神经肌肉阻滞治疗；如为全身性肌张力增高，可给予口服中枢性解痉药。②强化拮抗肌，即臀中肌的肌力训练。③采用神经生理学治疗技术的抑制手法抑制内收肌痉挛，易化臀中肌，促进两者协同运动。④温热敷或冷敷。⑤步行训练时要有足够的步宽，如在地上划两条平行直线，训练患者两脚踏线步行。⑥部分严重的患者可行选择性脊神经根切断术。

3. 足下垂步态的矫治训练　矫治方法如下：①胫前肌肌力训练。坐位、站位勾脚尖练习，根据患者情况，脚背上可放置沙袋以抗阻训练。②对中枢性损伤使胫后肌肌张力增高者，可采用功能性电刺激等方法，抑制小腿三头肌张力，提高胫前肌的肌力和运动控制能力。对局部小腿三头肌张力过高的患者，有条件的可行局部肌肉神经阻滞，以帮助缓解痉挛。③对足下垂严重的患者，有条件的可给予踝足矫形器（AFO）。

4. 臀中肌步态的矫治训练　双侧臀中肌无力步态俗称鸭步。矫治方法如下：①加强臀中肌肌力训练，如侧踢腿、抗阻侧踢腿等；②侧方上下楼梯训练，如为一侧肌无力，训练时采用患侧腿先上楼梯，健侧腿先下楼梯的方法；③侧方迈步（横行）步行训练，开始训练时，可让患者背靠墙走，以增加安全性，随患者能力的提高，可在活动平板上训练横行，并可逐渐增加坡度和速度；④在矫正镜前进行站立位姿势调整训练，包括单腿站立时，躯干应保持稳定不动。

5. 臀大肌步态的矫治训练　臀大肌无力的步行特征表现为仰胸挺腰凸腹。矫治方法如下：①伸膝后踢腿、抗阻后踢腿等方法进行臀大肌肌力训练；②俯卧背飞；③靠墙伸髋踏步；④倒退步行，随患者能力的提高，可在活动平板上训练退步走，及逐步增加坡度和速度等。

技能要点

应用范围：明确站立与步行功能训练技术的适用患者群。

评估：治疗开始前，应对患者进行步态分析，找出引起步行功能障碍的具体原因，针对性地进行技术操作。

治疗过程：治疗过程中，要注意对患者的保护，针对患者的步行功能状态制订不同的治疗方案。

（陈　铁）

扫一扫
测一测

复习思考题

1. 常见的异常步态有哪些？
2. 室内功能性步行训练的内容有哪些？
3. 社区步行训练的内容有哪些？
4. 病例分析题　患者朱某，女，56岁，“左侧肢体活动不灵4天”入院。入院前明确诊断“脑梗死”，经神经内科治疗后遗留左侧肢体偏瘫，左上肢可自行持物，可独立行走，左下肢稍拖拉，日常生活基本自理。查体：神志清楚，言语流利，呈划圈步态，立位平衡2级，左侧肢体Brunnstrom分级：左上肢4级、左手3级、左下肢5级，右侧肢体6级，双侧痛温觉对称，左侧病理征阳性。请予以评定及治疗。

第八章

牵引技术

PPT 课件

08章PPT

扫一扫
知重点

学习要点

牵引技术的概念、分类和治疗作用；颈椎牵引的作用、方法和临床应用；腰椎牵引的作用、方法和临床应用；四肢关节牵引的作用、方法和临床应用。

第一节 概 述

一、定义

牵引技术(traction)是指运用作用力与反作用力的力学原理，通过手法、器械或电动装置产生的外力，作用于人体脊柱或四肢关节，使关节发生一定分离，关节周围软组织得到适当牵伸，从而达到治疗目的的一种方法。

牵引与牵伸(stretching)的区别在于：牵引的主要目的是牵拉关节，而牵伸的目的是牵拉肌肉、韧带等软组织。

作用于脊柱(颈椎或腰椎)的力为人体轴向牵引力(图 8-1A、图 8-1B)，而四肢关节一般为切线牵引力(图 8-1C)。牵引治疗的效果与牵引角度、重量、时间，即力学三要素密切相关。

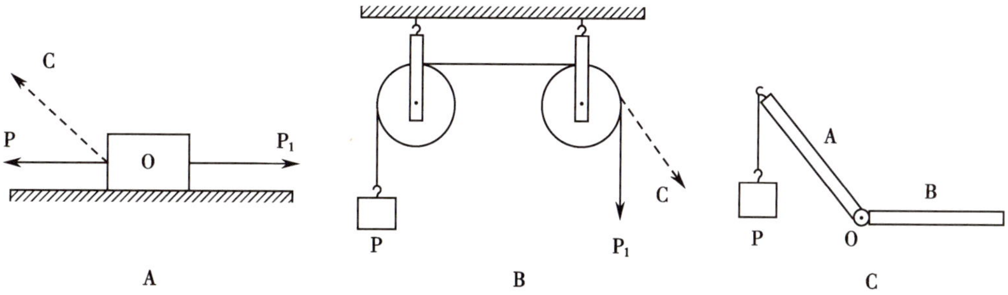

图 8-1 作用于脊柱(颈椎或腰椎)和四肢关节的牵引力

二、牵引分类

1. 根据治疗部位分类　脊柱牵引(包括颈椎牵引、腰椎牵引)和四肢关节牵引(包括皮牵引、骨牵引)。

2. 根据牵引时患者体位分类　坐位牵引和卧位牵引(仰卧位牵引、俯卧位牵引)。

3. 根据牵引时患者身体的垂直方向分类　水平位牵引、斜位牵引和垂直位牵引。

4. 根据牵引重量来源分类　滑车-重锤牵引、身体自重牵引、徒手牵引和电动牵引。

5. 根据牵引的时间长短分类　长时间牵引和短时间牵引。

6. 根据牵引力作用的时间分类　持续牵引、连续牵引和间歇牵引。

知识链接

牵引技术的发展简史

牵引技术发展的雏形:公元前4世纪,Hippocrates的著作中就有应用牵引治疗腰痛的记载,同时还可施以按压或踩跷手法。

中国古代医学文献中也有“导引按跷”“摇筋骨,动支节”和“引挽腰体,动诸关节”治病的记载。

现代医学特别是脊柱解剖、生理、生物力学的发展以及牵引设备的更新,为现代牵引技术的发展和临床应用奠定了理论基础。近年来,牵引技术的发展,从较原始的自重牵引逐步发展形成重锤牵引、机械牵引和电动牵引。牵引重力来源由简单的人工或机械装置逐渐被微电脑控制的电子机械装置所代替。使单一不变的牵引角度、重量、时间参数组合,变成数码调节的多种多维参数组合。有各种各样的电动和数码控制的牵引装置,特别是电脑三维电动牵引系统投入临床应用,在人体轴向牵引的基础上模拟传统手法操作,并增添了成角、旋转等功能,拓宽了牵引治疗临床应用范围,提高了牵引治疗效果,使古老的牵引疗法焕发了新的生机。

第二节　颈椎牵引

颈椎牵引是运用力学原理,应用牵引器械或徒手牵引力牵拉颈段脊柱及其相关结构,治疗颈椎疾病的方法。

一、颈椎牵引作用

1. 增大椎间隙　颈椎牵引通过牵引带沿身体纵轴方向对颈椎施加拉力,以对抗体重而加大椎间隙,使椎间盘产生负压,促进突出物的回纳复位,缓解椎间盘组织向周缘的外突压力;同时使后纵韧带紧张并起到向前推压作用,有利于改变突出物(椎间盘)或骨赘(骨质增生)与周围组织的相互关系,缓解神经根受压症状。

2. 牵伸挛缩组织,改善颈椎的正常生理功能　颈椎疾病常引起疼痛和颈椎关节活动受限,从而使其周围肌群发生压迫症状,同时造成关节活动减少,血液循环障碍,加重症状。颈椎牵引可以牵张挛缩的关节囊、韧带和周围肌群,使处于痉挛状态的肌肉放松,减少颈椎应力,从而缓解症状,改善或恢复颈椎的生理功能。

3. 纠正椎间小关节紊乱，恢复颈椎正常排序　颈椎退变、椎间盘突出时可继发小关节功能紊乱或半脱位，滑膜嵌顿。牵引治疗可在缓解肌肉痉挛的基础上，解除嵌顿的小关节囊，恢复小关节的正常对合关系，调整错位关节和椎体的滑脱及恢复正常生理弧度。

4. 扩大椎间孔，减轻神经根压迫症状　神经根型颈椎病可因椎间孔变窄，再加上继发性因素如外伤、受凉等而导致局部充血、水肿，使神经根受压加重。颈椎牵引可扩大椎间孔，使椎间孔中的神经根所受的压迫、刺激得以缓解；从而有利于消除水肿，减轻压迫症状，改善局部血液循环，有利于损伤的软组织修复。

5. 复位和固定　对颈椎骨折、脱位又无法承受大重量牵引的患者，可行颈椎的小重量持续牵引，限制颈椎活动，在颈椎外伤的早期有复位和固定作用。

二、颈椎牵引方法

颈椎牵引方法有坐位重锤牵引、卧位重锤牵引、卧位斜面自重牵引、电动牵引、充气式气囊牵引和自我牵引等，本节主要介绍康复科临床常用的电动颈椎牵引法。

电动颈椎牵引是由电动牵引装置提供动力，可作持续牵引和间歇牵引，根据个体差异进行不同重量和时间的多种组合。

（一）牵引体位

取坐位，根据目的和要求不同，有 3 种坐姿：颈椎中立位（图 8-2A）、前屈位（图 8-2B）和后伸位牵引（图 8-2C）。

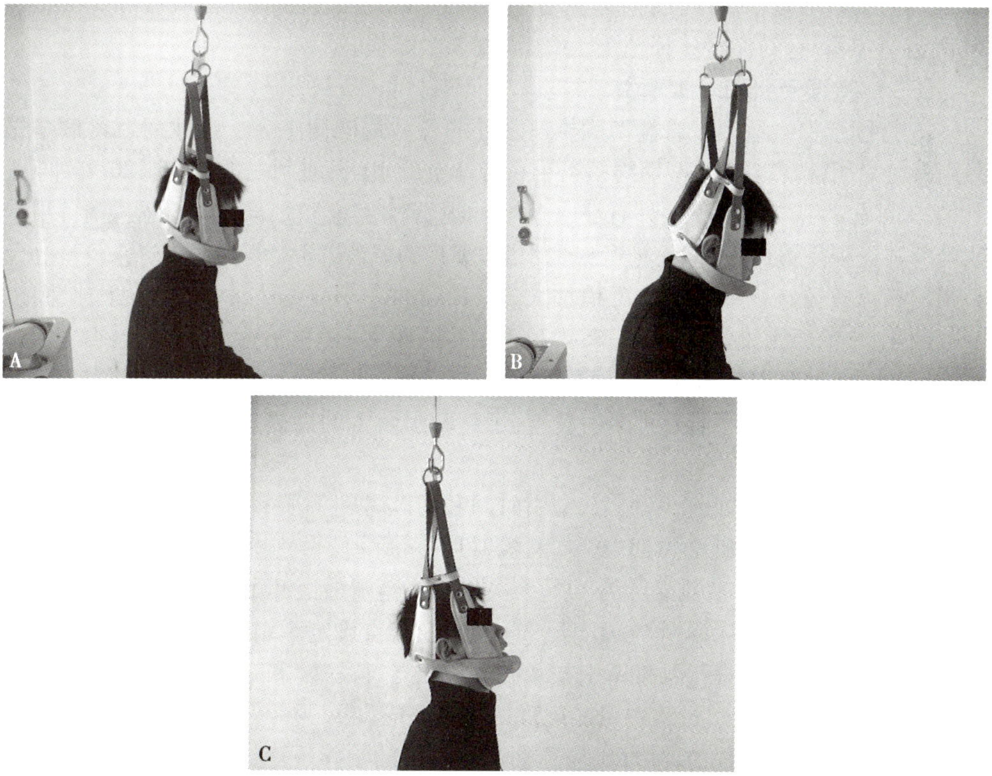

图 8-2　坐位颈椎牵引

（二）牵引参数

颈椎牵引参数是指牵引的角度、重量和时间，与治疗效果密切相关。

1. 颈椎牵引的角度　是指牵引作用力的方向，即沿身体纵轴的牵引力与重锤之间的夹角。选择牵引角度的关键是将牵引的最大应力更好地集中在病变部位。可选择的牵引角度有前屈位、中立位和后伸位，在临床上可根据颈椎病的分型和颈椎 X 线片表现来决定牵引角度。①前屈位颈椎牵引：颈椎前屈 10°~30°，可使颈椎间隙显著增宽。前屈位颈椎牵引更接近日常生理运动范围，临床应用最多。常用于神经根型颈椎病。一般来说，$C_{4\sim5}$病变时，前屈 0°~5°；$C_{5\sim6}$病变时，前屈 10°~15°；$C_{6\sim7}$病变时，前屈 20°~25°；C_7~T_1 病变，前屈 25°~30°；当病变在上颈段时，可采用小角度前屈或中立位牵引。②中立位（垂直位）颈椎牵引：中立位（前屈 0°~5°）牵引可使颈部肌肉获得较好放松，使颈椎生理弧度逐渐消失、变直，使扭曲的椎动脉舒展、伸直，血液通畅，改善脑组织血液供应。可以避免因脊柱前屈或后伸运动导致脊髓与椎管的异常摩擦。常用于椎动脉型和脊髓型颈椎病。③后伸位颈椎牵引：后伸位（5°~10°）牵引可以防止寰椎向前滑动，加强寰枢关节的稳定性。主要用于寰枢关节半脱位和颈椎生理屈度变直或反弓状态的颈椎病。

2. 颈椎牵引的重量　一般以体重的 8%~10%开始牵引。根据患者体质及颈部肌肉发达情况逐步增加牵引重量，通常每 3~5 天增加 1kg。如症状有改善，可维持此重量；如果没有改善，可适当增加，最大可达 10~12kg。

3. 颈椎牵引的时间　①牵引时间：每次 10~30 分钟，最佳的牵引时间是每次 15~20 分钟。②牵引频率及疗程：门诊患者一般牵引 1 次/天，住院患者牵引可 2 次/天。10 次为一疗程，直到症状体征消失，一般需要 2 个疗程。

（三）持续牵引和间歇牵引

1. 持续牵引　适用于脊髓型颈椎病之外的各型颈椎病患者。急性期患者最好先采用持续牵引治疗。牵引重量约相当于患者体重的 10%；时间一般是 15~20 分钟。

2. 间歇牵引　适用于颈部有显著改变的退行性疾患和颈部运动明显受限者，有明确的神经根受损体征，但无神经根性水肿、炎症的患者，间歇牵引对椎动脉型和混合型颈椎病疗效较好。牵引重量可稍加大，从 10kg 左右开始；时间和间歇时间比例按 3∶1或 4∶1 的原则设定，一般是牵引 30 秒、间歇 10 秒；牵引治疗 15~20 分钟。

（四）电动牵引装置使用注意事项

1. 通过阅读操作手册熟悉牵引装置，了解牵引装置的性能、限制和有关参数的调节范围。

2. 在启动牵引装置前，牵引力、牵引时间和间歇时间等所有控制参数在显示器上应为“0”，若不为“0”，则必须回“0”。关机时应逐渐降低牵引力量，使牵引绳完全放松，显示器上所有控制参数显示为“0”，再关机。从牵引弓上卸下牵引套。

3. 根据患者的临床诊断、分型、影像学结果及体重设定牵引参数。

4. 治疗师对患者进行颈椎牵引技术和安全指导，除去耳机、眼镜等易影响牵引带放置的物品；并告知牵引过程中可能出现的不良反应。

5. 在牵引治疗过程中，治疗师应密切观察患者的治疗反应，一旦出现异常反应或症状加重，需立即停止治疗，应指导患者使用应急开关停机。

6. 初次电动牵引治疗的患者，有必要先应用徒手牵引方法或试验性机械牵引，一般采用 3kg 左右 2~3 分钟间歇牵引的方法，在除去牵引重量后，对患者的症状进行再次评估，决定是否采用电动牵引治疗。

三、颈椎牵引的临床应用

（一）适应证

1. 颈椎牵引广泛应用于神经根型、椎动脉型、颈型颈椎病，还可用于颈椎关节功能紊乱、颈椎侧弯或后突畸形、颈椎骨折或脱位的固定。

2. 枕颌带牵引可作为急性颈椎骨折、脱位等外伤的临时应急措施。

3. 颈部肌肉痉挛、颈椎退行性疾病、肌筋膜炎等引起的严重颈肩痛。

4. 用于儿童的自发性寰枢关节半脱位。

（二）禁忌证

1. 颈椎结构完整性受损害时，如颈椎及其邻近组织的肿瘤、结核等疾病，颈椎邻近有血管损害性疾病，颈内动脉严重狭窄有斑块形成。

2. 颈椎活动绝对禁忌的疾病，如颈椎严重失稳，颈椎椎体骨折，颈脊髓明显受压，颈椎突出的椎间盘破碎，陈旧性颈椎外伤未愈者，重要内脏器官功能不全，出血性疾病，动脉瘤。

3. 牵引治疗后症状易加重的疾病，如颈部肌肉等周围软组织急性拉伤、扭伤、急性炎症等；严重的骨质疏松，强直性脊柱炎，类风湿关节炎，先天性脊柱畸形，妇女月经期，孕妇等。

4. 相对禁忌。椎动脉硬化、畸形，心肌梗死恢复期，脑动脉硬化，高血压和心脏病患者。脊髓型颈椎病脊髓受压较明显者应慎用或不用牵引治疗。

（三）注意事项

1. 治疗师应该熟悉牵引技术和牵引装置。根据患者病情和个体差异选择牵引方式并设置牵引参数。向患者说明牵引治疗目的、注意事项、可能出现的不良反应及预防方法。

2. 调整好枕颌牵引套，松紧度要适宜，两侧悬吊带要等长，作用力要相等；枕带的受力部位应集中在枕骨粗隆中下部，颌带应兜住下颌正下方；枕颌带的摆放位置，要注意避开颈动脉窦和喉部，防止压迫颈动脉窦引起晕厥或意外发生。

3. 餐后 2 小时进行牵引为宜，预防空腹牵引导致的低血糖反应。

4. 牵引时患者体位应舒适。坐位牵引时，患者应注意全身放松，双上肢自然下垂于身体两侧，脊柱略前屈。患者要解开衣领，自然放松颈部肌肉，除去耳机、眼镜等影响放置牵引带的物品。

5. 牵引中或牵引后注意患者反应，若出现头晕、心慌、四肢麻木、无力加重、出冷汗应立即停止牵引，同时寻找诱发原因和进一步检查，经检查如无重要器质性疾病，次日可在严密观察下调整牵引角度和重量后试行短时间牵引。

6. 少数患者牵引时可能出现颈痛或颈痛加重，应注意检查牵引体位、重量、时间是否合适，及时调整牵引参数。对体质较差不能耐受牵引或对牵引有恐惧者不应勉强，可改用其他治疗方法。

7. 坐位牵引结束时，应逐渐地减轻重量，再取下牵引套。休息 1~2 分钟，同时缓慢、轻柔地活动颈部数次，再离开治疗室。

8. 各型颈椎病的急性期或症状较重的脊髓型颈椎病患者在颈椎牵引治疗期间，可短期配合使用围领或颈托，巩固治疗效果。但不宜长期戴用，以免发生颈背部肌肉萎缩、关节僵硬、依赖等不良后果。

9. 同时配合应用手法按摩或物理因子治疗，以放松颈部肌肉、缓解局部肌肉痉挛，提高疗效。

10. 牵引治疗期间如出现感冒、发烧或发生其他急性疾病要立即停止牵引，及时去相关专科门诊就诊。

11. 纠正不良生活习惯。

12. 在枕颌牵引套内垫一层纱布或棉布衬垫，以保持清洁、舒适，衬垫要定期更换和清洗。

课堂互动

对于不同类型的颈椎病患者，在应用坐位重锤牵引时如何设置牵引参数？

第三节　腰椎牵引

腰椎牵引又称骨盆牵引，用骨盆带固定腹部和骨盆，胸肋部反向牵引带固定于季肋部，利用牵引床和牵引装置沿腰段脊柱纵轴施加牵引力，以达到缓解神经根性疼痛的目的。

一、腰椎牵引作用

1. 增大椎间隙　沿腰椎轴向施加牵引力，可使椎间隙加宽，降低椎间盘内压，甚至产生负压，有利于轻度向外周膨隆的椎间盘回纳；对于比较严重的椎间盘突出，虽不能使其完全回纳，但可改变其与神经根的相对位置关系，减轻其对周围神经组织的压迫和刺激。

2. 增加后纵韧带张力　轴向牵引力可使后纵韧带张力明显加大，产生向前的推压力，促进中央型腰椎间盘突出还纳复位。

3. 扩大椎管容积　牵引可使与突出椎间盘相应水平的椎管横面积增大，从而使椎管容积增加，减轻对椎管内神经根（包括硬膜囊）的压力。

4. 增加侧隐窝的面积　牵引可伸展黄韧带，改善其血液循环，增加椎间盘与黄韧带之间的间隙及侧隐窝的容积，神经通道变宽，使神经根避开突出物的挤压。

5. 纠正腰椎小关节的紊乱　椎间盘突出后多继发小关节倾斜和不稳，滑膜嵌顿，使脊柱的稳定性受到影响。沿脊柱轴向的牵引可使关节囊受到牵伸，关节突上下滑动，关节间隙加宽；屈曲旋转牵引时，旋转侧小关节做切面旋转滑动，对侧小关节间隙加大，有利于矫正小关节功能紊乱（半脱位或关节滑膜嵌顿）。

6. 预防、松解神经根粘连　腰椎间盘突出症急性期牵引可防止神经根与突出物长期挤压在一起形成粘连，慢性期可在一定程度上松解已形成的粘连，从而改善感觉与运动功能。向健侧旋转时快速牵引，松解粘连效果明显。

7. 解除肌肉痉挛　疼痛可使病变周围肌肉痉挛，关节活动受限。牵引能缓解肌肉痉挛，使紧张的肌肉得到舒张和放松。慢速牵引可持续对肌肉进行牵伸；间歇牵引快速伸展腰部肌肉，出现反射性松弛；持续牵引对矫正前屈、侧弯等继发性腰椎畸形的作用更明显。

8. 促进炎症消退　椎间盘突出时，病变椎间关节和周围韧带、肌肉以及神经根充血水肿，出现炎症。牵引治疗可限制腰椎活动，减少运动刺激，有利于神经根、肌肉筋膜、韧带等软组织炎症、水肿的消退和吸收。

二、腰椎牵引方法

常见的腰椎牵引有骨盆重锤牵引、斜位自重牵引、电动骨盆牵引、三维多功能牵引等，本节重点介绍康复科临床常用的电动骨盆牵引。

电动骨盆牵引是以电动牵引装置提供牵引动力。电动牵引装置由牵引床、牵引动力源及电动控制盘、胸背板和可滑动的臀腿板组成。

（一）牵引体位与角度

患者可取仰卧位或俯卧位，胸肋带和骨盆带分别固定于季肋部和骨盆髂嵴上方。通过调整骨盆牵引带两侧牵引绳位置，可以调节腰椎牵引作用力的角度。

1. 仰卧位牵引　屈髋、屈膝 90°，使腰椎前凸变平处于中立位，牵引力主要作用于腰椎下段病变，在此体位下的牵引可更充分地放松腰部肌肉，使腰椎生理前曲变平，牵引力更容易作用于椎体后侧的病变部位，产生更好的治疗效果（图 8-3）。

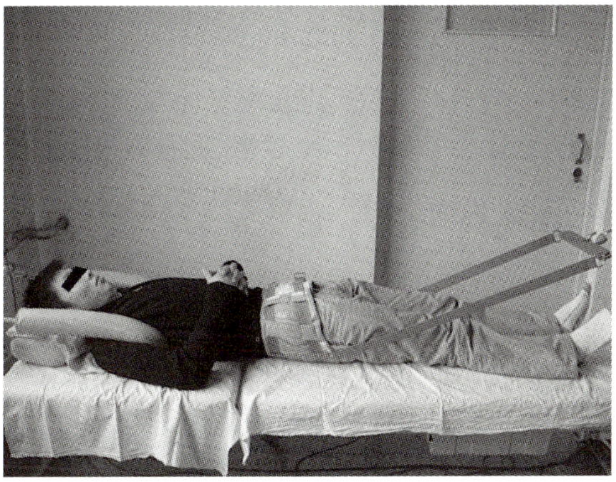

图 8-3　腰椎仰卧位牵引

2. 俯卧位牵引　俯卧位牵引使腰椎伸展，腹部垫枕使腰椎前凸变平处于中立位，通过所垫枕头的高低来调节腰椎屈曲的大小。疼痛导致伸展活动受限时，可选择使腰椎生理前凸变平的体位进行牵引；而伸展运动使疼痛缓解时，可选择伸展位牵引。

在俯卧位牵引下可同时实施脊柱按压或踩跷等操作手法。

（二）牵引参数设置及其调节

1. 牵引重量　为自身体重的 30%～80%，可逐渐增加至 100%，最大不能超过体重。

2. 牵引时间　一次 20～30 分钟，轻重量牵引时持续时间可适当延长，大重量牵引时持续时间可酌情缩短。

（三）三维多功能牵引

三维多功能牵引又称屈曲旋转快速牵引，在沿脊柱轴向牵引力的基础上，增加了屈曲、旋转动作，牵引在瞬间同时完成，是近年来发展起来的一种有别于传统的牵引方法。

1. 牵引体位　患者俯卧在牵引床上，暴露腰部，使腰部病变部位与两板之间的间隙相对应，胸部和臀部分别固定于牵引床的胸背板和臀腿板。

2. 牵引参数设置及其调节

（1）牵引参数：依据患者性别、年龄、身体状况、症状、体征及影像学检查结果设定牵引参数。

患者俯卧位，一般腰椎前屈 10°～16°，旋转 12°～15°。治疗师站立于患侧，用手指或掌根按压于患部上一棘突，另一手叠压其上，使力的作用点更加集中于治疗部位。准备好后，脚踏控制开关，启动牵引治疗程序。牵引时多向患侧旋转，可先向患侧旋转，再向健侧旋转。治疗师双手同时下推，旋转、按压，可重复 1～2 次。

（2）牵引后处理：主要是消除神经根水肿，具体方法如下：牵引后患者平卧硬板床 3 天，腰部用腰围制动。同时辅以非甾体类消炎药物，也可加用 20% 甘露醇 250ml、地塞米松 5～10mg 静脉滴注，1 次/天，连用 3 天。3 天后根据需要可配合物理因子或按摩治疗，以巩固疗效。一般只需牵引 1 次，若需再次牵引可于 1 周后进行。

3. 三维多功能牵引与传统牵引的区别

（1）三维多功能牵引时，除了轴向牵引力外，增加了旋转、斜扳的作用力，将中医学三种传统手法连贯起来，牵引在瞬间同时完成。

（2）三维多功能牵引具有定时、定量、定角度等优点，可以解决人工复位和轴向牵引时不能解决的难题，从而提高了非手术治疗腰椎间盘突出症的治愈率。

三、腰椎牵引的临床应用

（一）适应证

1. 腰椎间盘突出症、腰椎管狭窄症、腰椎小关节紊乱、腰椎小关节滑膜嵌顿、腰椎退行性疾患、腰椎滑脱、无合并症的腰椎压缩性骨折、早期强直性脊柱炎等。

2. 脊柱前凸、侧弯、后凸畸形。

3. 腰扭伤、腰肌劳损、腰背肌筋膜炎。

（二）禁忌证

脊髓疾病、腰椎结核、肿瘤、有马尾神经综合征表现的腰椎管狭窄症、椎板骨折、重度骨质疏松、严重高血压、心脏病、出血倾向等。

（三）注意事项

1. 牵引前向患者做好解释工作，消除患者紧张情绪，嘱其牵引时不要屏气或用力对抗。对进行屈曲旋转快速牵引者，需详细了解患者病情，最好与骨科医生共同制订治疗方案，以免造成损伤。高龄或体质虚弱者以电动牵引床轻度牵引为宜。

2. 牵引中胸肋固定带和骨盆固定带要扎紧，但胸肋固定带安放的位置和松紧以不妨碍患者正常呼吸为度，同时应防止卡压腋窝，以免造成臂丛神经损伤。两侧牵引绳应对称，松紧一致。

3. 牵引时患者应取屈髋、屈膝卧位，以减少腰椎前突，使腰部肌肉放松，腰椎管横截面扩大，有利于症状的缓解。

4. 牵引前可进行腰部热疗，有助于放松腰部肌肉，避免拉伤。牵引中或牵引后可配合其他治疗，如药物、物理因子或推拿手法等综合治疗，以增强疗效。牵引治疗期间需适当卧床或休息。

5. 牵引后应缓慢去除牵引带，嘱患者继续平卧休息数分钟，再缓慢起身。必要时可佩戴腰围以巩固疗效。

6. 牵引过程中，如果患者症状、体征加重，应减轻牵引重量或停止牵引。肥胖和呼吸系统疾病患者慎牵。孕妇、严重高血压、心脏病患者禁牵。

案例分析

患者梁某，男，25 岁，自述腰部扭伤后疼痛并向左下肢放射半月余，咳嗽及用力大便时疼痛加剧，腰部运动功能障碍。经口服腰痛宁、针刺等治疗，症状无明显减轻，近日来疼痛加剧；查体：腰部向左侧弯，第四腰椎棘突下压痛、叩击痛明显并向左下肢放射，左足背外侧皮肤感觉减退，直腿抬高试验（++）；CT 示：$L_{4\sim5}$ 椎间盘向左后方突出，压迫神经根。

请写出：

1. 该患者的疾病诊断。
2. 可对患者进行哪些功能评定？
3. 如何对患者进行牵引治疗？

第四节　四肢关节牵引

一、四肢关节牵引作用

1. 缓解肌肉痉挛，保持肌肉的休息状态长度。

2. 利用牵引的力量，使挛缩和粘连的纤维塑性延长，使病损关节恢复到正常或接近正常的活动范围。

3. 治疗和预防肌肉、韧带和关节囊挛缩及粘连形成，恢复和保持关节的正常活动范围。

二、牵引器具及操作方法

（一）四肢关节功能牵引

四肢关节牵引是利用杠杆力学原理，将挛缩、罹患关节（支点）的近端肢体（力臂）固定于特制的支架或四肢牵引装置，在远端肢体（动力臂）的远端按所需方向施加重量（作用力）进行牵引，从而达到牵伸关节或增大关节生理运动范围的治疗方法。

1. 机械式关节训练器　主要用于肌力训练，当肌肉放松时即可达到关节牵引目的。综合训练器可用于上肢和下肢各关节，如股四头肌训练器、肘关节牵引椅等。

2. 电动式关节运动器　由机械和微电脑控制部分组成，操作方便，如各种 CPM 治疗机。

3. 简易制作牵引架(图 8-4)

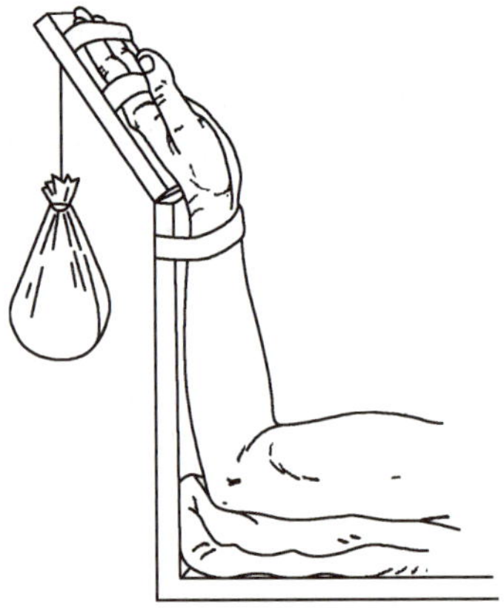
图 8-4 简易制作牵引架

(二)牵引器具操作要点

1. 牵引方法 将挛缩关节的近、远端肢体固定于支架或特定牵引器具的相应位置,设置牵引参数,启动电动牵引,或在远端肢体上按需要的方向施加重力进行牵引。不同关节及相同关节不同方向的牵引可依次进行。

2. 牵引体位 根据病损关节部位的不同,可取仰卧位、俯卧位或坐位等不同体位。牵引时尽量使患者处于稳定、舒适、持久的体位,能充分放松局部肌肉。

3. 牵引重量 牵引力以引起一定的紧张感或轻度疼痛感觉,但不引起反射性肌肉痉挛为度,病人能从容忍受并完成治疗。牵引力量应稳定而柔和,从小重量、间歇性牵引过渡到持续牵引。

4. 牵引时间 每次 10~20 分钟,使挛缩的肌肉和受限的关节缓缓地伸展开,每日至少 1~2 次,有条件还可增加次数。

5. 牵引疗程 取决于每次的牵引效果,只要牵引后又出现肌肉紧缩或关节活动受限,均可考虑再行牵引。

三、临床应用

(一)适应证

1. 四肢骨折、脱位后关节功能障碍。
2. 肌肉韧带外伤手术后软组织挛缩。
3. 关节附近烧伤后瘢痕粘连。
4. 软组织损伤性骨化(骨化性肌炎)。
5. 前臂缺血性肌挛缩和小腿骨筋膜间室综合征的恢复期。

(二)禁忌证

1. 骨性关节强直者禁用。
2. 新近骨折后禁用。
3. 关节内及其周围的炎症或感染禁用。
4. 关节运动或肌肉拉长时疼痛剧烈忌用。
5. 有血肿或其他组织损伤征兆时忌用。

(三)注意事项

1. 牵引前要详细阅读牵引设备操作手册,了解设备性能、特点及注意事项。根据患者个体情况设定牵引参数。

2. 牵引前先采取局部热疗或热敷,使挛缩关节周围的软组织放松,提高牵引效果。牵引局部需要暴露,衣着应舒适、宽松,以免限制肢体的牵引。

3. 牵引中患者局部应尽量放松,避免和牵引力对抗;牵引力不能强迫关节超过其正常的关节活动度;避免用较大力量牵引长期制动的肌肉和结缔组织。

4. 发生运动的关节之间要加以固定保护,对存在骨质疏松的患者操作要小心。

5. 牵引时受力部位应有衬垫保护，以免出现压疮。

6. 避免牵引水肿组织和过度牵引无力的肌肉。

7. 牵引治疗后要询问、观察治疗后的反应，如出现疼痛、肿胀加重，特别是关节周围温度增高要及时减轻牵引重量，预防过度牵引而导致的骨化性肌炎的发生。

8. 关节功能牵引亦可作为关节主动运动、被动运动等功能训练的准备。

9. 当挛缩或缩短的软组织正替代正常结构的稳定性或对关节起日益增强的稳定作用时，或当挛缩或缩短的软组织有增大功能能力作用时（尤其是瘫痪或严重肌无力患者），关节牵引必须慎重或不适宜。

技能要点

应用范围：明确牵引技术的适应证、禁忌证及治疗过程中的反应。

体位：根据治疗部位及病情确定合适的牵引体位。

评估：治疗前，对患者进行相关的评定，找出病变部位存在的问题及程度，选择有针对性的牵引方法。

牵引的实施：在牵引治疗过程中，准确选择牵引参数，即角度、重量和时间，确保治疗的最佳效果。

（庄敬才）

复习思考题

扫一扫 测一测

1. 牵引技术有哪些治疗作用？

2. 颈椎和腰椎牵引的方法有哪些？

3. 案例分析　患者冯某，男，54岁，自述颈部疼痛并右侧手麻月余，经针刺、按摩治疗后症状无明显减轻。查体：颈部运动功能障碍，向右侧屈明显受限（侧屈20°），$C_{5\sim6}$棘突右侧压痛明显，右手握力减弱，臂丛神经牵拉试验阳性，压顶试验阳性。X线片示：颈椎生理曲线变直，$C_{4\sim6}$椎体退变增生，$C_{5\sim6}$右侧椎间孔明显变窄。请予以评定、治疗。

PPT 课件

09章PPT

扫一扫
知重点

第九章

悬吊技术

学习要点

悬吊技术的概念、发展简史；悬吊技术的治疗作用、理论基础；悬吊技术的治疗原则；悬吊技术的临床应用。

一、概述

悬吊技术是近年来在国内兴起的一种现代康复治疗技术，由于其先进的治疗理念、新颖的治疗方式、较好的治疗效果，加之较为简便的治疗设备，极大地改变了康复治疗的工作模式和思路。这种治疗方案在中国古代民间有类似记载和应用，但缺乏系统的整理和研究。现代悬吊技术的理念和方法是从欧洲传入我国，并在近年来逐渐兴起的。

（一）定义

悬吊技术（sling therapy）作为一项与时俱进的热门康复治疗技术，主要利用绳带及相关配套装置（如平衡垫、滚筒、握具等）把人体特定部位悬吊起来，使其处于不稳定的状态，减轻或解除身体重量的限制，进行主动治疗和康复训练，以达到持久改善肌肉、骨骼的协调，运动系统及神经肌肉控制等机体整体功能，从而治疗相关疾病。

（二）发展简史

1. 我国古代悬吊技术的发展　早在600多年前（1331年），我国元代李仲南所著《永类钤方》中就首次叙述应用“兜颈坐罂法”的布带悬吊牵引治疗颈椎骨折脱位，同时应用“攀门拽伸法”的悬吊过伸治疗腰椎骨折；在同一时期（1337年），危亦林也在《世医得效方》中详细介绍了悬吊牵引复位用于治疗髋关节脱位和脊柱压缩骨折。李仲南、危亦林所采用的悬吊过伸复位方法开创了我国医学史上的先河。

清代吴谦在前人基础上，充分运用生物力学原理，借助悬吊时双上肢的拉力带动胸大肌、大小圆肌、肋间肌、斜方肌、背阔肌及骶棘肌等的运动，通过在脊柱过伸位自身重量的牵引，增加腹压、扩大胸廓张力，从而达到使脊椎压缩性骨折复位的效果。

在我国古代，医学工作者更多是依靠临床经验和观察，利用绳索和杠杆，运用生物力学的方法，改善骨骼或关节疾患，悬吊只是治疗技术的一种形式，主要是借助手法达到治疗目的，悬吊的运用缺乏对其治疗机制更深、更系统的认识，限制了其推广和发展。

2. 现代悬吊技术的发展和应用

(1)萌芽阶段:这一时期的主要特征是悬吊作为一种被动的辅助治疗技术零星地应用于临床。第二次世界大战前,德国的 Thomsen 教授发起并最早开始使用吊带床进行悬吊治疗。这一吊带床在第二次世界大战期间作为一种辅助性的悬吊治疗手段主要应用于急性创伤的恢复,目的在于通过肌肉放松,防止肌肉萎缩和褥疮发生,加速机体功能恢复,同时也可防止因急性损伤并发的功能减退。战后由于脊髓灰质炎在欧洲暴发,英格兰学者 Guthrie-Smith 采用吊带床治疗脊髓灰质炎患者出现的大面积瘫痪,取得了较好效果。德国的 Ludwig Halter 在 Guthrie-Smith 基础上将吊带床与游泳池结合起来,同样用于脊髓灰质炎患者的治疗。

(2)初创阶段:从 20 世纪 60 年代开始,悬吊治疗更多通过主动训练的方式来达到治疗疾病的目的。在悬吊带的作用下,患者自身重量可进行减轻或解除,在进行主动训练时,患者能切身感受到自己正在进行有效、可控、有保护的运动,解除了身体重力和心理的限制,使肌肉和关节能达到最大范围的活动,同时还能进行一定程度的牵伸。这一时期的悬吊治疗已经作为一种治疗疾病的独特手段,在慢性骨关节疾病中得到了挪威医学工作者的广泛应用。然而这一时期的悬吊技术缺乏系统的理论支撑,方法较为单一,治疗效果也难以持久。

(3)发展阶段:从 20 世纪 90 年代初期开始,悬吊治疗理念得到了充分发展,挪威康复医学工作者在深入研究生物力学、肌动学、运动学的基础上,发展出了全新的悬吊运动治疗体系(sling exercise therapy,SET),并基于这一体系进行了大量的临床实践,取得了较为满意的效果。悬吊运动治疗体系的出现标志着悬吊技术进入了快速发展阶段。

知识链接

悬吊运动治疗体系

悬吊运动治疗体系是由挪威康复治疗师与其他国家的专家合作研发,目前已有 20 余年的实际应用经验。其设计理念主要是在悬吊系统的帮助下,身体某部分或整个身体都可以悬挂在器械上,治疗和训练时通过这种方式可以摆脱或利用身体重力的影响。其核心理念是"弱链接"理念,弱链接是从生物力学角度,把肢体运动看作是力量在由一个个关节构成的运动链上的传递;在机体完成某一特定动作过程中,某部分肌肉(通常是局部稳定肌)和其他肌肉一起工作时,力量太弱以至于不能发挥其应有的作用,这样力的传递会受到干扰,表现出不能正确完成该特定动作,或在动作完成过程中出现异常代偿姿势或让患者感到局部疼痛。

根据悬吊运动治疗体系的概念,研究者开发了一个独立的诊断系统,用来诊断"弱链接"。最初将病人置于阶梯渐进式的闭链运动系统中进行筛查,肌肉负荷逐渐增大直至病人不能正确完成运动或者感到疼痛为止,如果在负荷较低时就发生上述不正确运动或疼痛,抑或是左右两边的负荷量有明显差别时,就有理由猜测存在一个或更多个"薄弱环节";接着检测者采用开链运动,对此运动链中的各块肌肉进行检测以确定其薄弱程度。需要注意的是,在闭链运动检测过程中,治疗师要对患者的动作进行严密检测,以避免身体其他部位肌肉去代偿"薄弱环节"。

随着悬吊技术的广泛应用,悬吊设备的开发和使用也得到了飞速发展,像挪威、意大利、德国、美国等专家，都设计出了各具特色的悬吊装置和悬挂训练系统等。

二、治疗作用

（一）悬吊技术的治疗作用

1. 提高核心力量与稳定能力　悬吊技术是发展核心力量的一种非常有效的方法，主要采用的是非稳定条件下的力量训练——即以不稳定的支撑面为基础，加大训练难度，提高工作肌负荷，从而加大对机体的刺激并动员各肌群协调工作，甚至动员核心部位的深层小肌肉参与运动。就核心稳定性而言，西方学者之前已经开创了瑞士球、平衡板、泡沫筒等多种训练手段，但悬吊技术仍被大多数学者认为是提高核心稳定性最有效的方法。

2. 预防运动损伤　生理状态不良是运动损伤的直接原因之一，而其中最主要的方面就是身体对运动的适应程度，包括肌力状态、肌肉柔韧度等因素。如果肌力状态不佳，不能有效保持关节稳定性就容易损伤；肌肉的柔韧性容易受到温度、环境等因素的影响，引起运动协调性降低。悬吊技术对运动损伤的预防作用主要还是来自于其对核心力量和稳定性的促进。通过悬吊训练可以强化躯干肌肉和主导患侧肢体运动能力，从而增强力量在运动链的传导以及身体在运动中的平衡能力。而且，通过悬吊训练所获得的核心力量与核心稳定性可以保证肢体在运动中始终保持在正常体位，并为肢体末端发力创造良好条件。

3. 提高神经肌肉控制能力　传统的力量训练多采用在稳定状态下进行负重的方法，虽然可以在一定程度上提高肌肉力量，却难以充分作用于神经肌肉系统，具有一定局限性。而悬吊训练则恰恰相反，它是在不稳定状态下进行的，通常会采用平衡垫与杠铃来进行相关训练，虽然负重相对于常规力量训练方法要低得多，但应该注意的是，这种训练方法要求受训者一边进行力量练习而一边又要注意控制平衡和动作稳定，大大增加了训练难度，且通过对本体感受器的刺激而逐渐强化对肌紧张的控制、调节，并最终增强神经肌肉系统的协调统一。通过悬吊训练改善神经肌肉协调性，提高运动单位募集和发放冲动频率，使得肌肉最大肌力和爆发力显著提高。

4. 丰富健身模式　力量素质是人体身体素质的重要组成部分，是人类赖以生存的重要基础。在物质文明高度发达的今天，人们的身体素质随着生活节奏的加快，先进的办公、生活用品的广泛应用而每况愈下，必要的力量训练就显得尤为重要。悬吊训练设备能给人们提供各种形式的力量训练，可适合任何一位健康体能爱好者。现在的悬吊装置有许多不同的形式，或是立于地面上，或是吊在天花板上。同一种训练器具也可以用于各种运动，且不会占用很多空间，也不是特别昂贵，可广泛应用于大众健身。

（二）悬吊治疗作用的理论和技术基础

悬吊技术是借助悬吊系统这个平台，对原有的康复治疗技术进行整合、优化或改进，从而达到原有康复治疗技术不能产生的效果。因此，悬吊技术与传统康复治疗技术并不冲突，相反它可以吸纳原有康复治疗技术的优势，克服其劣势，形成独具特色的治疗方法。在康复训练时，悬吊技术的理论和技术基础主要涉及减重支持疗法、核心稳定性训练、平衡功能训练、开链与闭链运动、协调功能训练、运动再学习、本体感觉、运动功能学等。

（三）悬吊技术对人体系统的治疗作用

1. 神经系统疾病

(1)脑卒中:脑卒中是一种严重威胁人类健康和生命的疾病,脑卒中患者常遗留多种后遗症,如运动功能障碍、感觉功能障碍、认知功能障碍、言语功能障碍、肩手综合征等。目前,悬吊技术主要用于改善脑卒中患者以下功能障碍:

1)肩手综合征:肩手综合征为脑卒中后偏瘫患者常见的并发症之一,主要表现为上肢水肿和疼痛、活动受限,后期可见肌肉萎缩或挛缩,严重者可导致整个患侧肢体功能丧失。悬吊技术通过激活肩关节周围“休眠”或失活的肌肉,恢复其正常功能。

2)平衡功能:悬吊技术通过改善躯干深层稳定肌群的薄弱环节,提高患者躯干的控制能力,改善患者的平衡功能。

3)感觉功能:悬吊技术可通过不稳定平面的建立,促进患者本体感觉恢复,提高神经对肌肉的控制能力,改善患者感觉功能。在悬吊治疗过程中,悬吊系统给患者提供了一个不稳定的支撑面,此时,患者为了保持身体的平衡及协调,要求肌肉中更多的本体感受器参与运动,从而改善神经对肌肉的控制能力。

4)步行功能:通过悬吊运动训练,患者的神经-肌肉控制能力可有明显改善,有利于患者本体感觉的恢复,对步行功能大有裨益。

(2)脑瘫:悬吊技术形成的不稳定状态能激发神经对肌肉的控制,增强肌肉的力量及协调性,改善躯干深层肌群的功能,提高身体在运动中的平衡控制能力和稳定状态。在脑瘫治疗中,悬吊技术可明显缓解痉挛型脑瘫患儿的肌张力,改善脑瘫患儿运动功能、平衡协调能力及日常生活能力,提高患儿智能发育,恢复其综合运动能力,提高疗效,缩短疗程。

(3)脊髓损伤:悬吊训练通过改善脊髓损伤患者平衡功能、协调能力、本体感受能力、神经-肌肉控制能力、肌力和关节活动能力等,提高其日常生活活动能力和生活质量。与常规康复治疗相比,悬吊训练可同时对影响平衡功能的各项因素进行训练,因此可达到更好的效果。

2. 悬吊技术对肌肉骨骼系统疾病的治疗作用

(1)腰腿痛:腰腿痛是一种严重影响患者生活质量和劳动能力的疾病,腰腿痛临床主要表现为腰骶部疼痛,伴或不伴有下肢的放射症状。腰腿痛症状的出现,主要基于美国学者 Panjabi 提出的三亚系稳定模型,即被动子系统、主动子系统、神经-肌肉控制子系统,分别对应着骨骼系统、肌肉系统和神经控制系统,其中任何一个系统出现问题,均会引发骨骼肌肉疾病。悬吊技术在腰腿痛的诊治中,需首先进行弱链测试,诊断脊柱及其附着肌肉中力弱的肌群(弱链接),从而进行针对性的训练,激活脊柱周围深层稳定肌的活性,恢复整体肌和局部肌的协调工作。有研究表明,疼痛或长时间失用有促使稳定肌“关闭”的倾向。因此,激活稳定肌是治疗颈腰椎疼痛的一种有效手段。

(2)肩周炎:肩周炎是肩关节肌肉、肌腱及关节囊的慢性损伤性炎症,以肩部疼痛、功能活动受限为临床主要特征。在肩周炎的康复中,可通过手法治疗松解关节周围组织,扩大关节间隙,减少摩擦损害。肩周炎患者可通过悬吊技术锻炼关节周围深层肌肉,提高肌力,增加关节稳定性,恢复感觉运动的协调性,从而达到治疗作用。

(3)颈源性头痛:颈源性头痛是指由颈椎或颈部软组织器质性或功能性损伤引起的以慢性、单侧头部疼痛为主要表现的综合征。悬吊技术可充分放松外层整体运动肌，同时激活深层稳定肌群，恢复神经系统对肌肉的控制，使颈椎浅层的整体运动肌和深层的局部稳定肌达到平衡、协调，增加颈椎稳定性，减轻颈源性头痛症状。

（4）特发性脊柱侧弯：特发性脊柱侧弯的主要并发症状包括腰背部疼痛、日常生活能力下降等，悬吊技术利用特殊设计的训练设备，根据弱链测试结果，采取低负荷在躯干水平悬吊位置下进行闭链训练，可以迅速恢复神经系统对深层稳定肌群的控制，逐渐提高深层肌群力量，增强患者脊柱稳定性，有效改善症状。

三、治疗原则

悬吊技术主要是以悬吊为手段进行的一种主动运动治疗技术，在临床应用过程中应遵循以下原则：

1. 以闭链运动为主　闭链运动在悬吊康复训练中具有早期建立近端部位的稳定性（肩、髋、躯干），为远端肢体功能和步行提供更稳定的基础，以及提高本体感觉、神经肌肉控制，并产生关节的功能稳定等作用。

2. 遵循渐进抗阻训练原则　一般认为关节周围疼痛与关节局部稳定性下降有关，作为悬吊技术的开始阶段，治疗应强调恢复中枢神经系统对肌肉的控制能力，再恢复肌肉的整体功能，即先练“神经”，再练“肌肉”。根据这一训练理论，悬吊技术应在闭链模式下，从静态姿势保持过渡到动态闭链运动，从低负荷过渡到高负荷，以最大可能激活肌肉的神经控制，增加肌肉收缩的募集。一般情况下，低水平时，在弹性吊带的帮助下达到减重或采用无重量的形式降低训练难度等级，同时通过悬吊点的调整降低力矩，必要时可通过加大支撑面积来增加运动中的稳定性。

3. 训练中无痛，并保持正确的姿势　疼痛可能意味着训练负荷过大，而姿势不正确往往由于患者使用错误的运动模式完成动作，即以整体运动肌代偿薄弱的局部稳定肌。治疗师应在训练中不断通过调整以达到上述目的。

4. 在不稳定的平面上进行训练　以悬吊绳为支点或使用气垫，可使患者在一个不稳定的支撑面上进行运动，身体的不稳定可更有效地刺激局部稳定肌。另外，在不稳定的平面上还可通过高频率振动，增加不稳定性，最大限度增加神经激活。高频率振动一方面可有效地缓解疼痛，另一方面根据“最后公路”理论，振动觉的传入冲动相对抑制了痛觉传入冲动。此外，施加于腰部的高频振动可恢复慢性非特异性腰背痛患者的本体感觉。

5. 注重整体性训练　在悬吊训练中，应将人体理解为一个由各个关节构成的动力链，重力和地面反作用力通过其上下传递。当一个环节出问题后，可能会影响其相邻甚至更远端的关节，由于应力分布不均等原因产生疼痛等临床表现。当一名患者颈痛或肩痛经运动训练后缓解不完全时，有时应向下寻找原因，检查患者腰髋或膝足等关节有无弱链接存在，有时经过对腰部或膝部、足部问题的处理，患者的肩痛、颈痛可获得进一步缓解。

课堂讨论

如何根据悬吊点的变化来增加或降低悬吊训练难度？

四、治疗技术及临床应用

（一）悬吊技术在卒中患者中的临床应用

1. 软瘫运动模式患者

(1)良肢位摆放及上肢治疗

体位:侧卧位,头下置一枕头,患肢在上,健肢肘关节屈曲,放于枕边。

连接点:握具及实心绳连接患侧上肢腋窝及手掌以保证肱骨头居中;宽悬带及实心绳交叉连接于骨盆处;窄悬带及实心绳分别连接患侧膝关节及踝关节,保证屈髋、屈膝。

悬吊点:踝关节悬吊点位于膝关节连接点正上方,余悬吊点分别位于连接点正上方。

运动点:肩关节。

绳带准备:宽悬带(1条)、窄悬带(2条)、握具(2个)、实心绳(6条)。

技术要领:①治疗师一手固定患者患侧盂肱关节处,另一手使患侧手背屈,五指展开,使肩、肘、腕伸直,以牵拉挛缩肌肉。②治疗师一手固定上肢远端,另一手固定肩关节,帮助患者患侧肩关节行前屈、后伸,肩胛骨上提、回缩、前伸等被动训练或辅助主动训练(图9-1)。

注意事项:卒中早期的软瘫模式患者,采用悬吊技术通过良肢位摆放和上肢治疗,可以诱导上肢正常运动模式的形成,纠正异常运动模式;同时在该体位下,应尽早诱发患者患侧上肢肌肉的活动并训练其伸向物体的控制能力。治疗过程中,确保肩关节前屈90°。可使用充气夹板,保持肘关节伸直;避免盂肱关节过度分离、牵拉,预防肩关节半脱位;同时在整个治疗过程中注意不能触碰患者掌心,避免发生抓握反射。此外,注意变换悬吊点,找到无痛的起始位置开始训练。

(2)良肢位摆放及下肢治疗:运动点为髋关节和膝关节,余同“良肢位摆放及上肢治疗”。

技术要领:治疗师一手固定患侧髋关节于中立位,另一手固定于患侧腘窝小腿交界处,向头侧推动下肢,实现髋关节和膝关节被动屈曲、伸展(图9-2)。

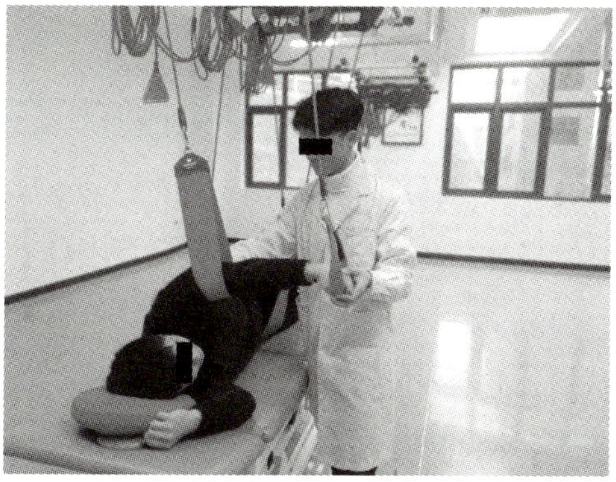

图9-1　良肢位摆放及上肢治疗

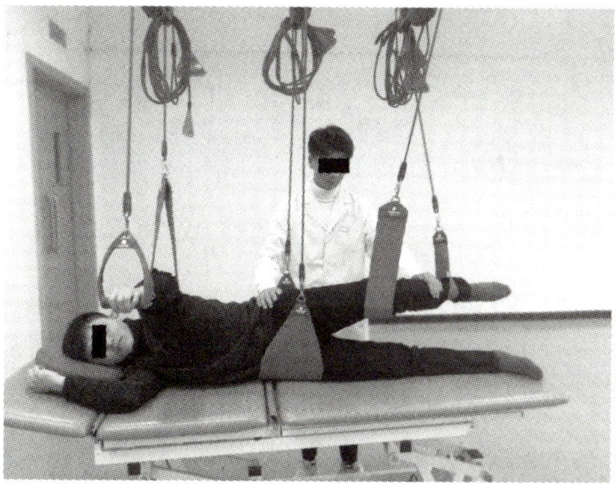

图9-2　良肢位摆放及下肢治疗

注意事项:卒中早期的软瘫模式患者,采用悬吊技术通过良肢位摆放和下肢治疗,可以诱导下肢正常运动模式的形成,纠正异常运动模式。治疗过程中,可使用充气夹板固定下肢,防止踝关节内翻、跖屈畸形,尽可能增加本体感觉的输入。此外,注意变换悬吊点，找到无痛的起始位置开始训练。

（3）良肢位下模拟步态治疗：运动方式为患侧髋关节和膝关节，余同“良肢位摆放及上肢治疗”。

技术要领：①借助弹力带，一端置于患侧膝关节处，另一端由健侧手拉动，或治疗师拉住。②患者健侧手屈肘向头侧举起，或在治疗师辅助下，通过弹力带带动患侧下肢行屈髋、屈膝、伸髋、伸膝，反复进行（图 9-3）。

注意事项：处于软瘫模式的卒中早期患者，治疗时患侧上、下肢使用充气夹板，以免上肢或下肢发生痉挛。

（4）良肢位运动想象治疗

体位：仰卧位，头下置一枕头，健手自然放于体侧。

连接点：宽悬带及弹力绳连接患侧上肢，固定点位于肩关节正前方，以保证肩关节前屈 90°，同时使用充气夹板，保持肘关节伸直；窄悬带及实心绳分别连接患侧膝关节及踝关节。

悬吊点：位于膝关节连接点正上方。

运动点：肩关节、肘关节、髋关节。

绳带准备：宽悬带（1 条）、窄悬带（2 条）、实心绳（2 条）、弹力绳（1 条）。

技术要领：①在治疗师辅助下，患者患侧上肢肩关节行水平内收、外展、前屈、后伸运动，注意控制前臂旋前，避免肩胛骨连带活动。同时嘱患者眼睛注视运动的肢体，并通过意念反复想象用患肢完成相关运动过程。②在治疗师辅助下，患者患侧下肢髋关节做内收、外展运动。同时嘱患者眼睛注视运动的肢体，并通过意念反复想象用患肢完成相关运动过程（图 9-4）。

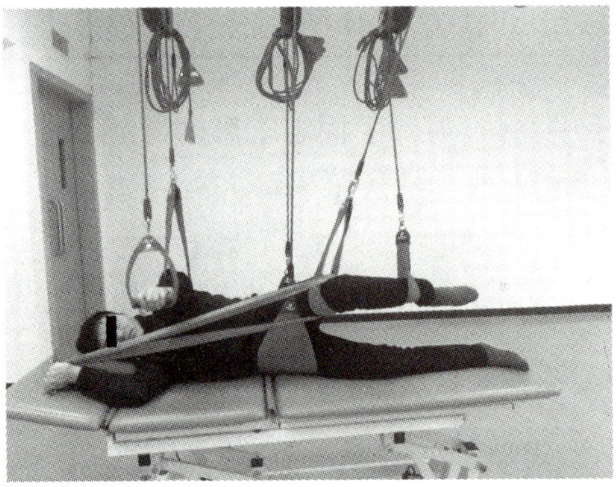

图 9-3　良肢位下模拟步态治疗

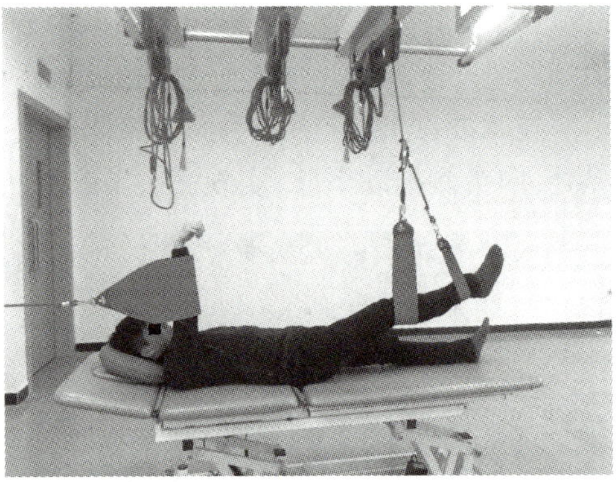

图 9-4　良肢位下运动想象治疗

注意事项：卒中早期，患者还处于软瘫模式，在悬吊减重状态下，患肢运动更为容易，同时还可以减少患侧皮肤压力，预防压疮。另外，在治疗时，教会患者运用运动想象治疗，促进大脑特定区域形成正确的运动记忆，改善运动技巧形成过程中的协调模式，给予肌肉额外的技能练习机会，有助于学会或完成运动，从而达到提高运动效果的目的。

（5）肩关节稳定性治疗

体位：仰卧位，头下置一枕头，健手自然放于体侧。

连接点：宽悬带及弹力带连接患侧肘关节；窄悬带及弹力绳连接患侧膝关节及踝关节。

悬吊点：患侧上肢悬吊点位于肘关节正上方，患侧膝关节、踝关节悬吊点位于膝关节连接点正上方。

运动点：肩关节、髋关节、膝关节。

绳带准备：宽悬带（1 条）、窄悬带（2 条）、实心绳（2 条）、弹力带（1 条）。

技术要领：①患侧肩关节抬起，前臂中立位，以充气夹板固定肘关节，并通过宽悬带托住肘关节，保护手臂。让患者处于放松体位，悬吊下，双下肢微屈。②嘱患者主动收缩患侧肩关节稳定肌，以增加关节稳定性。同时，在治疗师辅助下小范围内收、外展、前屈、后伸、内旋、外旋。逐步加大难度，嘱其在无充气夹板时，采取同样动作（图 9-5）。

注意事项：卒中早期，对患者进行肩关节稳定性治疗，可以预防肩关节半脱位，保持关节稳定性，对日后功能恢复、执行正确的动作具有重要意义。

2. 痉挛运动模式

（1）抗痉挛体位上肢手法治疗

体位：患者仰卧位，头下置一枕头，患肢在上，健肢肘关节屈曲，放于枕边。

连接点：窄悬带及实心绳连接患侧上肢腋窝及手掌处，以保证肱骨头居中，宽悬带及实心绳交叉连接骨盆处；窄悬带及实心绳分别连接患侧膝关节及踝关节，保证屈髋、屈膝。

悬吊点：踝关节悬吊点位于膝关节连接点正上方，余悬吊点分别位于连接点正上方。

运动点：肩关节。

绳带准备：宽悬带（1 条）、窄悬带（4 条）、实心绳（6 条）、握具（2 个）、中分带（1 条）。

技术要领：①治疗师一手固定患者患侧盂肱关节处，另一手使患侧手背屈，被动牵拉五指，使肩、肘、腕伸直，以牵拉挛缩肌肉。注意不能触碰掌心，避免发生抓握反射。②治疗师辅助患者患侧上肢向头端摆动，挤压肩关节，在无痛的原则下，缓慢地行前臂旋前、旋后并给予牵拉，促使肘关节伸直和腕背伸，抑制其屈曲痉挛（图 9-6）。需注意，患侧肩关节前屈角度不宜超过 90°。另外，在治疗过程中，患者可以做肩胛上提、回缩、前伸动作，并配合治疗师手法刺激。

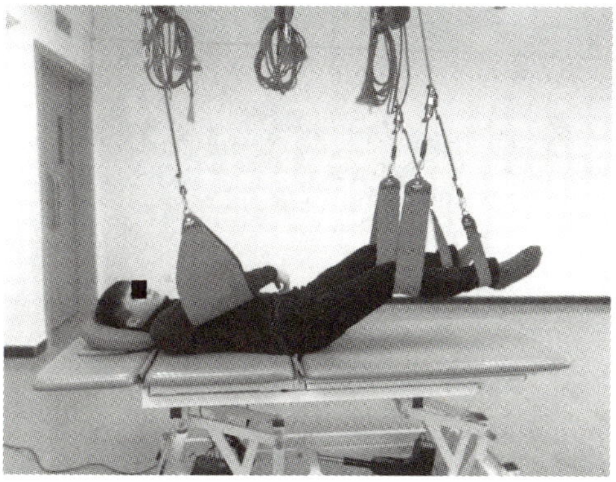

图 9-5 肩关节稳定性治疗

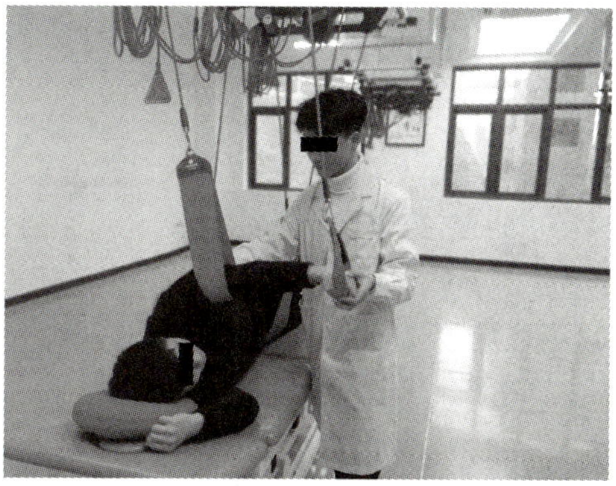

图 9-6 抗痉挛体位上肢手法治疗

注意事项：卒中早期，对患者进行肩关节稳定性治疗，可以预防肩关节半脱位，保持关节稳定性，对日后功能恢复、执行正确动作具有重要意义。

（2）抗痉挛体位下肢手法治疗

体位：仰卧位。

连接点：窄悬带及弹力绳分别连接于膝关节和踝关节处。

悬吊点：分别位于连接点正上方。

运动点：髋关节、膝关节、踝关节。

绳带准备：窄悬带（2 条）、弹力绳（2 条）、握具（1 条）。

技术要领：①先嘱患者在小范围内行髋关节水平内收、外展，放松患肢。②治疗师一手固定股骨，另一手固定踝关节处，使患侧髋关节微屈、内旋，屈膝，踝内翻、背屈后，依据痉挛情况选择合适髋关节外展的高度进行被动牵拉等手法治疗（图 9-7）。

注意事项：卒中后，偏瘫侧下肢通常出现伸肌痉挛。针对以上情况，在悬吊下，治疗师辅助患者患侧髋关节微屈、内旋，屈膝，背屈、外翻踝关节，以被动牵拉下肢，抑制下肢的伸肌痉挛模式。

（3）放松治疗和骨盆控制训练

体位：仰卧位，双手自然放于体侧。

连接点：宽悬带及弹力绳连接骨盆处，窄悬带、握具及实心绳连接双侧膝关节及踝关节。

悬吊点：骨盆、膝关节悬吊点位于连接点正上方，踝关节悬吊点位于膝关节正上方。

运动点：骨盆。

绳带准备：宽悬带（1 条）、窄悬带（2 条）、实心绳（2 条）、弹力带（2 条）。

技术要领：①将患者骨盆悬离治疗床约 10cm 后，嘱其先自行小范围左右摆动骨盆及下肢，放松紧张的肌肉。②嘱患者做骨盆前倾、后倾运动。③嘱患者稳定躯干和下肢，保持骨盆前倾位数秒后放松（图 9-8）。

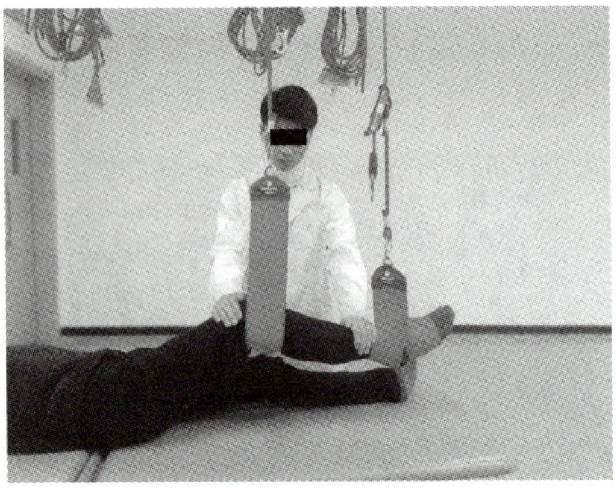

图 9-7　抗痉挛体位下肢手法治疗

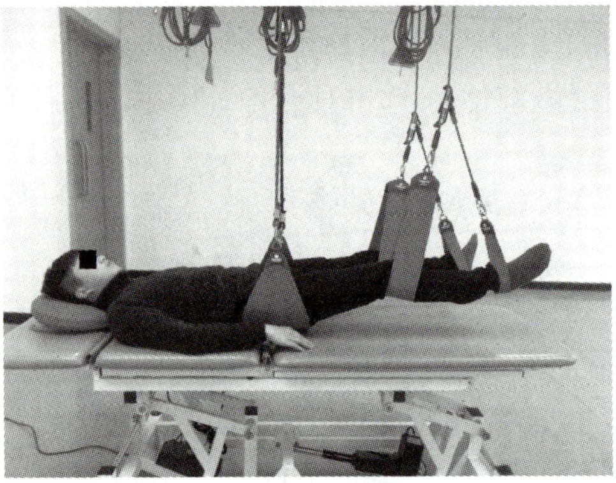

图 9-8　放松治疗及骨盆控制训练

注意事项：痉挛期患者通常存在腰腹部力量不足。针对以上情况，在悬吊下，治疗师在考虑抗痉挛模式及适宜体位的同时，需要做躯干及骨盆的运动控制训练，以增强腰背肌力量。

3. 躯干共同运动模式

(1)下肢双桥运动训练

体位:仰卧位,双手自然放于体侧。

连接点:宽悬带及弹力绳连接骨盆处,窄悬带及实心绳连接双侧膝关节;增加难度时,用窄悬带及实心绳连接于踝关节。

悬吊点:骨盆、膝关节悬吊点位于连接点正上方,踝关节悬吊点位于膝关节正上方。

运动点:骨盆。

绳带准备:宽悬带(1 条)、窄悬带(2 条)、实心绳(4 条)、弹力绳(2 条)。

技术要领:①嘱患者行双桥运动,即屈髋、屈膝,然后伸髋、提臀,并保持数秒,如此反复。②依据患者动作质量逐渐降低治疗床,悬吊双侧踝关节后,重复上述双桥运动,并保持数秒(图 9-9)。

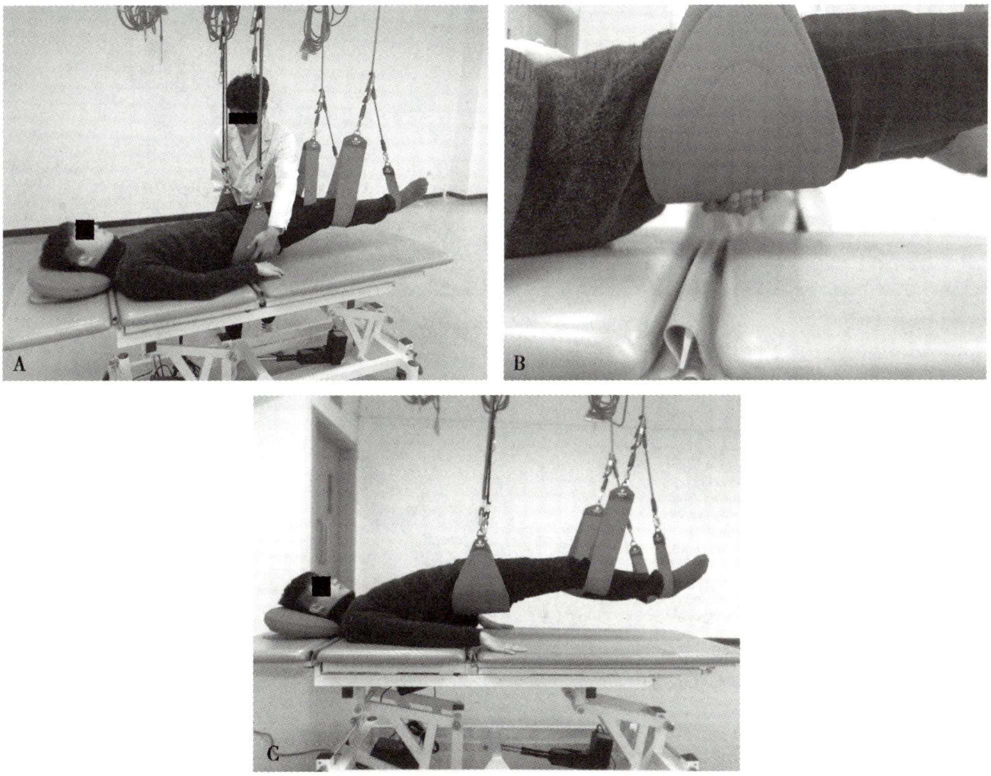

图 9-9　下肢双桥运动训练

A. 辅助双桥;B. 治疗师手的放置;C. 主动双桥训练

注意事项:下肢双桥运动训练的基础动作是辅助患者伸髋、提臀,并保持骨盆水平。随后治疗师一只手放在患膝上,用其前臂下压膝关节。用另一只手轻拍患者臀部,刺激其伸髋,以抑制伸膝痉挛。如患者可高质量完成以上动作,渐进式给予难度的增加,直至双脚给予不稳定平面,亦可行双桥运动。也可以通过减小两脚之间的距离来增大难度。

(2)下肢单桥运动训练

体位：仰卧位，双手自然放于体侧。

连接点：宽悬带及弹力绳连接骨盆处；增加难度时，用窄悬带及实心绳连接于健侧踝关节。

悬吊点：分别位于连接点正上方。

运动点：骨盆。

绳带准备：宽悬带（1 条）、窄悬带（1 条）、弹力绳（2 条）、实心绳（1 条）。

技术要领：①嘱患者做单桥运动，并保持数秒，如此反复。②由治疗师辅助患者控制骨盆，保持骨盆水平位，避免两侧高低不平。随着患者控制能力的提高，治疗师减少帮助，让患者主动控制该活动，保持膝伸直，避免向一侧倾斜。③依据患者动作质量逐渐降低治疗床，悬吊健侧踝关节，重复上述单桥运动，并保持数秒（图 9-10）。

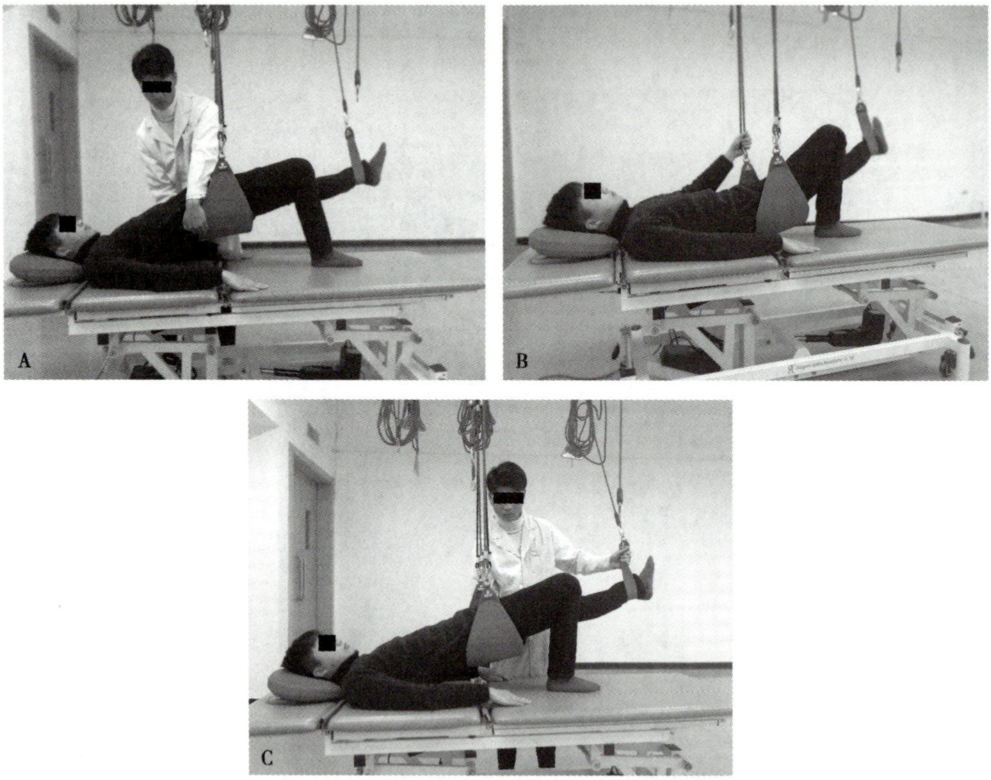

图 9-10　下肢单桥运动训练

A. 辅助单桥训练；B. 辅助骨盆控制；C. 单桥运动训练

注意事项：该项训练的目的主要是提高患者行走中患侧下肢摆动期的伸髋能力及膝关节控制能力。因此，治疗时要求患者以接近正常步行的节律重复该运动。

（3）选择性腹肌激活训练

体位：仰卧位，双手自然放于体侧。

连接点：宽悬带位于双小腿中下段。

悬吊点：位于连接点正上方。

运动点：下腰部。

绳带准备：宽悬带（1 条）、实心绳（2 条）。

技术要领：①嘱患者自行缓慢摆动双下肢。②嘱患者将双下肢摆动至患侧末端并维持数秒，再摆动至健侧，如此反复（图 9-11）。

注意事项：卒中后，腹肌随意运动和反射活动会减弱或丧失，早期介入腹肌选择性活动可以提高患者躯干的控制，是提高活动效率和避免代偿姿势的关键。治疗时，嘱患者自行小范围摆动下肢，促使双侧腹内外斜肌收缩，同时双膝屈曲，可以抑制下肢的伸肌痉挛和过度活动。另外，通过双下肢有节律地向两侧摇摆运动，还可诱发患侧髋部的外展和内收。需注意，一旦患者出现运动失去节律或难以维持姿势时，应立即给予帮助及矫正。

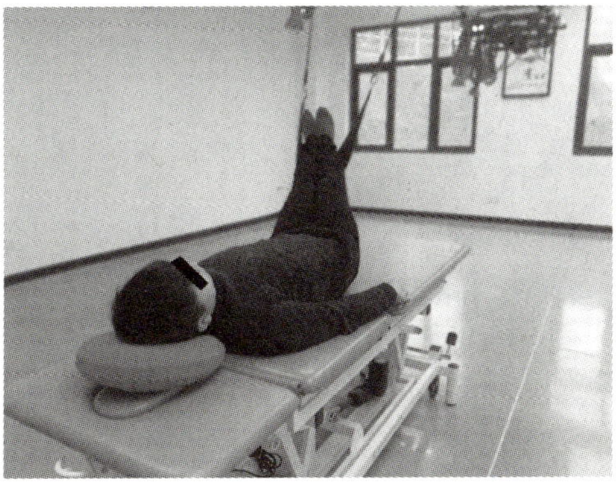

图 9-11　选择性腹肌激活训练

（4）俯跪位下躯干运动控制训练

体位：俯跪位，双手支撑治疗床。

连接点：宽悬带及弹力绳连接腹部，窄悬带及弹力绳连接肩胸部。

悬吊点：肩胸部的悬吊点位于连接点正上方，腹部的悬吊点位于后上方。

运动点：躯干。

绳带准备：宽悬带（1 条）、窄悬带（1 条），弹力绳（4 条）。

技术要领：①在治疗师辅助下，完成俯跪位。嘱患者双上肢保持伸展位负重，如果患者伸肘有困难，难以支撑着地，应予以帮助（图 9-12A）。②若患者能自行并较高质量完成俯跪位后，嘱其向前向后移动躯体，或进行弓背运动（图 9-12B）。③再次增加难度，双手下置一 Bobath 球，并在悬吊的帮助下自行交替做俯跪位和跪立位的运动（图 9-12C）。

注意事项：在治疗师帮助下达到正确的基础体位。肩和髋屈曲 90°，体重均匀地分布在双手和双膝上，嘱患者向前向后移动躯体，或进行弓背运动，以提高躯干运动控制的能力。

（5）两点跪位下躯干运动控制训练

体位：跪立位。

连接点：宽悬带及弹力绳连接于前臂和腹部。

悬吊点：前臂的悬吊点位于肘关节正上方，腹部的悬吊点位于踝关节正上方。

运动点：肩关节、膝关节、躯干。

绳带准备：宽悬带（2 条）、弹力绳（4 条）。

技术要领：①嘱患者双肩前屈，将躯干重心缓慢前移，至保持姿势不变的终端，牵拉维持数秒，并返回，如果患者难以完成，治疗师应予以帮助。②根据完成动作的质量，调整弹力绳长度，以决定给予患者支撑力的大小（图 9-13）。

注意事项：可以通过悬吊减重帮助患者更好地完成跪位训练。跪位训练可以缓解下肢伸肌痉挛，同时避免由于踝关节内翻等下肢力线异常，导致重心偏移。

（6）单腿跪位下躯干运动控制训练

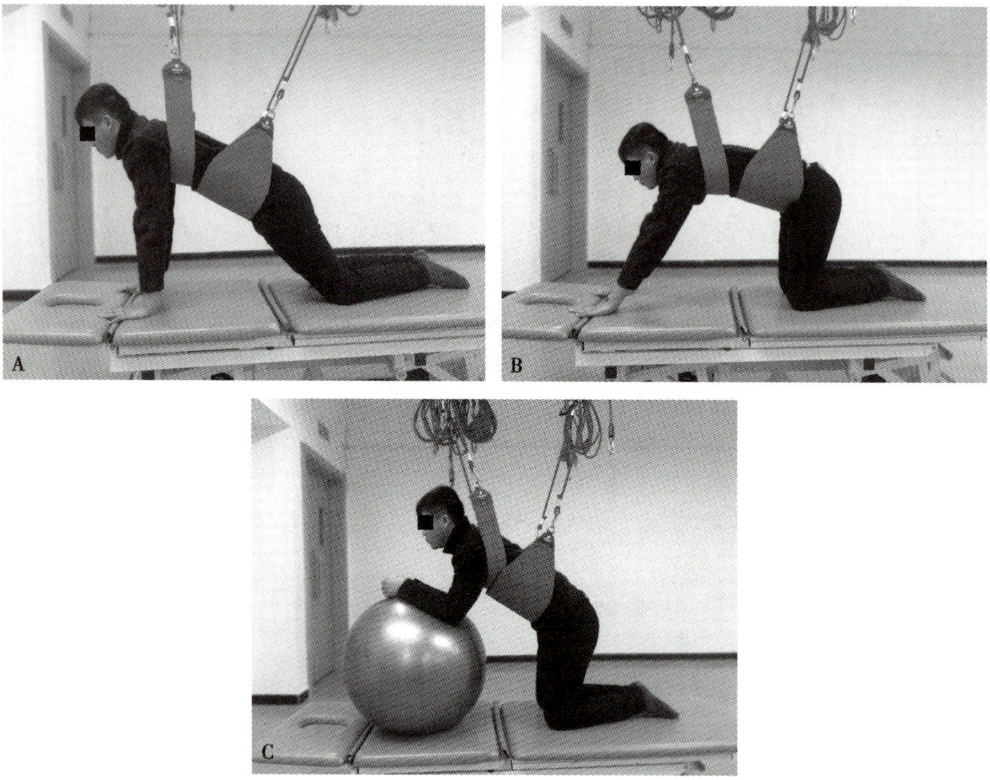

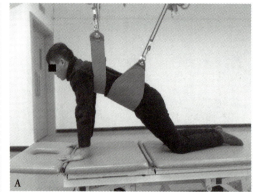

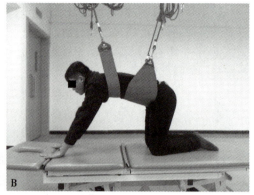

图 9-12 俯卧位下躯干的运动控制训练

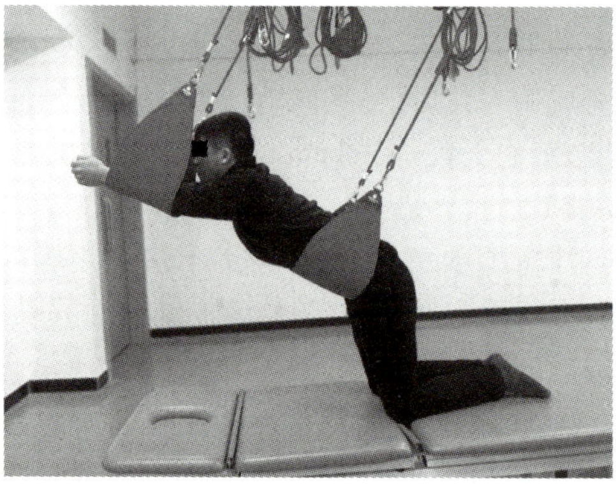

图 9-13 两点跪位下躯干运动控制训练

体位:半跪位。

连接点:宽悬带及弹力绳连接于前臂和腹部。

悬吊点:前臂的悬吊点位于肘关节正上方,腹部的悬吊点位于踝关节正上方。

运动点:肩关节、膝关节、髋关节、躯干。

绳带准备:宽悬带(2 条)、弹力绳(4 条)。

技术要领:①嘱患者肩前屈,在保持体位不变的情况下,将躯干重心缓慢前移至最大限度,维持数秒并返回,训练过程中保持单腿跪位,如果患者难以完成,治疗师应予以帮助;②根据完成动作的质量,调整弹力绳长度,以决定给予患者支撑力的大小(图 9-14)。

注意事项:患者练习单膝跪位,重心转移训练,可以通过抬离健侧下肢来增加难度。需要注意的是,抬健足向前,应保持偏瘫侧伸髋,避免患侧膝关节外旋及内收,与足长轴在一条直线上,同时足平放在垫上。

(7)坐位站起训练

体位:坐位。

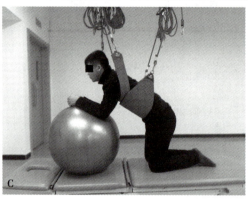

连接点：宽悬带及弹力绳连接于前臂和骨盆。

悬吊点：均位于连接点的正上方。

运动点：肩关节、髋关节、膝关节、踝关节、躯干。

绳带准备：宽悬带（2 条）、弹力绳（4 条）。

技术要领：①治疗师双手控制患者双侧膝关节，嘱患者身体将重心平均分配于两腿之间后，令患者肩关节前屈，头和躯干前倾，使重心向前超过双脚。②根据完成动作的质量，调整弹力绳长度，以决定给予患者支撑力的大小。③当患者能自行并较高质量完成坐位平衡后，在治疗师帮助下，进一步前移躯干，伸髋、伸膝缓慢站起（图 9-15）。

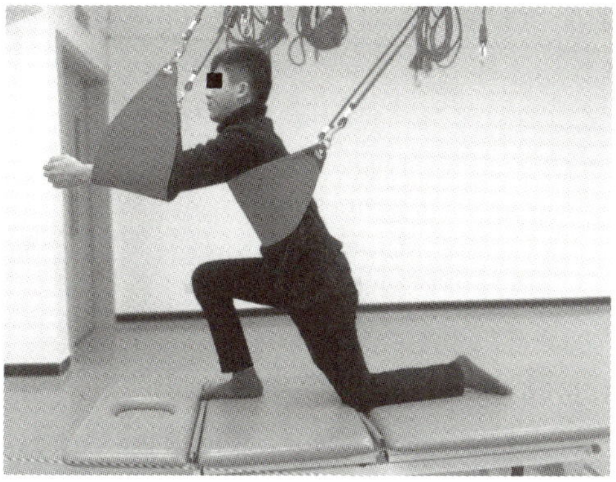

图 9-14 单腿跪位下躯干运动控制训练

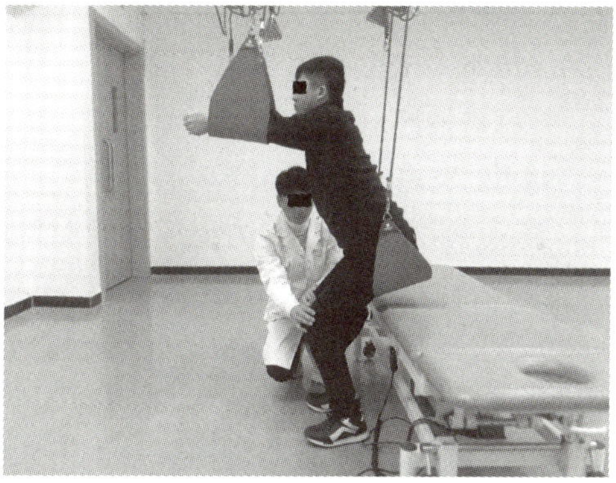

图 9-15 坐位站起训练

注意事项：在训练过程中，患者逐渐学会使用患腿负重，伸髋、伸膝，减少患者双手支撑力，并将其放于患者身体两侧，以增加训练难度。

4. 肩关节半脱位

（1）维持肩关节活动度训练

体位：坐位。

连接点：宽悬带及弹力绳连接于患侧肘关节处。

悬吊点：位于患侧肩关节正上方。

运动点：肩关节。

绳带准备：宽悬带（1 条）、弹力绳（1 条）。

技术要领：①患者坐位，头和躯干后伸并作为一个整体往前倾，带动肩关节前屈至最大限度。②可调整弹力绳长度，以增加对患侧肩关节的压力。③同时可在健侧帮助下，选择性做肩关节的内收、外展运动（图 9-16）。

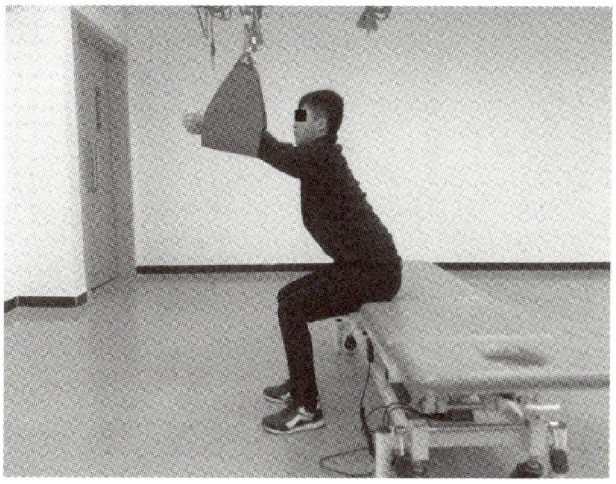

图 9-16 肩关节活动度训练

注意事项：在卒中早期肩关节不稳的情况下，不建议患侧肩关节前屈超过 90°。

(2)肩关节挤压训练

体位:坐位,患侧上肢置于体侧,患手放进分指板并固定。

连接点:宽悬带及实心绳连接患手,分指板置于宽悬带中。

悬吊点:位于肩关节正上方。

运动点:肩关节。

绳带准备:宽悬带(1条)、实心绳(1条)。

技术要领:患者坐位,患侧上肢放于床边,保持肘伸直,腕背屈,缓慢将重心逐渐向患侧转移,挤压上肢,抑制屈肌痉挛(图9-17)。

注意事项:本训练对肩关节有向上的挤压作用,及提供患侧上臂的负重,可以促进肩关节本体感觉的输入,亦可促进肩胛带周围肌肉的收缩,对肩关节半脱位的预防及治疗有积极作用。

(3)肩袖肌群力量训练

体位:坐位。

连接点:宽悬带及弹力绳连接于前臂。

悬吊点:位于连接点正上方。

运动点:肩关节。

绳带准备:宽悬带(2条)、弹力绳(2条)。

技术要领:①患者双侧前臂处于中立位,置于体侧,进行肩关节上提下降、内旋外旋的运动。②可以根据患者完成动作的质量,设置不同的阻力(图9-18)。

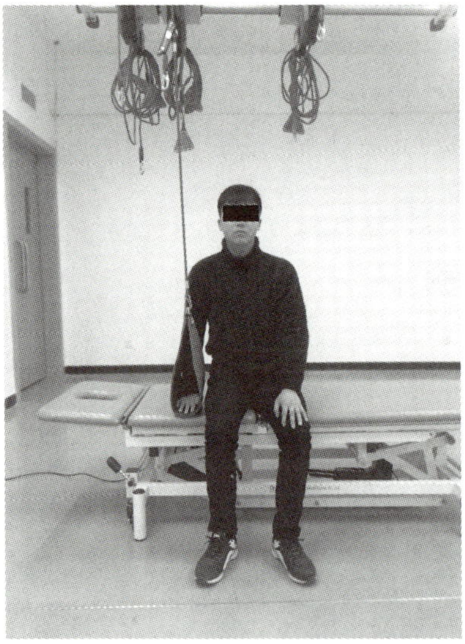

图9-17 肩关节负重训练

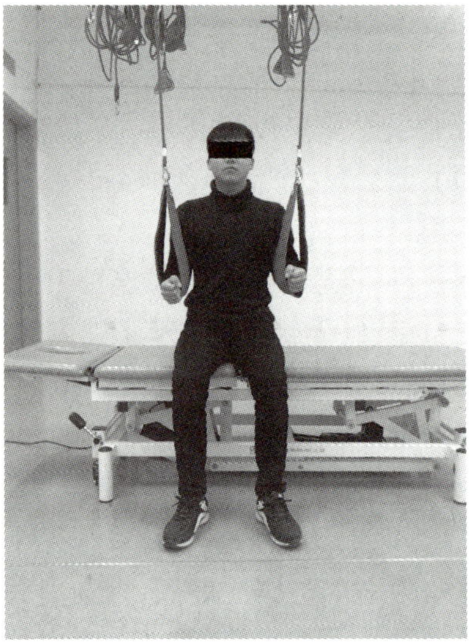

图9-18 肩袖肌群力量训练

注意事项:利用联合反应现象,上肢同时训练同一组动作时,可以通过增加健侧手的阻力训练,以带动患侧活动,促进患肢肌肉收缩。

(4)盂肱关节肌群力量训练

体位:坐位。

连接点:窄悬带及实心绳连于上臂中上段。

悬吊点:位于连接点的正上方。

运动点:肩关节。

绳带准备:窄悬带(1条)、实心绳(1条)。

技术要领:在减重状态下,嘱患者保持肘关节伸直后,练习患肩的水平内收、外展(图9-19)。可以根据患者完成动作的质量,设置不同难度,例如让患手抓握适当的物体。

注意事项:稳定肩关节的肌肉,除了肩袖肌群之外,还有保证肩关节正常功能的三角肌、胸大肌等。在此训练中,通过患手的抓握物体,在充分锻炼盂肱关节肌群力量的同时,还训练了患肢远端的抓握能力。

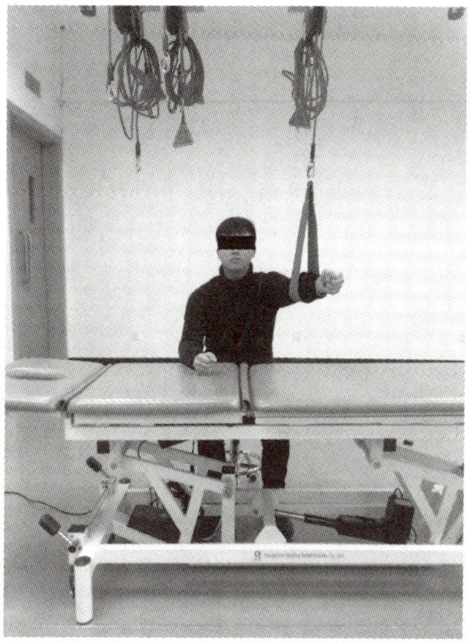

图9-19 盂肱关节肌群力量训练

5. 足内翻、足下垂的临床应用

(1)被动牵伸训练

体位:仰卧位。

连接点:窄悬带及弹力绳分别连于患侧膝关节及踝关节。

悬吊点:位于连接点的正上方。

运动点:髋关节、膝关节、踝关节。

绳带准备:窄悬带(2条)、弹力绳(2条)、握具(1条)。

技术要领:治疗师一手固定股骨远端,另只手固定踝关节,牵拉使患者髋关节和膝关节内旋,踝关节外翻并背屈(图9-20)。

注意事项:反向牵拉可充分抑制小腿三头肌的痉挛,矫正足内翻及下垂。

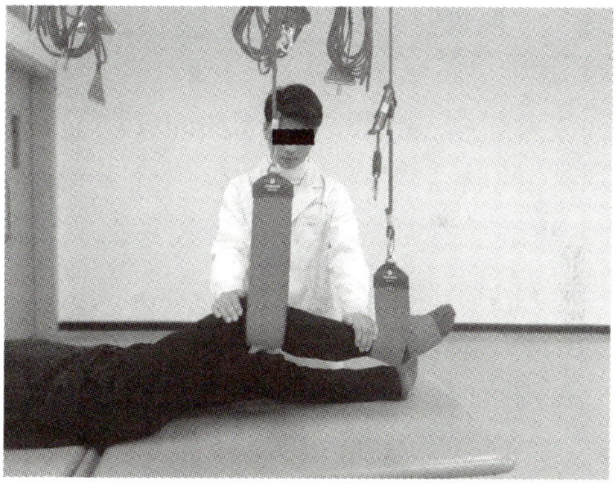

图9-20 被动牵伸训练

(2)诱发踝背屈训练

体位:仰卧位。

连接点:窄悬带及弹力绳连接于患侧踝关节。

悬吊点:位于踝关节后上方。

运动点:髋关节。

绳带准备:窄悬带(1条)、弹力绳(1条)。

技术要领:①嘱患者屈髋,屈膝,踝背屈。②维持踝关节抗阻、背屈的同时,进行髋关节、膝关节、踝关节的控制练习。如果患者难以完成,治疗师应予以帮助(图9-21)。

注意事项:训练初期,嘱患者先稍稍抬起足趾,在无痉挛情况下,循序渐进增加足背屈程度。也可治疗师一手控制足内翻,另只手辅助患者患侧下肢进行内收、外展活动,即通过下肢近端的活动带动足外翻,以消除因过度用力而产生的足内翻,并放松固有足底肌。可依据患者情况自行添加辅助,或通过弹力绳调整阻力。

(3)不稳定平面小腿牵伸训练

体位:站立位,双足下置平衡板。

连接点:宽悬带及实心绳连接于前臂,宽悬带及弹力绳连接于胸部或腹部。

悬吊点:均位于连接点正上方。

运动点:肩关节、踝关节、躯干。

绳带准备:宽悬带(2 条)、弹力绳(2 条)、实心绳(2 条)。

技术要领:患者站于平衡板上,身体前倾,使肩关节前屈、髋伸直、踝跖屈,保持数秒后,身体回归中立位,躯干后倾,踝主动背屈(图 9-22)。

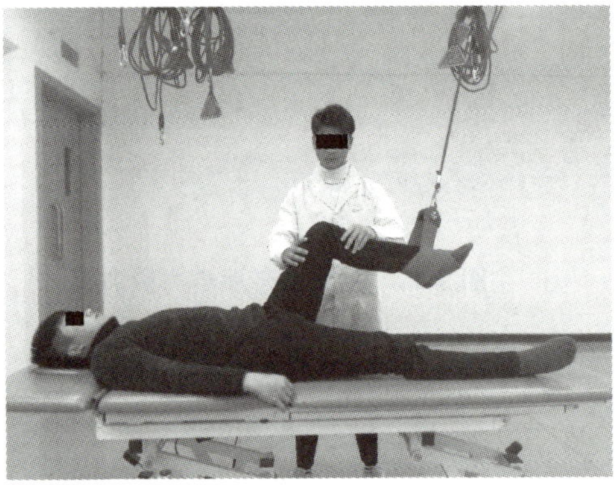

图 9-21 诱发踝背屈训练

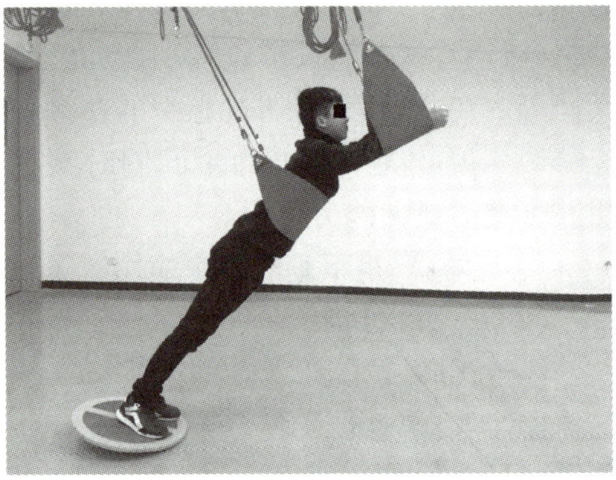

图 9-22 不稳定平面小腿牵伸训练

注意事项:患者站于平衡板上,除了锻炼躯干稳定性外,还可做小腿三头肌和跟腱的牵拉,此属高难度动作,没有达到 Brunnstrom Ⅵ期的患者不建议做此动作。在身体后倾,重心后移时,可诱发患者失平衡踝反应,此时产生的平衡反应,尤其适用于刺激患足的背屈活动。

(二)悬吊技术在脊髓损伤患者中的应用

1. 肌力增强训练

(1)肱二头肌、肱三头肌力量训练

体位:坐在轮椅上。

连接点:握具及弹力绳连接双侧手掌。

悬吊点:位于连接点的正上方。

运动点:肩关节、肘关节。

绳带准备:握具(2 个)、弹力绳(2 条)。

技术要领:①患者坐在轮椅上,肘关节和腕关节屈曲,双手抓住握具,放于轮椅扶手上(图 9-23A)。②双侧肘关节同时用力,抗阻伸向下拉窄悬带,维持数秒后,放松,再向下牵拉,如此反复(图 9-23B)。③治疗师可以在手臂上添置沙袋等,增加阻力,提高训练难度。

注意事项:患者进行训练时,除了通过伸肘、屈肘,锻炼肱二头肌和肱三头肌外,还可增强患者腕部的力量和手的抓握功能等,从而使患者达到部分生活自理。

(2)上臂肌力训练

体位:半卧位。

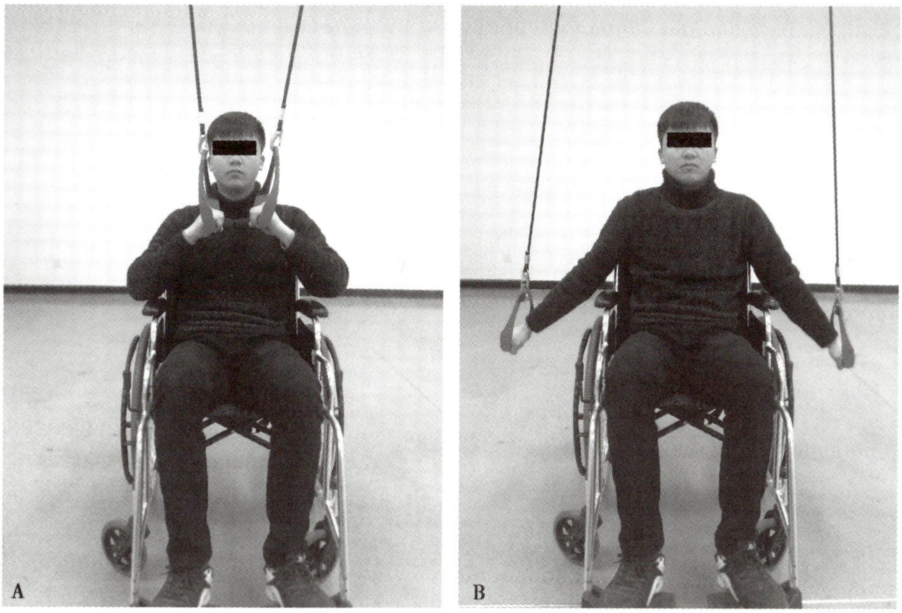

图 9-23　上肢肌肉训练

A. 肘关节屈曲；B. 肘伸直，手下拉握具

连接点：宽悬带及弹力绳连接骨盆处，握具及弹力绳连接双侧手掌。

悬吊点：均位于连接点的斜上方。

运动点：肘关节、躯干。

绳带准备：宽悬带（1 条）、握具（2 个）、弹力绳（4 条）。

技术要领：治疗床头侧调高 45°，患者坐在治疗床上呈半卧位，双手拉着握具，屈肘坐起，放松，再屈肘坐起，如此反复（图 9-24）。

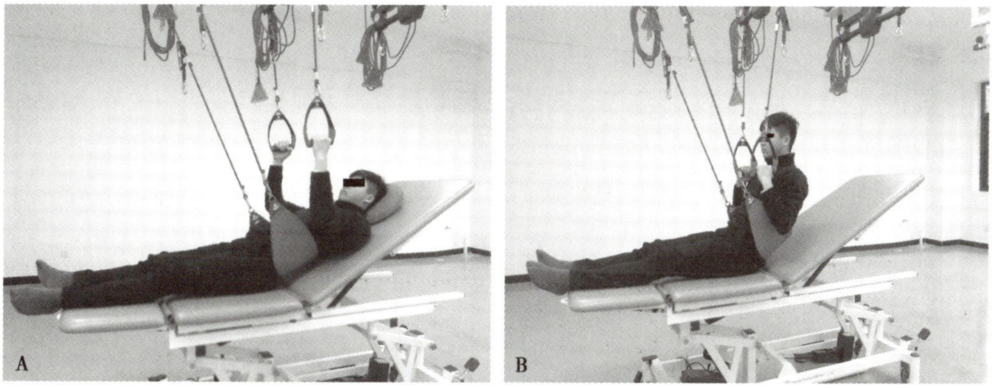

图 9-24　上臂力量训练

A. 双手拉手带；B. 屈肘坐起

注意事项：半坐卧位的训练，不仅能增加上肢肌力，也能增强腰部力量。通过治疗床角度的调整，能逐渐加大训练强度，同时治疗床能保证患者训练的安全性。

（3）躯干桥式运动

体位：仰卧位。

连接点：宽悬带及弹力绳连接骨盆处，窄悬带及实心绳连接两侧膝关节及踝关节。

悬吊点：骨盆和膝关节连接点位于正上方，踝关节连接点位于头侧，保持髋关节和膝关节屈曲。

运动点：下腰部肌肉。

绳带准备：宽悬带（1 条）、窄悬带（2 条）、弹力绳（2 条）、实心绳（4 条）。

技术要领：①患者仰卧位于治疗床上，逐渐将治疗床降低，使膝、踝关节悬空（图 9-25A）。②嘱患者将臀部抬离床面，并保持 6 秒后，放松，再抬高，如此反复（图 9-25B）。

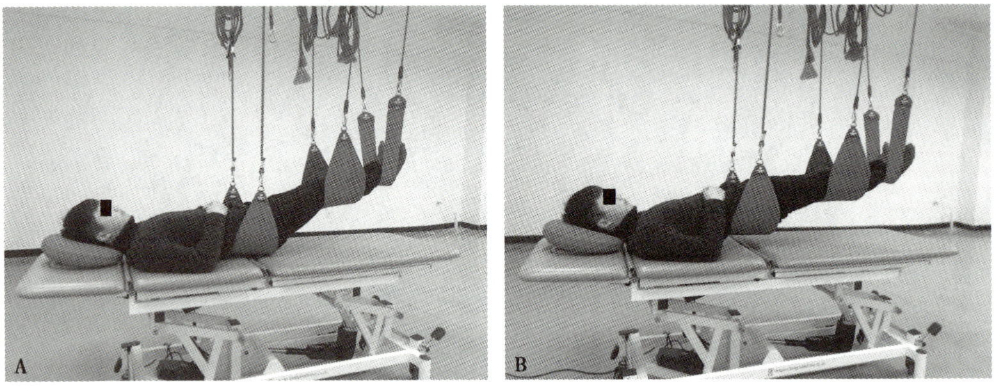

图 9-25 躯干肌训练

A. 膝踝关节悬空；B. 臀部抬离床面

注意事项：腰部弹力绳的弹性回缩能力为患者提供助力，治疗师可根据患者的不同情况进行调整。脊髓损伤的患者由于卧床时间太长，常出现压疮等并发症。腰臀的上抬不仅能增强腰背部力量，还能减少体重对身体局部的压迫，避免发生压疮。

（4）躯干旋转训练

体位：仰卧位，头下置一枕头。

连接点：宽悬带及弹力绳连接骨盆处，胸部悬带及弹力绳连接双侧肩关节，窄悬带及实心绳连接膝关节及踝关节。

悬吊点：均置于连接点正上方。

运动点：下腰部。

绳带准备：宽悬带（1 条）、窄悬带（2 条）、胸部悬带（1 条）、实心绳（2 个）、弹力绳（2 条）。

技术要领：①患者仰卧位于治疗床上，逐渐将治疗床降低，使下肢悬空。②治疗师一手抓住并下拉固定骨盆的弹力绳，使患者向右侧旋转，然后方向相反进行，双侧交替（图 9-26）。

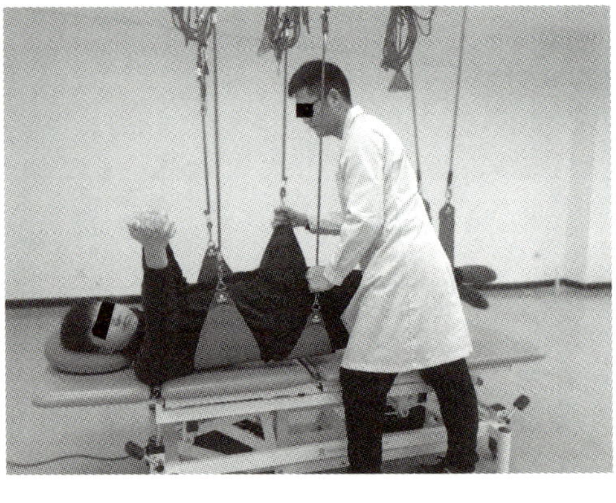

图 9-26 躯干旋转训练

注意事项：治疗师下拉固定患者骨盆的弹力绳，同时嘱患者大幅度摆动上肢，使躯体向右侧旋转；随着患者能力的提高，治疗师可逐步减少牵拉骨盆的幅度，增加患者自主活动能力。躯干旋转训练是翻身训练的基础。

（5）背阔肌训练

体位：坐于轮椅。

连接点：握具及弹力绳连接双侧手掌。

悬吊点：位于连接点正上方。

运动点：肩关节、背部肌肉。

绳带准备：握具（2个）、弹力绳（2条）。

技术要领：①患者坐在轮椅上，肩关节前屈，伸肘，双手抓握握具。②双侧肩关节同时外展90°，维持数秒（图9-27A）。③双侧肩关节后伸，并手掌向下拉握具，维持数秒，回到原始位继续重复上述动作（图9-27B）。

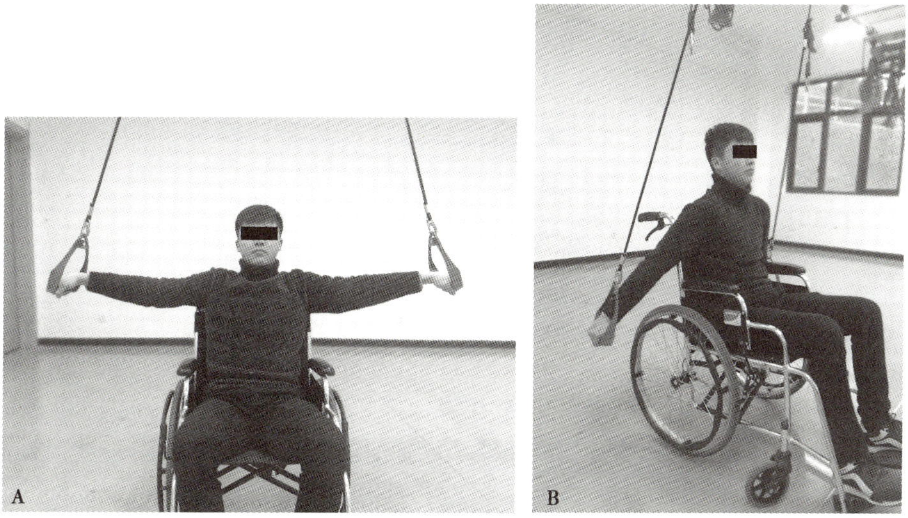

图9-27　背阔肌训练

A. 肩外展；B. 肩后伸，手下拉窄悬带

注意事项：治疗中，患者保持伸肘，否则其效果是增强肱二头肌肌力，而不是增强背阔肌肌力。随着患者肌力的增强，可以调整弹力绳的弹性强度以及加大训练强度。背阔肌在撑起动作中起到稳定肩胛骨的作用，$C_2 \sim T_{12}$脊髓损伤患者均应进行训练。另外，在脊髓损伤分离期和后期康复训练中，背阔肌的训练目的是实现体位转移。

（6）腰背肌训练

体位：俯卧位。

连接点：宽悬带位于骨盆处，窄悬带位于踝关节处。

运动点：肩关节、肘关节、腰背部肌肉。

绳带准备：宽悬带（1条）、窄悬带（1条）、实心绳（4条）。

技术要领：①患者俯卧位于治疗床上，逐渐将治疗床降低，使身体上部紧贴床面，下肢悬空（图9-28A）。②患者上臂支撑、抬起躯干。在踝关节下方置一滚筒，加大上臂支撑的强度。待患者高质量完成上述动作后，逐渐从前臂支撑变为上臂支撑（图9-28B、图9-28C）。

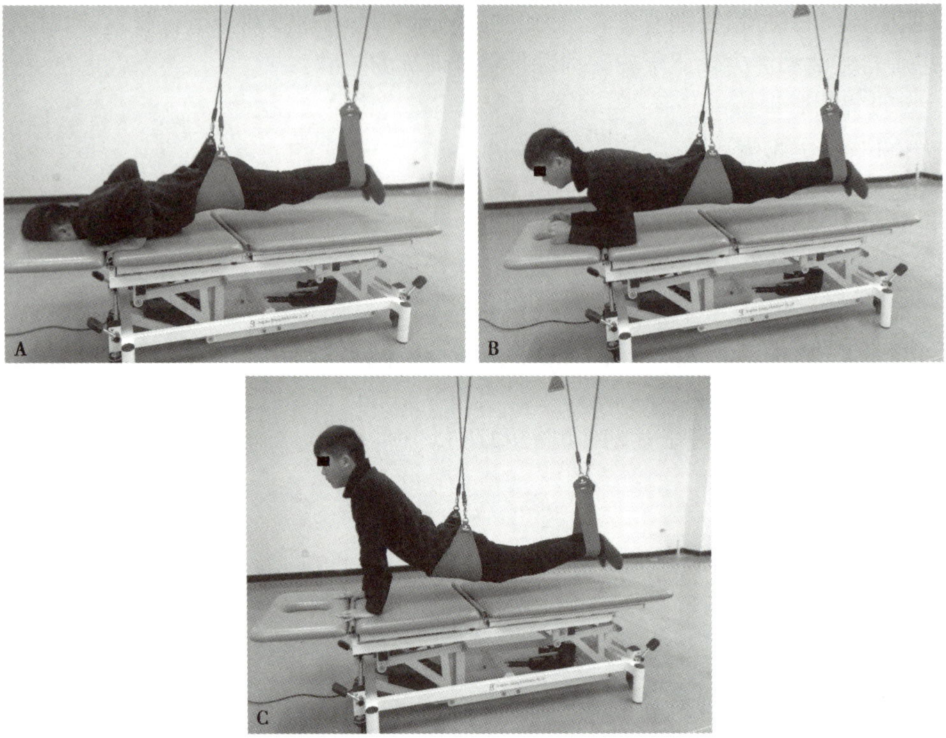

图 9-28 腰背肌训练

A. 下肢悬空;B. 上臂支撑;C. 上肢支撑

注意事项:此动作的训练难度较高,患者保持好腰部及腿部的平衡,再做上臂支撑训练,治疗师可辅助稳定患者骨盆。在踝部放置滚筒会加大训练难度,能快速提高患者腰背肌力量。

2. 功能性动作训练 功能性动作训练(如体位变换、坐起、坐位支撑移动、坐位平衡等)是床上翻身、各种转移和穿脱衣等日常生活动作的基础。患者应在治疗师辅助和指导下掌握这些基本动作。

(1)翻身训练

体位:仰卧位。

连接点:胸部悬带位于上胸部,宽悬带位于骨盆处,窄悬带位于膝关节处。

悬吊点:均位于连接点正上方。

运动点:肩关节。

绳带准备:宽悬带(1 条)、窄悬带(1 条)、胸部悬带(1 条)、弹力绳(5 条)。

技术要领:患者双侧肩关节前屈,头转向右侧,同时双侧肩关节向右侧摆动,并借助惯性,带动躯干、下肢完成右侧翻身动作。反之,可完成左侧翻身动作(图 9-29)。

注意事项:弹力绳的固定是为了确保患者安全,将悬吊点置于患者翻身的上方,患者借助弹力绳提供的助力,完成翻身动作。后期训练可增加固定膝关节的弹力绳阻力,将悬吊点置于患者翻身的后斜上方,此时的弹力绳提供阻力,增加患者训练难度。

(2)坐起训练

体位:仰卧位。

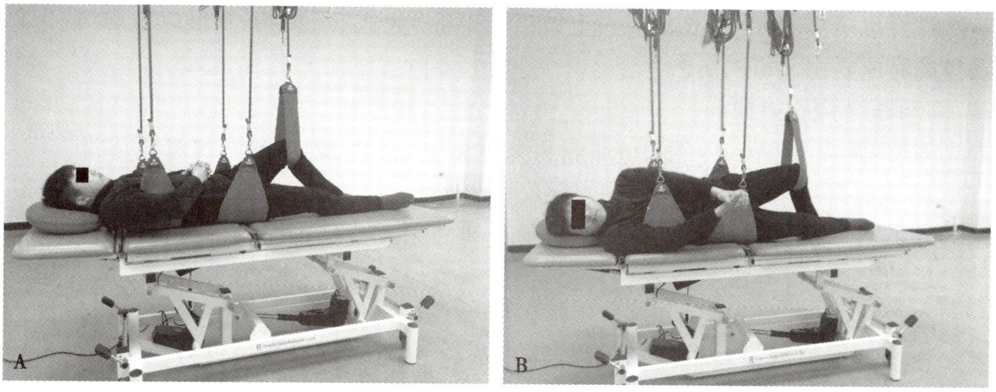

图 9-29　翻身训练

A. 起始位；B. 右侧卧位

连接点：宽悬带及弹力绳连接骨盆处，胸部悬带及弹力绳连接双侧肩关节。

悬吊点：均位于连接点上方。

运动点：肩关节、肘关节、腰背肌。

绳带准备：宽绳带（1 条）、胸部悬带（1 条）、弹力带（2 条）。

技术要领：患者借助向两侧翻身的力量，完成肘支撑，再将身体重心左右交替变换，由肘支撑转变成手支撑，最终完成坐起动作（图 9-30）。

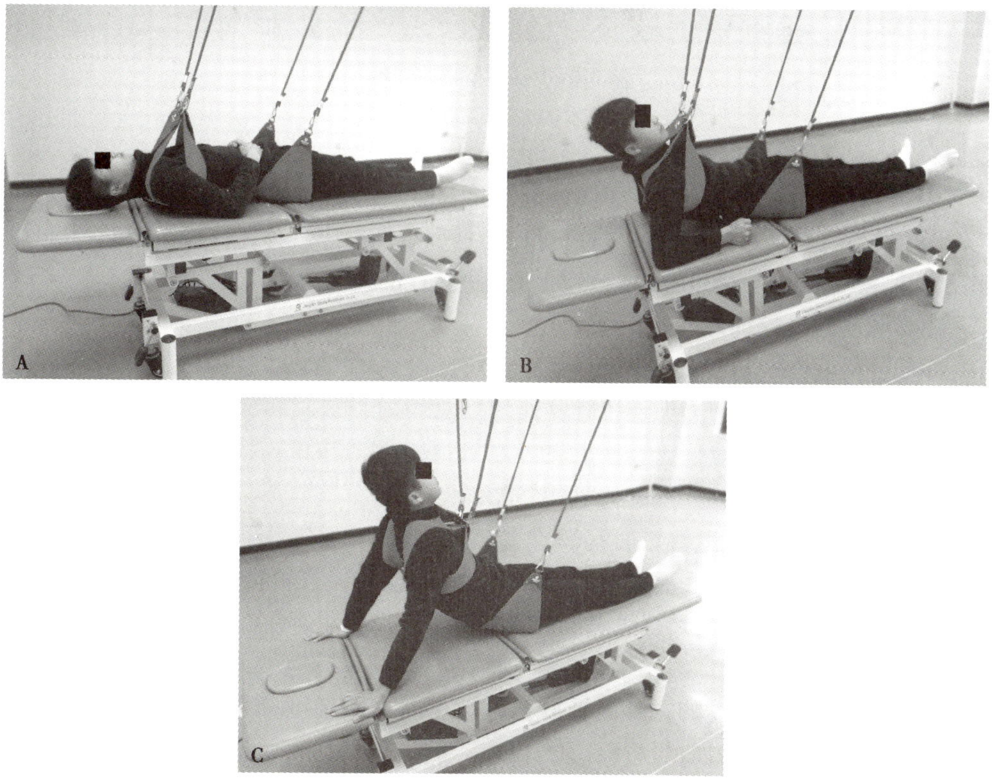

图 9-30　坐起训练

A. 起始位；B. 肘支撑；C. 手支撑，坐起注意事项：T_{10}以下损伤的患者上肢活动正常，躯干部分麻痹，下肢完全麻痹，坐起动作的完成要比颈髓损伤患者容易。

（3）长坐位平衡训练

体位：保持长坐位，即髋关节屈曲 90°，膝关节完全伸展的坐位。

连接点：宽悬带及实心绳连接胸部及骨盆处。

悬吊点：胸部悬吊点位于连接点斜上方，骨盆悬吊点位于连接点正上方。

运动点：肩关节、腰背肌。

绳带准备：宽悬带（2 条）、实心绳（4 条）。

技术要领：①患者抬起双手，并保持平衡（图 9-31A）；②患者在软垫上维持长坐位，并与治疗师做接、抛球练习（图 9-31B）。

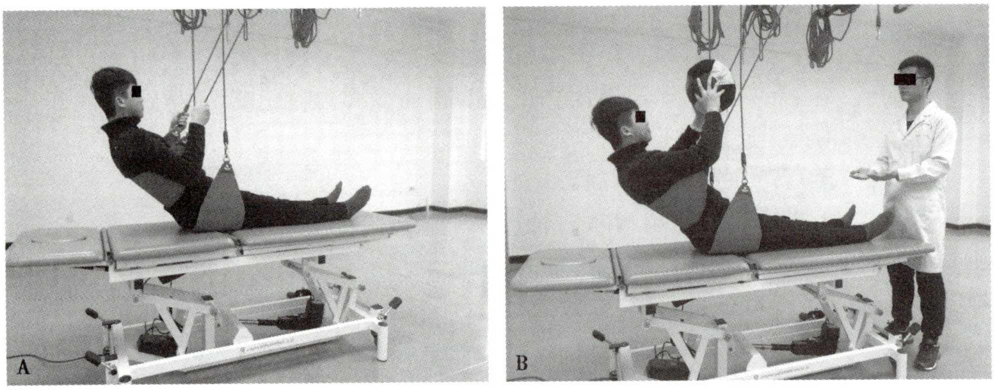

图 9-31　长坐位平衡训练

A. 基本训练；B. 高难度训练

注意事项：角度调整能改变患者坐起难度，角度越大，坐起难度越小。另外，还可以通过臀部下放置软垫、抛/接球训练等增加训练难度。患者为保持长坐位平衡，可采用双手抓紧实心绳，或双手扶腿，或双上肢外展、前屈、上举等方法。

（4）长坐位支撑训练

体位：长坐位。

连接点：宽悬带及弹力绳连接骨盆处，握具及实心绳连接手掌。

悬吊点：骨盆悬吊点位于连接点斜上方，手掌悬吊点位于连接点正上方。

运动点：肩关节、肘关节、腕关节、腰背肌。

绳带准备：宽悬带（1 条）、握具（2 个）、实心绳（2 条）、弹力绳（2 条）。

技术要领：①患者双侧肩关节后伸，肘关节伸直，腕关节屈曲，手掌握紧握具，向下用力并提臀（图 9-32A）。②待患者高质量完成上述动作后，可在患者膝关节下方加一滚筒增加难度（图 9-32B）。

注意事项：固定骨盆的宽悬带悬吊于斜上方，目的是在训练时为患者提供辅助力量。随着治疗难度的增加，可将滚筒放于患者膝关节下，加大骨盆上抬的高度。

（5）长坐位支撑前移训练

体位：长坐位。

连接点：宽悬带及弹力绳连接胸部及骨盆处。

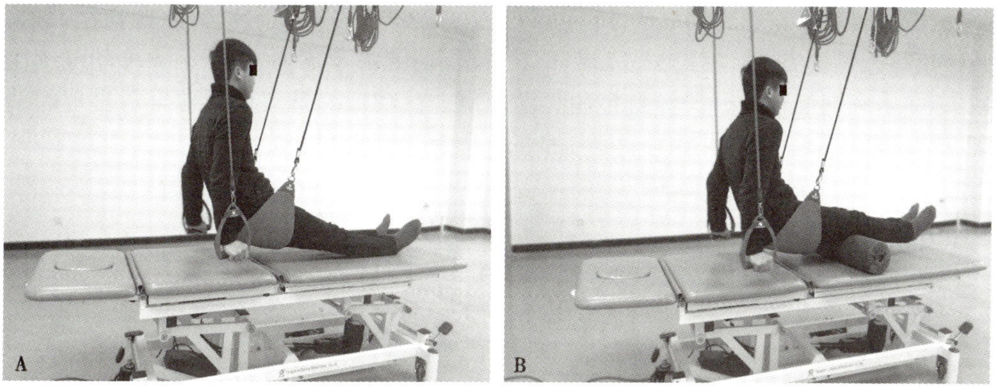

图 9-32　长坐位支撑训练

A. 基本训练;B. 高难度训练

悬吊点:均位于连接点斜上方。

运动点:肩关节、肘关节、腕关节、髋关节、腰背肌。

绳带准备:宽悬带(2 条)、弹力绳(4 条)。

技术要领:患者长坐位,双侧膝关节下方放一滚筒;前臂旋后,肘关节伸展,腕关节屈曲,手掌接触床面并向下按压,借力提臀,同时头、臀部、躯干向前移动(图 9-33)。

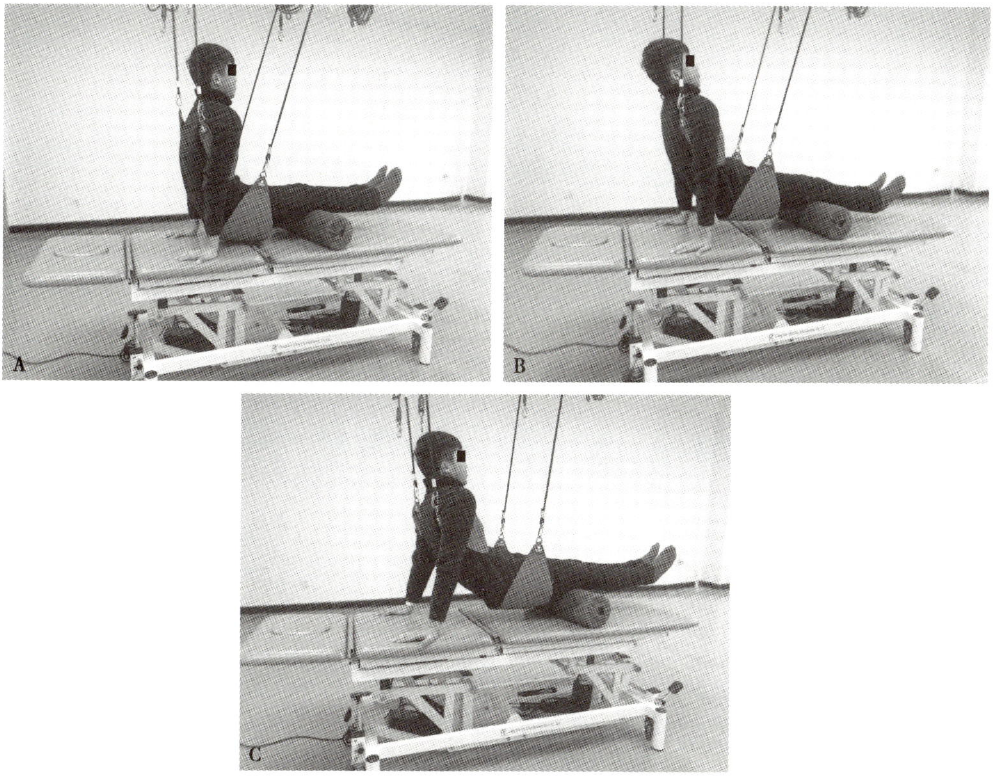

图 9-33　长坐位支撑前移训练

A. 起始位;B. 提臀支撑;C. 支撑前移

注意事项:骨盆弹力绳悬吊于骨盆斜上方(身体前移的方向),为患者骨盆上抬、身体前移提供助力,使动作更易完成。双手要同时支撑于床面,由于滚筒移动范围比较大,患者在向前移动时要注意控制移动范围。移动训练是实现日常生活自理的基础,提高床上移动身体的能力,对于压疮的预防有积极作用。

(6)长坐位支撑侧移训练

体位:长坐位。

连接点:宽悬带及弹力绳连接骨盆处,胸部悬带及弹力绳连接肩关节处。

悬吊点:骨盆悬吊点位于连接点上方,肩关节悬吊点位于连接点斜上方。

运动点:肩关节、肘关节、腕关节、髋关节、腰背肌。

绳带准备:宽悬带(1 条)、胸部悬带(1 条)、弹力绳(4 条)。

技术要领:患者长坐位,前臂旋后,肘关节伸展,躯干前屈,腕关节屈曲,手掌接触床面并向下按压,借力提臀,同时头、臀部、躯干向左侧移动,维持数秒后,恢复起始位,再向右侧移动;如此反复(图 9-34)。

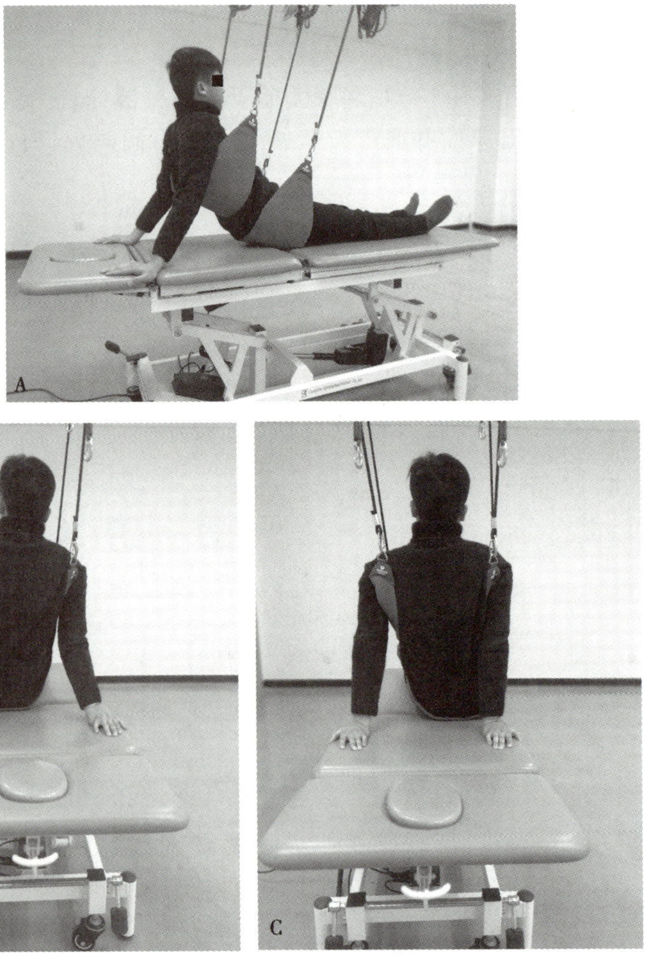

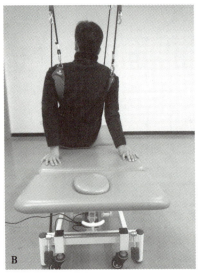

图 9-34 长坐位支撑侧移训练

A. 起始位;B. 支撑左移;C. 支撑右移

注意事项:患者双手均匀用力于床面,撑起抬高臀部移动。此动作能提高在床上移动身体的能力,实现床-轮椅的转移。

(7)四点跪位平衡训练

体位:跪位。

连接点:宽悬带及实心绳连接腹部。

悬吊点:位于连接点正上方。

运动点:肩关节、躯干、骶髂关节、髋关节、膝关节。

绳带准备:宽悬带(1条)、实心绳(2条)。

技术要领:①患者跪在治疗床或治疗垫上,保持平衡(图9-35A)。②加大难度,在双手支撑下方放置软垫,形成不稳定平面,加强患者四点跪位平衡(图9-35B)。③待患者高质量完成上述动作后,再过渡到三点跪位平衡训练(图9-35C)。

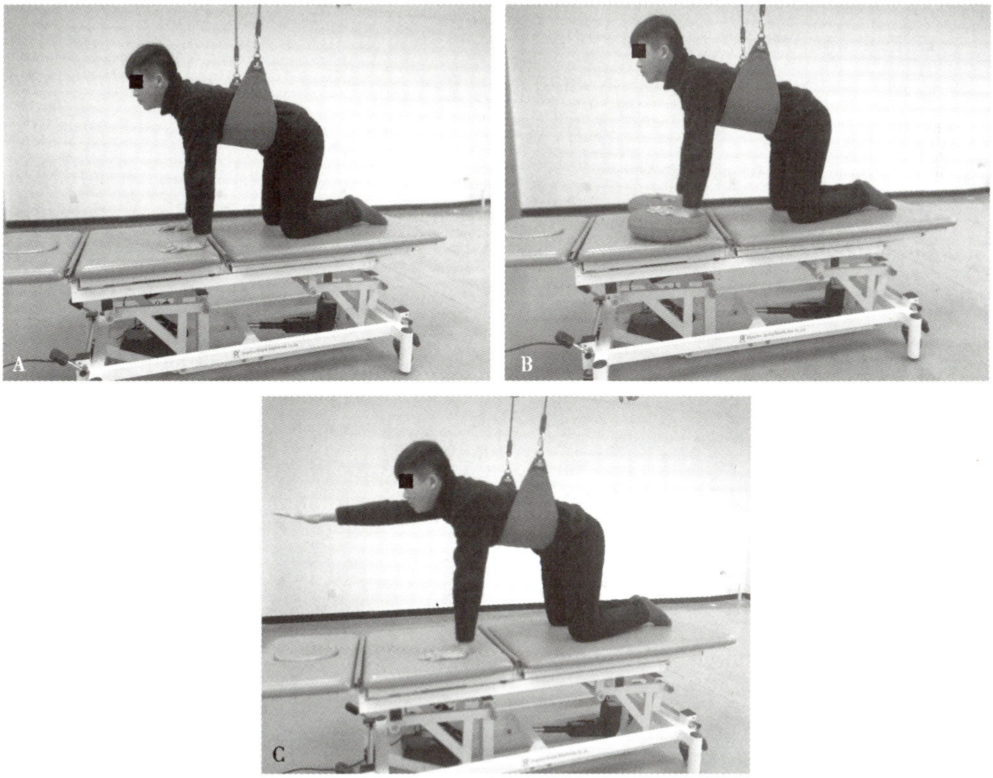

图9-35 四点跪位平衡训练

注意事项:在治疗师帮助下,患者达到正确的基础体位。肩关节和髋关节屈曲90°,体重均匀地分布在双手和双膝上,嘱患者保持平衡,尽量不要将身体的重量放于悬吊绳上,随着治疗难度增加,可在双手下放置软垫,嘱患者将身体重量放于腿上,两手均衡用力;最后,将一手抬起,保持三点跪位平衡,治疗师要注意在旁边辅助并保护患者。

(8)两点跪位平衡训练

体位:跪位。

连接点:胸部悬带及弹力绳连接骨盆处,握具及实心绳连接双侧手掌。

悬吊点：均位于连接点正上方。

运动点：肩关节、躯干、髋关节、膝关节。

绳带准备：握具（2个）、胸部悬带（1条）、实心绳（2条）、弹力绳（2条）。

技术要领：患者跪在治疗床或治疗垫上，双手拉紧握具，向前倾斜，伸髋、屈膝，并保持两点跪位平衡（图9-36）。

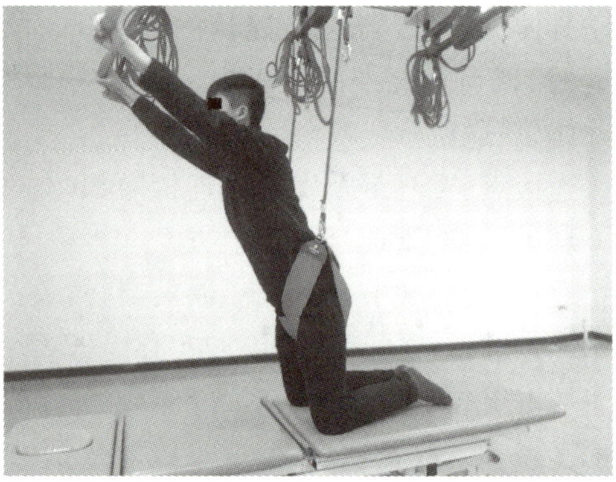

图9-36 两点跪位平衡训练

（9）站立训练

体位：坐位。

连接点：胸部悬带及弹力绳连接骨盆处。

悬吊点：位于连接点斜上方。

运动点：肩关节、肘关节、躯干、髋关节、膝关节、踝关节。

绳带准备：胸部悬带（1条）、弹力绳（2条）。

技术要领：①治疗师面对患者坐下，患者坐在轮椅上身体前倾，双手握住轮椅扶手。②肘关节伸直，腕关节屈曲，手掌向下按压轮椅并借力，使双脚负重，髋关节和膝关节伸展，完成并保持站立位。治疗师注意固定患者膝关节，保持膝关节伸展（图9-37）。

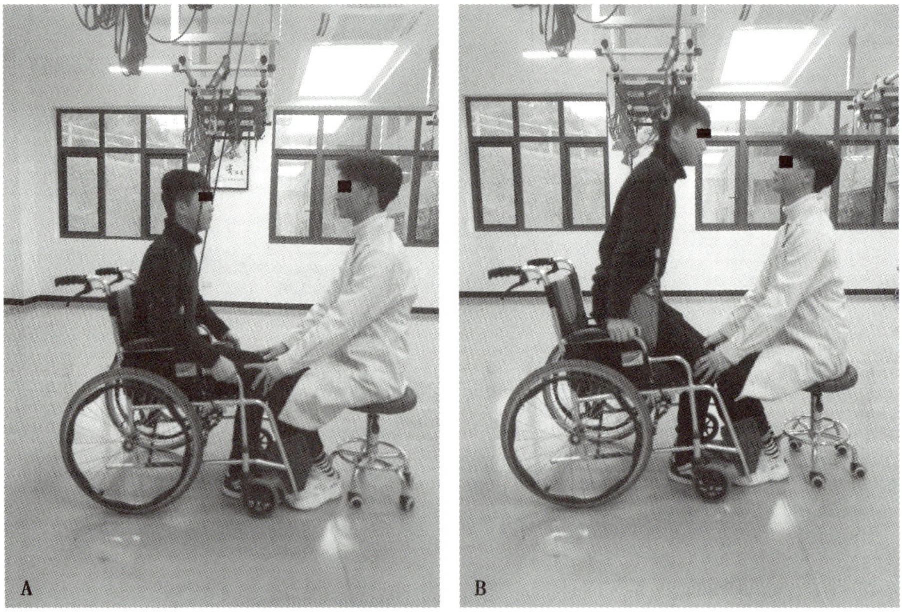

图9-37 站立训练

A. 治疗师固定膝关节；B. 站立训练

注意事项：站立过程中，治疗师要保持患者膝关节充分伸展，必要时嘱患者佩戴矫形器后方可练习。脊髓损伤患者站起及站立训练是每天必不可少的项目，可有效地预防体位性低血压、骨质疏松等并发症。

（三）悬吊技术在脊柱疾病中的临床应用

1. 颈椎病

(1)仰卧位治疗

体位:仰卧位,双手自然放于体侧。

连接点:中分带及弹力绳连接头部。

悬吊点:位于连接点正上方。

运动点:颈部。

绳带准备:中分带(1 条)及弹力绳(2 条)。

技术要领:①放松治疗。治疗师帮助患者固定中分带,让患者自行做脊椎向后伸展、侧屈及旋转动作(图 9-38)。②手法治疗。患者颈部中立位放置,治疗师右手除拇指外,余四指置于颈部中段,缓慢引导患者后仰颈椎(图 9-39A)。患者在仰卧位状态下颈椎回缩并向后伸展、侧屈及旋转。在伸展动作中,治疗师必须用手将中分带固定于患者头部,避免滑动,在终末段做牵伸手法(图 9-39B)。患者颈椎侧屈旋转,并保持此姿势,治疗师一手向下拉扯侧屈方向弹力绳,另一手拇指做胸锁乳突肌推揉、弹拨(图 9-39C)。

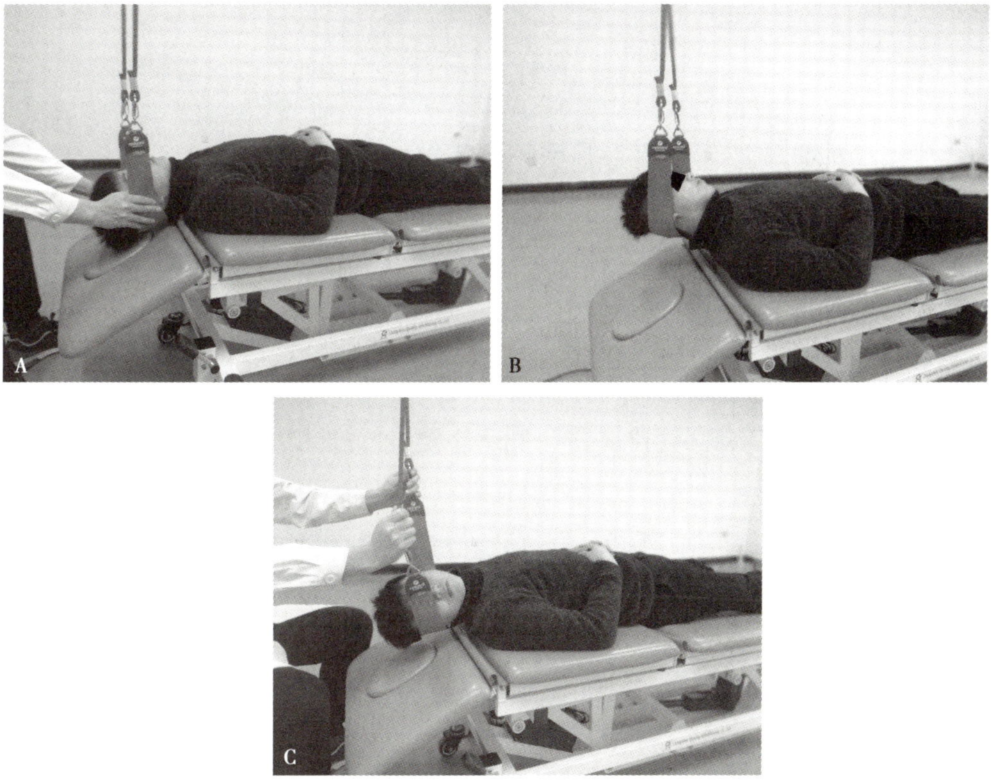

图 9-38 放松治疗

A. 后伸放松治疗;B. 侧屈放松治疗;C. 旋转放松治疗

注意事项:患者在悬吊状态下,颈部浅、深层肌肉得到放松,可充分进行自我牵拉,从而为力学调整打下良好基础。治疗师在患者颈部悬吊状态下,进行被动手法治疗,

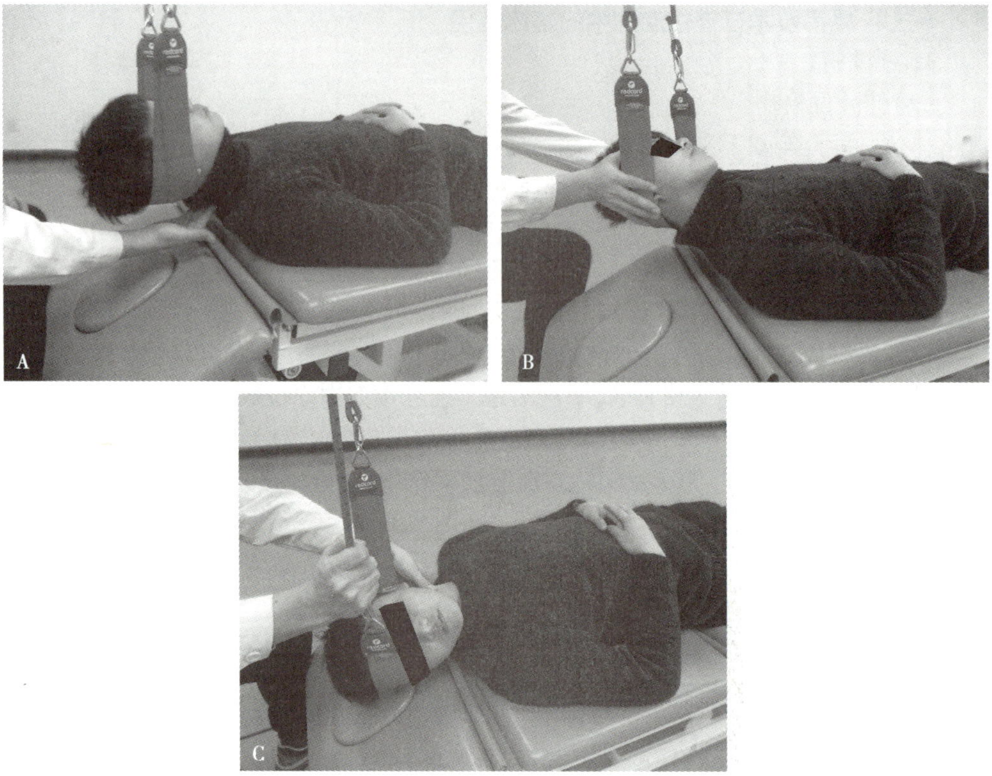

图 9-39 手法治疗

A. 下压后仰颈椎；B. 终末端牵引手法；C. 推拨胸锁乳突肌

牵拉紧张肌肉，使患者颈部肌肉完全放松，解除疼痛保护性姿势及不良习惯引起的痉挛，减少神经肌肉刺激，从而缓解疼痛。

(2)俯卧位治疗

体位：俯卧位，双手自然放于体侧。

连接点：中分带及弹力绳连接头部，宽悬带及实心绳连接膝关节，握具及实心绳连接踝关节。

悬吊点：位于连接点正上方。

运动点：颈椎段、胸椎段。

绳带准备：宽悬带(1条)、窄悬带(3条)、胸部悬带(1条)、弹力绳(6条)、握具(2个)及实心绳(4条)。

技术要领：治疗师一手四指置于后发际，掌心固定颈部，另一手自胸椎段向上逐一按压各椎体棘突(图9-40)。

(3)坐位治疗

体位：患者坐位，双臂抱拢，俯趴于悬吊带上。

连接点：宽悬带及弹力绳连接于双上臂近肩关节处。

悬吊点：位于连接点正上方。

运动点：颈椎段，胸椎段。

绳带准备：宽悬带(1条)、弹力绳(1条)。

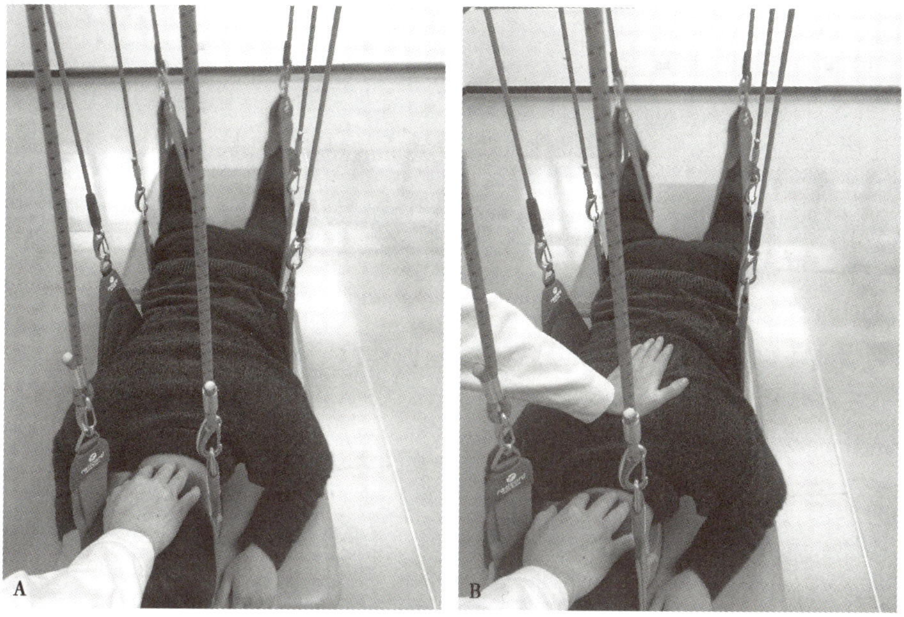

图 9-40　俯卧位颈椎手法治疗

A. 局部手势;B. 椎体松动

技术要领:①治疗师一手抓住弹力绳,手臂弯曲固定患者颈部,另一手拇指固定患者胸椎棘突旁(图 9-41A)。②治疗师借助身体力量,自胸椎至颈椎向上,逐一下压并向侧方旋转固定棘突。行手法治疗时,注意被固定棘突的椎体以下保持不动(图 9-41B)。

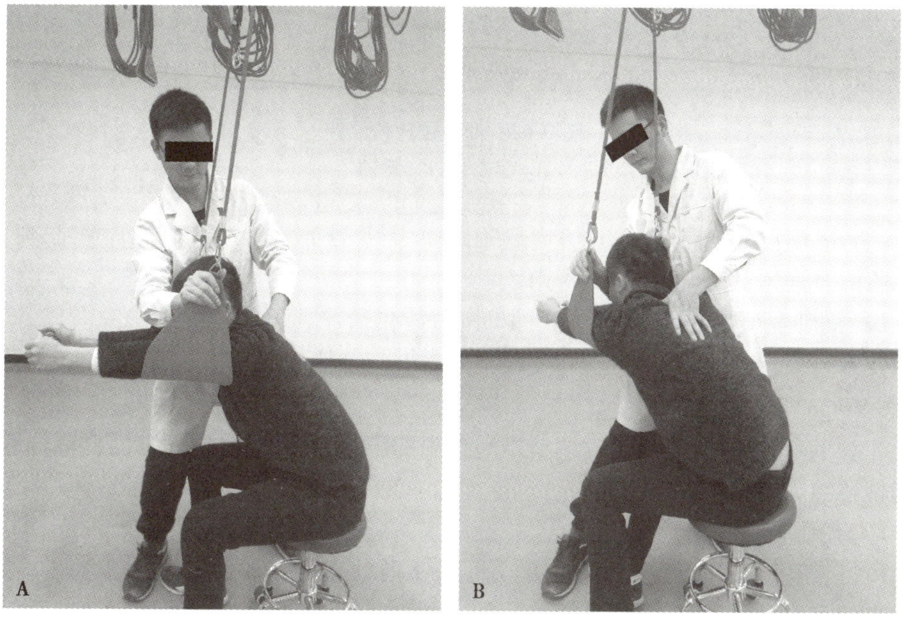

图 9-41　坐位颈椎手法治疗

A. 起始位;B. 椎体旋转

2. 腰椎间盘突出症

(1)仰卧位放松治疗

体位:仰卧位,双手自然放于体侧或置于胸前。

连接点:宽悬带及弹力绳连接骨盆处,窄悬带及弹力绳连接小腿处,握具及弹力绳连接脚踝。

悬吊点:骨盆处位于连接点正上方,膝关节及踝关节位于连接点脚侧,保持髋关节和膝关节至少屈曲 45°。

运动点:腰椎段。

绳带准备:宽悬带(1 条)、窄悬带(3 条)、握具(2 个)、弹力绳(6 条)。

技术要领:①降低治疗台高度使患者悬空。②患者自行摇摆下肢,放松腰部肌肉,改善腰椎关节活动度(图 9-42)。

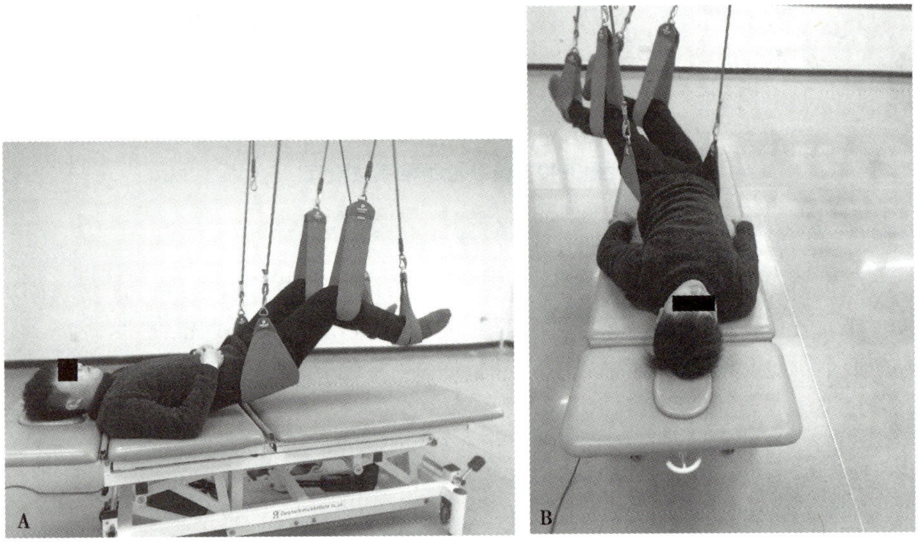

图 9-42　仰卧位放松治疗

A. 起始位;B. 侧摆

注意事项:膝关节处悬吊点方向位于尾侧,而盆骨处悬吊点位于正上方,起到牵拉腰部肌肉及椎体,扩大椎间隙的作用。

(2)仰卧位手法治疗:悬吊方式同仰卧位放松治疗。

技术要领:治疗师一手置于病变腰椎间盘上一椎体棘突,另一手置于大腿,摇摆下肢(图 9-43)。

注意事项:规律的摆动可以调节椎间盘内的压力分布,通过椎间盘的自稳特性,促进髓核还纳。

(3)俯卧位放松治疗

体位:俯卧位,头下置枕头,使其与躯干、下肢处于同一水平。

连接点:宽悬带及弹力绳连接盆骨处,胸部悬带及实心绳连接双侧肩关节,窄悬带及实心绳连接大腿远端,握具及实心绳连接踝关节。

悬吊点:均置于连接点正上方。

运动点:腰椎段。

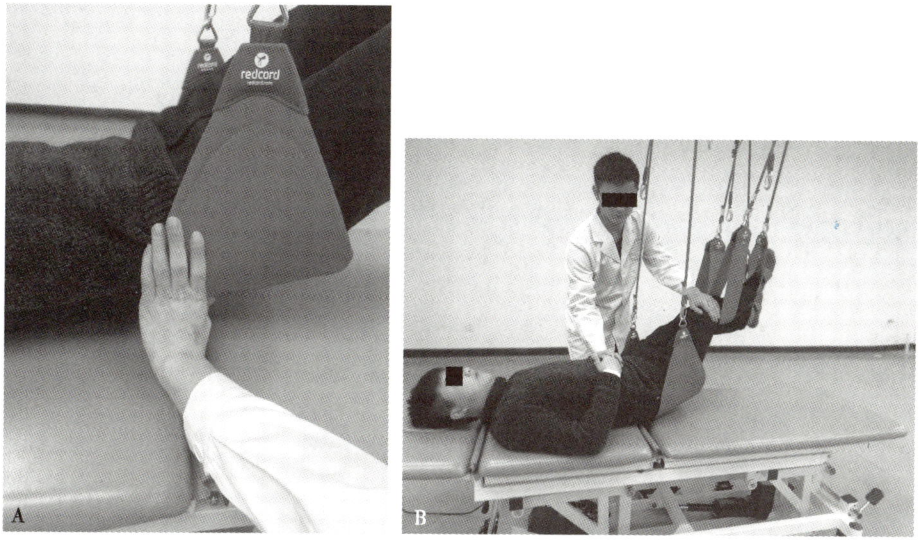

图 9-43　仰卧位手法治疗

A. 局部手势；B. 手法治疗

绳带准备：宽悬带（1 条）、窄悬带（2 条）、胸部悬带（1 条）、握具（2 个）、弹力绳（2 条）、实心绳（6 条）。

技术要领：①可在腹部下放置气垫，避免腰部脊柱过度前凸。②患者自行摆动腰部，放松肌肉，改善腰椎关节活动度（图 9-44）。

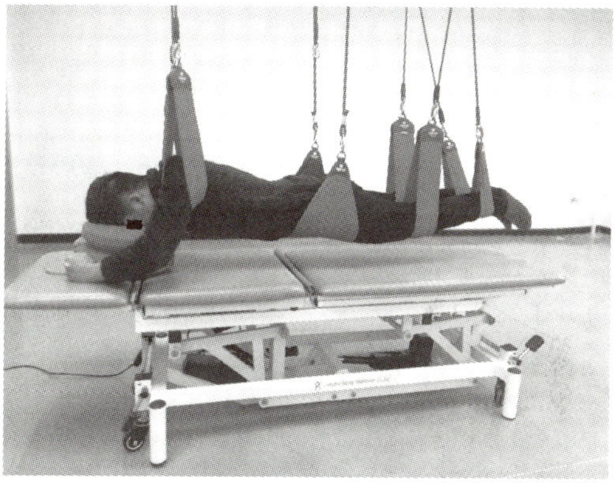

图 9-44　俯卧位放松治疗

（4）俯卧位手法治疗：悬吊方式同俯卧位放松治疗。

技术要领：①治疗师站在患者一侧，双手分别抓住骨盆处悬吊绳，双手交替上下摆动，促进腰椎椎体旋转（图 9-45A）。②治疗师一手虎口置于病变腰椎间盘上一椎体棘突旁，另一手摆动下肢，促使椎间隙向一侧展开（图 9-45B）。③治疗师双手交叠，掌根置于病变腰椎间盘上一椎体棘突旁，左右摆动腰部，至下肢摆动（图 9-45C、图 9-45D）。

（5）俯卧位纵向牵拉

体位：俯卧位，双手自然放于体侧。

连接点：中分带及实心绳连接头部，宽悬带及实心绳连接骨盆处，胸部悬带及实心绳连接胸部，窄悬带及实心绳连接双侧手臂、大腿远端，握具及实心绳连接踝关节。

悬吊点：均置于连接点正上方。

运动点：脊柱。

绳带准备：中分带（1 条）、宽悬带（1 条）、胸部悬带（1 条）、握具（2 个）、窄悬带（4 条）、弹力绳（2 条）、实心绳（9 条）。

技术要领：①嘱患者放松后，治疗师双手分别抓住脚踝，左右摆动其双下肢，使其

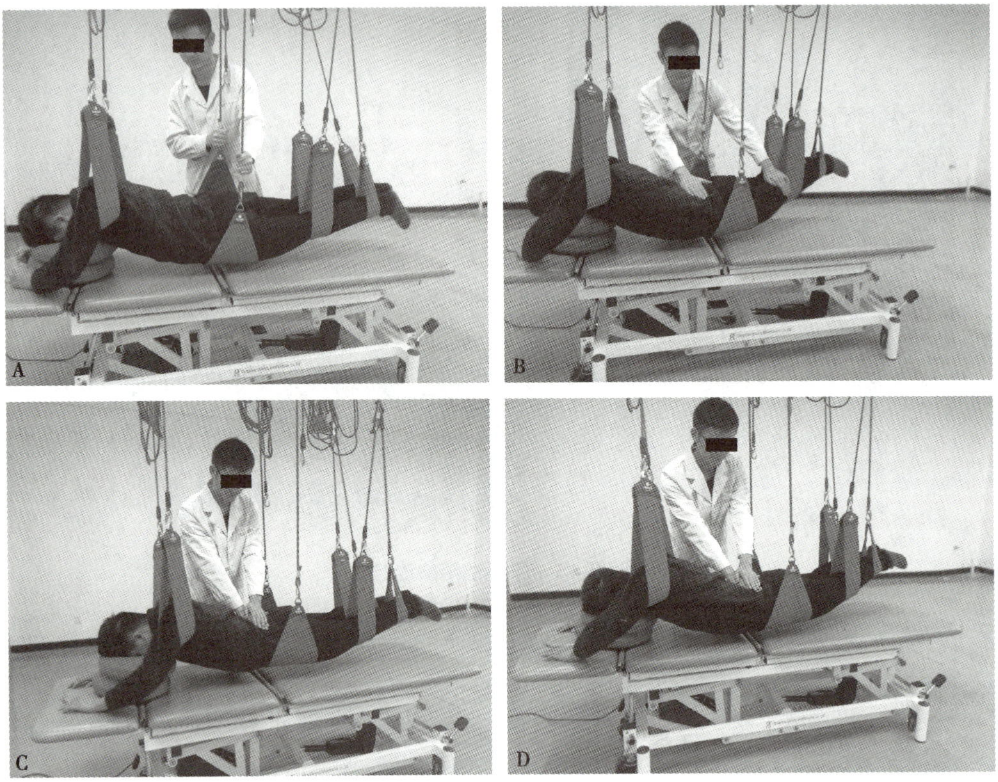

图 9-45 俯卧位腰椎手法治疗

A. 椎体旋转；B. 腰椎侧摆；C. 掌根固定起始位；D. 掌根固定摆动位

呈 S 形摆动（图 9-46A）。②治疗师双手分别抓住患者脚踝，向前推其身体，使身体呈钟摆样运动，并在身体运动至轨迹最低点时给予一定向后的拉力，以促使椎体间隙打开至最大，再如此反复操作（图 9-46B）。

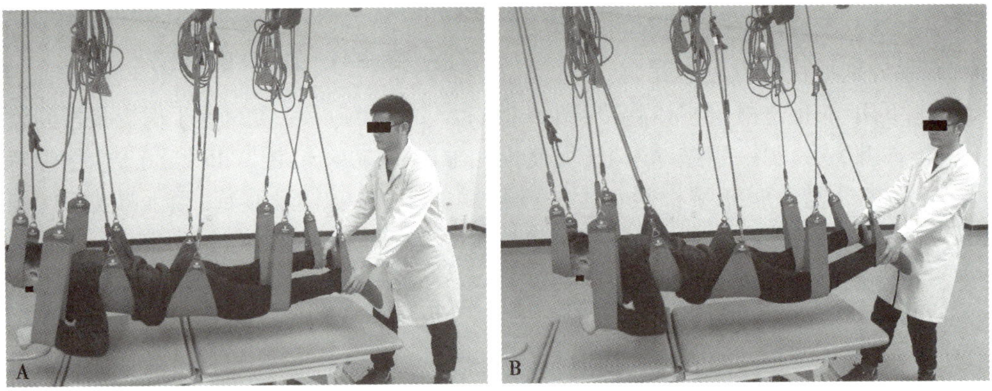

图 9-46 俯卧位腰椎手法治疗

A. 左右摆动；B. 纵向牵拉

（6）侧卧位治疗

体位：侧卧位，头下置枕头或枕于手臂上，另一手手臂放于前胸处。

连接点：宽悬带及弹力绳连接骨盆处，窄悬带及实心绳连接膝关节处。

悬吊点：位于连接点头侧，与腰椎椎体延长线呈 90°。

运动点：腰椎段。

绳带准备：宽悬带（1 条）、窄悬带（1 条）、弹力绳（2 条）、实心绳（2 条）。

技术要领：①降低治疗床，使患者骨盆处悬空。②治疗师一手拇指固定在患者病变腰椎椎体棘突上，另一手摆动下肢，以扩大椎间隙至最大（图 9-47）。

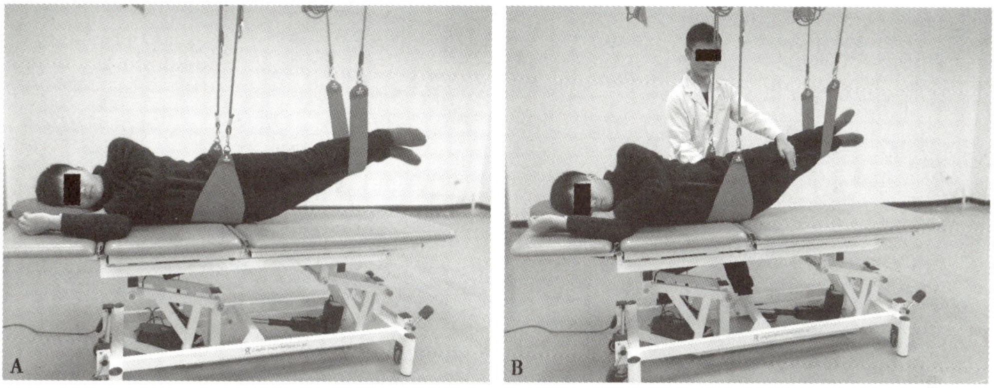

图 9-47　侧卧位腰椎手法治疗

A. 起始位；B. 向后伸展

3. 脊柱侧弯（C 形侧凸）

体位：侧卧位，凸面在下，头下置枕头或枕于手臂上，另一手臂放于前胸处。

连接点：位于连接点正上方。

运动点：侧凸段椎体。

绳带准备：宽悬带（1 条）、弹力绳（2 条）。

技术要领：①降低治疗床，使患者骨盆处悬空，肩部及下肢为附着点贴于治疗床，从而让侧凸面肌肉得到最大伸展（图 9-48A）。②在侧凸处加一泡沫轴（图9-48B）。

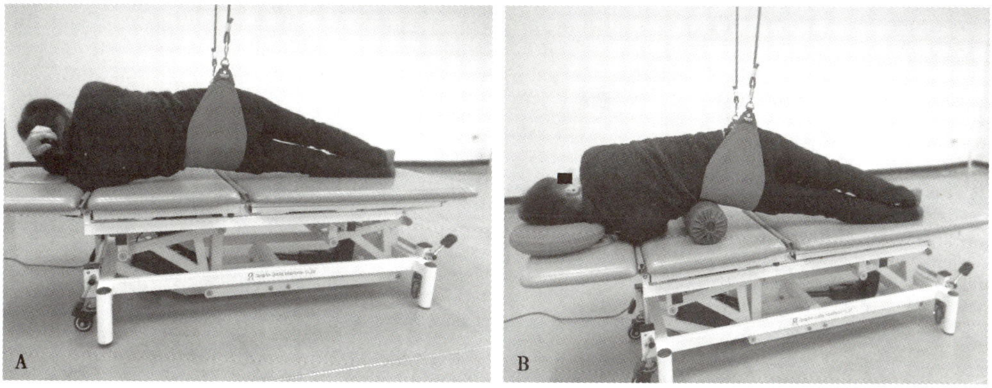

图 9-48　脊柱侧弯治疗

A. 牵拉治疗；B. 泡沫轴辅助

（四）悬吊技术在肩关节疾病中的应用

1. 放松治疗

体位：站立位。

连接点:握具及实心绳连接手部。

悬吊点:肩前屈 90°保持水平,悬吊点位于连接点正上方。

运动点:肩关节。

绳带准备:握具(1 个)、实心绳(1 条)。

技术要领:患者患侧手握握具前屈 90°,做肩关节各个方向的运动(图 9-49)。

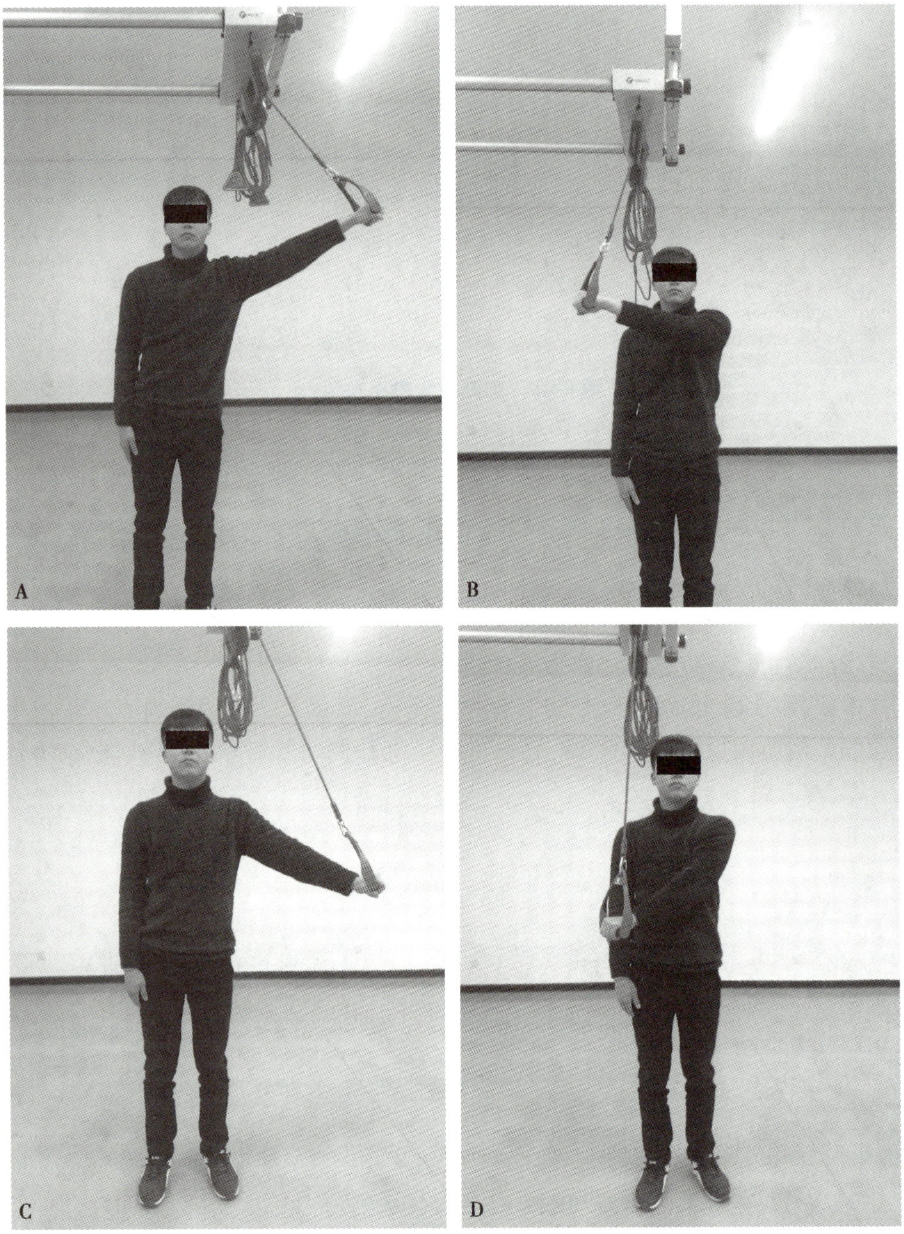

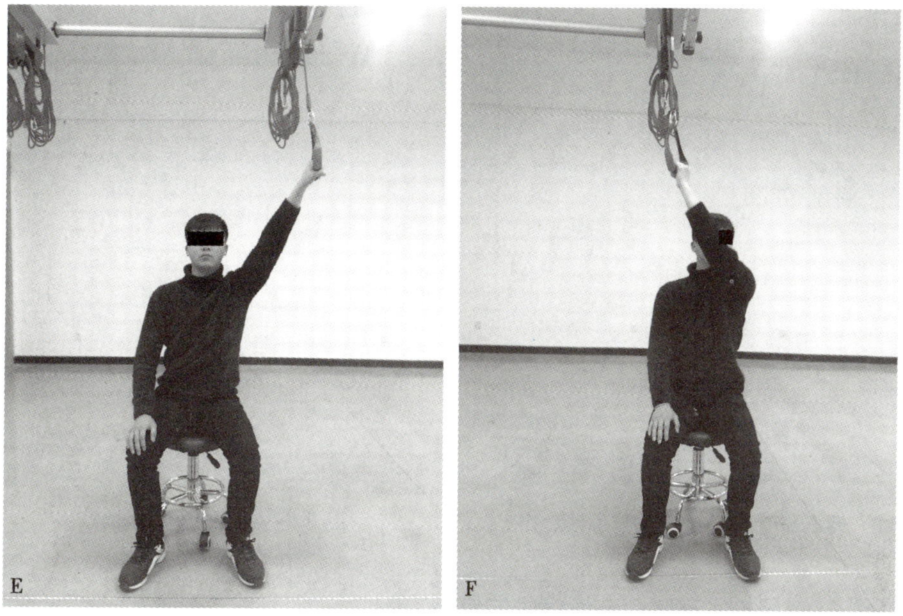

图 9-49　放松治疗

A. 水平外展；B. 水平内收；C. 外展；D. 内收；E. 上举外展；F. 上举内收

2. 仰卧位手法治疗

体位：仰卧位。

连接点：握具及弹力绳连接手部。

悬吊点：位于连接点正上方。

运动点：肩关节。

绳带准备：握具（1 个）、弹力绳（1 条）。

技术要领：治疗师用手掌稳定肩峰和肩胛冈，另一手握住患侧上臂，做肩关节全范围活动（图 9-50）。

3. 侧卧位手法治疗

体位：侧卧位。

连接点：握具及弹力绳连接手部。

悬吊点：位于连接点正上方。

运动点：肩关节。

绳带准备：握具（1 个）、弹力绳（1 条）。

技术要领：治疗师双手置于患侧肩胛处，固定肩胛骨，同时让患者做肩关节各方向的主动运动（图 9-51）。

注意事项：患者主动运动，摆动上肢，同时配合治疗师做肩胛骨松动，以纠正肩胛骨异常姿势，改善肩关节活动范围。

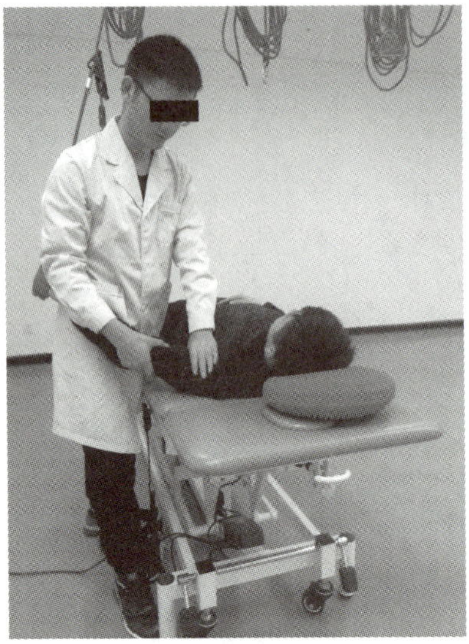

图 9-50 仰卧位肩关节手法治疗

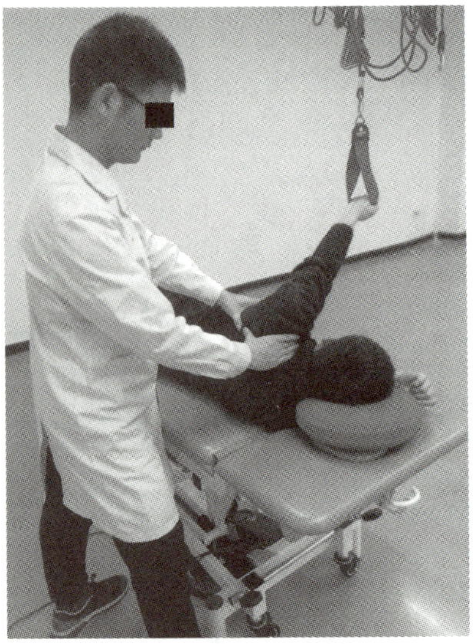

图 9-51 侧卧位手法治疗

（五）悬吊技术在膝关节疾病中的应用

1. 常用的基础悬吊方式

(1) 仰卧位伸展膝关节(图 9-52)

体位：仰卧位，双臂肘关节屈曲，置于胸前；双下肢伸展，髋、膝、踝关节用悬吊带吊离床面。

连接点：宽悬带及实心绳连接髋关节，窄悬带及实心绳连接双侧膝关节，握具及实心绳连接踝关节，使臀及双下肢抬离床面。

悬吊点：位于连接点正上方。

运动点：髋关节、膝关节。

绳带准备：宽悬带(1 条)、窄悬带(2 条)、握具(2 个)、实心绳(6 条)。

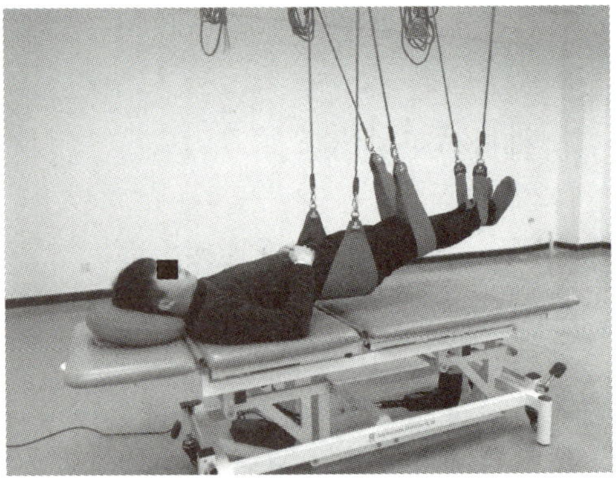

图 9-52 仰卧位伸展膝关节

(2) 仰卧位屈曲膝关节(图 9-53)

体位：仰卧位，双手肘关节屈曲，置于胸前。

连接点：窄悬带及弹力绳连接患侧膝关节；握具及实心绳连接踝关节。

悬吊点：位于连接点正上方。

运动点：髋关节和(或)膝关节。

绳带准备：窄悬带(1 条)、握具(1 个)、实心绳(1 条)、弹力绳(1 条)。

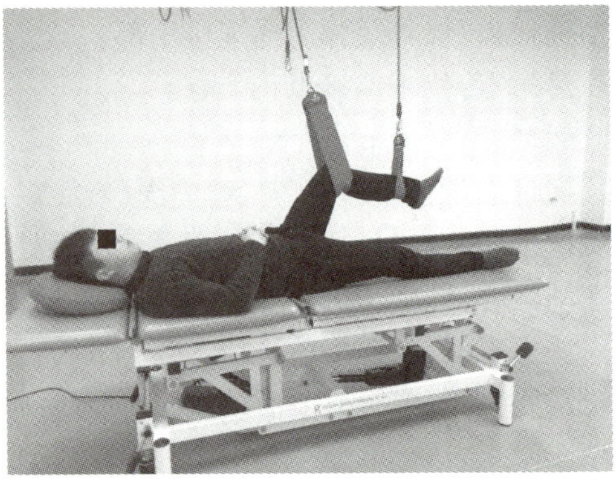

图 9-53 仰卧位屈曲膝关节

2. 膝关节被动屈伸放松训练　悬吊方式与“仰卧位屈曲膝关节”一致。

技术要领：治疗师双手分别置于髌骨上下，向下按压膝关节，配合弹力绳的力量，对患侧膝关节进行被动屈伸活动，使膝关节周围组织放松（图 9-54）。

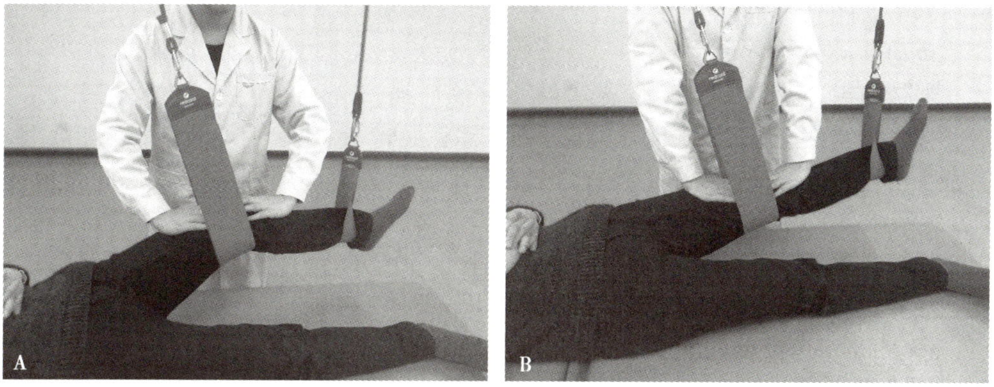

图 9-54　膝关节被动屈伸放松训练

A. 被动屈曲；B. 被动伸展

注意事项：嘱患者在治疗过程中，完全放松肢体，避免双方同时用力，造成膝关节不必要的损伤。

3. 关节松动训练

（1）膝关节长轴牵引

体位：俯卧位，屈膝约 30°，另一侧下肢自然放松于治疗床上。

连接点：握具及实心绳连接患侧踝关节。

悬吊点：位于连接点正上方。

运动点：膝关节。

绳带准备：握具（1 个）、实心绳（1 条）。

技术要领：治疗床向头侧前下方缓慢降低高度，利用水平方向的拉力，使股骨远端与胫骨平台进行水平分离（图 9-55）。

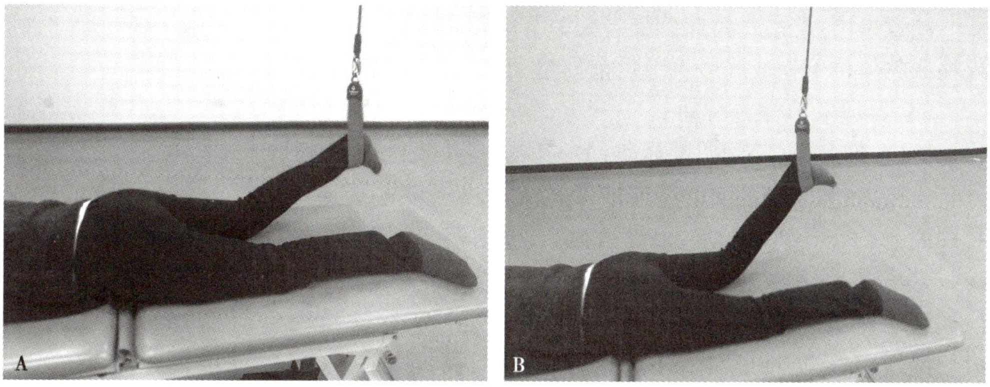

图 9-55　长轴牵引

A. 起始位；B. 终末位

注意事项：治疗床和股骨远端应同时向两侧活动。

（2）胫股关节前后向滑动

体位:仰卧位,患膝屈曲 90°,足伸向正前方,健侧下肢自然放松于治疗床上。

连接点:宽悬带及实心绳连接骨盆,窄悬带及实心绳连接膝关节。

悬吊点:位于连接点正上方。

运动点:膝关节。

绳带准备:宽悬带(1 条)、窄悬带(1 条)、实心绳(3 条)。

技术要领:稳定膝关节,治疗师双手置于患侧胫骨端,拇指在前,置于胫骨粗隆上,其余手指在后,握紧小腿,往膝关节后下方滑动胫股关节,力量方向与小腿胫骨垂直(图 9-56)。

注意事项:悬吊骨盆起到稳定髋关节的作用,减少治疗时髋关节的不必要运动;确保在屈膝体位下完成胫股关节前后向滑动,以改善伸膝功能。

(3)胫股关节后前向滑动:悬吊方式同"胫股关节前后向滑动"。

技术要领:治疗师双手置于患侧胫骨端,拇指在前,置于胫骨粗隆上,其余手指在后,握紧小腿,往膝关节前上方滑动胫股关节,力量方向与小腿胫骨垂直(图 9-57)。

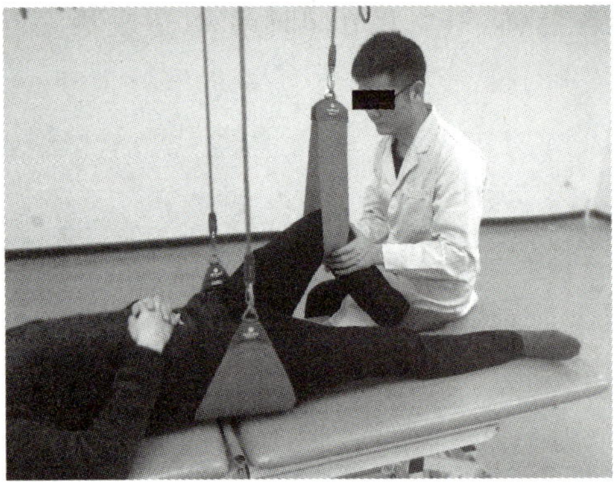

图 9-56 胫股关节前后向滑动

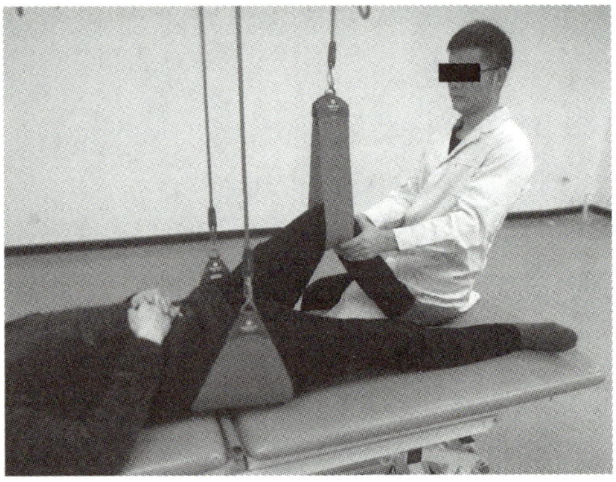

图 9-57 胫股关节后前向滑动

注意事项:悬吊骨盆起到稳定髋关节的作用,减少治疗时髋关节的不必要运动;确保在屈膝体位下完成胫股关节后前向滑动,以改善屈膝功能。

(4)胫股关节侧方滑动

体位:仰卧位,患侧屈膝屈髋,另一侧腿自然放松于治疗床上。

连接点:宽悬带及实心绳连接骨盆,窄悬带及实心绳连接膝关节,握具及实心绳连接踝关节。

悬吊点:骨盆及踝关节位于连接点正上方,膝关节位于连接点头侧。

运动点:膝关节。

绳带准备:宽悬带(1 条)、窄悬带(1 条)、握具(个)、实心绳(4 条)。

技术要领:双手将下肢托起,内侧手放在胫骨近端,外侧手放在股骨远端,将胫骨小腿段夹在前臂与躯干之间,外侧手固定胫骨,内侧手配合前臂夹紧胫骨,将小腿向外侧或内侧推动(图 9-58)。

注意事项:注意保持屈膝体位,以便在侧副韧带放松时进行手法治疗,改善屈膝功能。

(5)胫腓关节松动

体位:仰卧位,患侧屈髋屈膝,另一侧腿自然放松于治疗床上。

连接点、悬吊点、运动点及用绳同“胫股关节前后向滑动”。

技术要领:稳定膝关节,治疗师双手置于患侧小腿近端胫骨平台下,一手置于外侧胫骨粗隆上,另一手置于腓骨小头,拇指在前,其余手指握紧小腿上端。治疗时,胫骨侧手固定,腓骨侧手用力,将腓骨向前方推动,力量方向与小腿垂直(图9-59)。

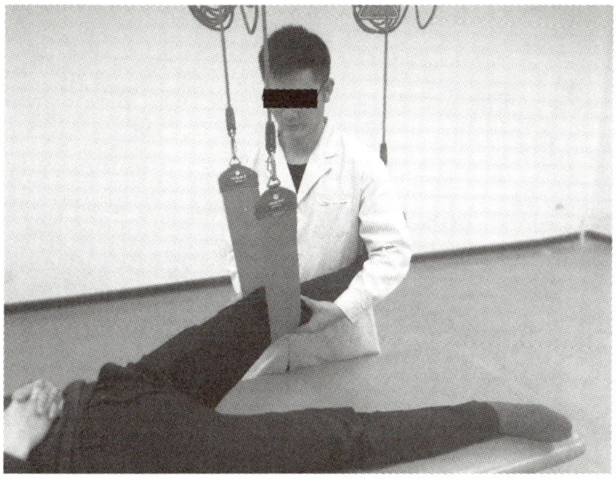

图9-58　胫股关节侧方滑动

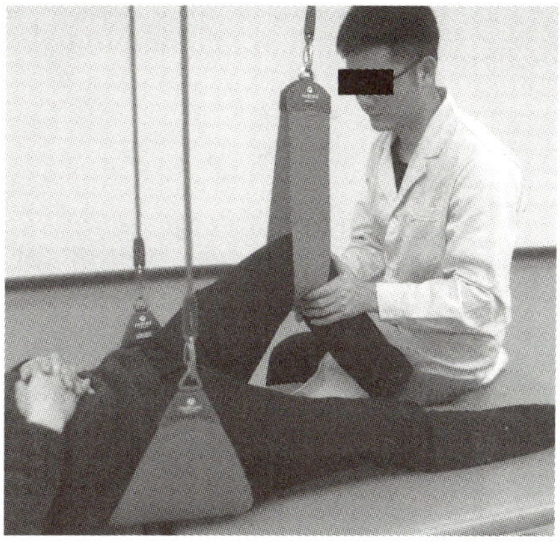

图9-59　胫股关节松动

注意事项:注意保持屈膝体位,缓解外侧副韧带紧张,改善小腿周围肌群功能状态。

(六)悬吊技术在髋关节疾病中的应用

1. 髋关节通用训练　髋关节主动内收外展放松治疗的悬吊方式与“常用的基础悬吊方式”中“仰卧伸展膝关节”一致。

技术要领:在悬吊减重支持下,患者主动进行髋关节内收、外展动作(图9-60)。

注意事项:治疗时,患者在主动活动中充分放松下肢肌肉。

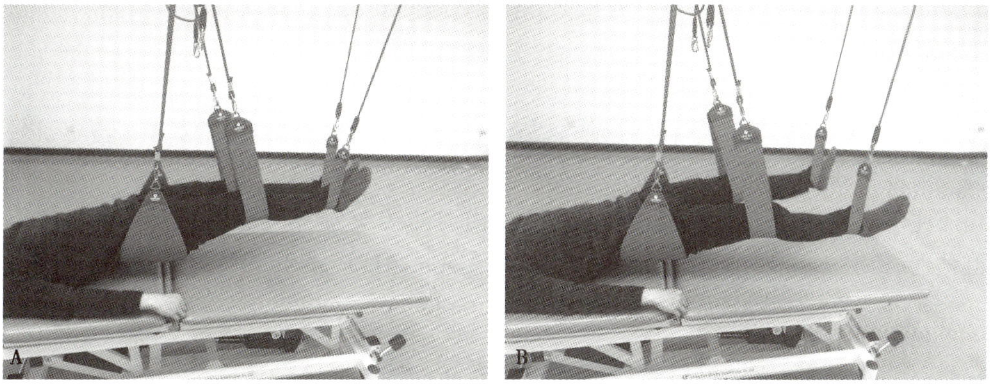

图9-60　髋关节放松训练

A. 主动内收;B. 主动外展

2. 髋关节置换术后治疗　悬吊下,髋关节置换术后康复治疗应注意避免出现髋关节屈曲超过90°,下肢内收越过中线,伸髋外旋,屈髋内旋。

(1)放松治疗

体位:健侧卧位。

连接点:宽悬带及实心绳连接骨盆处,窄悬带及实心绳连接患侧膝关节。

悬吊点:骨盆处悬吊点位于连接点正上方,膝关节悬吊点位于连接点头侧。

运动点:患侧膝关节。

绳带准备:宽悬带(1 条)、窄悬带(1 条)、实心绳(3 条)。

技术要领:患者在保持伸膝状态下,反复主动进行髋关节屈曲、伸展动作(图 9-61)。

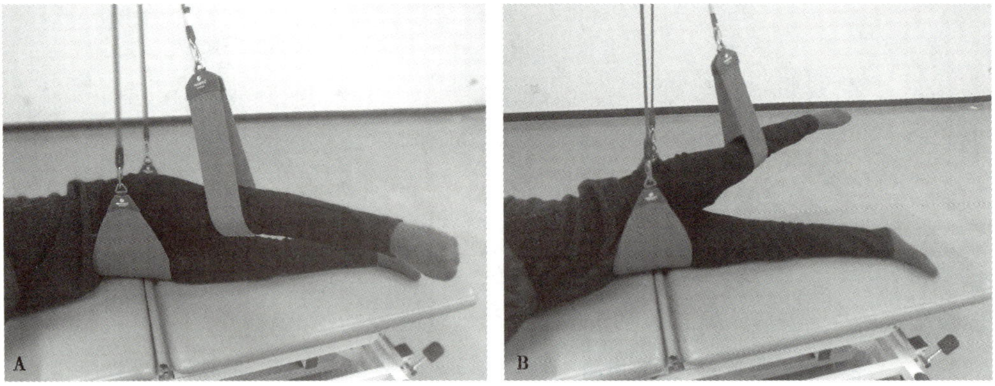

图 9-61　侧卧位放松治疗

A. 屈曲髋关节;B. 伸展髋关节

注意事项:髋关节屈曲小于 90°,防止髋关节后脱位;髋关节伸展角度应小于 20°,防止髋关节前脱位。

(2)手法治疗

体位:仰卧位。

连接点:宽悬带及实心绳连接骨盆处,窄悬带及弹力绳连接患侧膝关节。

悬吊点:骨盆处悬吊点位于连接点正上方,膝关节悬吊点位于连接点头侧。

运动点:髋关节。

绳带准备:宽悬带(1 条)、窄悬带(1 条)、实心绳(2 条)、弹力绳(1 条)。

技术要领:治疗师一手握患侧踝部,另一手置于患侧膝关节处,带动患者反复进行髋关节旋转动作(图 9-62)。

注意事项:髋关节旋转时由外向内或由内向外活动,有利于防止髋关节内外侧肌群粘连、萎缩。但要注意做被动髋关节内外旋转时角度应小于 20°,防止髋关节脱位。

3. 术后关节活动障碍

(1)髋关节前后向滑动

体位:仰卧位,双手肘关节屈曲,置于胸前。

连接点:宽悬带及实心绳连接骨盆,窄悬带及弹力绳连接患侧膝关节,握具及实心绳连接踝关节。

悬吊点:骨盆和踝关节的悬吊点位于连接点正上方,膝关节悬吊点位于连接点头侧。

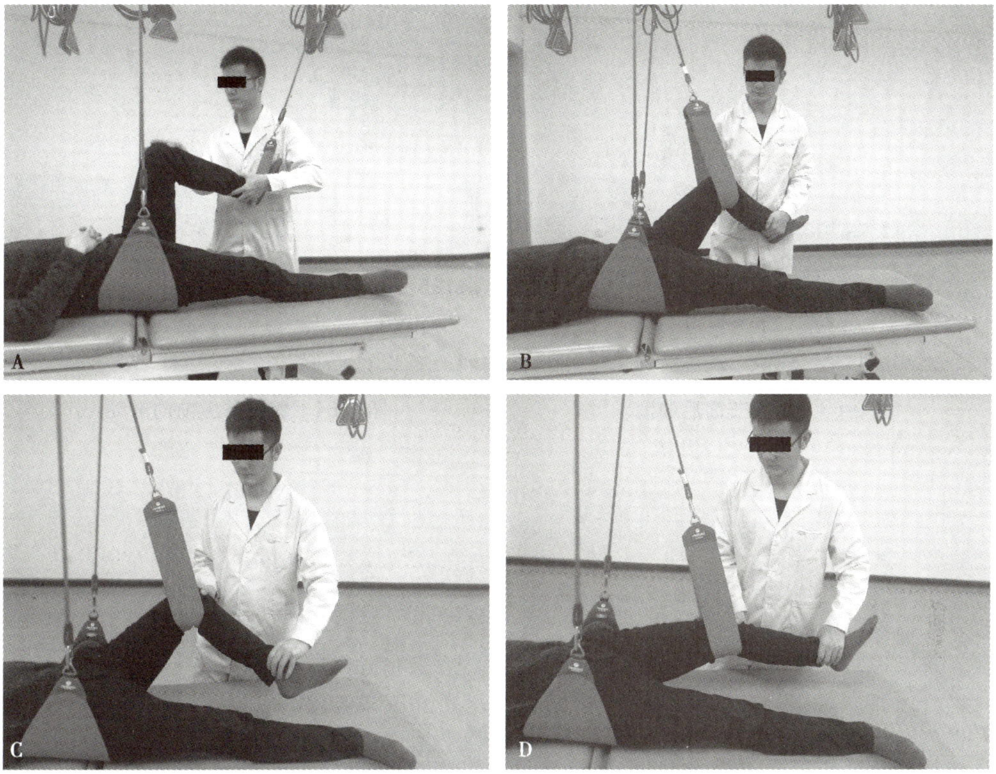

图 9-62　被动旋转髋关节手法治疗

A. 内旋起始位；B. 内旋终末位；C. 外旋起始位；D. 外旋终末位

运动点：髋关节。

绳带准备：宽悬带（1 条）、窄悬带（1 条）、握具（1 个）、实心绳（3 条）、弹力绳（1 条）。

技术要领：治疗师站在患侧髋关节旁，一手托住患者膝关节，另一侧手置于股骨颈投影处，双手用力的方向相反，在同一轨迹内进行髋关节屈曲、伸展运动，力量方向与地面垂直（图 9-63）。

（2）髋关节后前向滑动

体位：俯卧位，患侧腿稍屈膝，另一侧腿自然放松于治疗床上。

连接点：宽悬带及实心绳连接骨盆，窄悬带及弹力绳连接患侧膝关节，握具及实心绳连接踝关节。

悬吊点：骨盆和踝关节悬吊点位于连接点正上方，膝关节悬吊点位于连接点头侧。

运动点：髋关节。

绳带准备：宽悬带（1 条）、窄悬带（1 条）、握具（1 个）、实心绳（3 条）、弹力绳（1 条）。

技术要领：治疗师站在患侧髋关节旁，双手交叠，掌根置于股骨头处，借助弹力绳，用力向下反复有节律按压，力量方向与地面垂直（图 9-64）。

（3）髋关节内收、外展治疗：悬吊方式同“髋关节后前向滑动”。

技术要领：治疗师一手固定于患侧髋关节上方，同一手置于小腿处，使患侧髋关节进行内收、外展动作（图 9-65）。

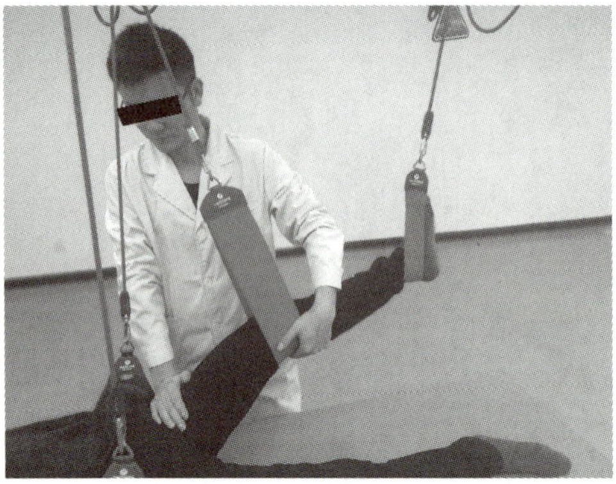

图 9-63 髋关节前后向滑动

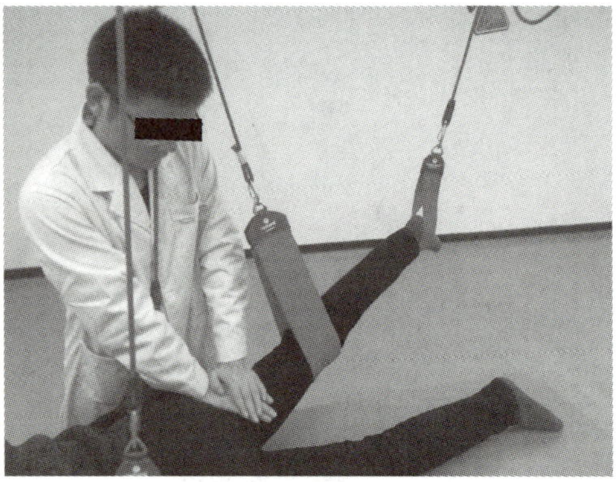

图 9-64 髋关节后前向滑动

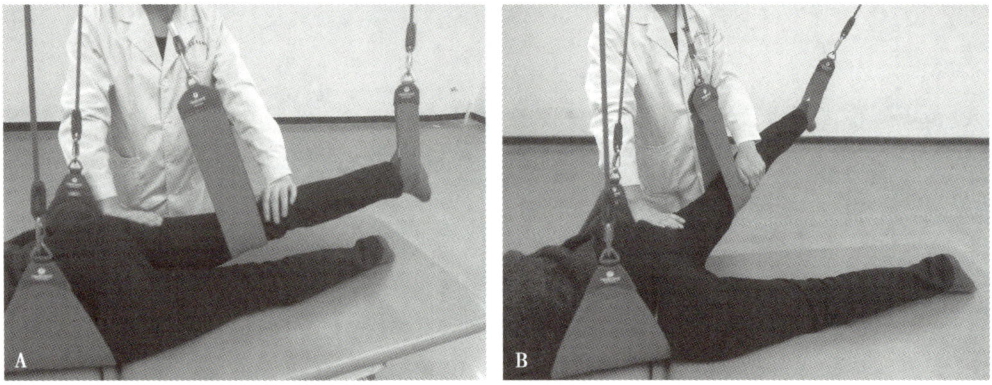

图 9-65 俯卧位髋关节治疗

A. 内收;B. 外展

注意事项:对内、外侧肌群的拉伸有利于患者内收、外展髋关节。

(4)髋关节屈曲伸展训练

体位:健侧卧位。

连接点:宽悬带及实心绳连接骨盆,窄悬带及弹力绳连接膝关节。

悬吊点:骨盆悬吊点位于连接点正上方,膝关节悬吊点位于连接点头侧。

运动点:髋关节。

绳带准备:宽悬带(1 条)、窄悬带(1 条)、实心绳(2 条)、弹力带(1 条)。

技术要领:患者主动进行屈曲、伸展动作(图 9-61)。

注意事项:本训练主要改善髋关节屈曲、伸展的角度,可适当行负重力量训练。

(5)髋关节旋转训练:悬吊方式与“髋关节置换术后”中“手法治疗”的方法一致。

技术要领:患者主动进行髋关节旋转动作,治疗师一手握住患侧踝部,另一手在患侧膝关节处,顺着髋关节动作方向,进行髋关节旋转运动。

注意事项:髋关节旋转时由外向内或由内向外活动,有利于防止髋关节内外侧肌群粘连、萎缩,但要注意主动活动的角度,避免髋关节脱位。

(6)髋关节内旋、外旋训练

体位:仰卧位,患侧膝关节屈曲。

连接点：宽悬带及实心绳连接骨盆，窄悬带及弹力绳连接患侧膝关节。

悬吊点：骨盆悬吊点位于连接点正上方，膝关节悬吊点位于连接点头侧。

运动点：髋关节。

绳带准备：宽悬带（1 条）、窄悬带（1 条）、实心绳（2 条）、弹力绳（1 条）。

技术要领：患者保持髋关节、膝关节屈曲体位，主动进行髋关节内旋、外旋动作（图 9-66）。

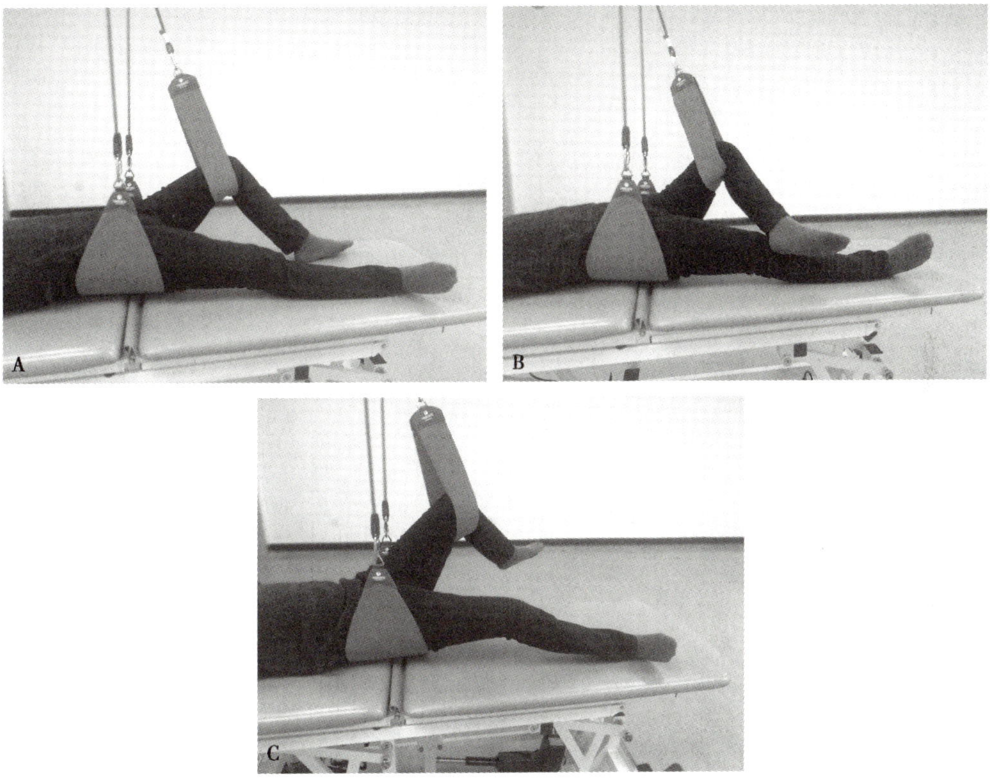

图 9-66 髋关节内旋、外旋训练

A. 起始位；B. 屈曲、内旋；C. 屈曲、外旋

注意事项：采用弹力绳连接膝关节，在主动屈曲内旋或外旋时，防止过度旋转。另外，在训练过程中，保证足底部分或全部接触治疗地面，避免产生开链运动。

技能要点

体位：根据治疗部位及病情确定合适的治疗体位。

悬吊点、连接点、运动点、治疗点：各种点位的选择是悬吊治疗的关键，应根据病情和部位进行合理选择。

评估：治疗前，对患者进行相关评定，找出病变部位存在的问题及程度，选择有针对性的悬吊用具和方法。

悬吊的实施：在悬吊治疗过程中，应准确掌握技术要领，确保治疗的最佳效果。

（任 凯）

扫一扫
测一测

复习思考题

1. 如何在实际操作中应用悬吊技术的治疗原则?
2. 悬吊技术在各器官系统的作用是如何实现的?
3. 案例分析题　患者冯某,男,54岁,自述右下肢疼痛月余,经针刺、按摩治疗后症状无明显减轻。请根据悬吊治疗原则,简述如何对该患者进行评估和治疗。

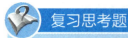

第十章

Bobath 技术

PPT 课件

扫一扫 知重点

学习要点

Bobath 技术基本概念、原则及常用治疗技术；Bobath 技术在脑瘫中的应用；Bobath 技术在偏瘫中的应用。

第一节 概 述

一、定义

Bobath 技术是由英国物理治疗师 Berta Bobath 和她的丈夫 Karel Bobath 经过多年实践经验共同创立的治疗方法。这种方法是利用 Bobath 本人所研究的反射抑制性运动模式（reflex inhibiting pattern，RIP），抑制异常的姿势和运动，然后通过头、肩胛、骨盆等关键点（key point，KP），引出平衡、翻正、防护等反应，引起运动和巩固 RIP 的疗效，在痉挛等高肌张力状态消失之后，采用触觉和本体感觉刺激，以进一步促进运动功能恢复的一种运动疗法。目前主要用于偏瘫患者和脑瘫患儿。

在这种方法中，一方面强调按运动正常发育顺序进行训练，另一方面，在小儿身上应用时，主张先找出小儿运动发育停止的点，并从此点出发促进其运动发育，以弥合患儿和正常儿童之间的差距，故又称为神经发育疗法（neurodevelopmental therapy，NDT）。

二、治疗原则

在进行治疗前，Bobath 技术主张先对患者姿势反射和运动功能进行评定，找出正常不应出现而病后出现的反射和反应，施用 RIP 技术加以抑制；对正常应出现而病后却消失的反射和反应，则应用促进技术加以促进（表 10-1）。

表 10-1　Bobath 疗法的原则

表现	处理原则	具体方法
异常运动模式： 1. 上肢痉挛模式 2. 下肢痉挛模式	抑制	反射性抑制模式： 上肢：外展、伸肘、前臂旋后、伸腕、伸指 下肢：内收内旋、屈髋屈膝、背屈、踝屈
联合反应	抑制	训练下肢时用 Bobath 握手，用健手将患手伸展过头处于伸展位，健手用力时患手固定不动
异常姿势反射 不对称性紧张性颈反射 紧张性迷路反射	抑制、避免或暂时利用	需伸肘时头转向肘侧；需促进屈肌时用俯卧位；多采用侧卧位以免仰卧位影响伸屈肌张力
平衡、伸展防护反应、翻正反应等正常反应减弱或消失	促进	在坐位、跪位、站位上以及在摇板或 Bobath 球上训练平衡、伸展防护、翻正等反应
肌张力减弱或消失	促进	采用轻拍、压缩、牵张关节等触觉和本体感觉的刺激
正常的各种运动	促进	先抑制痉挛，然后小范围轻柔伸屈关节、肢体负重、平衡、定位放置和控住，训练成功后再进行 ADL 训练

三、常用治疗技术

（一）反射抑制模式（RIP）

1. 基本方法　RIP 是对抗原有痉挛引起的异常姿势而进行的一种被动运动。偏瘫患者常见的痉挛模式是上肢屈肌亢进，下肢伸肌亢进（图 10-1）。RIP 就是通过被动运动，抑制上肢屈肌张力和下肢伸肌张力，使之恢复正常的姿势。

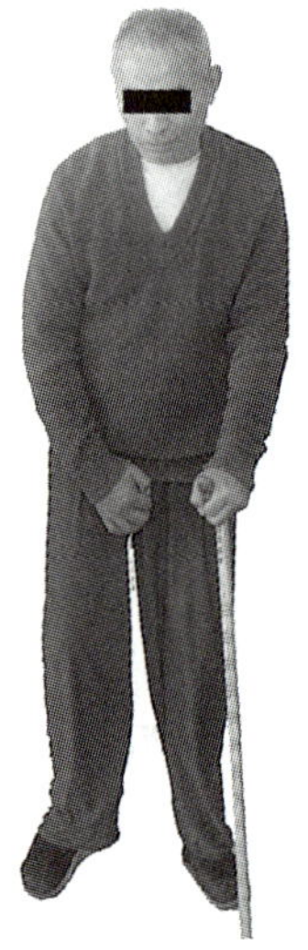

图 10-1　偏瘫患者典型的痉挛模式

2. 基本原理　RIP 抑制痉挛和异常姿势的原理表现在下述三个方面。

（1）兴奋痉挛肌本身的 Golgi 腱器，对痉挛肌产生抑制性的影响：RIP 时往往对痉挛的肌肉施加一种与其本来收缩方向相反的牵张力，如肱二头肌痉挛引起屈肘时，RIP 却使之伸肘，结果肱二头肌在痉挛收缩的基础上又受到进一步的牵拉，致使其肌腱部的 Golgi 腱器兴奋，冲动经Ⅱb 传入纤维传向脊髓前角 α 细胞，向痉挛肌发出抑制性冲动，使痉挛肌松弛。

（2）通过交互抑制：RIP 帮助痉挛肌的拮抗肌收缩，通过交互抑制，使痉挛肌松弛。

（3）通过痉挛让步于运动的原理：因痉挛往往使人处于一种静止状态，而运动不仅是动态的，而且需要各种肌肉（包括痉挛肌的对抗）的协调运动、关节的屈伸、肢体的旋转等，在这些运动中，痉挛肌不断地受到对抗，因而受到了抑制。

3. 不同痉挛模式的 RIP 方法

（1）躯干抗痉挛模式：如偏瘫患者患侧躯干背阔肌、肩关节下降肌的痉挛和患侧躯干的感觉丧失常常导致患侧躯干的短缩，因此躯干的抗痉挛模式应是牵拉患侧躯干使之伸展。其方法是让患者健侧卧，治疗师一手扶患者肩后的上方，一手抵住患者髋前的上方，一手拉肩，一手推髋，使肩和髋向相反方向运动，躯干也随之旋转(图 10-2)。

(2)上下肢抗痉挛模式：如对抗偏瘫患者上肢内收、内旋、前臂旋前、屈肘、腕指屈的 RIP：被动外展、外旋上肢、伸肘、使前臂旋后、伸腕和张开各手指；对抗下肢外展、外旋、伸膝、踝跖屈的 RIP：内收、内旋和屈髋、屈膝、背屈踝屈(图 10-3)。

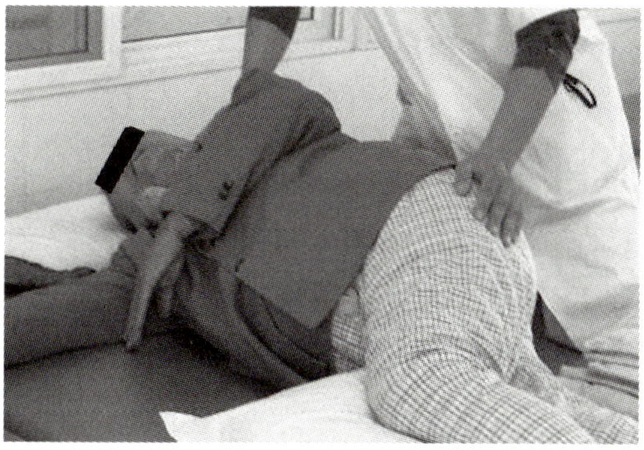

图 10-2　躯干抗痉挛模式

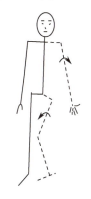

图 10-3　抗上下肢痉挛模式

(3)肩的抗痉挛模式：如偏瘫患者患侧菱形肌、斜方肌、背阔肌、肩胛周围肌肉的痉挛，将导致肩胛带出现后撤、下沉等。抗痉挛模式应被动使肩部向前、向上方伸展(图 10-4)。

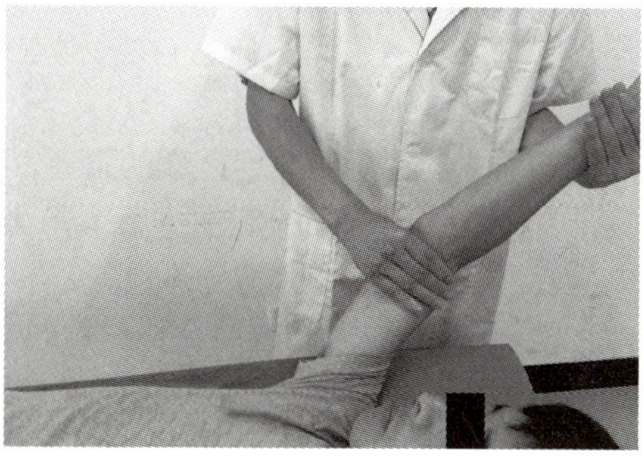

图 10-4　肩的抗痉挛模式

(4)对抗全身性屈肌痉挛的 RIP：让患者俯伏于一楔形垫上，胸比腹高，脊柱处于伸展状态，双上肢伸直，外展外旋，高举过头。治疗师操纵其上肢或肩胛带，进一步伸展和放置躯干。

(5)对抗全身性伸肌痉挛的 RIP：一种方法是让患者采取坐位、膝屈向胸、双手环抱于胫前部、屈颈向膝，理疗师在侧方一手扶其背，一手扶其膝，使抱成一团的患者做前后的滚动。另一方法是患者仰卧在治疗垫上，治疗师在其足端两手分别持患者左右踝上方，前推双下肢使膝、髋向其胸部屈曲，术者以胸部抵住患者双足，保持髋、膝屈曲，膝向腹、胸接近位，术者腾出双手将患者后伸的手向前屈。

(6)手的抗痉挛模式：手常用的抗痉挛模式为患侧双手及上肢同时活动，以健手带动患手。如在偏瘫治疗过程中，手部常用的抗痉挛模式的方法：将腕关节、手指伸展，拇指外展，并使之处于负重位，牵拉手部的长屈肌群；Bobath 式握手；在训练时，出现患侧手指屈曲痉挛，治疗师要随时进行手指、腕关节的缓慢牵拉；将腕关节处于背伸位，再牵拉手指(图 10-5)。

4. 应用 RIP 时的注意事项

(1)用力不能过度，要和患者的耐力相一致，达到松弛痉挛即可。

(2)RIP 不要同时在各处进行，也不应从痉挛最明显的部位开始。

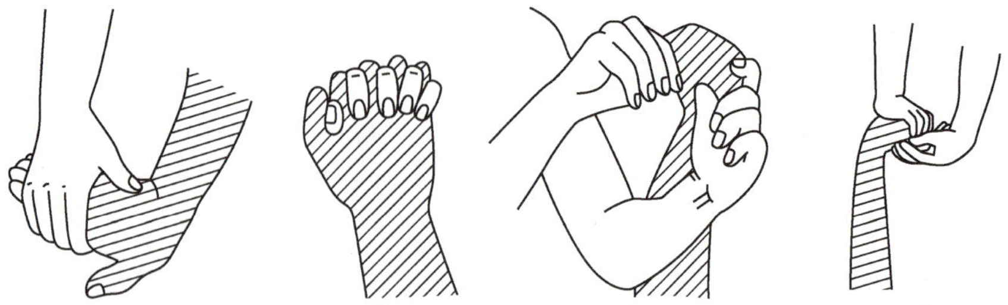

图 10-5　手常见抗痉挛模式

A. 将腕关节、手指伸展，拇指外展，并使之处于负重位；B. Bobath 式握手；
C. 进行手指、腕关节的缓慢牵拉；D. 腕关节处于背伸位，再牵拉手指、拇指

(3)随着 RIP 的应用，应使患者能自己学会克服其异常的姿势和痉挛。

(4)RIP 不应是静止的，应在几个部位上轮流进行或插入其他促进技术。

(5)进行 RIP 时要注意充分运用头、肩胛、骨盆等关键点。

(二)控制关键点

人体关键点可影响身体其他部位的肌张力，关键点的控制主要包括中心控制点：即胸骨柄中下段，主要控制躯干的张力；近端控制点：即头部、骨盆、肩部等，分别控制全身、骨盆和肩胛带部位的张力；远端控制点：即手指、足，分别控制上肢、手部、下肢及足等部位的张力。治疗师可通过在关键点的手法操作来抑制异常的姿势反射和肢体的肌张力。

1. 胸椎　对于躯干肌肉痉挛的患者，可通过对胸骨柄(中心关键点)的控制来缓解肌张力，改善躯干的平衡能力。患者取坐位，治疗师位于患者身后，双手放在胸骨柄的中下段，操作时，指示患者身体放松，治疗师双手交替把患者向左右及上下缓慢拉动，做出"∞"柔和的弧形运动，重复数次，直至患者躯干出现张力的缓解。拉动患者时，应注意缓慢进行。然后，治疗师将一只手放在患者的背部，另一只手放在胸骨柄上向下挤压，使患者塌胸，放在背部的手向前上方推，使患者挺胸，重复数次，即可降低躯干的肌张力(图 10-6)。

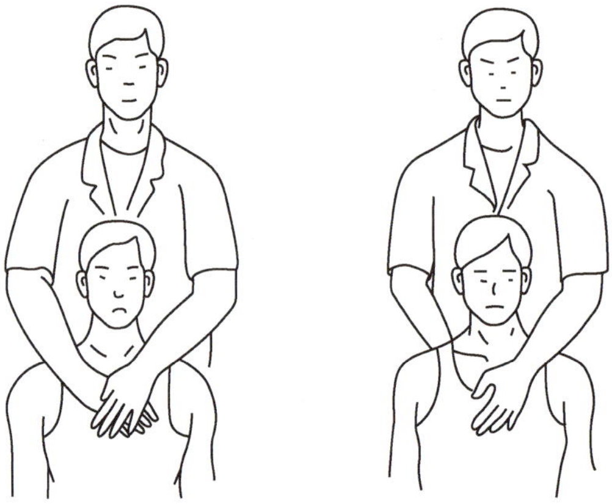

图 10-6　控制中心关键点

A. 做出"∞"柔和的弧形运动；B. 治疗师帮助患者做交替将胸部挺起、下压训练

2. 头部 包括屈伸和旋转时关键点的控制。

(1)前屈:头部前屈,全身屈曲模式占优势,对全身伸展模式起到抑制,而完成屈曲姿势、屈曲运动的促进。头部前屈可以在俯卧位、坐位、立位的体位进行。如果患者存在对称性紧张性颈反射,头前屈则会出现下肢的伸展模式。

(2)后伸:颈部伸展,全身伸展占优势,抑制全身屈曲模式,而完成伸展姿势、伸展运动的促进。

(3)旋转:头部旋转,用于破坏全身性伸展和屈曲模式。但对痉挛性强、呈僵直性或间歇性的痉挛等重症病例不能直接控制头的运动,应利用肩胛带、躯干部的关键点来控制头部的体位,或用特制椅子保持良好的坐位姿势,以保持头的位置。

3. 肩胛及上肢 保持肩胛带向前伸的状态则全身屈曲占优势,能抑制头向后方过伸的全身伸展模式状态。只要做上肢诱导前屈运动,就能保持肩胛带向前伸的状态。肩胛带处于回缩位,全身伸展模式占优势,可以抑制因头前屈而致的全身屈曲模式,可促进抗重力伸展活动,可直接操作肩胛骨,也可用上肢来保持肩胛带的肢位变化。

上肢和肩胛带常联合使用,如前臂旋前伴关节完全内旋,可有效地抑制手足徐动型脑瘫患儿的上肢不自主动作(图 10-7)。

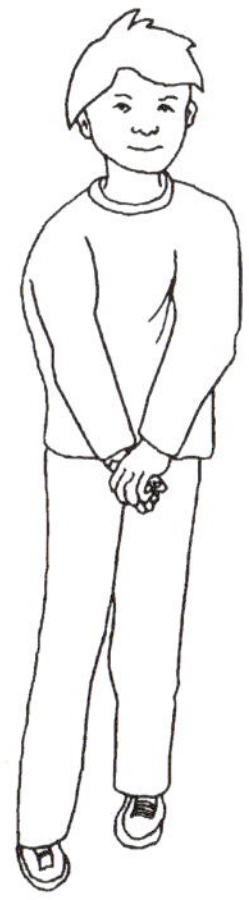
图 10-7 肩关节充分内外旋,抑制手足徐动型患儿不自主运动

若上述方法用于痉挛型脑瘫患儿,则会使躯干和下肢的屈肌痉挛增加。这时应改为前臂旋后、肘关节伸展、肩关节外旋,可抑制全身屈曲模式,促进全身伸展模式。如果前臂旋后、伸展肘关节、肩关节外旋位同时,做上肢水平位外展,则可抑制屈肌的痉挛,尤其是胸部肌群及颈部的屈肌群,促进手指自发的伸展,还可促进下肢的外展、外旋和伸展。肩关节外旋-抬举上肢,可抑制挛缩型四肢瘫、双瘫的屈肌痉挛和上肢、肩胛带向下垂,使脊柱、髋关节、下肢变得容易活动。前臂旋后伴拇指外展可促进其余四指的伸展。

4. 躯干 躯干屈曲,全身呈屈曲位,会抑制全身性伸展模式和促进屈曲姿势、屈曲运动。躯干伸展,使全身伸肌占优势,可抑制全身性屈曲模式。躯干旋转,可以破坏全身性屈曲、伸展模式。

5. 下肢及骨盆 屈曲下肢可促进髋关节外展、外旋和踝关节背屈。

骨盆的操作主要在坐位、站位使用。坐位骨盆后仰时,上半身屈曲占优势,下肢伸展占优势,站位时呈后仰姿势及全身性伸展优势;骨盆前倾坐位时上半身伸展优势,下半身屈曲优势。典型的剪刀式姿势患者,以足前部支持体重的痉挛型患者起立时,如果做骨盆后仰,使体重后移,可促进髋关节、躯干的伸展,可促进良好站位姿势。对偏瘫患者及手足徐动型脑瘫患儿,如果能克服其步行时以腰椎前突过度伸展、反张的代偿,防止摔倒,使下肢获得充分可动性。足趾(尤以第 2、3、4、5 趾)背屈可抑制下肢伸肌痉挛,促进踝关节背屈(图 10-8)。

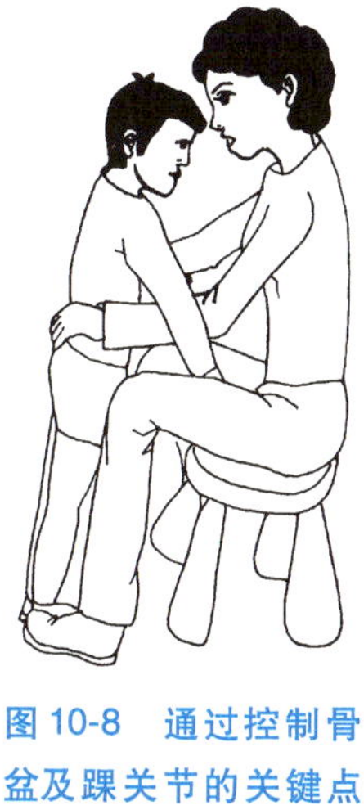
图 10-8 通过控制骨盆及踝关节的关键点使患儿保持良好的站姿

（三）促进正常姿势反应

对于偏瘫患者来说，除了使其肌张力正常外，还应加强正常的姿势反应。正常的姿势反应是人体运动的基本保证，这些姿势反应对患者坐、站、走等运动功能都是最基本和最重要的。中枢神经系统对一些反射和反应的控制是分层次的，如翻正反应、上肢的伸展保护反应和平衡反应均属于中脑、下皮质和皮质等部位控制。当中枢神经系统损伤后，正常的姿势反应会受到不同程度的破坏。因此对于偏瘫患者，要首先促进他们出现这些正常的姿势反应，并使之具备正常的姿势控制能力，才能进行各种功能的活动，促进患者随意运动的功能恢复。

1. 促进翻正反应　翻正反应（righting reaction）是当一种稳态（姿势）被打破时，身体重新排列获得新的稳态（姿势）的能力。如仰卧时，当头被旋转到一定程度时，身体会随之旋转直至达到侧卧或俯卧。适应翻正反应的情况有以下几种：①新生儿或年幼患者；②痉挛型患者：主要促进运动模式发育，促进正常发育；③手足徐动型、失调型患者：其肌张力时有波动，同时缺乏共同收缩，故应掌握正确的肌收缩调整时间，使全身收缩均等分配；④弛缓型患者：为了激发自主反应，可以考虑给予强刺激。

通过仰卧位翻正反应的促进可诱发出侧卧位、俯卧位的活动，但不是以被动操作使之翻身，而是通过促进头翻正反应以诱发肌肉的主动收缩达到目的体位。用于痉挛型、间断性痉挛及轻度的手足徐动型脑性瘫痪，能促进患者两手向正中位和对称性姿势的侧卧位。对以上臂支持的俯卧位患儿，一边诱发上肢伸展位支持，一边旋转躯干，诱导成为长坐位。继续来回转头，使两手支持体重；旋转躯干，使骨盆从床上抬起至四点爬位。

还可以利用身体对身体的翻正反应、头对身体的翻正反应、迷路性翻正反应、上肢伸展反应以及平衡反应的方法促进自动反应。

2. 上肢保护性伸展反应　上肢保护性伸展反应，自出生后 8 个月起向侧方、10 个月后向后方保护性伸出手，逐渐发育完善，一生中持续保持。

（1）俯卧位以上肢支持体重：从下方将患者抬起，或向后方拽肩胛带，慢慢地向侧方摇动，以此来诱发伸展上肢，并使其手负重。

（2）四点爬体位下的上肢支持体重。

（3）端坐位上肢保护性伸展：对端坐的患者，治疗师要事先不告知，突然向前方、侧位推动，使患者上肢伸展，以使身体维持平衡（图 10-9）。

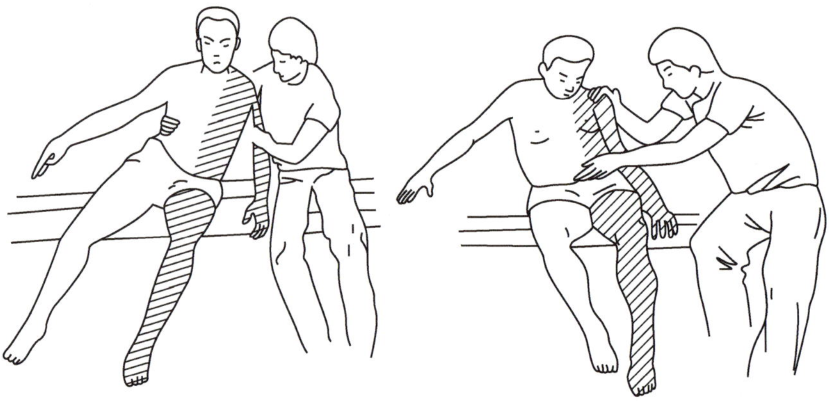

图 10-9　端坐位上肢保护性伸展

3. 促进平衡反应　平衡反应(equilibrium reaction)使人体在任何体位时均能维持平衡状态,它是一种自主反应,受大脑皮质的控制,属于高级水平的发育性反应。维持正常平衡能力的生理基础是身体的平衡反应,主要包括身体仰卧位和俯卧位时的倾斜反应,坐位时颈、上肢的保护性伸展反应和立位时下肢髋部的跳跃反应。

训练平衡反应时,可选择在肘支撑卧位、坐位、跪位等体位来促进平衡反应。可以配合使用大球、滚筒、平板等辅助训练器具进行。在治疗过程中,先用抑制的方法抑制痉挛,再不断地利用抑制-促进手法来促进患者的肌张力、动作模式、平衡反应。目的是最大限度地诱发患者潜在能力,以不妨碍自身行动为度,给予适当的刺激后,等待反应(图 10-10)。

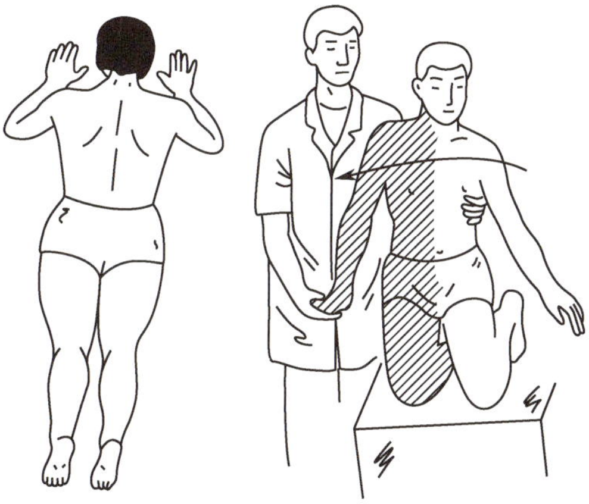

A　　　B

图 10-10　平衡反应训练

A. 肘支撑俯卧位;B. 跪立位

(四) 刺激固有感受器

1. 关节负重　利用体位使重力通过关节,刺激本体感受器使关节周围肌肉产生共同收缩来提高关节稳定性。治疗师一边施加手法压迫,一边配合抵抗或单独地使用关节负重,以对躯干、四肢进行自动调整运动为目的。可在仰卧位、俯卧位、坐位、站位等各种体位下进行。可以俯卧位从上方来压迫肩胛带,使前臂负重,自肩胛带到上臂的肌群同时收缩。或令患者向侧方移动重心增加对抗力,来增加肩关节周围肌肉同时收缩;又如对坐位儿童儿头顶部或肩胛带向下压迫,来抑制手足徐动型动作和控制头部。如偏瘫患者坐位,治疗师使患侧上肢外展、肘伸展、前臂旋后、伸腕、手指伸展、拇指外展等,平放在身体一侧进行负重,即将身体的重量移到上肢,同时治疗师可在患者的肩部,沿上肢长轴的方向施加向下的压力,以加强肢体的负重力量,待患者能主动进行控制后,可让患者在上肢负重的情况下轻微地屈曲、伸展肘关节。下肢的负重训练与上肢的基本相似。

2. 位置反应　指肢体反应性地、短暂地保持某种体位的能力,是肢体的重量刺激引发出的正常姿势反应。如在坐位时,帮助上肢水平位举起,然后治疗师突然松手,使上肢悬空,此时,上肢本身重量的刺激使关节周围肌肉同时增大收缩力,来试图保持肢体的位置。

3. 保持反应　指身体对所处体位有意识的控制能力。例如,先轻轻地帮助俯卧位患者下颌部使其抬头，帮助保持在这个位置，再慢慢减少支持，让患者自身用力来抬头。也可在仰卧位、俯卧位、坐位、立位等姿势下做上肢、下肢的各种体位变化，目的是提高肌群的共同收缩和固有感受器的感受性。

4. 拍打 利用刺激固有感受器、体表感受器来提高肌紧张的方法，对四肢、躯干规则或不规则地用拍击手法而达到提高肌肉收缩兴奋性的目的。此法多用于手足徐动型、共济失调型的脑瘫患儿保持姿势，为获得自主保持能力的促进手法。如：抑制性拍击用于拮抗肌的痉挛而不能完成交互抑制的情况，是对所谓“弱势”的肌群实施的手法。叩击刺激固有感受器和体表感受器可使颈部、躯干部、四肢的肌肉兴奋性增强。

第二节 临床应用

一、小儿脑瘫

脑性瘫痪（cerebral palsy，CP），简称脑瘫，是指小儿出生前至出生后一个月内，由各种致病因素所致的非进行性脑损伤综合征。主要临床表现为中枢运动功能障碍和姿势异常，可伴有不同程度的智力障碍、言语障碍、视听觉障碍、感知觉障碍、癫痫及心理行为异常。根据运动障碍的特征，脑瘫可分为痉挛型、手足徐动性、共济失调型、软瘫型和混合型。

知识链接

Bobath 对脑瘫的认识

Bobath 从神经发育学的角度分析脑瘫，提出以下两个观点：①运动发育的未成熟性。由于脑组织在正常发育中受到损伤，导致运动功能发育迟缓或停止，这种损伤是发生在中枢神经发育过程中未成熟的脑组织。临床上表现出运动发育比同龄儿明显延迟或停滞。②运动发育的异常性。脑损伤后，高级中枢神经系统抑制调节作用减弱，出现异常姿势反射、异常运动的症状。这种异常的姿势反射和异常运动，是一种最原始的姿势反射，在人类正常发育过程中只能在一定时期短暂存在，以后很快消失。如果这些反射性活动持续存在，将会影响正常运动的出现。

（一）痉挛型

痉挛型儿童肌张力过高，严重限制患儿的主动活动，特别是重度痉挛的儿童，其身体近端的肌张力往往大于远端的肌张力，所以应以减轻躯干、骨盆以及肩胛带的张力为主要目标，然后再做能够帮助恢复功能的其他练习。痉挛的儿童，即使年龄很小，挛缩的危险性也非常大。可以通过姿势反射和抗重力的活动促进主动活动。一旦主动运动出现，应利用关键点促使患儿保持。

1. 治疗原则 分析干扰其正常功能的主要痉挛表现，借助于与痉挛模式相反的运动进行活动。反复进行对功能恢复有利的动作模式，促进影响张力模式的运动，利用关键点促进动作的每一个环节。严重屈肌痉挛的患儿，避免那些使用屈肌为主的运动，如爬、跪或 W 式坐姿。提高自我保护能力以避免由于恐惧使肌张力进一步增高。

2. 治疗性活动

（1）通过姿势或体位抑制痉挛：仰卧，在婴儿期，利用这种姿势，通过重力促使身体伸展。侧躺在治疗师的腿上，身体弯曲一侧在下边。把患儿放成这个姿势前，先把弯曲侧的身体伸展，再在此姿势下，通过重力的作用减轻痉挛。呈这种姿势时，可以促使患儿伸展上、下肢，然后，他可能会翻身俯卧，并会抬起头和躯干。

采取侧躺姿势抱患儿，呈这种姿势时，弯曲那侧被伸展，治疗师用手将患儿的双下肢分开，促使其外展、外旋并伸展(图 10-11)。

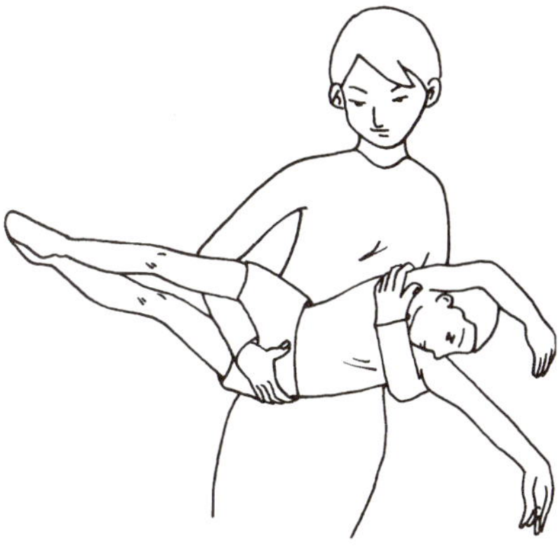

图 10-11 身体重度屈曲模式患儿的携抱方式

抱全身伸展痉挛模式的儿童会很困难，可以利用关键点，让他双下肢屈曲。呈这种姿势时，他的头没有依靠，而且治疗师的上肢放在他的腋下，这样有利于患儿的肩外展。同时，由于髋关节的屈曲，打破了下肢的完全伸展模式(图 10-12)。

(2)在功能活动中控制痉挛：在吃饭或坐位下游戏时，让患儿坐在地板上，治疗师用两个膝盖将其夹在中间。患儿的髋和膝关节保持轻微屈曲。治疗师的肩前倾，并且用手按着患儿的胸骨。这个关键点可以减轻患儿颈部的紧张(图 10-13)。

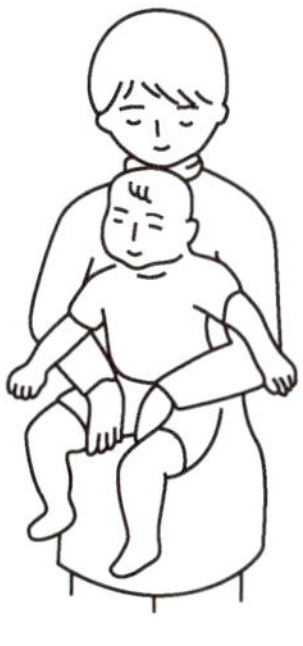

图 10-12 全身伸展模式患儿的抱法

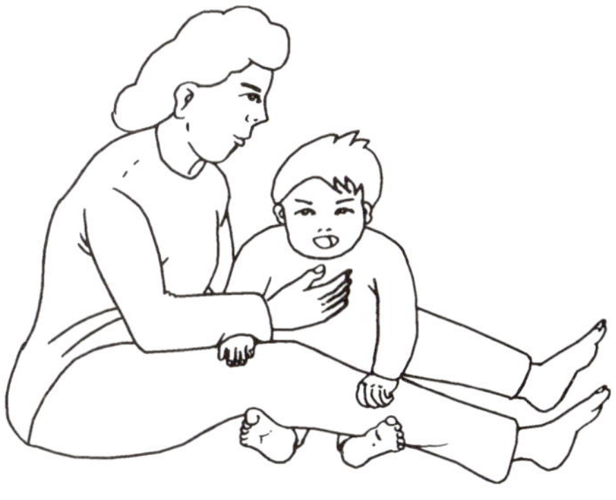

图 10-13 喂饭或游戏时的坐姿

重度痉挛的患儿还可能从伸展模式突然变成屈曲模式。因此，应选择多种体位有针对性地抑制痉挛模式的运动。如让患儿俯卧在治疗师的腿上轻轻活动膝部，以减轻患儿的屈肌痉挛。从肩胛带及骨盆这些关键点开始，转动患儿的身体，促使患儿抬头及主动伸展全身。用治疗师的前臂压住患儿的躯干，以便治疗师用手来外展并外旋患儿肢体。

下肢内收肌痉挛的儿童存在髋关节脱位的危险。可以让患儿仰卧，把叠起来的小毛巾垫在患儿头后方，使患儿的头向前屈曲。也可以用一些东西垫在肩下边，使肩胛前伸。把患儿的手臂放在身体两侧，调整成这种姿势后再进行下肢的活动。

开始的时候，在俯卧位下，轻轻晃动他的髋部，让骨盆前后活动一下。然后，使髋关节外旋并外展，同时伸展膝关节，如果可能的话，让踝关节背屈。通过将下肢向上推，将股骨头推进髋臼。通过本体感觉刺激减轻痉挛。用一只手固定伸展的下肢，然后开始伸展另一侧。治疗师用自己的上肢压住患儿的大腿，保持这种姿势，用手抬起他的骨盆。可以让患儿自己抬起臀部。

这个练习可以减轻痉挛，并且可以促使髋关节主动伸展和外展，这是使患儿站立的预备练习。然后再把他扶起来，让他站直，不要让髋和膝关节屈曲。通过这些活动，患儿就有可能比较轻松地伸展髋和膝关节。

(3)痉挛型四肢瘫患儿全身屈肌张力过高：可通过促进躯干的抗重力伸展活动来降低屈肌张力，治疗重点是控制头部。

患儿仰卧位，治疗师位于患儿的上方，双手握住患儿上肢并使其伸展，然后旋转患儿的躯干，促进全身的伸展及体轴回旋(图 10-14)。

患儿仰卧于滚筒上，治疗师可扶住患儿的骨盆处，一面向侧方移动滚筒，一面使患儿承重侧躯干伸展，可使因痉挛而短缩的肌群迟缓，促进患儿全身伸展及仰卧位的倾斜反应(图 10-15)。

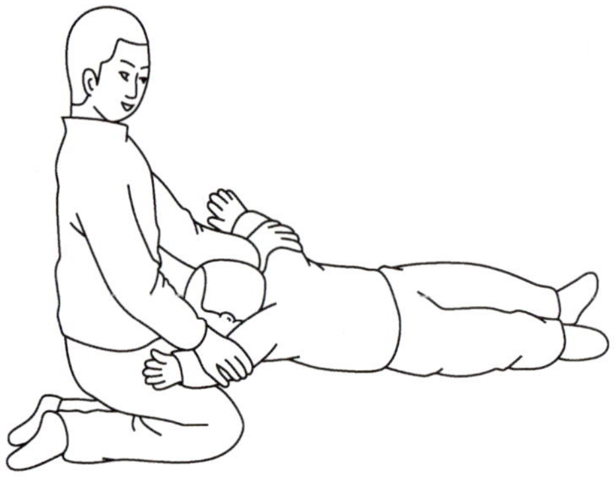

图 10-14 抑制全身屈肌模式手技 1

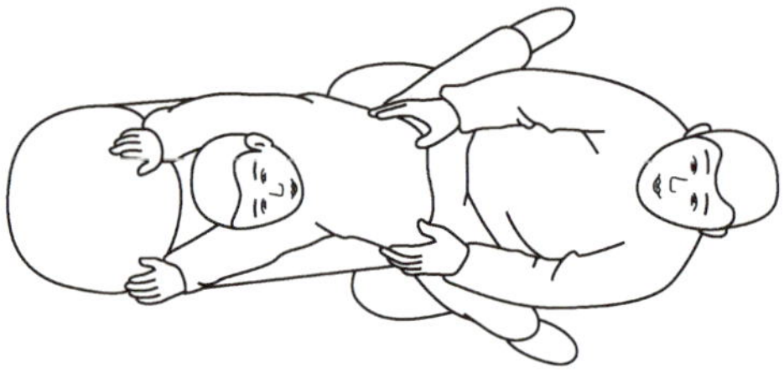

图 10-15 抑制全身屈肌模式手技 2

患儿坐位，治疗师双手控制患儿的骨盆处，将患儿两上肢保持在向后的伸展位。一边进行被动的、小范围的体轴内回旋运动，一边使后倾的骨盆呈垂直位。同时诱发患儿脊柱的伸展、头部的竖直等(图 10-16)。

患儿仰卧于大球上，治疗师控制患儿双下肢，做前后移动。由于患儿头部及下肢的重力作用，可促进全身的伸展。刺激患儿身体各部做出调节反应(图 10-17)。

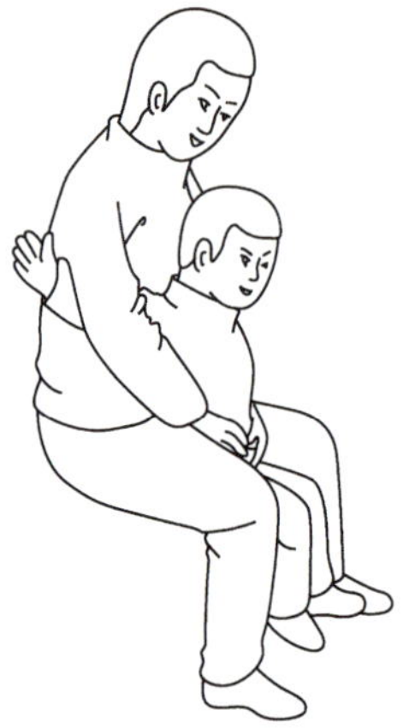

图 10-16 抑制全身屈肌模式手技 3

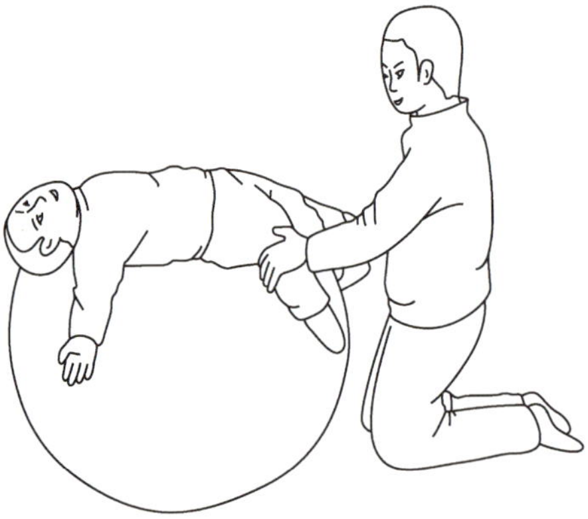

图 10-17 抑制全身屈肌模式手技 4

患儿俯卧位于球上，治疗师控制患儿肩胛带或髋关节处，促进患儿的抬头和躯干的伸展，改善躯干和上肢的功能，诱发保护性伸展反应（图 10-18）。

（4）痉挛型四肢瘫患儿全身伸肌肌张力过高：此类患儿活动量相对较少，治疗的重点应为抑制，缓解全身的伸肌肌张力，尽量少使用诱发手法。

患儿仰卧位，治疗师控制患儿肩胛带和骨盆处，将患儿呈全身屈曲模式。利用躯干及下肢屈曲，使颈部屈曲（图 10-19）。

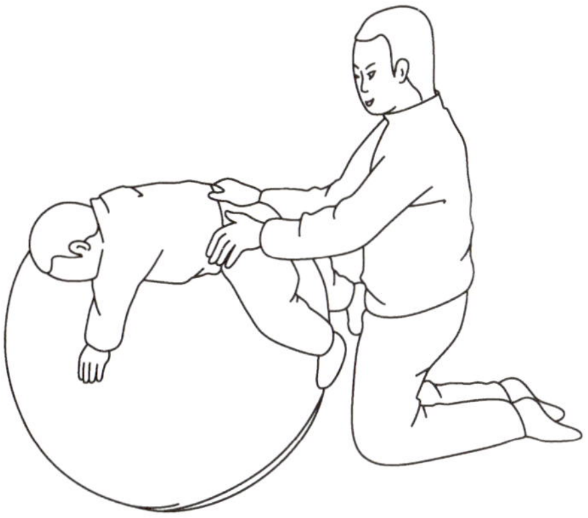

图 10-18 抑制全身屈肌模式手技 5

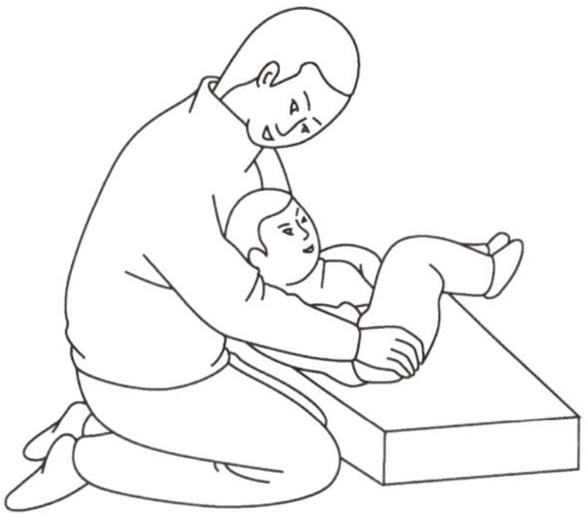

图 10-19 抑制全身伸肌模式手技 1

患儿坐于治疗师的腿上，治疗师一只手控制患儿的肩胛带，另一只手使患儿双上肢对称伸展。治疗师可以通过下肢活动来诱导患儿的骨盆进行前、后倾运动，及体重的左右转移等（图 10-20）。

治疗师两手扶持患儿的两肩部，将其逐渐地抬起来，促进头部向前方的矫正反应，要尽量鼓励患儿自发地抬起头来，保持其下半身的屈曲、对称姿势（图 10-21）。

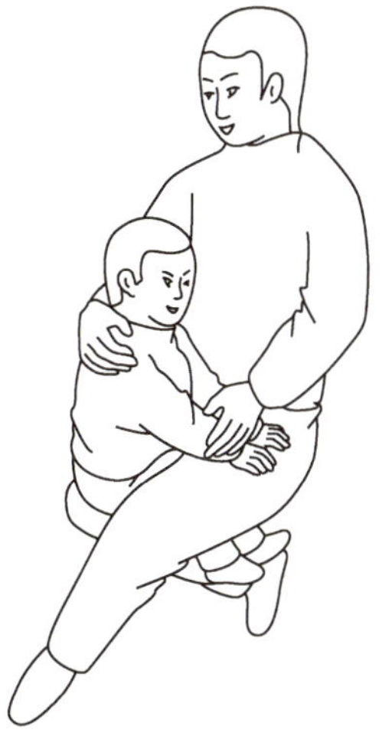

图 10-20 抑制全身伸肌模式手技 2

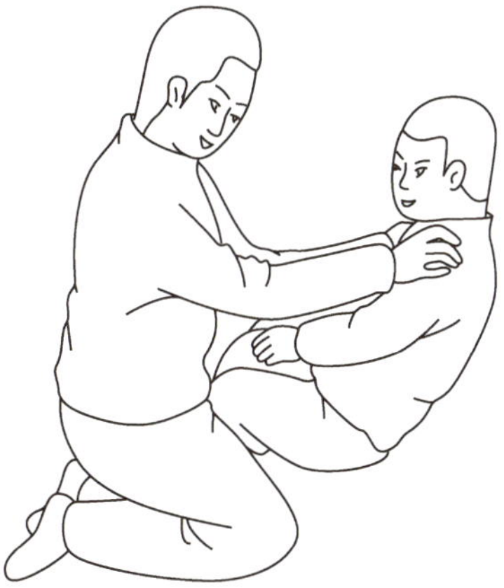

图 10-21 抑制全身伸肌模式手技 3

患儿坐位，治疗师位于后方，令患儿两侧下肢伸展，使髋关节充分屈曲，可以抑制腘绳肌痉挛，促进脊柱的伸展和头部上抬（图 10-22）。

患儿骑坐在圆滚筒上，治疗师位于其后控制患儿的双肩，使患儿上肢上举，治疗师左、右移动滚筒，诱发患儿骨盆的可动性，促进上肢的伸展、外展、外旋。或令患儿双手支撑在滚筒上，可抑制双上肢的肌肉痉挛，同时诱发骨盆的分离动作（图 10-23）。

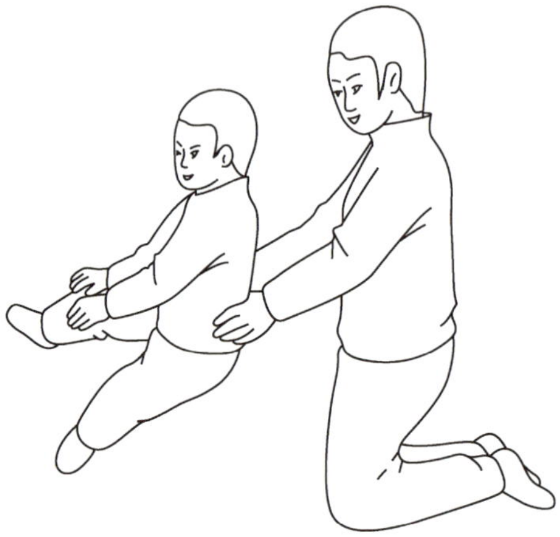

图 10-22　抑制全身伸肌模式手技 4

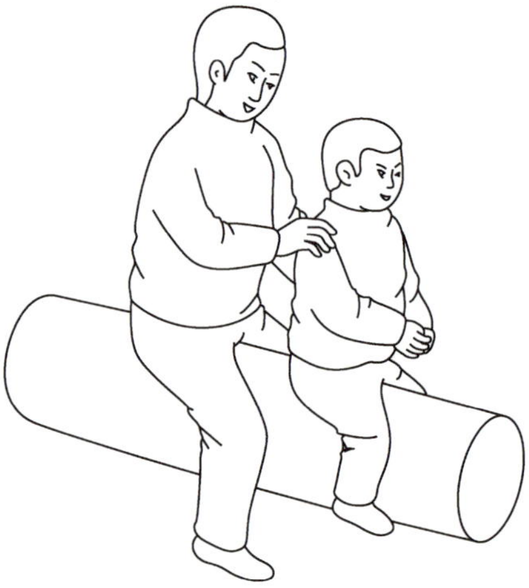

图 10-23　抑制全身伸肌模式手技 5

患儿翻到侧卧位，治疗师将其双足完全屈曲。可诱导患儿的翻身运动，引起体轴的回旋，促进躯干立直反应的出现（图 10-24）。

患儿立位，将滚筒一头垫高，患儿两下肢位于滚筒两侧站立，治疗师位于患儿后方，双手控制患儿的膝关节，使其下肢呈外旋位，同时用一侧肩部支持患儿的臀部（图 10-25）。

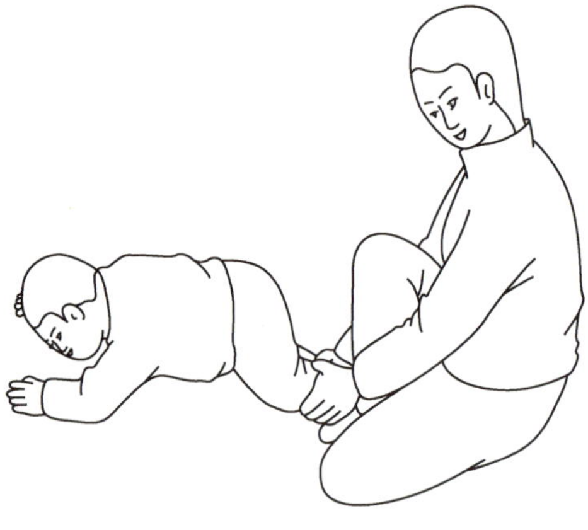

图 10-24　抑制全身伸肌模式手技 6

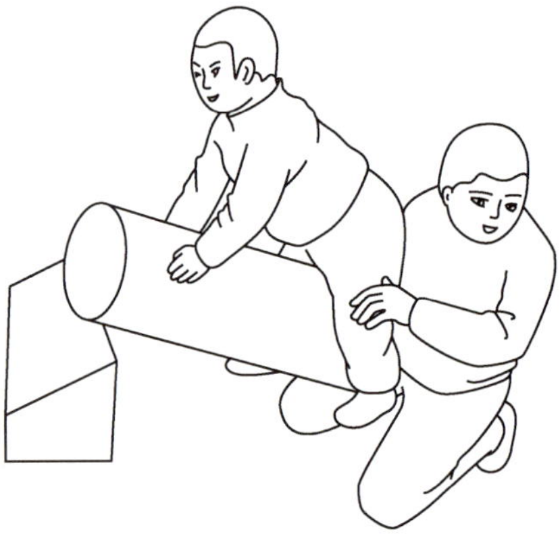

图 10-25　抑制全身伸肌模式手技 7

（5）体验运动的正常感觉：有中度痉挛的患儿随着年龄的增大，要面临生活自理的挑战，患儿常用异常的动作模式。由于行走比较困难，弯曲两腿爬行是他们喜欢的运动方式。但是，这种运动方式会妨碍患儿学会走路，并且很容易促成下肢的屈肌挛缩。因此，应该适时地提供下肢负重的机会，这是走路的预备活动，不论是屈肌痉挛模式还是伸肌痉挛模式，均需要在治疗中和日常生活中采用反射性抑制模式（RIP）或影响张力性姿势对抗。年龄小的偏瘫患儿会侧坐着靠臀部蹭，身体的另一侧蜷缩着拖在后边。必须促使其瘫痪侧身体在坐、站或其他动作环节中负重。做游戏时，必须让他有机会伸展瘫痪侧的上肢，或者让他的上肢负重。这不仅更好地促进功能，还可以防止因为在玩耍时只用那只功能较好的上肢而引起的联合反应。

活动时身体负重是使患儿从一种姿势变换成另一种姿势的关键因素。中度痉挛的患儿需要别人帮助，才能使张力很高的肢体负重。肢体负重不仅可以减轻痉挛，而且还是一种很好的感觉运动体验，可为其他动作环节做好准备。

髋关节周围的痉挛可以使患儿感到不适，甚至痛苦。当把他放在某种姿势，而他知道这种姿势会引起髋关节不适，就会非常害怕。恐惧会加剧痉挛程度，必须做好准备活动，先减轻髋关节的屈肌痉挛，使发生髋关节不适的可能性减到最小。你可以让他俯卧，用手按在其骨盆处，左右轻轻摇动，这样可以利用脊柱这个关键点减轻痉挛。可以通过俯卧在滚筒上通过运动减轻痉挛。

（二）手足徐动型

手足徐动的患儿肌张力不稳定，动作幅度过大且不准确。尤其是当他们抬起身体时，其头和躯干的控制能力很差。如果不进行治疗，手足徐动的患儿可能会经常躺在地板上，而没有摔倒的危险。被支撑着坐起来时，因为伸肌痉挛，他可能会向后摔倒并碰伤头部。因为躯干不稳定，抬头困难，几乎不能运用双手向四周移动，通常他们的移动方式是仰躺在地板上双臂外展、外旋；用完全伸展模式及用腿蹬的力量移动身体。若要改善其头部和躯干的控制力，并且促进其手的功能，必须先阻止这种情况，帮助他从地板上站起来，然后再调整姿势，让其身体负重。

1. 治疗原则　做小范围有控制的活动，提供固定的机会，鼓励中线活动（包括手和头的控制），提供负重（站、坐）的机会。

2. 治疗性活动

（1）四肢或躯干（在直立情况下）负重：给肢体或躯干加压，可以增强张力，并促使患儿更好地控制姿势。越能经常地控制这些有用的姿势，就越能控制不随意动作。在刚开始的时候，患儿承受不了多少刺激，有手足徐动的患儿需要逐渐地强化其承受刺激的能力。

在学习控制姿势的同时，患儿还应该学习如何活动，如果患儿被支撑着坐起来，能通过手臂负重的话就可以挺起头。这时可以促使用两手抓住杯子，并把杯子送到嘴边（图 10-26）。或者，被别人扶着站起来，两腿均匀负重。大部分手足徐动的患儿只能用一条腿负重，而另一条腿则弯曲或伸直，既不能负重，也不能迈步。

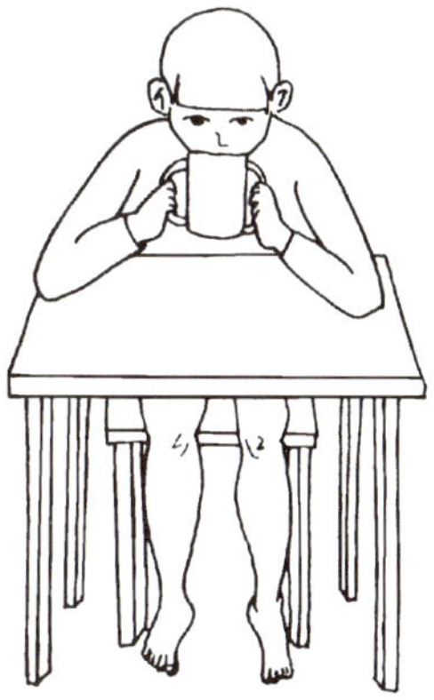

图 10-26　患儿一旦用肘部支撑体重就可能用双把手杯子自己喝水

一旦双脚可以均匀负重，就可以促使患儿迈步。迈步时，必须保证其身体与地面垂直，头在身体的中轴线上。很多手足徐动的患儿用非对称性紧张性颈反射（ATNR）的模式行走。他们把头转向右侧，伸展身体，这样，重心就放在右腿上了；而当他们想把重心放在左腿上时，就会把头扭到左边。一旦患儿学会用反射动作走路，就很难学会正常的走路姿势。若习惯用 ATNR 模式，他既不可能把头摆正，也不可能向前看（图 10-27）。

（2）合适的支撑：手足徐动的患儿若上肢被支撑，就比较容易站立，并且迈步。治疗手足徐动的患儿时，要保持其身体与地面垂直，并且要保持两条腿均匀负重。只有这样，练习走路才会有效果。注意，避免让患儿靠在治疗师身上，患儿的两腿在前边，像跳舞一样行走。这样的练习不会有任何效果，正确的姿势走路如图所示（图10-28～图 10-31）。

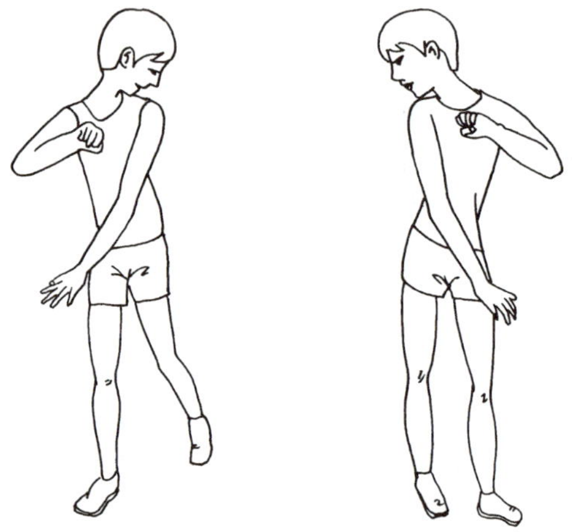

图 10-27　转头迈步会增加患儿身体的不对称

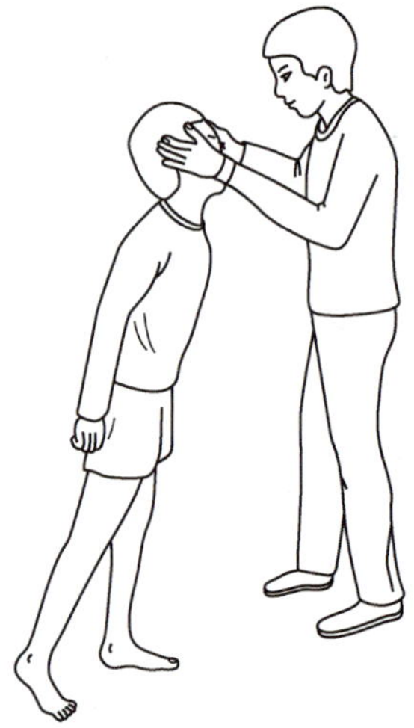

图 10-28　扶正患儿头，让他身体对称，并使重心向前且超过脚的位置

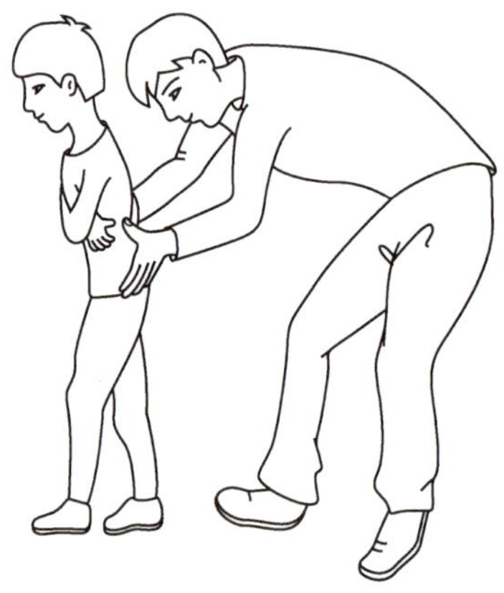

图 10-29　抑制患儿手臂非自主性动作，同时给患儿腿部一定的压力，重心向前

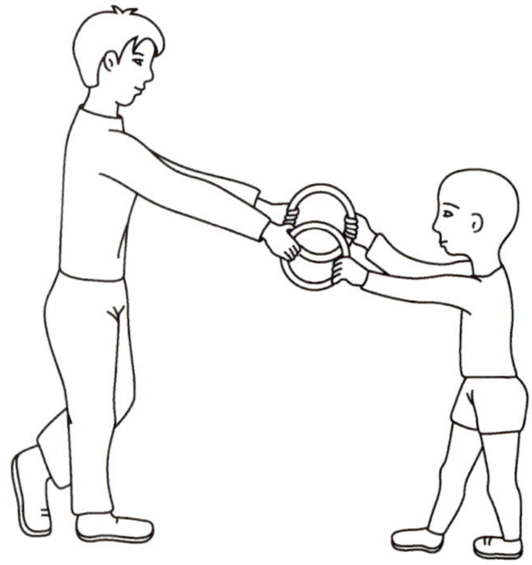

图 10-30　用手抓着拉环保持患儿身体对称，根据情况可给患儿帮助

（3）鼓励中线位活动：促使患儿伸手并抓住物体是治疗手足徐动型患儿的又一个基本要素。中位线活动在这里起着重要作用。对徐动型患儿来说，保持头部在身体的中线位上会比较困难，若让患儿在面前用双手握住物体，可能就比较容易让他们的身体对称，不会突然向后摔倒。扶持站立是最好的姿势；坐在凳子上，让髋关节保持屈曲也是促进中线活动的姿势。

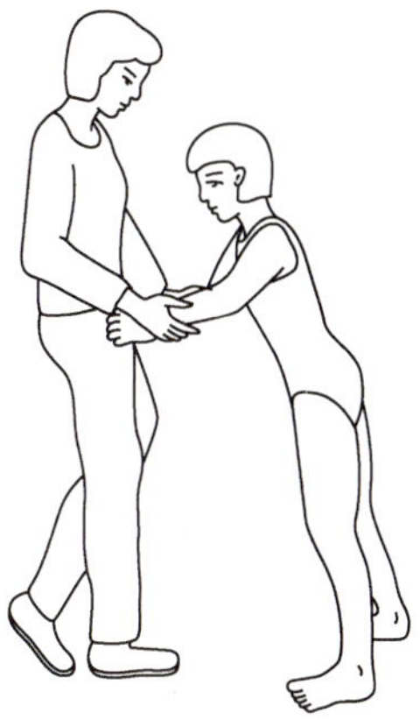

图 10-31 帮助患儿的两臂前伸，这样可以保持身体对称和身体重心向前

治疗师可以把木棒放在患儿手里，通过促进患儿腕关节背屈，两臂前伸，使他用两只手同时握住。一旦他能够做这个动作，治疗师就可以上下左右活动他手中的木棒，让患儿自己体验一下用不同方向握住物体的运动感觉。在这个动作过程中，治疗师始终要看着患儿的眼睛，并和他说话，保持其中线定位。治疗师的手必须非常敏感，要根据患儿的需要给他帮助，这样患儿才能够学会自己控制动作。

手足徐动的患儿在坐或仰卧时，身体过度伸展，且不能控制地向后倒，这种伸展没有功能性。为了能控制躯干，需要训练患儿的主动抗重力伸展。做法如下：让患儿俯卧在治疗师腿上，治疗师一只脚放在凳子上，这样患儿就不是水平俯卧。在这种姿势下，重力的影响较小，这样可以促使患儿抬起头和主动伸展身体，并且保持几秒钟的伸展。随着患儿抗重力伸展能力的增强，治疗师可以慢慢地降低角度，让患儿的身体与地面接近平行。也可以指导家长在给患儿穿衣服、脱衣服时，使用这个姿势。

治疗时，治疗师须用手按住患儿的骨盆、肩膀或躯干以保持身体中心的稳定和垂直，以促使患儿有目的地运用手或腿。如果不这样，患儿唯一能固定身体中心的办法是把躯干、肩膀或骨盆弄成夸张的姿势，通过头的动作来完成某一姿势。手足徐动的患儿总是把头偏向一边，因此其身体不能保持对称。治疗的意义在于让患儿体验把肩膀放正的感觉：介于弯曲和伸展之间，既不向一侧弯曲，也不向一侧旋转。同时，骨盆必须保持水平。如果所有这些部位都能放正，那么患儿就很有可能学会控制姿势，为学习更准确的运动技能做好准备。

（三）共济失调型

共济失调的患儿多肌张力低下，且不能协调地进行活动。如穿衣服或用勺子吃饭时，因动作失调或不能稳定自己的身体而摔倒或握不住勺子。摔倒的原因可能是躯干和髋关节周围的肌张力低下，且动作缺乏准确性；握不住勺子可能是因为肩关节不能稳定使上肢活动，或者是因为意向性颤动或动作过大。

1. 治疗原则　通过负重以及给关节施加压力控制姿势张力。调整并且使之保持能够促进共同收缩的姿势。鼓励患儿自己保持姿势，脱离保护。通过活动时负重以及准确的动作促使患儿从一种姿势变换成另一种姿势。有选择地做动作，促使肢体不再依赖躯干，尽量促使患儿以身体为轴心旋转，促进平衡和自我保护反应能力。

2. 治疗性活动　为了防止患儿经常摔倒，需要让他体验在重力环境下恢复平衡的运动感觉。可以把他放成一种容易摔倒的姿势，用这种姿势促使他逐渐适应这种不平衡的感觉。方法如下：让他站立，并且让他的一条腿抬离地面，让他轮流把两上肢伸向不同的方向。既不让他摔倒，也不要给他太多帮助，这样可以促使他在即将摔倒时做出反应。

(1)促进上肢负重：抬起患儿的两腿，使其双臂负重(手推车式行走)。如患儿肌张力太低，需要扶住其膝盖上边一点的位置，促使其用手走路，这样患儿就不得不进行抗重力伸展，并且不得不以身体为轴心转动身体。

(2)在功能活动中练习平衡反应：穿衣、脱衣也是治疗的一个重要组成部分。找到那些能促使他做各种动作的最佳姿势：坐着，然后站起来，抬起一条腿，将双臂举过头顶，在做治疗的同时他也在学习生活自理能力。

（四）软瘫型

临床上持续性的软瘫不多见，因肌张力时刻发生变化。如果张力持续过低，患儿容易出现学习障碍，而且很难用手拿住东西。此时，治疗的主要目标是尽可能活动，并且找到可以对抗这些不良姿势的最佳姿势。

1. 治疗原则　努力促进持续性共同收缩；促进患儿对抗重力的能力；用多种姿势让四肢负重；利用发声和笑声促进张力增高；保持姿势，给患儿反应的时间；让患儿有运动感觉体验。

2. 治疗性活动　给低龄的患儿做治疗，在刺激关键点时，易引发痉挛，要加以注意。要把患儿摆放成适合张力过低的姿势体位，如果开始出现屈肌痉挛，很容易发展成挛缩。

低龄患儿的张力过低最终会演变成张力过高或张力波动。可通过给患儿的关节施加压力并给他适度的刺激，促使患儿的张力增强，使患儿挺直头和躯干。让患儿的身体与地面垂直，令其上下跳跃，然后让他站立，用两只手从患儿的肩颈处开始，轻轻往下拍打。如果患儿能够保持姿势，则可以把手松开，哪怕只有一小会儿，然后继续拍打。

（五）混合型

混合型是指患儿同时伴有以上几种类型的情况。混合型脑瘫儿童治疗的指导原则是：针对康复评定所发现的问题进行治疗。特别要注意的是，患儿是怎样代偿其运动功能不足的。如当共济失调的患儿起身站立时，会把髋关节内收并内旋，这样可以使身体稳定，但同时也会导致髋关节的主动伸展不足。

如果患儿的张力过低，则给其足够的刺激，促进其抗重力保持姿势的能力；若发现非随意性运动，则训练其头和躯干的控制力，促进其对称性和中线定位能力；若出现身体痉挛，则可以通过控制关键点以及 TIP 的作用，促进其张力正常，使患儿能够独立完成有意义的活动。

二、脑卒中

知识链接

Bobath 对脑卒中的认识

1. Bobath 认为偏瘫异常的肌张力可通过抑制与促进的手法得到调整，尤其是关键点部位效果特别明显，不过在抑制异常姿势的同时必须促进正常的姿势运动。所以 Bobath 疗法提出，脑卒中的治疗应以反射性抑制与促进二者的结合为中心。

2. 运动感觉对脑卒中恢复起作用。Bobath 认为，脑卒中后由于异常运动和异常姿势反射，患者体验不到正常运动的感觉。这种正常的运动感觉可通过反复学习和训练获得。脑卒中患者需要采用抑制手法输入正常的感觉，经过正确的神经路径，从而获得正确的动作形式。但应该知道在抑制的方法中也包括了促进诱发的应用。为了学习并掌握运动感觉，需要进行无数次各种运动感觉训练。治疗师根据患者的不同情况及存在的问题设计训练活动，这些活动不仅诱发有目的的反应，还提供可以重复相同运动的机会。通过反复的动作促进和巩固这种正常运动感觉，直至成为自发的技巧性活动。

Bobath 将偏瘫患者恢复阶段划分为三个不同时期：弛缓期（initial flaccid stage）、痉挛期（stage of spasticity）和相对恢复期（stage of relative recovery）。这些阶段的治疗主要根据肌张力的出现和减弱而制订，此时不考虑运动功能的其他方面。在偏瘫患者的弛缓期，应加强高级姿势反应和患侧肢体的负重训练来刺激运动功能的恢复。在训练时，不要使用任何阻力，因为过强的阻力将增强肌肉的张力，对于大多数患者，应该以缓解其痉挛作为治疗目的；在偏瘫患者的痉挛期，应用反射抑制性抗痉挛模式来缓解肢体的肌张力；而在相对恢复期，应促进肢体的分离运动，如手指的分离运动等作为训练目的。Bobath 的治疗观点可概括为：偏瘫患者的肌肉痉挛、共同运动和异常的姿势反射等将妨碍正常运动模式的形成，待偏瘫患者的痉挛缓解之后，再促进正常的运动模式及正常的姿势反射。

偏瘫患者在康复训练前，治疗师应通过康复功能评定确定患者运动功能恢复阶段和患者存在的主要问题，分别设计治疗目标和训练计划，对患者实施有针对性的训练。偏瘫患者训练目标和治疗计划的制定可参考表 10-2。

表 10-2 偏瘫患者的训练目标和治疗计划

恢复阶段	患者主要问题	训练目标	训练计划
弛缓期	肌肉松弛；肌张力低下；无自主性运动	预防肌肉痉挛的出现；预防关节挛缩畸形的出现；预防并发症及继发性损害；加强患侧肢体的控制能力	良好肢位的保持；床上体位转移训练；关节被动运动；患侧肢体主动运动；诱发正常的运动模式
痉挛期	痉挛、腱反射亢进；出现异常的姿势反射；出现异常的运动模式	抑制痉挛；抑制异常的运动模式；促进关节分离运动，以正常的运动模式完成基本动作	关节被动运动；肌肉持续牵拉训练；肢体负重训练；躯干控制训练；矫正异常姿势
恢复期	痉挛渐渐减轻；关节出现分离运动；协调性基本接近正常；平衡性基本接近正常	加强肢体运动功能协调性；加强身体耐力；加强动态平衡稳定性；加强步行能力	双侧肢体协调训练；运动协调性训练；提高运动速度训练；精细运动训练；步行训练

（一）弛缓期的康复训练

弛缓期是指发病 1~3 周以内（脑出血 2~3 周，脑梗死 1 周左右），患者意识清楚或有轻度意识障碍，生命体征平稳，但患肢肌力、肌张力均很低，腱反射也低。康复措施在不影响临床抢救，不造成病情恶化的前提下，应早期介入。目的是预防并发症以及继发性损害，同时为下一步功能训练做准备。

1. 弛缓期的良姿位摆放　是早期抗痉挛治疗的重要措施之一。这种良姿位（又称抗痉挛体位）能预防和减轻上肢屈肌的典型痉挛模式，是预防以后出现病理性运动模式的方法。

（1）头部和上肢：头部摆正，面部可转向患侧；在肩胛骨下方垫枕头，防止肩胛带出现后撤、下沉；将患侧上肢伸展置于枕上并保持旋后位，枕头的高度应尽可能高于体干的高度。

(2)骨盆和下肢:在患侧骨盆下垫枕,下肢外侧垫枕,防止髋关节的外展、外旋;膝下垫毛巾卷避免出现膝关节过伸展;膝关节轻度屈曲对于预防由踝关节跖屈造成的伸肌痉挛比在患者足底放置木板效果好。若踝关节明显跖屈或内翻,应放置足托板使之保持在踝关节背屈、外翻位。对于下肢有明显屈曲倾向的患者,应采取正确的仰卧位。患者下肢的屈曲倾向对康复十分不利(图 10-32),长期将肢体处于屈曲体位,易形成屈曲挛缩,会影响患者的起坐、站立及步行能力,因此必须早期开始预防,保持床上肢体正确体位摆放。

(3)仰卧位:此体位容易受紧张性颈反射和迷路反射影响,使异常反射活动增强,且易引起压疮,应尽量少用。可作为过渡体位,与健侧卧位、患侧卧位交替使用。仰卧位时,患者头部垫枕,患肩下放一枕头,使肩上抬前挺,上臂外旋稍外展,肘与腕均伸直,掌心向上,手指伸直并分开,整个上肢放在枕头上。患侧髋下放一枕头,使髋向内旋位,患侧臀部、大腿外侧下放一枕头,其长度要足以支撑整个大腿外侧,防止大腿外旋。膝关节稍垫起使微屈并向内。足底不放置任何东西,以防伸肌紧张(图 10-33)。

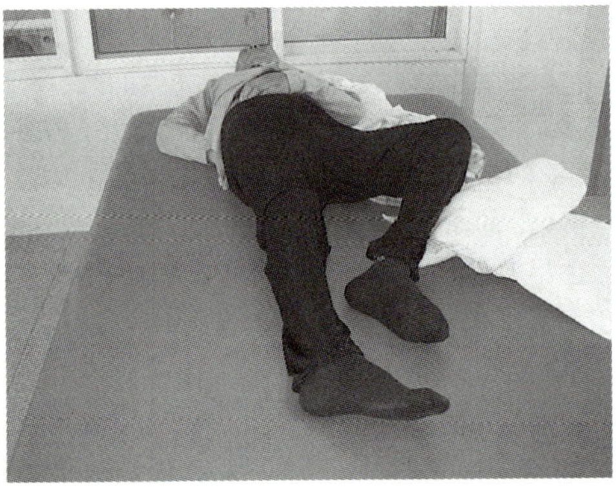

图 10-32 患者下肢的屈曲体位

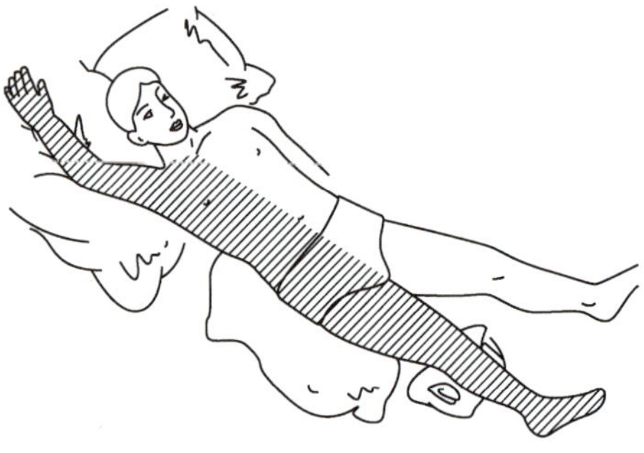

图 10-33 仰卧位的体位摆放

(4)健侧卧位:即健侧肢体在下方。患侧上肢应尽量向前方伸展,肘关节伸展,胸前放一软枕。患侧的下肢自然屈髋屈膝,放在身前的软枕上。由于患者躯干稳定性差而易向后倾倒呈半仰卧位,可在患者身后垫一软枕,以帮助患者维持侧卧位(图10-34)。

(5)患侧卧位:该体位最适合于偏瘫患者,可增加对患侧躯干的感觉输入,同时可缓慢牵拉患侧躯干肌肉及缓解痉挛。另外,在上方的健侧手臂还可进行自由活动。这种体位患者最初可能不容易接受,但它可帮助患者预防肢体的痉挛(图 10-35)。

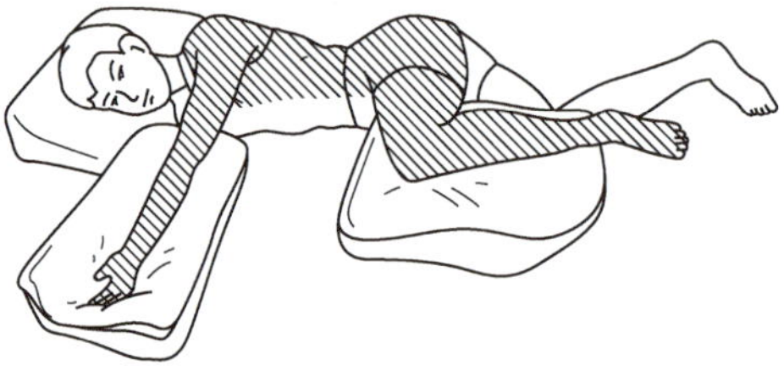

图 10-34 健侧卧位的体位摆放

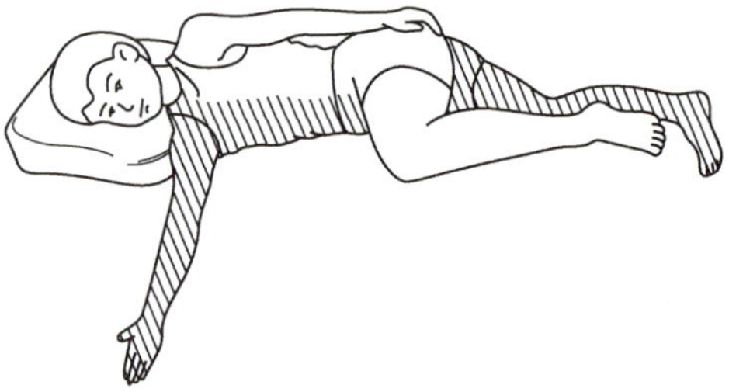

图 10-35 患侧卧位的体位摆放

（6）床上坐位：尽可能为患者选择最佳体位，即髋关节屈曲近于直角，脊柱伸展，用枕头支持背部帮助患者达到直立坐位，头部无须支持，以便患者学会主动控制头部的活动。在患者前方放置桌子，使患者双上肢双手交叉放在上面，以抵抗躯干前屈。此坐位不宜时间过长，否则将会从原坐位滑下而变成半仰卧位，使伸肌张力升高（图 10-36）。应避免患者处于半仰卧坐位，防止增加不必要的躯干屈曲伴下肢伸展。

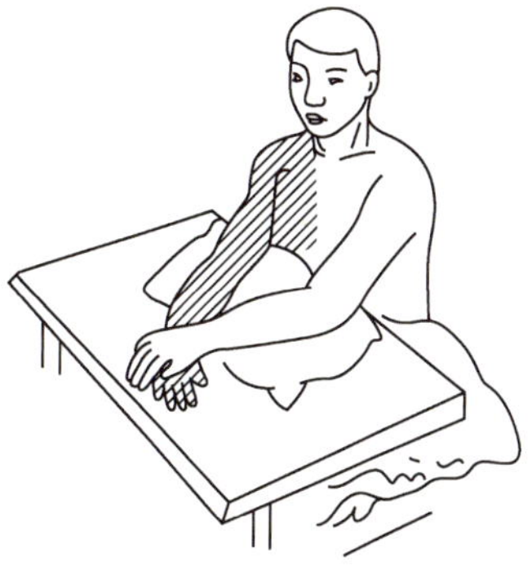

图 10-36 床上正确的坐姿

（7）轮椅上坐位：偏瘫患者坐在轮椅上时，正确的坐姿及保持的方法为躯干尽量靠近椅背，臀部尽量靠近轮椅的后方，患侧髋、膝、踝关节保持 90°直角以上。为防止躯干下滑，造成患侧下肢伸肌张力的升高，治疗师可将患者头部和躯干前倾，以促进轮椅坐位的维持，也可在患者背后放置枕头或木板以促进躯干的伸展，患侧上肢放在扶手上或双手交叉放在身前的桌子上，保持肩胛骨向前伸展（图 10-37）。

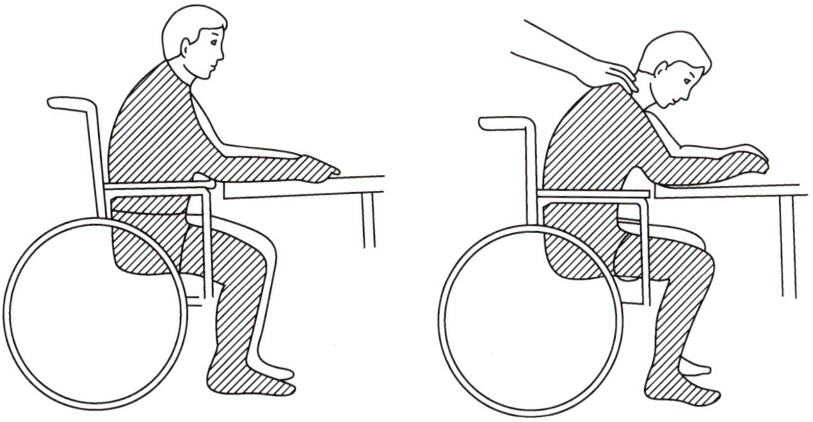

图 10-37 轮椅上正确的坐姿

2. 翻身训练

（1）向患侧翻身：患者仰卧位，双手交叉呈 Bobath 握手，向上伸展上肢，健侧下肢屈曲。双上肢左右侧方摆动，当摆向患侧时，顺势将身体翻向患侧。

（2）向健侧翻身：姿势同患侧翻身，屈膝，健腿插入患腿下方。交叉的双手伸直举向上方，做左右侧方摆动，借助摆动的惯性，让双上肢和躯干一起翻向健侧。康复护理人员可协助或帮助其骨盆或肩胛。

3. 准备坐起和站立　一般偏瘫的康复训练顺序是：从仰卧位→侧卧位→坐位平衡→膝立位→跪行→站立→站位平衡→行走。其中大多数患者可跨越膝立位和跪行，由坐位直接进行到站立位。但对于躯干肌、臀肌力量弱的患者，仍需进行手膝跪位和双膝立位的训练。如果偏瘫患者在没有掌握对患侧下肢的控制能力时，强行进行步行训练，就会发展成日后上肢屈肌紧张、下肢伸肌紧张的典型划圈步态。因此，在患者早期卧床阶段，即应开始进行康复训练，否则，患侧下肢伸肌、内收肌及足内翻肌的张力将会逐渐升高。具体的训练方法是在仰卧位下进行下肢的控制训练，即下肢屈曲、伸展动作的训练。在进行下肢控制训练时，可能会出现上肢的联合反应和肩的后撤等异常活动，可指示患者采取双手交叉、上举上肢至头顶进行预防；若肩有疼痛，可使患侧上肢处于伸展位，置于体侧即可；若随着患者的用力而出现上肢屈肌张力升高，治疗师可利用 RIP 体位抑制屈肌痉挛后，再训练下肢的控制能力。

（1）下肢屈曲动作的训练：患者仰卧，髋、膝关节屈曲。治疗师一手将患足保持在背屈、外翻位，脚掌放于床面，另一手扶持患侧膝关节外侧，维持髋部处于内收体位，完成髋、膝关节屈曲动作（图 10-38）。

屈髋屈膝动作训练对于偏瘫患者日后步行训练是极其重要的。在偏瘫患者步行前，准备提腿迈步时，应让患者学会以正常方式而不是伸肌痉挛方式完成伸展下肢的动作。正确的伸展下肢负重训练应为屈髋屈膝动作训练。同时，早期进行此训练也可防止日后患侧膝关节过伸展的现象出现。

（2）伸展下肢准备负重的训练：患者仰卧位，患侧下肢伸展，足背屈、外翻，顶在治疗师的大腿前部。治疗师将一只手置于膝部下方，针对膝关节向下伸展的力量施加一定的抵抗力，可选择性引起股四头肌的收缩。训练时，治疗师沿患侧下肢长轴施加压力，指示患者做小范围的伸、屈膝动作。并注意提醒患者不要用足趾蹬治疗师的大腿前部，而是使用整个下肢向下踩的力量。为了使患者理解和体会该动作是如何完成的，可先用健肢做此动作，让患者体会正常运动的感觉（图 10-39）。

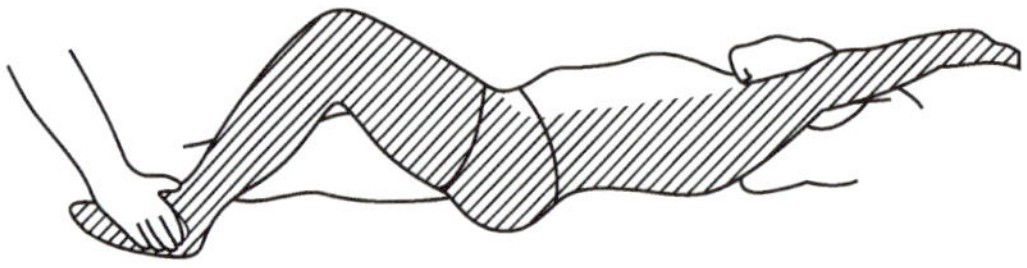

图 10-38　下肢屈曲动作的训练

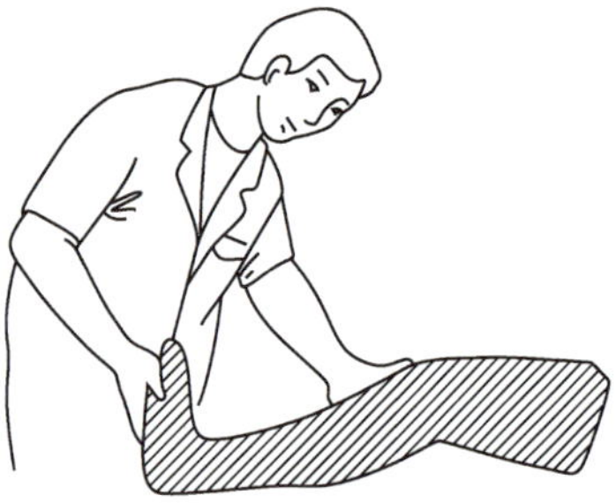

图 10-39　伸展下肢准备负重的训练

4. 准备进行无划圈运动的步行　患侧下肢迈步时不能屈髋、屈膝；踝关节表现跖屈、内翻，导致患者向上提髋迈步，即形成典型的划圈步态。步态异常的原因是由于下肢典型的伸肌痉挛模式造成的，治疗时应做如下动作训练：

（1）桥式运动：患者仰卧位，头枕枕上，上肢放松，放在身体两侧，治疗师帮助患者屈膝，双足放在治疗床上，足跟不必在膝的正下方，当要求患者从床上抬臀时，要注意运动发生在骨盆，而不是通过伸髋，弓背，头顶枕头完成。

（2）骨盆前倾训练：患者仰卧位，立起患膝，主动内收髋部带动骨盆向前，再让患侧下肢越过中线伸向对侧，随着控制能力的加强，可指示患者进行肢体的上下移动。

（3）髋内收、外展的控制：患者仰卧位，患膝屈曲，足放在床面，进行主动的髋关节内收、外展，治疗师可从膝部内侧、外侧方施加一定的助力或阻力，然后指示患者练习在各个角度控住，再让骨盆离开床面进行此动作。通过此项训练，患者可学会当健侧下肢摆动时如何去控制患侧下肢，有利于患者步行站立期站立。

5. 上肢训练

(1)上肢训练前的体位:患者健侧卧位,先进行上肢外旋位时的上举动作,在训练中应避免肘、腕关节尺偏或屈曲动作。在进行上肢的训练时,下肢应保持如下体位:骨盆前倾,并带动下肢向前与另侧腿相交叉。当髋部处于屈曲位时,膝关节应保持伸展;当膝关节屈曲位时,髋关节应处于伸展位,同时,踝关节应保持背屈和外翻位(图 10-40)。

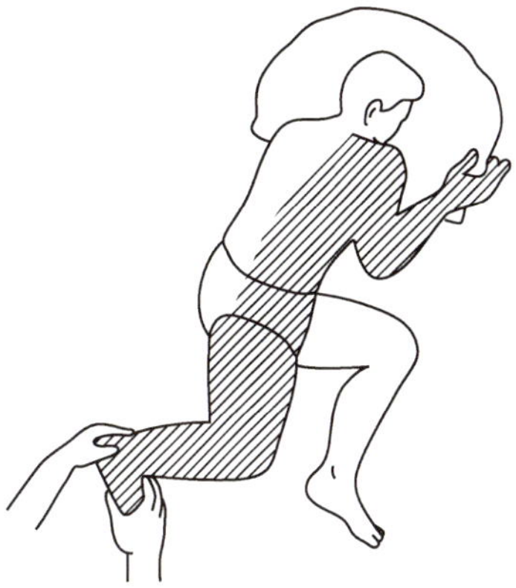

图 10-40　髋关节伸展位,膝关节屈曲时踝关节和足趾背屈位

(2)侧卧位-仰卧位的训练:教给患者从侧卧位到仰卧位的翻身动作,可选用患侧肩部和上肢前伸对抗阻力的力量来引发身体向后转动,变成仰卧位,训练时,下肢呈屈曲位,上肢向前方抵抗用力时,大腿应避免出现外展的动作,因大腿的外展动作会引出骨盆旋后和肩关节后撤等代偿动作。当患者进展至仰卧位时,患者上肢可放在身体一侧并使之处于伸展外旋位,然后再进行主动的前臂旋后、旋前动作。

(3)活动患侧肩胛带:偏瘫患者由于身体一侧屈肌张力升高,导致肩胛带下降内收、周围肌群的痉挛,继而肩胛骨活动受限,导致上肢上举动作不能超过 90°。患者采用仰卧位或健侧卧位,治疗师可进行肩胛骨被动向下、上前方的活动,但注意避免向后方的运动。待肩胛周围肌肉放松、缓解之后,再指示患者主动向前方或上方伸展上肢。在侧卧位下,进行在床头上方上肢上举的训练。随着患者上肢控制能力的加强,对患者上肢的主动伸展可给予一定的阻力。训练时,患侧上臂应处于外旋、伸展位,并注意保持腕、手指伸展及拇指外展,针对患者的主动向前伸展运动,治疗师可给予上臂一定的阻力,以加强患者上肢主动向前的伸展运动。本训练不仅能提高患侧上肢活动能力,也能防止肩关节疼痛,缓解肩胛带周围肌肉的张力。

患者仰卧,上臂伸展、外旋位时,进行肩部的被动上举、伸展动作很容易做到,患者不会出现任何疼痛及不适现象。在训练中,患者的肩胛带应尽量保持前伸以避免出现肩的后撤,鼓励患者主动进行上肢的上举动作。当患者能完成时,再主动缓慢地放下上臂,指示患者在缓慢放下的各个角度练习上臂的控制。训练中,治疗师在患者的腋下和肩部后方给予一定支持,可以防止肩胛带出现后撤和下压等异常动作。在肘关节的后上方轻微拍打肱三头肌,帮助患者进行肘部的伸展。当患者上肢在伸展的位置下均能主动控制时,再指示患者从起始体位主动上举上臂,并练习上肢的控制能力。

(4)伸展患侧躯干的训练(图 10-41):患者仰卧位,患侧上肢高举过头。治疗师一手持其手,另一手扶其肩,让患者做翻身动作,即从仰卧到侧卧再到俯卧位,在整个翻身过程中,治疗师要注意用力牵拉患侧上肢,使患侧躯干处于被动牵拉状态。此法亦可被动活动肩胛带。

(5)伸肘训练:指示患者主动用力伸展上肢,向上方主动推动治疗师的手,可促进患者伸肘动作。此动作可加强肘关节的控制能力。

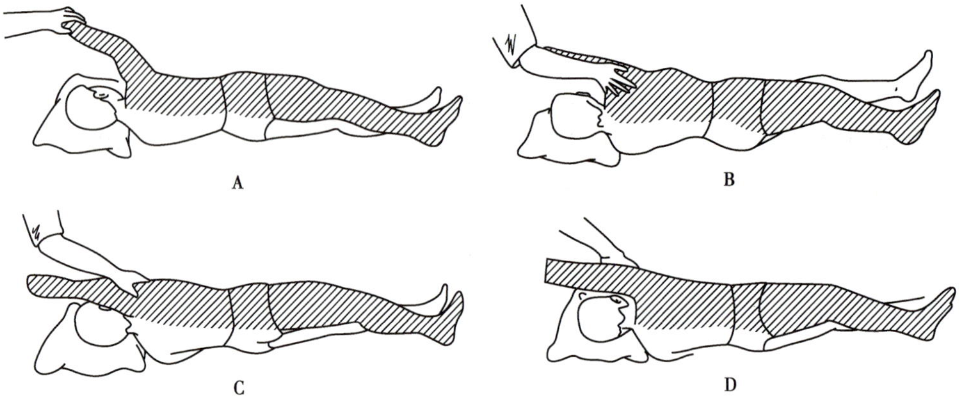

图 10-41　伸展患侧躯干的训练

6. 卧位坐起训练

（1）侧卧位：治疗师一手托住患者颈部，另一手放在膝下，将其扶起（图 10-42）。

（2）仰卧位：治疗师扶住患肩，指示患者健侧下肢插入患侧下肢下并移至床边，用健侧肘支撑上身坐起（图 10-43）。

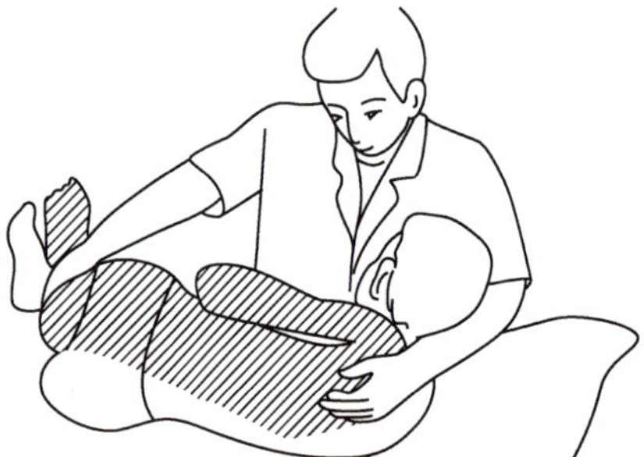

图 10-42　从侧卧位坐起

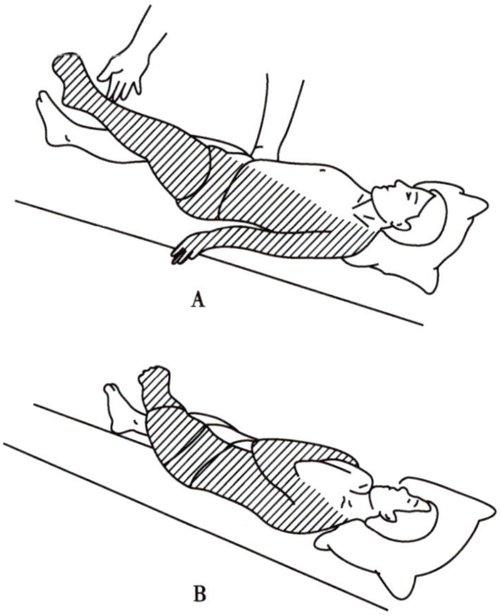

图 10-43　从仰卧位坐起

A. 双侧下肢交叉，健肢在下；B. 将双下肢移到床边

7. 坐位平衡训练

（1）双腿下垂坐在床边：许多活动可以在患者坐在床边、椅上、治疗室的凳上进行。在日常活动中，我们坐着时通常是将双足平放在地板上，但是，当刚开始一个活动时，使患者的双足无支撑即足不着地，从事各项活动更容易些。如果患者两脚放到地板上，他会试图利用健足帮助进行活动，结果出现代偿的肌肉活动。此外，双足着地对治疗师控制患足不期望的联合反应，促进躯干的正确运动也是很不利的。一旦患者学会了一个活动，就应该让他在正常的坐位下继续练习。

（2）保持坐位平衡：在坐位练习其他活动前，患者学会矫正姿势非常重要。胸椎的稳定和上肢选择性的技巧活动都是步行的前提。如果让患者自己坐，他的坐姿就可能是双髋伸展，胸椎后凸。在他能够坐直以前，需要矫正患者骨盆的位置。

治疗师站在患者面前，一手放在患肩上以阻止其后缩，另一手放在腰部帮助其伸直脊背并屈髋。然后，治疗师在患肩上的手保持不动，指导患者整个脊柱屈曲，同时另一只手辅助患者收腹，患者颈部也屈曲。当患者能够做到脊柱伸展、弓背交替活动时可以练习更精细的选择性活动。治疗师要求患者头和肩部保持竖直位，仅屈、伸下部躯干，活动应发生在脐下水平。当患者能够稳住胸椎，腰部屈伸的能力提高后，就可以坐在椅上或凳上，双足着地进行活动。

（3）躯干旋转伴随躯干屈曲（图 10-44）：患者坐直，治疗师帮助其将患手放到对侧肩上，用其健手协助保持患侧上肢的位置，以便在治疗师向后移动患者躯干超过重心时，使患侧肩胛骨向前。治疗师将手绕过患者颈后，扶患手手指以保持患手的位置，同时用上肢将患肩向前下压。另一只手指导患者肋部向下、内活动，并向患者说明肌肉活动发生的部位，使患侧肘关节向健侧髋关节方向移动。

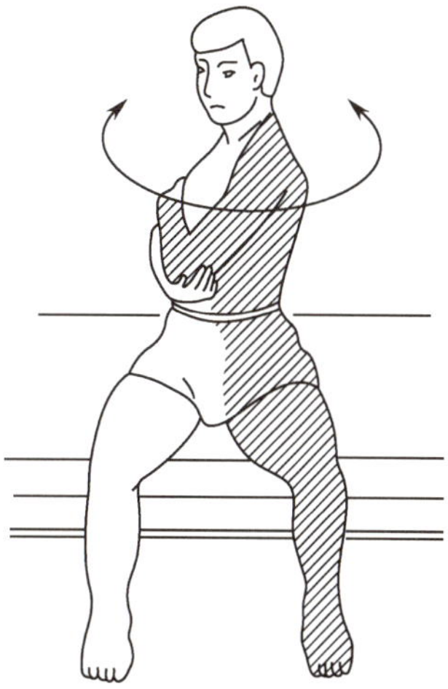

图 10-44　躯干旋转训练

（4）向健侧旋转：患者健手放在身旁治疗床上，向健侧旋转，同时治疗师帮助患者将患手放到治疗床上，与健手平行。由于患侧不能向前旋转，看起来像患臂太短不能抵达治疗床一样。治疗师坐在患者身旁，用手扶患肢上臂，将其向前拉，同时用手腕背部以相反方向将患者腕骨向后压，以帮助患者腕部屈曲和患侧肩胛骨前伸。治疗师另一手引导患者将手放到治疗床上，手指展开平伸。由于治疗师需用手矫正患者的其他部分，可用腿轻轻放在患手上，帮助保持手的位置，通常患者移动髋关节表现为患髋内收向前以代偿躯干旋转不充分。治疗师先纠正患肩和躯干的位置，然后再调整骨盆和患腿的位置。大多数患者需患臂用较大力量才能主动保持患肩向前以阻止躯干旋转。治疗师用手指导健肩向后，促使躯干旋转。患者的双肩一旦达到正确位置，治疗师就将一只手放在股部使其外展并保持其坐在治疗床上。

（5）向患侧旋转：治疗师引导患臂向另一侧，并将手放在身旁床上，位置约在大转子水平。支撑患臂肘关节呈伸展位，患者自己带健手向前，放在床上，与另一手平行，两手与肩等宽。治疗师用一手推患肩向后，而前臂使肩胛骨向前达正确位置。

当肘关节屈曲时，体重移到手掌桡侧缘，伸展时又恢复到手掌尺侧缘。

（6）躯干侧屈：患者向健侧躺下，用肘支撑体重，然后不用健手推治疗床再恢复到直立坐位。

当患者躯干控制能力改善时，治疗师可以干预患者做坐起、躺下的活动，使其肌肉活动尽可能保持较长时间。

（7）前后挪动：治疗师站在患者面前，一只手放在患者将要移动的臀下，另一只手放在患者对侧肩后，以使他能够将体重移向那一侧，并保持躯干直立。治疗师帮助患者将臀部从床面抬起，向前向后移动。然后，治疗师换另一只手放到对侧臀下，以同样方式帮助对侧臀部前后运动，两侧交替进行。当患者掌握了这个运动后，治疗师就可逐渐减少帮助。

（8）身体重心左右移动的训练：患者准备在床边坐起，患侧上肢和肩部应保持向前伸展，避免出现肩关节的后伸和肘关节的屈曲。治疗师帮助患者利用这种方式坐起，并鼓励患者用健侧上肢和手来支撑自己的身体。治疗师要保证患者身体安全，训练时防止跌倒。由于患侧躯干屈肌紧张，再加上感觉障碍，所以患者在坐位时很容易向患侧倾倒。同时，这种屈肌痉挛，也会引起头部向患侧屈曲、躯干侧屈、肩胛带下降及上肢屈曲紧张，身体重心向健侧臀部偏移。为矫正以上错误姿势，使患者获得稳定的坐位平衡，必须训练患者头颈部、躯干及上肢的伸展动作并让患者学会应用伸展的上肢来支撑体重，可进行重心的移动训练。因此，身体重心左右移动的训练是偏瘫患者维持平衡的基本保证。①肘关节伸展时的患侧重心移动训练（图 10-45）：治疗师位于患侧，双手控制患侧上肢，使之处于抗痉挛体位并在身体一侧负重，指示患者将身体重心向患侧方向移动，然后再回复原位。也可让患者双上肢处于抗痉挛体位支撑于体侧，再进行躯干的左右重心转移训练。②肘关节屈曲位时的患侧重心移动训练（图 10-46）：治疗师帮助患者将身体重心移向患侧，在肘关节屈曲位时使前臂负重，然后主动将身体回复原位。初时，治疗师可帮助患者利用肘部伸展完成身体的复位。

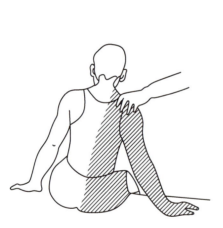

图 10-45　肘关节伸展时的患侧重心移动训练

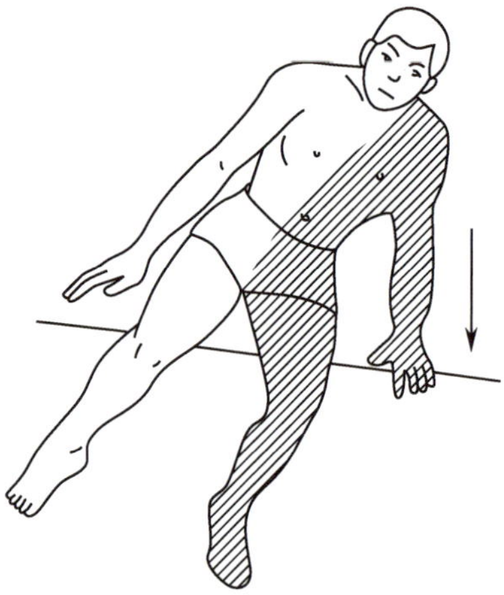

图 10-46　肘关节屈曲位时的患侧重心移动训练

（9）身体重心前后移动的训练：弛缓阶段的偏瘫患者，在坐位时进行抬头动作较困难，因患者抬头伸展时易向后方倾倒。为了帮助患者维持头部的正确体位，治疗师应站在患者前方鼓励患者向前弯曲身体，在尽量屈曲髋部的同时将患侧上肢上抬，把手放在治疗师的肩部。当患者能保持此体位并能较好伸展时，可鼓励患者抬起下颌并向上方看，通过过度屈曲髋部，可抑制患者向后方的倾斜。此阶段通常为起立动作的准备阶段。

（10）患侧上肢负重训练：患侧上肢的伸展体位可抑制上肢屈曲痉挛，训练时，将上肢处于抗痉挛体位，放在躯干侧方，指示患者将躯干重心移到患侧上肢。治疗师可通过患侧肩关节沿上肢长轴方向施加向下的压力，以提高患侧伸肌张力，加强上肢肘关节的稳定性，在此体位下，也可进行小范围、选择性的肘关节屈、伸运动（图 10-47）。

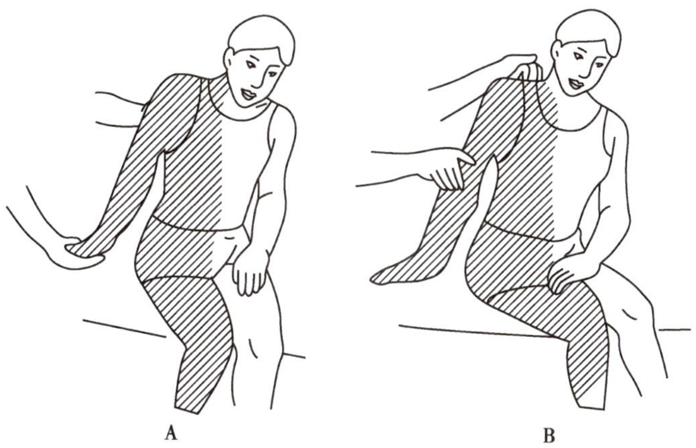

图 10-47 患侧上肢负重训练

A. 上肢处于抗痉挛体位；B. 从肩部施加向下的压力，加强肘部的伸展能力

（二）痉挛期的康复训练

痉挛期偏瘫患者的特征是患侧肢体肌张力过高，患者以异常的运动模式移动肢体。随着肌张力的升高，当进行某些特定的被动运动时，肢体的阻力也将随着增加。受累的肌群主要有：肩胛带的下压肌群，肩胛骨的固定肌群，躯干的侧屈肌群，肩关节内收、后撤肌群，肘关节的屈曲和旋前肌群及手指的屈曲肌群，髋、膝、踝关节的伸肌肌群。若在此阶段不进行任何预防性的措施，患侧肢体将形成永久性、典型的上肢屈曲痉挛及下肢伸肌痉挛固定模式。

1. 坐位和准备坐起的训练

（1）骨盆控制和躯干旋转训练：在患者身后并排放置三把椅子，让患者双手交叉并向前下方伸展，患侧下肢充分负重，治疗师帮助患者抬起臀部，旋转躯干，并指示患者缓慢将臀部坐到一侧的椅子上。此训练可提高骨盆的控制能力，同时达到躯干旋转及患侧躯干伸展的目的。做此训练时，由于患者害怕向患侧倾斜，不敢在患侧肢体上负重，总想找借助或支撑，因此要注意让患者双手交叉，躯干始终向前屈曲（图 10-48）。

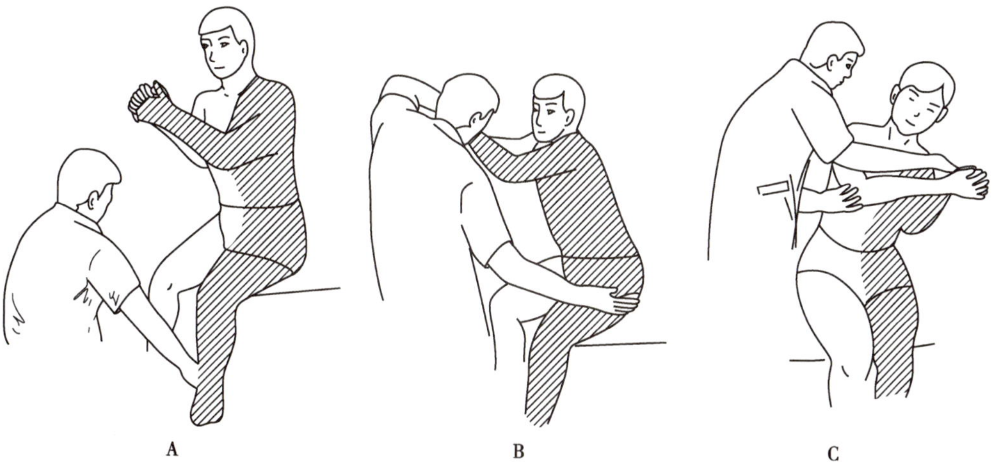

图 10-48 骨盆控制和躯干旋转训练

A. 患侧下肢充分负重；B. 将臀部缓慢抬起；C. 旋转躯干，慢慢坐到一侧的椅子上

(2)髋内收、骨盆旋前训练：患者坐位，治疗师一只手控制患侧下肢膝部，使其处于内收、内旋位，另一只手控制踝关节于背屈、外翻位，帮助患者将患侧下肢交叉放到健侧下肢上，同时带动骨盆前倾，然后再控制下肢缓慢回收放下。此动作的训练对于步行时的膝屈曲动作的完成有重要作用。

(3)提腿训练：患者坐位，治疗师托住患侧足部保持在背屈、外翻位，指示患者向上提腿，再慢慢放下，并在不同角度进行控制，以加强患侧下肢屈髋、屈膝的能力。

(4)屈膝训练：患者坐位，将膝部被动屈曲大于 90°，指示患者在小范围内做膝关节伸展、屈曲动作。训练时，要保持整个脚掌着地，足跟不能离开地面，尤其是在膝关节屈曲动作时。

2. 站起和坐下训练

(1)站起训练：①端坐位站起。患者双手交叉向前方伸展、躯干前倾，当患者的鼻尖超过足尖时，指示患者伸髋、伸膝，在此位置上慢慢站起。训练时，为使双下肢负重均等或更多地用患肢负重，应使双足并列或患足位于健足后方。治疗师也可将自己的脚放在患者患足之后，防止患者起立前最后一瞬间出现健足后撤而摔倒(图 10-49)。②高床站起。患者高床坐位，健侧臀部坐床沿，健手支撑在床边，患侧下肢着地，治疗师把患侧上肢处于抗痉挛体位，指示患者健手向下用力支撑，同时伸展患侧髋部，使膝关节伸展充分负重。当患侧髋关节伸展控制稳定后，可训练膝关节在小范围内的伸展、屈曲动作，再逐渐减少或取消健手的支撑，完全由患侧下肢进行负重。若患者端坐站起有困难，则可先用此方法进行训练。

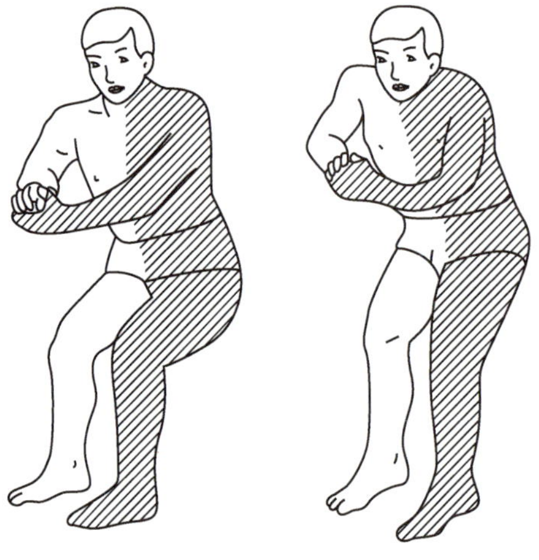

图 10-49　从端坐位站起训练

A. 双手交叉向前方伸展，躯干前倾；B. 伸髋伸膝缓慢站起

坐位站起的训练可从不同高度的坐位站起。在训练初期，让患者从较高的坐位站起，然后逐渐过渡到较低位置起立，随着下肢屈曲度数的加大，双下肢负重站起就变得更加困难，当患者能从较低的位置上站起后，可进行半蹲位时的双下肢负重训练，对减轻下肢伸肌痉挛有很大帮助。

(2)坐下训练：与站起训练动作顺序相反。指示患者躯干前倾，慢慢屈髋屈膝，下降臀部，慢慢坐下。为防止患者突然跌落到椅子上，治疗师可在患者患侧臀部施加一些辅助力量，当臀部接近椅子时让患者抬起臀部，反复数次，再坐到椅子上（图 10-50）。

3. 站立和行走训练　患者行走的各个阶段均可在站立位进行准备。身体重心转移时，由于患侧下肢缺乏平衡反应不能很好负重，因此，首先要进行患侧下肢的站立负重训练。训练原则应由易到难，负重量由少到多。如果患侧下肢负重不充分，将影响到患者的步行稳定性。

（1）患侧下肢负重训练：①患者站立位。治疗师一只手放在患者的腋部支撑，保持肩胛带的上举，另一只手使患侧上肢肘关节、腕关节处于伸展位，即抗痉挛体位，同时指示并引导患者将身体重心逐渐向患侧移动（图 10-51）。为防止患者出现利用躯干侧倾来代偿的动作，可让患者在姿势矫正镜前进行此训练，通过视觉刺激的反馈作用，让患者观察自己是否已将身体重心移至患侧，同时治疗师也可将手放在患侧骨盆对侧，帮助患者将整个躯干向患侧移动。②患者立位。身体重心移至患侧，健侧手可抓握一固定扶手以起保护作用，健足放在治疗师腿上，治疗师跪于患者前方。为避免出现患侧膝关节过度伸展或屈曲，治疗师可用一手保持膝关节屈曲 15°左右，随着患侧下肢负重能力的提高，治疗师另一手可握住健足，感觉其向下踩的力量是否逐渐降低，直至患侧下肢负重能力逐渐接近单足站立时的负重能力（图 10-52）。这时，便可开始进行患侧下肢单独站立的训练。随着稳定性的提高，指示患者在单侧负重情况下交替进行小范围的伸展、屈曲动作。③患腿站立。当患者患侧单独负重无恐惧感之后，令患者抬起健足，进行小范围前后迈步动作的训练。此动作应缓慢进行，以尽可能使患侧多负重。健腿向后迈步时，治疗师应注意引导下肢充分迈至患足的后方，使患侧髋关节充分伸展，同时，患者不能出现躯干的前倾、后倾等代偿现象。

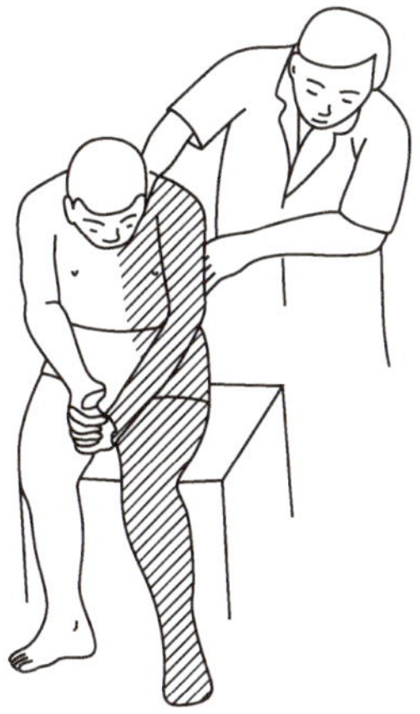

图 10-50　坐下训练

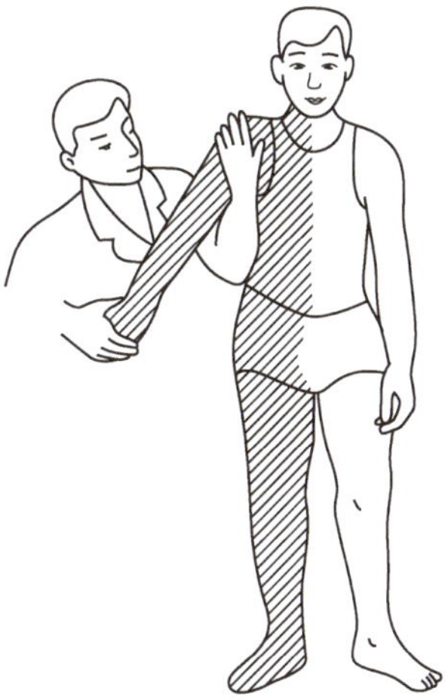

图 10-51　立位患侧重心移动训练

（2）患侧下肢的迈步训练：当偏瘫者向前迈患腿时，常因足趾离地时屈膝不够而使患侧腿拖地，出现骨盆上提。治疗师要注意辅助患者将骨盆放松，屈曲膝关节，然后将屈曲的膝关节向前迈出。具体训练方法如下：

1）膝关节屈曲训练：患者俯卧位，治疗师被动将患者患膝关节屈曲 90°，然后令患者缓慢伸直下肢，并训练患者将下肢保持在关节活动的某一点上，增强在各个关节活动角度的控制能力。

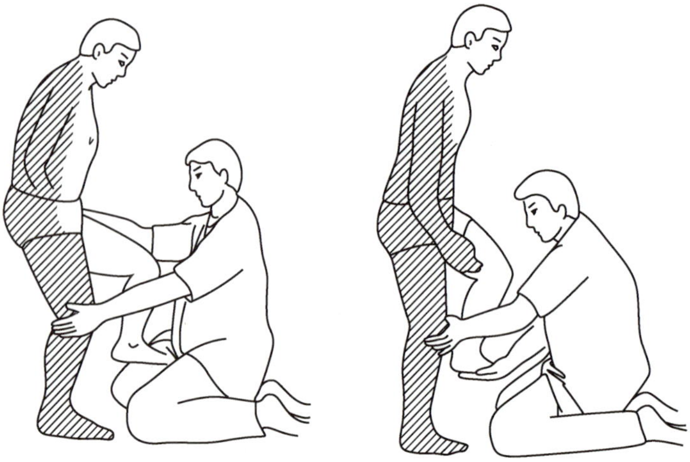

图 10-52 立位负重下屈膝动作训练

A. 健足放在治疗师腿上；B. 治疗师手握健足，感觉其下踩的力量

2）髋、膝屈曲动作训练：患者立位，骨盆自然放松，治疗师帮助患者轻度屈曲膝关节，注意观察患者髋部是否放松，防止骨盆上提动作的出现，然后将患侧下肢向前方迈出。

3）髋内收、膝屈曲动作训练：患者立位，患肢位于健肢后方，健肢完全负重，让患者将患膝靠近健膝，练习髋内收、膝屈曲动作（图 10-53）。训练时，要注意将患足保持外翻、背屈位，防止患侧下肢向前迈步时，脚掌前外侧向地面的压力造成踝关节内翻、膝关节僵直，患者迈步时骨盆上提或产生划圈步态。

4）迈步前训练：由于下肢伸肌痉挛导致不能屈膝和背屈踝，导致步态异常，因此，在步行训练前应先进行迈步前的准备动作。治疗师托住患足足趾使其伸展，并将踝关节控制在背屈、外翻位，然后让患者将足部抬离地面，抬起的高度与正常迈步时相同（图 10-54）。抬腿时，注意控制患者骨盆不出现上提动作，足跟着地时应缓慢轻柔，并能在控制下着地。

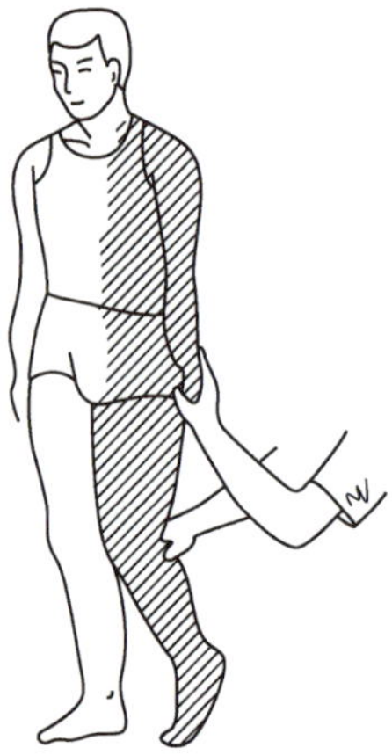

图 10-53 髋内收、膝屈曲动作训练

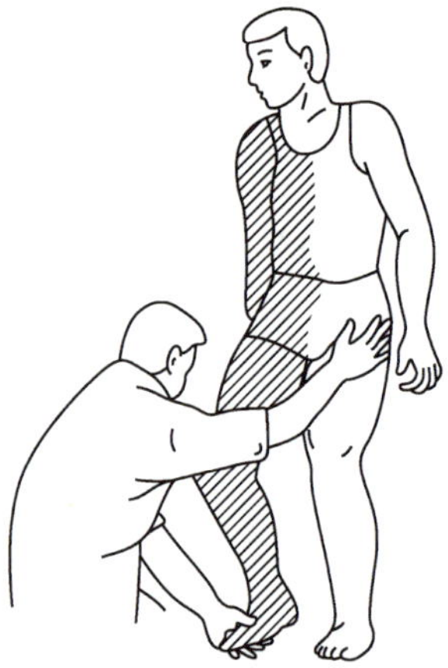

图 10-54 患肢迈步前训练

5)迈低步训练:患肢高抬腿会引起下肢伸肌痉挛,导致骨盆上提、躯干代偿,故应由膝关节轻度屈曲,来引导下肢向前方迈低步,落地时慢慢放下。

6)足跟着地训练:让患者屈曲膝关节、背屈踝关节,并向前移动下肢,再慢慢放下足跟。治疗师可通过保持患足足趾伸展、踝关节背屈,帮助患者足跟着地。训练时,可用手指体验患足足趾有无屈曲的动作,即向下压的感觉,若有,在患足落地前,让患者再次抬高足部,放松足趾后再足跟着地。此方法可抑制患侧下肢的伸肌痉挛。

4. 上肢运动控制训练

(1)上肢的控住训练:将患侧上肢被动移到空间的某一位置,将腕关节背屈,手指伸展,拇指外展。逐渐将手放开,再指示患者将肢体控制在此位置保持不动,并练习上肢能在各个方向、各个角度控住。注意,训练时上肢外旋、肘关节伸展。

(2)上肢定位放置训练:当患者上肢具备一定的控住能力时,可指示患者将控住的肢体由此位置向上或向下运动,然后再返回原位。

5. 手膝跪位和双膝跪位的训练　跪位训练可用于抑制下肢伸肌痉挛模式及上肢支撑、平衡训练,对偏瘫患者是一种非常重要的治疗。但高龄者和体重过重的患者不宜采取这种体位。

(1)手膝跪位训练:使患侧上肢处于抗痉挛体位并充分负重,必要时治疗师可从患侧肘部给予支撑来保持肘部的伸展,同时也要注意使手指伸展、拇指外展支撑在床面上,让患者向前、后、左、右摇动躯干保持平衡。随着患者手膝位平衡能力的改善,训练难度应逐渐提高,如让患者抬起健侧上肢或下肢,使患侧肢体充分负重,并且在此体位下维持身体的平衡。

(2)双膝跪位训练:治疗师位于患者患侧,保持患侧上肢抗痉挛体位,引导患者身体进行左右重心的移动,应尽可能向患侧移动身体使之充分负重。训练时要注意保持髋部伸展,防止患侧骨盆出现后撤动作。

(3)单膝跪位训练:治疗师帮助患者将患膝屈曲跪于凳子上,并充分伸展髋部使其负重,指示患者向前、向后迈出健侧下肢。

6. 肘部控制训练　因患者常伴有上肢的屈曲痉挛,所以肘关节的屈曲不会出现很大问题,重点在于训练肘关节的再伸展控制能力。

(1)患者坐位,双上肢屈曲,双手举过头顶,然后屈曲肘部触摸头顶、对侧肩、耳等部位,再将前臂缓慢伸直。治疗过程中,治疗师应注意帮助患者肩胛部位向前伸展,防止肩胛部位出现后撤动作。若患者不能充分伸展肘部,治疗师可在肱三头肌部位进行拍打,以促进肌肉的收缩。

(2)患者坐位,患者双上肢前伸,肘部轻度屈曲,双手十指交叉。让患者屈肘,用双手触摸口、鼻,然后再返回原位。为防止肩部的后撤,可将前臂置于桌面上,在肩部充分前伸的情况下进行屈肘运动。

(3)患者仰卧位或侧卧位,患侧上肢上举。当患侧上肢能控制在上举位置时,可进行交替的肘部伸展和屈曲训练(图 10-55)。也可在上肢抬起的水平位进行肘伸展的动

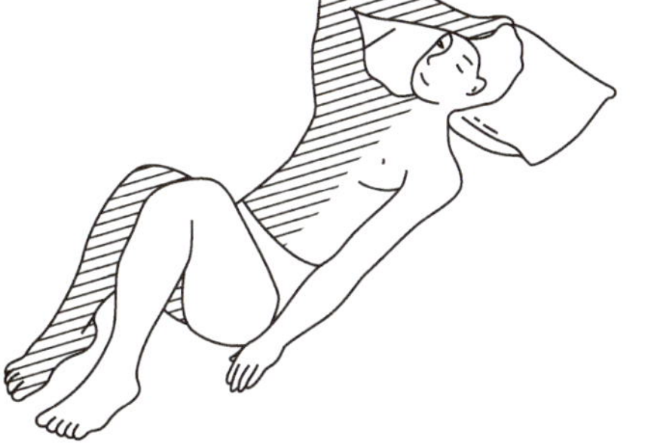

图 10-55　肘部屈伸控制训练

作。当患者在上举上肢的各个角度均具有肘部的控制能力时，可进行肘关节的独立运动，将患侧上肢外展、外旋、肘关节伸展位时，指示患者屈肘触摸自己嘴部，然后再返回伸肘位。此动作的整个过程要求缓慢地、有控制地进行。此训练动作对于偏瘫患者的穿衣、吃饭、梳头等日常生活功能的自理非常重要。

(4)患者坐位，上肢前伸，前臂旋后，指示患者将上肢尺侧接触同侧头、肩部，进行肘关节屈伸控制练习。在训练过程中，必须保持患侧肩部向前方伸展，必要时可将肩胛骨内侧缘向外推动，以控制肩胛骨向前伸展。

（三）恢复期的康复训练

进入恢复期，患者的痉挛逐渐减轻，偏瘫肢体出现了分离运动。此期的治疗目的在于改善步态的质量和患侧手的应用，最后进行各种有意义的日常生活动作训练，再逐步向正常运动过渡。

改善步态训练的患者必须具备以下几方面的条件：膝关节有良好的选择性运动；具有良好的选择性踝关节背屈和跖屈；有一定的立位平衡能力和协调能力；患侧肢体负重位时，踝关节能保持中立位等。

1. 改善步态的初步训练

(1)踝关节控制能力训练：行走时，踝关节的跖屈、背屈控制能力是非常重要的。踝关节屈伸控制训练可在不同体位下完成，如在仰卧位下，患侧下肢屈曲或伸展位下进行踝关节背屈，足趾抬离支撑面的动作；俯卧位时，膝关节保持屈曲位，进行踝关节、趾的伸展训练；在坐位下，患侧下肢交叉到健侧下肢上（跷二郎腿），类似平时进行穿脱鞋、袜的姿势。

若患者不具备站立位时踝、足趾关节的背屈能力，则患者不可能完成足底—足趾行走的步态。治疗师可通过突然向后推动患者的身体而引发踝、足趾的控制模式，因此，激发踝、足趾的屈肌保护性收缩，可防止患者向后方跌倒。训练时，治疗师应位于患者身后，从患者髋部给予支撑，并突然将患者向后方推动。另外，患者也可健足在前、患足在后大跨步站立（图 10-56），在患足足跟不离地的条件下背屈踝关节，将身体重心转移到前方的健侧下肢上。训练时，注意防止踝关节内翻，动作要缓慢进行，为保证患者安全，可让患者在平衡杠内进行。

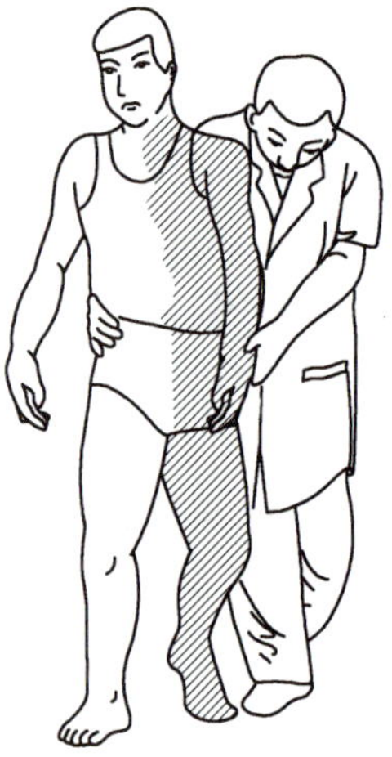

图 10-56　踝关节背屈训练

(2)准备迈步的训练：患者站位，指示患者患足足跟离地但足趾着地，再恢复足跟着地。训练时，治疗师一只手控制患者骨盆部位使之放松，另一只手帮助膝部屈曲，足跟抬起。

(3)迈小步训练：患者健足站立，治疗师一只手控制患侧骨盆，另一只手帮助患者足部保持外翻、背屈位，并指示患者屈髋屈膝向前、向后迈小步。前后迈步时，注意保持患者躯干、骨盆放松，轻度屈髋屈膝，防止骨盆上提动作而形成的划圈步态。

(4)滑板训练：为改善患侧下肢站立的平衡能力，让健足踏在滑板上进行各方向的滑动，使患足充分负重。再让健足站立，患足放在滑板上向各个方向滑动，可训练患侧下肢的控制能力及灵活性。训练时要注意在安全条件下进行，远离尖锐物体，周围环境清净明亮，滑动时不要过分用力，控制在小范围内进行。

2. 改善步态的进一步训练

(1)促进侧行:为了行走的安全,不失去平衡,患者必须能够一只脚从另一只脚的前方跨过去,向侧方快速迈步。在行走过程中,他需要向侧方迈步以躲开旁人或物体。侧行需要的肌肉活动,也会帮助改善步态模式。①向健侧行走:治疗师站在患者侧面,一手侧放在患侧髋部,另一手放在健侧肩部,患者向健侧迈一步,患腿跨过去并位于健腿的前面,试着把足放在与健足平行的位置。然后再用健腿迈一步,并连续向一个方向行走(图 10-57)。另一种方法是治疗师一手放在健侧髋部,另一侧抵住患者的胸部,当患者患腿迈步时使过度活动的健侧躯干放松。②向患侧行走:治疗师紧挨着站在患者患侧,一只手放在患者的上臂,使患侧躯干拉长,另一只手放在对侧骨盆上,使体重侧移至患腿,患者健腿从患腿的前面过去,双足要相互平行,并持续走一条直线。只有患者把骨盆充分前移超过患腿才可能阻止膝过伸的发生。患者能够控制骨盆和下肢的运动时,治疗师把手放在其肩部帮他向侧方移动,先向一侧然后再向另一侧。开始时应缓慢仔细地进行。

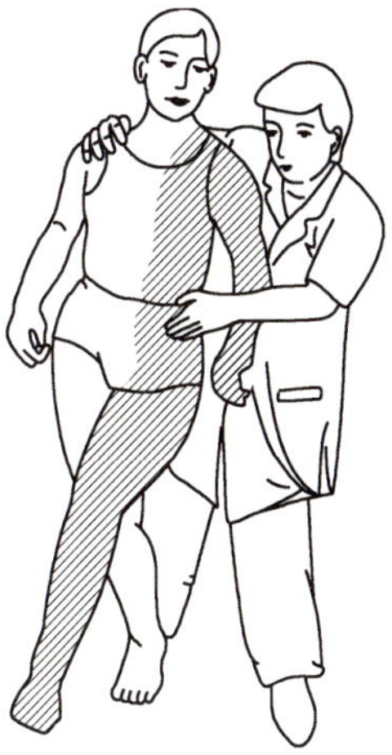

图 10-57　向健侧行走训练

(2)促进向前行走:①稳定胸部使躯干向前。当行走时,许多患者不能保持胸椎伸展或防止躯干侧屈,他们可能还会使重心过度向后,那样就阻止了正常的反应性摆动相的产生,而是下肢有意识地抬高迈步。治疗师在患者的侧面,并使患者的胸部稳定于伸展位。治疗师一手放在患者剑突的位置,另一手位于同等高度的胸部背面,并且拇指向上。双手稳定地扶胸部于正确位置,沿着行走平面使胸部同时前移,患者相应地移动下肢。在患者移动时,治疗师也可帮助支撑躯干的部分重量。行走速度适当时,治疗师也可用手引导躯干旋转。②防止躯干侧屈和上肢的联合反应。患者可能很难保持双肩水平,患侧肩部下垂可能伴有上肢的联合反应,可把上肢拉向痉挛性屈曲模式。即使上肢看上去是软瘫,也同样可以有肩下垂。③支撑患侧上肢。治疗师走在患者的侧面,把偏瘫的上肢前伸至肩屈 90°。治疗师的手紧靠患者,支撑患者的肘关节于伸展位,并把肩关节抬高至正确水平。治疗师的手位于患者肱骨髁处,上臂抵住他的肋骨,施加与患者相反的力来矫正他的胸部姿势,即治疗师外展上肢把患者的胸部向外推。用另一手保持患者的腕、手伸展,用示指保持他的拇指于外展位。治疗师的拇指位于患者手背侧,另一手于肱骨髁。在和患者有节奏地行走时,引导他重心向前。④抱球走。双臂抱球将帮助患者重心向前,加大步幅并防止上肢的联合反应。治疗师面对患者,帮患者抱住球。患者双手在球侧放平,齐肩水平,向前行走。当步行有节奏时,治疗师可通过向两侧轻轻移动球来引导躯干旋转(图 10-58)。⑤控制胸部关键点。在行走周期中,对患腿向

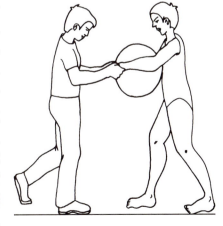

图 10-58　双臂抱球行走训练

前摆动有困难者，会用许多不同的代偿运动向前迈步。许多人靠健侧髋的伸展、躯干向后晃动来摆患腿向前或者靠患侧提髋；有的靠健足的跖屈来给患腿向前摆提供许多的空间，即使穿戴踝背屈支具或脚托者也是如此。治疗师手指伸展、掌指关节屈曲，用手背侧抵住患者的胸骨。腕关节于中间位，肘关节伸展，然后要求患者前倾抵抗治疗师的手，并保持躯干伸展，其运动杠杆的支点位于踝关节。因为患者体重向前，并且腹肌活动，通常患腿无需费力向前摆，且不再向后仰、提髋和健足跖屈。

(3)兴奋性和抑制性拍打：加压拍打作为兴奋性刺激增加肌群的活动；抑制性拍打抑制异常运动模式。二者都可以促进行走。准确的时间控制是拍打的关键。①髋关节伸肌的兴奋性拍打：髋关节伸肌的活动，可通过对站立相开始时对髋伸肌群轻而准地拍打来实现，即在足跟着地那一刻或患足接触地面之时。否则，当髋关节已经开始负重时，刺激不到位，髋关节会产生后突。方法为：治疗师位于患者的前侧方，向前握住患手，手握住肘关节下面支撑患者的上肢并引导患者体重向前，患者的上肢与躯干成直角。随着患者行走，在足接触地面时，治疗师另一只手手掌微屈，在患侧臀部给予向下向前的拍打。治疗师的手与患者臀部接触要实，直至患腿开始向前运动。在摆动相手迅速移开，准备下一个站立相开始时对髋伸肌的刺激。②下部腹肌的兴奋性拍打：促进和启动摆动相，可以通过握住患者的上肢于前伸位，如前所述，用另一只手的手背在患膝将屈的那一刻，快速拍打下腹部，治疗师的手保持与患者接触直至患腿开始负重。站立相时把手移开，准备下一个摆动相。③抑制性拍打：如果在摆动相开始时，患者试图提髋或髋后突，治疗师可通过抑制性拍打抑制异常模式。行走时，握住患者上肢于前伸位来帮助引导体重前移。方法为：治疗师用另一只手掌向下向前拍打患者的臀部，正好在提髋或髋后突前给予抑制，也就是在摆动相将要开始的那一刻。治疗师的手一直放在患者臀部直至患腿开始负重。然后把手拿开准备下一步(图 10-59)。

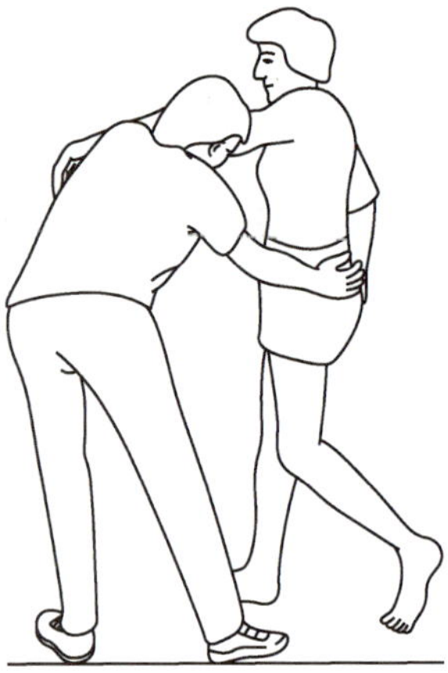

图 10-59　抑制性手法矫正摆动相行走训练

(4)促进减小步宽：为代偿躯干控制不良和保持平衡，很多患者的步宽大于正常。步宽的增大需要骨盆的进一步侧移，把体重移向负重的下肢，这样躯干肌使用不当，耗能过多，可以让患者沿直线行走来逐渐减少步宽。①沿直线走：用粉笔、油漆或胶带在地上标出一条线让患者沿线行走，练习髋的旋转和足的放置，要求足踏在线上。治疗师位于患者侧面，帮助髋关节运动，一手拇指从后方放在股骨头上，协助患侧髋伸展并外旋，另一只手放在对侧骨盆处，以使患者稳定并帮他把健腿在前面放好。当患者能准确地把足踏在线上时，治疗师可用一只手从后面放在胸椎上以稳定胸部，另一只手放在前面剑突处，也可以通过矫正肩的摆动协助脚的摆动。②沿木板行走：行走过程中，患者为了加大支撑面，在摆动相终末会自动把足过于向外侧放。这种支撑面积的加大，会成为他今后习惯性步行模式的一部分。通过练习沿木板行走，患者可以体验正常步宽，因为木板可提示其足在前面应该放的位置。除了体验正常步宽之外，也可刺激躯干肌的活动。开始时治疗师可能需要先支撑他的患侧臀部，但当他的下肢活动较自由时，可以减少支撑，而只在肩部给予适当协助。当有信心沿木板行走时，患者还可以双臂抱球行走。抱着球意味他不能直接看着脚,但可以看到前方远处的木板,而且必须感觉足的位置,排除了健侧上肢和肩的代偿性运动,靠下部躯干和髋关节的活动使足踏在木板上。如果患者不能自己做,治疗师可以帮助患臂放在球上。

(5)重建行走节律:患者往往意识不到他的步行是缺乏节律或是已经改变了节律。练习行走有助于改善节律,这些活动还可以帮助体重前移,使行走更具自发性,而无需用心注意足的交替向前迈步。多种原因可影响步行节律,常见的是膝过伸,因为它可引起站立相开始时体重向患腿转换时的延迟。①踩锣点行走:患者按着自己敲锣的节奏行走,迈一步敲锣一次。治疗师在前面帮助患手抓住锣,另一只手握住患者拿锣锤的健手,引导他在准确的时候,即当足踏地的那一刻,有节奏地敲锣。也可根据需要改变节奏,可快可慢,患者按时迈步。一旦患者恢复了步行节律,治疗师可允许患者自己敲锣。行走几步后若失去节律可重新帮助敲几次,以利矫正。还可以每迈一步敲两次或三次来增加难度。最后一次落在摆动相终末足落地之时,如:咚咚锵、咚咚锵。②健手拍球:患者用健手向地上拍球然后再接住。让他掌握球弹的时间,正好摆动相终末患足着地时球也落地;球弹起来时,健肢向前迈步,足着地时再接住球。此活动不仅强调节律,还可使健手与对侧足同时活动而不是保持在一固定位置,如外展和伸展位。③双手拍大球:患者双手抱着一个大球,按固定节律向前走,边走边拍球。患者先在站稳的情况下拍球和接球,治疗师站在侧面让他用双手拍球和接球。如果治疗师不引导他用健手,患者可能试图从下方抓住球。患者向前走,走两步之后治疗师握住患者的手拍球,然后迈两步再接住球,即“迈—迈—拍—接”而不干扰行走。拍球着地正好与一足摆动终末同步,接球与另一足摆动终末同步。当治疗师引导患者的手行走能与拍球和接球同步时,可以放开患者的健手。可先站稳,练习轻而准地拍球和接球,治疗师引导患手的正确活动。然后随着拍球和接球行走。如果患手有足够的主动活动,治疗师可逐渐减少对患手的协助。④模仿治疗师的步伐:通常患者步幅不均等,健侧步幅小于患侧步幅,上肢屈肌张力增高,并且由于联合反应使得上肢呈僵硬屈曲位。治疗师走在患者患侧,自己的手与患手交叉握在一起,要求患者准确地模仿其步伐,从时间到步幅都要一致。患者向前迈健腿,治疗师摆患侧的上肢向前。然后随着迈患腿,患侧上肢向后摆。⑤脚尖行走:要达到较正常的步态,帮助患者获得主动的踝关节跖屈是很重要的。许多治疗师回避此活动,因为他们害怕增加痉挛状态和引发踝阵挛。相反,只要此活动是选择性完成的,主动的跖屈可以抑制踝关节跖屈肌和足趾屈肌的肌张力增高,当患者学习足趾步行时,要特别注意膝关节保持在踝关节的前方,而不能以伸肌共同运动模式造成膝过伸。膝应与踝在一条直线上,而不应有向内或向外侧的偏移,治疗师可位于患者侧面帮助控制膝关节的位置,并且防止在练习足趾步行时的趾屈曲。随后可在患者的侧方一起步行,并通过稳定患者的胸椎来矫正患者的活动,同时为其支撑一定程度的体重。随着主动跖屈控制能力的改善,患者可以进行交替的踝关节背屈和跖屈的步行,这对患者来说是很困难的。在摆动相后期,患者足跟应着地,随着抬高脚趾,而对侧下肢摆动向前,重复进行此顺序。患者以轻松的步伐,站立相夸张的跖屈步态行走。⑥抛球与接球:患者向前走,用健手把球抛给离他不远与他平行往前走的人。此时,要求患者注视那个人的眼睛。然后接住他扔过来的球,球在二人之间来回传递。尽管头可以旋转,但躯干和足应沿一条直线前行。治疗师贴着患者患侧走,但略靠后,以免妨碍他接球。治疗师的手轻轻放在患者两侧髋部,只在需要时提供一点帮助，此活动可以从健侧抛球进行，也可以从患侧抛球进行，步行的节律应保持恒定。⑦敲锣：患者边走边敲打治疗师从不同方向伸出的锣，保持步行节律、速度和方向不变。

(6)上下阶梯的训练：加强上下楼梯的能力也是偏瘫患者全面康复的重要部分之一。偏瘫患者上下楼梯的训练应遵循"健侧下肢先上，患侧下肢先下"的原则。①上楼梯的训练：治疗师位于患者身后，一只手控制膝关节，另一只手扶持腰部，将重心转移到患侧，指示健肢上台阶，然后重心前移，治疗师辅助患侧下肢屈髋、屈膝，抬起患足，迈上台阶。初期，患者健手可抓握扶手，随着稳定性的加强，应逐渐减少辅助量，如上台阶时，指示患者双手交叉相握伸向前或自由摆动，治疗师可从患者躯干部位给予一定的帮助(图 10-60)。②下楼梯的训练：治疗师位于患者后方，一只手置于患侧膝部上方，辅助膝关节屈曲向下迈步；另一只手置于健侧腰部帮助身体向前移动重心，然后再保持膝关节伸展支撑体重，指示健侧下肢向下迈步(图 10-61)。

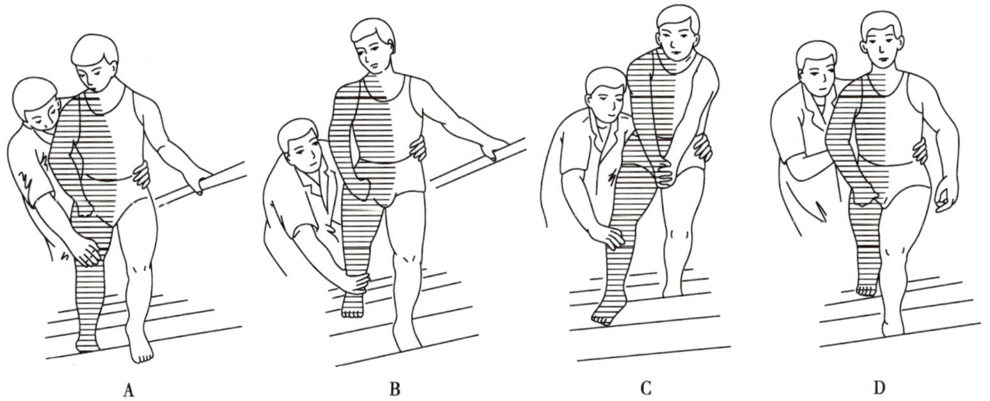

图 10-60　上楼梯的训练

A. 控制患膝，转移重心；B. 重心前移，健侧下肢上台阶；C. 双手交叉向前，减少辅助力量；D. 患侧上肢自由摆动

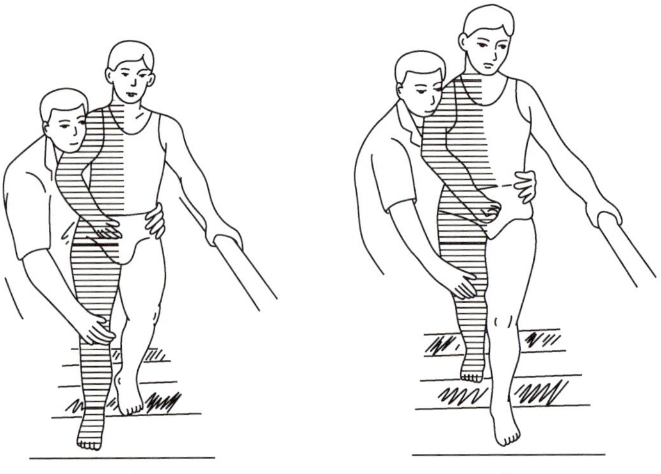

图 10-61　下楼梯的训练

A. 患膝关节屈曲向下迈步；B. 膝关节伸展支撑体重

3. 上肢运动控制训练

(1)联合反应的抑制:患侧上肢放置桌面保持不动,指示患者用健侧手摩擦患侧上肢皮肤;或健侧手臂上抬高举过头,然后屈肘触摸头顶、头后枕部等(图 10-62),再返回前方;或用工具夹食物、写字和绘画等。当患者进行以上训练时,指示患者抑制患侧上肢不出现任何异常的张力变化和动作。

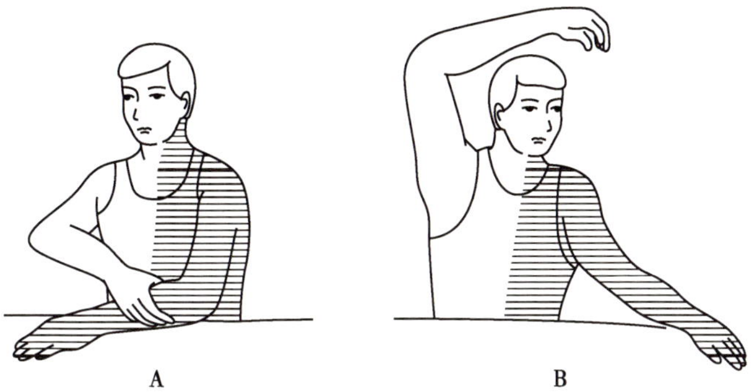

图 10-62　上肢联合反应的抑制训练

A. 健手摩擦患侧上肢;B. 健手上举过头,触头顶、头后枕部

(2)患侧上肢负重及躯干放置训练:患者坐位,患侧上肢在身体侧方保持抗痉挛负重位,指示患者旋转躯干,健手越过中线,将患侧的物体拿起,放到身体健侧。此训练在加强患侧上肢负重能力的同时,可加强患者的躯干控制能力,从而维持坐位平衡能力。

(3)伸肘练习:坐位,患者双手交叉推动桌上放置的滚筒或实心球,来回推拉。此训练可加强患者肘关节的控制能力,缓解上肢的屈曲痉挛。训练时,要注意保持患者躯干前屈,双上肢向前伸展,可避免出现肩胛带的后撤动作。

案例分析

患者杨某,男性,67 岁,主因左侧肢体活动不利 5 天入院。既往有高血压 10 年,冠心病 5 年。患者于 5 天前晨起发现左侧肢体无力,急到本区医院就诊,行头颅 CT 检查,未见异常。给予"脉通、丹参"静脉点滴,病情仍进一步加重,复查头颅 CT:右侧基底节区脑梗死。于 4 天前左侧肢体完全瘫痪,近 3 天病情无明显变化。发病以来无头痛、恶心、呕吐、意识障碍及二便障碍。查体:血压 160/90mmHg,心肺查体大致正常。神志清楚,言语流利,智力正常,饮水偶有轻度呛咳,左鼻唇沟浅,左侧肢体肌力 0 级(Brunnstrom 分级 1 级),肌张力低,腱反射稍弱,左侧霍夫曼征及巴宾斯基征阳性。右侧正常。不能保持坐位。

分析:

1. 患者存在哪些障碍(包括功能和能力障碍)?
2. 患者被动的康复项目包括哪些?
3. 患者能否进行主动性康复训练?如能,请简述其理由,并简述主动性康复训练包括哪些项目。

(左天香)

扫一扫
测一测

复习思考题

1. Bobath 治疗技术的原则及常用治疗技术有哪些？
2. Bobath 治疗技术如何治疗小儿脑瘫？
3. Bobath 治疗技术如何治疗脑卒中？

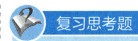

PPT 课件

扫一扫
知重点

第十一章

Brunnstrom 技术

学习要点

Brunnstrom 技术的定义、目的；Brunnstrom 中风偏瘫恢复六阶段理论；常用反射及模式；Brunnstrom 疗法的临床应用及注意事项；Brunnstrom 技术中躯干及上肢的训练、行走与步态训练的操作方法。

第一节 概 述

Signe Brunnstrom 通过对脑卒中偏瘫患者运动功能多年的临床观察和分析，注意到脑卒中偏瘫患者的恢复几乎是一个定型的连续过程，结合大量文献资料，认识到脑损伤后中枢神经系统失去了对正常运动的控制能力，重新出现了在发育初期才具有的运动模式。例如：肢体的共同运动、姿势反射以及联合反应，并出现一些原始反射和病理反射，如紧张性颈反射、紧张性迷路反射等，而深反射等正常反射则被强化。损伤后的恢复过程是运动模式的变化，即偏瘫患者的运动功能恢复过程首先从完全性瘫痪开始，然后出现运动质的异常，即运动模式异常，继之异常运动模式达到顶点，以后协同运动模式即异常运动模式减弱，开始出现分离运动，最后几乎恢复正常，但并非所有患者都按这个过程恢复到最后，可能会停止在某一阶段。这些异常的运动模式是恢复的必然阶段，没有必要也很难被抑制，Brunnstrom 技术强调在脑损伤后恢复过程中的任何时期均使用可利用的运动模式来诱发运动的反应，以便让患者能观察到瘫痪肢体仍然可以活动，刺激患者康复和主动参与治疗的欲望。主张在疾病的恢复早期阶段，利用这些运动模式来帮助患者控制肢体的共同运动，达到最终能自己进行独立运动的目的。

一、中枢神经系统损伤后的恢复阶段

Brunnstrom 将脑卒中等中枢神经系统损伤后偏瘫的恢复过程分成 6 个阶段（表 11-1）。

表 11-1 Brunnstrom 偏瘫运动功能恢复六阶段

阶段	上肢	手	下肢
Ⅰ	弛缓,无随意运动	弛缓,无随意运动	弛缓,无随意运动
Ⅱ	出现联合反应,不引起关节运动的随意肌收缩,出现痉挛	出现轻微屈指动作	出现联合反应,不引起关节运动的随意肌收缩,出现痉挛
Ⅲ	痉挛加剧,可随意引起共同运动或其成分	能全指屈曲,钩状抓握,但不能伸展,有时可由反射引起伸展	痉挛加剧 1. 随意引起共同运动或其成分 2. 坐位和立位时髋、膝可屈曲
Ⅳ	痉挛开始减弱,出现一些脱离共同运动模式的运动 1. 手能置于腰后 2. 上肢前屈 90°(肘伸展) 3. 屈肘 90° 前臂能旋前、旋后	能侧方抓握及拇指带动松开,手指能半随意、小范围伸展	痉挛开始减弱,开始脱离共同运动出现分离运动 1. 坐位,足跟触地,踝能背屈 2. 坐位,足可向后滑动,使屈膝> 90°,踝背屈
Ⅴ	痉挛减弱,共同运动进一步减弱,分离运动增强 1. 上肢外展 90°(肘伸展,前臂旋前) 2. 上肢前平举及上举过头(肘伸展) 3. 肘呈伸展位,前臂能旋前、旋后	1. 用手掌抓握,能握圆柱状及球形物,但不熟练 2. 能随意全指伸开,但范围大小不等	痉挛减弱,共同运动进一步减弱,分离运动增强 1. 立位,髋伸展位能屈膝 2. 立位,膝伸直,足稍向前踏出,踝能背屈
Ⅵ	痉挛基本消失,协调运动大致正常,Ⅴ级动作的运动速度达健侧 2/3 以上	1. 能进行各种抓握 2. 可全范围伸指 3. 可进行单个指活动,但比健侧稍差	协调动作大致正常。以下动作速度达健侧 2/3 以上 1. 立位伸膝位髋能外展 2. 坐位,髋可交替进行内、外旋,并伴有踝内、外翻

第 1~3 阶段是从发病后的弛缓阶段过渡到出现痉挛的时期。第 1 阶段相当于发病后数日到 2 周的时间,为弛缓期,处于软瘫状态,没有任何运动。第 2 阶段约在发病 2 周后,肌张力开始增加,出现痉挛,无随意主动运动,肢体运动以基本的共同运动、联合反应为主要表现,手能开始粗大抓握,有最小限度的屈指动作,此时肢体运动明显受到联合反应的影响。此期应以诱发联合反应入手,将其作为随意性运动的准备,逐渐利用联合反应进行训练,使患者体会伴有随意性的肌肉收缩。第 3 阶段可随意引起共同运动,痉挛加强,达到病程中的极值,共同运动的活动可能受限,不能在某关节的全范围内进行活动;手可做粗的抓握和钩状抓握,但不能释放;坐位和站立时,髋、膝、踝屈曲,第 2~3 阶段约持续 2 周。第 4 阶段痉挛开始减轻,共同运动模式削弱,脱离共同运动的分离运动即正常运动模式的主动运动开始出现,手的粗抓握存在,侧捏在形

成,可做少量的伸指运动和一些拇指运动。坐位时足可在地板上滑向后使膝屈曲大于90°,足跟在地板上时,足可背屈同时屈膝达90°。第5阶段,基本的四肢共同运动在运动时失去优势,可以从事比较难的分离运动,或完成较复杂的功能活动,痉挛明显减轻;手有伸抓功能,能完成球和圆柱状抓握及释放动作;站立时伸髋伴屈膝,踝背屈时伴有膝髋的伸直;第4~5阶段相当于病后第5周到3个月。第6阶段,共同运动完全消失,痉挛基本消失或仅在进行快速运动时才轻微可见,各关节运动较灵活,协调运动大致正常,手可做所有类型的伸抓和个别地活动手指,并有充分范围的伸指;坐或站位时,髋外展,坐位时,髋可交替内旋和外旋,合并有踝的内翻和外翻。在上述恢复阶段中,第1~3阶段实质上是疾病的发展过程,第4~6阶段才是真正的恢复过程,其恢复过程实际上是运动模式的转换过程,即由打破运动恢复早中期的异常运动模式到恢复后期正常运动建立的过程。

二、原始反射对脑卒中患者的影响

中枢神经系统损伤后,脊髓、脑干等低级中枢失去了高级中枢的调控作用,使得其支配的原始反射又重新并且以夸张的形式表现出来,Brunnstrom 主张利用这些原始的反射活动来促进肢体的运动及调整肌张力。

1. 同侧伸屈反射　是同侧肢体的单侧性反应,例如:刺激上肢近端伸肌能引起同侧下肢伸肌收缩,刺激上肢近端屈肌可以引起同侧下肢屈曲的倾向。

2. 交叉伸屈反射　当一侧肢体伸肌受刺激时,会产生该肢体伸肌和对侧肢体伸肌同时收缩的反应;当刺激屈肌会引起同侧和对侧肢体的屈肌收缩反应。当屈肌协同抑制不足时,刺激髋或膝的屈肌不仅可以使身体同侧屈肌收缩加强,也可以使对侧髋、膝屈肌收缩加强。

3. 屈曲回缩反射　为远端屈肌的协同收缩,表现为刺激伸趾肌可以引起伸趾肌、踝背伸肌、屈膝肌,以及髋的屈肌、外展肌和外旋肌出现协同收缩以逃避刺激。在上肢,如刺激屈指、屈腕肌时,不仅引起屈腕肌和屈指肌的收缩,也可以使屈肘肌和肩后伸肌反射性收缩。屈肌收缩能牵拉拮抗肌(伸肌),引起对抗性伸肌反射。在病理状态下,正常的抑制作用减弱,这些相互对抗的反射会引起交替的主动肌、拮抗肌张力亢进。

4. 伤害性屈曲反射　当肢体远端受到伤害性刺激时,肢体出现屈肌收缩和伸肌抑制。其反应的强度与刺激强度成正比。轻微刺激只引起局部反应,例如在仰卧位下肢伸直时如果轻触足底前部,会出现足趾屈曲和轻微的踝跖屈。随着刺激强度增大,反应逐渐向近端关节肌肉扩展,除了足趾和踝屈曲外,可以出现屈膝、屈髋,屈曲的速度也加快,甚至会出现对侧肢体的伸展。

5. 紧张性颈反射(tonic neck reflex,TNR)　当颈部的肌肉和关节受到牵拉时,会引起四肢肌张力的变化。牵拉刺激位于枕骨、寰椎、枢椎之间的关节周围韧带下方的感觉末梢,神经冲动沿感觉纤维经第1、2、3颈髓后根进入中枢神经系统,止于上2个颈节和延髓下部网状结构内的中枢。最后,通过神经元增加刺激肌肉肌梭的兴奋而引起反射活动。

(1)对称性紧张性颈反射(symmetric tonic neck reflex,STNR):表现为当颈后伸时,双上肢伸展,双下肢屈曲;颈前屈时,双上肢屈曲,双下肢伸展。即颈前屈能增加上肢屈肌张力和握力，降低伸肌张力，并能降低骶棘肌的活动；同时可增加下肢伸肌张力，降低屈肌张力。相反，颈后伸增加上肢和躯干伸肌的张力，降低上肢屈肌张力和握力，同时能增加下肢屈肌张力，降低下肢伸肌张力。如训练患者步行时，提示患者抬头，可利用此反射缓解患者下肢伸肌张力。

对脑损伤所致的偏瘫患者来说，当患者从卧位转为坐位时，常常抬头导致伸髋肌群张力增高，下肢伸直，动作难以完成。当患者在床上半卧位或乘坐轮椅时，由于头和躯干屈曲，使患侧下肢伸肌张力增高，上肢屈肌张力增高。

（2）非对称性紧张性颈反射（asymmetric tonic neck reflex，ATNR）：是指当身体不动，头部旋转时，头部转向一侧的上下肢伸肌张力增高，另一侧上下肢的屈肌张力增高。

对脑损伤上肢屈肌痉挛的偏瘫患者来说，肘关节处于屈曲位，但当脸转向患侧时，肘关节却不能完成屈曲动作。当进行进食、洗脸梳头等动作时，患侧上肢要屈曲，脸必须向健侧转动，将使正常的生活动作难以完成。

当患者在爬行（手膝四点位）时，紧张性颈反射引起的反应同静态迷路反射引起的反应会相互影响，形成混合反应。爬行时颈前屈使双臂移向躯干两侧，肘、腕、指屈曲，下肢伸肌张力增加，骶棘肌放松；颈后伸则可使肩部前屈 90°，肩胛骨前伸，肘伸直，腕、指伸肌张力增加，骶棘肌收缩加强，增加脊柱前凸，髋、膝、踝诸关节屈曲。

6. 紧张性迷路反射　又称前庭反射，是由于头部在空间位置的变化所引起。表现为仰卧位时伸肌张力高，四肢容易伸展，俯卧位时屈肌张力高，四肢容易屈曲。

偏瘫患者常受到紧张性迷路反射的影响，表现为：①乘坐轮椅时，由于躯干屈曲，看周围东西时需将头部抬起，导致下肢伸肌张力增高，髋关节伸展，臀部向前滑动，膝关节伸展，脚从踏板上滑下，形成患者左右不对称的半卧位姿势；②翻身时，颈部伸展，导致伸肌张力增高，一侧下肢不能完成前倾动作而难以完成；③站立位时，患者头向后仰，下肢伸肌张力增加，肩和躯干后伸，膝关节过伸且不能弯曲，踝关节跖屈内翻，形成异常的运动模式。

7. 紧张性腰反射　随着骨盆的变化、躯干位置的改变引起肌张力的变化。躯干的旋转、侧屈、前屈、后伸对四肢肌肉的紧张性有相应的影响。如：当腰向右旋转时，右侧的上肢屈肌和下肢伸肌占优势，左侧的上肢伸肌和左下肢的屈肌占优势。向左旋转时则与之相反。像投球、打网球时，两侧肢体的相反动作姿势即属于此类。

8. 阳性支撑反射　阳性支持反射是足趾的末端及其内侧趾、小趾的皮肤等部位受到刺激时引起骨间肌伸张，刺激本体感受器，导致下肢伸肌张力增高。偏瘫患者出现阳性支撑反射时，表现为患肢髋、膝关节过伸展，踝关节跖屈内翻，影响支撑相的足跟着地，难以完成重心转移动作。

三、脑卒中后的运动模式

脑卒中后的恢复过程是一个由异常运动模式向正常运动模式转换的过程，在这个过程中，常见的异常运动模式如下：

（一）联合反应

联合反应（associated reaction）是指当身体某一部位进行抗阻力运动或主动用力时，诱发患侧相关肌群不自主的肌张力增高或出现运动反应。联合反应是随着患侧肌群肌张力的出现而出现的。且痉挛的程度越高，联合反应就越强、越持久，在恢复的中后期，随着痉挛的减弱，联合反应逐渐减弱，但往往维持相当长的时间而不会完全消失。

联合反应的出现与健侧运动强度有关，随着健侧运动强度的不同，患肢可出现部分或全部联合反应，关节可动域的变化可以是部分或全部的，所形成的肌张力增高可持续到刺激的解除，在这期间患肢保持在一定位置，刺激解除后肢体肌张力逐渐降低。

联合反应导致的患肢运动多与健侧运动相似，但不同于健侧，而是原始的运动模式。联合反应可分为对侧性联合反应和同侧性联合反应（表 11-2）。

联合反应不是严格生理意义上的运动，而是患侧的异常反射活动，是一种在较低位中枢控制下的手臂和腿的定型痉挛模式的再现。在偏瘫早期非常明显，特别是当患者用力活动来维持平衡或避免跌倒、精神紧张、明显的疲劳、打呵欠、咳嗽、喷嚏及疼痛不适时容易出现，有言语障碍、构音障碍及语言有困难时也容易出现联合反应。

表 11-2　联合反应的类型

联合反应	部位	表现
对侧性	上肢（对侧性）	健肢屈曲→患肢屈曲 健肢伸展→患肢伸展
	下肢（对侧性）	健肢内收（内旋）→患肢内收内旋 健肢外展（外旋）→患肢外展外旋
	下肢（相反性）	健肢屈曲→患肢伸展 健肢伸展→患肢屈曲
同侧性		上肢屈曲→下肢伸展 下肢屈曲→上肢伸展

联合反应对偏瘫患者造成的影响是：

1. 联合反应造成患肢痉挛加重，肢体被强制在固定的肢位而难以完成功能性动作，如穿鞋时踝关节跖屈、内翻、下肢伸展，导致穿鞋动作不能完成，若患者努力去做这一动作，则伸肌痉挛会进一步加重。

2. 若患肢长期处于屈曲位，会导致关节挛缩，特别是肘关节和手指，并且可以加重挛缩，影响上肢功能的改善。

3. 影响上下肢的平衡反应，使患者维持平衡困难。

因此，对偏瘫患者进行治疗时，应将机体作为一个整体考虑，不应让他身体的任何部分过度用力而导致联合反应的出现。

（二）共同运动

当患者活动患侧上肢或下肢的某一个关节时，不能做单关节运动，邻近的关节甚至整个肢体都可以出现一种不可控制的共同活动，并形成特有的活动模式，这种模式称为共同运动。共同运动是脑损伤常见的一种肢体异常活动表现。

共同运动可由意志诱发，是偏瘫患者期望完成某项患肢活动时引发的一种随意运动，但其运动模式是定型的，在同一时间点，以同样的努力试图进行某项活动时，参与活动的肌肉及肌肉反应的强度都是相同的，不能选择。从其可由意志诱发来说，其是随意的，但从运动模式不能随意改变这一点来看，其又是不随意的，因此共同运动可称为"半随意运动"。

一般来说，共同运动伴有肌张力异常，临床多表现为肌张力增高甚至痉挛，而且以一种固定的运动模式进行。脑卒中偏瘫患者常见的共同运动模式有屈肌共同运动模式和伸肌共同运动模式，这两种模式在上下肢均可发生，且在上肢以屈肌共同运动模式为主，下肢以伸肌共同运动模式为主。

1. 上肢共同运动

（1）上肢屈肌共同运动：表现为肩胛骨内收（回缩）、上提，肩关节后伸、外展、外旋，肘关节屈曲，前臂旋后，腕和手指屈曲。如同手抓同侧腋窝前的动作（图 11-1）。

（2）上肢伸肌共同运动：表现为肩胛骨前伸，肩关节内收、内旋，肘关节伸展，前臂旋前，伸腕、屈指。如同坐位时手伸向两膝之间的动作（图 11-2）。

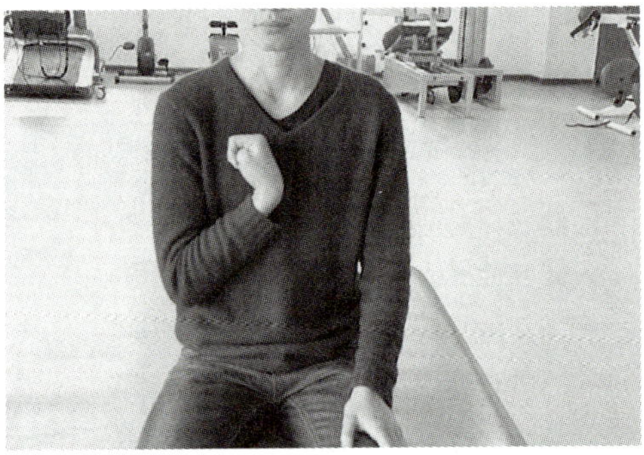

图 11-1　上肢屈肌共同运动

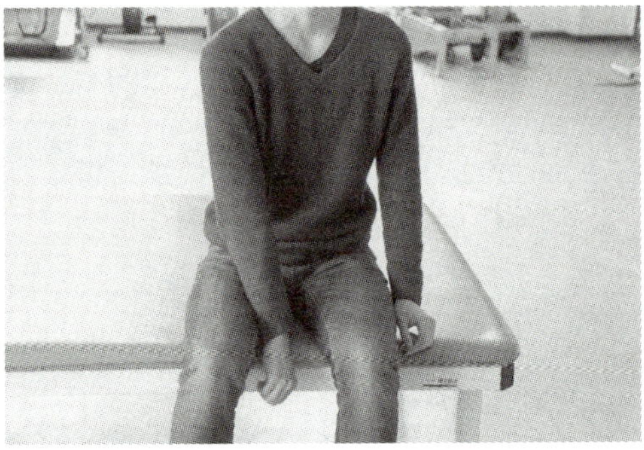

图 11-2　上肢伸肌共同运动

2. 下肢共同运动

（1）下肢伸肌共同运动：表现为髋关节伸展、内收、内旋，膝关节伸展，踝跖屈、内翻，脚趾跖屈。

（2）下肢屈肌共同运动：表现为髋关节屈曲、外展、外旋，膝关节屈曲，踝背屈、内翻，脚趾背屈。

需要说明的是，由于肌张力过高，在上肢屈肌共同运动时，常伴有肩关节内旋、前臂旋前；上肢伸肌共同运动时，腕关节也可呈屈曲状；下肢屈肌共同运动时，足趾可屈曲、跖趾伸展。

上肢共同运动在举起手臂或用手触摸口角时最易见到，下肢共同运动在站立和行走时最易见到。因此，治疗时不应一味进行上肢拉力、手握力的训练或早期架着患者行走，否则会大大加强上肢的屈肌共同运动模式或下肢的伸肌共同运动模式而导致"误用综合征"。

第二节　临床应用

Brunnstrom 技术的基本点是在脑损伤后恢复过程中的任何时期，使用可利用的运动模式（不论这种运动是正常的，还是异常的，如共同运动、联合反应）来诱发运动反应，再从异常模式中引导、分离出正常的运动成分，最终脱离异常的运动模式，逐渐向正常的功能性模式过渡。在治疗上强调重视运动感觉，早期患者在床上肢体摆放位置，利用共同运动模式，促进分离运动，最后达到随意地完成各种运动。

一、操作顺序

Brunnstrom 将脑损伤后的异常模式分为屈曲模式和伸展模式，将脑损伤后的运动功能恢复过程分为 6 期。

（一）Brunnstrom Ⅰ～Ⅱ期

这一时期主要是利用联合反应或共同运动达到治疗目的，注意诱发和易化患者的联合反应和共同运动，并让患者逐渐学会随意控制共同运动。

1. 通过近端牵拉引起屈曲反应，应用轻叩引起屈肌共同运动。
2. 轻叩或牵拉上肢伸肌群以引起伸肌的共同运动。
3. 牵拉瘫痪肌肉，先引出屈肌反应或共同运动，再引出伸肌反应或共同运动。
4. 早期应用视觉和本体刺激。

（二）Brunnstrom Ⅲ期

1. 学会随意控制屈伸肌共同运动。
2. 促进伸肘反应　①利用紧张性迷路反射；②利用不对称紧张性颈反射；③前臂旋转；④利用紧张性腰反射；⑤通过联合反应促进伸肘；⑥利用伸展协同模式：先刺激和运动患侧的胸大肌以获得肱三头肌收缩，降低屈肘肌的张力。
3. 把共同运动应用到功能活动中　①屈曲共同运动，如患手拿外衣、手提包等；②伸展共同运动，如穿衣时患手拿衣服让健手穿入健侧衣袖中；③联合交替应用共同运动，如擦桌子、熨衣服、编织等。
4. 把共同运动与 ADL 结合起来，如进食、洗脸、梳头、洗健侧肢体等。

（三）Brunnstrom Ⅳ期

1. 训练患手放到后腰部。
2. 训练肩前屈 90°。
3. 训练屈肘 90°时前臂旋前或旋后。
4. 训练手的功能活动，如伸、屈、抓握及其放松。

（四）Brunnstrom Ⅴ期

1. 巩固肩部功能。
2. 增强肘及前臂的训练。
3. 强化手的训练。

（五）Brunnstrom Ⅵ期

按照正常的活动方式来完成各种日常生活活动，加强上肢协调性、灵活性及耐力的训练，以及手的精细动作训练。

二、操作方法

（一）床上卧位及训练

1. 床上卧位　在弛缓阶段，要注意患者的姿势，采取良好的肢体位置，防止肢体的痉挛。卧床期间，可以根据肌张力的改变情况选择相应的体位，充分利用紧张性腰反射、紧张性迷路反射及紧张性颈反射对肌张力的影响。如上肢屈肌痉挛时，患侧卧位时有利于其保持伸展。故对于患侧上肢屈肌张力高及下肢伸肌张力高者，患侧卧位是较好的选择。

2. 床上训练

（1）由仰卧位到侧卧位的训练：床上翻身时，嘱患者头转向运动的那一侧以利用紧张性腰反射、非对称性紧张性颈反射的作用协助该动作的完成。患者从健侧起坐，头旋转至患侧，利用非对称性紧张性颈反射的作用使患肢伸展。

（2）俯卧位训练：为抵抗伸肌痉挛，可在俯卧位时进行屈膝等训练，这种体位不舒适，也限制呼吸，对老年脑血管病患者不适合，但对其他脑血管病及小儿脑瘫患者均可使用。上肢的训练方法是将患者放置于治疗台的边缘俯卧位，头转向患侧，可做肘屈伸、上臂水平上举、肩关节内旋及类似游泳划水样动作等。

课堂讨论

偏瘫患者一般会存在足下垂的情况，有哪些方法可以诱发踝关节背屈运动？请演示具体的操作过程。

（3）诱发踝关节背屈运动训练：诱发足背屈运动首先要以训练胫前肌为主，同时激发趾长伸肌，然后激发腓骨肌，训练时可利用下肢屈肌共同运动模式及各种刺激。①髋膝关节屈曲诱发踝背屈：患者仰卧位，令患者屈髋、屈膝，治疗师在患侧膝关节上方施加阻力以增加等长收缩，引发及强化踝关节背屈运动（图 11-3），以后逐渐减少髋、膝关节屈曲角度，最后在膝关节完全伸展位进行踝关节背屈训练（图 11-4）。②利用 Bechterev 屈曲反射：又称 Marrie-Foix 屈曲反射，是远端屈肌的协同收缩。当刺激伸趾肌时，可以使伸趾肌、踝背伸肌、屈膝肌以及髋的屈肌、外展肌和外旋肌出现协同收缩。临床上可利用此反射训练患者，当患者不能完成髋关节屈曲和踝关节背屈时，被动屈曲足趾引起包括踝背屈在内的下肢屈曲反应以激发足背屈肌。下肢屈曲反应被诱发出来后保持这种肢位，随后可增强患者的随意性反应进行强化。③利用冰刺激激发足背屈肌：用冰刺激足趾背侧及足背外侧诱发足背屈，以后通过增强患者的随意性反应进一步强化。这种方法同时能诱发上肢屈曲运动。④刺激足趾背侧及足背外侧的部位，然后被动屈曲踝关节诱发足背屈。⑤手指叩击：用手指尖快速刺激足背外侧部，可促进足背屈。⑥缓慢刷擦：用软毛刷缓慢刷擦足背外侧以诱发背屈反应（持续约 30 秒）。⑦用振动器刺激足背外侧的部位。

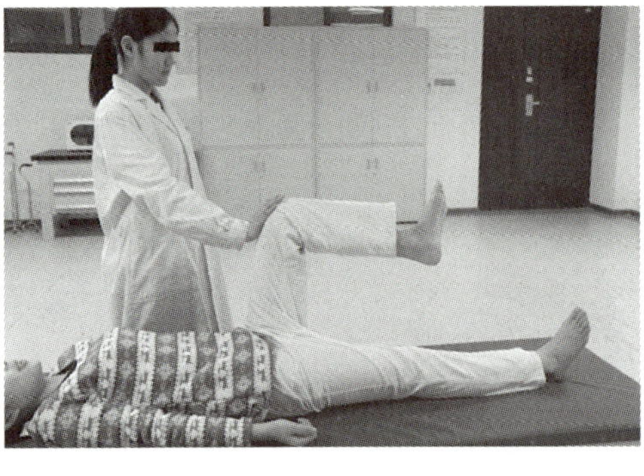

图 11-3 髋膝屈曲，足背屈训练

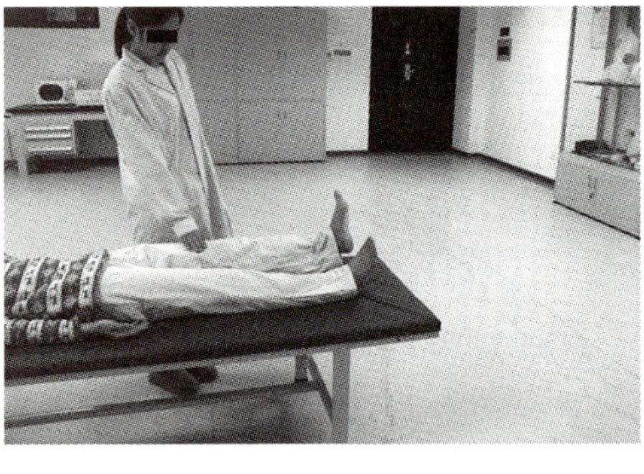

图 11-4 下肢伸展，足背屈训练

（二）坐位躯干、颈及四肢训练

尽早进行坐位训练有利于改善体位平衡、增强躯干控制能力；有利于医患在较为平等的环境下交流；有利于治疗者操作；有利于诱发上肢运动。

1. 坐位平衡训练　许多偏瘫患者发病后都不能保持正确坐位姿势，有倾倒倾向，为了检查和训练躯干平衡，患者应坐在没有扶手的椅子上。让患者躯干离开椅背、对称坐位，完成这一动作。开始时可给予帮助，患者坐稳后去除帮助，观察患者有无倾斜现象，患者多会出现躯干向患侧偏斜。当躯干发生倾斜时，健侧躯干肌群收缩以抵抗进一步倾斜，但这种控制能力往往是有限的，许多患者需健手扶持保持平衡。因此，应整体上提高躯干控制能力，即在提高躯干患侧肌群控制能力的同时，不要忽略健侧肌群的代偿能力，要提醒患者养成自我调整坐位平衡的习惯，发生倾斜时主动向健侧调整。

2. 诱发平衡反应　患者取坐位，治疗师通过手法前、后、左、右方向推动患者，破坏患者平衡状态，让患者自己重新调整维持平衡（图 11-5、图 11-6）。治疗师的用力应由小到大，逐渐进行。治疗前应向患者说明动作的目的和方法，但不要告诉患者要向哪个方向推，以免不能引出平衡反应。为了保护肩关节，让患者用健手托住患侧肘部，患侧前臂搭在健侧前臂上。这种姿势可以防止在完成这一动作时，健手抓住椅子而影响动作的完成。训练时可向患者容易倾斜的方向轻轻加力，以诱发平衡反应。做这些动作时要保证患者安全。

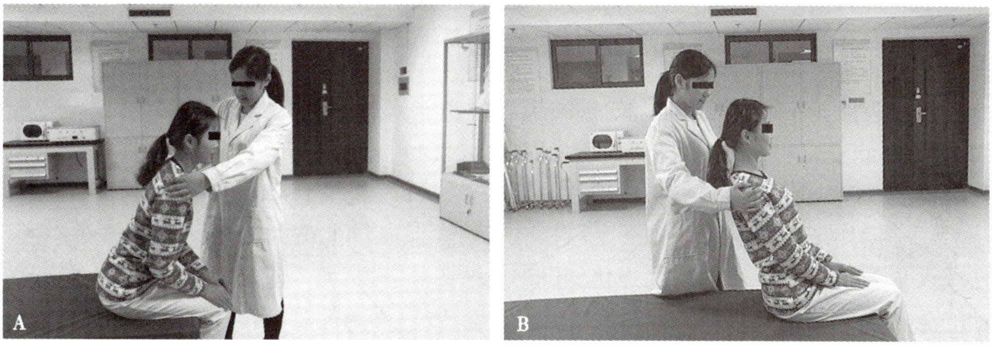

图 11-5　前后方向的平衡练习

A. 向前推动；B. 向后推动

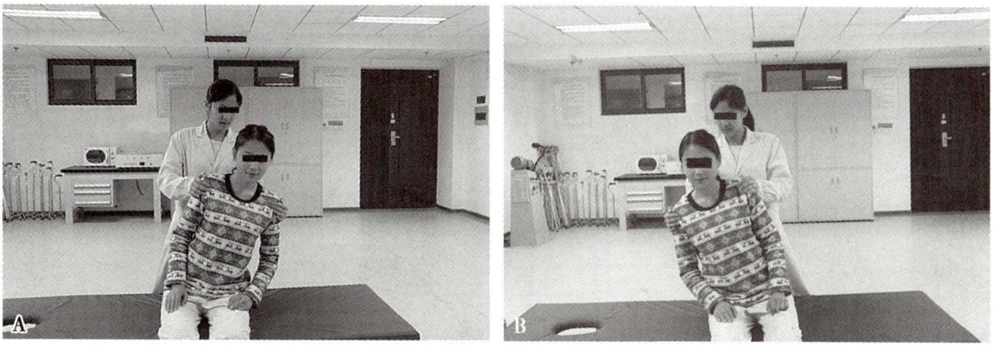

图 11-6　左右方向的平衡练习

A. 向左推动；B. 向右推动

3. 躯干前倾和侧倾　患者坐在靠背椅上，双手手指交叉握住，治疗师可站在患者对面，双手置于患者两肩，诱导患者通过屈髋完成躯干的前倾，同时躯干保持伸展，进一步引导患者重心充分前移，双足负重，为站立做准备。躯干前倾训练后，练习躯干向左、右侧屈，引导患者侧屈时注意患腿负重练习。当患者躯干平衡能力差时，患侧膝外旋，这时治疗师可用自己的膝部稳定住患者膝部，使髋关节保持中间位。

4. 躯干旋转　治疗师站在患者身后，双手分别放在两边的肩峰上，让患者目视前方，做相对骨盆的躯干旋转运动，或做相对头、颈部的躯干旋转运动。开始要缓慢、温柔，以后逐渐增大可动范围。当躯干向左侧旋转时，令头向右侧做最大旋转，可使颈部旋转；躯干向右侧旋转时，令头向左侧做最大旋转，也同样可使颈部旋转（图 11-7）。

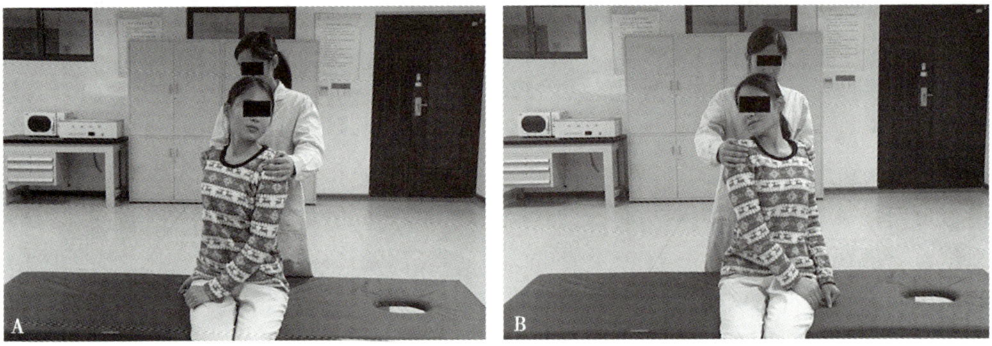

图 11-7　躯干旋转练习

A. 躯干右旋转；B. 躯干左旋转

当患者躯干向一侧旋转时，如果向患者发出头部旋转命令出现混乱，可让患者看着肩部的同时做躯干旋转的动作，既可以颈旋转又可以躯干旋转。如果动作过程中出现节奏的混乱，让患者注视前方，然后重新调整动作。

这一动作产生的躯干—颈—上肢模式，肩部屈肌、伸肌的共同运动交替出现，紧张性颈反射及紧张性腰反射得到强化，共同运动要素增强，对不能随意诱发伸肌共同运动的患者也能利用伸肌共同运动诱发出躯干旋转（躯干向健侧旋转，颈部向患侧旋转）。

5. 头和颈的运动　将患侧上肢放在治疗台上，治疗师一只手扶患肩，另一只手放在头部患侧，令颈部向患肩侧弯，治疗师用手给予抵抗，可诱发肩上举及耸肩的运动（图 11-8）。

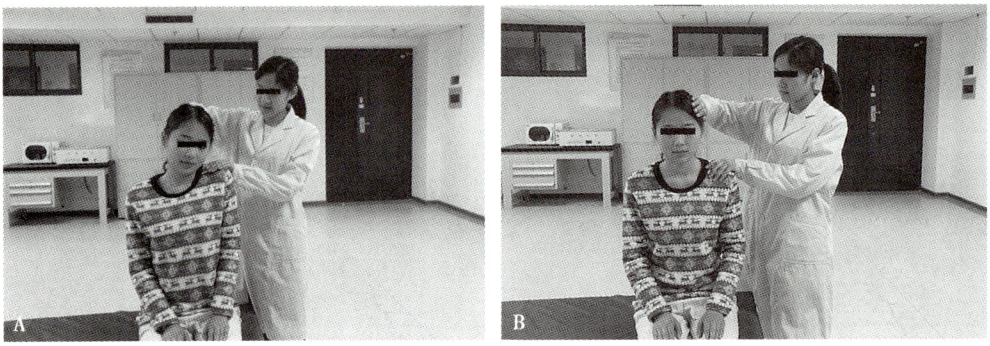

图 11-8　头和颈的运动

A. 起始位；B. 诱发出耸肩运动

6. 肩关节的活动　患者肩痛时肌紧张程度增大，被动活动可增加患者的痛苦，治疗师应在患者无痛情况下进行肩部活动。患者在坐位下，进行躯干前倾的同时进行此动作可减少痛苦，如坐位躯干向前倾斜时，治疗师应托住患者肘部，随着躯干倾斜角度的增大，肩关节的活动范围也增大。同样，在做躯干旋转运动的同时，以这种间接的方法获得肩的无痛运动。

7. 髋关节的活动　患者坐在椅子上，当躯干前倾时，髋关节屈肌发生反应性收缩；当躯干向后倾斜时髋屈肌、腹肌肌群收缩以使姿势还原。髋屈肌群参与躯干前后方向平衡活动，或相对躯干的大腿屈曲运动，是一种双向的平衡反应，在自主诱发活动时要注意防止跌倒。

8. 踝关节的背屈　偏瘫患者足背屈肌群和髋屈肌群有密切联系，给髋屈肌运动施加阻力，通过诱发下肢全部屈肌共同运动可使足背屈肌群收缩，这种现象在有一定程度痉挛的偏瘫患者身上都能看到，并可利用此点训练患者足背屈功能。

9. 上肢

（1）屈肌共同运动：嘱患者健侧上肢屈肘，治疗师在屈肘过程中施加阻力，由于联合反应患侧上肢也可以出现屈肘动作。如患者面向健侧，则由于非对称性紧张性颈反射而进一步加强屈曲运动（图 11-9）；通过牵拉患者近端引起上肢屈曲反应；也可以轻叩斜方肌、菱形肌和肱二头肌引起上肢屈肌共同运动。

（2）伸肌共同运动：患者健侧上肢伸直，用力抵抗治疗师施加的阻力，通过联合反应引起患侧上肢伸展动作，如让患者面部转向患侧，则由于非对称性紧张性颈反射而进一步加强伸展运动（图 11-10）；亦可轻叩三角肌、胸大肌、肱三头肌引起上肢伸肌共同运动。

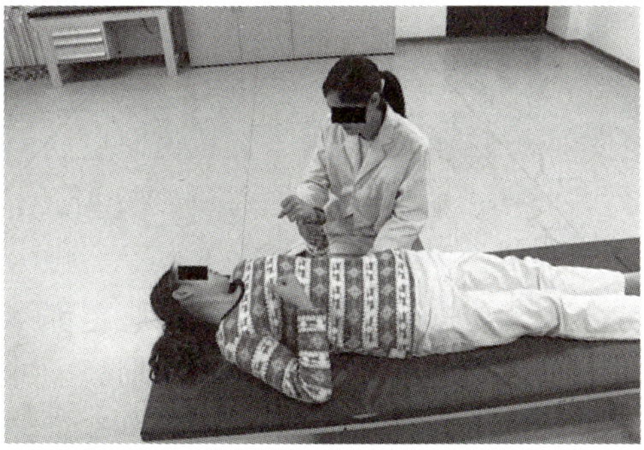

图 11-9　上肢屈肌共同运动引出

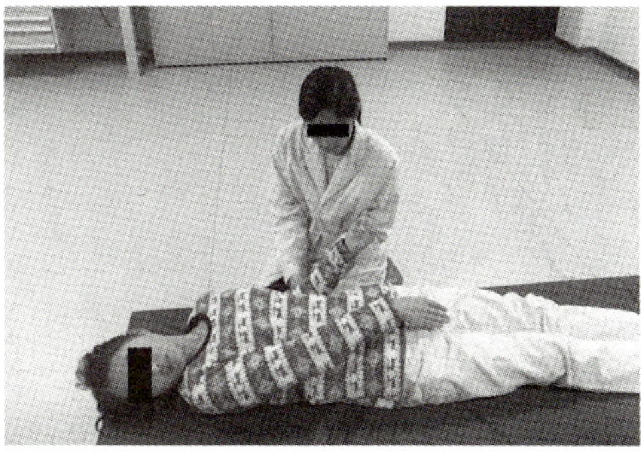

图 11-10　上肢伸肌共同运动引出

（3）屈肌共同运动与伸肌共同运动同时引出：迅速牵拉患侧的肌肉并抚摩其皮肤，先出现屈肌反应和共同运动，接着引出伸肌反应和共同运动，通过这种被动的屈、伸共同运动来维持关节的活动范围。

（4）患侧胸大肌联合反应并伸肘：患者无伸肘动作时，取坐位，治疗师站在其前面，用手将患者双上肢托于前平举位，让患者尽量内旋肩关节，在治疗师用手在患者健侧上臂内侧向外施加阻力时，嘱患者用力内收健侧上臂，即出现患侧胸大肌收缩，上臂内收（图 11-11）。在伸肌的共同运动中，肩和肘的运动紧密相连，当胸大肌收缩时肱三头肌也可收缩，引起伸肘；在肱三头肌有收缩后，指示患者伸肘、前臂旋前至最大，用两手的背腕部挤压治疗师的腰，做这一动作时，应嘱患者以最大能力去做，让患者有能夹住治疗师腰的感觉。

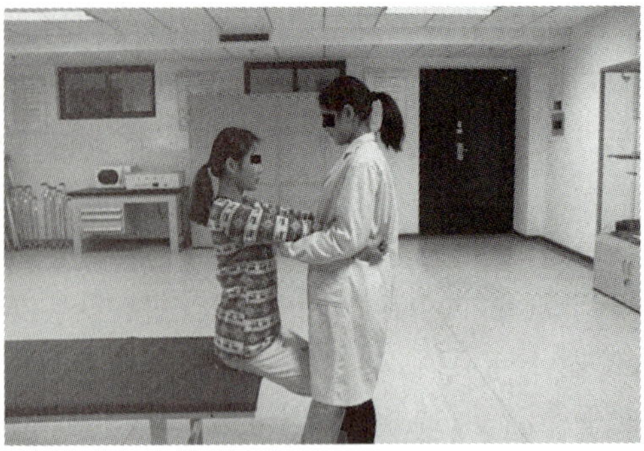

图 11-11　患侧胸大肌联合反应

（5）双侧抗阻的划船样动作：该动作利用了来自健侧肢体和躯干的本体冲动的促进效应，对患肢的屈伸和脑卒中后患者难于进行的推、拉或往复运动进行促进。患者与治疗师对面而坐，相互交叉前臂再握手，做划船时推拉双桨的动作，向前推时前臂旋前，往后拉时前臂旋后，治疗师对健侧上肢施加阻力，待患肢也有运动动作后，适当地给予阻力（图 11-12）。

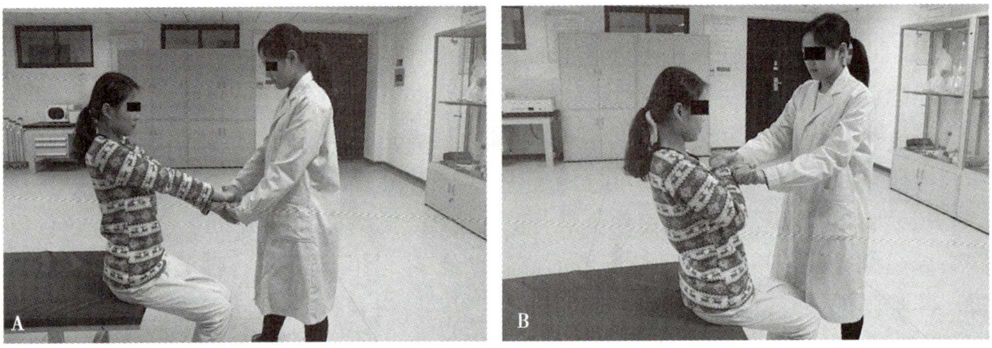

图 11-12　双侧抗阻的划船样动作

A. 向前推时前臂旋前；B. 向回拉时前臂旋后

（6）伸肘运动：①在伸肘前主动或被动地使前臂旋前；②在肱二头肌表面皮肤上有力地来回推摩；③头转向患侧，利用非对称性紧张性颈反射的作用促进伸展；④躯干转向健侧，利用紧张性腰反射促进伸肘；⑤对患者做推的动作时施加阻力，嘱患者做上臂前平举，前臂旋前做推的动作，治疗师将患者的示指、中指撑开，并在掌面腕根部不引起抓握反射的区域内施加阻力或对患者推出的拳的腕根部施加阻力，可使肘完全伸展；⑥在动作完成后利用位置控制技术，将患肢引导向充分的协同位置上，直到完全伸直为止，令患者保持住，然后治疗师对患者施加一系列小范围、快速的推回运动，这样引起肱三头肌不断的牵张反射，加强患者随意伸肘的动作；⑦患肢伸肘负重，患者坐在床上，用患侧上肢伸肘支撑在侧方床面上，然后将体重转移在该侧患肢上；⑧利用紧张性迷路反射，当坐位伸肘有困难时，可改为仰卧位，在这种体位下通过紧张性迷路反射易于完成伸肘动作。

（7）把共同运动与日常生活相结合应用到功能活动中：当患者能较随意控制屈伸共同运动时，应及时与日常功能性活动结合起来。①伸肌共同运动：如健手书写时，患手稳住纸及有关物品；穿衣时患手拿衣服让健手穿入健侧衣袖中；将瓶子等固定在患手和前腹壁之间，让健手开启瓶盖。②屈曲共同运动：如让患手屈肘拿外衣、手提包等；握住牙刷，健手上牙膏等。③联合交替应用共同运动：如擦桌子、熨衣服、编织等可交替地利用屈伸肌的共同运动。

（8）将患手手背接触至腰后部：通过转动躯干，摆动手臂，抚摩手背及背后；患者坐位，被动移动患手触摸骶部或试用手背推摩同侧肋腹并逐渐向后移动，也可用患手在患侧取一物体，经背后传递给健手，此动作不仅在沐浴、从后裤袋中取钱、穿衣等日常生活活动中起着重要作用，而且能使胸大肌的运动从共同运动的模式中摆脱出来（图 11-13）。

（9）肩前屈 90°使伸直的上肢前平举：在患者前、中三角肌上轻轻叩打后，让其前屈肩关节（图 11-14）；被动活动上肢到前屈 90°并让患者维持住，同时在前、中三角肌上叩打；如能保持住，让患者稍降低上肢后再慢慢一点一点地前屈，直到逐渐接近 90°；在接近前屈 90°的位置上，小幅度继续前屈和大幅度地下降，然后再前屈；前臂举起后，按摩和刷擦肱三头肌表面以帮助充分伸肘。

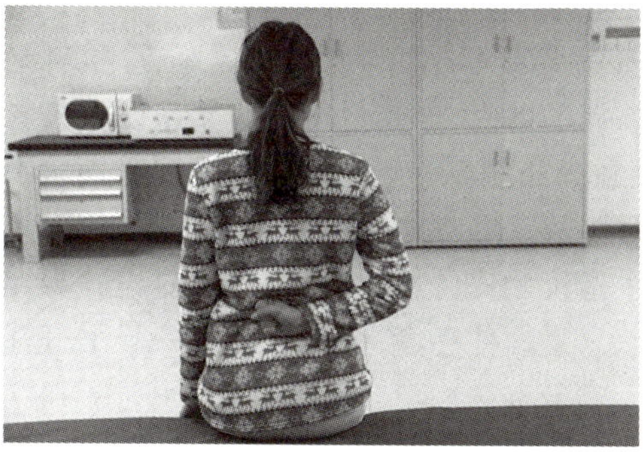

图 11-13　患手接触至腰后部

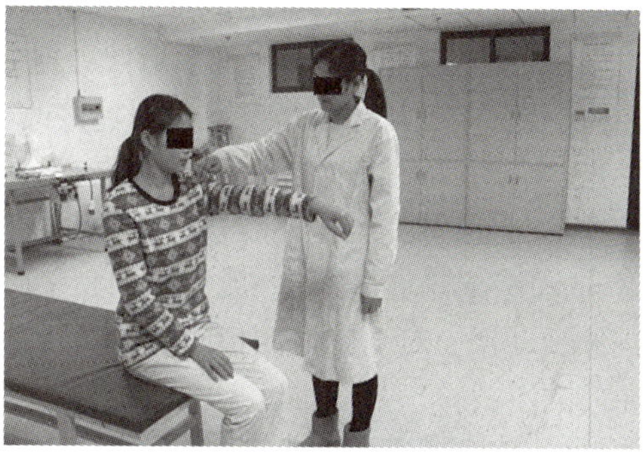

图 11-14　刺激患肩前屈 90°

（10）在伸肘的情况下前臂旋前、旋后：由于旋前是伸肌共同运动模式的成分，旋后是屈肌共同运动模式的成分，所以伸肘旋前可破坏屈肌共同运动，伸肘旋后可破坏伸肌共同运动。

（11）肩外展 90°肘伸直：此动作结合了伸肘、前臂旋前和肩外展的运动成分，对肢体的功能要求较高，在上述各种共同运动模式脱离后才能较好完成，否则不能表现出伸展的模式。

（12）肩外展 90°肘伸直、掌心向上下翻转：这是此阶段最难的动作，在上述动作的基础上加上前臂旋后。

（13）巩固肩部功能的训练：包括通过上肢外展抗阻来抑制胸大肌和肱三头肌的联合反应；被动肩前屈 90°～180°，推动肩胛骨的脊柱缘活动肩胛带；加强前锯肌作用，当肩前屈 90°时让患者抗阻向前推，并逐渐增加肩前屈的活动范围。

10. 手　手与整个上肢功能密切相关，并在其中起着重要作用，训练应贯穿于治疗的始终。手训练的最初目标是手指的集团屈曲和集团伸展，在此基础上进一步完善各手指的屈伸功能，增加手的实用性达到高级目标。

（1）手抓握动作的训练：①利用近端牵拉反应诱发抓握动作。当患手不能随意进行抓握时，可利用屈曲共同运动的近端因素来控制。在近端关节运动时适当地给予抵抗，可引起手指屈曲肌群的反射性收缩，但往往也引起腕关节的屈曲。这种反应是近端性牵拉反应，在痉挛出现后很容易引出。在做这一诱发反应时，治疗师应控制患者腕关节在伸展位，患者意想自己的手指在动，通过牵拉反应和随意性冲动的相互作用达到治疗目的。②固定腕关节以达到良好的抓握。正常情况下，腕关节伸展位的固定肌与手指屈曲肌之间有紧密的联系，脑血管病后这种联系遭到破坏，影响了抓握效果。固定腕关节是通过加强腕关节伸展位的固定肌，避免屈腕的异常模式，诱发出抓握动作。其方法是治疗师将患者的肘和腕支托在伸展位，叩击腕关节伸肌近端诱发伸展反射的同时进行手指抓握训练，即一边叩击，一边嘱患者“抓握”与“停止抓握”反复进行。当抓握达到较理想的程度时，治疗师停止帮助，让患者自己保持住。患者能够完成抓握时一定要保持在伸展位。③固定腕关节完成肘屈曲位的抓握。当肘伸展位的抓握动作能够完成后，可以逐渐训练其进行肘屈曲位抓握。可用叩打等手段诱导患者进行肘屈曲训练，使其活动范围不断增大，达到口的位置，而腕关节需要固定，防止腕屈曲。在肘屈曲前将双手放在膝上，用健手将腕关节固定在伸展位。然后进行上述动作训练，这一动作实际上与日常生活动作中进食等许多动作的完成有关。

(2)解除手指痉挛，改善手指伸展：脑血管病后常可导致手部肌肉紧张，严重者呈屈曲挛缩，在治疗过程中要注意掌握好改善抓握的同时，避免过度的肌紧张以及改善紧张、挛缩状态。治疗师与患者相向而坐，握住拇指根部(大鱼际附近)，将拇指从手掌拉出，将前臂旋转至外展位，然后轻柔、交替地做旋内、旋外训练，旋内时拇指的握力减弱，旋外时增强，可在外展位时刺激手腕、手指背侧皮肤，即通过伸肌反射进一步促进伸展动作。对于其他四指的屈曲，治疗师一只手握住患者拇指根部，另一只手打开屈曲的手指。

(3)向随意性伸展转移：①手指的半随意性伸展。让患者手水平上举，努力做打开握拳手指的动作，同时嘱患者健手也模仿做同样的动作，然后治疗师扶住患者腕和前臂，使前臂完全旋前，以促进手的伸展，尤以第 4 指和第 5 指最明显，接着治疗师握住患者前臂，将患者手举过头部，此时前臂外旋的同时再次出现伸展反应，拇指和示指也可得到伸展。②个别的拇指运动。当手指的屈肌张力降低，能达到半随意全指伸展运动后，将手放在膝上，前臂旋前时，患手的拇指有可能与示指分开，这是脑血管病患者进行横向抓握所必需的条件。

患者在开始做拇指与示指分离动作时需要一定的力量，患者用力时拇指和其他四指会同样地屈曲，必要时应给予帮助，即治疗师轻柔地叩击拇长展肌和拇短伸肌给予刺激。也可通过患者自己训练提高伸展拇指运动功能，先用健手压住患侧拇指来回旋转，然后屈腕、两手拇指交替旋转，此时患者精力要集中，同时放松心态，通过有意识地努力，利用双侧的感觉刺激和视觉刺激，产生并提高这种运动能力。

(4)随意性手指伸展：绝大部分偏瘫患者很难达到随意性伸展手指的程度，因此，对出现半随意手指伸展的患者应十分注意保护这一功能，若患者在不需要准备的情况下手指能够开、闭，手指伸展的可能性就增大了。

(5)功能手的完成：①横向抓握的出现。通常在完成双手动作时，患手只是辅助地完成一个功能性动作，没必要非得达到良好的手的功能状态后才去做抓握训练，可以通过这些动作的反复进行来提高其功能。如利用患手拇指运动洗盘子和协助打开雨伞动作，就是在横向抓握出现后手功能还不完善的情况下能够完成的动作。对小的物体仅用患手就可以完成，大的物体则需要健手辅助。②良好抓握的出现。良好抓握应具备以下能力：随意地打开拳头；拇指能和其他指对指；把手和手掌握的物体放下。

这类患者的手指有一定的灵巧性,可以完成系鞋带、系纽扣、粗的编织及许多家务劳动等,此时要把自己所能掌握的技能应用于日常生活中,加强精确性、准确性训练。

总之,在手的恢复过程中,也强调分阶段进行训练。①Brunnstrom Ⅰ~Ⅲ阶段:利用健侧活动施加阻力诱发联合反应或共同运动出现,并做进一步的诱导。可利用近端牵引反应、抓握反射和牵引内侧肩胛肌等,对抗异常的屈腕、屈指,诱发手指的抓握,同时注意利用伸肌共同运动模式促进伸腕。一旦屈、伸共同运动的随意性增强后就应该尽早应用到功能活动中。②Brunnstrom Ⅳ阶段:诱发及进一步促进分离运动,通过各种手段促进手的伸、屈、抓握及放松的能力,进行手的功能活动。③Brunnstrom Ⅴ阶段:进一步促进分离运动,加强随意性,提高手的抓握、释放能力及对指能力,与日常生活动作紧密结合。④Brunnstrom Ⅵ阶段:重点加强手的协调性、灵活性及耐力的练习及精细动作练习,按照正常的活动方式来完成各种日常生活活动,完成患手的独立运动。

案例分析

患者姜某,男,75 岁,数天前患急性脑梗死。现右侧肢体肌力下降,为求进一步康复,转康复科治疗。查体:患者神志清晰,说话清楚,口角左歪;右上肢伸肘时能前屈 90°,手能置于腰后,右手能全指屈曲,钩状抓握,但不能伸展。

该患者处于 Brunnstrom 偏瘫运动功能恢复的哪个阶段?写出该阶段的训练方法,并演示操作。

11. 下肢 下肢的恢复训练也是按 Brunnstrom 的不同阶段进行的。

(1)屈肌共同运动的诱导:患者取仰卧位,伸直健侧下肢,做足跖屈动作,治疗师从足底施加阻力,即可引起患侧下肢屈肌共同运动。让患者颜面部转向健侧,可利用非对称性紧张性颈反射进一步加强这种屈曲运动(图 11-15)。

(2)伸肌共同运动的诱导:患者仰卧位,伸直下肢,健侧做足背屈动作,治疗师对背屈的健足施加阻力,通过联合反应可引起患侧下肢的伸肌共同运动。让患者颜面部转向患侧,可利用非对称性紧张性颈反射进一步加强这种伸肌的运动(图 11-16)。

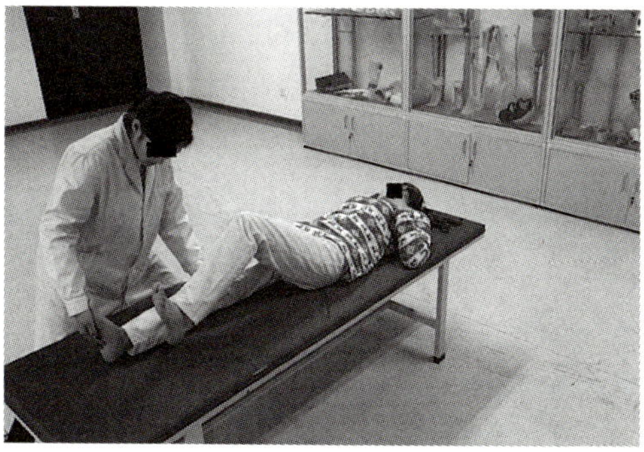

图 11-15 下肢屈肌共同运动的诱导

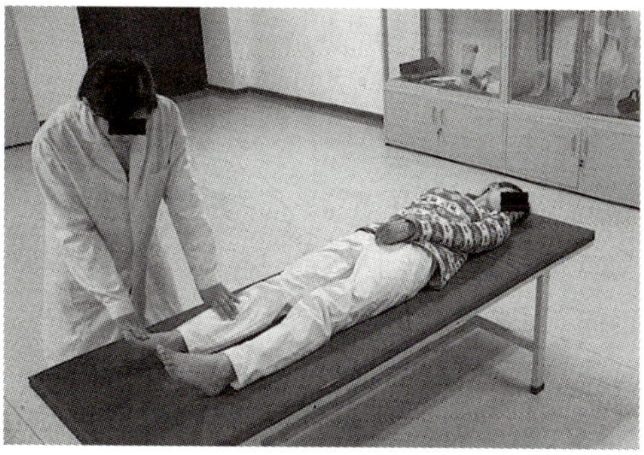

图 11-16 下肢伸肌共同运动的诱发

(3)患侧下肢外展的诱发:患者仰卧位,嘱患者用力外展健侧下肢,治疗师对其外展施加阻力,通过 Raimiste 现象(健侧抗阻做某一动作时患侧出现类似运动),患侧也出现外展动作(图 11-17)。

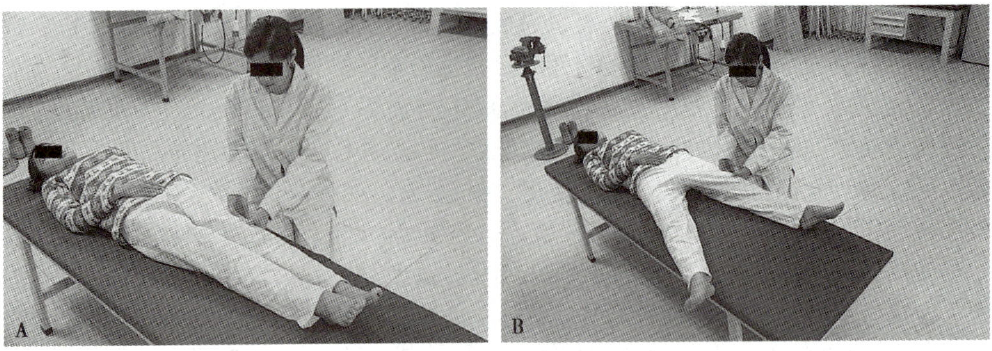

图 11-17　下肢外展的诱发

A. 起始位;B. 诱发下肢外展

(4)患侧下肢内收的诱发:患者仰卧位,使患侧下肢处于外展位,健侧下肢也取外展位,嘱患者用力内收健侧下肢,治疗师对其施加相反方向的阻力,通过 Raimiste 现象患侧下肢也产生内收动作(图 11-18)。

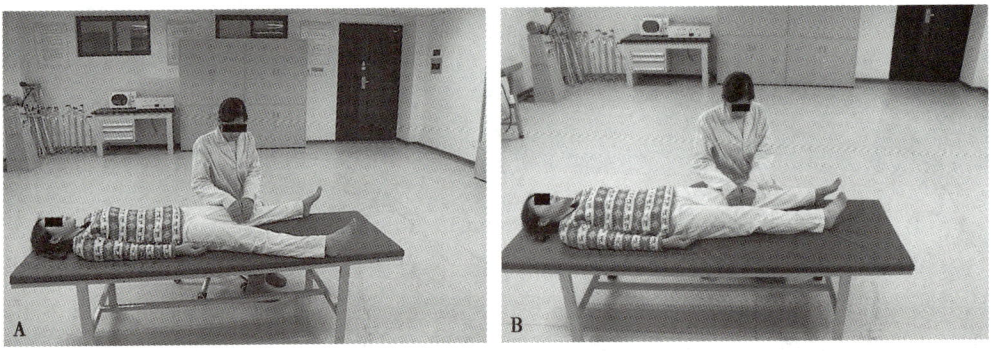

图 11-18　下肢内收的诱发

A. 起始位;B. 诱发下肢内收

(5)足背屈的诱发:见床上训练部分。

(6)下肢脱离共同运动模式的训练:目的主要是纠正和抑制共同运动、诱发分离运动。①髋、膝、踝同时屈曲,伴髋内收:患者仰卧位,治疗师帮助患者保持患足背屈、外翻,在不伴有髋关节外展、外旋的状态下完成髋膝屈曲,同时也可以练习髋内收、内旋;②髋、膝伸展,踝背屈:患者仰卧位,在髋膝踝同时屈曲状态下,指示患者伸膝伸髋,不伴有髋关节内收、内旋,若伸展过程中出现伸肌共同运动应及时停止,并稍做屈曲动作,在此位置上反复练习;③膝关节屈曲时,髋伸展:可采用双腿搭桥训练,患者仰卧位,双下肢屈曲,膝关节并拢,双足平放于床面上,令患者 Bobath 握手,指示患者把臀部抬高,尽量伸髋(图 11-19)。

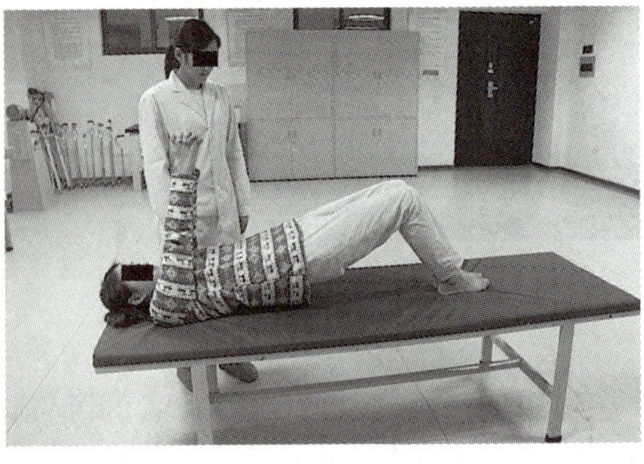

图 11-19　双腿搭桥训练

（7）步行：负重和步行是下肢的主要功能，步行能力是评定康复治疗效果、满足患者需求的一相重要指标。①独立步行：独立步行要建立在负重训练和步行训练的基础上，要能控制整个步行过程，需要较好的步态保证步行的稳定性和实用性。但当患者障碍较重，共同运动不能像期待的那样减少时，要注意提高负重能力，确保安全的步行，同时注意尽量避免障碍的影响，采取代偿的方法。②借助步行：患者达不到独立步行能力时可采取借助拐杖、平衡杠、楼道或房间内扶手等步行，步行最好在治疗师的指导下进行。治疗师站在患者患侧，与患者手交叉握住，另一只手放在患者腋窝，托住患肩与患者一起步行，可辅助支撑患者、控制患者的重心转移、调整步幅、控制节奏，便于与患者交流，增加患者信心，提高步行能力。③指导步行：随着治疗的进展，患者步行能力的提高，患者需逐渐过渡到独立步行，但当患者还不能较好地完成步行前，需要医生的指导，以顺利、安全地行走。指导步行指患者步行时，治疗师对其完成的动作给予指正，如提醒患者如何控制重心、起步、控制步幅、调整姿势、掌握节律、纠正膝反张等。但治疗师的指导不要干扰患者步行的正常进行，患者正确的部分要给予肯定。④跨越障碍物：当患者足能抬离地面后可进行跨越障碍物训练，开始时要按着患者的步幅设计一定间隔的、低的障碍物，许多偏瘫患者可利用屈肌共同运动完成跨越动作，但需要注意患足着地的情况、会不会碰到障碍物、跨越时的节奏等一系列安全问题，必要时治疗师要给予帮助。⑤上下台阶：上下台阶应该在具备一定的肢体功能条件下进行，指导方法和注意事项基本同跨越障碍物。上台阶时健足先上、下台阶时患足先下，目的是合理的负重、正确的重心转移，安全地上下台阶。

技能要点

评估：治疗开始前，应对患者 Brunnstrom 阶段评定，确定患者目前所处的运动功能恢复阶段。

治疗过程：根据所处的运动功能恢复阶段，采取一切可以利用的运动模式引起患肢的运动（共同运动），再促进分离运动的出现。

（张华丽）

复习思考题

扫一扫
测一测

1. 脑卒中后的异常运动模式有哪些？对患者有什么影响？
2. 脑卒中后异常反射的存在对患者有哪些影响？
3. Brunnstrom 脑卒中后恢复分哪几个阶段？如何在临床中应用？
4. 案例分析题　某患者，男性，60 岁，二十多天前无明显诱因突然感觉左上肢麻木、无力，伴左下肢行走无力，到当地医院查头颅 MRI 提示：多发性脑梗死。现患者上肢可随意产生共同运动，手能做钩状抓握，不能伸指，下肢在足跟不离地的情况下，能使踝背屈；患者右肩关节间隙一横指，有肩痛，活动范围受限。写出该患者处于 Brunnstrom 脑卒中后恢复的哪个阶段，并演示该阶段的训练方法。

PPT 课件

扫一扫 知重点

第十二章

Rood 技术

学习要点

Rood 技术的基本理论、运动控制的形式、个体发育顺序；Rood 技术的治疗用具、促进方法、抑制方法及临床应用。

一、概述

Rood 技术在 20 世纪 50 年代由美国物理治疗师和作业治疗师 Margaret Rood 提出，又称多种感觉刺激疗法或皮肤感觉输入促通技术。目的是根据人体的发育顺序，利用不同的感觉刺激促进或抑制运动性反应，从而诱发较高级运动模式的出现。特点是在皮肤的特定区域内利用较轻的机械刺激或温度刺激，影响该区的皮肤感受器对各种刺激的反应，从而获得局部促通作用。多应用于脑瘫、成人偏瘫及脑损伤引起的运动控制障碍患者的康复治疗。

（一）基本理论

1. 利用多种感觉刺激引起正常运动，有目的地完成动作　使用适当的多种感觉刺激使肌张力正常化，并诱发出相应的肌肉反应。反射性的肌肉活动是获得运动控制的最早发育阶段，而神经运动能力的发育是感觉性运动控制的基础，并逐渐发展、成熟；故在治疗过程中应根据患者个体的神经发育水平，逐渐地由低级感觉性运动控制向高级感觉性运动控制发展。在治疗过程中，有控制的感觉输入可以反射性地诱发肌肉活动，使肌张力恢复正常，并产生所需要的肢体运动。同时在动作完成过程中，要利用患者完成动作的目的性，通过有目的的感觉输入，有利于诱发神经-肌肉系统的运动模式，可使主动肌、拮抗肌、协同肌之间的作用逐渐形成并更加协调，从而完成日常生活中需要做的各项动作。

2. 根据患者的发育水平，进行重复性运动使患者学习并掌握动作　在给患者进行治疗过程中，要以发育的观点对患者进行评价，并沿着发育的顺序进行治疗。治疗时，运用各种刺激方法从头颈部→骶尾部进行，屈肌群→伸肌群进行刺激，内收肌群→外展肌群→旋转肌群。治疗过程中必须从当前患者发育水平开始，不断进展到较高的水平。同时，在给患者治疗过程中，治疗师既要考虑到患者的实际情况，设计可以诱发有目的性运动的训练活动，同时也要考虑相同运动是否具有重复性，以使患者在训练过程中掌握动作。

3. 特定感受器引发的特定反应 特定反应有三个通路：通过自发神经系统引发自稳态反应，通过脊髓的反射性保护反应和神经系统更广泛整合的脑干的适应性反应。感觉输入过程有四种基本形式：①简短的刺激引起同步运动输出，该刺激可以证实反射弧是完整的。②快速、重复性的感觉输入产生持续的反应，如电动毛刷，激活非特异性的感受器沿 C 纤维和 γ 纤维将这种冲动传给支配肌肉的 α 运动神经元的肌梭运动神经。③持续的感觉输入可以产生持续的反应，重力是持续感觉输入的佐证，重力对感觉系统产生着不间断的影响。无论坐、站、卧，皮肤的外在感受器与支撑面接触，释放冲动给神经系统来强化重力的存在。④缓慢、有节律的重复性感觉刺激可以降低身心的兴奋程度。任何持续的低频的刺激，如摇椅上的缓慢晃动、轻音乐，对手心、足底和腹部的按压都可以激活副交感神经系统，引起全身放松。

4. 利用紧张性颈反射及迷路反射的激活与抑制

（1）基本内容：紧张性颈反射是指颈部移动时颈椎关节、肌肉、韧带的肌梭、腱器等本体感受器受刺激，产生感觉信息传入中枢而引起四肢紧张性调节的反射，在脊髓反射活动的基础上才能起作用。其主要作用是对头与颈部关系的改变做出相应的肢体反应。紧张性迷路反射（tonic labyrinthine reflex，TLR）是指头部在空间的位置改变时所发生的紧张性反射。其感受器位于前庭和内耳的半规管，其主要作用是对头在空间位置的改变做出相应的反应。

（2）紧张性颈反射及迷路反射的激活与抑制（图 12-1）：当人体直立位时（A），紧张性颈反射（ANT）和迷路反射（TLR）引起肘关节轻微屈曲和下肢伸展。随（B）身体沿顺时针移动至四点位，脊柱几乎处于水平位，除去了重力对椎间关节的压力，因此减

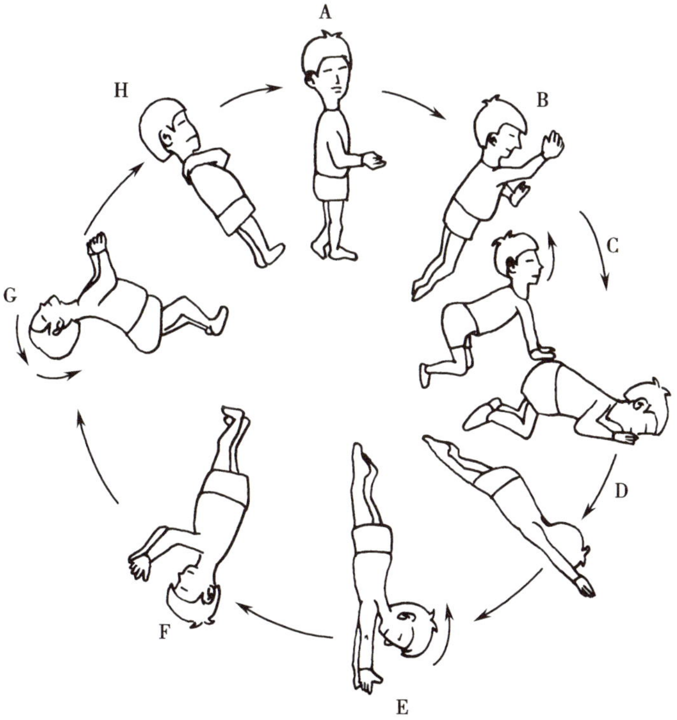

图 12-1 紧张性颈反射及迷路反射的激活与抑制

少了迷路反射的影响，四肢均匀持重。当人体处于四点位时（C），头在水平位屈伸，紧张性颈反射（TNR）占主导地位，而紧张性迷路反射（TLR）的影响减弱。当头的位置低于肩时（D），某些伸肌（踝跖屈肌、腕背屈肌）的张力增高。当人体完全处于倒立位（E）时，翻正反应被激活；而当头低于水平位时（F、G），紧张性颈反射与迷路反射同时产生影响。当人体处于半卧位时（H），迷路反射的影响至最大，引起上肢外展、外旋和屈曲；下肢和躯干伸展；此时紧张性颈反射受到抑制。

（二）运动控制的形式

1. 交互支配的运动形式　交互支配是基本的运动控制形式，起着保护性的功能，是一种位相性的运动，主缩肌收缩时其拮抗肌被相对抑制。这种基本的运动模式是受脊髓和脊髓下中枢调整的。

2. 共同收缩运动形式　共同收缩提供的是稳定性，是一种张力性（静态性）主缩肌与拮抗肌共同收缩的模式，这种模式使个体有能力做到较长时间的保持一种体位或稳定一个物体。

3. 重负荷性工作活动形式　重负荷性工作是叠加在稳定性之上的活动性。其活动形式是近端活动、远端固定，如手膝四点跪位时的晃动，腕关节和踝关节固定，而肩关节和髋关节活动。

4. 技巧性活动形式　技巧性活动是最高水平的运动控制形式，结合了活动性和稳定性。它要求当远端活动时，近端固定。如体操运动员或是舞蹈演员需要这种技巧性活动形式。

（三）个体发育顺序

1. 个体发育的规律　从整体上考虑其发育顺序为仰卧位屈曲→转体→俯卧位伸展→颈肌协同收缩→俯卧位屈肘→手膝位支撑→站立→行走；从局部考虑，运动控制能力的发育是先屈曲、后伸展；先内收、后外展；先尺侧偏斜、后桡侧偏斜；最后是旋转。肢体远近端发育的先后为肢体近端固定→远端活动→远端固定→近端活动→近端固定→远端活动技巧的学习。Rood 根据人体发育规律总结出以下 8 种运动模式。

（1）仰卧屈曲：这是一种保护性姿势。当头和肢体向前屈曲时，身体的前面处于被保护状态，它是一种活动性的姿势，对侧对称，需要交叉支配。同时也是近端和躯干重负荷性的工作。Rood 应用该模式治疗屈肌张力低和伸肌张力高的患者（图12-2A）。

（2）转体或滚动：同侧上下肢屈曲，转动或滚动身体。该活动激活躯干侧屈肌，可用于仰卧时张力性反射占主导的患者（图 12-2B）。

（3）俯卧伸展：该模式是头、颈、肩、下肢及躯干的完全伸展模式，是活动性和稳定性的结合；但伸肌张力高的患者禁用该模式（图 12-2C）。

（4）颈肌的协同收缩：当俯卧时，重力的作用刺激了颈部的本体感受器和斜方肌的上部，使颈肌有能力抗重力收缩来保持头的后仰。它同时激活颈部的屈肌和伸肌，是一种稳定性的、促进头部控制的模式（图 12-2D）。

（5）俯卧肘支撑：俯卧时，通过肘关节持重刺激了上部躯干肌使肩部和上部躯干稳定，如婴儿的俯卧肘支撑位（图 12-2E）。

（6）四点/手膝位支撑：当颈和上肢保持稳定时，可利用这一体位促进下肢和躯干的共同收缩。支撑时由静态到动态。当手膝固定，肩和髋活动时，在稳定的基础上增加了活动性。该体位下的体重转换还可以激活平衡反应，如先双侧手膝着地→抬起一手或一膝→爬行(图 12-2F)。

(7)站立:首先是双侧下肢均匀持重,逐渐使体重在双下肢之间转换,重心随着转移。能够保持该体位需要神经系统较高水平的整合能力,如翻正反应和平衡反应(图 12-2G)。

(8)行走:行走是活动性、稳定性和技巧性能力的综合体现,是站立的技巧阶段。人体要完成行走,既要有能力支撑体重、保持平衡,也需要一侧持重一侧移动的能力。它是一个极其复杂的过程,需要全身各个部分的协调配合(图 12-2H)。

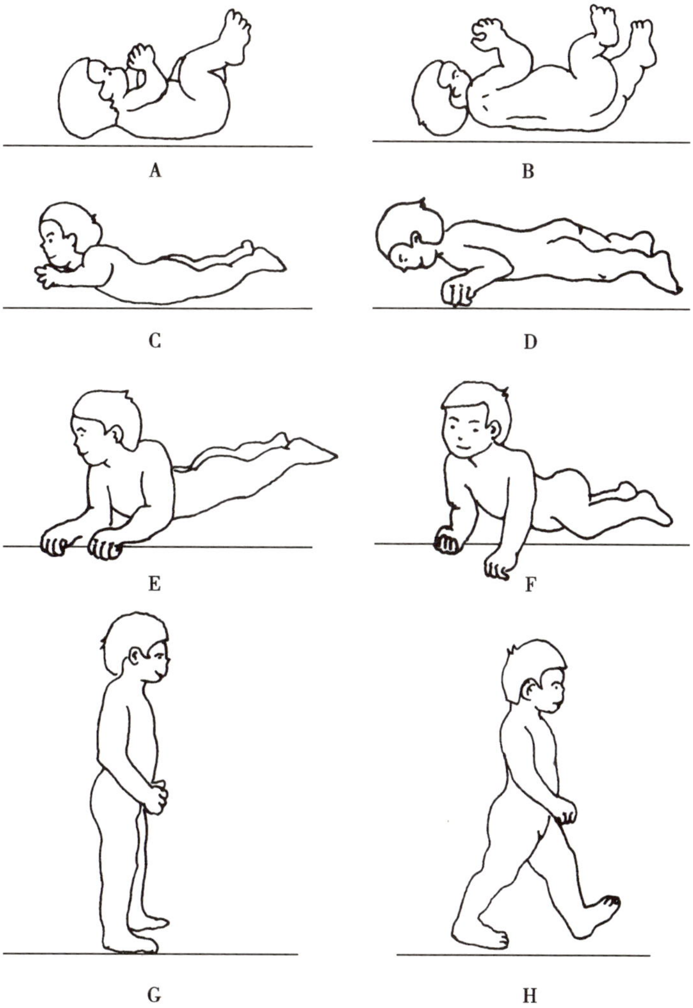

图 12-2　个体发育的 8 个运动模式

2. 个体运动控制的发育水平　Rood 将个体运动控制的发育水平划分为以下 4 个阶段:

(1)肌肉的全范围收缩阶段:最初的动作是肌肉反复屈伸而引起的关节重复运动,是支撑体重的主动性拮抗性运动模式,由主动肌收缩与拮抗肌抑制完成。新生儿自由地舞动时,上、下肢的运动形式是这一阶段的典型活动。

(2)关节周围肌群的协同收缩阶段:是指在肌肉的协同收缩下支撑体重,是人类运动发育最初的重要功能，此阶段的表现为肢体近端关节固定，远端部分活动，是固定近端关节、改善远端关节功能的基本条件，如婴儿的翻身。

(3)远端固定，近端关节活动阶段：即一边支撑体重，一边运动。如婴儿在四肢处于手膝位支撑阶段，但还未学会爬行之前，先手脚触地，躯干做前后摆动，颈部肌肉共同收缩的同时头部也活动，上肢近端肌肉亦收缩。

(4)技巧动作阶段：肢体的近端关节起固定作用，远端部位活动，它是运动的高级形式。例如行走、爬行及手的使用等。

（四）感觉与运动的关系

1. 诱发肌肉活动的有控制的感觉输入　感觉性运动控制的基础是神经运动能力的发育，并在此基础上逐渐发育成熟。

2. 感觉刺激　根据个体发育水平逐渐由低级向高级发展的过程，所获得的肌肉反应又可以反馈给中枢神经系统加强其调节能力。

二、治疗用具

Rood 技术的治疗用具主要有：

1. 刷子　各种硬度的毛刷。单使用电动刷时要注意转数，转数超过 360 转/秒时可抑制神经系统。

2. 振动器　振动频率不要太高，否则神经纤维无反应（Ⅰa 纤维 450Hz 以下，Ⅱ纤维 250Hz 以下才有应答）。

3. 冰　诱发时用-17～-12℃刚从冰箱里取出的冰，抑制时无特殊限制。

4. 橡胶物品　各种弹性的橡胶，如自行车胎、带状生橡胶、可改变负荷的橡胶等以诱发肌肉的共同收缩。

5. 纺锤体筒　可用纺织工厂使用的卷芯。

6. 圆棒、手膝位支撑器、压舌板（抑制舌紧张）。

7. 婴儿舔弄的玩具　用于进食训练的初期。

8. 各种诱发嗅觉的物品。

9. 音乐刺激　对音乐的反应各不同。

10. 沙袋（有利于固定体位、诱发动作的引出）、各种重量的球。

三、促进方法

（一）触觉刺激

触觉刺激包括快速刷擦和轻触摸。

1. 快速刷擦　是指用软毛刷或根据情况选择不同硬度的毛刷在治疗部位的皮肤上刷擦，诱发主缩肌收缩，抑制拮抗肌收缩，15～30 秒显效，30～40 分钟时疗效达到高峰。多采用以下两种方法：

(1)一次刷擦：该法主要应用于意识水平较低而需要运动的患者，在相应肌群的脊髓节段皮区刺激，如 30 秒后无反应，可重复 3～5 次。

(2)连续刷擦：在治疗部位的皮肤上做 3～5 秒的来回刷动。诱发小肌肉时每次要小于 3 秒，休息 2～3 秒后再进行，每块肌肉刺激 1 分钟；诱发大肌肉时不需间隔 3 秒。

刷擦由远端向近端进行，在使用电动刷时要注意频率，当频率超过 360 转/秒时对神经系统有抑制作用。

2. 轻触摸　是指用轻手法触摸手指或脚趾间的背侧皮肤，手掌或足底部，以引出受刺激肢体的回缩反应，对这些部位的反复刺激则可引起交叉性反射性伸肌反应。

（二）温度刺激

临床中常用冰来刺激，冰的温度在-17～-12℃之间，具有与快速刷擦和触摸相同的作用。

1. 一次刺激法　用冰一次快速地擦过皮肤。

2. 连续刺激法　将冰按 5 次/3～5 秒放在局部，其后用毛巾轻轻蘸干，防止冰化成水。一般 30～40 分钟后疗效达到高峰。该法的作用效果与快速刷擦相同。由于冰刺激可以引起交感神经的保护性反应（血管收缩），所以应避免在背部脊神经后支分布区刺激。同样，当冰快速刺激手掌与足底或手指与足趾的背侧皮肤时，也可以引起与轻触摸相同的效应——反射性回缩，因此当出现回缩反应时适当加阻力，以提高刺激效果。

（三）轻叩

当轻叩皮肤时可刺激低阈值的 A 纤维，引起皮肤表层运动肌的交替收缩。低阈值的纤维易于兴奋，通过易化梭外肌运动系统引出快速、短暂的应答。当轻叩手背指间或足背趾间皮肤及轻叩掌心、足底时，均可引起相应肢体的回缩反应，重复刺激这些部位还可以引起交叉性伸肌反应。轻叩肌腱或肌腹可以产生与快速牵拉相同的效应。

（四）牵伸

由于快速、轻微地牵伸肌肉，可以立即引起肌肉收缩反应，因此利用这种反应达到治疗目的。牵拉内收肌群或屈肌群，可以促进该群肌肉而抑制其拮抗肌群。牵拉手或足的固有肌肉可引起邻近固定肌的协同收缩，用力握拳或用力使足底收紧可对手和足的小肌群产生牵拉，可使近端肌群易化，若此时这一动作在负重体位下进行，近端关节肌群成为固定肌，可以促进这些肌群的收缩，从而进一步得到易化。

（五）挤压

按压肌腹可引起与牵拉肌梭相同的牵张反应；用力挤压关节可使关节间隙变窄，可刺激高阈值感受器，引起关节周围的肌肉收缩。当患者处于仰卧位屈髋、屈膝的桥式体位，屈肘俯卧位，手膝四点位，站立位时抬起健侧肢体而使患侧肢体负重等支撑体位时均可以产生类似的反应。对骨突处加压具有促进、抑制的双向作用，如在跟骨内侧加压，可促进小腿三头肌收缩，产生足跖屈动作；相反，在跟骨外侧加压，可促进足背屈肌收缩，抑制小腿三头肌收缩，产生足背屈动作。

（六）特殊感觉刺激

由于视觉和听觉刺激可用来促进或抑制中枢神经系统，因此 Rood 常选用一些特殊感觉（视、听觉等）刺激来促进或抑制肌肉的活动。节奏性强的音乐具有易化作用，轻音乐或催眠曲则具有抑制作用；治疗者说话的音调和语气也可影响患者的动作、行为。光线明亮、色彩鲜艳的环境可以产生促进效应，而光线暗淡、色彩单调的环境则有抑制作用。

四、抑制方法

1. 轻压关节以缓解痉挛　此法可使偏瘫患者因痉挛引起的肩痛得以缓解，因此在治疗偏瘫者患肩疼痛时，治疗者可以托起肘部，使上肢外展，然后把上臂向肩胛盂方向轻轻地推，使肱骨头进入盂肱关节窝，保持片刻，可以使肌肉放松，缓解疼痛。

2. 持续的牵张　此法可以是持续一段时间的牵拉，也可以将处于被拉长的肌肉通过系列夹板或石膏托固定进行持续牵拉，必要时更换新的夹板或石膏托使肌腱保持拉长状态。

3. 按压　用较轻的压力从头部开始沿脊柱直到骶尾部按压，反复对后背脊神经支配区域进行刺激可反射性抑制全身肌紧张，从而达到全身放松的目的。

4. 在肌腱附着点加压　在痉挛的肌肉肌腱附着点持续加压可使这些肌肉放松。

5. 其他方法　可以缓慢地将患者从仰卧位或俯卧位翻到侧卧位缓解痉挛。通过中温刺激、不感温局部浴、湿热敷等使痉挛肌肉松弛。远端固定，近端运动，适用于手足徐动症等情况。例如让患者取手膝位，手部和膝部位置不动，躯干做前、后、左、右和对角线式的活动。如果痉挛范围较局限，缓慢地抚摩或擦拭皮肤表面也同样能达到放松的目的。

Rood 技术在应用促进和抑制方法诱发肌肉反应时，具体的诱发部位如图 12-3～图 12-6 所示。

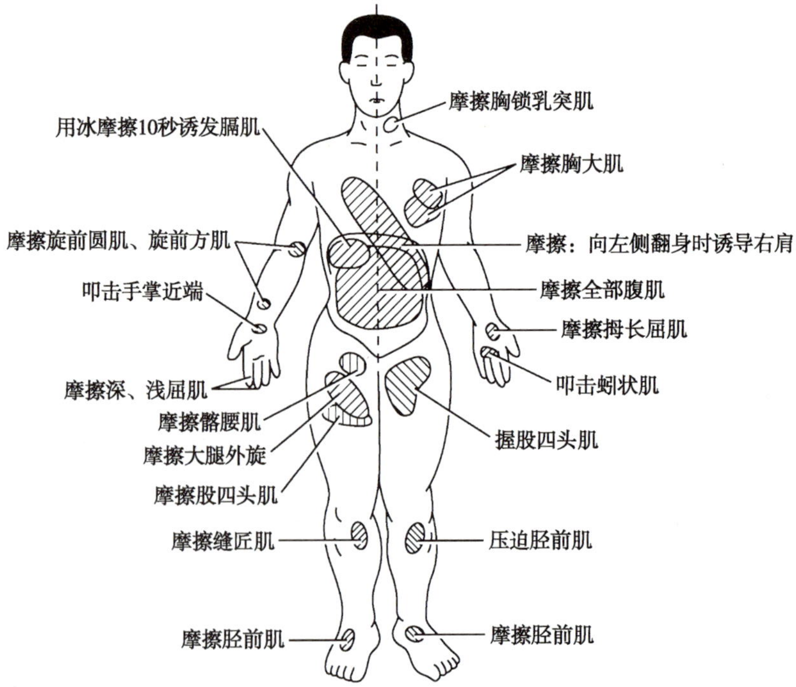

图 12-3　身体前面诱发刺激的部位

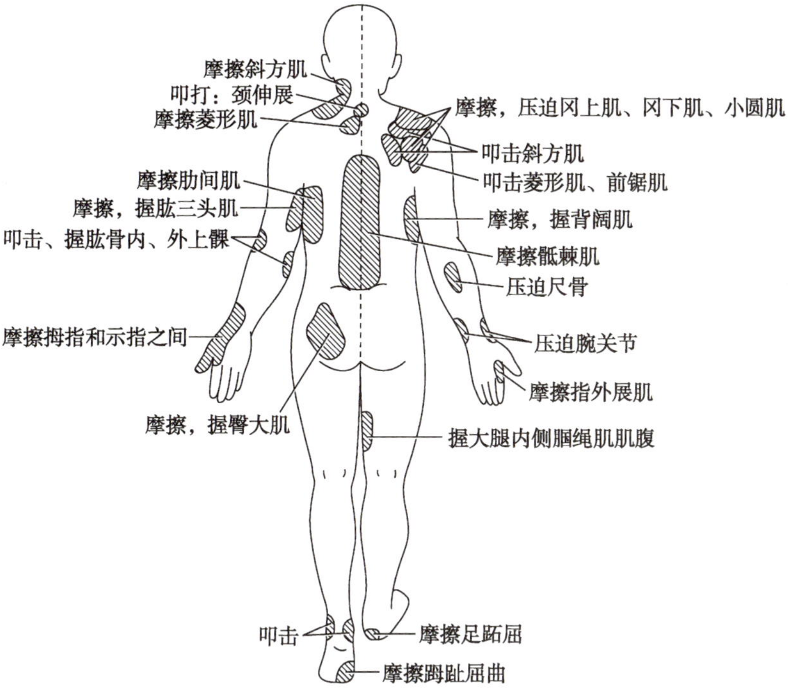

图 12-4　身体背面诱发刺激的部位

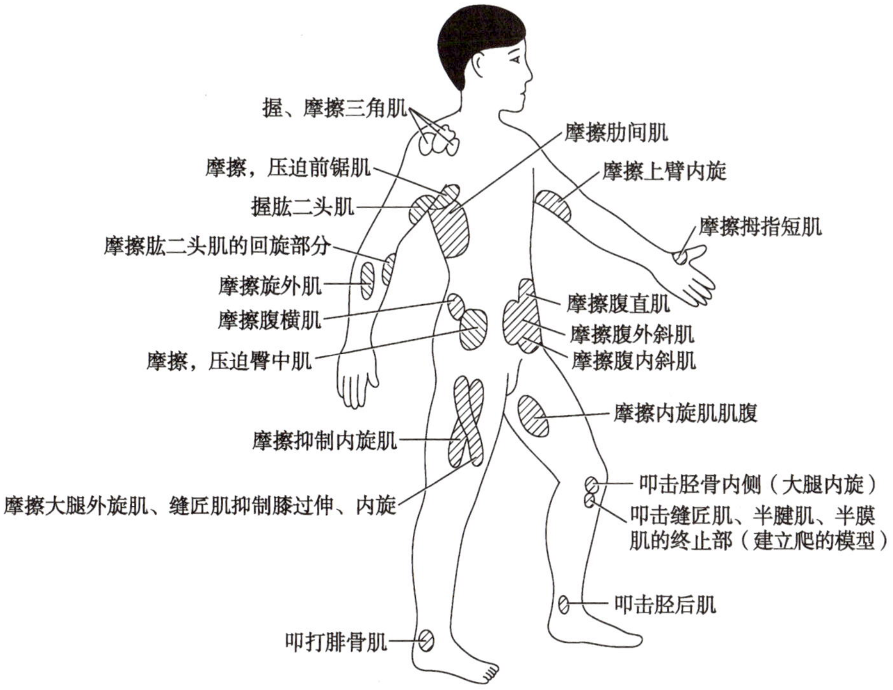

图 12-5　身体侧面诱发刺激的部位

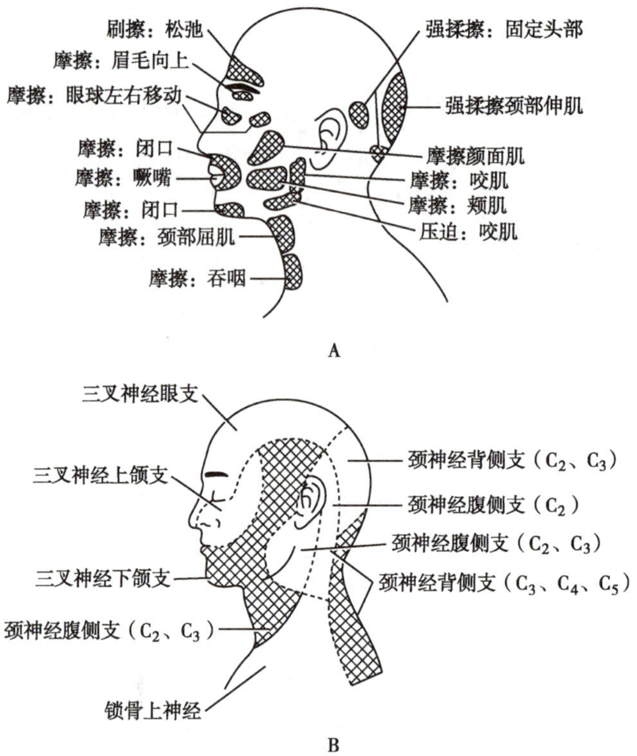

图 12-6　头部诱发刺激的部位

五、临床应用

（一）痉挛性瘫痪

根据痉挛性瘫痪特点，在方法的选择上应以抑制方法为主，故应利用缓慢、较轻的刺激以抑制肌肉的紧张状态，具体方法如下：

1. 缓慢/持续的牵拉降低肌张力　此法应用较广，特别对降低颈部和腰部的伸肌、股四头肌等的张力是较好的方法。

2. 轻刷擦　通过轻刷擦来诱发相关肌肉的反应以抵抗肌肉的痉挛状态，轻刷擦的部位一般是痉挛肌群的拮抗肌。

3. 反复运动　利用肌肉的非抗阻性重复收缩缓解肌肉痉挛。如坐位时双手支撑床面，做肩部或臀部上下反复运动可缓解肩部和髋部肌群的痉挛。

4. 体位作用　在临床上，一般认为肢体负重位是缓解痉挛的较理想体位。因此，可以通过负重时对关节的挤压和加压刺激增强姿势的稳定性，而这种稳定性必须以关节的正常位置为基础。上肢只有肩关节的位置正确，无内收、内旋，才能提高前臂和手部的负重能力，达到缓解上肢痉挛的目的。下肢也是如此，髋关节位置必须正确，即无内收和屈曲，才能达到理想的下肢负重(图 12-7)。

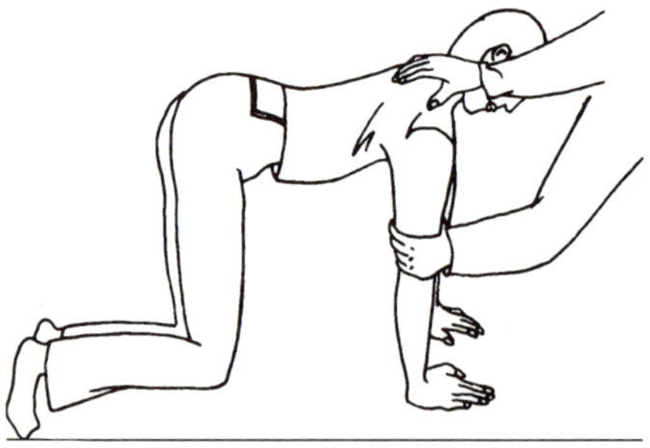

图 12-7　通过关节持重增加关节的稳定性

5. 对抗痉挛模式的运动　对患者治疗时应该根据前已述及的个体发育规律，选择适合每个个体的运动模式。如屈肌张力高时不要采取屈曲运动模式，同样伸肌张力增高应避免使用伸展的运动模式。

（二）弛缓性瘫痪

弛缓性瘫痪在治疗方法的选择上与痉挛性瘫痪相反，采用快速、较强的刺激以诱发肌肉的运动，具体方法如下：

1. 整体运动　某一肌群瘫痪时，可通过正常肌群带动肢体的整体运动来促进肌肉无力部位的运动。当一侧肢体完全瘫痪时，可利用健侧肢体带动患肢运动，同样达到整体运动的目的。

2. 快速刷擦　刷擦的部位是主缩肌群或关键肌肉的皮肤区域，通过快速、较强的刷擦刺激促进肌肉收缩。

3. 远端固定，近端活动　固定肢体远端，对肢体近端施加压力或增加阻力以诱发肌肉的共同收缩，进而提高肌肉的活动能力和关节稳定性（图12-8）。

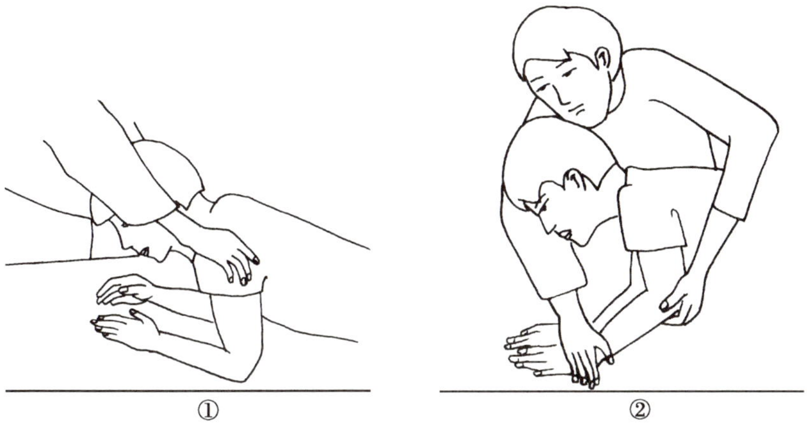

图12-8　通过在持重体位下肘关节的屈伸来提高关节的活动能力和稳定性

可选择叩击、快速冰刺激和振动刺激的手法，刺激骨突出部位来加强肌肉收缩。

（三）吞咽和发音障碍

由于脑血管病患者常常因核上性麻痹而引起吞咽和发音障碍，因此在治疗上，局部方法主要是诱发或增强肌肉活动，其方法主要是通过一些刺激达到治疗目的，这种刺激强度要适当。

1. 刷擦法　用毛刷轻刷上唇、面部、软腭和咽后壁，避免刺激下颌、口腔下部。

2. 冰刺激　用冰刺激嘴唇、面部、软腭和咽后壁，用冰擦下颌部的前面。

3. 抗阻吸吮　做吸吮动作时适当增加阻力加强口周围肌肉运动。

（四）吸气模式的诱发

当膈肌运动减弱时，通过吸气模式扩张胸廓下部改善呼吸功能。具体诱发方法如下：

1. 刷擦方法　①连续刷擦胸锁乳突肌可以使上胸部获得稳定性；②按一定方向连续刷擦腹外斜肌、腹内斜肌、腹横肌（图12-9），要注意避免刺激腹直肌，腹直肌收缩后可以引起膈肌下降，从而限制胸廓的扩张；③由锁骨中线向背部连续刷擦肋间肌；④连续刷擦脊髓神经后侧第一支配区域（图 12-10），可以使躯干获得稳定性。

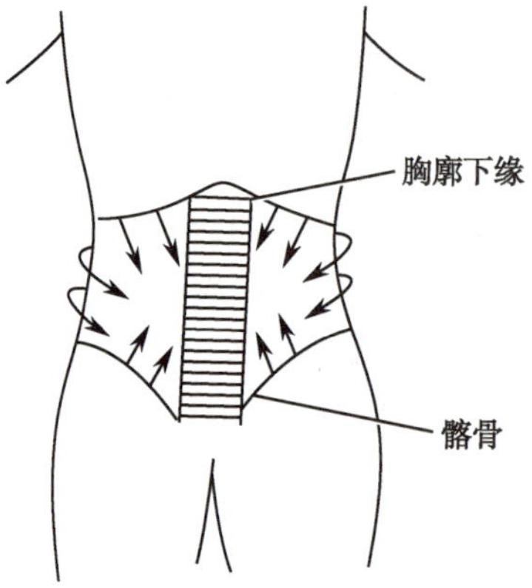

图 12-9　诱发吸气模式刺激腹部部位

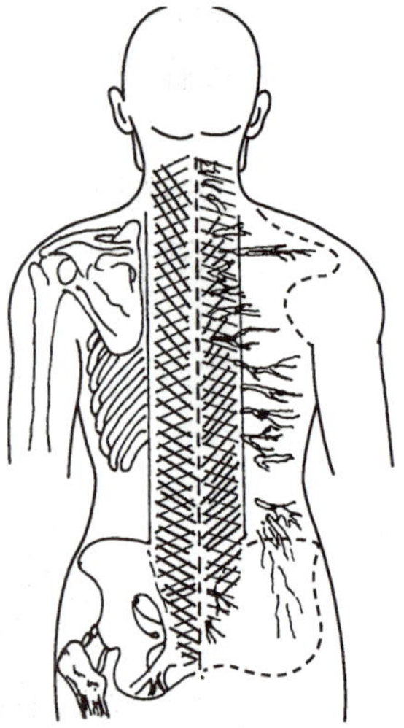

图 12-10　诱发吸气模式刺激背脊部位

2. 冰刺激　包括一次性冰刺激和腹直肌以外的部位连续冰刺激。

3. 压迫方法　主要压迫两侧的胸锁乳突肌起始部。把手指放在肋间，在吸气之前压迫肋间肌。俯卧位时手指持续压在背部各肋间，在吸气之前抬起。俯卧位手指从第 12 肋缘向下持续压迫，吸气前抬手，诱发腹横肌收缩。

4. 叩击法　即叩击腰椎 1、2 内缘诱发膈肌收缩。患者膝关节伸展，用足跟沿下肢长轴方向叩击，可诱发肩胛提肌、胸锁乳突肌锁骨支等脊柱附近肌肉的收缩。

（五）整体伸展（除肩外旋、肘屈曲以外）模式的诱发

1. 诱发体位　俯卧位时头伸出床外并保持，逐渐过渡到胸廓的一半伸出床外。利用紧张性迷路反射使俯卧位上肢屈曲，必要时通过颈部肌肉的共同收缩维持俯卧位肘支撑。

2. 刷擦方法（连续刷擦）和部位　示指和拇指之间脱离桡神经的区域；在手指背侧和掌指部位诱发手指伸展；在前臂背侧诱发腕伸肌和拇长伸肌的收缩；在三角肌后部诱发上肢伸展；在臀后部诱发臀大肌的收缩；在足底诱发腓肠肌的收缩。

3. 躯干连续刷擦的方法和部位　颈部短屈肌、胸大肌的肌腹；在腋窝前面诱发前锯肌收缩，先在仰卧位进行，后在俯卧位进行；在脊神经后支区域诱发颈部伸肌；在 C_5 区域诱发菱形肌收缩（图 12-11）；在颈背部诱发躯干和颈部的伸展，诱发背阔肌腱使其达到扩胸目的。

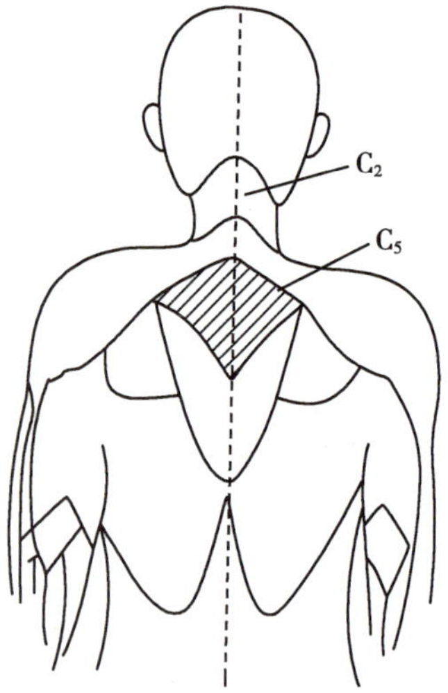

图 12-11　诱发菱形肌收缩的刷擦部位

技能要点

应用范围：明确 Rood 技术的适用患者群。
评估：治疗开始前，应对患者进行各项评估，找出适合患者的技术操作。
治疗用具：根据患者的具体情况，选用不同的治疗用具。
治疗过程：要注意对患者的保护，针对患者的不同病变阶段采用不同的治疗方案。

（陈　轶）

复习思考题

扫一扫
测一测

1. 个体发育的 8 种运动模式有哪些？
2. 运动的控制形式有哪些？
3. Rood 技术的促进方法有哪些？
4. Rood 技术的抑制方法有哪些？
5. Rood 技术在痉挛性瘫痪中如何应用？

6. 案例分析题　患者张某，男，58 岁，因“言语不清，伴左侧肢体活动不灵 1 个月”入院。经神经内科治疗后遗留左侧肢体肌张力增高，肢体活动不灵，日常生活不能自理。查体：意识清楚，言语含糊，问话能示意，左侧中枢性面瘫，伸舌不能；肢体 Brunnstrom 分级：左上肢 2 级、手 1 级、下肢 3 级，右侧肢体 6 级；左侧病理征阳性；确诊为脑出血，请予以评定、治疗。

PPT 课件
13章PPT

第十三章

本体神经肌肉促进技术

扫一扫
知重点

学习要点

PNF 的基本概念和治疗技术;PNF 基本原理和治疗原则;PNF 肩胛带模式、骨盆模式以及上下肢模式操作方法;PNF 在膝关节障碍、肩关节障碍、脊髓损伤、偏瘫患者中的应用。

第一节 概 述

一、基本概念

本体神经肌肉促进技术(proprioceptive neuromuscular facilitation,PNF),又称 PNF 技术,是利用牵张、关节压缩和牵引、施加阻力等本体刺激,以及应用螺旋、对角线状运动模式(spiral and diagonal pattern)来达到促进相关神经肌肉反应,以增强相应肌肉收缩能力的目的,同时通过调整感觉神经的异常兴奋性,以改变肌肉的张力,使之以正常的运动方式进行活动的一种康复训练方法。其理论由 Kabat 提出,完整的一套治疗方法由 Knott 和 Voss 完成。

知识链接

PNF 发展简史

PNF 技术是由美国的神经生理学家和内科医生 Herman Kabat 在 20 世纪 40 年代创立的,并首先在脊髓灰质炎患者的康复治疗中使用。物理治疗师 Margaret Knott 和 Dorothy Voss 参与了此项技术的发展工作,并把 PNF 技术的应用范围从治疗小儿脊髓灰质炎与骨科疾患的康复治疗,逐步扩展到中枢神经系统障碍的康复治疗。1956 年,由 Susan S. Adler 等人合作出版了第一部关于 PNF 理论与技术的专著书籍《PNF 的模式与技术》,促进了 PNF 技术的推广与普及。

我国于 20 世纪 80 年代末、90 年代初开始使用 PNF 技术。目前,一些大型的康复医疗机构和康复中心开始把 PNF 技术应用于治疗偏瘫、截瘫和肢体功能训练,但尚未普及,仍缺乏科学而系统的总结和验证,特别是 PNF 技术与中国传统康复治疗手段在治疗过程中如何进行有机的结合,还需要进一步探讨和研究。

二、神经生理学原理

PNF 技术是以发育和神经生理学原理为理论基础。其基本的神经生理学原理主要包括：

1. 神经交互支配（reciprocal innervation）　主动肌兴奋的同时伴随着拮抗肌的抑制。当主动肌收缩时，肌梭中的纤维将兴奋信息传送到运动神经元，同时将抑制信息传送到拮抗肌，从而使拮抗肌放松。放松技术利用了这一特性。

2. 连续诱导（successive induction）　在拮抗肌受刺激产生收缩后可以引起主动肌的兴奋收缩。逆转技术利用了这种特性。

3. 扩散（irradiation）　当刺激的强度和数量增加时，人体产生反应的强度和传播速度也随之增加，这种反应可以是兴奋性的或者是抑制性的。给较强的运动肌群给予适当的阻力可以引起较弱的运动肌群收缩，即在某一运动范围内，较强肌群的活动可以激发较弱肌群的活动。

4. 后续效应（after discharge）　刺激停止后，刺激的效应仍继续存在。增加刺激的强度和时间，其后续效应也会增加。肌肉静力性收缩之后，肌力的增加就是后续效应的结果。

5. 时间总和（temporal summation）　在特定的时间内，连续阈下刺激的总和造成神经肌肉的兴奋。

6. 空间总和（spatial summation）　在身体的不同部位同时给予阈下刺激，这些刺激可以相互加强引起神经肌肉的兴奋。时间和空间的总和可以获得较大的躯体活动。

三、治疗原则

PNF 技术以发育和神经生理学原理为理论基础，强调整体运动而不是单一肌肉的活动，其特征是躯干和肢体的螺旋和对角线、主动和抗阻运动，类似于日常生活中的功能活动，并主张通过言语和视觉刺激以及一些特殊的治疗技术来引导运动模式，促进神经肌肉的反应。PNF 临床应用时，应遵循以下原则：

1. 正常的运动发育按照从头到脚、由近及远的顺序发展　在治疗中，首先应注意的是头颈的运动发展，其次是躯干，最后是四肢。一般来说，肢体功能恢复是按照近端向远端的顺序，只有改善了头、颈、躯干的运动之后，才有可能改善四肢的功能；只有控制了肩胛带的稳定性之后，才有可能发展上肢的精细动作技巧；对于下肢的康复治疗也是如此。

2. 早期运动由反射活动控制，成熟的运动通过姿势反射等机制予以增强　在婴儿期存在的反射活动发展到成人期，并不完全消失，而是被整合在各种神经系统的功能中。如在治疗中，可以利用非对称性紧张性颈反射来增强患者一侧上肢肘关节的伸展等。

3. 运动功能的发育具有周期性倾向　早期的动作是在屈肌和伸肌优势相互转换、相互影响中向前发展，如婴儿在试图保持坐位时，即屈肌优势为主；向前爬行时，手和脚的伸肌占优势，向后爬时，则屈肌占优势。在治疗中，治疗师可以利用运动发育的这种特点，选择性地进行治疗。如患者屈肌张力过高，就选择伸肌优势的动作加以抑制;若伸肌张力过高,就选择屈肌优势动作等。

4. 人体运动控制能力的发育需经过四个阶段　即活动性、稳定性、控制性和运动技能。

(1)活动性:人体早期的运动是无目的的反射性活动,之后逐步发展到有目的的功能性活动。运动所涉及的关节必须具有一定的主动和被动活动范围。在实际操作中,关节挛缩、肌张力异常、肌肉短缩等原因使患者的运动缺乏可动性。因此,在实际的康复治疗中,首先要提高身体和各关节的活动性。

(2)稳定性:是指维持身体稳定的能力,可分为张力性保持和肌肉的协同收缩能力。张力性保持是指姿势肌张力保持在短缩范围内的收缩以对抗重力或治疗师所施加的阻力;肌肉的协同收缩能力主要是指主动肌与拮抗肌协同收缩以完成正常运动、维持身体的姿势与关节的稳定。若两者协同作用的平衡被打破,运动的质量就会下降。发展主动肌与拮抗肌肌力的平衡能力是 PNF 治疗中的一个重要目标。

(3)控制性:是指身体在稳定性的基础上,由静态的稳定逐步发展到动态稳定的过程,通常是指身体重心的转移和动作的转换,例如:起坐动作的训练,当患者身体重心前移时,在保持自我身体平衡的前提下,独立地完成从坐位到立位的转换等。

(4)运动技能:是指以一正常的运动模式与顺序,来完成具有某一特定目的及功能的活动,是运动控制能力发展的最高阶段。例如:大量的日常生活活动等。

实际操作中,在遵循运动控制能力发展四个阶段的同时,治疗师要根据患者的具体情况,合理地把 PNF 技术与功能性活动结合起来,加快患者早日生活自理,回归家庭和社会的进程。

5. 正常运动的发育遵循总体模式和姿势顺序　正常的运动和姿势依靠肌群间的相互平衡与协调收缩完成。总体运动模式发育过程中,四肢同头、颈、躯干相互影响,并且还包括了肢体的"联合运动";上肢或下肢的运动是以规则的顺序发育的,先是双侧对称性的功能,然后是双侧非对称性功能、双侧交叉性功能,最后是单侧运动模式的发育。尽管运动功能的发育是按照一定顺序进行的,但各部之间可以相互交叉重叠,其间可有跳跃。例如:在康复治疗中,治疗师并非要等患者坐位平衡很好以后,才进行站立训练等。

6. 人体的功能性活动由方向相反的运动组成　人体功能性活动由若干肌群以总体模式出现,并附加相反的活动才可以完成,即活动的动作是具有自发性、节律性、逆转性。PNF 技术强调与活动相关的动作和模式的训练,如训练患者从椅子上站起的同时,也要训练由站立到坐下的动作;同样,在日常训练中,如更衣动作,患者必须同时练习穿衣和脱衣两方面。如果患者不能进行动作方向的逆转,则其功能性活动会受到限制。因此,在治疗中必须进行反方向运动的训练。

7. 治疗过程中应用多种刺激促进患者运动的学习和掌握　如言语、视觉和适当的环境等。如训练患者伸肘功能时,在手适当接触的同时,可利用听觉、视觉信号的输入来增强治疗效果。随着训练的不断重复,感觉提示逐渐减少,最终发展到患者能独立地、自如地完成各种功能性活动。

第二节　治疗技术

一、基本手法和程序

基本手法包括徒手接触、阻力、扩散和强化、体位、言语刺激、视觉引导、牵引挤压、牵张、节律等。PNF 的基本操作能使治疗师帮助患者获得有效的运动功能，其治疗效果并不依赖于患者自觉的合作。基本手法的作用有：增加移动或维持稳定的能力；通过对患者适当的接触和应用恰如其分的阻力引导患者的运动；通过节律帮助患者获得协调能力；增加耐力和在治疗过程中避免出现疲劳。

1. 徒手接触(manual contact)　PNF 技术主要通过刺激本体感受器来达到促进神经肌肉产生反应，其中治疗师手摆放的位置是促进的关键。在实际操作中，治疗师的手要尽可能地直接接触患者的皮肤，摆放于与运动方向相反的方向，给予患者活动时一定的阻力，在刺激患者皮肤感受器和其他压力感受器的同时，诱导患者运动的方向，并适时地实施不同的 PNF 治疗技术，增加肌肉收缩能力。治疗师手的抓握所形成的压力应均衡，避免对患者皮肤形成“点”性刺激，引起患者感觉不适或疼痛(图 13-1)。通常要求治疗师接触患者的手呈掌指关节屈曲、指间关节伸展的形状，简称“夹状手”(a lumbrical grip)，在这一姿势中，压力来之于手掌指关节的屈曲，手指伸展的程度要与接触的身体部位相一致(图 13-2)。

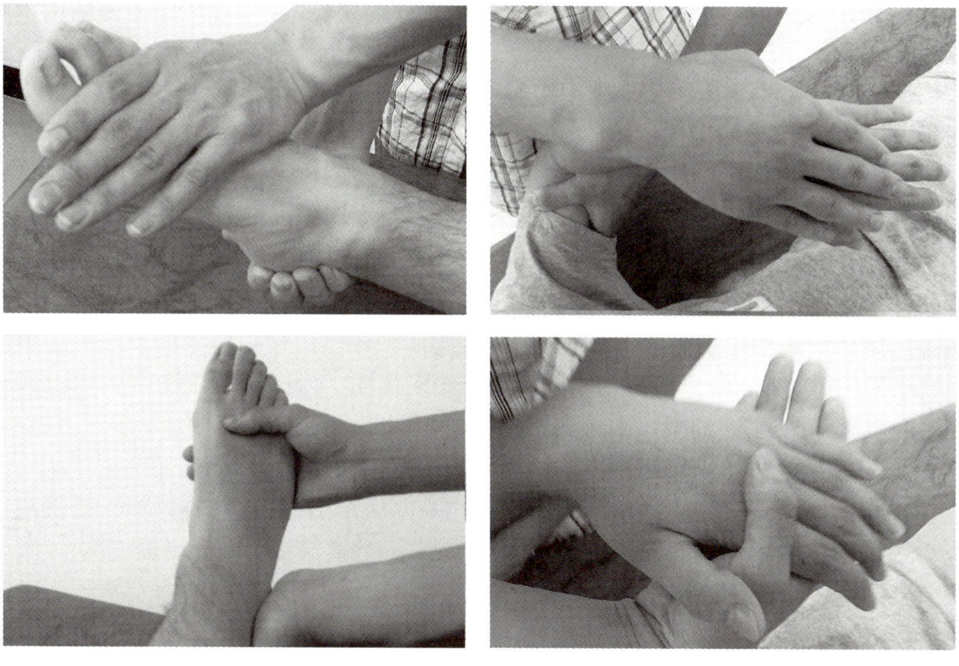

图 13-1　手与足部的手法接触

2. 阻力(resistance)　大多数 PNF 技术都是从阻力的疗效中发展起来的，阻力的施加要与患者状况、动作目标相吻合。阻力应是患者能接受的、可平衡移动或维持等长收缩的最大阻力，而不是治疗师的最大力量，对某些患者来说，可能仅仅是一轻微的接触。阻力的增加不应引起疼痛或不必要的疲劳。在治疗过程中,治疗师和患者要注意避免憋气,以免对心脏产生不良影响。

在肌肉收缩时给予阻力,肌肉对大脑皮质的刺激增加。由抗阻产生的主动的肌肉紧张是最有效的本体感觉刺激,刺激的大小直接与阻力的大小有关,而且还可以通过本体反射影响同一关节和相邻关节协同肌的反应。对肌肉反应的促进作用可以从近端传到远端,也可以从远端传到近端。

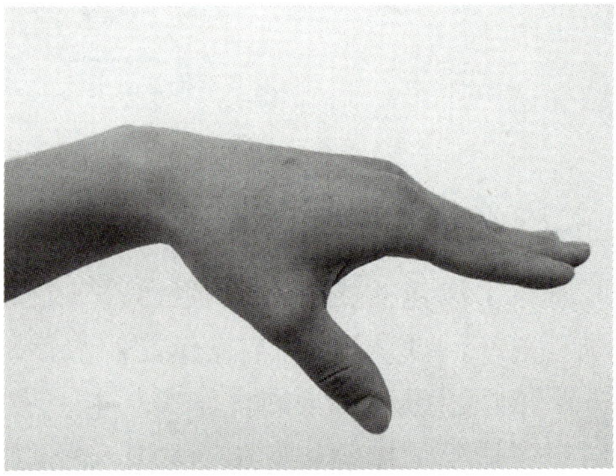

图 13-2　夹状手

3. 扩散和强化(irradiation and reinforcement)　扩散是指肌肉组织受到刺激后所产生的反应扩散至其他肌肉组织的现象。此种反应可以诱发或抑制肌肉的收缩和动作模式的出现。强化是通过对较强肌肉活动阻力的施加,使其所产生反应的强度增加或影响范围扩大到较弱的肌肉。例如:通过对双侧髋关节屈曲施加阻力,引起腹部肌肉产生收缩等。

在实际操作中,治疗师要根据治疗目的,依据患者的具体状况和动作中患者产生的反应,及时地调节阻力的方向和大小,从而达到真正发挥扩散和强化作用的目的。

4. 牵张(stretch)　当肌肉被拉长时会产生牵张反射,该反射反过来可促进被拉长的肌肉、同一关节的协同肌和其他有关的肌肉收缩。

牵张反射既可以从被拉长的肌肉中引出,也可以出自于正在收缩的肌肉。它由两部分组成,第一部分是潜伏期短的脊髓反射,产生的力量很小,不具有功能性意义;第二部分被称为功能性牵张反射,潜伏期较长,产生有力的收缩,可引起功能性活动。因此,为提高治疗效果,使用牵张手法之后对肌肉必须立即予以抗阻。

引发牵张反射,需要治疗师对处于紧张状态的肌肉予以快速而柔和的“轻叩”,若能在牵张操作之前预先给予准备口令,则会提高引发的效果,如:现在(准备口令)—拉(活动口令)或者拉(准备口令)—用力(活动口令)。治疗师口令的节律和强度会影响牵张反射的效果。牵张反射需要一个长的潜伏期。为使治疗有效,治疗师必须对收缩的肌肉施加阻力,而且要维持到肌肉收缩获得进一步加强。

5. 牵引和挤压(traction and approximation)

(1)牵引:牵引是对躯干或四肢的拉长。一方面牵引使得肌肉被拉长,易形成牵张刺激。另一方面,牵拉可增大关节间隙,使关节面分离激活关节感受器,促进了关节周围肌肉(特别是屈肌)的收缩。一般来讲,牵引主要用于关节的屈曲及抗重力的运动。在实际操作中,牵引力应逐渐增加,治疗师依据患者的具体状况,可以施加于活动范围的某一部分,也可以贯穿运动的全范围,并与阻力适时地结合运用。

(2)挤压:挤压是对躯干或四肢关节的压缩,使关节间隙变窄,可以激活关节感受器,增加关节稳定和负重能力,提高了抗重力肌肉的收缩,促进了直立反应。挤压可分为快速和慢速两种方式,快速挤压用于引出反射性反应;慢速挤压是缓慢地给予患者一个挤压的感觉,直至其无法忍受。如:患者在立位或坐位姿势下,治疗师给予持续性挤压,用于使患者躯干产生反射性伸展的动作等。无论是快速挤压还是慢速挤压,治疗师都必须维持力量和给予一定阻力,直到产生肌肉的反应,使用过程中可与恰当的口令结合起来,效果会更好。

6. 时序(timing) 指运动发生的先后次序。一方面正常运动的发育遵循着一定的顺序(即由头到脚、由近端到远端的顺序),运动控制能力的发育也遵循着一定的顺序(即可动性、稳定性、控制性和技巧);另一方面,日常的功能性活动也是具有一个平滑的过程及身体各部协调运动的顺序。

PNF 技术中顺序的含义还指治疗师在实际操作中,依据患者的具体状况,诱发或抑制肢体各部进行活动的次序。一般是先由肢体较强部位的活动开始,之后把其产生的效应逐步扩散到弱的部位,使之产生相应的活动。或治疗师在对患者进行某一单项活动中,何时诱发肌肉产生等长收缩或等张收缩的时间和顺序等。

7. 体位及身体力学(body position and body mechanics) 当治疗师体位与运动方向一致时,可以获得对运动的有效控制;当治疗师改变位置时,阻力的方向和患者的运动也随之改变。一般来说,治疗师应面向患者肢体的运动方向站立,双脚分开呈"丁"字步(或弓箭步站立),与运动方向保持一致。治疗师的前脚指向运动的方向,可进行下肢灵活地屈伸动作;后脚的主要功能是当治疗师重心后移时,起到稳定身体的作用。双脚的位置或"丁"字步的指向要随着运动方向的改变而转换。

在实施具体操作时,治疗师应始终保持身体与力量或运动方向一致,尽可能地接近患者,给予患者足够的活动空间,但不能出现由于自身肢体位置不当而阻碍患者运动完成的现象。另外,治疗师还应合理地利用自身的体重给患者实施一个较长时间,并给予一定阻力的治疗,尽可能地放松手臂与手,以及时感受患者身体对运动完成的反应,同时还要让自己的背部尽可能地直立,不致产生过度疲劳或扭伤。

8. 言语刺激(指令)[verbal stimulation(commands)] 言语指令是让患者知道要做什么、该动作如何做以及何时做,使用言语指令是针对患者而非其身体的任何一部分。指令内容一般分为三部分:

(1)预备指令:是给予患者运动前的指令,其目的是要患者明确运动的方式、方向及训练目的,以便得到患者积极的配合。

(2)活动中的指令:是在患者身体活动中给予的指令。治疗师用字要简短、明确,通常为一个字或一个词,时间要恰到好处。例如:如果想要加强对肌肉的牵张刺激,指令必须在肌肉被拉长的末端,给予一快速的言语刺激,这样才能加强治疗的作用。同时,治疗师指令音量的大小、节律不同,作用不同。一般来说,音量高、语速快用于刺激肌肉的收缩,提高肌力;音量低而缓和,用于肌肉的放松或缓解疼痛等。

(3)纠正指令:当患者活动出现错误或改变运动方向时,告诉患者如何纠正自己的动作。在实际操作中,治疗师对于患者在运动中出现的错误或运动方向发生偏差,应及时给予简短的指令予以纠正,以便更好地、更准确地完成动作。

9. 视觉刺激(vision stimulation) 视觉的刺激可以协助患者控制或改正其姿势或动作,激发肌肉收缩。在实际操作中,治疗师令患者的眼睛始终注视肢体运动轨迹,患者眼球的活动可以使其头部产生相应的运动,同时,对身体其他部位动作的完成,又起到积极的推动作用。例如,当向即将运动的方向看时,头将随着眼睛进行运动,头的运动随之又将促进躯干进行运动。另外，视觉接触也是治疗师与患者间的一种沟通方式，它有利于在治疗过程中加强彼此间的协调，使得治疗的动作更为容易、有效地完成。

二、特殊手法技术

PNF除了基本操作之外，还有一系列特殊技术，其作用是通过对肌群的促进、抑制或放松效应，改善功能性活动。特殊技术是利用肌肉的离心性收缩、向心性收缩和等长收缩，结合阻力和恰当的操作来满足患者的需要。它很少单独使用，而是常常在治疗中与基本操作有机地进行结合。在多数情况下，特殊技术疗效的获得依赖于患者的合作和主观努力。常用的特殊手法技术有节律性启动、等张组合、拮抗肌逆转、反复牵拉、收缩-放松、保持-放松等。

（一）主动肌定向技术（directed agonist）

1. 反复牵拉(repeated stretch)或反复收缩(repeated contractions，RC)

(1)方法：通过在起始范围或全活动范围中的某一部分或全部对肌肉反复进行牵拉刺激，从而在肌肉被拉长(起始位)或收缩紧张状态下(全范围中)引出牵张或牵张反射。①起始端反复牵拉：牵张反射由拉长呈紧张状态的肌肉中引出。如治疗师通过预备指令充分拉长运动模式中的肌肉，尤其是有旋转功能的肌肉，然后快速地“轻叩”，进一步拉长肌肉，从而激发出牵张反射。治疗师通过指令要求患者收缩被拉长的肌肉，通过牵张反射和主观努力共同对抗外界的阻力，增加刺激效果。②全范围反复牵拉：牵张反射由收缩而呈紧张状态的肌肉中引出。在牵张期间，患者不能改变运动的方向或放松。如治疗师对抗患者的运动模式，使模式中所有肌肉收缩而紧张，在运动过程中不断地“轻叩”以激发牵张反射。

(2)目的：促进运动的启动、增加主动关节活动度、增加力量、防止或减轻疲劳、在预期的方向上引导运动。

(3)适用范围：肌无力(肌力仅为1、2级)、由于肌无力或强直而不能起始运动、疲劳、运动知觉降低的患者。但对于合并关节不稳定、疼痛、肌肉或肌腱损伤、骨折或严重骨质疏松患者，此技术禁用。

2. 节律性启动(rhythmic initiation，RI)

(1)方法：患者肢体尽可能地保持松弛，在当前关节活动范围内先被动、缓慢、有节律地活动肢体数次，并让患者体会运动的感觉，接着让患者参与运动，反复地完成数次辅助主动运动后，最后让患者主动或稍微抵抗治疗师给予阻力的情况下完成相同动作。

(2)目的：帮助运动启动、改善协调能力和运动感觉、使运动节律正常化、指导运动、帮助患者放松。

(3)适用范围：意识低下、位置觉迟钝、运动不协调或缺乏节律性、全身性紧张，如帕金森综合征的患者等。

3. 等张组合

(1)方法：主动肌群在不放松的情况下，连续做向心性、离心性和稳定性收缩(稳定性收缩就是等长性收缩，是指当患者试图做运动时被施加的外力所阻止，并不产生关节活动度的改变)。例如，患者做向心性收缩时，治疗师在关节活动范围内施加合适阻力以对抗患者的运动，当活动到关节活动度的末端时要求维持住（此时即为稳定性收缩），然后在阻力方向和力量不变的情况下，缓慢地回到活动的起始位，此时肌肉进行离心性收缩。

（2）目的：运动的主动控制、协调运动、增加主动关节活动度、增加力量、在离心性收缩过程中进行功能性训练。

（3）适用范围：离心性收缩时控制能力下降、朝预定方向运动时缺乏协调能力、主动关节活动度下降、在关节活动度的中部缺乏主动运动。

（二）拮抗肌反转技术（reversal of antagonists）

1. 动态反转（dynamic reversal，DR）

（1）方法：治疗师在患者运动的一个方向施加阻力，至关节活动范围的末端时，远端手迅速转换方向，诱导患者向着相反的方向运动，且不伴有患者动作的停顿或放松。在进行此种技术操作时，治疗师手的变换要快速、准确，不能造成患者肢体在空中的某处产生停留。动态反转技术分为快速（快逆转）和慢速（慢逆转），临床上常用慢速反转技术，操作时一般以较强的模式作为收缩的开始，以较弱的模式作为收缩的结束。

（2）目的：增加主动关节活动度、增加力量、发展协调能力、防止或减轻疲劳。

（3）适用范围：主动关节活动范围降低、主动肌肌力减弱、肌肉收缩协调性差、易感疲劳的患者等。

2. 节律性稳定（rhythmic stabilization，RS）

（1）方法：让患者保持某一姿势不动，治疗师交替给主动肌与拮抗肌施加阻力，使患者产生相应的对抗性反应（肌肉的等长收缩）。在进行此种技术操作时，治疗师用力方向的变换要尽可能地快速、准确，不能造成患者对阻力方向感觉混淆，从而使肌肉产生等张收缩，相应的肢体产生活动。

（2）目的：增加稳定和平衡功能、增加肌肉的力量。

（3）适用范围：关节不稳定、平衡能力较差、关节活动受限下的肌力训练、疼痛患者等。

3. 稳定反转

（1）方法：做等张收缩时，治疗师在相反的两个方向上分别给予足够的阻力以阻止运动的产生，即在相反的方向上交替地做等张收缩。例如，治疗师在某一个方向上给予助力时要求患者对抗，不允许运动出现，在感到已充分对抗时用另一只手在同一部位的背面接触患者，要求患者继续对抗。注意：只有在患者感到新的阻力后治疗师才逐渐增加力量。

（2）目的：增加稳定和平衡功能、增加肌肉的力量。

（3）适用范围：稳定性下降、肌无力不能进行等张收缩等。

（三）放松技术（relaxation）

1. 收缩-放松（contract-relax，CR）

（1）方法：治疗师先被动地或令患者主动地把受限肢体放置在被动关节活动范围的末端，然后对制约关节活动的拮抗肌或旋转肌进行较强的等张收缩。在肌肉收缩维持5~8秒后，让患者充分地放松肢体，再被动或令患者主动地把受限肢体放置在新的关节活动范围的末端，重复上述动作，直到不能获得更大的关节活动范围。治疗师一定争取把每次关节活动范围逐渐扩大，同时，要求患者做主动运动或抗阻的等张收缩。

(2)目的：增加被动关节活动度。

(3)适用范围：关节活动范围受限的患者。

2. 保持-放松(hold-relax，HR)

(1)方法：治疗师先令患者主动地把受限肢体放置在主动或无痛关节活动范围的末端，对制约关节活动的拮抗肌或旋转肌进行主动的等长收缩。在肌肉收缩维持5~8秒后，让患者充分地放松肢体，再令患者主动地把受限肢体放置在新的主动或无痛关节活动范围的末端，重复上述动作，直到不能获得更大的关节活动范围。在进行此种技术操作时，治疗师一定不能加剧患者的疼痛程度，应通过提高相应肌肉收缩的力度来逐步扩大关节活动的无痛范围。

(2)目的：增加被动关节活动度、减轻疼痛。

(3)适用范围：多用于因疼痛引起的关节活动范围受限的患者。

三、运动模式

1. 命名原则　正常功能运动是由肢体粗大运动模式和躯干肌肉的协同作用组合而成。大脑的运动中枢只能产生和组织这些运动模式，而不能有意识地将某一块肌肉从运动的模式中分离出来。但分离运动来自粗大运动，在实际操作中可以先进行个别肌肉的收缩，使之产生分离运动，然后再把分离运动整合，变为日常生活动作。

PNF的运动模式是在三个运动面同时发生的组合运动模式，即在矢状面实施肢体的屈曲和伸展；在额状面实施肢体的外展和内收或脊柱侧屈；在水平面实施肢体或躯干的旋转。由于有交叉的运动成分，故称之为“螺旋对角交叉式”的运动模式。其活动跨越人体的中线，促进了身体两侧之间的相互影响与认知。“螺旋对角交叉”式的运动模式与日常生活动作中最主要的动作模式最为符合，在大脑皮质中也是最为熟悉、最易巩固的运动模式。

2. 模式的命名　螺旋形对角线式运动模式的命名，是用一系列大写英文字母和阿拉伯数字组成，其排列和意义如下：第1个字母代表双侧或单侧性，单侧用U(unilateral)代表，不写U时即可理解为双侧；第2个字母(如为双侧时，由于B不标出，故变为第一字母，以下同)常用D代表对角螺旋形(diagonal)；第3个字母用阿拉伯数字1代表1型，2代表2型；第4个字母代表伸或屈，伸用E(extension)表示，屈用F(flexion)来表示。上肢填入UE(upper extremity)，下肢填入LE(lower extremity)。如UD1FUE即表示上肢单侧1型屈曲式对角螺旋运动模式，D2ELE代表下肢双侧2型伸展对角螺旋运动模式。

3. 模式的分类　PNF运动模式分为单侧和双侧，单侧是指一侧肢体的上肢或下肢；双侧是指双侧肢体的上肢或下肢。双侧又分为对称性和非对称性、对称性交叉和非对称性交叉。

PNF运动模式是多关节、多肌群在同一时间内进行的集团性活动，因此必须注意关键部位的活动或运动方向，通过评价找出切入点，适时地加入PNF基本与特殊技术，从而达到提高患者运动能力的目的。

第三节　基本运动模式与手法

一、肩胛带运动模式

（一）基本模式

肩胛骨虽然不直接与脊柱相连，但与肩胛骨相关的肌肉参与控制和影响颈部和胸部的功能活动，另外上肢功能的行使也需要肩胛骨具有正常的运动和稳定性。因此，肩胛骨的训练对于颈、躯干和上肢的功能康复均十分重要。肩胛带模式包括前伸-后缩和前缩-后伸两组对角线运动。主要参与肌群及运动模式见表13-1～表13-5。

表 13-1　肩胛带模式主要参与肌群

运动	主要肌肉
向前上提	肩胛提肌、菱形肌、前锯肌
向后下压	前锯肌（下部）、菱形肌、背阔肌
向后上提	斜方肌、肩胛提肌
向前下压	菱形肌、前锯肌、胸小肌、胸大肌

表 13-2　肩胛骨前伸-上提运动模式

关节	起始位	终止位
肩胛骨	后缩、下沉	前伸、上提

表 13-3　肩胛骨后缩-下沉运动模式

关节	起始位	终止位
肩胛骨	前伸、上提	后缩、下沉

表 13-4　肩胛骨前伸-下沉运动模式

关节	起始位	终止位
肩胛骨	后缩、上提	前伸、下沉

表 13-5　肩胛骨后缩-上提运动模式

关节	起始位	终止位
肩胛骨	前伸、下沉	后缩、上提

（二）手法操作

1. 前伸模式

（1）体位：患者取侧卧位，髋关节和膝关节均屈曲90°，脊柱维持正常位，头颈居中，肩胛骨居中立位，无旋转，运动时肩胛骨尽量朝鼻尖方向向上、向前移动。治疗师站在患者身后，面部朝着患者肩顶与鼻尖连线的方向。

（2）治疗师手的接触：双手叠加在一起，外形呈“夹状手”，放在肩关节和喙突前面。也可一只手放在上述位置，另一只手从腋下持握，手指与上面的手指相叠加，相互支持。当患者肩胛骨做前伸动作时加阻力。治疗师的上肢应放松，尽可能利用身体的重量充当阻力（图 13-3）。

（3）口令：“肩胛骨向上、向前拉，一、二、三，用力，拉，再用力，再拉……”直到认为所有的协同肌都已充分收缩为止。通常在说“三”时，沿着运动的反方向即向后、向下使用牵张技术。若患者上肢有一定的活动能力，结合上肢模式和视觉刺激进行训练，则效果会更好。

2. 后缩模式

（1）体位：同前伸模式。运动时，肩胛骨朝向下段胸椎尽量向后、向下移动。

（2）治疗师手的接触：双手叠加在一起，掌根抵在肩胛骨的脊柱缘上（图 13-4）。

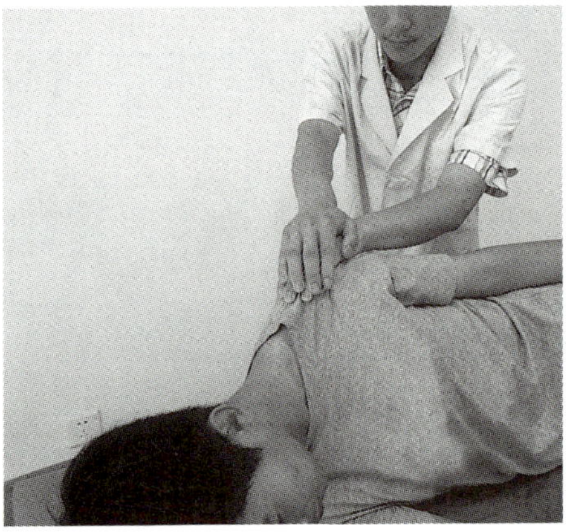

图 13-3　肩胛带前伸模式

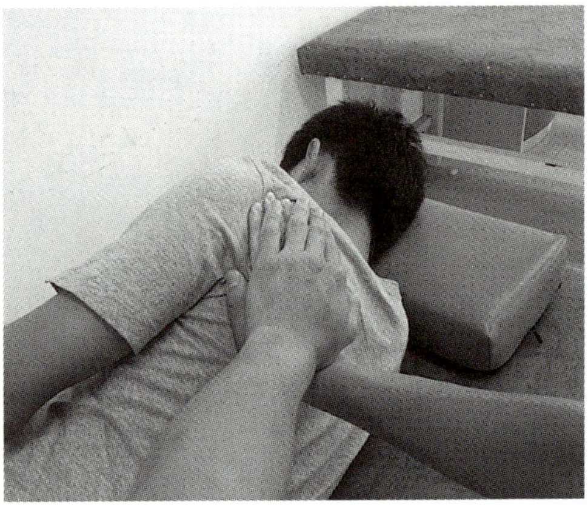

图 13-4　肩胛带后缩模式

（3）口令：“肩胛骨向后、向下推我的手，一、二、三，用力，推，再用力，再推……”直到认为所有的协同肌都已充分收缩为止。通常在说“三”时，向前、向上使用牵张技术。

3. 前缩模式

（1）体位：患者体位同前伸模式。治疗师站在患者头的后面，面部朝着髋关节，在肩峰与对侧髂嵴的连线上，患者的肩胛骨朝着对侧的髂嵴做向下、向前的运动。

（2）治疗师手的接触：一只手从后面握住肩胛骨的外侧缘，另一只手从前面握住喙突，但手与前臂的方向要对着对侧的髂嵴（图 13-5）。

（3）口令：“肩胛骨向肚脐推，一、二、三，用力，推，再用力，再推……”直到认为所有的协同肌都已充分收缩为止。通常在说“三”时，对着对侧髂嵴使用向后、向上的牵张技术。

4. 后伸模式

（1）体位：患者体位同前缩模式。肩胛骨向上、向后做耸肩的动作。

（2）治疗师手的接触：双手叠加在一起放在斜方肌的体表，掌根抵在肩胛骨上缘上，阻力的方向朝着对侧髂嵴（图 13-6）。

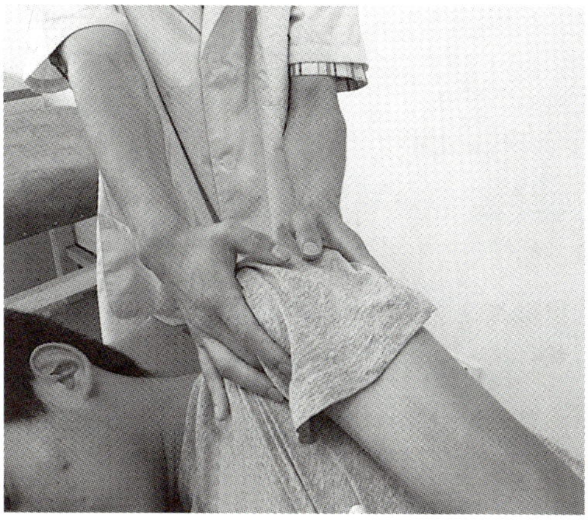

图 13-5　肩胛带前缩模式

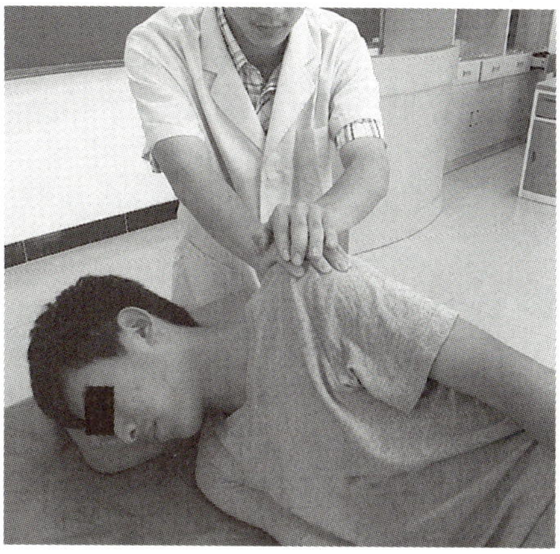

图 13-6　肩胛带后伸模式

(3) 口令:"肩胛骨向上、向后推我的手,一、二、三,用力,推,再用力,再推……"直到认为所有的协同肌都已充分收缩为止。通常在说"三"时,对着对侧髂嵴使用向前、向下牵伸技术。

二、上肢运动模式

(一) 基本模式

包括肩胛骨、肩、前臂、腕和手指关节的活动(肘关节始终处于伸展位)。在图 13-7 中,可以看出无论是 D1F,还是 D2F,其屈曲的运动模式中都有一部分相同动作,即肩关节(近端关节)除了屈曲,还处于外旋位;前臂旋后;腕关节桡侧屈。同样,在 D1E 和 D2E 伸展的运动模式中也具有同样情况。而其他的动作则相反,如肩关节外展变内收,腕关节屈曲变背屈等。

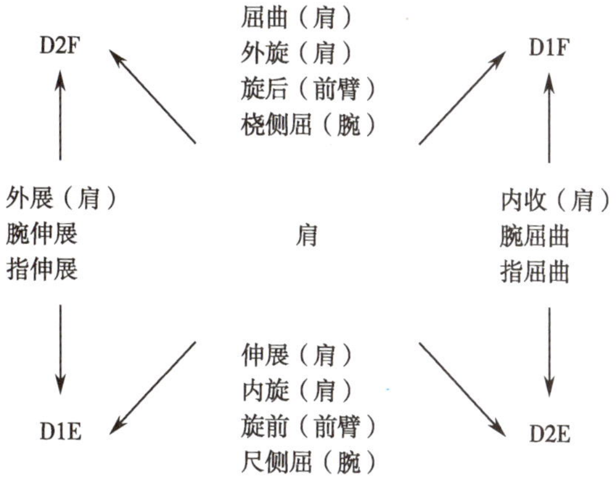

图 13-7　上肢屈曲与伸展的运动模式

1. 上肢 D1F 与 D1E 的运动模式及运动模式的主要肌群(表 13-6、表 13-7)

表 13-6　上肢 D1F 的运动模式

关节	运动	主要参与的肌肉
肩胛骨	上提、外展、外旋	斜方肌、前锯肌（上部）
肩	屈曲、内收、外旋	胸大肌（上部）、三角肌（前部）、肱二头肌、喙肱肌
前臂	后旋	肱桡肌、旋后肌
腕	屈曲、桡侧偏	桡侧腕屈肌、掌长肌
手指	屈曲	指屈肌、蚓状肌、骨间肌
拇指	屈曲、内收	拇屈肌（长肌和短肌）、拇内收肌

表 13-7　上肢 D1E 的运动模式

关节	运动	主要参与的肌肉
肩胛骨	下降、内收、内旋	菱形肌
肩	伸展、外展、内旋	背阔肌、三角肌（中、后部）、肱三头肌、大圆肌、肩胛下肌
前臂	旋前	肱桡肌、旋前肌
腕	伸展、尺侧偏	尺侧腕屈肌
手指	伸展	指长伸肌、蚓状肌、骨间肌
拇指	外展、伸展	拇外展肌

2. 上肢 D2F 与 D2E 的运动模式及运动模式主要肌群（表 13-8、表 13-9）

表 13-8　上肢 D2F 的运动模式

关节	运动	主要参与的肌肉
肩胛骨	上提、外展、外旋	斜方肌、肩胛提肌、前锯肌
肩	屈曲、外展、外旋	三角肌（前部）、肱二头肌（长头）、喙肱肌、冈上肌、冈下肌、小圆肌
前臂	后旋	肱二头肌、肱桡肌、旋后肌
腕	伸展、桡侧偏	桡侧腕伸肌
手指	伸展	指长伸肌、骨间肌
拇指	伸展、外展	拇伸肌（长肌和短肌）、指长展肌

表 13-9　上肢 D2E 的运动模式

关节	运动	主要参与的肌肉
肩胛骨	下降、外展、内旋	前锯肌（下部）、胸小肌、菱形肌
肩	伸展、内收、内旋	胸大肌、大圆肌、肩胛下肌
前臂	旋前	肱桡肌、旋前肌
腕	屈曲、尺侧屈	尺侧腕屈肌、掌长肌
手指	屈曲	指屈肌、蚓状肌、骨间肌
拇指	屈曲、内收	拇屈肌（长肌和短肌）、拇内收肌、拇对掌肌

（二）手法操作

在进行 PNF 运动模式的手法操作之前，操作者必须熟练掌握所要进行部位屈曲与伸展的运动模式与运动方向。在进行上肢运动模式的手法操作时，操作者应面向患者手的方向站立，并随着手的移动而改变站立方向。患者的上肢先放置于起始位（上肢的伸展位就是上肢屈曲动作的起始位，反之亦然），操作者双手先交叉，再打开。例如：在患者上肢屈曲运动的起始位（伸展位）时，操作者近端手放置于患者手部，给予手部与腕部阻力，远端手放置于患者同侧上臂，给予肩关节运动方向的阻力；在运动过程中，操作者的身体或肢体不能影响患者的运动轨迹。其双手由交叉变为打开，最终完成整个动作。

上肢模式用于治疗肌无力、协调障碍和关节活动受限而引起的功能障碍，也可以通过抗阻对身体其他部位的肌肉产生扩散效应。上肢模式包括屈曲-外展-外旋和伸展-内收-内旋、屈曲-内收-外旋和伸展-外展-内旋两组对角线运动。

1. 上肢屈曲-内收-外旋模式（上肢 D1F）

（1）体位：仰卧位，起始位（上肢 D1E 动作模式最终位）是肩胛骨下压、内收、旋转，肩关节伸展、外展、内旋，前臂旋前，腕关节伸展并尺偏，手指伸展、外展；终止位（上肢 D1F 动作模式最终位）是肩胛骨抬高、外展、旋转，肩关节屈曲、内收、外旋，肘关节屈或伸，前臂旋后，腕关节屈曲并桡偏，手指屈曲、内收。治疗师站在患者上肢运动侧，方向在起始位中点与终止位中点的连线上。

（2）治疗师手法接触：以左上肢 D1 屈模式为例，右手放在患者的左手掌内，以便于引发和腕关节向桡侧屈曲，左手呈“夹状手”，放在患者前臂上端的前面，主要是为控制旋后和近端的运动。

（3）指令：“向上，向右拉我的手，一、二、三，用力，拉，转，再用力，再拉，再转……”直到所有的协同肌都已充分收缩为止。通常要配合视觉刺激，并在说“三”时使用牵张技术（图 13-8）。

2. 上肢伸展-外展-内旋模式（简称上肢 D1E）

（1）体位：仰卧位，起始位（上肢 D1F 动作模式最终位）是肩胛骨抬高、外展、旋转，肩关节屈曲、内收、外旋，肘关节屈或伸，前臂旋后，腕关节屈曲并桡偏，手指屈曲、内收；终止位（上肢 D1E 动作模式终止位）是肩胛骨下压、内收、旋转，肩关节伸展、外展、内旋，肘关节屈或伸，前臂旋前，腕关节伸展并尺偏，手指伸展、外展，治疗师的体位与上肢 D1 屈模式相同。

（2）治疗师手法接触：以左上肢 D1 伸模式为例，左手放在患者手背的尺侧，这样便于引发患者的伸指和腕关节的尺偏，右手呈“夹状手”，放在患者前臂背面上端的尺侧，以控制旋前和近端的运动。

（3）指令：“手张开，向下、向左推我的手，一、二、三，用力，推，转，再用力，再推，再转……”直到所有的协同肌都已充分收缩为止。配合视觉刺激可增加疗效。通常在说“三”时，使用牵张技术（图 13-9）。

3. 上肢屈曲-外展-外旋模式（上肢 D2F）

（1）体位：患者仰卧位，起始位（上肢 D2E 动作模式终止位）是肩胛骨下压、外展、旋转，肩关节伸展、内收、内旋，肘关节屈或伸，前臂旋前，腕关节屈曲并尺偏，手指屈曲、内收；终止位（上肢 D2F 动作模式最终位）是肩胛骨抬高、内收、旋转，肩关节屈曲、外展、外旋，肘关节屈或伸，前臂旋后，腕关节屈曲并桡偏，手指伸展、外展。治疗师站在患者上肢运动侧，方向在起始位中点和终止位中点的连线上。

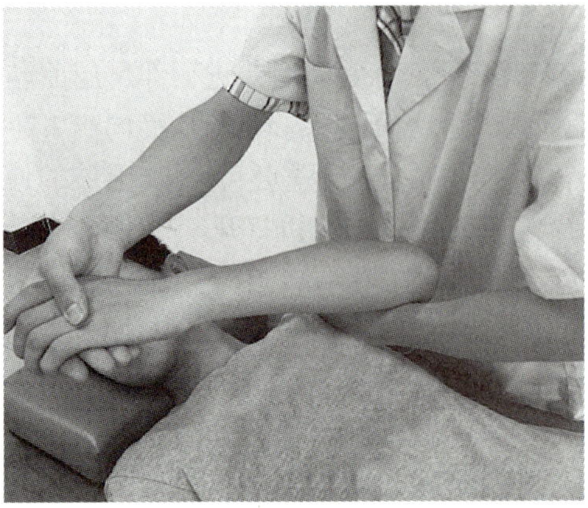

图 13-8　上肢 D1 屈

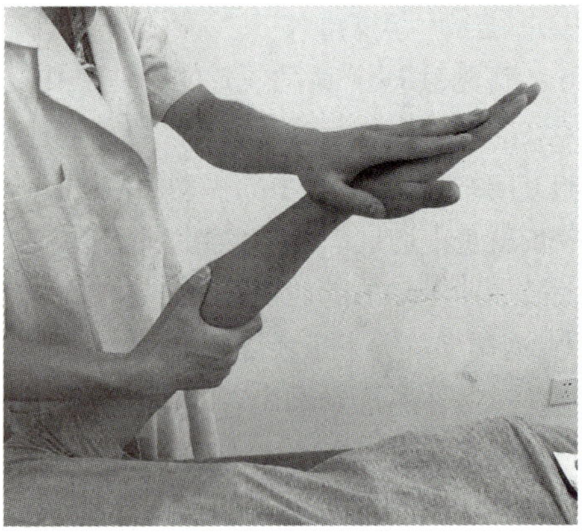

图 13-9　上肢 D1 伸

（2）治疗师手法接触：以左上肢 D2 屈模式为例，右手手指的掌面放在患者左手和腕关节背面的桡侧，以引发患者伸指和腕关节的桡偏；左手手掌放在患者前臂上端背面的桡侧，以控制旋后和近端的运动。

（3）指令："手张开，向上、向左拉我的手，一、二、三，用力，拉，转，再用力，再拉，再转……"直到所有的协同肌都已充分收缩为止。配合视觉刺激可增加疗效。通常在说"三"时使用牵张技术（图 13-10）。

4. 上肢伸展-内收-内旋模式（上肢 D2E）

（1）体位：患者仰卧位，起始位（上肢 D2F 动作模式最终位）是肩胛骨抬高、内收、旋转，肩关节屈曲、外展、外旋，肘关节屈或伸，前臂旋后，腕关节屈曲并桡偏，手指伸展，外展；终止位（上肢 D2E 动作模式最终位）是肩胛骨下压、外展、旋转，肩关节伸展、内收、内旋，肘关节屈或伸，前臂旋前，腕关节屈曲并尺偏，手指屈曲、内收。治疗师的体位同上肢 D2 屈模式。

（2）治疗师手法接触：以左上肢 D2 伸模式为例，左手放在患者手掌内，以便于引发患者手指到腕关节的屈曲和尺偏，右手呈"夹状手"，放在前臂上端前面的尺侧以控制旋前和近端的运动。

（3）指令："向下、向右推我的手，一、二、三用力，推，转，再用力，再推，再转……"直到所有的协同肌都已充分收缩为止。配合视觉刺激可增加疗效。通常在说"三"时，沿着运动的反方向使用牵张技术（图 13-11）。

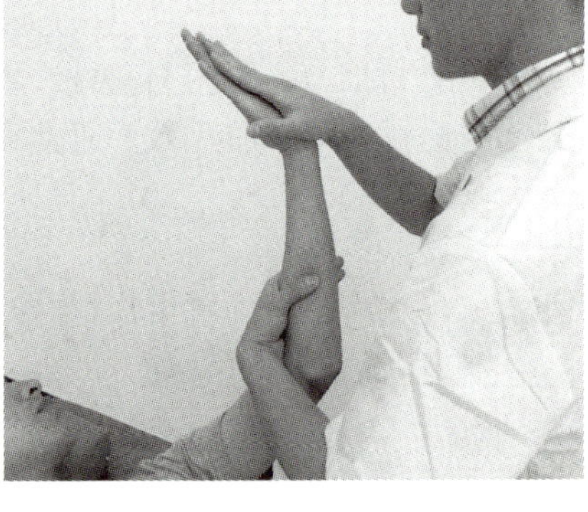

图 13-10　上肢 D2 屈

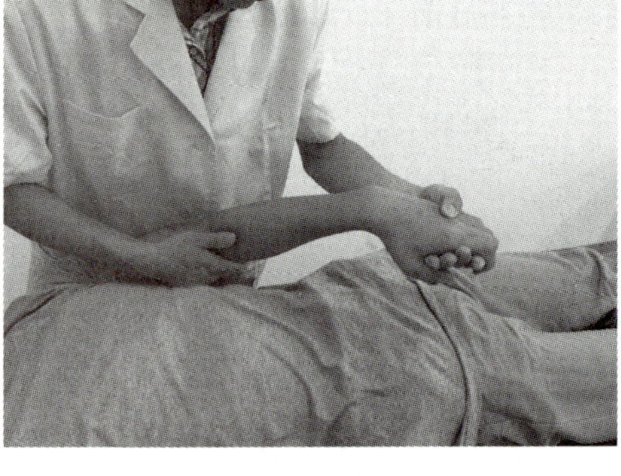

图 13-11　上肢 D2 伸

三、骨盆运动模式

（一）基本模式

下部躯干和下肢功能的行使需要骨盆具有正常的活动和稳定性，因此，要改善下部躯干和下肢的功能必须首先对骨盆进行训练。此外，对骨盆的训练也可以通过扩散效应间接地治疗颈部和上部躯干的功能障碍。骨盆模式包括前伸-后缩和前缩-后伸两组对角线运动。骨盆主要运动模式和参与肌群见表 13-10～表13-14。

表 13-10　参与骨盆模式的主要肌群

运动	主要肌肉
向前上提	腹外斜肌、腹内斜肌
向后下压	对侧腹外斜肌、腹内斜肌
向后上提	腰方肌、背阔肌、髂肋腰肌、胸长肌
向前下压	对侧腰方肌、背阔肌、髂肋腰肌、胸长肌

表 13-11　骨盆前倾-上提运动模式

关节	起始位	终止位
骨盆	后倾、下沉	前倾、上提

表 13-12　骨盆后倾-下沉运动模式

关节	起始位	终止位
骨盆	前倾、上提	后倾、下沉

表 13-13　骨盆前倾-下沉运动模式

关节	起始位	终止位
骨盆	后倾、上提	前倾、下沉

表 13-14　骨盆后倾-上提运动模式

关节	起始位	终止位
骨盆	前倾、下沉	后倾、上提

（二）手法操作

1. 前伸模式

（1）体位：患者坐位、站立位和卧位均可，但常取侧卧位，侧卧位时膝部屈曲 90°，脊柱呈中立位。治疗师站在患者身后，面部对着对侧肩关节。骨盆向上、向前移动，同侧的躯干缩短。

（2）治疗师手的接触：双手叠加在一起呈“夹状手”，放在髂嵴上，手指在髂嵴前方，阻力的方向为向后、向下拉（图 13-12）。

(3)口令:“骨盆向上、向前推我的手,一、二、三,用力,推,再用力,再推……”直到认为所有的协同肌都已充分收缩为止。通常在说“三”时,对着对侧肩关节使用向后、向下的牵张技术。

2. 后缩模式

(1)体位:同前伸模式。骨盆向后、向下运动,同侧的躯干伸长。

(2)治疗师手的接触:双手叠加在一起,掌根放在坐骨结节上,手指朝着对侧肩关节,阻力的方向是向前、向上推(图 13-13)。

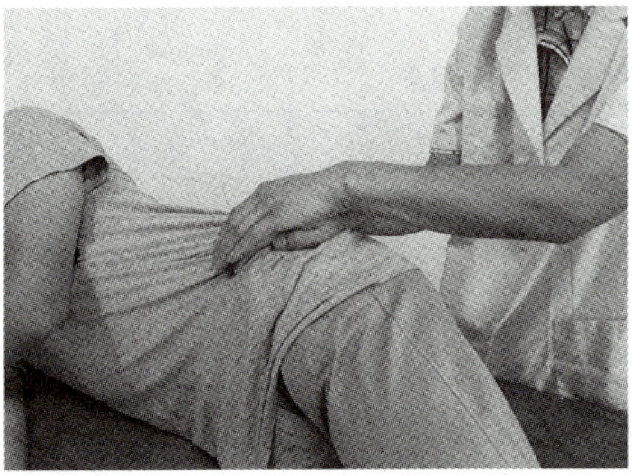

图 13-12　骨盆前伸模式

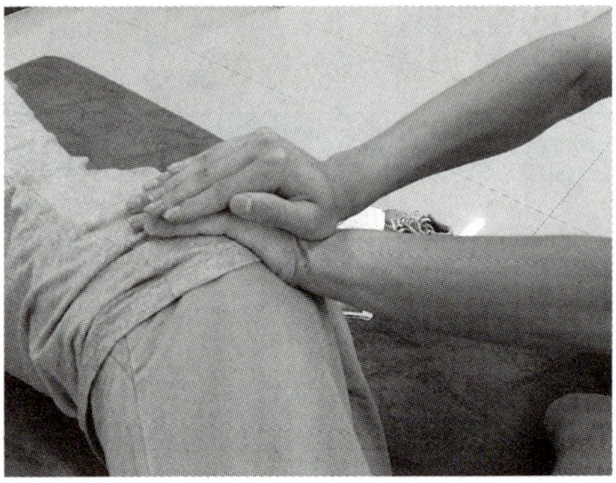

图 13-13　骨盆后缩模式

(3)口令:“骨盆向后、向下推我的手,一、二、三,用力,推,再用力,再推……”直到认为所有的协同肌都已充分收缩为止。通常在说“三”时,对着对侧肩关节使用向前、向上的牵伸技术。

3. 前缩模式

(1)体位:患者取侧卧位,屈膝 90°,屈髋 20°~30°,治疗师站在患者身后,纵轴在一条直线上。骨盆向前、向下运动,同侧的躯干伸长。

(2)治疗师手的接触:一只手放在髋骨上,手指位于髂嵴前,向后向上加阻力;另一只手放在膝前,手指向后加阻力(图 13-14)。

(3)口令:“骨盆向下、向前推我的手,一、二、三,用力,推,再用力,再推……”直到认为所有的协同肌都已充分收缩为止。通常在说“三”时,沿着股骨的纵轴向后、向上做牵张技术。

4. 后伸模式

(1)体位:体位同前伸模式。骨盆向上、向后运动,同侧的躯干缩短。

(2)治疗师手的接触:双手叠加在一起,掌根放在髂嵴上,阻力方向为向下、向前(图 13-15)。

(3)口令:“骨盆向上、向后推我的手,一、二、三,用力,推,再用力,再推……”直到认为所有的协同肌都已充分收缩为止。通常在说“三”时,沿着运动方向使用向下、向前的牵张技术。

四、下肢运动模式

(一) 基本模式

包括髋、踝和足趾关节的活动(膝关节始终处于伸展位)。如图 13-16 所示。

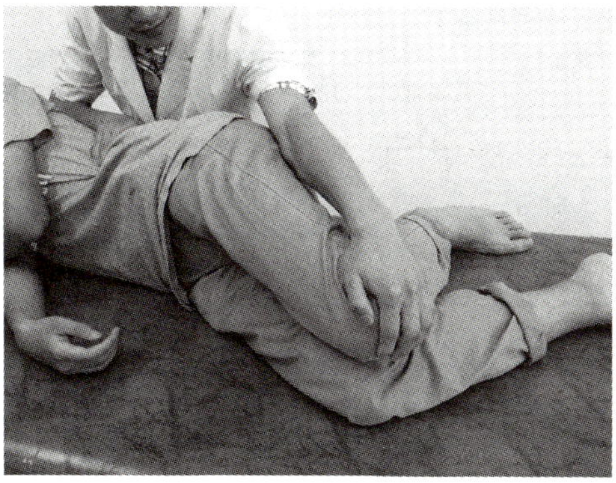

图 13-14　骨盆前缩模式

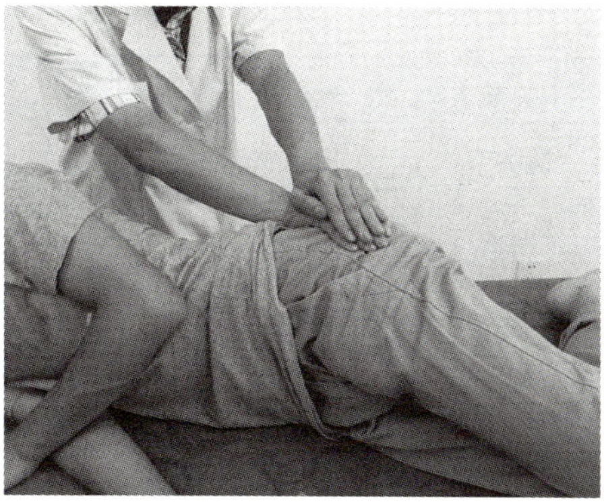

图 13-15　骨盆后伸模式

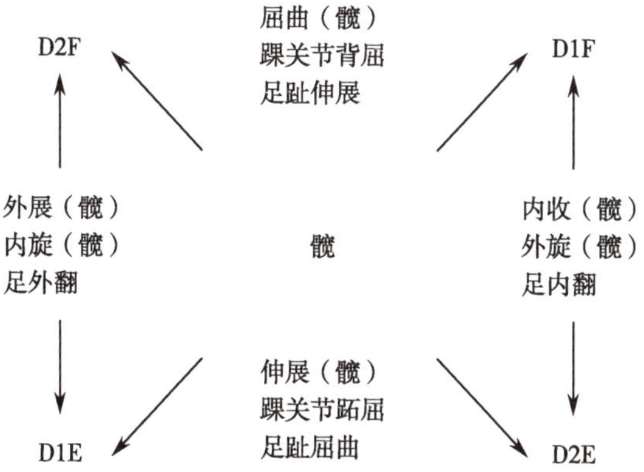

图 13-16　下肢屈曲与伸展的运动模式

1. 下肢 D1F 与 D1E 的运动模式及运动主要肌群(表 13-15、表 13-16)

表 13-15　下肢 D1F 的运动模式

关节	运动	主要参与的肌肉
髋关节	屈曲、内收、外旋	腰大肌、髂肌、内收肌、缝匠肌、趾骨肌、股直肌
踝关节	背屈、内翻	胫骨前肌
足趾	伸展	踇伸肌、趾伸肌

表 13-16　下肢 D1E 的运动模式

关节	运动	主要参与的肌肉
髋关节	伸展、外展、内旋	臀中肌、臀大肌(上部)、腘绳肌
踝关节	跖屈、外翻	腓骨肌
足趾	屈曲	踇屈肌、趾屈肌

2. 下肢 D2F 与 D2E 的运动模式及运动主要肌群(表 13-17、表 13-18)

表 13-17　下肢 D2F 的运动模式

关节	运动	主要参与的肌肉
髋关节	屈曲、外展、内旋	阔筋膜张肌、股直肌、臀中肌、臀大肌
踝关节	背屈、外翻	腓骨肌
足趾	伸展	踇伸肌、趾伸肌

表 13-18　下肢 D2E 的运动模式

关节	运动	主要参与的肌肉
髋关节	伸展、内收、外旋	内收大肌、臀大肌、腘绳肌、外旋肌
踝关节	跖屈、内翻	腓肠肌、比目鱼肌、胫骨后肌
足趾	屈曲	踇屈肌、趾屈肌

（二）手法操作

操作者必须熟练掌握所要进行部位屈曲与伸展的运动模式与运动方向。在进行下肢运动模式的手法操作时，操作者也应面向患者站立，把患者的下肢先放置于起始位，操作者的双手可放于患者的踝和足部，也可以把近端手放于患者的大腿部，远端手放置于患者足部给予下肢动作的阻力，在运动过程中，操作者须保持身体重心的稳定，以免影响患者下肢动作的完成。

下肢模式用于治疗因肌无力、协调障碍和关节活动受限而引起的下肢运动功能障碍，也可以通过抗阻对身体其他部位的肌肉产生扩散效应。下肢模式包括屈曲-外展-内旋和伸展-内收-外旋、屈曲-内收-外旋和伸展-外展-内旋两组对角线运动。

1. 下肢屈曲-内收-外旋模式（下肢 D1F）

（1）体位：患者仰卧位，起始位（下肢 D1E 动作模式终止位）是髋关节伸展、外展、内旋，膝关节屈或伸，踝关节跖屈并外翻，脚跟向外侧屈曲；终止位（下肢 D1F 动作模式终止位）是髋关节屈曲、内收、外旋，膝关节屈或伸，踝关节背屈并内翻，脚跟向内侧伸展。治疗师站在患者运动的下肢侧，方向在起始位中点和终止位中点的连线上。

（2）治疗师手的接触：以左下肢 D1 屈为例，左手掌放在足背内侧，右手放在足跟内侧。

（3）口令：“向上抬脚，向上、向右拉我的手，一、二、三，用力，拉，转，再用力，再拉，再转……”直到所有的协同肌都已充分收缩为止。配合视觉刺激可增加疗效。通常在说“三”时沿着运动的反方向使用牵张技术（图 13-17）。

2. 下肢伸展-外展-内旋模式（下肢 D1E）

（1）体位：患者仰卧位，起始位（下肢 D1F 动作模式终止位）是髋关节屈曲、内收、外旋，膝关节屈或伸，踝关节背屈并内翻，脚跟向内侧伸展；终止位（下肢 D1E 动作模式终止位）是髋关节伸展、外展、内旋，膝关节屈或伸，踝关节跖屈并外翻，脚跟向外侧屈曲。治疗师的位置与下肢 D1 屈模式相同。

（2）治疗师手法接触：以左下肢 D1 伸模式为例，左手掌压在左足底的外侧，右手掌压在大腿的后外侧。

（3）指令：“向下伸脚，向下、向左推我的手，一、二、三用力推，转，再用力，再推，再转……”(图 13-18),直到所有的协同肌都已充分收缩为止。配合视觉刺激可增加疗效。通常在说“三”时沿着运动的反方向使用牵张技术。

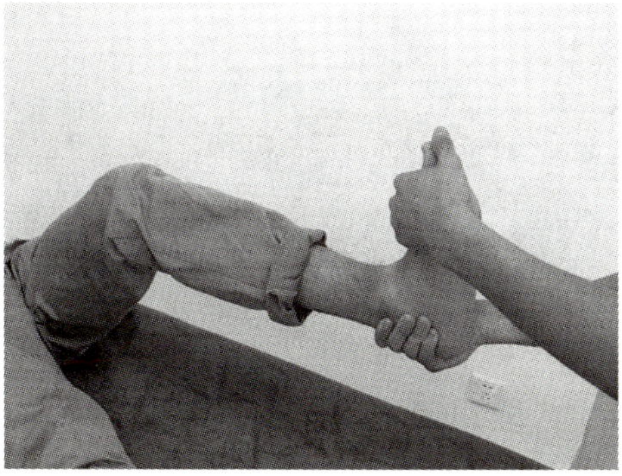

图 13-17　下肢 D1 屈

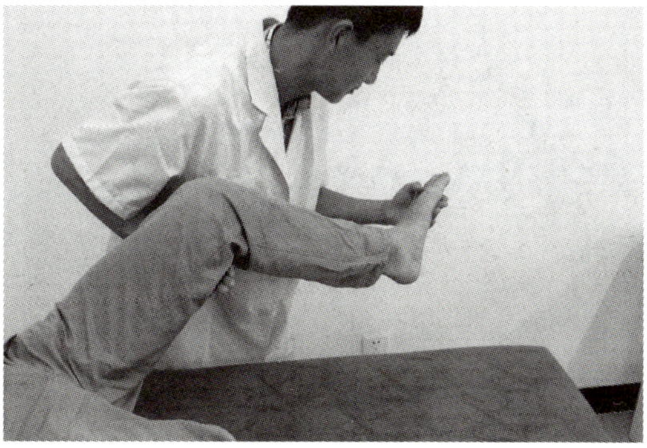

图 13-18　下肢 D1 伸

3. 下肢屈曲-外展-内旋模式(下肢 D2F)

(1)体位:患者仰卧位,要稍向对侧倾斜,起始位(下肢 D2E 动作模式终止位)是髋关节伸展、内收、外旋,膝关节屈或伸,踝关节跖屈并内翻,脚跟向内侧屈曲;终止位(下肢 D2F 动作模式终止位)是髋关节屈曲、外展、内旋,踝关节背屈并外翻,脚趾向外侧伸展。治疗师站在患者运动的下肢一侧,方向在起始位中点和终止位中点的连线上。

(2)治疗师手法接触:以左下肢 D2 屈模式为例,右手压在左足背的外侧,右手压在足跟后外侧。

(3)指令:“向上抬脚,向上、向左拉我的手,一、二、三,用力,拉,转,再用力,再拉,再转……”直到所有的协同肌都已充分收缩为止。配合视觉刺激可增加疗效。通常在说“三”时沿着运动的反方向使用牵张技术(图 13-19)。

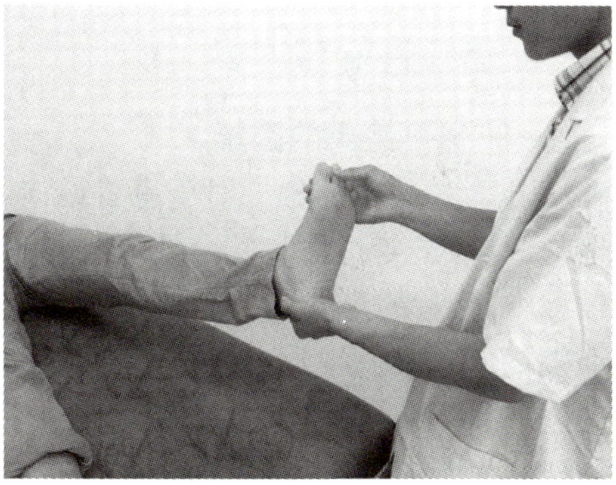

图 13-19　下肢 D2 屈

4. 下肢伸展-内收-外旋模式(下肢 D2E)

(1)体位:患者仰卧位,起始位(下肢 D2F 动作模式终止位)是髋关节屈曲、外展、内旋,膝关节屈或伸,踝关节背屈并外翻,脚跟向外侧伸展;终止位(下肢 D2F 动作模式终止位)是髋关节伸展、内收、外旋,膝关节屈或,伸,踝关节跖屈并内翻,脚跟向内侧屈曲。治疗师的位置与下肢 D2 屈模式相同。

(2)治疗师手法接触:以左下肢 D2 伸模式为例,左手掌压在左足底的内侧,右肘部从下面托住患者的左侧膝关节,用右前臂前面的外侧对抗患者大腿的后内侧(图 13-20)。右手亦可置于患者足背(图 13-21)。

(3)指令:“向下伸脚,向下、向右推我的手,一、二、三,用力,推,转,再用力,再推,再转……”直到认为所有的协同肌都已充分收缩为止。配合视觉刺激可增加疗效。通常在说“三”时沿着运动的反方向使用牵张技术。

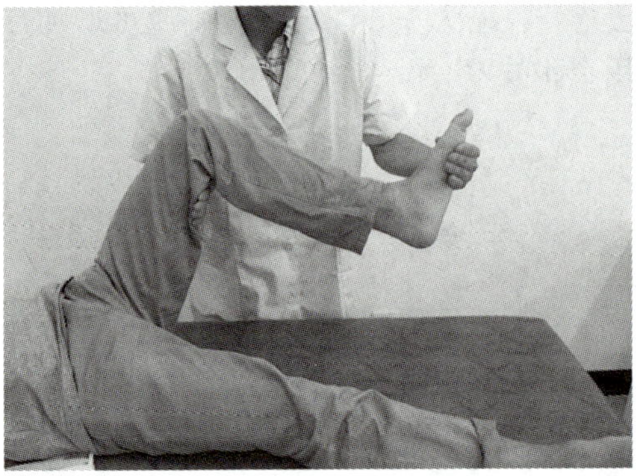

图 13-20　下肢 D2 伸(屈膝)

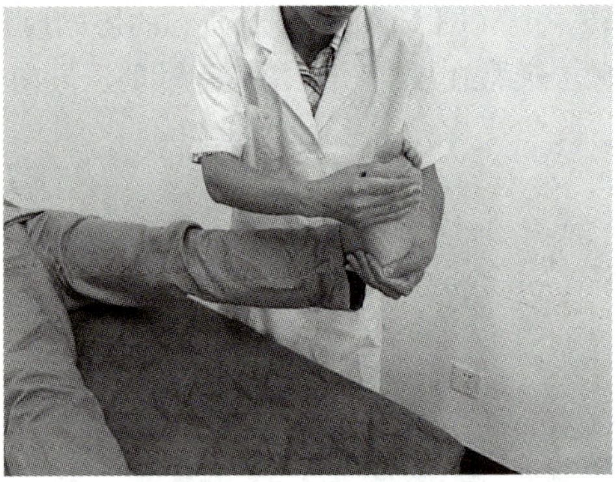

图 13-21　下肢 D2 伸(伸膝)

五、其他手法操作

除了上述单侧上、下肢基本运动模式以外，PNF 技术还有一些针对头部、颈部、躯干、单侧肘关节、单侧膝关节屈伸运动模式与双侧对称性、非对称性等不同运动方向的手法操作技术，由于篇幅所限，在此就不做详细论述，请参阅相关著作。

第四节　临床应用

一、治疗目标与方案

（一）需要考虑的因素

1. 患者的最佳体位　对于患者最佳体位的考虑要注意以下几个方面：

(1)体位的舒适性和安全性：如被治疗的部位应尽可能地充分暴露和放松。在运动过程中，患者的身体或肢体是否得到充分保护，该体位能否缓解或降低痉挛等。

(2)视觉作用：视觉可以帮助患者控制和纠正其体位和运动，同时，头部运动也可以促进患者躯干或四肢做出更大、更强的动作。患者应该能看到整个运动过程。

(3)重力作用：如患者的躯干或肢体在运动中是否抵抗自身重力，哪些肌肉的收缩用于抵抗重力，治疗师应如何利用患者的重力来施加操作技术等。

(4)治疗部位的关节或肌肉所处的状态：如关节是否处于挤压或牵引状态，关节的力线是否处于正常位等。肌肉是否处于伸展位或短缩位，跨越两个关节的肌肉状态如何，能发挥何种作用，肢体的运动属于开链还是闭链运动等。

(5)反射作用：治疗师需要考虑患者在该体位下，反射是被促进了还是抑制，何种反射可以利用，何种反射不可以利用，如何与治疗手法相结合等问题。

2. 技术实施的重点部位　对于技术实施重点部位的选择，有赖于治疗师对患者详细的评价。一般来说，这一选择也是遵循人体神经生理和神经发育的顺序，即由头到脚、由近端到远端的规律。也就是说，当患者近端部位的功能出现异常时，治疗师应首先利用各种手段，提高这一部分的能力，之后，再把康复治疗的效果逐步扩大到肢体远端的部位。

除此以外，治疗师通过对患者的评价，还可以发现患者现存较强的能力或部位，在实施 PNF 技术时,也可把强的部位作为技术操作的重点,通过对这一部位能力的加强来带动较弱部位能力的提高。例如:当患者不能主动屈曲一侧下肢时,治疗师可以先令患者做双侧下肢共同屈曲的动作。在实际操作中,治疗师可以一手辅助患者患侧下肢屈曲,另一只手给予患者健侧下肢屈曲动作最大阻力,用以诱发患侧下肢屈曲动作的出现。随着治疗的进展,患者患侧下肢屈曲能力不断提高,不但能主动屈曲,而且还能抵抗治疗师施加的阻力。

（二）模式之间的组合

1. 针对性模式　PNF 模式分为单一的和双侧的模式,双侧模式又分为对称性、非对称性、对称—交叉性和非对称—交叉性。治疗师对模式的选择有赖于对患者的整体评价和所需完成某一动作的分析。例如:在训练翻身动作时,治疗师首先对患者不能自主完成动作的状况进行详细分析,找出患者现存较强的能力或部位,如偏瘫患者健侧肢体的能力强于患侧,在模式选择时,治疗师就可利用非对称性上肢的模式来诱导患者翻身,等等。

2. 功能性动作　应依据患者的具体情况,设立能最大限度地激发患者潜能,而不是引起患者挫败感、疼痛或疲劳等动作进行训练,之后,随着时间的推移,逐步加强动作的难度和复杂性,使之最终与日常动作相吻合。同时,治疗师还应适时地选用训练器具或设备用以辅助治疗,使训练环境或场地更接近患者的生活环境。

（三）适应证与禁忌证

1. 适应证　PNF 技术已经被广泛用于骨科和多种神经疾患的康复治疗,如骨关节疾病、软组织损伤等疾患,以及中风后偏瘫、脑瘫、脑外伤、脊髓损伤、帕金森病、脊髓灰质炎后运动功能障碍的恢复等。

2. 禁忌证　患者合并所治疗部位有开放性损伤或皮肤感觉障碍、皮肤感染、骨折或骨未愈合,以及听力障碍、对命令不能准确反应的婴幼儿、无意识、骨质疏松、血压非常不稳定等情况时,不宜采用 PNF 的治疗手法。

二、PNF 技术在偏瘫中的应用

偏瘫是由于急性脑血管病(如脑出血、脑缺血)、脑外伤、脑血管畸形、脑肿瘤和颅内感染等原因,引起大脑一侧组织受损,致使患者对侧身体出现运动障碍、感觉障碍,根据脑损伤的部位与程度不同,有些患者还可能出现言语障碍、高级脑功能障碍(如认知、知觉、记忆、计算等能力)等。

（一）提高偏瘫患者躯干活动与运动控制能力训练

1. 患侧床上翻身动作训练　患者健侧卧位,治疗师通过节律性启动技术,先被动地活动患者躯干,给其翻身动作感觉输入的同时,鼓励患者主动参与动作的完成。随着患者翻身动作完成能力的逐步提高,PNF 操作技术可改为反复收缩、节律性稳定或慢逆转技术,提高躯干旋转肌的肌力与动作完成的稳定性,并逐步扩大翻身动作的活动范围,即逐步从侧卧位过渡到仰卧位。

2. 患侧躯干上部活动与运动控制能力动作训练　在上述动作完成的基础上,治疗师可以针对患者躯干上部(即患侧肩胛带)开展强化运动的训练,以进一步提高躯干运动的控制能力,为诱发患侧上肢主动活动的出现做准备。

(1)患者侧卧位,治疗师通过对患侧肩胛实施慢逆转或节律性稳定等技术,以进一步提高患侧躯干上部翻身动作完成的能力，同时，也诱发了患侧肩胛骨主动活动的出现，如当患者做肩胛 D2F 动作时，治疗师双手沿运动方向，摆放于患者肩的前下方（D2F），在诱导患者肩胛骨运动的同时，给予相应的阻力，以进一步提高肩胛骨屈曲各方向肌肉的肌力；当患者做 D2E 时，治疗师双手的接触位置变换为肩胛骨内缘与下角，在诱导患者肩胛骨运动的同时，给予相应的阻力，以提高肩胛骨伸展动作的活动能力。

（2）患者肩胛骨主动活动能力有所提高后，治疗师就可利用其较强的患侧躯干上部与肩胛骨各方向的运动模式，来诱发患侧上肢肩关节主动活动动作的出现。如在患者躯干做屈伸动作时，让患者健手抓握住患侧腕关节，选用双侧上肢非对称性运动模式，利用健侧上肢来带动患侧上肢进行活动。治疗师双手可以同时辅助患侧上肢进行活动，依据患者的具体情况与治疗目的的不同，选用节律性启动、慢逆转、节律性稳定等技术。

3. 患侧躯干下部活动与运动控制能力动作训练　主要是指对患者骨盆活动范围与控制能力的训练。当患者躯干具有一定的运动功能之后，治疗师一方面进行提高患侧上肢近端关节的康复治疗，另一方面，应从骨盆的康复训练开始对患侧下肢近端关节（髋关节）进行主动活动训练。

（1）患者侧卧位下的骨盆旋转训练：在侧卧位下，治疗师可以利用患者躯干已有的活动能力来逐步诱导患侧骨盆进行旋转。当患者骨盆向前旋转时，治疗师通过髂前上棘区域，对患者骨盆不同的运动方向施加相应的 PNF 操作技术；当骨盆向后旋转时，治疗师双手的位置变换为在患侧的坐骨结节部位进行 PNF 操作技术，依据患者的具体情况与治疗目的的不同，操作技术可选用节律性启动、慢逆转、节律性稳定等。

（2）患者仰卧位，双膝屈曲体位下，躯干旋转动作的训练：当患者能主动或抗阻独立完成骨盆旋转动作时，患者的体位可变换为仰卧位，治疗师双手的接触位置由骨盆转移到双侧膝关节，在进一步强化骨盆旋转活动能力的同时，诱发患侧髋关节旋转动作的出现。开始训练时，治疗师可以通过节律性启动技术来诱发患者运动，随着患者能力的提高，治疗师可采用慢逆转技术，在提高动作完成能力的同时，逐步扩大旋转范围，并针对患者运动控制能力的强弱，在适当的活动范围内实施节律性稳定技术等。

（3）患者桥式动作的训练：此训练可以提高躯干与骨盆的控制能力，也可通过躯干的伸展来诱发髋关节伸展动作的出现。在临床具体操作时，治疗师除通过对骨盆对角线运动方向进行诱导或施加相应的阻力以外，还可以通过改变手的接触位置（由骨盆变换至患者双侧踝关节），进一步提高患者对骨盆运动的控制能力。

（4）患者在仰卧位下，双侧下肢进行集团屈曲与伸展动作的训练：治疗师利用患者已有的躯干屈曲与伸展的肌力，通过双侧下肢集团屈曲与伸展的方式，诱发患侧下肢主动活动动作的出现。当患侧下肢不能跟上健侧下肢的活动时，治疗师可以用一只手辅助患者进行运动，或通过对健侧下肢活动施加更大的阻力来诱发患侧下肢产生活动。可利用运动方向与操作技术的变换来加大训练难度。

4. 患者坐位平衡训练　当患者躯干的活动与运动控制能力得到提高后，治疗师就可提高训练难度，把患者的体位从卧位变为坐位，开始进行坐位平衡的维持性训练。具体操作方法为：治疗师立于患者的前方，双手放置于患者双侧肩的上部，诱发或给予躯干 D1 或 D2 运动以阻力。也可一只手放置于患者的头部，另一只手放置于患侧肩部，给予头与躯干两部位阻力。

（二）患侧上肢主动活动的动作训练

1. 诱发患侧上肢动作　通过患者健侧上肢与已有的躯干旋转能力来诱发患侧上肢 D1F 动作的出现。患者健手抓握住患侧腕关节，选用双侧上肢非对称性运动模式，利用健侧上肢带动患侧上肢进行活动。治疗师最初可选用节律性启动技术来诱发患者患侧上肢进行 D1F 的动作训练，随着患者主动能力的提高，可用反复收缩或在关节活动的多个部位实施节律性稳定技术，提高肩关节周围肌肉的肌力与运动控制能力。

2. 患侧上肢单侧运动模式的动作训练　当患者患侧上肢在双侧运动动作完成中，能自主或抵抗一定阻力独立完成整个动作时，治疗师就可把运动模式从双侧变为单侧，用以进一步提高患侧上肢的主动活动能力。具体操作方法为：患者健侧卧位，治疗师通过辅助手段让患者进行 D1 运动方向的动作训练，在运动过程中，保持患侧肘关节处于伸展位。治疗师手法操作技术与阻力的施加，应重点放在患侧肩关节各方向的活动上，随着患者肩关节运动能力的提高，治疗师可以变化远端手的操作技术或加大阻力的施加，以便诱发患侧肘关节或腕关节主动活动动作的出现。

3. 其他　患侧肘关节、腕关节与手指的康复训练，在治疗原理上与患侧肩关节的康复治疗相似，即由近端到远端，由已具有较强运动能力的部位或运动方向，诱发较弱的运动部位或运动方向主动活动的出现，并通过不同的 PNF 操作技术，使其运动能力逐步提高，最终达到实用的目的。患侧上肢的治疗应融于坐位或立位平衡训练之中，使患侧上肢的运动功能更接近于实际的日常生活活动，这样，才能真正地提高患者的生活质量，达到早日回归家庭与社会的目的。

（三）患侧下肢主动活动的动作训练

在提高患者躯干下部活动能力与控制的训练中，已介绍了一部分早期诱发患侧下肢主动活动训练的内容，只是其重点从提高患者躯干与骨盆的运动能力，转变为提高髋关节与远端关节运动的控制能力。

1. 患者在侧卧位下，患侧下肢主动活动的动作训练　治疗师先令患者进行双侧集团屈曲与伸展动作的训练。开始训练时，治疗师可辅助患者患侧下肢跟随健侧下肢一起运动，活动范围从接近屈曲活动末端小范围内的屈伸活动开始，逐步扩大到接近伸展的、由完全屈曲到完全伸展的大范围活动。治疗师辅助的力量，随着患者患侧活动能力的提高而逐步减小，最终发展能抵抗一定阻力独立完成屈伸动作。动作训练难度的递增，可通过变换运动模式的方式，即选用单侧运动模式对患侧下肢进行屈伸动作的训练来达到。

2. 患者在仰卧位下，患侧下肢主动活动的动作训练　对于患侧下肢屈曲动作的完成来说，仰卧位加大了动作完成的难度。一方面，患侧下肢必须抵抗肢体自身重力，才可完成屈曲动作；另一方面，对于患侧下肢存在严重痉挛的患者而言，屈曲动作的完成需要先抵抗患侧下肢的痉挛，才有可能完成自主活动。对这类患者的康复训练，治疗师必须针对性地选择患者训练时的体位与运动的活动范围。如若患者下肢痉挛程度较严重，可先选用侧卧位下肢训练方法，提高患侧下肢主动活动的能力后，再令患者处于仰卧位，先从双侧集团屈伸动作的训练开始，逐步扩大活动范围，直至接近患侧下肢痉挛位（即伸展位）时，患者都能主动控制，独立完成屈伸动作。对于患侧单侧运动模式的动作训练，其训练要点、操作手法与双侧运动模式的动作训练相同。

3. 患侧膝关节主动活动训练　患者可选用仰卧位、俯卧位或坐位，治疗师根据患者的具体情况与动作完成的程度，选用不同的 PNF 操作技术，以诱发患者主动活动动作的出现，并逐步使其摆脱模式，提高主动运动的活动能力与控制能力。如患者仰卧位，患侧小腿置于床的一侧下方，治疗师双手接触患者的患侧足部，诱发其膝关节主动屈伸运动的同时，附加踝关节主动活动出现。

（四）步行训练

步行能力的高低直接影响到患者经过康复治疗后是否能真正回归家庭与社会。对于偏瘫患者的步行训练，PNF 技术通过对患者躯干旋转动作的训练、摆动期内下肢屈曲动作的训练、支撑期内下肢负重与运动控制能力的训练、步行中身体各部动作协调性训练等方式，达到提高患者步行能力的目的。

1. 躯干旋转动作与控制能力训练　当治疗师着手开展对患者进行步行训练时，一方面通过选用不同的 PNF 操作技术使躯干旋转动作与控制能力继续加强；另一方面，进行提高躯干旋转动作协调性的训练。如患者仰卧位，治疗师令其双侧上肢与下肢同时进行双侧非对称性运动模式的动作训练，治疗师可以利用动作中时序的强化、慢逆转或节律性稳定等 PNF 技术的操作，来逐步提高患者躯干上、下各部旋转动作完成的协调性。另外，治疗师也可以在患者坐位或立位的体位下，通过对其肩部与骨盆进行旋转动作的强化训练，最终使得患者在步行中，躯干能结合上、下肢的摆动动作进行自如地旋转。

在步行中，下肢摆动的方向为 D1 的运动模式，治疗师依据患者运动功能恢复的状况，可选用患者在侧卧位、仰卧位、坐位或立位的体位下，对患侧下肢重点进行 D1 运动方向的动作训练。具体训练方法可参考利用 PNF 技术提高偏瘫患者患侧下肢主动活动等动作的训练。

2. 患侧下肢单足负重能力训练　PNF 技术在最初训练患侧下肢主动活动能力时，就包含了对患侧下肢伸展动作的控制能力训练。如在桥式动作的训练中，治疗师通过使用节律性稳定技术与改变运动方向来提高骨盆在伸展位时的控制能力；对患侧膝关节伸展位（特别是屈曲 15°范围内）动作的控制训练，可以从患者仰卧位下患侧下肢 D1 运动模式的动作训练开始，在接近膝伸展位或膝伸展 0°到膝屈曲 15°范围内，治疗师利用节律性稳定技术来逐步提高膝关节在这一活动区域内的控制能力。同样，治疗师还可以通过利用相同手法在患者处于坐位或立位下，对其膝关节进行运动的控制能力训练。

3. 整体步行模式训练　对于患者整个步行动作的训练，可以先让患者在上肢辅助下（如平行杠内）进行缓慢地步行，治疗师的手可放置于双侧骨盆或肩部，并通过对患者骨盆或肩部对角运动方向实施相应的 PNF 操作技术，诱发患者进行步行。随着患者步行能力的提高，治疗师手法操作的位置可逐步移向肢体远端，以进一步提高患者的步行能力。

对每一种疾病的康复，PNF 技术都结合其他物理治疗手段，提出了一个指导性的治疗方案，但在实际操作中，PNF 技术的应用是一个复杂的过程。治疗师必须对 PNF 理论与技术有全面、详细的理解，并能熟练地把不同的操作技术与运动模式相结合，正确、自如地运用于正常人体后，才有可能在临床上先从骨科疾患的康复治疗入手，积累了一定的临床经验，再逐步把 PNF 技术应用到中枢神经系统疾患的康复中。

技能要点

应用范围：明确 PNF 技术的适应证与禁忌证。

技术：熟练掌握基本手法技术、特殊手法技术及各种运动模式。

评估：治疗开始前，应对患者进行评定，确定患者目前存在的功能障碍问题。

治疗过程：针对所要解决的问题，采用适宜的手法技术进行康复治疗。

（左天香）

复习思考题

1. PNF 技术临床应用时选择的模式标准有哪些？
2. PNF 技术的基本手法与特殊手法操作技术有哪些？
3. PNF 技术上肢基本模式有哪些，如何操作？

扫一扫
测一测

PPT 课件

扫一扫
知重点

第十四章

运动再学习技术

学习要点

运动再学习技术的基本概念、基本原理和原则；上运动神经元损伤综合征；脑卒中患者的运动再学习方案（上肢功能训练、口面部功能训练、从仰卧到床边坐起训练、从侧卧坐起训练、坐位平衡训练、站起与坐下训练、站立平衡训练、行走训练、注意事项）。

第一节 概 述

一、基本概念

运动再学习（motor relearning programme，MRP）是 Carr 等提出的一种运动疗法，它把中枢神经系统损伤后运动功能的恢复训练视为一种再学习或再训练的过程。

中枢神经系统损伤后，患者丧失了在病前已掌握并能熟练运用的日常生活动作的能力，如起坐、行走、进餐等。运动再学习技术主要以生物力学、运动科学、神经科学、行为科学等为理论基础，以作业或功能为导向，在强调患者主动参与和认知重要性的前提下，按照科学的运动学习方法对患者进行教育，以恢复其运动功能的一套完整的方法。此法主要用于脑卒中患者，也可用于其他运动障碍的患者。其重点是特殊运动作业训练、可控制的肌肉活动练习和控制作业中的各个运动成分。

二、上运动神经元损伤综合征

Carr 和 Shepherd 等学者根据临床研究进展提出，上运动神经元损害后除出现阳性特征和阴性特征外，还存在适应性特征（adaptive features）（图 14-1），认为神经系统、肌肉和其他软组织的适应性改变和适应性运动行为，很可能是构成一些临床体征的基础，并提出了相应的临床干预措施，即康复不仅要早开始，同时要积极参与。早期积极主动的康复，可预防或使肌肉、骨骼和行为适应性的改变及阴性特征减少到最小程度，而缺乏活动或制动会导致软组织的适应和习惯性失用。

1. 阴性特征　主要是指急性期的“休克”，肌肉无力、缺乏运动控制、肌肉激活缓慢、丧失灵巧性等。主要是由于对脊髓运动神经元的下行输入减少和运动单位募集数

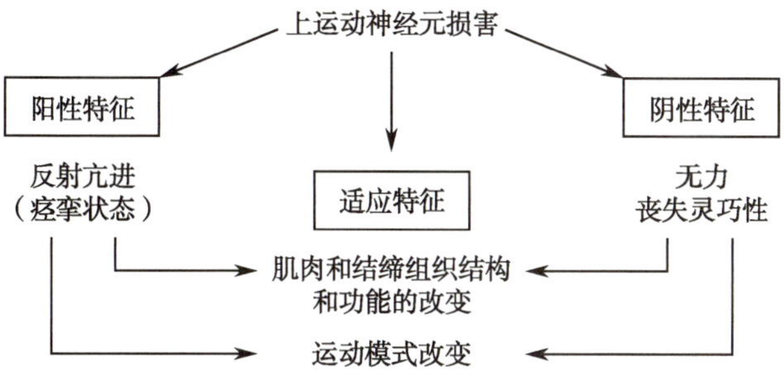

图 14-1　上运动神经元损伤综合征

量减少、激活速度减慢及同步性减弱，加上失神经支配，制动和失用造成软组织的适应性改变，导致肌肉对运动的控制不能，这是上运动神经元主要的、基本的缺损，是功能残疾的主要原因，是重获有效功能的主要障碍。肌肉无力多发生在肢体，近端躯干肌肉受累较轻，而且不同肌群力量减弱的程度不同，如手指的伸展比手腕的伸展力弱，而两者的伸展又比屈曲弱。灵巧性是指合理、精确、敏捷和熟练地解决任何运动作业的能力，特别是精细操作的能力。

2. 阳性特征　指中枢神经系统损伤后所有夸大的正常现象或释放现象及增强的本体感觉和皮肤的反射（痉挛状态）。如过度的本体感觉反射产生的折刀现象、过高的腱反射和阵挛；过度的皮肤反射产生屈肌回缩反射，伸肌和屈肌的痉挛及病理征。痉挛状态（spasticity）在临床上常常指肌张力过高（对被动运动有阻力）、异常或“痉挛性”运动模式、反射兴奋性过高（反射亢进）等。痉挛状态和张力过高不只是由于神经机制的原因，也与肌肉和肌腱的物理特性改变有关，即可由非中枢神经系统因素，如制动和失用引起。制动可引起肌肉、肌腱和结缔组织物理特性的改变，包括肌小节的丧失、肌肉横桥（交叉桥，crossbridge）连接的改变、水分丧失、胶原沉积和黏滞性改变等，因而造成肌肉挛缩、僵硬和张力过高（图 14-2）。

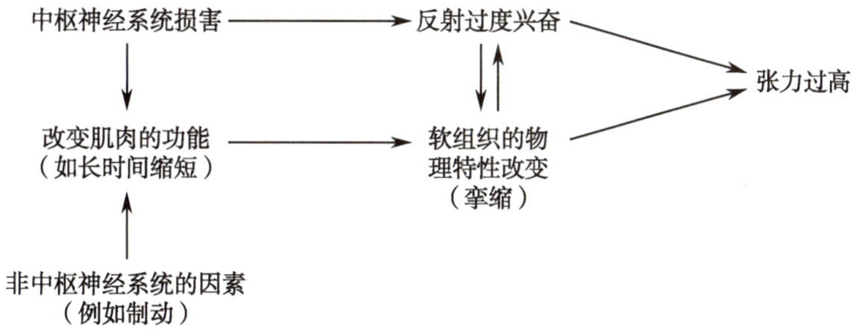

图 14-2　构成张力过高的因素

3. 适应性特征　主要指上运动神经元损伤后，身体在解剖学、力学和功能等方面的改变及适应性的运动行为。急性脑损伤后，肌肉和其他软组织的适应是指直接由于脑损伤造成的肌肉无力及随后继发的失用。适应发生的相当快，如股四头肌的萎缩在制动仅 3 天便可发生。制动可引起肌肉、肌腱、结缔组织特性的改变，从而造成肌肉萎缩、僵硬、张力过高。失用通常对高度活跃的抗重力肌肉（如双下肢和足底肌肉），在双下肢缺乏负重的情况下影响较大。适应性行为是病损后患者根据神经系统的状态来做出反应，它尝试用不同于正常的运动模式或方法来达到目的。病损后运动模式是由以下因素形成的:①病损的作用。由于肌肉无力,患者在努力完成动作时便由较强壮的肌肉产生过度的力量;在上肢,特别是那些双侧神经支配的肌肉,如肩带升肌。②肌肉骨骼系统的状态。制动会导致肌肉和其他软组织相应长度的改变。肌肉可延展性地丧失,不只影响肌肉通过的关节,而且影响有关的身体节段,如足底肌肉挛缩不仅阻碍踝背屈,而且妨碍髋关节的伸展。③作业和完成动作的环境。如患者大部分时间消磨在轮椅上,由于下肢处在屈曲位,会引起腿部相应长度的改变,如髋和膝屈肌缩短及跖屈肌缩短;又如患者只用健手而不用患手推动轮椅,那么患者会完全丧失患肢的能力,而产生"习惯性弃用"。

因此,康复治疗时应重点针对上述特征,尽早诱发肌肉的主动活动、提高肌肉协同控制能力、增强与功能有关的肌力和耐力;进行软组织牵伸,保持其长度和柔韧性,如良肢位摆放、合理应用支具和电疗等;防止失用性肌萎缩和不良的适应性运动行为;降低肌张力,控制肌肉痉挛,必要时可采用肉毒毒素注射。

三、基本原理和原则

(一) MRP 的基本原理

1. 脑损伤后脑的适应和脑的功能重组　脑组织损伤后除了病灶周围水肿消退、血肿吸收、侧支循环建立、血管再通等自然恢复过程外,功能的恢复主要依赖脑的可塑性(plasticity),即通过残留部分的功能重组(functional reorganization)和非损伤组织的再生,以新的方式完成已丧失的功能。脑功能重组的主要方式包括:靠近损伤区正常轴突侧支长芽以支配损伤区域、潜伏通路和突触启用、病灶周围组织代偿、低级中枢部分代偿、对侧半球代偿、由功能不同的系统代偿(如触觉取代视觉)等。这种功能重组依赖于使用模式的反复输入和改良,最终形成新的神经网络或程序。并非所有的脑损伤都可以功能重组,它与许多已知或未知因素有关,如损伤部位、面积大小、损伤的程度;有无认知功能障碍及其他并发症;康复治疗开始的早晚及有效程度;年龄的大小、患者主动性及家庭成员参与程度等。

2. 促进功能重组的因素

(1)训练项目或目标要具体:如伸手抓取物品,是一项具体的任务,操作时涉及视觉和触觉的输入,大脑对信息的判断和整合,神经对运动的有效支配等。在抓取物品过程中失败和成功的反馈,促使运动模式不断调整,形成优化的神经网络和运动程序,支配相关肌群以特定的顺序、速度和力量等力学特点配合完成这项具体任务。但如果上肢只做屈伸或单纯前伸而无具体运动时,就会失去上述综合信息的输入和整合,运动的力学特点也完全不同,变成一项空泛的关节活动。

(2)反复强化:中枢神经系统的功能重组需要功能性活动的反复强化。这是因为:①为提高过去相对无效或新形成的通路或突触的效率,重复的训练是必不可少的,使用越多,突触效率越高;②要求原先不承担某种功能的结构去承担新的、不熟悉的任务,没有反复多次的训练是不可能的;③外周刺激和感觉反馈在促进功能恢复及帮助个体适应环境和生存中有重要意义,机体必须通过反复学习和训练,学会善于接受和自用各种感觉反馈。

(3)兴趣性:兴趣是一种强大的内在驱动力,而内在驱动力是促进功能重组的重要因素,它可能促进神经网络的形成与优化。有研究表明,意向性训练(如让患者想象着试图做某项活动)可以兴奋相关的中枢支配区域,躯体训练和意向性训练的结合比单纯的躯体训练更能促进技能的掌握。

(4)难度适中:当技能的难度处于患者能力边缘时,才会有失败和成功的体验,神经网络和运动程序才能不断优化,进步的速度才能提高,过易则患者可轻易完成而失去兴趣,而过难则患者经多次尝试失败而失去信心。

(5)融入社会:社会环境隔离、社交支持缺乏会减弱患者的内在动力,降低康复效果,只有从丰富的实际交流环境中患者才有学习和优化各种技能的机会,包括运动、认知、语言、行为、情感体验和控制等。

(6)醒觉程度:中枢神经系统的醒觉程度是学习技能的基础和前提,当出现意识障碍时,应早期利用丰富的感觉输入和促醒技术,来提高患者的觉醒水平。

(7)预防或减少损伤后的适应改变:中枢神经系统损伤后,机体很快会在功能方面或结构方面出现继发性或适应性改变,避免或减少适应性改变是功能重组的保障。

(二)运动再学习技术的基本原则

运动再学习技术强调早期活动和主动活动,治疗、训练及创造环境要在患者发展和学习代偿方法以前早期开始(图 14-3),脑卒中后及时有效的康复治疗可以减少患者因误用和失用导致的适应性改变,最大可能促进运动功能的恢复。运动再学习技术的目的是针对患者在功能性运动中,学习运动控制和发展力量及耐力。

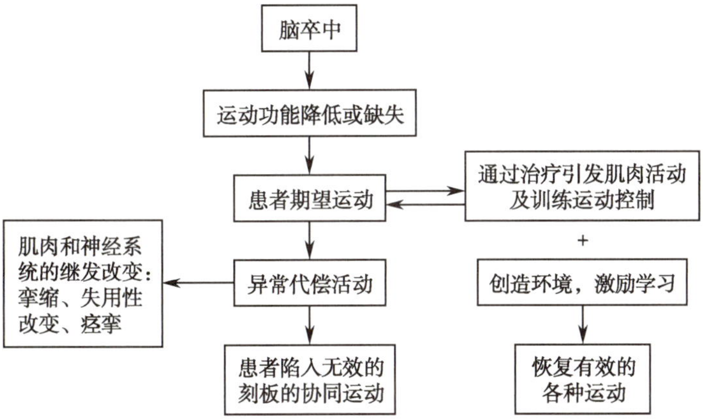

图 14-3　脑卒中恢复模式

1. 限制不必要的肌肉过强收缩　脑卒中后肌肉活动恢复时,可出现几种异常的代偿模式,并通过用力而加重:即可能活动了不应活动的肌肉,使肌肉收缩过强以代偿控制不良;也可能活动健侧而非患侧,虽活动了应活动的肌肉,但肌肉间的动力学关系紊乱。因此,运动学习包括激活较多的运动单位和限制不必要的肌肉活动两方面,且按运动发生的先后顺序对完成动作的肌肉进行训练。运动学习过程中,要保持低水平用力,以免兴奋在中枢神经系统中扩散。

2. 强调反馈对运动控制的重要性　反馈包括眼、耳、皮肤等的外部反馈和本体感受器、迷路等的内部反馈,还包括脑本身信息的发生。反馈对神经网络运动控制程序的形成和优化非常重要,中枢神经系统在运动技能的获得与维持中有相当大的自主性与独立性,许多运动程序是遗传赋予的。动机、意志等在动作技巧的形成和改善中起主要作用,并通过意向性运动输出与运动方案的比较,对运动进行监测。通过具体目标、各种感觉的反馈和治疗人员的引导，促使患者学到有用的运动控制。

3. 调整重心和环境控制　人体由形态不同的各部分组成，准备运动和运动时人体姿势不断变化，其重心也不断改变，需要体位调整才能维持身体各部分的正确对线关系。此时肌肉以最低的能量消耗产生最有效的运动控制。因此，患者需要学习体位调整才能维持身体平衡。而重心的调整与功能性动作和环境有密切关系，训练任务和环境设计对重心调整的学习极其重要。

4. 训练要点

(1)目标明确：任务的设计要与实际功能密切相关，要练习与日常生活功能相联系的特殊作业，要模仿真正的生活条件，练习要有正确的顺序，难度合理，要及时调整难易度，逐步增加复杂性。

(2)闭合性和开放性训练环境相结合：前者指训练在一种固定不变的情况下完成，有助于早期患者对动作要领的掌握；后者指训练在不断变化的环境条件下进行，这种变化以患者的能力为依据，引导患者提高灵活性，逐渐贴近实际生活环境。

(3)整体训练和分解训练相结合：分解训练即对运动丧失成分进行强化训练，有助于患者对动作要领的掌握，整体训练有利于将动作应用到日常生活中去。

(4)指令要明确简练：学习技巧分认知期、联系期和自发期三个阶段。①认知期：此阶段需要注意力高度集中，充分理解或在引导下练习所学项目的要点，经过不断尝试，逐渐选择有效、舍弃无效的方法；②联系期：进一步发展运动技能，也是优化运动程序的过程；③自发期：此时注意力已从动作本身转移到了对周围环境的关注上，而动作变成了自发性的反应，任何一项运动技能只有达到了第三阶段才算真正学会并形成了持久的记忆。不同阶段要给予不同指令，在学习早期，口头和视觉指令是主要的，而间断应用触觉指令可以加强视觉指令。指令要以患者最易理解的方式，按运动技能学习过程设计方案，引导患者通过认知期和联系期，最终达到自发期。要避免误用性训练，一旦形成了错误训练，纠正会很困难，同时要注意健侧代偿会产生患侧的失用。这很大程度上取决于治疗人员对运动控制和运动学习机制的理解。

(5)患者积极参与：鼓励患者采取积极态度，使其了解自己的主要问题以及解决问题的对策，训练时精力要集中。在患者重获肌肉收缩能力之前可进行精神练习或复述作业。患者出现疲劳时，要考虑可能的病因，如服用过量镇静剂或肺活量降低；训练后正常程度的疲劳，可通过适当休息或让其从事另一种动作训练来消除。

(6)训练安排有计划性和持续性：训练过程中，制订一个训练计划表，患者可自我检测执行情况。

5. 创造恢复和学习的环境　康复工作应为患者提供一个环境，使他们学习如何重获运动控制、自理能力和社交技能。它可以尽量刺激大脑的适应和重组，并可确保训练从特定的康复环境转移并融入日常生活。良好的恢复和学习环境因素为：①配备有经验的治疗人员，使患者能得到有效的诊断和治疗，减少可能发生的并发症，并受到诱导和鼓励。②此环境不以医疗或疾病为导向，而是以健康和学习为导向，按患者学习运动作业的需要而设计。病房的家具和活动以及所选择的工作人员都是为了最大限度地进行日常生活必需的各种作业。③尽早开始康复治疗，防止患者习惯性地弃用患肢，防止失用的影响，如肌力、肌耐力的减退及软组织长度的改变等。并可提高患者在运动和认知功能方面的学习能力。④针对患者的问题制订个体化康复治疗计划，它不仅包括运动计划，还应包括为了克服患者特殊的视力、认知和语言方面障碍而设计的计划。⑤治疗人员实施训练时应保持一致性。

第二节　脑卒中患者的运动再学习方案

一、运动再学习方案的内容与步骤

Carr 等认为中风患者大多存在运动问题，需要基本的运动。故可围绕这些基本的运动设计训练计划。运动再学习方法由 7 部分组成，包括了日常生活中的基本运动功能：即上肢功能、口面部功能、从仰卧到床边坐起、坐位平衡、站起与坐下、站立平衡、步行等。治疗师根据患者具体情况，选择最适合于患者的任何一部分开始治疗。每一部分，一般分 4 个步骤进行，见表 14-1。

表 14-1　运动再学习方案的 4 个步骤

步骤	内容
步骤 1	分析作业 观察 比较 分析
步骤 2	练习丧失的成分 解释—认清目的 指示 练习+语言和视觉反馈+手法指导
步骤 3	练习作业 解释—认清目的 指示 练习+语言和视觉反馈+手法指导 再评定 鼓励灵活性
步骤 4	训练的转移 衔接性练习的机会 坚持练习 安排自我监测的练习 创造学习的环境 亲属和工作人员的参与

二、上肢功能训练

（一）正常功能及基本成分

大多数日常活动都包括复杂的上肢活动，在日常生活中，臂的运动常常服从于手的活动要求。

1. 上肢的正常功能　上肢的基本功能包括两类：一类是取物或指物；一类为抓握、松开与操作。要完成这些功能，离不开肩肘手的相互配合。

在上肢，正常人需要能做到以下动作：①拿起、抓握和松开不同形状、大小、重量和质地的物体；②将物体从一处转移到另一处；③在手中移动物体；④坐和站位时可将手伸向各个方向够取物体；⑤双手同时操作，例如双手做同样的运动（如揉面）、双手做不同的活动（如弹钢琴）。

以上动作牵涉到需要控制上肢的许多关节和肌肉，以及与上肢相连的身体其他部分，它们形成一个多连接的生物力学链。而且，它们是根据一个人在功能活动时的前后相互关系以不同方式来运用的。

2. 上肢运动的基本成分　上肢的功能是复杂的，但它有基本的运动成分。这些成分单独活动不能完成复杂的运动作业，患者首先要激活这些基本成分，然后在具体作业所需的特定协同运动中，和其他肌肉关节活动进行组合。

(1)臂的基本成分：臂的主要功能是使手在操作时放在适当的位置(图 14-4)。因此，在伸手操作时臂的基本成分包括：①盂肱关节外展；②盂肱关节屈曲；③盂肱关节伸展伴肩胛带上抬；④盂肱关节内旋和外旋；⑤伸肘；⑥前臂旋前与旋后；⑦伸腕。

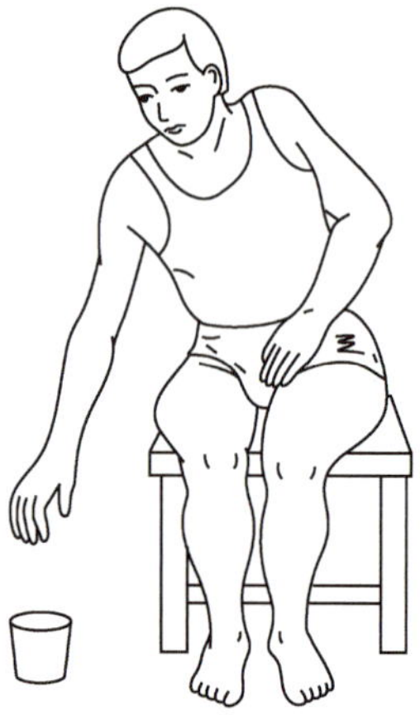

图 14-4　伸手取物时手臂的位置

(2)手的基本成分：手的主要功能是抓握、放开及操作。其基本成分为：①抓握：腕和指伸展，伴随拇指和第 5 指腕掌关节的外展和旋转；手指和拇指屈曲环绕物体。②放开物体：伸腕、手指在掌指关节伸展、拇指腕掌关节外展和伸展。③操作：腕关节伸展，手指掌指关节屈曲、伸展；拇指腕掌关节掌侧外展和旋转；第 5 指和拇指在腕掌关节屈曲旋转(如拿杯子)；单个手指的屈曲伸展(如敲击)；重要的抓握构型(如拇指对示指、拇指对第 5 指、拇指掌指关节屈曲，手指指间关节伸展等)。

要有效地使用上肢，需要具备一定条件：能将手移到要进行活动的地方；能够看到并关注物体及环境特性；能够随着上肢的运动进行姿势调整；能够应用触觉、视觉、本体感觉、前庭觉等感觉信息。

(二) 上肢功能分析

脑卒中后患者的肩臂、手存在以下问题：

1. 肩臂　肩胛运动差(特别是外旋和前伸)、持续的肩带压低；盂肱关节肌肉控制能力差(如肩外展和前屈差或者不能维持这些动作)，患者过度提高肩带及躯干侧屈来代偿(图 14-5)；过度的屈肘、肩关节内旋及前臂旋前，常伴有不同程度的肩痛。

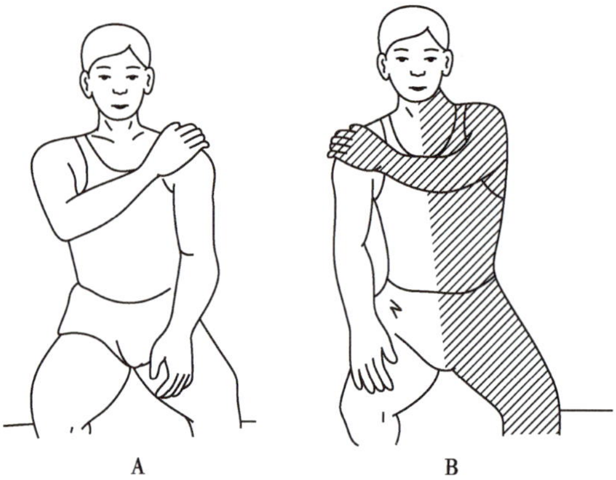

图 14-5　肩臂的代偿

A. 健侧功能正常；B. 患肢过度提高肩带

2. 手　伸腕抓握困难；在指间关节微屈下，屈/伸掌指关节，使手指抓住和放开物体有困难；拇指外展和旋转障碍，难以抓握和放开物体；不屈腕不能放开物体；只能在屈腕时握持物品，放开物体时过度伸展拇指及其他手指；当抓住或拾起一个物体时，前臂有过度旋前的倾向；对指困难。

此外，脑卒中后还有常见的其他问题，不过是可以预防的，如：①肢体的习惯性姿势导致肩关节、腕关节、拇指和其他手指软组织相应长度的改变；②用健肢代偿；③用健肢活动患肢；④习惯性弃用患肢。脑卒中后初期患者的需要相对比较简单，可使用一侧肢体来满足其要求，但患者常常在回到家里后，才认识到只用一侧肢体对功能的巨大影响，这是脑卒中后的一个主要问题。

（三）练习上肢功能

1. 软组织牵伸　肢体主动活动受限的患者，应每天按规定时间将肢体易短缩的肌肉摆放在伸展体位。训练前短暂的被动牵伸可降低肌肉张力，训练中根据需要可以随时进行牵伸，有能力进行随意运动者也可以进行主动牵伸。常见的易短缩的肌肉包括：盂肱关节的内旋内收肌、前臂旋前肌、腕指屈肌、拇指内收肌等。

2. 肌电反馈及电刺激　对明显肌力较弱的患者，针对关键性肌肉（如腕伸肌、指长伸肌、拇指掌侧外展肌、三角肌和冈上肌等），每天可以进行肌电反馈训练，若肌电信号弱不能产生肌肉运动时，可给予间断性电刺激。电刺激的同时最好加上意向性训练，即让患者想象试图做某项动作。

3. 诱发主动运动　包括肩、前臂及腕部的运动。

（1）诱发肩周肌肉收缩：①向天花板方向接触目标。患者仰卧位，治疗师举起其上肢并支持在前屈位，让患者尝试朝天花板上伸（图 14-6）。可配合口令如：“把你的胳膊举起来，向天花板伸”，“想着用你的肩关节”，“现在把你的肩关节放回床上”。此动作也可在侧卧位进行。运动过程中应注意：保证肩胛骨移动到位，在头几次尝试中，可能要被动移动肩胛骨；防止前臂旋前或盂肱关节内旋；肩关节应慢慢放回床面。②手向头部移动，将手经头上移到枕头。患者仰卧位，治疗师举起患者上肢并予支持使之处于前屈位，将手向头部移动（图 14-7），将手经头上移到枕头（图 14-8）。配合口令：“将你的手慢慢下落到前额，慢一些，不要让你的手掉下来，现在将手提起一点”，“看看你能否将手越过头触枕头，让你的上肢靠近你的头，现在试着让你的上肢越过你的头”。运动过程中应注意：不要让患者的前臂旋前、手掌应触前额、不允许肩关节外展、检查肩胛骨是否产生运动。上肢被动地上举到 90°时，患者可能出现肩痛，治疗师可稍微分离牵引关节表面，以缓解疼痛。③患肢上举及控制。患者练习保持上肢于前屈位，并控制在所有方向和不断增加的范围内活动（图 14-9）。治疗师指引其需要活动的轨迹。配合指令：“向上伸手，肘关节保持伸展；看你能否随我的手活动。”控制患肢在前屈位的外展和内收，练习从肩关节屈肌群的向心性收缩到伸肌群的离心性收缩。注意：不允许前臂旋前、肘关节屈曲或肩关节过度内旋。④练习前伸及前指。靠桌子坐，患肢练习向前伸及向上伸，在所能控制的范围内活动，并逐渐增加活动范围（图

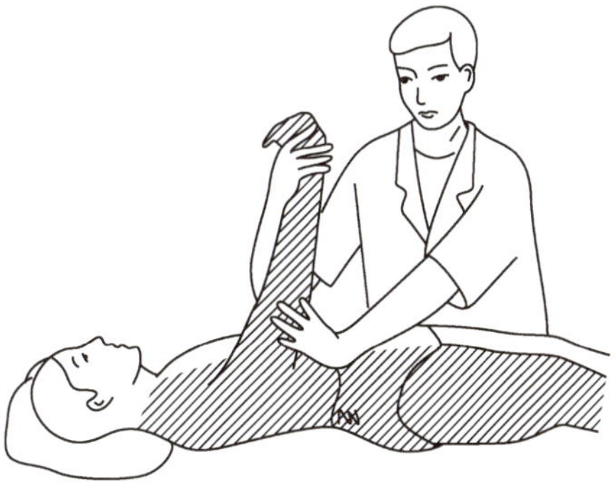

图 14-6　患肢上举练习

14-10）。当能控制其肩关节大于90°时，应于90°以下在较小的运动范围内练习前伸，直至他能在坐位和站位，臂从侧位屈曲前伸和外展前伸。配合指令："向前伸触摸这个物体，不要让你的手臂掉下来。"注意：不能提高肩带以代替肩外展或前屈；肘关节不能屈曲，因患肢前伸时有肩内旋的倾向，因此应注意确保患肢前伸时肩关节外旋。

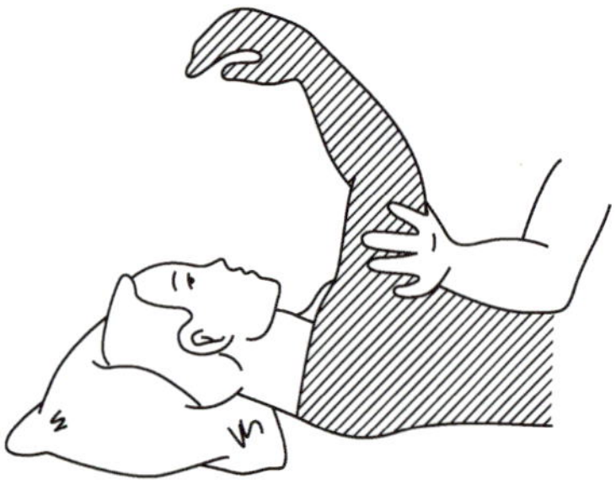

图14-7　手向头部移动练习

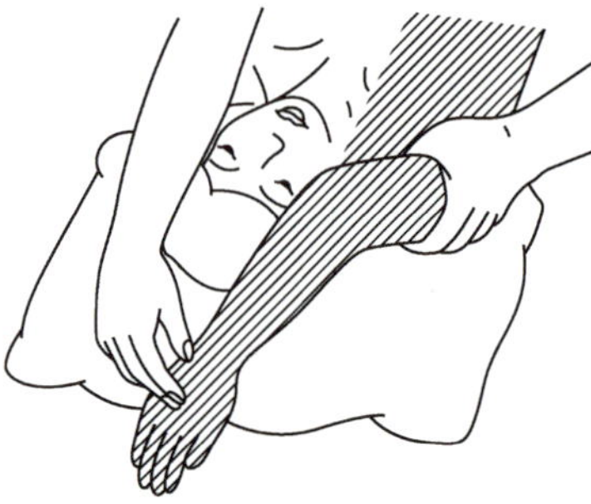

图14-8　手移向枕头

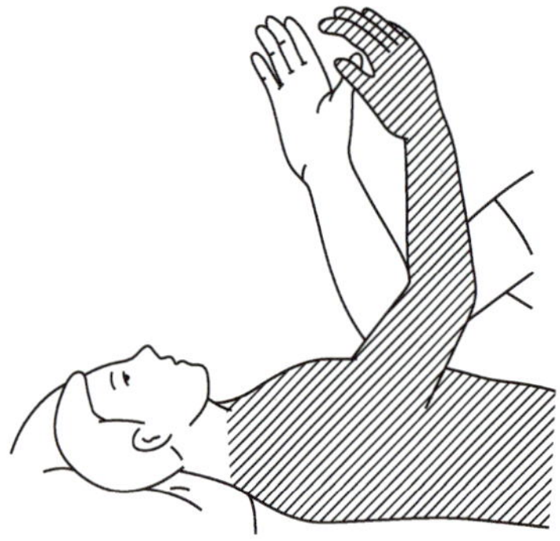

图14-9　患肢上举及控制

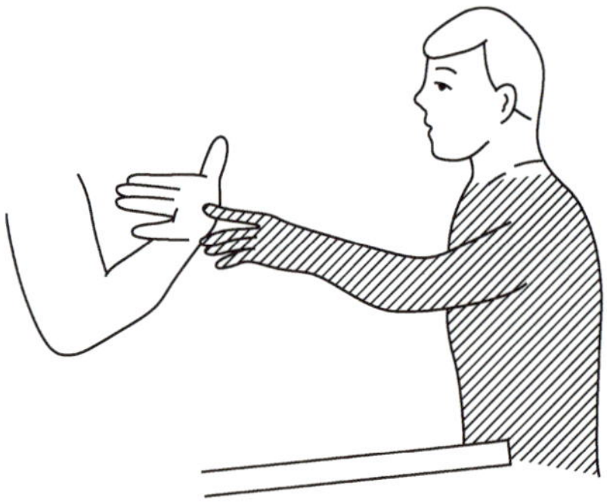

图14-10　患肢练习前伸及前指

（2）训练伸腕：伸腕是抓握、操作和放开物体的关键。①腕关节桡侧偏移：患者取坐位，手臂放于桌上，前臂处于中立位，手握一个玻璃杯，试着将杯子抬起（图14-11）。配合口令："将玻璃杯抬起来"，"让它慢慢放低"。②腕关节屈伸：前臂处于中立位，患者练习拿起物体、伸腕、放下，屈腕、再放下。患者应始终抓住物体。配合口令："把瓶子移到左边，把瓶子移到右边。"③前臂中立位下伸腕：以手背触碰一个物体，并尽可能增加其移动的距离。如沿着桌面用手背推动物体（图14-12）。它包括腕和臂的运动。注意：控制前臂，不要旋前。

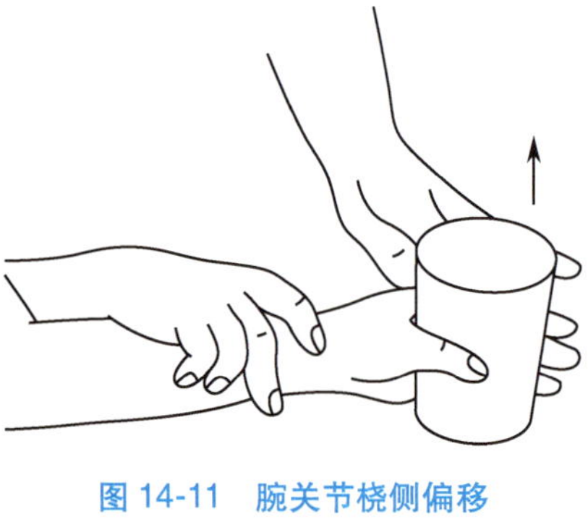

图14-11　腕关节桡侧偏移

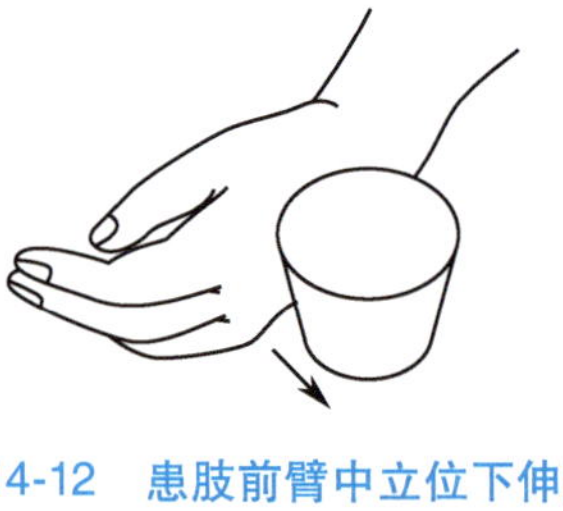

图14-12　患肢前臂中立位下伸腕

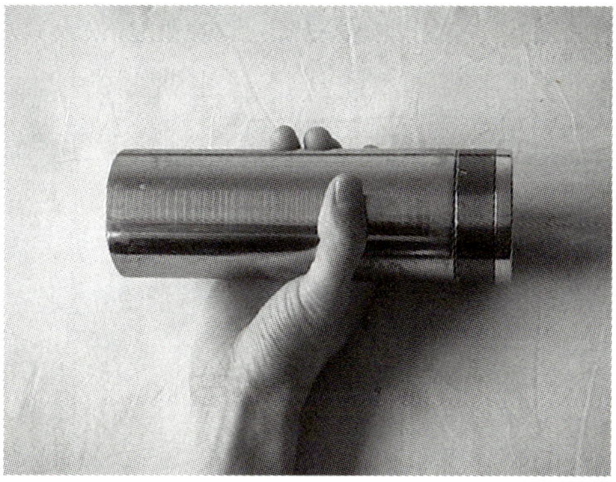
图 14-13　前臂旋后用瓶子顶部触碰桌面

（3）训练前臂旋后：前臂的自然休息体位是旋前位，练习时需诱发主动旋后，如患者手握圆筒形物体，试着前臂旋后以使该物体的顶部接触桌面（图 14-13）。也可以让患者用手背压橡皮泥，或让患者手掌向上以接住落下的小物体。配合口令："让瓶顶接触桌面。"注意：前臂不要抬离桌面。

（4）抓握动作的训练：①训练拇外展和旋转（对掌）。患者试着抓住和放开杯子，治疗师帮助其前臂保持中立位及伸腕。同时要指导其活动，直至他稍能控制肌肉（图 14-14）。配合口令："张开你的手去拿这个东西，现在放开手。"注意：治疗师引导患者的手向着物体，其目的是去抓握物体，要鼓励患者在掌指关节处拇外展和其余手指伸展；当其拇指稍能活动时，要求在放开物体时确保拇指外展，而不是伸展腕掌关节使拇指向物体上方滑动；确保拇指姿势正确，即用拇指指腹去抓握物体，而不是用内侧指边去抓物体。②让患者尝试外展拇指腕掌关节去推开一个轻的物体。配合口令："试一试，你能不能用拇指轻轻推开这个东西"，"试一试，你能不能推得远一点，推到桌面的这条线上"。注意：防止屈腕以代偿拇指外展。③训练对指。患者前臂旋后，拇指和其他手指相碰，特别是第四、五指（图14-15）。治疗师示范如何将手掌握成杯状。配合口令："用你的小指尖碰拇指"，"让你的手成杯状"。注意：确保腕掌关节活动而不只是掌指关节活动，拇指尖和其他指尖要碰上。

（5）用手操作事物：①患者练习用拇指和其他各个手指捡起各种小物体（图 14-16）。配合口令："捡起这个东西，把它放在旁边的碗里。"注意：用拇指指腹抓握物体，而不是用拇指内侧缘去抓握。②患者练习环握抓杯：拿起塑料杯而不让其变形；拿起杯子并移动手臂及放下杯子；拿起杯子，使杯子靠近身体、离开身体，并和另一手协同操作（例如，将一个杯子的水倒到另一个杯子里）。配合口令："拿起这个杯子，不要让它变形。"注意：抓握力量适当，握得太紧杯子会变形，握得太轻则杯子会掉落。③患者练习从他对侧肩上捡起一块小纸片。④向前伸去拾起或接触一个物体。⑤伸向侧方，从桌子上拾起一个物体并将其转移到前方的桌子上。⑥向后伸展上肢以抓握和放下一个物体。⑦使用双手完成各种作业。

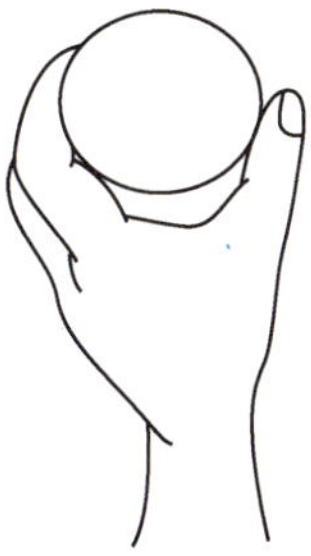
图 14-14　使患者拇指、手指和腕关节处于抓握物体姿势

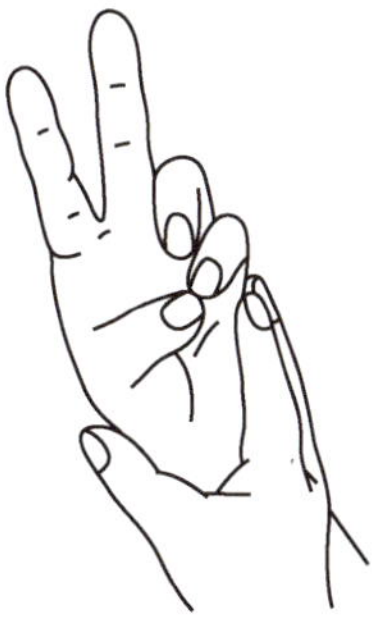
图 14-15　练习对指，指导做杯状活动

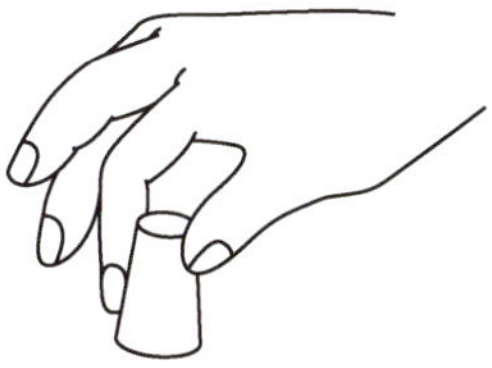
图 14-16　患者用拇指及手指捡起物体

（四）将训练转移到日常生活中去

通过上肢基本动作成分的训练，患者具备了从事功能性活动的可能性，此时必须把训练成果应用到日常生活中去，与日常生活结合起来，才有利于患者能力的提高。以进餐使用餐匙为例：

1. 当患者拿起餐匙时，难以将它移动到手中适当的位置。可练习以下动作：患者前臂旋后，尽可能快地用拇指逐个触碰其他手指尖；患者前臂旋后，练习转动手中一个小物体。

2. 当从盘中拿起餐匙送到口边时，难以调整抓握以保持餐匙的盛物部分于水平位。可练习以下动作：患者练习手持餐匙并移动手臂，餐匙中盛有液体，作为评定用，即不让液体溢出；练习将餐匙（连同液体）送到口中。

注意：不允许患者低下头去迎餐匙。

三、口面部功能训练

（一）正常功能及基本成分

口面部功能包括吞咽、面部表情、通气和形成语言的发声运动。

吞咽是高度复杂的综合性神经肌肉活动。吞咽的过程：张口摄入食物后，食物被牙齿磨碎，与唾液混合形成食团；食团形成后，借舌抬高贴向硬腭的运动（舌后1/3部向后上抬高），将食团送往口咽部；吞咽时，通过舌的运动将舌骨带向前并适当抬高；唇和颌闭合并使软腭和腭垂紧张以封闭鼻咽部；喉朝舌骨后向上拉，使喉腔变窄，会厌呈水平状以保护呼吸道；当食团到达会厌，一部分食团挤向两侧下降到喉的一侧或两侧进入食管；然后食团通过食管的蠕动继续下降。在吞咽期间呼吸瞬间被阻。

因此，吞咽的基本成分是闭颌、闭唇、抬高舌后1/3以关闭口腔后部、抬高舌的侧缘。有效吞咽的前提包括坐位、控制与吞咽有关的呼吸、正常的反射活动。

（二）口面部功能分析

口面部功能分析包括：观察唇、颌和舌的序列及运动；舌和双侧面颊的口内指检（检查触摸阈值及舌的抗阻）；观察吃饭和喝水。

脑卒中偏瘫患者的常见问题：

1. 吞咽困难

（1）口面部肌肉控制不良：张颌、闭唇差，舌固定不动，导致流口水，食物潴留在面颊与牙床之间（颊部肌和舌缺乏活动引起）。

（2）刺激阈改变：导致觉察力降低，特别是对口中食物及唾液的觉察低；或过度敏感，如张口反射亢进、舌回缩等。

2. 面部运动和表情不协调　由患侧面下部缺乏运动控制，以及健侧面部肌肉过度和无对抗的活动导致。面部上1/3肌肉接受双侧神经支配，脑卒中后通常不受影响。

3. 缺乏感情控制　脑卒中早期经常看到患者爆发性的、无法控制的哭泣，很难由患者调整或停止。此问题本质上不是口面部的问题，但如果不解决，很可能持续存在并妨碍训练计划，影响患者重新获得自尊及人际关系。

4. 呼吸控制差　多种因素联合引起，包括软腭控制差，或运动不持续，表现为深呼吸、屏气和控制延长呼气困难，因此使言语交流困难。

（三）练习口面部功能

1. 吞咽训练

(1)闭颌训练:治疗师帮助患者闭颌并使其在中立位。当患者颌部张开时或需要吞咽时要帮助或提醒患者保持闭颌。配合口令:“闭上你的嘴”“将牙轻轻合上”“现在张开嘴,再合上”“放松你健侧的嘴”。注意:帮助患者保持牙齿咬合;确保嘴对称地张开。

(2)唇闭合训练:令患者闭颌,并用手指指出其缺乏活动功能的唇的区域,让其轻轻闭唇。配合指令:“将唇轻轻闭上”“放松健侧的面部”。注意:患者不得吮吸下唇、噘嘴,下颌须闭上。

(3)舌运动训练:治疗师用示指在舌前 1/3 下压并做水平震颤。震颤运动的幅度应小,并且治疗师的手指在口中不应超过 5 秒钟。然后治疗师帮助闭颌。配合口令:“张开你的嘴,我要告诉你,当你吞咽时,你的舌头应放在哪儿。现在闭上嘴。”注意:不要将手指放在舌的后部,保证向下推舌头;当患者已经完成吞咽时要告诉他。

(4)抬高舌后 1/3:治疗师示指用力下压舌前 1/3 以关闭口腔后部。紧接着如前闭唇和颌。配合口令:“张开你的嘴,我要向下推你的舌头来帮你吞咽”“现在闭嘴”“当你吞咽时你能感到嗓子后面关闭了吗?”

2. 训练进食　食物应可口,由多种成分组成,刚开始时可用黏稠的土豆泥。黏稠的食物通常使用起来相对安全。流质食物不能提供所需的刺激,并且容易被误吸。应给患者以不同结构和可咀嚼的食物。如果咀嚼困难,治疗师可将患者的颌轻轻合上,可促进咀嚼。

3. 训练面部　患者在张口和闭口时,练习降低健侧面部的过度活动。治疗师用手指指出哪部分应该放松和哪部分应该运动。配合口令:“张开你的嘴”“放松面部的这一侧”“现在再闭上嘴”。

4. 改善呼吸控制　脑卒中后患者呼吸控制困难,如呼吸短浅,或不能屏气。呼吸短浅易引起呼吸道感染且不能有效地吸氧。屏息不良会影响发声。

患者躯干前倾、上肢放在治疗桌上练习深呼吸,重点在于呼气。治疗师在患者呼气时,在其胸廓的下 1/3 加压和震颤(图 14-17),可与患者在呼气时发声相结合。配合口令:“深吸气,马上呼出”,“呼气尽量时间长一些,我来数数”,“现在当你呼气时,说‘啊’‘母’”。

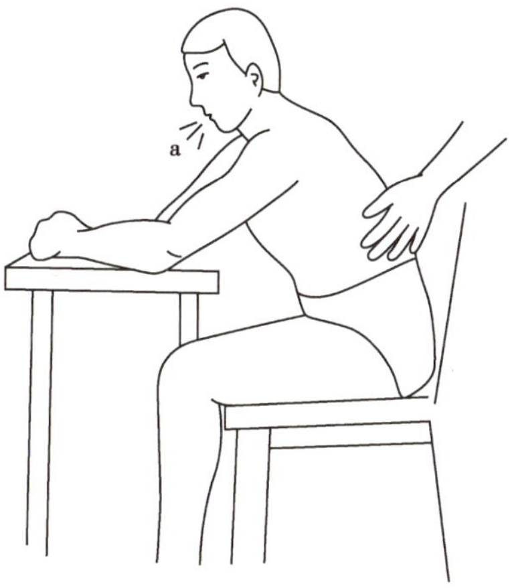

图 14-17　练习深呼吸,并持续发声

5. 改善情感的控制

(1)当患者要哭时帮助他进行控制。通过练习口部肌肉和通气的控制,使患者学会调整其行为。治疗师给予指导时应耐心冷静。配合口令:“深吸一口气”“现在通过你的鼻子平静地呼吸”。

(2)如患者失去控制哭起来时,治疗师应轻轻地帮其闭颌,并配合口令:“深吸一口气、停止哭泣。”当患者可以控制情绪时,应予以鼓励。

（四）将训练转移到日常生活中去

治疗师要运用上述训练吞咽的技术来帮助患者吃饭。

患者进行各种作业训练时，治疗师应监测患者的面部表现，当患者张嘴时，应向他指出并提醒他闭嘴。

教会护士和患者亲属控制情感爆发的方法，以便必要时应用。坚持这样做，阻止情感爆发变为习惯。

改善的口面部控制和外观会帮助患者重新树立自尊，以及与工作人员、亲戚和其他人交往的信心，并改善他的营养状况，应该在早期进行。

四、从仰卧到床边坐起的训练

脑卒中患者尽早坐起可以减轻并发症的发生，如软组织挛缩、血栓形成、肺部感染，同时也有助于提高患者的觉醒水平。

（一）正常功能及基本成分

从仰卧到坐位时，一般先从仰卧位翻身到侧卧位，然后再从侧卧位到床边坐。

1. 从仰卧到侧卧位　以从左侧起坐为例：①屈颈并转向左侧；②屈髋屈膝并倒向左侧；③右肩屈曲并肩带前伸；④躯干旋转。在下面的腿通常屈髋及膝，同时双髋后移以提供更稳定的支持基础。

2. 从侧卧位到床边坐　以左侧位为例：①颈和躯干右侧屈；②下面的手臂外展撑床；③同时举起双腿并摆过床边放下，完成坐起。

（二）坐起的分析

脑卒中偏瘫患者在转身翻向健侧时，可能存在以下问题：①患侧屈髋和屈膝、肩屈曲及肩带前伸困难；②健侧不适当地代偿，如用健手将自己拉成侧卧位；③患者不能尝试被动地移动其患臂越过身体，可能提示患者患侧忽略。

在床边坐起时，可能存在以下问题：①旋转并前屈颈部以代偿颈和躯干侧屈；②用健手拉床单或床边以代替躯干的侧屈无力；③用健腿钩拉患腿，将双腿移至床边，导致坐起时重心会后移。

（三）训练丧失的成分

1. 从仰卧到健侧卧　患者用健手握住患手使患侧肩和手臂前屈前伸，同时屈髋、屈膝，必要时给予辅助，鼓励患者转头。能转身后帮助调整骨盆和下肢以保持稳定体位。

2. 训练颈侧屈　健侧卧位，帮助患者颈侧屈从枕头上抬头，再让患者将头慢慢放下，以训练颈侧屈肌群的离心收缩，然后鼓励患者不用帮助练习侧抬头（图 14-18）。配合口令：“把头从枕头上抬起”，“把头慢慢放下”，“再抬起来。”注意：避免颈部旋转或前屈。

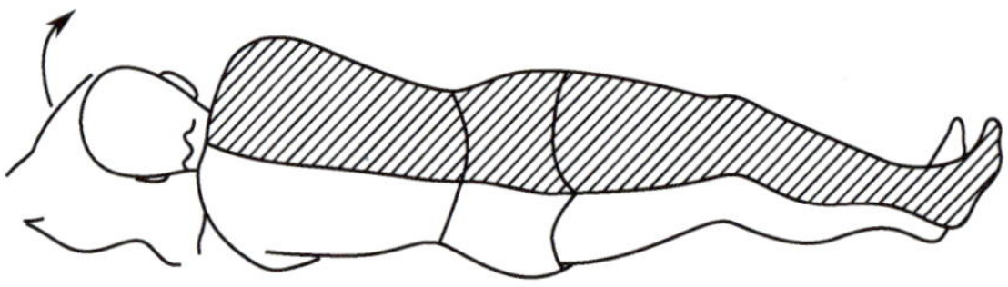

图 14-18　训练颈侧屈

3. 从侧卧坐起　患者颈部侧屈，用健侧上肢撑床，躯干侧屈坐起，需要时治疗师可将一手放在患者肩下，另一手下推其骨盆，辅助从床边坐起（图 14-19）。治疗师可能要帮助将其腿移过床边。配合口令："向上方抬你的头"，"现在坐起来，我会帮助你的"。注意：避免牵拉患者手臂，提醒患者重心不要后移。

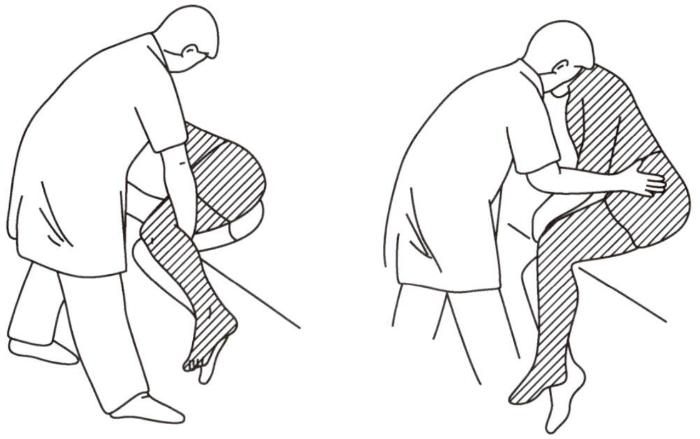

图 14-19　治疗师帮助患者坐起

A. 双腿移过床边；B. 向下压骨盆作为一个支点，以便帮助患者容易转到坐位

4. 从床边坐位躺下　患者将重心移向支撑的健侧手臂上，手臂弯曲缓慢放低身体，将头缓慢地落到枕头上躺下。必要时治疗师给予辅助并帮助患者提起双腿放在床上。配合口令："将身体向你的手臂处下移"，"慢慢放下你的头"。注意：避免牵拉患者的手臂；提醒患者控制头的位置；不要让患者重心后移。

（四）将训练转移到日常生活中去

患者除了医疗、睡眠或治疗外，只要病情允许，应尽早帮助患者坐起，减少卧位时间，有助于减少失用性改变、改善膀胱控制、提高咀嚼吞咽功能，增加视觉输入、便于交流，预防抑郁症等。平日坐起时要坚持上述正确方法，防止代偿模式。如果必须卧床，应尽可能将肢体摆放在良肢位；进行必要的床上肢体被动和主动运动，以保持关节活动范围；帮助患者练习桥式运动，以便床上使用便盆；避免使用床上吊环，以免强化健侧上肢的运动而加重患肢的失用。

五、坐位平衡训练

（一）正常功能及基本成分

坐位平衡是指一种坐的能力，它包括坐时没有过度的肌肉活动、坐位移动、进行各种运动作业，以及在坐位时的移出移入。主动的坐位平衡要求身体对线，在运动时配合身体重心的转移，做出正确的准备和不断进行姿势的调整。

直立坐位对线及坐位平衡要求：①双脚和双膝靠拢或与肩同宽；②体重平均分配；③伸展躯干、髋膝屈曲、双肩在双髋的正上方；④双肩水平，头中立位。

（二）坐位平衡分析及脑卒中后常见问题

坐位分析包括：观察患者静坐时的对线；当患者进行各种等级的运动作业时，分析他调整自身产生肢体、躯干和头部运动的能力。例如：让患者看天花板、转身向后看，向前看、侧方和后方伸手去触摸或抓物体，将健脚抬离地面，从地板上拿起物体。

中枢神经损伤使脑卒中患者的肌肉收缩能力和平衡控制能力受到影响，脑卒中患者常见的问题如下：支持面宽，即双脚和（或）双膝分开；随意运动受限，即患者发僵和屏住呼吸；患者双脚在地上滑动以代替调整相应的身体部分；用手或臂进行保护性支持或抓握而进行最小的运动；当作业需要体重侧移时，患者向前或向后靠。

（三）练习坐位平衡

1. 训练重心转移的姿势调整

（1）头和躯干的活动：坐位，双足分开约 15cm，双手放在膝上，分别向左、右转动头和躯干，向后看，再回到中立位。逐渐增加转动角度。必要时，帮助固定患侧下肢，避免髋过度旋转和外展。配合指令："转头向后看"，"转你的身体和头"，"不要向后靠"。注意：提示患者保持躯干直立和屈髋，避免手支撑和足的移动。

（2）取物活动：坐位，用患手向前方、侧方、后方取物体，每次取物后回到中立位，避免倒向患侧。配合口令："向前（左、右、后）伸手及触摸……""现在，请坐直"。当患者获得平衡的感觉后，健手越过身体中线取物以使患足负重。训练时所够取的物体与身体间的距离应超过手臂的长度，每次增加身体倾斜角度，身体的移动范围尽可能接近稳定极限。由于下肢肌群参与坐位平衡控制，向患侧取物时，要强调患足负重。口令："让我们再做一次……看你能否再伸得远一些"，"停在那儿过一会儿……现在，慢慢回来"。

2. 增加难度　患者的平衡能力必须通过增加复杂的活动来不断加强。

（1）坐位，患肢伸向侧方和前方，从地板上拿起一个物体。若将物体放在侧方或后方更远一些，难度更大。

（2）坐位，用双手从地板上拿起一个物体。坐位，向前伸用双手从桌子上拿起一个物体。

（3）坐位，向后伸并从地板上拿起一个物体。

（四）将训练转移到日常生活中去

患者按训练要求，在日常生活中选择适当的活动进行训练。当具备一定平衡能力后，可通过以下方式增加平衡控制的难度以提高技能：增加可够到的距离、改变运动速度、减少支撑面积、增加物体的重量和体积、练习时间限制性活动等。

六、站起与坐下训练

脑卒中患者站起和坐下的训练对行走和独立性的恢复非常重要，如果不能有效地站起和坐下，就意味着移动将依赖他人。虽然脑卒中患者也会站立和行走，但他们采取的是代偿或适应性的方式，主要表现在用健侧下肢负重及使用健侧上肢，若这种适应性改变持续存在，患者逐渐就不使用患肢，产生习得性失用。再加上异常的运动模式会导致运动技能发展受限，并出现继发残损，因此，尽早引导患者学习使用患肢进行站起和坐下训练，对以后独立生活能力的提高至关重要。

（一）正常功能及基本成分

站起和坐下都是体位转移的形式，用最小的能量消耗，使身体从一个支撑面转移到另一个支撑面。

在起始位，踝背屈 15°时，站起最省力。坐位越高，站起越容易，可以根据下肢伸肌肌力来调整座位高度。

1. 站起的基本成分　①足向后放置；②髋部屈曲，颈和脊柱伸展，使躯干前倾；③双膝前移；④伸髋、伸膝，站起。

2. 坐下　①髋部屈曲，颈部和脊柱伸展，使躯干前倾；②双膝向前运动；③屈膝、屈髋，缓慢坐下。

（二）站起和坐下分析

脑卒中患者由于患腿缺乏力量，站起和坐下时，会出现以下问题：①主要由健腿负重；②重心不能充分前移，即肩膝不能前移过足，过早伸髋、伸膝，重心后移，站起困难；③通过躯干和头部的屈曲代替屈髋、躯干前倾及膝前移，利用上肢前伸代偿向后倾倒；④患脚不能后移使得患者通过健脚负重站起和坐下。

（三）练习丧失的成分

患者要想达到站起的目的，其重心需经以下变化：重心向前水平移动，将体重移至双下肢；双下肢同等负重，伸髋伸膝，使重心向上移动而站起。

由于患者不能充分前移重心，而导致重心后移，站起困难，故需加强重心前移的训练，可通过训练躯干在髋部前倾（伴随膝向前运动）来达到这一目的。

训练方法：坐位，双脚平放地板，患足稍向后放置，患者屈髋，颈和躯干伸展，练习躯干前倾，双膝前移。患者应该有目的地通过双足向下向后推。配合口令："将双肩移到脚前并通过双脚向下和向后推"，"身体和脖子不要弯曲"，"往前看"。注意：治疗师帮助患者保持双肩水平；若患者不能移动患足，治疗师需帮助患者将患足置于凳子下；治疗师站位不要妨碍患者肩膝的运动、重心的前移及患肢的负重。

（四）练习站起和坐下

1. 站起　患者双肩和双膝向前，双肩超过脚尖，双下肢同时用力，伸髋伸膝，练习站起。当他的膝前移时，治疗师通过从膝部沿着胫骨下推给患者一个通过患脚下踩的概念（图 14-20）。配合口令："两脚用力向下踩，站起来。"注意：确保患者双肩前移、患肢负重；患者站起时不要顶患者的腿，以免影响膝的前移；可让患者从高座位起坐，逐渐降低座位的高度；若患者无足够力量站起，需给予一定量的帮助。

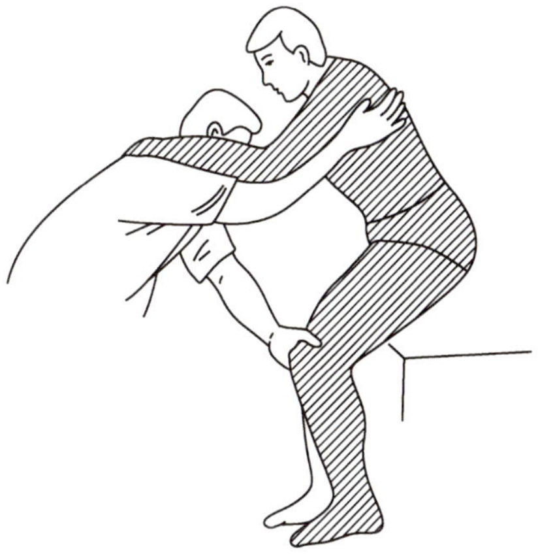

图 14-20　引导患膝靠前，并使患者双肩前移

2. 坐下　躯干伸直，屈髋，同时屈膝，身体前倾使重心前移至双脚上方，身体逐渐下降，接近座位时，后移坐到位子上。配合口令："将你的双膝屈曲，向前移"，"身体向前倾"，"向下、向后移动臀部坐下"。注意：必要时可帮助患者稳定小腿和足以使患腿负重，然后逐渐减少帮助，有针对性地训练患腿负重时坐下。

3. 增加难度　患者练习站起和坐下过程中，停在其运动范围的不同位置，变化方向和改变速度。治疗师指导这些空间和时间的变化。

（五）将训练转移到日常生活中去

站起和坐下是在日常生活中正常进行的动作。为训练患者的灵活性和适应性，应利用各种不同的条件。

1. 端一杯水或盛着器具的托盘，或手持大小和重量不同的物品，进行站起和坐下训练。

2. 在与他人交谈时站起和坐下。

3. 变换站起和坐下的速度，要求停住时能停住而且不失去平衡，尤其在臀部离开座位或接近座位之前立刻停住。

4. 进行一组动作训练，如站起—向左或右走到另一把椅子处—坐下—站起—往回走—坐下。

5. 从不同类型的椅子上站起和坐下。

七、站立平衡训练

（一）正常功能及基本成分

站立位时支撑面小，重心高，稳定性差，身体的对线要求比在坐位时高，站位平衡包括静止站立时身体出现的微小摆动、运动前身体的预先姿势调整和运动中的姿势调整。如在伸手从事某些活动之前，躯干和腿部肌肉预先收缩以调整重心，避免手臂伸出后所引起的姿势不稳。这表明平衡的控制需要身体各节段间的相互作用，表现为肌群间的协调收缩，具有高度的运动特异性和复杂性，与任务活动和相关环境等特性高度相关。

站立位对线和站立平衡的基本成分：①双足自然分开；②双髋在双踝前方；③双肩位于双髋正上方；④双肩水平，头正中位；⑤躯干挺直。

（二）站立平衡的分析

脑卒中偏瘫患者站立平衡差的常见代偿方式为：①双足分开或单双侧的髋关节外旋以增大支撑面（图 14-21）；②站立位前方取物时，屈髋代替踝背屈；③侧方取物时，躯干侧屈代替髋的侧向运动；④身体稍微移动便迈步以防失去平衡，而失衡需要及时迈步时又不能及时有效迈步，运动缓慢；⑤常使用抬起上肢或用手支撑或抓握支撑物来维持平衡。

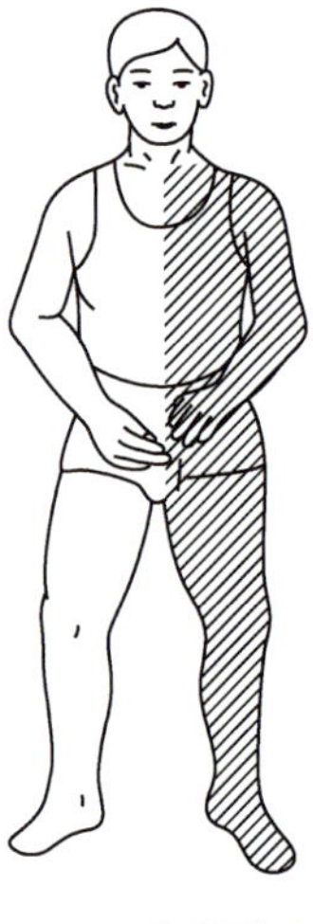

图 14-21　患者站立时，扩大支持面

（三）站立平衡练习

脑卒中患者病情稳定后早期用双腿负重站立有助于平衡及行走技巧的训练。快速地重获站立平衡可增强两侧和空间位置意识及身体各部位的感知，可以预防挛缩（特别是腓肠肌和屈髋肌），并随着平衡的改善，患者可增强动力、勇气和自信心。在早期，站立还可提高警觉水平，并能影响到对膀胱的控制。患肢正确对线的负重站立是减少腿部痉挛形成的一个重要因素。

1. 头和身体的运动

（1）患者双足分开站立，与肩同宽，抬头看天花板。配合口令：“抬头看天花板，不要只移动眼睛”，“将你的髋关节向前移”，“当你向上看时，踝关节向前移”。注意：活动时应提供视觉目标，患者应维持站立的对线，髋关节伸展，足不能移动，必要时可用脚抵在患者足边以防止移动。提醒帮助患者通过移动髋关节来纠正向后倒的倾向。

（2）患者双足分开站立，转动头和躯干，向后看，再回到起始位，然后再从另一侧向后看。如果患者可做到以上动作，就应改用前后脚站立位再做此动作。配合口令："转动你的身体和头部，向后看"，"双脚不能移动"。注意：保持正确对线对位，必要时治疗师用足抵于患者足旁，以防止患者移动双足。

2. 取物活动　站立位，向前方、侧方、后方伸手从桌子上拿取物体。配合口令："向前（左、右、后）方伸手拿这个物体"，"不要移动你的脚"，"当你向右伸手时，左脚向下踩"。注意：身体与物体间的距离应超过手臂长度，鼓励患者要到稳定极限再返回原位；身体的运动应发生在踝部，而非屈髋或躯干前屈和侧屈；鼓励患者放松，避免屏住呼吸及身体僵硬。

3. 患肢负重站立　患者用患腿支撑，健侧下肢向前、后迈步，或抬起踩到前面的矮凳上，然后放下，双足支撑，练习取物。配合口令："把重量放在患脚上"，"用你的另一只脚向前迈一步（或上台阶）"，"把髋关节移到脚前"，"现在向后迈步（或将脚放下）"。注意：保持患侧髋关节伸展，防止骨盆过分侧移，迈步时不要向侧方偏离过大。

4. 侧向行走　背靠墙或手扶墙或床头栏杆，向侧方迈步行走，把重心从一侧移向另一侧。配合口令："左脚向左迈出一步"，"右脚向左一步，跟上"。

5. 捡起物体　患者站立位，身体弯下，向前方、侧方、后方拾起物体或接触物体，再回原位。配合口令："弯腰，向前（后、侧）方伸手，拿起这个物体。"

（四）将训练转移到日常生活中

此时应侧重功能性与技巧性的训练。

1. 拾物练习　将物体放在稳定极限外，使患者迈出一步后取物；增加物体的重量、体积，用双手操作；以不同的运动速度操作；减少支撑面，如双脚并拢、单脚站立、一只脚在另一只脚前面等。

2. 快速反应游戏　如抛接球、拍球、用拍子击球等。

3. 让患者在复杂的环境中进行练习　如在有障碍的路上行走；跨过不同大小的障碍；在说话时进行身体重心的移动等。

八、行走训练

独立行走是完成大多数日常生活活动的先决条件。行走功能障碍是中枢神经系统损伤患者的常见问题，脑卒中后神经系统对运动的控制能力减退、肌肉无力、软组织挛缩，运动耐力降低是行走障碍的主要因素。尽早帮助患者建立独立行走功能是康复治疗的重要内容。行走是一种复杂的全身参与的活动，需要视觉、触觉和前庭觉的输入，中枢神经系统对运动控制程序的优化，众多肌群和关节的共同协调参与。因此，行走功能的训练需要治疗人员对运动控制和运动学习理论、生物力学特点以及脑功能重建机制等充分理解，并能有效应用于治疗方案中。

（一）正常功能及基本成分

独立行走包括下肢对身体的支撑、单足和双足支撑。单足支撑约占整个步行周期的 80%，且随着行走速度的增加，单足支撑时间相对增多。推动身体向前的驱动力，主要来自节律性运动中的地面反作用力和惯性，而肌肉在这方面只需提供较小的力。肌肉收缩的主要作用在于维持姿势、启动、加速、减速和运动控制。身体移动时的动态平衡控制，当支撑面改变时，下肢、上肢及躯干间要具备连续协调节段性运动的能力以维持直立姿势；具备足抬离地面的能力，肢体悬空可以缓冲向前的动量，控制前行速度;具备足摆动并安全着地的能力;具有一定的灵活性,可以在不同的条件下行走。

步行的基本成分为:

1. 站立相

(1)髋关节保持伸展,带动身体重心向前越过脚面,充分的伸髋是该侧下肢摆动期启动的基础。

(2)躯干和骨盆水平侧移(4~5cm)。

(3)足跟触地时,膝关节屈曲约15°(缓冲身体的重量和动量),随后伸膝,在趾离地前屈膝35°~45°。

(4)踝关节背屈以便足跟着地,跖屈使足放平,身体重心向前越过脚面后再次背屈,摆动前再次跖屈准备足推离地面。

2. 摆动相

(1)屈膝(从摆动前的35°~40°,增加到60°)伴髋关节伸展。

(2)足趾离地时,骨盆在水平面上向摆动侧倾斜(大约5°)。

(3)髋关节屈曲,将下肢上提。

(4)摆动侧骨盆前转约4°。

(5)在足跟触地前伸膝,同时踝背屈。

以上成分是行走的主要决定因素,或生物力学的要求。

3. 向后行走

(1)摆动相:髋和膝屈曲,并在保持屈膝时髋稍伸展,直至足趾触地。

(2)站立相:进一步伸展支撑的髋关节和膝关节,重心后移。

4. 上下楼梯 与水平行走相比,其运动成分相似,但关节活动范围、肌肉收缩和关节受力等方面的生物力学特点均不同。上楼梯时,重心移到前腿,前腿伸肌向心收缩,将身体垂直上提;下楼梯时,重心保持在后面支撑腿上,后腿伸肌离心收缩以对抗重力。运动是由支撑腿的髋关节和膝关节伸肌群控制来完成的。所以下肢伸肌肌力在楼梯行走中非常重要。

(二)行走的分析——偏瘫主要问题

1. 患腿站立期

(1)站立初期:胫前肌肌力减弱、腓肠肌痉挛或挛缩,导致踝关节背屈受限;比目鱼肌痉挛或挛缩、股四头肌0°~15°控制障碍,导致膝关节屈曲受限、膝过伸。

(2)站立中期:腓肠肌肌力降低、下肢伸展肌群收缩的协同性受限导致膝关节伸展不充分;比目鱼肌挛缩、下肢无力支撑出现的代偿性骨性支撑模式导致膝关节过伸;负重侧髋外展肌群及控制髋膝伸展的肌群力弱导致骨盆向两侧过度平移。

(3)站立后期:髂腰肌痉挛或挛缩,臀肌、腓肠肌力弱,导致髋关节伸展不充分、膝屈曲和踝背屈不能,使摆动前期准备受限。

2. 患腿摆动期

(1)摆动初期:在摆动及脚趾离地时,膝关节屈曲角度从35°~40°增加到60°,脑卒中患者常由于股直肌痉挛或腘绳肌无力导致膝关节屈曲受限(图14-22和图14-23)。

(2)摆动中期:在足趾离地和摆动中期,屈髋肌无力导致髋关节屈曲受限;股直肌痉挛或腘绳肌无力导致膝屈曲受限;膝关节屈曲速度减慢、腓肠肌痉挛或挛缩导致踝背屈受限。

(3)摆动后期:腓肠肌痉挛或挛缩、踝背屈肌无力导致膝关节伸展和踝关节背屈受限,影响脚跟着地和负重(图14-24)。

3. 时间和空间上的适应性改变　包括步行速度降低,步幅长度或跨步长度缩短或不一致,步宽增加,双足支撑期延长,依靠手支撑等。

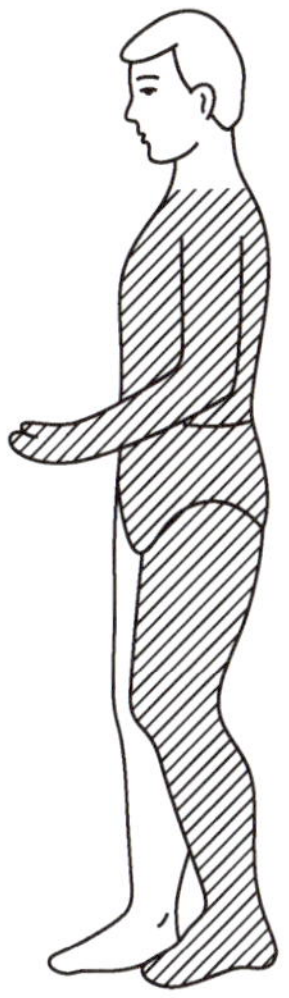

图14-22　患腿摆动期,足趾离地时屈膝不够,足离地困难

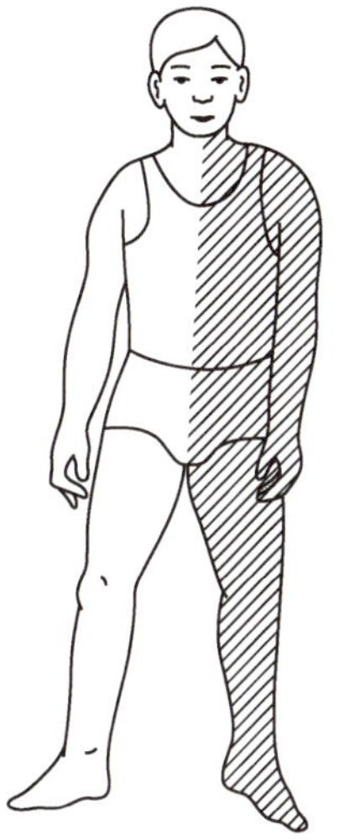

图14-23　患者骨盆升高、后倾和髋外展,以代偿摆动期开始时的屈膝不足;同时支撑面变大

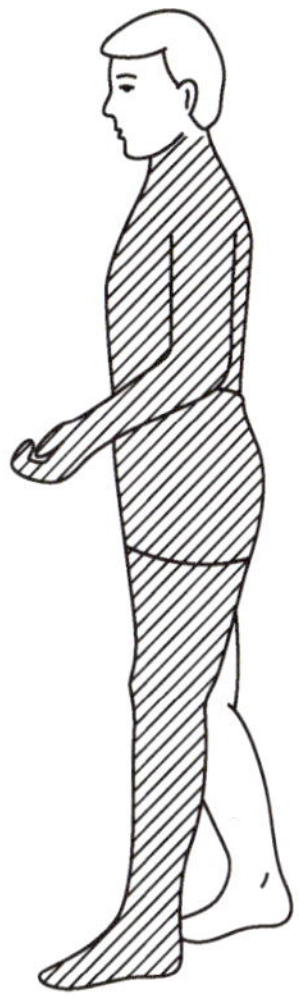

图14-24　患者足跟触地时,踝背屈不够,同时因摆动期屈膝不够,故膝过快伸展

(三)练习丧失的成分

1. 站立期训练　伸髋站立,髋对线正确,健侧下肢向前迈步,然后向后迈步。向前迈步时要伸展患侧髋关节。配合口令:“把重心移到患腿上”,“健腿往前迈”。注意:练习时迈步不宜太慢或太大,迈步过程中髋关节伸展,髋关节向侧方移位不超过2cm。

若伸髋肌和股四头肌无力,可先进行诱发肌肉收缩的练习:

(1)伸髋肌:仰卧位,患侧下肢置于床缘外,髋伸展并保持中立位,膝屈曲超过90°,足踩在地面或踩在脚踏板上,将患足向下踩,练习小范围的伸髋。注意避免健侧下肢的运动和患足的跖屈。若足向前滑,可以提示或辅助患者沿胫骨向足跟方向用力下压,使脚稳固在地板上。

(2)腘绳肌:俯卧位,治疗师屈曲患者的患膝至90°,让患者试着缓慢放下小腿,以诱发腘绳肌离心性收缩。亦可在90°以下小范围内练习腘绳肌向心、离心收缩,以加强膝关节控制能力。

(3)股四头肌:坐位,治疗师将患膝伸展,患者尝试股四头肌收缩,并慢慢将腿放下,反复重复。可先进行离心收缩,再向心收缩。

向后行走时,要锻炼伸髋肌,尤其是腘绳肌。注意此练习只能用于伸髋时能屈膝的患者。

2. 膝关节控制训练

(1)坐位练习:伸直膝关节,患者屈膝15°,随后伸直,再屈曲,在0°~15°范围内练习控制股四头肌离心和向心收缩(图14-25);令患者保持膝关节伸直(股四头肌等长收缩),治疗师从患足跟部向膝部施加强有力的压力,通过跟部的压力促使股四头肌收缩来防止屈膝。配合口令:"把你的膝关节屈一点……现在伸直","保持膝关节伸直,不要弯曲"。注意:患者应在能够控制的范围内练习,一旦患者有些控制能力,要在0°~15°间的不同位置上进行练习。

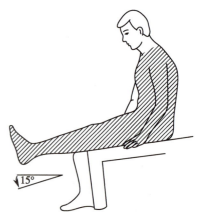

图14-25　坐位膝关节控制训练

(2)站位练习:患者站位,练习健腿向前及向后迈步;或两腿交互站立,健腿立于患腿前,交替练习将重心移到健腿及患腿上;将重心移到健腿上,患膝稍屈曲几度,然后伸膝。配合口令:"将你的髋关节向前,重心移到你的健腿上","保持你的膝关节伸直","现在请你将膝关节屈曲几度……再伸直"。注意:患髋前移时患膝可能屈曲,要确保患膝伸直。

(3)健腿上下台阶:①患者用健腿迈上及迈下一个8cm高的台阶。患者健脚放在台阶上时,患髋始终伸展,保证其重心不后移。配合口令:"将你的健脚踏在台阶上","将你的患侧髋关节伸直","将你的健脚放下来"。注意:患膝不得屈曲或过伸,患腿不能迈向侧方。②患脚踏在台阶上,健脚前移重心,迈上阶梯,再迈下来。配合口令:"将你的患脚放在台阶上","前移你的患膝,用患腿支撑,健腿迈上去","保持你的膝关节屈曲,直至你的体重前移","现在伸直你的膝关节","将健腿抬起来,患腿慢慢屈髋屈膝,将健腿放回地面"。注意:膝关节不要过早伸展,只有膝关节位于踝关节前才能伸展;患腿支撑体重,将健腿迈上台阶,而不是用健腿推自己上去;当健腿迈上阶梯时,患膝伸展于中立位;健腿缓慢上下台阶。

3. 患肢负重训练站立位　患侧下肢负重,对侧下肢向前和向后来回跨步。具体训练可参考"站位训练""健腿上下台阶"训练。

4. 重心转移训练

(1)重心左右转移:患者站立位,双足分开,练习将重心从一脚移动到另一脚,治疗师用手指指示其骨盆移动的距离,即2.5cm。配合口令:"把你的重心移动到右足上","再移回左足上"。注意:保持髋和膝关节伸展;患者骨盆不能侧移过远。

(2)重心前后转移:患者站立位,患腿支撑,练习健腿向前及向后迈步,交替练习将重心移到健腿及患腿上。

(3)侧方行走:患者背靠墙,将重心移至右腿,左脚提起向左侧方迈一步,再将重心移至左腿,右脚移至左脚内侧,如此往复,左右侧向交替进行转移重心和迈步训练。配合口令:"用右腿站立,用左腿向侧方迈步","用你的左腿站立,现在右脚向左脚靠拢"。

注意:如果患者不能外展患腿去迈步,治疗师可帮助他,当其将重心移到健腿时,治疗师用自己的腿引导患腿迈步。

5. 屈膝训练　重点训练摆动期开始时屈膝。

（1）俯卧位屈膝训练：①患者俯卧，治疗师屈其膝在 90°以下，通过在小范围的向心或离心运动，控制膝屈肌群。②维持膝在不同角度，用数数来维持肌肉活动（图 14-26）。配合口令："把你的膝关节屈一点……好，慢慢伸直……再屈一点，伸直"，"保持你的脚在这儿，坚持住，现在计数……好，再来一次，这次坚持的时间长一点"。注意：患者通常较易在膝关节屈曲 90°时收缩其膝屈肌群。当患者在此角度获得控制时，可增加运动范围，通过中间范围来获得对腘绳肌的控制。屈膝时不能屈髋。若患者控制能力较差，治疗师可帮助患者承担腿的一些重量。

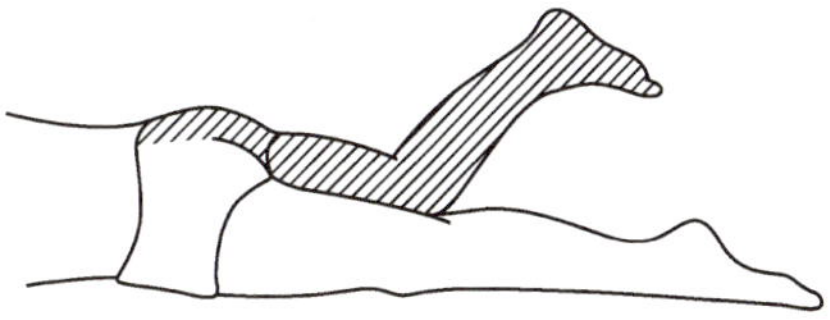
图 14-26　患者练习控制膝屈肌群

（2）站立位屈膝训练：患者站立，治疗师帮患者小范围屈膝，练习控制离心和向心的膝关节屈曲（图 14-27）。配合口令："屈膝，不要屈髋"，"用你的足趾向下碰地面"，"现在提起你的足趾离开地面"。注意：膝关节屈曲幅度不宜太大，否则患者会失去平衡，且紧张的股直肌会导致屈髋及使屈膝肌群收缩困难。可扶住患者对侧上肢，确保其重心通过支撑足保持平衡。

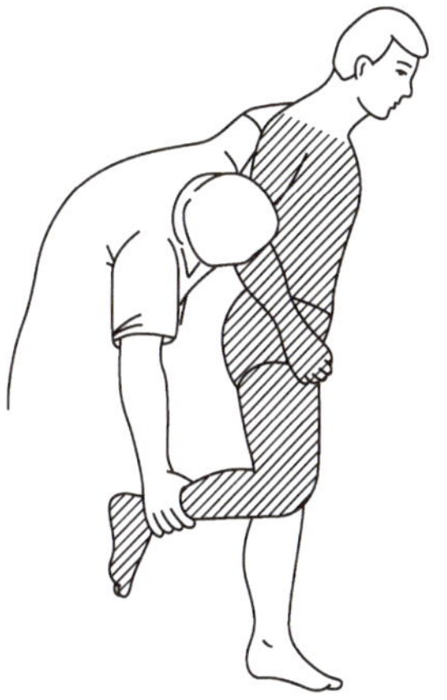
图 14-27　患者站立位练习控制膝关节屈曲

6. 迈步训练

（1）向前迈步：患者用患脚向前迈，治疗师帮助他控制开始部分的屈膝。配合口令："把你的腿（膝关节）屈起来"，"向前迈，足跟先落地"。注意：向前迈步时支撑腿的髋关节伸展。

（2）向后迈步：患者练习向后走，治疗师指导其屈膝及足背屈。配合口令："向后走"，"屈膝，向后迈步，将你的足趾放在地上"。注意：患者躯干不得前倾以代替伸髋，足跟着地时伸膝和足背屈。

7. 行走练习　练习行走的个别成分后，应使患者将这些成分按适当顺序结合起来，练习整体行走。患者首先用健腿练习。由于患者可能存在恐惧心理，治疗师站在患者后面，在双上臂处扶持，加以保护。当患者在行走时感到失去平衡及不能纠正时，应停步重新调整自己的对线。配合口令："现在你准备行走，如果你开始走得不好，没关系，慢慢你就会熟练"，"首先用健脚迈步"。注意：患者头几步行走的目的在于使他体会行走的节奏，改善对行走的控制和成分依赖的循序安排。扶持时不宜抓得太紧，防止对其身体前移产生阻力，或干扰其身体对线而影响患者练习，从而使其失去平衡；亦不宜扶持过多，防止患者形成依赖。

（四）将训练转到日常生活中去

当患者具备独立行走能力后，需要逐渐提高难度，并将行走训练转入实际生活环境中，使患者学会分辨可能危及平衡的潜在威胁并采取适当的预防措施。可采用如下方法：跨越障碍行走；上下楼梯及斜坡行走；行走过程中转弯、加速、减速、停止。也可在各种实际环境中行走，如走过拥挤的过道；出入自动电梯；上下路沿；越过不同障碍；在不同照明条件下行走；躲避对面走来的人等。

技能要点

评估：治疗开始前，应对患者进行功能评定，对运动的基本成分进行分析，确定患者运动功能障碍。

治疗过程：针对患者运动中丧失的运动成分进行训练，提供练习机会，并转移到日常生活的活动中去。在训练过程中要结合语言和视觉反馈，并辅以手法指导。

（林成杰）

扫一扫
测一测

复习思考题

1. 上运动神经元综合征有哪些表现？
2. 运动再学习治疗技术包括哪些内容？如何对患者进行训练？
3. 运动再学习技术的基本原理和原则有哪些？

第十五章

强制性使用运动疗法

PPT 课件

15章PPT

扫一扫
知重点

学习要点

习得性失用的产生及逆转；强制性使用运动疗法的方案、实施及临床应用。

第一节　概　述

强制性使用运动疗法（constraint-induced movement therapy，CIMT）是近年来针对脑卒中等神经疾病新的康复治疗技术，指在生活环境中限制脑损伤患者使用健侧上肢，强制性反复使用患侧上肢。该技术在对脑卒中或脑外伤患者偏瘫侧上肢进行大强度康复训练的同时，限制健侧上肢的活动，以克服脑损伤后所形成的习得性失用，进而提高患者瘫痪侧上肢功能。该疗法来源于动物实验，通过对猴子一侧肢体的去感觉神经的传入，发现了“习得性失用”（learned nonuse）现象。而克服“习得性失用”后，可显著提高动物患侧肢体的功能水平。

一、习得性失用的产生

中枢神经严重损伤后会出现神经（脊髓或脑）休克，导致运动和感觉功能的抑制，这种抑制在损伤早期导致患侧肢体不能运动，抑制了该侧肢体的应用。在试图使用患侧肢体时，常常出现疼痛或异常的运动模式，如平衡性差、拖步、容易摔倒等，而不能达到既定目标。这一异常结果（负性反馈）进一步抑制了患者继续使用患侧肢体。而当利用未受损伤的健侧肢体时则能较好地代偿日常活动，达到既定目的，从而强化了（正性反馈）非损伤侧肢体的使用。几个月后，随着神经休克缓解，神经功能开始恢复。此时，患者虽具备了使用患侧肢体的潜能，但由于在损伤的急性期限制了对该侧肢体的使用，这种限制性使用的影响仍然存在，从而使个体难以主动或有目的地去使用该侧肢体。也就是说，患者在损伤的急性期学会了不去使用患侧肢体，即形成了“习得性失用”。其形成过程如图 15-1 所示。

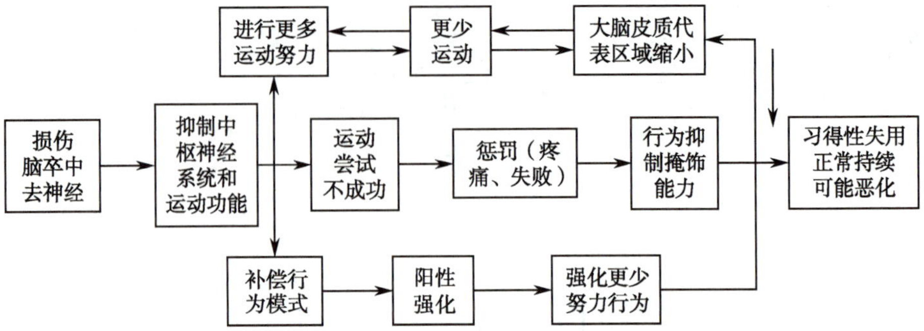

图 15-1　习得性失用的形成

二、习得性失用的逆转

矫正永久性“习得性失用”的方法是采用强制性使用运动治疗方法。

1. 限制使用健侧肢体　这是使患侧肢体发挥正常功能的必要条件，限制使用健肢后，需要使用患肢进行正常活动。在强制性使用患侧肢体数天或更长时间后，可以使“习得性失用”发生逆转，其过程如图 15-2。

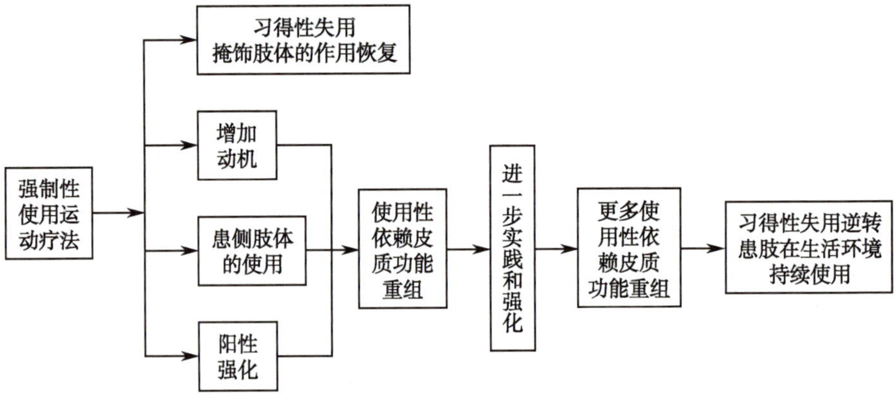

图 15-2　习得性失用的逆转

2. 限制使用健侧肢体时应注意使用塑形技术　塑形技术为循序渐进达到预期的运动目标，在提高难度的同时取得小的进步，不会因为失败而受到责备或惩罚，使每个使用者在取得小的运动功能进步时得到成功的体验和良性反馈，明显改进在实际环境中的运动能力。

第二节　强制性使用方案及实施

一、方案及实施

（一）方法与内容

1. 限制使用健侧　用休息位夹板或吊带将健侧上肢固定，每天在清醒时的固定时间不少于 90%，持续 12 周。

2. 强制性使用患侧训练　患者使用患侧上肢，每天 6 小时，每周 4 次，持续 2 周。根据患者的具体运动障碍，选择适宜的治疗活动。如果患者在一开始不能完成该项活动，则将运动按顺序分解，并帮助患者完成该序列活动。

3. 塑形训练技术　在完成过程中，对患者的任何改善均给予及时、清晰的语言反馈。

4. 训练内容　上肢各种灵巧性训练和日常生活活动能力训练。

（二）入选标准

脑卒中和脑外伤所致的上肢运动功能障碍实施强制性使用运动疗法的常规入选标准如下：

1. 发病 3 个月以上。

2. 主动运动受累　腕伸展>10°，重复 3 次/分钟；拇指及至少另外两个手指掌指关节和指间关节伸展>10°，重复 3 次/分钟。

3. 被动关节活动度　肩屈曲、外展≥90°，外旋>45°，肘伸展 30°，前臂旋前、旋后 45°，腕伸展于中立位，掌指关节和指间关节的屈曲挛缩<30°。

4. 当健手被固定，行走应有足够的稳定性。

5. 具有独立安全的转移能力。

6. 可以理解和执行康复训练程序的指令。

（三）专项评定

强制性使用运动疗法主要采用 Wolf 运动功能测试量表，作为评定此疗法效果的工具，具体项目见表 15-1。

表 15-1　Wolf 运动功能测试量表（WFMT）

1	前臂放到桌子（侧面）	9	从桌面上拿起铅笔
2	前臂由桌子放到盒子（侧面）	10	从桌面拿起曲别针
3	在桌面上伸肘（侧面）	11	叠放 3 个棋子
4	在桌面有负荷伸肘（侧面）	12	翻转 3 张纸牌
5	手放到桌子（正面）	13	在锁中转动钥匙
6	手由桌子放到盒子（正面）	14	叠毛巾
7	在桌面屈肘拉回 0.45kg 的物体	15	提 1.35kg 篮子到旁边桌子上
8	拿起易拉罐到嘴边		

WMFT 功能能力评分标准：

0——所测试的上肢没有尝试参与测试。

1——所测试的上肢没有功能性的参与，但试图参加，在单侧动作的测试中，未被测试的上肢有可能帮助测试上肢。

2——所测试的上肢参与测试并完成任务，但需要未测试上肢的帮助，如小的调整或变换位置，或需要 2 次尝试才能完成任务，或完成任务非常慢。在双侧任务中，被测试上肢功能损害非常严重，只能作为辅助。

3——所测试的上肢参与测试并完成任务，但是动作受到协同运动的一些影响。或动作完成较慢及需要努力才能完成。

4——所测试的上肢参与测试并完成任务，动作接近正常，但是完成速度轻度变慢，或缺乏精确度、良好的协调和流畅性。

5——所测试的上肢参与测试并完成任务，表现为正常动作。以健侧上肢动作为正常标准。

二、临床应用

强制性使用运动疗法主要用于脑卒中及脑损伤后上肢运动功能障碍的治疗，后来又扩展至失语症、幻肢痛、局部手指张力障碍的治疗。

1. 脑卒中　不论脑卒中急性期还是慢性期，采用 CIMT 治疗后，上肢运动功能比传统治疗方法均有明显改善。但在动物试验中，早期过度训练患侧肢体会导致神经损害加重和肢体功能恶化，故对急性期患者应慎用。

治疗强度对患者的恢复有很大影响。每天实施 6 小时和 3 小时训练的 CIMT 疗法，无论在实验室的运动功能评价，还是在真实环境中患侧上肢的使用程度，6 小时治疗组都显著优于 3 小时治疗组。

实验实践均证明，强制性使用患侧肢体可以有效逆转“习得性失用”。近年来 CIMT 疗法与其他治疗方法结合开始应用到临床，对达不到入选标准的患者，使用肌电触发电刺激增加伸腕角度，而使功能低下的患者也能接受这种疗法。

CIMT 亦可用于下肢训练，训练主要内容包括：运动平板训练、起坐训练、上下楼梯训练、平衡训练、单腿负重等。

2. 失语症　在进行语言游戏时，强制性使用语言进行交流，抑制其他代偿方式的交流，注重引导在日常生活中使用语言等。

3. 幻肢痛　幻肢痛是指在患者截肢后，对身体不存在的部分感觉到疼痛。与脑损伤 CIMT 治疗不同的是，幻肢痛患者不需要克服习得性失用，而是增加截肢残端的使用程度，来产生使用性依赖皮质功能重组，发挥治疗作用。

4. 局部手指张力障碍　治疗适应证包括手的协调功能障碍，如需要广泛和强力使用手指的音乐家。与 CIMT 治疗有关的因素为：在进行练习时用夹板制动其他手指，增加练习数量，塑造手指位置和其他运动表现。

5. 儿童疾病康复　改进成人 CIMT 方法用于儿童，主要保留两个主要的训练因素，即重复训练和重塑诱导训练，2～3 名儿童组成治疗小组进行互动训练，这种方法适用于大多数儿童。

（张华丽）

扫一扫
测一测

复习思考题

1. 习得性失用是如何形成的？
2. 习得性失用该如何逆转？
3. 强制性使用运动疗法方案如何实施？
4. 案例分析题　患者王某，女，70 岁，脑出血 19 个月，现患者主症以左侧上肢活动障碍为主。写出针对该患者的强制性使用运动疗法方案。

第十六章

心肺功能训练

PPT 课件

16章PPT

扫一扫
知重点

学习要点

呼吸功能训练的基本概念；影响呼吸功能的因素；呼吸功能训练的技术；心功能训练的概念、机制、训练技术；有氧训练的概念、训练技术；有氧训练运动处方的制订。

第一节　呼吸功能训练

呼吸功能训练是指通过各种训练增强肺的通气功能，提高呼吸肌功能，促进痰液排出；改善肺换气功能，促进肺与毛细血管气体交换；促进血液循环和组织换气，提高日常生活活动能力。

肺的功能是呼吸，呼吸由肺通气和肺换气组成，称为外呼吸；组织换气称为内呼吸。整个呼吸过程可分为四个阶段。①肺通气：外界气体与肺内气体的交换过程；②肺换气：肺泡与肺泡壁毛细血管之间的气体交换；③气体在血液中的运输：机体通过血液循环把肺摄取的氧运到组织细胞，又将组织细胞产生的二氧化碳运送到肺的过程；④组织换气：血液与组织细胞间的气体交换。

呼吸过程的任何一个环节受到影响，都会导致肺功能的降低。

一、影响呼吸功能的因素

（一）呼吸肌

呼吸肌包括膈肌、肋间肌、辅助呼吸肌和呼气肌，其功能直接影响着肺的通气过程。呼吸运动是肺通气的原动力，呼吸运动改变胸腔容积，使胸腔内压产生变化，导致肺泡的扩张与回缩，驱动气体出入。肺内压与大气压之间的压差是肺通气的直接动力，受呼吸时肺内压与胸膜腔内压的影响。

1. 膈肌　膈肌是主要的呼吸肌，其活动幅度是2~12.5cm。慢性呼吸系统疾病时，可因肺气肿和呼吸困难造成膈肌疲劳，引起严重的呼吸功能障碍，甚至呼吸衰竭。

2. 肋间肌　肋间肌在平静呼吸时不起主要作用，只有在深呼吸时才起作用。肋间外肌收缩使肋骨前端抬起，使胸廓向上、向外扩张，前后径变长，帮助吸气；肋间内肌收缩使肋骨下降，帮助呼气。在哮喘和严重慢性肺气肿患者，肋间肌参与呼吸，以补偿膈肌的功能不足,但此过程将增加呼吸过程本身的能量消耗。

3. 辅助呼吸肌　辅助呼吸肌包括斜角肌、胸锁乳突肌、斜方肌、胸大肌等,其收缩可以抬高和固定胸廓,提高膈肌呼吸效率。安静状态下辅助呼吸肌群不收缩,呼吸极度困难时才收缩,以进一步扩大胸廓,但其收缩增加了呼吸时的能量消耗,效率低下,往往加重重症患者的病情。康复训练时,强调限制辅助呼吸肌的使用。

4. 呼气肌　安静呼吸时吸气是主动过程,而呼气是由于胸廓和肺的弹性回缩被动完成,呼气肌不会被激活。在进行剧烈运动或做深呼吸运动时,要用力呼气以增加肺活量,此时腹肌收缩,增加腹内压,使横膈抬高,胸腔容积减少。长期的呼吸系统疾病也会使腹肌产生疲劳;脊髓损伤患者由于腹肌麻痹,运动能力和呼吸能力也会受到影响,因此康复训练需要包括腹肌的训练。

当呼吸频率加快时,呼吸幅度较浅,潮气量减少,而解剖无效腔始终保持不变,肺泡通气量减少,缓慢呼吸则相反。缓慢深长的呼吸有利于提高呼吸效率,因此呼吸康复的核心是强调减慢呼吸频率。

(二) 肺组织

肺组织的病理变化程度影响肺换气。

1. 呼吸膜/肺泡壁的面积和厚度　呼吸膜是指肺泡与肺毛细血管腔之间的膜,呼吸膜面积减少或厚度增加纤维化,均可使气体扩散减少。肺泡壁在炎症反复发作之后会增厚;肺气肿时,小的肺泡囊会逐步融合为大肺泡,实际的肺泡壁面积减少,影响气体向血管的弥散。肺泡表面活性物质的作用是维持肺泡的表面张力,若肺泡有炎症,表面活性物质出现异常,气体交换就会受到影响。

2. 肺通气/血流比值(V/Q)　肺通气/血流比值指每分钟肺泡通气量与肺血流量之间的比值。卧位时由于肺上部的血流增加,下部的血流减少,而通气并没有发生相应的变化,导致局部肺组织的血流量和通气量比例失调,因此卧位时呼吸困难症状加重。

(三) 气体在血液中的运输

慢性呼吸系统疾病患者往往伴有造血功能障碍,产生贫血,而贫血时血红蛋白减少,影响气体运输。因此,呼吸训练时要注意贫血的处理。

(四) 组织换气

慢性呼吸系统疾病患者因呼吸困难而运动减少,导致肌肉功能减退,肌肉内氧化代谢的酶减少,氧化代谢能力降低,因此运动时不能有效地进行氧化代谢,限制了机体的内呼吸,又加剧了呼吸困难的症状。

呼吸系统疾病时也可以合并心功能障碍。心力衰竭时,血液循环障碍,血氧运输能力减弱,也会影响呼吸过程。呼吸系统疾病常伴有焦虑、紧张、抑郁等精神心理因素,从而加重呼吸困难。

二、适应证与禁忌证

1. 适应证

(1)慢性阻塞性肺疾病,主要为慢性支气管炎和肺气肿。

(2)慢性限制性肺疾病,包括胸膜炎后和胸部手术后。

(3)慢性肺实质疾病,包括肺结核、尘肺病等。

（4）哮喘及其他慢性呼吸系统疾病伴呼吸功能障碍。

（5）因手术或外伤造成的胸部或肺部疼痛。

（6）支气管痉挛或分泌物滞留继发性气道阻塞。

（7）中枢神经系统损伤后肌无力，如高位脊髓损伤，急性、慢性、进行性肌肉病变或神经病变。

（8）严重骨骼畸形，如脊柱侧弯等。

2. 禁忌证

（1）临床病情不稳定、感染未控制。

（2）呼吸衰竭。

（3）训练时可导致病情恶化的其他临床情况，如不稳定型心绞痛及近期心肌梗死、认知功能障碍、明显肝功能异常、癌转移等。

三、呼吸功能训练技术

（一）呼吸功能训练目标

呼吸功能训练的目标是：改善通气；建立有效呼吸方式；增加咳嗽机制的效率；改善呼吸肌的肌力、耐力及协调性；保持或改善胸廓的活动度；促进放松；教育患者处理呼吸急促；增强患者整体功能。

（二）体位

训练时可选用放松、舒适的体位，例如卧位、半卧位、前倾倚靠坐位等。选择合适体位可以放松辅助呼吸肌群，减少呼吸肌耗氧量，缓解呼吸困难症状；固定和放松肩带肌群，减少上胸部活动，有利于横膈移动等。可选择的体位有前倾依靠坐位、椅后依靠坐位、前倾站位、半卧位等。需加强患侧的胸式呼吸时可采取患侧在上的侧卧位；对体力较好者可采用前倾站位。

（三）训练方法

1. 腹式呼吸　腹式呼吸训练强调以膈肌呼吸为主，以改善异常呼吸模式，用于脊髓损伤、慢性支气管炎、肺气肿或阻塞性肺疾病、严重的脊柱侧凸或后凸导致的呼吸功能障碍患者。

正常平静呼吸主要靠膈肌收缩下降，使胸廓内压减小而主动吸气，由胸廓和肺的弹性回缩而被动呼气。深吸气时，肋间内、外肌分别参与呼气和吸气。正常呼吸时，膈肌运动所起的作用占 2/3，膈肌呼吸不是通过提高每分钟呼吸量，而是通过增大横膈的活动范围以提高肺的伸缩性来增加通气的。横膈活动增加 1cm，可增加肺通气量 250～300ml。膈肌较薄，活动时耗氧不多，又减少了辅助呼吸肌不必要的使用，因而呼吸效率提高，呼吸困难缓解。缓慢膈肌呼吸还可以防止气道过早萎陷，减少空气滞积，减少功能残气量。

呼吸困难时，辅助呼吸肌也参与。慢性阻塞性肺疾病（chronic obstructive pulmonary disease，COPD）患者的横膈活动受限，其运动作用只占 1/3。为弥补呼吸量的不足，在平静呼吸时，肋间肌或辅助呼吸肌也参与，以胸式呼吸代替腹式呼吸，甚至出现错误的呼吸模式，即吸气时抬肩、伸颈和收缩腹肌，呼吸浅快。因此这种错误的呼吸方式不但不能改善肺的通气功能，而且增加了氧的消耗，需要训练患者恢复腹式呼吸。

深而慢的腹式呼吸可减少呼吸频率和分钟通气量，增加潮气量和肺泡通气量，提高动脉血氧饱和度，但过度缓慢呼吸可增加呼吸的能量消耗，因此呼吸频率控制在约10次/分钟为宜。

（1）体位：患者取舒适的体位，卧位或坐位（前倾依靠位）；也可采用前倾站位，即自由站立、两手互握置于身后并稍向下拉以固定肩带，同时身体稍前倾以放松腹肌，或身体稍前倾，两手支撑在桌面。

（2）腹式呼吸动作：①腹式呼吸基本方法。呼吸时腹部放松，经鼻缓慢深吸气，吸气时腹部隆起。呼气时将气缓慢呼出，同时收缩腹肌以增加腹内压，促进横膈上抬，把气体尽量呼出。吸气与呼气的时间比约为1∶2，刚开始练习时，一次练习1~2分钟，逐渐增加至每次10~15分钟，每日锻炼两次。②暗示呼吸法。即以触觉诱导腹式呼吸。一手按在上腹部，呼气时腹部下沉，手稍加压用力，以使腹压进一步增高，迫使膈肌上抬；吸气时，上腹部对抗该手压力，将腹部慢慢鼓起，该压力既可吸引患者的注意力，又可诱导呼吸的方向和部位。③抬臀呼气法：膈肌粘连者可采用臀高位呼吸法以增加膈肌活动范围。呼气时抬高臀部，利用内脏的重量来推动膈肌向上；吸气时还原，以增加潮气量。④吹蜡烛训练：将点燃的蜡烛放在口前10cm的地方，吸气后将口唇缩小，按腹式呼吸的方法用力吹蜡烛，使蜡烛火焰飘动。每次训练3~5分钟，休息数分钟后再反复进行。每1~2天将蜡烛与口的距离加大，直到距离增加到80~90cm。

2. 呼吸肌练习　可改善呼吸肌的肌力与耐力，缓解呼吸困难症状。强调吸气肌的训练，可用于治疗各种急性或慢性肺疾病，主要针对吸气肌无力萎缩，特别是膈肌及肋间外肌。

（1）腹肌训练：腹肌是最主要的呼气肌，呼吸功能障碍患者常有腹肌无力，使腹腔失去有效压力，减少了膈肌的支托及外展下胸廓的能力。训练时患者取仰卧位，上腹部放置1~2kg的沙袋，吸气时腹部鼓起，呼气时下降。沙袋重量必须以不妨碍膈肌活动及上腹部鼓起为宜。逐步增加重量至5~10kg，每次训练5分钟。也可以做仰卧位双下肢屈髋屈膝，两膝尽量靠近胸壁，以增强腹肌力量。

（2）抗阻吸气训练：患者经手握式阻力训练器吸气，可以改善吸气肌的肌力及耐力，减少吸气肌的疲劳。吸气阻力训练器有各种不同直径的导管提供吸气时气流的阻力，气道管径越小则阻力越大。在患者可接受的前提下，通过调节吸气管口径，将吸气阻力增大，吸气阻力每周逐步递增-4~-2cm水柱。开始训练时，3~5分钟/次，3~5次/天，以后训练时间可增加到20~30分钟/次，以增加吸气肌耐力。当患者的吸气肌力及耐力有改善时，逐渐将训练器管子的直径变小。

（3）抗阻呼气训练：指在呼气时施加阻力的训练方法，用于脊髓损伤、慢性阻塞性肺疾病，以适当增加气道阻力，减轻或防止病变部位支气管在呼气时过早塌陷，从而改善呼气过程，减少肺内残气量。①缩唇呼气：训练时，让患者处于舒适放松体位，闭嘴经鼻深吸气，呼气时将口收拢为吹口哨状，在4~6秒内使气体缓慢地通过缩窄的口唇呼出，吸气与呼气的比为1∶2；呼气时必须主动放松，避免用力呼气，因用力呼气会增加气道的气流，导致细支气管功能进一步受限。同时还应避免腹肌收缩。呼气时缩唇大小由患者自行选择调整，不要过大或过小；通常有很多呼吸困难的患者用此方法可改善气促，在大多数情况下，患者掌握腹式呼吸后，可不再使用缩唇呼气方式。②吹瓶训练：用两个有刻度的玻璃瓶，瓶的容积约为2 000ml，各装入1 000ml水，将两个瓶用胶管或玻璃管相连，在其中的一个瓶插入吹气用的玻璃管或胶管，另一个瓶再插入一个排气管。训练时用吹气管吹气，使另一个瓶的液面提高 30cm 左右。休息片刻后可反复进行。通过液面提高的程度作为呼气阻力的标志。每天可以逐渐增加训练时的呼气阻力。

3. 局部呼吸训练　指在胸部局部加压，增加胸部局部呼吸能力的呼吸方法，适用于因手术后疼痛及防卫性肺扩张不全或肺炎等原因导致肺部特定区域的换气不足。治疗师或患者把手放于需加强训练的部位，嘱患者深呼吸，吸气时治疗师在胸部局部施加压力。

（1）单侧或双侧肋骨扩张：患者坐位或屈膝仰卧位，治疗师双手置于患者下肋骨侧方，让患者呼气，可感到肋骨向下向内移动。令患者呼气，治疗师置于肋骨上的手掌向下施压，在呼气末，快速地向下向内牵张胸廓，诱发肋间外肌的收缩；患者吸气时抵抗治疗师手掌的阻力，以扩张下肋，治疗师可给予下肋区轻微阻力以增强患者抗阻意识。当患者再次呼气时，治疗师用手轻柔地向下向内挤压胸腔来协助。患者也可将双手置于肋骨上或利用皮带提供阻力进行自主训练。

（2）后侧底部扩张：患者坐位，身体前倾，髋关节屈曲，按扩张肋骨的方法进行。适用于手术后需长期在床上保持半卧位的患者，因分泌物易堆积在肺下叶的后侧部分。

4. 胸腔松动练习　胸腔松动练习是躯干或肢体结合深呼吸所完成的主动运动，可维持或改善胸壁、躯体及肩关节的活动度，增强吸气深度或呼气控制。

（1）松动一侧的胸腔：患者坐位，向紧绷侧侧屈并呼气，将握拳的手推紧绷侧胸壁，接着上举胸腔紧绷侧的上肢过肩并向另一侧弯曲，使紧绷侧组织做额外的牵张（图 16-1）。

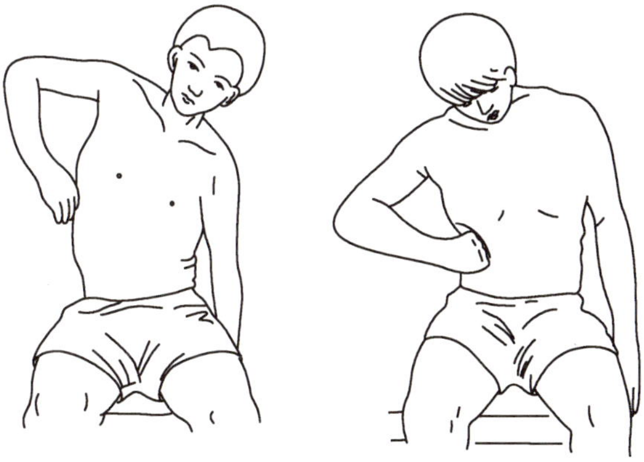

图 16-1　松动一侧的胸腔

（2）松动上胸部及牵张胸肌：患者坐位，两手在头后方交叉相握，深吸气时挺胸，做手臂水平外展的动作；呼气时将手、肘并拢，低头缩胸，身体向前弯。

（3）松动上胸部及肩关节：患者坐于椅上或站立位，吸气时上肢伸直，两臂上举，掌心向前高举过头；呼气时弯腰屈髋，同时两手下伸触地或尽量下伸。重复 5~10 次，一日多次。

（4）纠正头前倾和驼背姿势：面向墙站于墙角，两臂外展 90°，手扶两侧墙（牵张锁骨部）或两臂外上举扶于墙（牵张胸大、小肌），同时再向前倾，做扩胸训练。亦可两手持体操棒置于后颈部以牵伸胸大肌和做挺胸训练，每次2~3分钟，一日多次。

（5）深呼吸时增加呼气练习：患者屈膝仰卧位姿势下呼吸，呼气时将双膝屈曲靠近胸部，将腹部脏器推向横膈以协助呼气。

5. 咳嗽　有效的咳嗽是为了排出呼吸道阻塞物并保持肺部清洁，是呼吸疾病康复治疗的组成部分。无效的咳嗽只会增加患者痛苦和消耗体力，并不能维持呼吸道通畅。

咳嗽的全过程可分解为五个阶段：①进行深吸气，以达到必要的吸气容量。②吸气后要有短暂的闭气，以使气体在肺内得到最大分布。同时，气管至肺泡的驱动压尽可能保持持久，这样一个最大的空气容量有可能超过气流阻力，这是有效咳嗽的重要组成部分。③关闭声门，当气体分布达到最大范围后，再紧闭声门，以进一步增加气道中的压力。所以咽喉部肌肉组织的良好功能是有效咳嗽的另一重要因素。④增加胸内压，这是在呼气时产生高速气流的保证。肺泡内压和大气压之间的差愈大，则在呼气时所产生的气流速度愈快。当声门关闭时，增加胸内压的方法是增加腹内压（腹内压的增高可以迫使膈肌抬高，缩小胸腔容积，同时肋间肌也收缩，以固定胸廓不使其扩张）。⑤声门开放，当肺泡内压力明显增高时，突然将声门打开，即可形成由肺内冲出的高速气流。这样高速的气流可使分泌物移动，分泌物愈稀，纤毛移动程度也愈大，痰液易于随咳嗽排出体外。

（1）有效咳嗽的训练：有效咳嗽的目的是产生具有高呼气流的爆发性呼气。自主及反射性咳嗽可将分泌物由支气管远端推向近中央的支气管。有效的咳嗽训练方法是：①患者处于放松舒适姿势：坐位或身体前倾，颈部稍微屈曲；②患者掌握膈肌呼吸，强调深吸气；③治疗师示范咳嗽及腹肌收缩；④患者双手置于腹部且在呼气时做3次哈气以感觉腹肌的收缩；⑤患者练习发“K”的声音以感觉声带绷紧、声门关闭及腹肌收缩；⑥当患者将这些动作结合时，指导患者做深但放松的吸气，接着做急剧的双重咳嗽。单独呼气时的第2个咳嗽比较有效。

训练中不可让患者借喘气吸进空气，这样易使呼吸功（耗能）增加且患者更容易疲劳，有增加气道阻力及乱流的倾向，且导致支气管痉挛。另外会将黏液或外来物向气道更深处推进。

（2）诱发咳嗽训练：①手法协助咳嗽。适用于腹肌无力者（例如脊髓损伤患者）。手法压迫腹部可协助产生较大的腹内压，进行强有力的咳嗽。手法可由治疗师或患者自己操作。治疗师协助时，患者仰卧位，治疗师一手掌部置于患者剑突远端的上腹区。另一手压在前一只手上，手指张开或交叉。患者尽可能深吸气后，治疗师在患者要咳嗽时给予手法帮助。向内、向上压迫腹部，将横膈往上推（图16-2）。或者患者坐在椅子上，治疗师站在患者身后，在患者呼气时给予手法压迫（图16-3）。患者自我操作时，手臂交叉放置于腹部或者手指交叉置于剑突下方。深吸气后，双手将腹部向内、向上推，且在想要咳嗽时身体前倾。②伤口固定法。手术后因伤口疼痛而咳嗽受限者咳嗽时，将双手紧紧地压住伤口，以固定疼痛部位。如果患者不能触及伤口部位，则治疗师给予协助。③气雾剂吸入方法。适用于分泌物浓稠者。可用手球气雾器或超声雾化器等，产生微粒，大的沉着于喉及上呼吸道，小的沉着于远端呼吸性支气管肺泡，使水分充分达到气道并减少痰的黏滞性，使痰易咳出。气雾剂有黏液溶解剂和支气管扩张剂，也可用抗生素类。临床上使用乙酰半胱氨酸或2%碳酸氢钠1~2ml，沙丁胺醇或氯丙那林0.2~0.5ml，每天2~4次，至少在起床或入睡时吸入。气雾剂吸入后鼓励患者咳嗽。治疗后立即进行体位引流排痰，效果更好。

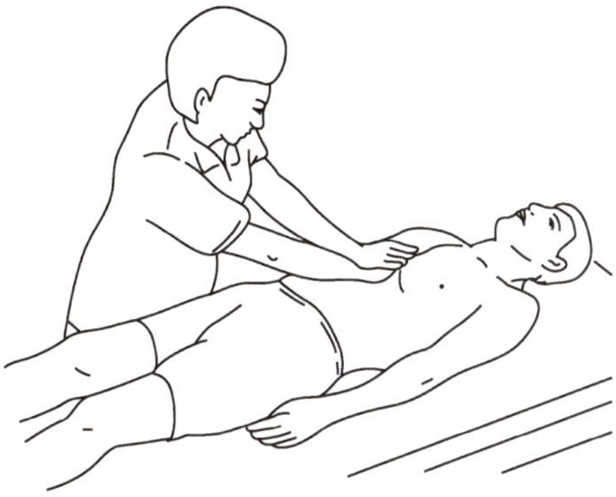

图16-2　治疗师协助咳嗽技巧（仰卧）

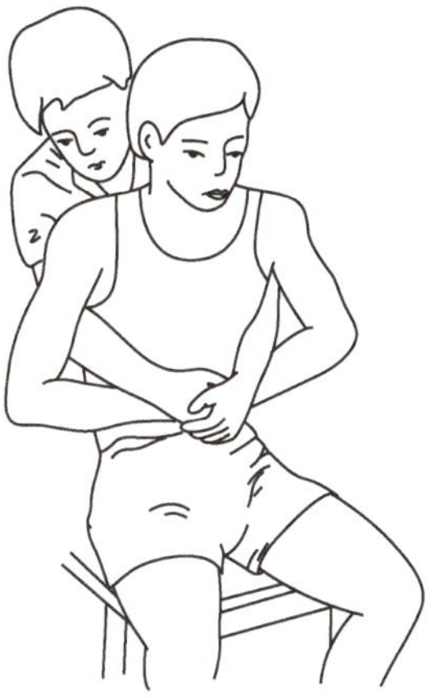

图16-3　治疗师协助咳嗽技巧（坐位）

注意：避免阵发性咳嗽，有脑血管破裂、栓塞或血管瘤病史者应避免用力咳嗽，最好使用多次的哈气来排出分泌物。

6. 体位引流　痰量较多的患者，有时需要进行体位引流。呼吸道疾病时，呼吸道内黏液分泌量明显增多。由于重力的影响，使分泌物多积聚于下垂部位，因此，改变患者的体位既有利于分泌物的排出，又有利于改善肺通气和血流的比例。慢性阻塞性肺部疾患时，由于重力关系，血液多流至肺下部而上部少，但因患者肺气肿，肺下部通气差，肺上部虽通气好，但血灌流量不足，不能获得足够的氧，因而常取头低位做体位引流，以改善肺上部血流灌注，吸取更多的氧，从而提高动脉中的氧分压，且易于排出痰液。引流的体位主要取决于病变部位，使某一特殊的肺段向主支气管垂直方向引流为宜。

（1）适应证与禁忌证：①适应证。由于身体虚弱（特别是老年患者）、高度疲乏、麻痹或有术后并发症而不能咳出肺内分泌物者；慢性气道阻塞、急性呼吸道感染以及急性肺脓肿；长期不能清除肺内分泌物，如支气管扩张、囊性纤维化等。②禁忌证。内科或外科急症；疼痛明显或明显不合作者；明显呼吸困难及患有严重心脏病者。年老体弱者慎用。

（2）体位引流方法：体位引流是利用重力促进各个肺段内积聚的分泌物排出。根据病变部位采用不同的引流体位（病变部位尽量在高处），使病变部位痰液向主支气管引流。引流频率视分泌物多少而定，分泌物少者，每天上、下午各引流一次，痰量多者宜每天引流3~4次，餐前进行为宜，每次引流一个部位，时间5~10分钟，如有数个部位，则总时间不超过30~45分钟，以免疲劳。若患者体位引流5~10分钟仍未咳出分泌物，可进行下一个体位姿势。不同部位肺段引流体位见图16-4。①左肺上叶肺尖段：采取腿上放垫被，两臂抱靠躬背坐位；②左肺上叶下段：头低脚高右半侧仰卧位；③左肺下叶后底段：头低脚高位右半侧俯卧位；④右肺上叶：坐位或半坐卧位；⑤右肺中叶中段：头低脚高左半侧俯卧位；⑥右肺下叶：头低脚高左侧卧位。

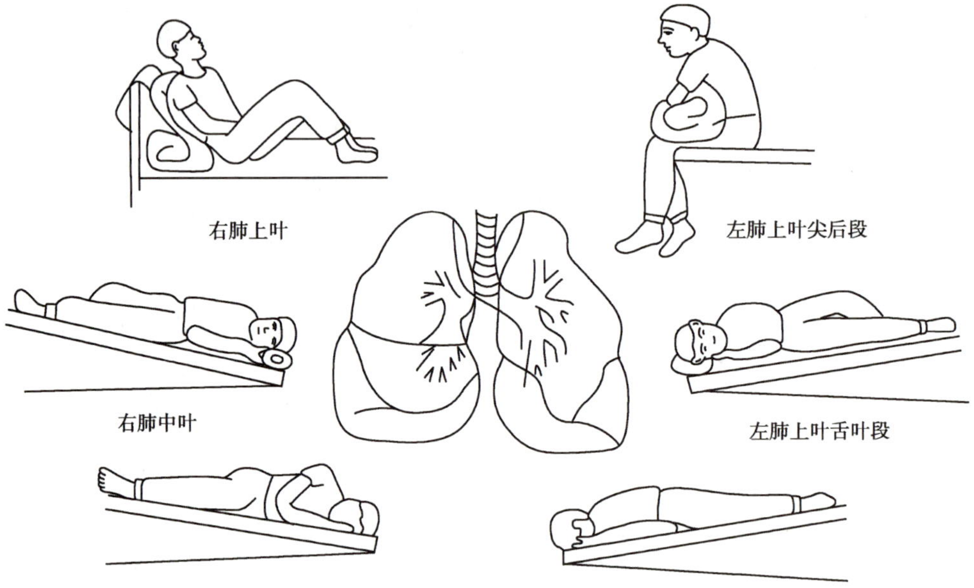

图 16-4　体位引流

(3)终止体位引流的指征：①胸部 X 线纹理清楚；②患者的体温正常，并维持 24~48 小时；③肺部听诊呼吸音正常或基本正常。

(4)体位引流注意事项：①治疗时机选择。绝对不能在餐后直接进行体位引流，应和气雾剂吸入结合使用，选择一天中对患者最有利的时机。因为前一夜分泌物堆积，患者通常清晨咳出相当多的痰液。傍晚做体位引流使睡前肺较干净，有利于患者睡眠。②治疗次数。需根据患者的病理情况而定。例如有大量浓稠黏液者，每天 2~4 次，直至肺部干净；维持时每天 1~2 次，以防止分泌物进一步堆积。③引流的体位主要取决于病变部位，从某一肺段向主支气管垂直引流。④引流时让患者轻松地呼吸，不能过度换气或呼吸急促。⑤体位引流过程中，可结合使用手法叩击等技巧。⑥引流治疗结束后，患者应缓慢坐起并休息，防止直立性低血压。⑦告知患者，即使引流时没有咳出分泌物，治疗一段时间后也可能会咳出一些分泌物。

(5)体位引流时使用的手法技巧：体位引流时可采用叩击、振动或摇法等手法技巧，目的是移出肺内浓痰、黏液，促进呼吸道分泌物排出，减少支气管和肺的感染。①叩击(图 16-5)：治疗师的手指并拢，掌心握成杯状有节奏地叩击患者引流部位的胸壁，可双手轮流。叩击持续 30~45 秒钟，患者可自由呼吸。②振动：振动与叩击可合并使用，在患者呼气时采用，以便将分泌物移向大气道。叩击拍打后，治疗者用手按在病变部位加压，嘱患者做深呼吸，在深呼气时做胸壁颤摩振动，连续 3~5 次，再作叩击，如此重复 2~3 次，再嘱患者咳嗽以排痰。压力的方向和胸腔移动的方向相同。③摇法：摇法是一种较剧烈形式的振法，在患者呼气时，治疗师的手以大幅度的动作造成一个间歇性的弹跳手法。治疗师两拇指互扣，张开的手直接置于胸壁，同时压迫并摇动胸壁。

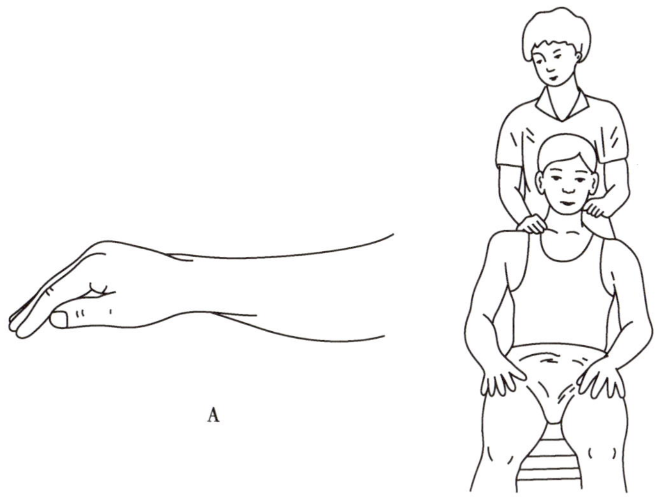

图 16-5　叩击

A. 手部叩击姿势；B. 治疗师双手交替叩击进行引流的肺叶

7. 全身训练　主要采用有氧训练和医疗体操，其目的是改善肌肉代谢、肌力、耐力和气体代谢能力，提高身体免疫力，可采用上肢训练、下肢训练及医疗体操等方法。

（1）上肢训练：日常生活中许多活动如做饭、洗衣、清扫等都离不开上肢活动，同时上肢带肌又是辅助呼吸肌群，如胸大肌、胸小肌、背阔肌、前锯肌、斜方肌等，当上肢固定时，这些肌肉可作为辅助呼吸肌群参与呼吸运动。为了加强患者对上肢活动的耐受性，康复应包括上肢训练，如手摇车训练及提重物训练，以运动时出现轻度气急、气促为宜。提重物训练：患者手提重物，开始时重量为 0.5kg，以后渐增至 2~3kg，做高于肩部的各个方向的运动，每次活动 1~2 分钟，休息 2~3 分钟，每天 2 次，以出现轻微的呼吸急促及上臂疲劳为度。

（2）下肢训练：下肢训练可增加患者的活动耐力，改善呼吸困难症状，改善精神状态。常采用的方法如快走、慢跑、登山等。这些活动需要一定的肌力支持，而患者常有下肢肌力减退，使活动受限，因此下肢的肌力与耐力训练是必不可少的，以循环抗阻训练为主。患者可先进行活动平板或功率自行车运动试验，得到实际最大心率及最大 MET 值，以确定运动强度。运动后不应出现明显气短、气促或剧烈咳嗽，运动训练每周 3~5 次，靶强度运动时间 10~45 分钟，疗程 4~10 周。为保证训练效果，患者应维持终生训练。

（3）呼吸医疗体操：在熟练掌握腹式呼吸方法的基础上，做扩胸、弯腰、下蹲、伸展四肢等运动。可用于患者康复治疗早期体力过弱时或与其他运动方法交叉进行。

第一节：双手辅助腹式呼吸。取放松体位，将双手重叠放置于腹部，呼气时呈吹口哨状，两手按压腹部；还原时，用鼻吸气时鼓腹、用口呼气时收腹，缓慢进行，两手放松。呼吸比例为 2∶1~3∶1。重复 10 次。

第二节：坐位渐进呼吸。将双手置于双腿上，吸气时慢慢抬起两臂与肩平，稍挺腰，还原时呼气。重复 10 次。

第三节：双手配合交替呼吸。将双手叉腰，拇指朝后，呼气时上身右转，同时将右手立掌向右推出，还原时吸气，左右交替，重复10次。

第四节：侧弯压迫式呼吸。取站位，两腿分开，吸气，左手抱右侧腰部，右手过头顶，伸向左侧，向左侧弯腰同时呼气，还原，再反方向练习，重复10次。

第五节：节律呼吸。将双手叉腰，拇指向后，向右侧弯腰时，右臂下伸，同时呼气，还原时吸气，左右交替。呼吸与节律相互配合，重复10次。

第六节：双下肢辅助加强呼吸。仰卧位，两臂抬起与肩平，呼气时双手抱住左膝，屈曲贴近胸部，还原时吸气，左右交替。重复10次。

第七节：牵拉胸廓呼吸。取立位，两腿伸直分开，两臂侧平举，呼气时弯腰，左转上身，右手伸向左足，还原时吸气，左右交替，重复10次。

第八节：调整自由呼吸。立位放松，保持良好心态，吸气时将双手举于头上方，目视前方，仿佛置身于海边、湖岸和林间，以轻松自如的呼吸结束训练。

另外，中国传统康复方法，如太极拳、八段锦、五禽戏、针灸推拿、拔罐等方法对呼吸功能有较好的促进作用，还可以采用物理因子疗法，如超短波、超声雾化、低频电刺激治疗、日光浴、冷水浴等方法。

（四）呼吸训练注意事项

1. 训练方案个性化，训练过程应循序渐进，持之以恒，坚持终生锻炼。

2. 注意避免在粉尘、风沙、寒冷、炎热、嘈杂的环境下锻炼，用鼻呼吸，以增加吸入空气的温度和湿润度，减少粉尘和异物刺激。

3. 临床病情变化时注意及时调整训练方案，避免训练过程诱发呼吸性酸中毒，导致呼吸衰竭。

4. 训练量适度，训练时不应有任何症状，避免过度换气综合征或呼吸困难，次日晨起应无异常感觉，如出现疲劳、乏力、头晕等应及时就诊。

5. 适当配合吸氧，严重患者可边吸氧边活动，以增强运动信心。

6. 促进心理康复的放松训练。呼吸系统疾病的患者，由于病程长，病情有逐渐进展的趋势，往往对治疗缺乏信心，产生焦虑、孤独、抑郁、恐惧等心理，而这些不良的心理因素往往又会加重躯体症状，因此应注意患者心理的调控。

第二节　心功能训练

循环系统是由心脏和血管组成。心脏由两个分开的血泵构成，右心泵血通过肺，称为肺循环；左心泵血通过身体其他各部分，称为体循环。

循环系统的功能是在体循环把含氧丰富的动脉血输送到全身各部分，并通过毛细血管与组织进行气体和营养物质的交换，交换后的动脉血转变成静脉血，回流至心脏；在肺循环，将静脉血泵至肺，在肺毛细血管结合氧气，排出二氧化碳，成为动脉血又回流至左心。

心血管疾病由于局部心肌血液灌注不足，不能满足代谢需要，同时心肌负荷增大，收缩力减弱，多伴有不同程度的心功能减退，严重危害人类健康。

心功能训练是指对心血管疾病患者综合采用主动积极的身体、心理、行为和社会活动训练与再训练，帮助缓解症状，改善心血管功能，使其在生理、心理、社会、职业和娱乐等方面达到理想状态，提高生活质量的康复训练过程。

一、心功能训练机制

心血管疾病患者卧床后血容量减少，这是短时间内卧床休息造成的最明显的心血管改变。卧位时中心血容量和右心负荷增加，心房压力感受器刺激增强，使心血管中枢以为血容量过多，从而抑制抗利尿激素释放，使肾脏滤过率明显增加，血浆容量迅速降低。由于血容量减少，每搏量和心排出量相应降低，造成非心源性的循环功能减退。20 天强制性卧床后血浆容量减少 15%～20%，总血容量减少 5%～10%，心脏容量减少 11%，左心舒张末期容量减少 6%～11%。患者在直立位时每搏量减少更为显著，导致运动耐力降低，所以急性心肌梗死患者早期康复的核心就是避免绝对卧床休息的不利影响。另外，卧床休息时间过长还可导致血流缓慢、血液黏滞性增加和静脉顺应性降低，易产生血栓栓塞。

心脏功能训练时可产生中心效应和外周效应。

1. 中心效应　指训练对心脏的直接作用，主要为心脏侧支循环的形成，使冠状动脉供血量增加，心肌收缩力提高。

2. 外周效应　指冠心病患者康复时心脏之外的组织和器官发生的适应性改变，是公认的各类心血管疾病康复的机制。

（1）肌肉适应性改善：长期的运动训练后，肌肉毛细血管的密度和数量增加，运动时毛细血管开放数量的口径增加，肌肉运动时血液-细胞气体交换的面积和效率相对增加，外周骨骼肌氧摄取能力提高，动静脉氧差增大。

（2）运动肌氧利用能力和代谢能力改善：经长期训练后，肌细胞线粒体数量、质量和氧化酶活性提高，骨骼肌氧利用率增强，运动能量代谢的能力提高。

（3）交感神经兴奋性降低，血液儿茶酚胺含量降低。

（4）肌肉收缩效率提高，能量消耗相对减少。

（5）最大运动能力提高：定量运动时外周肌群的血供需求减少，心脏负荷减轻，心肌耗氧量相对降低，最大运动能力提高。

外周效应需数周时间才能形成，停止训练则停止，因此训练必须持之以恒。

二、适应证与禁忌证

（一）适应证

心脏康复几乎适用于所有的心脏病患者，可根据患者不同的临床特点、心功能状况及伴随情况决定康复的类型和强度。

1. 冠心病　无合并症的心肌梗死恢复期、有合并症的心肌梗死稳定期、冠状动脉介入治疗术后、冠状动脉搭桥术后、慢性稳定型心绞痛等。

2. 风湿性心脏病/先天性心脏病　手术预后良好者、不能手术或损害过于复杂者、仍带有明显残损的手术后患者、需长期抗凝和预防风湿热者。

3. 其他心脏病　各种原因所致的心力衰竭患者，在常规治疗病情基本控制后安装心脏起搏器者，心、肺移植者等。

4. 高血压患者。

（二）禁忌证

1. 不稳定型心绞痛或心肌梗死发病早期、严重主动脉瓣狭窄。

2. 未控制的高血压，收缩压≥220mmHg 或舒张压≥120mmHg；肺动脉高压。

3. 心肌病，如肥厚型心肌病、扩张型心肌病、限制性心肌病。

4. 严重心律失常（未控制的期前收缩、室上性心动过速、高度房室传导阻滞或高度窦房传导阻滞）。

5. 心动过速（100 次/分以上）或过缓（低于 60 次/分）。

6. 活动性心肌炎、心内膜炎、心包炎。

7. 有新的栓塞和血栓性静脉炎。

8. 未控制的糖尿病。

9. 急性全身性疾病和发热。

10. 运动可导致恶化的神经肌肉疾病、晚期妊娠或妊娠有并发症、明显骨关节功能障碍、运动受限或可能由于运动而使病情恶化。

三、心功能训练技术

（一）运动试验

心电运动试验可协助临床诊断（如冠心病的早期诊断），判定冠状动脉病变的严重程度及预后，发现潜在的心律失常和鉴别良性及器质性心律失常，确定患者运动的危险性，评定运动训练和康复治疗的效果，为制订运动处方提供依据，协助患者选择必要的临床治疗，使患者感受实际活动能力，去除顾虑，增强参加日常活动的信心。其具体试验方法参见本套教材《康复评定》。

（二）运动类型

1. 等张运动　对心血管系统的影响为增加前负荷。运动时心率加快，左室舒张期充盈完全，心肌收缩力增强，每搏量和心排出量均增加，最大限度地调动了心脏的贮备能力。运动时儿茶酚胺增加，有助于冠状动脉血流量增加，改善心肌供血。运动项目包括散步、慢跑、骑自行车、游泳、上下楼梯、划船及球类等。

知识链接

心脏贮备能力

心排出量随机体代谢需要而增加的能力称为泵功能贮备或心力贮备。随机体需要，心脏泵血功能可成倍增长。心力贮备的大小决定于每搏输出量和心率能有效提高的程度，可反映心脏泵血功能对机体代谢需求的适应能力。

1. 搏出量贮备　搏出量的贮备是指心室舒张末期容积与收缩末期容积之差。正常静息时心室舒张末期容积约为 125ml，搏出量约 70ml，而心室舒张末期最大容积只能达到 140ml 左右，故舒张期贮备只有 15ml 左右。心室收缩末期容积可小至 15~20ml，使搏出量增加 35~40ml，故收缩期贮备是构成搏出量贮备的主要部分。

2. 心率贮备　在一定范围内心率增快，心排血量也增多。但心率过快时，会影响心室充盈与排空，心排出量反而降低。健康成人心排出量随心率加快而增多的最高心率为 160~180 次/分钟。

经过长期训练，心室腔扩大、心室容积增加，同时心肌增厚、心肌收缩力增加，使心室舒张末期容积和收缩末期容积差变大，每搏输出量明显增加。

2. 等长运动　此类运动可使心率加快，心排出量增加，但心肌收缩速度下降，心脏射血时间延长，舒张压升高明显，外周阻力增高，因此提高了心脏后负荷。心脏病患者等长运动时，射血分数下降，心脏收缩功能降低，又由于氧耗量过多，胸膜腔内压力升高，影响血液回流到心肺，具有一定的危险性。运动项目包括举重、哑铃、负重登梯等。

（三）康复训练方法

心脏疾患患者的心功能根据体力活动受限情况分成4级（表16-1），该表可用于评价心脏病患者的心功能，并指导患者的日常生活活动和康复治疗。

表16-1　心脏功能分级（美国心脏学会）

临床情况			持续-间歇活动的能量消耗（kcal/min）	最大代谢当量（METs）
功能分级	Ⅰ	患有心脏疾病，其体力活动不受限制。一般体力活动不引起疲劳、心悸、呼吸困难或心绞痛	4.0~6.0	6.5
	Ⅱ	患有心脏疾病，其体力活动稍受限制，休息时感到舒适。一般体力活动时，引起疲劳、心悸、呼吸困难或心绞痛	3.0~4.0	4.5
	Ⅲ	患有心脏疾病，其体力活动大受限制，休息时感到舒适，较一般体力活动为轻时，即可引起疲劳、心悸、呼吸困难或心绞痛	2.0~3.0	3.0
	Ⅳ	患有心脏疾病，不能从事任何体力活动，在休息时也有心功能不全或心绞痛症状，任何体力活动均可使症状加重	1.0~2.0	1.5

1. Ⅰ级　患者活动量不受限制，可进行的生活活动有：上楼、慢跑（9.7km/h）、拖地等；可从事的以体力为主的职业活动如挖坑等；可进行的娱乐活动有跳绳、快速游泳等。此类活动类型以等张运动为主，有选择性地增加等长运动以改善肌力和耐力，选择性参加体育竞赛也可以进行非竞技性的比赛活动。运动可在家中或社区中进行，间断进行心电图监测，如功能容量>9METs且无异常者不需要心电图监测。每年评估运动、饮食、血脂、体重等其他危险因素、药物治疗和遗留的各种问题。

2. Ⅱ级　患者体力活动轻度受限，可进行的生活活动有慢速上下楼、以6.5~8.0km/h的速度步行、中速骑车、劈木等；能从事一般性的职业活动；能进行的娱乐活动有羽毛球、网球、舞蹈等。同时，进行患者及家属的教育，包括治疗、危险因素的纠正；进行心理咨询，减少焦虑和压抑；进行适应性训练，包括体能及社会心理适应。每周运动训练3~5次，每次10~25分钟。

3. Ⅲ级　患者体力活动明显限制，可从事的生活活动有床上用便盆、坐厕、关节活动和伸展体操、穿衣服、铺床、扫地、慢速步行（2.4~5.0km/h）、慢速骑车等。可进行的职业活动有轻的木工活、油漆、开车等；可进行的娱乐活动有弹钢琴、拉小提琴、击鼓、慢速交谊舞等。

4. Ⅳ级　患者不能从事任何体力活动，休息时也可出现心衰症状，任何体力活动均使症状加重。此时通过适当活动，减少或消除绝对卧床休息所带来的不利影响。可采用的生活活动（监护下进行）有床上所有肢体的主、被动活动，如肩、肘的活动、上下床、弯腰坐于床边，应用座椅、自己穿衣进食等；可从事的职业活动有座位的写作、坐位的缝纫等；可进行的娱乐活动有打牌等。

床上活动常见方法如下：

（1）床上活动：一般从床上的肢体活动开始，包括呼吸训练。活动时一般从肢体远端的小关节开始，从不抗地心引力的减重活动逐步过渡到主动活动，再至抗阻力的活动，活动时强调呼吸自然、平稳。每进行一项活动时，如果患者无憋气、费力现象则可向强度增高的活动进行。一些吃饭、洗脸、刷牙、穿衣等日常生活活动也可早期进行。

（2）呼吸训练：呼吸训练主要指腹式呼吸。腹式呼吸的要点是在吸气时鼓起腹部，让膈肌尽量下降；呼气时腹部收缩下陷，尽量把肺的气体排出。呼气与吸气之间要均匀连贯，不可憋气。

（3）坐位训练：开始坐起时可以将枕头或被子放在患者背后，或将床头抬高。当在有物品支托（靠背）下的坐位训练适应之后，可逐步过渡到无支托的独立坐。坐位是重要的康复起始点，应该从第一天就开始。

（4）步行训练：步行训练应从床边站立开始，先克服直立性低血压。在站立无问题之后，开始床边步行，以便在疲劳或不适时能够及时上床休息。此阶段开始时最好进行若干次心电监护活动，特别注意避免上肢高于心脏水平的活动，例如患者自己手举盐水瓶上厕所。此类活动的心脏负荷增加很大，常是诱发意外的原因。

（5）保持大便通畅：务必使患者保持大便通畅。可在床边放置简易的坐便器，尽早让患者坐位大便，但是禁忌在大便时过分用力或蹲位大便。如果出现便秘，应该使用通便剂。患者有腹泻时也需要注意观察，因为频繁的肠道蠕动可以诱发迷走反射，导致心律失常或心电不稳。

（6）上下楼梯：上下楼梯的活动是保证患者出院后在家庭活动的重要环节。下楼的运动负荷不大，而上楼的运动负荷主要取决于上楼速度。必须保持非常缓慢的上楼速度。一般每上一级台阶可稍休息片刻，以保证呼吸平稳，没有任何症状。

5. 具体训练方法　以冠心病为例，介绍心脏康复的训练方法。冠心病的恢复可分为Ⅲ期。

（1）Ⅰ期康复：指急性心肌梗死或急性冠脉综合征住院期康复。发达国家此期已缩短到3~7天。Ⅰ期康复实际时间是发病后住院期。

Ⅰ期康复以循序渐进地增加活动量为原则，生命体征一旦稳定，无合并症时即可开始。康复治疗方案可根据患者的自我感觉，尽量进行可以耐受的日常活动。可参照南京医科大学制订的冠心病“七步骤康复治疗参考方案”（表16-2）。患者可根据自己的运动反应确定治疗进度及调整方案。如果患者在训练过程中无不良反应，运动或活动时心率增加小于10次/分钟，次日训练可进入下一阶段。如运动中心率增加在20次/分钟左右，则需要继续同一级别的运动。如心率增加超过20次/分钟，或出现任何不良反应，则应该退回到前一阶段运动，甚至暂时停止运动训练。为了保证活动的安全性，可以在医学或心电监护下开始所有的新活动。在无任何异常的情况下，重复性的活动不一定要连续监护。

表 16-2　冠心病Ⅰ期康复参考方案

活动	步骤						
	1	2	3	4	5	6	7
冠心病知识宣教	+	+	+	+	+	+	+
腹式呼吸	10 分钟	20 分钟	30 分钟	30 分钟×2	–	–	–
腕踝动（不抗阻）	10 次	20 次	30 次	30 次×2	–	–	–
腕踝动（抗阻）	–	10 次	20 次	30 次	30 次×2	–	–
膝肘动（不抗阻）	–	–	10 次	20 次	30 次	30 次×2	–
膝肘动（抗阻）	–	–	–	10 次	20 次	30 次	30 次×2
自己进食	–	–	帮助	独立	独立	独立	独立
自己洗漱	–	–	帮助	帮助	独立	独立	独立
坐厕	–	–	帮助	帮助	独立	独立	独立
床上靠坐	5 分钟	10 分钟	20 分钟	30 分钟	30 分钟 ×2	–	–
床上不靠坐	–	5 分钟	10 分钟	20 分钟	30 分钟	30 分钟 ×2	–
床边坐（有依托）	–	–	5 分钟	10 分钟	20 分钟	30 分钟	30 分钟 ×2
床边坐（无依托）	–	–	–	5 分钟	10 分钟	20 分钟	30 分钟
站（有依托）	–	–	5 分钟	10 分钟	20 分钟	30 分钟	–
站（无依托）	–	–	–	5 分钟	10 分钟	20 分钟	30 分钟
床边行走	–	–	–	5 分钟	10 分钟	20 分钟	30 分钟
走廊行走	–	–	–	–	5 分钟	10 分钟	20 分钟
下一层楼	–	–	–	–	–	1 次	2 次
上一层楼	–	–	–	–	–	–	1~2 次

（2）Ⅱ期康复：指患者出院开始，至病情稳定性完全建立为止，时间 5~6 周。由于急性阶段缩短，该期的时间也趋向于逐渐缩短。

此期患者可进行室内外散步，医疗体操（如降压舒心操、太极拳等），气功（以静功为主），家庭卫生，厨房活动，园艺活动或在邻近区域购物，以及作业治疗等康复手段。活动强度为 40%~50% HRmax（最大心率），活动时主观用力记分（RPE）不超过 13~15 分。一般活动无须医生监测，但进行较大强度活动时可采用远程心电图监护系统监测，或由有经验的康复治疗人员观察数次康复治疗过程，以确立安全性。无并发症的患者可在家属帮助下逐步过渡到无监护活动。注意循序渐进，禁止过分用力，活动时不可有气喘和疲劳。可以参考Ⅱ期康复程序（表 16-3）。所有上肢超过心脏水平面的活动均为高强度运动，应该避免或减少。训练时要注意保持一定的活动量，但日常生活和工作时应采用能量节约策略，比如制订合理的工作或日常活动程序，减少不必要的动作和体力消耗等，以尽可能提高工作和体能效率。每周需要门诊随访一次。任何不适均应暂停运动，及时就诊。

表 16-3　冠心病Ⅱ期康复参考方案

活动内容	第一周	第二周	第三周	第四周
门诊宣教	1 次	1 次	1 次	1 次
散步	15 分钟	20 分钟	30 分钟	30 分钟×2 次
厨房工作	5 分钟	10 分钟	10 分钟×2 次	10 分钟×3 次
看书或电视	15 分钟×2 次	20 分钟×2 次	30 分钟×2 次	30 分钟×3 次
降压舒心操	保健按摩学习	保健按摩×1 次	保健按摩×2 次	保健按摩×2 次
缓慢上下楼	1 层×2 次	2 层×2 次	3 层×1 次	3 层×2 次

出院后的家庭活动可分为以下 6 个阶段：

第一阶段：①活动：可以缓慢上下楼，但要避免任何疲劳；②个人卫生：可以自己洗澡，但要避免洗澡水过热，也要避免过冷、过热的环境；③家务：可以洗碗筷、蔬菜、铺床、提 2kg 左右的重物，短时间园艺工作；④娱乐：可以打扑克、下棋、看电视、阅读、针织、缝纫、短时间乘车；⑤需要避免的活动：提举超过 2kg 的重物，过度弯腰、情绪沮丧、过度兴奋、应激。

第二阶段：①个人卫生：可以外出理发。②家务活动：可以洗小件衣物或使用洗衣机（但不可洗大件衣物），晾衣服，坐位熨小件衣物，使用缝纫机，掸尘，擦桌子，梳头，简单烹饪，提 4kg 左右的重物。③娱乐活动：可以进行有轻微的体力活动的娱乐。④性生活：在患者能够上下两层楼或可以步行 1km 而无任何不适时，可以恢复性生活。但是要注意采取相对比较放松的方式。性生活之前可服用或备用硝酸甘油类药物，必要时可先向有关医生咨询。适当的性生活对恢复患者的心理状态有重要作用。⑤需要避免的活动：长时间活动，烫发之类的高温环境，提举超过 4kg 的重物，参与涉及经济或法律问题的活动。

第三阶段：①家务活动：可以长时间熨烫衣物，铺床，提 4. 5kg 左右的重物；②娱乐活动：轻度园艺工作，在家练习打高尔夫球，桌球，室内游泳（放松性），短距离公共交通，短距离开车，探亲访友；③步行活动：连续步行 1km，每次 10~15 分钟，每天 1~2 次；④需要避免的活动：提举过重的物体，活动时间过长。

第四阶段：①家务活动：可以与他人一起外出购物，正常烹饪，提 5kg 左右的重物；②娱乐活动：小型油画制作或木工制作，家庭小修理，室外打扫；③步行活动：连续步行每次 20~25 分钟，每天 2 次；④需要避免的活动：提举过重的物体，使用电动工具，如电钻、电锯等。

第五阶段：①家务活动：可以独立外出购物，短时间吸尘或拖地，提 5. 5kg 左右的重物；②娱乐活动：家庭修理性活动，钓鱼，保龄球类活动；③步行活动：连续步行每次 25~30 分钟，每天 2 次；④需要避免的活动：提举过重的物体，过强的等长收缩运动。

第六阶段：①家务活动：清洗浴缸、窗户，可以提 9kg 左右的重物（如果没有任何不适）；②娱乐活动：慢节奏跳舞，外出野餐，去影院和剧场；③步行活动：可列为日常生活活动，每次 30 分钟，每天 2 次；④需要避免的活动：剧烈运动，如举重、锯木、开大卡车、攀高、挖掘等，以及竞技性活动，如各种比赛。

（3）Ⅲ期康复：指病情处于较长期的稳定状态，或过渡期过程结束的冠心病患者，包括陈旧性心肌梗死、稳定型心绞痛及隐性冠心病。康复程序一般为2~3个月，自我锻炼应该持续终生。

运动方式：包括有氧训练、循环抗阻训练、柔韧性训练、作业训练、医疗体操、气功等。运动形式可以分为间断性和连续性运动。间断性运动指基本训练期有若干次高峰靶强度，高峰强度之间强度降低。其优点是可以获得较强的运动刺激，所用时间较短，不至于引起不可逆的病理性改变。主要缺点是需要不断调节运动强度，操作比较麻烦。连续性运动指训练的靶强度持续不变，这是传统的操作方式，主要优点是简便，患者相对比较容易适应。

运动量：运动量要达到一定阈值才能产生训练效应。每周的总运动量应在2 800~8 400kJ（约相当于步行或慢跑10~32km）。运动量<2 800kJ/周只能维持身体活动水平，而不能提高运动能力。运动量>8 400kJ/周则不增加训练效应。运动总量无明显性别差异。具体参照有氧训练。

第三节 有氧训练

有氧训练是指采用中等强度、大肌群、节律性、持续一定时间、动力性、周期性运动，以提高机体氧化代谢运动能力的锻炼方式，广泛应用于各种心血管疾病康复、各种功能障碍者和慢性病患者的全身活动能力训练，以及中老年人的健身锻炼。通过反复进行的以有氧代谢为主的运动，产生肌肉和心血管适应，提高全身耐力性运动能力和心肺功能，改善机体代谢。

有氧运动依靠糖原、脂肪分解代谢提供能量。运动时可以得到充足的氧气供应，糖可以完全分解为二氧化碳和水，释放出大量能量，运动可持续很长时间，故又称为耐力运动。有氧运动强度越大，能够持续的时间越短。

无氧运动指机体依靠机体无氧糖酵解来快速供能，包括速度和爆发力项目，如百米跑、跳高、举重、打篮球等。

有氧供能和无氧供能是人体在不同运动强度下，根据需氧量的不同，所表现出的两种供能形式。短时间、高强度的运动以无氧供能为主，而持续几十分钟甚至几小时的运动则是以有氧供能为主。

循环抗阻训练介于有氧运动和无氧运动之间。循环抗阻训练是指中等负荷、持续、缓慢、大肌群、多次重复的抗阻力训练，可以增加肌力，并可提高心肺功能。循环抗阻训练包括上肢和下肢训练，强度为40%~50%的最大收缩，每节在10~30秒内重复8~15次收缩，各节运动间休息15~30秒，10~15节为一个循环，每次训练2~3个循环（20~25分钟），每周训练3次。逐步适应后可按5%的增量逐渐增加运动量。

一、训练机制

进行有氧训练时，为满足机体对氧气的需求，心排出量增加，血液再分配。在未达到最大摄氧量之前，心率与运动强度存在线性关系，即运动强度越大，心率越快。有氧运动时，收缩压增加，但舒张压变化不大。收缩压增加可以加快血液循环，运输更多的氧，带走更多的代谢产物。有氧运动时呼吸频率加快，可以摄入更多的氧和呼出更多的二氧化碳。当运动的强度小于 50% VO_2max 时，呼吸频率与运动强度都按比例增加；当超过 50% VO_2max 时，呼吸频率迅速增加以摄入更多的氧和呼出更多的二氧化碳。因此，通过反复进行的有氧代谢为主的运动，可以使肌肉和心血管产生适应现象，提高心肺功能和运动能力，改善机体代谢。

二、适应证与禁忌证

（一）适应证

1. 心血管疾病　稳定型心绞痛、隐性冠心病、陈旧性心肌梗死、轻度-中度原发性高血压、轻症慢性充血性心力衰竭、心脏移植术后、冠状动脉腔内扩张成型术后、冠状动脉分流术后等。

2. 代谢性疾病　单纯性肥胖症、糖尿病。

3. 慢性呼吸系统疾病　慢性阻塞性肺疾病和慢性支气管炎、哮喘（非发作状态）、肺气肿、肺结核恢复期、胸腔手术后恢复期。

4. 其他慢性疾病状态　慢性肾衰竭稳定期、慢性疼痛综合征、慢性疲劳综合征、长期缺乏体力活动及长期卧床恢复期。

5. 中老年人的健身锻炼。

（二）禁忌证

1. 各种疾病急性发作期或进展期。

2. 心血管功能不稳定，包括：未控制的心力衰竭或急性心衰、严重的左心功能障碍、血流动力学不稳的严重心律失常（室性或室上性心动过速，多源性室早，快速型房颤、Ⅲ°房室传导阻滞等）、不稳定型心绞痛、增剧型心绞痛，近期心肌梗死后非稳定期、急性心包炎，心肌炎，心内膜炎、严重而未控制的高血压、急性肺动脉栓塞或梗死、确诊或怀疑主动脉瘤、严重主动脉瓣狭窄、血栓性脉管炎或心脏血栓。

3. 严重骨质疏松，活动时有骨折的危险。

4. 肢体功能障碍而不能完成预定运动强度和运动量。

5. 感知认知功能障碍、主观不合作或不能理解运动，精神疾病发作期间或严重神经症。

三、有氧运动训练技术

（一）训练器械

有氧训练不依赖任何设备，但是下列设备有助于提高训练效果和安全性。

1. 活动平板　可以按计划调节步行速度、坡度，从而调节运动负荷的电动锻炼设备，有利于室内锻炼，也可以在运动中进行心电和血压监护。

2. 功率自行车　可以调节刹车阻力的固定自行车，在运动中通过刹车阻力的改变调节运动负荷，运动时下肢关节没有负担，有利于下肢骨性关节炎患者的有氧训练。运动中可以稳定地检测心电图和血压。下肢功能障碍者可以通过手摇功率自行车进行锻炼。

3. 心电监测和心电遥测　对于病情较重或新患者，进行心电监测或遥测有利于充分了解患者的运动反应，提高运动训练的安全性。

（二）确定训练目标

如果有心电运动试验条件，最好在训练前先进行症状限制性心电运动试验，以确定患者的最大运动强度、靶运动强度（50%～85%最大运动强度）及总运动量。如果没有心电运动试验条件，可以按照年龄预计的靶心率[（220−年龄）×（70%～85%）]作为运动强度指标。每周运动量阈值为700～2 000卡（约相当于步行或慢跑10～32km）。运动量小于700卡只能达到维持身体活动水平的目的，而不能提高运动能力。运动总量的要求无明显性别差异。

（三）制订运动处方

运动处方按锻炼对象可分为：①治疗性运动处方。用于某些疾病和创伤康复期的患者，使医疗体育更加定量化、个别化。②预防性运动处方。用于健康的中老年及长期从事脑力劳动、希望参加体育锻炼者，主要是预防某些疾病，如冠心病、高血压等，防止过早衰老。

按锻炼器官系统可分为：①心脏体疗锻炼运动处方。以提高心肺功能为主，可用于冠心病、高血压、糖尿病、肥胖病等内脏器官疾病的防治、康复及健身。②运动器官体疗锻炼运动处方。以改善肢体功能为主，可用于各种原因引起的运动器官功能障碍及畸形矫正等。

运动处方的基本内容包括：运动类型、运动强度、运动持续时间、运动频率、运动过程中的注意事项。

1. 运动类型　可根据患者的个人兴趣、身体素质、训练条件和康复治疗目标来选择合适的运动类型。预防慢性病的发生、改善慢性病患者的健康状况是健身锻炼的基本目标，而改善健康状况的核心是提高锻炼者的呼吸循环水平，而呼吸循环功能的改善主要反映在个人最大吸氧量水平的提高上。提高心肺功能的有效途径是大肌肉群参与的较长时间的有氧锻炼。可按照患者的年龄、性别、过去锻炼经历、主观愿望及客观条件，选择走、跑、有氧体操、交谊舞、骑功率自行车、游泳等耐力项目，也可采用球类运动及我国传统的康复手段如太极拳、五禽戏、八段锦等。

（1）步行与慢跑：是最常用的训练方式，容易控制运动强度和运动量，简便易学，运动损伤较少，但训练过程相对比较单调和枯燥。体弱者或心肺功能减退者缓慢步行可起到良好效果。快速行走可达到相当高的训练强度。步行中增加坡度有助于增加训练强度。

（2）骑车：可以分为室内和室外两类。室内主要是采用固定功率自行车，运动负荷可以通过改变阻力大小来进行调节。室外骑车包括无负重和负重骑车。室内骑车不受气候和环境影响，运动时可以方便地监测心电和血压，安全性好，运动负荷容易掌握和控制，但比较单调和枯燥。室外骑车的兴趣性较好，缺点是负荷强度不易准确控制，容易受外界环境的影响或干扰，发生训练损伤或意外的概率较高，运动中难以进行监测。室外无负重骑车的强度较低，所以往往需要增加负重，以增加运动强度。训练时踏板转速40～60周/分钟时肌肉的机械效率最高。

（3）手摇车：下肢功能障碍者可采用手摇功率车的方式进行上肢耐力性锻炼，也可将上下肢踏车训练结合进行。

（4）游泳：运动时水的浮力对皮肤、肌肉和关节有很好的安抚作用，对关节和脊柱没有任何重力，有利于骨关节疾病和脊柱病患者的锻炼，运动损伤很少。由于水对胸腔的压力，有助于增强心肺功能。水温一般低于体温，运动时体温的散发高于陆上运动，有助于肥胖患者消耗额外的能量。温水游泳池的水温及水压对肢体痉挛者有良好的解痉作用，这类患者有时在陆上无法训练，但在水中仍然有可能进行耐力训练。缺点是需要游泳场地，运动强度变异较大，所以运动时要特别注意观察患者反应。运动前应在陆地上有充分的准备活动。

（5）有氧舞蹈：指中、快节奏的交谊舞（中、快三步或四步等）、韵律健身操等，活动强度可以达到3～5METs，患者感兴趣，容易接受并坚持。但由于情绪因素较明显，所以运动强度有时难以控制，对于心血管患者必须加强监护。

2. 运动强度　指单位时间内的运动量，是运动处方定量化与科学性的核心，也是康复效果与安全性的关键。运动量指运动过程中所做的功或消耗的能量，基本要素为运动强度、运动时间和运动频度。运动强度可用最大摄氧量、心率、代谢当量及自感劳累分级等表示。

（1）最大摄氧量：是国际公认的通用方法。最大摄氧量（maximum oxygen consumption，VO_2max）是指单位时间里最大耗氧量，用L/min或ml/（kg·min）表示。可通过症状限制性运动试验时收集的代谢气体直接测得。VO_2max受年龄、性别、有氧运动水平、遗传和疾病的影响。达到VO_2max后，再增加运动强度，氧消耗不再增加或稍增加。为了提高有氧耐力，一般推荐以50%～85%VO_2max强度为有氧耐力训练强度，40%～50%VO_2max强度的运动更适合于心脏病患者及老年人。

（2）代谢当量（metabolic equivalence）：是指单位时间内单位体重的耗氧量，以ml/（kg·min）表示，1MET＝3.5ml/（kg·min）。与最大摄氧量有同等含义，是康复医学中常用的运动强度指标。一般认为2～7METs的运动强度适宜有氧耐力训练。WHO已正式公布了日常生活活动及各项体育运动对应的METs值（表16-4）。

表16-4　常用日常生活、娱乐及工作活动的METs

活动	METs	活动	METs
生活活动			
修面	1.0	步行1.6km/h	1.5～2.0
自己进食	1.4	步行2.4km/h	2.0～2.5
床上用便盆	4.0	散步4.0km/h	3.0
坐厕	3.6	步行5.0km/h	3.4
穿衣	2.0	步行6.5km/h	5.6
站立	1.0	步行8.0km/h	6.7
洗手	2.0	下楼	5.2
淋浴	3.5	上楼	9.0
坐床	1.2	骑车（慢速）	3.5
坐床边	2.0	骑车（中速）	5.7
坐椅	1.2	慢跑9.7km/h	10.2

续表

活动	METs	活动	METs
自我料理			
坐位自己吃饭	1.5	备饭	3.0
上下床	1.65	铺床	3.9
穿脱衣	2.5~3.5	扫地	4.5
站立热水淋浴	3.5	擦地(跪姿)	5.3
挂衣	2.4	擦窗	3.4
园艺工作	5.6	拖地	7.7
劈木	6.7		
职业活动			
秘书(坐)	1.6	焊接工	3.4
机器组装	3.4	轻的木工活	4.5
砖瓦工	3.4	油漆	4.5
挖坑	7.8	开车	2.8
织毛线	1.5~2.0	缝纫(坐)	1.6
写作(坐)	2.0		
娱乐活动			
打牌	1.5~2.0	桌球	2.3
手风琴	2.3	弹钢琴	2.5
小提琴	2.6	长笛	2.0
交谊舞(慢)	2.9	击鼓	3.8
交谊舞(快)	5.5	排球(非竞赛性)	2.9
有氧舞蹈	6.0	羽毛球	5.5
跳绳	12.0	游泳(慢)	4.5
网球	6.0	游泳(快)	7.0
乒乓球	4.5		

在确定患者的安全运动强度之后，根据METs表选择合适的活动。要注意职业活动的平均能量消耗水平不应超过患者峰值METs的40%，峰值强度不应超过峰值METs的70%~80%(表16-5)。

表 16-5　代谢当量与工作能力

最高运动能力	工作强度	平均 METs	峰值 METs
≥7METs	重体力劳动	2.8~3.2	5.6~6.4
≥5METs	中度体力劳动	<2.0	<4.0
3~4METs	轻体力劳动	1.2~1.6	2.4~3.2
2~3METs	坐位工作，不能跑、跪、爬，站立或走动时间不能超过 10%工作时间		

（3）心率：在未达到最大摄氧量前，心率与摄氧量之间存在线性相关关系，即运动强度越大，心率越快。用心率控制运动强度简便实用。但随年龄增长而导致的最大心率下降有较明显的个体差异，故使用心率指标控制运动强度时，最好能够在逐级递增负荷试验中采取最大心率。

在运动处方中，常用靶心率（target heart rate，THR）或目标心率（在运动过程中应该达到的安全有效的心率）来控制运动强度，靶心率的计算如下：

直接最大心率百分数法：靶心率＝（220－年龄）×（60%～90%）

储备心率法：靶心率＝（HRmax－HRrest）×（0.50～0.85）＋HRrest

其中 HRmax 为最大心率，HRrest 为安静时心率。

在直接最大心率百分数法中，一名 50 岁的男子，其靶心率＝（220－50）×（60%～90%），可得其心率范围为 102～153，该男子运动锻炼过程中每分钟应达到的心率在此范围内。

研究表明 5～10 分钟的高强度运动（最大心率 90%）可改善心血管耐力，但运动强度的增大也增加了心血管意外和骨关节损伤的危险性。美国运动医学会建议：运动处方的运动强度应相当于最大心率的 60%～90%或 50%～80%的储备心率。对于参加锻炼前身体素质水平很低的患者，应该相应地降低标准，运动强度应相当于储备心率的 40%～50%。但肥胖者不能承受较强的运动负荷，适宜的运动强度为 55%～70%的最高心率。

由于心血管活性药物的广泛使用，采用靶心率的方法受到限制。服用血管活性药物的患者常用 METs 进行运动量计算，一般以 50%～80%METmax 为靶强度。

（4）自感劳累分级表（rating of perceived exertion，RPE）：是根据患者运动时的主观感受确定运动强度的方法（表 16-6）。在实际日常运动训练中患者很难进行心率和代谢当量的自我监测，自我感觉是较适用的简易判别指标，患者最容易采用，特别适用于家庭和社区康复锻炼。

表 16-6　自感劳累分级表

十五级表		十级表	
级别	疲劳程度	级别	疲劳程度
6		0	没有
7	非常轻	0.5	非常轻
8			
9	很轻	1	很轻

续表

十五级表		十级表	
级别	疲劳程度	级别	疲劳程度
10		2	轻
11	稍轻	3	中度
12			
13	稍累	4	稍累
14			
15	累	5	累
16		6	
17	很累	7	很累
18		8	
19	非常累	9	
20		10	非常累、最累

注:最初由瑞典 Gunnar Borg 提出 15 个级别,1980 年提出 10 个级别。

3. 运动持续时间　运动时间与运动强度成反比。在特定运动总量的前提下,运动强度大,所需要的时间短;强度小,运动时间可相应延长。通常可以采用延长运动时间来解决运动强度不足的问题。一般要求锻炼时运动强度达到靶心率后,至少应持续 20~30 分钟以上,在没有医学监护的条件下,一般采用减小运动强度和延长时间的方法,提高训练安全性。

4. 运动频率　取决于运动量大小。运动量若大,运动使机体产生的变化持续时间长,可达运动后 24~48 小时,每周训练 3 次即可达到理想效果。若运动量小,应增加每周运动次数,最好每天都活动,才能产生最佳训练效应。因此运动频率为每周 3~7 次。少于每周 2 次的训练不能有效改善心肺功能。训练效果一般在 8 周以后出现,坚持训练 8 个月才能达到最佳效果。如果中断锻炼,有氧耐力会在 1~2 周内逐渐退化。因此,要保持机体良好的有氧做功能力,需坚持不懈地锻炼。

5. 运动处方制订　①根据患者的病情、对运动的理解和治疗的监护条件确定患者每周预计锻炼的总量或总热卡。②确定训练频率或每周锻炼次数。③将每周锻炼总量(热卡)分解到每次锻炼。④将每次锻炼量换算为 METs,公式:METs=[卡/(3.5×体重)]×200。⑤确定靶强度。最好根据心电运动试验的结果计算。没有运动试验条件时,可以用患者自己的日常活动作为参照值。⑥根据靶强度确定患者准备运动、训练运动和整理运动方式。⑦将每次锻炼总量的 METs 值分解到各种预定的运动量(运动的 METs 值与运动时间的乘积)。⑧根据患者情况,确定个性化的训练注意事项。

6. 运动程序　一次有氧训练可分为三部分:准备活动、训练运动和整理运动。

(1)准备活动:指有氧训练运动之前进行的活动,逐渐增加运动强度以提高肌肉、肌腱和心肺组织对即将进行的较大强度运动的适应和准备,防止因突然的运动应激导致肌肉损伤和心血管意外。强度一般为训练时运动强度的1/2左右，时间5~10分钟，方式包括医疗体操、关节活动、肌肉牵张、呼吸练习或小强度的有氧训练。

(2)训练运动：指达到靶强度的训练。一般为15~40分钟，是有氧耐力运动的核心部分。根据训练安排的特征可以分为持续训练、间断训练和循环训练法。

(3)整理运动：指靶强度运动训练后进行较低强度的训练，以使机体从剧烈运动应激状态逐步恢复到正常状态。其强度、方法和时间与准备活动相似。

7. 合理运动的判断

(1)运动强度指标：下列情况提示运动强度过大：不能完成运动；活动时因气喘而不能自由交谈；运动后无力或恶心。

(2)运动量指标：下列情况提示运动量过大：持续性疲劳；运动当日失眠；运动后持续性关节酸痛；运动次日清晨安静心率明显变快或变慢，或感觉不适。

8. 运动时注意事项

(1)选择适当的运动方式：近年来慢跑逐渐减少，以减少运动损伤和锻炼意外。快走的应用逐步增多，游泳、登山、骑车等方式的应用也在增多。

(2)注意心血管反应：锻炼者应该首先确定自己的心血管状态，40岁以上者特别需要进行心电运动试验等检查，以保证运动时不要超过心血管系统的承受能力。注意心血管用药与运动反应之间的关系。使用血管活性药物时要注意对靶心率的影响。

(3)保证充分的准备和结束活动，防止发生运动损伤和心血管意外。

(4)肌力训练和耐力训练可交互间隔进行：如每周一、三、五进行耐力训练，二、四、六进行肌力训练等。

（赵　红）

扫一扫
测一测

复习思考题

1. 影响呼吸功能的因素有哪些？
2. 如何进行呼吸功能训练？
3. 心功能训练的机制有哪些？如何对冠心病患者进行功能训练？
4. 如何制订有氧训练运动处方？

PPT 课件

17章PPT

扫一扫
知重点

第十七章

医疗体操

学习要点

医疗体操的基本定义、特点、分类、适应证、禁忌证、注意事项；偏瘫、颈椎病、腰椎间盘突出、肩周炎、膝关节骨性关节炎、脊柱侧凸医疗体操的操作方法与步骤。

第一节　概　　述

一、定义

医疗体操是以防病治病、促进功能康复为目的，根据疾病特点、损伤范围、程度、全身功能水平、个性特点以及不同时期治疗目标而制订的体操运动及运动练习。医疗体操是康复治疗的重要范畴之一，对运动损伤、手术后、偏瘫患者等的运动功能恢复具有良好作用，也可用于某些脏器疾患如冠心病、阻塞性肺疾病等的康复治疗。

二、医疗体操的特点及分类

（一）医疗体操的特点

医疗体操与其他康复手段相比，具有以下特点：

1. 选择性强　由于医疗体操是按照伤病的实际情况进行编排的，故可以有针对性地进行编排和设计动作，使其作用到全身、某一关节或某一肌群。选择不同的准备姿势、活动部位、运动方向、运动幅度、运动速度、动作要求及肌肉收缩程度等，可收到不同的效果，便于进行个别训练。

2. 可控性强　根据患者实际情况，可编排和设计不同的运动强度、动作幅度、持续时间、重复次数等，可以较准确地控制医疗体操的运动量。

3. 适应性广　按不同的方法编排医疗体操，可分别达到发展肌肉力量、耐力、关节活动度、速度、协调和平衡等功能，适应康复训练的不同需求。

4. 改善患者情绪　可通过不同的医疗体操，采用多元化练习，达到相同的康复训练目的。有利于改善患者情绪，提高练习的主动性与积极性，取得更好的锻炼效果。

（二）医疗体操的分类

1. 根据医疗体操对人体的不同作用，可以分为被动活动、助力活动、主动活动和抗阻活动。

（1）被动活动类医疗体操：是指依靠医务人员或者家属等外力帮助患者来完成的运动。根据病情和需要，实行被动活动时应尽量做关节各方向和全幅度运动。适用于各种原因引起的肢体运动功能障碍，能起到放松痉挛肌肉、牵伸挛缩肌腱和韧带、恢复或维持关节活动度的作用。

（2）助力活动类医疗体操：当患者患肢尚无足够的力量来完成主动运动时，由医务人员、患者健侧肢体或器械提供力量来协助患肢进行的运动。实行助力运动时，应以主动为主，助力为辅，两者用力配合一致，避免以助力代替主动用力。随着肌肉力量不断恢复，可逐渐减少助力成分。适用于治疗创伤后无力的肌肉或不全瘫痪的肌肉，以及体力虚弱的患者。

（3）主动活动类医疗体操：患者在主观感觉下，根据伤病恢复的需要，进行单关节或多关节，单方向或多方向，不同幅度和速度的运动。主动运动对肌肉、关节运动功能的恢复和神经系统功能具有良好作用，适用于偏瘫、截瘫和周围神经损伤后丧失功能的肌肉，一般与被动运动配合应用，能有效地促进主动运动的恢复。

（4）抗阻活动类医疗体操：患者用力克服外加阻力而完成的运动。给予的阻力大小应根据患肢肌肉力量而定，以患者经过努力能完成动作为原则。抗阻运动可以采用负重方式进行，如哑铃、沙袋等，也可利用弹簧或仪器进行抗阻练习，如拉橡皮筋、拉扩胸器等，还可使用他人或自身健肢力量作阻力。抗阻运动的作用是恢复和发展肌力，适用于各种原因引起的肌肉萎缩。

2. 根据医疗体操对人体的不同治疗目的，可以分为矫正运动、协调运动、平衡运动和呼吸运动。

（1）矫正运动：是为了保持正常的姿势或使不良姿势及病态姿势恢复所编排的医疗体操运动。主要用于矫正脊柱和胸廓的畸形、平足和某些外伤引起的畸形等。

（2）协调运动：是为了恢复和加强动作协调性所编排的医疗体操运动。主要用于中枢和周围神经疾病损伤后协调功能下降患者，如偏瘫、脑瘫、脑挫伤及周围神经损伤等。

（3）平衡运动：是为了恢复和改善平衡功能所编排的医疗体操运动。主要用于神经系统或前庭器官病变而引起的平衡功能失调。

（4）呼吸运动：是为了恢复和改善患者呼吸功能，提高呼吸量编排的医疗体操运动。主要用于慢性支气管炎、肺气肿、支气管哮喘、胸膜炎等呼吸系统疾病，中枢神经系统损伤后肌无力，严重骨骼畸形和胸腔手术后患者。

3. 根据在运动过程中是否使用器械，可以分为徒手运动和器械运动。

4. 根据患者在运动时采取的不同体位，可以分为卧位体操、坐位体操和立位体操。

三、医疗体操的适应证和禁忌证

（一）适应证

1. 内脏疾病　高血压、冠心病、慢性阻塞性肺疾病（COPD）、内脏下垂等。

2. 代谢障碍疾病　糖尿病、肥胖等。
3. 神经系统疾病　偏瘫、截瘫等。
4. 运动系统疾病　腰腿痛、颈椎病、肩周炎、骨折、脊柱侧弯和足弓塌陷等。
5. 妇产科疾病　妊娠期腰痛和产后等。

（二）禁忌证

1. 各种疾病的急性期和有明显炎症的患者。
2. 有大出血倾向和神志不清、不配合运动治疗的患者。
3. 未能控制的心力衰竭或急性心功能衰竭的患者。
4. 运动会导致的神经肌肉疾病，骨骼、肌肉疾病或风湿性疾病的恶化期。
5. 明显的骨关节功能性障碍，运动严重受限或可能由于运动而使之病变恶化者。

四、医疗体操的编排原则

医疗体操的编排原则主要有以下几点：

1. 根据患者的年龄、全身情况、疾病特点和平时锻炼的习惯，来选择医疗体操的运动内容和运动量。

2. 在医疗体操中起局部治疗作用的专门性运动，应与全身性一般健身运动相结合。

3. 根据循序渐进的原则，医疗体操由简单逐渐到复杂，运动量逐渐增加。

4. 医疗体操应包括准备活动部分、基本部分和整理活动部分。准备活动部分指在进行医疗体操运动前，要进行热身准备活动，一般采用运动量较小的健身运动和呼吸运动。基本部分指针对疾病特点的专门运动，该部分应占较大比重，而且运动量要达到应有水平。整理活动部分指在医疗体操结束后要进行必要的放松练习和整理活动，使运动量逐渐降下来。

5. 医疗体操的编排应注重动作的多样性和趣味性，能够积极调动患者的参与性。

第二节　常见疾病的医疗体操

一、偏瘫的医疗体操

（一）定义

偏瘫的医疗体操是指结合偏瘫患者的不同功能障碍，有针对性地为其编排的肢体运动项目及功能练习项目。在医疗体操的编排过程中，应该结合患者所处的功能恢复的不同阶段，编排不同的医疗体操动作。如在偏瘫患者功能恢复的早期（即 Brunstrom Ⅰ～Ⅱ期）应重点针对患侧肢体无力、预防上肢屈肌痉挛和下肢伸肌痉挛进行医疗体操的编排。该期医疗体操的主要训练目的是加强健侧肢体的主动和抗阻运动，利用联合反应或共同运动等诱发患侧肌肉的运动反应；利用交叉上举、桥式运动、翘腿摆动等动作，提高患侧肩胛带、骨盆和躯干的控制能力，抑制患侧的上肢屈肌和下肢伸肌痉挛模式；利用健手梳头、健手捏挤患手、健手拍击患侧、健足敲击患膝等动作，加强对患侧的感觉刺激；利用本体感觉促进技术，如练习含有螺旋对角线状运动模式的医疗体操（环绕洗脸、健手触摸足背等）来调整和促进相关神经肌肉反应，增强患侧相应肌肉的收缩能力。中期或者痉挛期(即 BrunstromⅢ~Ⅳ期)医疗体操的编排,应重点加强患侧肢体助力和主动活动,同时抑制活动中可能出现的痉挛模式以及促进分离运动的出现。在医疗体操的编排中,上肢运动以伸展动作为主(如对角击掌、抗阻伸肘),下肢运动以屈曲动作为主(如翘腿运动、左右摆髋、夹腿屈曲),同时强化对近端和中端关节运动的控制,为后期患者完成远端小关节的精细运动创造条件。恢复期(即 BrunstromⅤ~Ⅵ期)的医疗体操应重点加强患者双侧肢体的活动,特别注意强化患侧肢体的协调、控制、精细运动,促进患侧分离运动的进一步完善,同时此期医疗体操动作的编排应该和日常生活能力相结合,通过医疗体操帮助提高患者各种动作的精确性。

(二)适应证与禁忌证

1. 适应证　脑卒中和脑损伤肢体瘫痪的患者。

2. 禁忌证　神志不清的患者或伴患肢骨折或疼痛剧烈者。

(三)设备与用具

徒手、训练床垫。

(四)操作方法与步骤

1. 初期

(1)健手梳头:患者坐位或仰卧位,患者头转向患侧,健手从健侧额部开始向枕部做手指梳头动作,梳理时要求手指紧压头皮,缓慢向枕部滑动,重复 15~20 次。

(2)健手捏挤患手:患者坐位或仰卧位,健手将患侧手臂置于胸前,用健手拇指、示指沿患侧各手指两边由远端向近端捏挤,并在手指近端根部紧压 20 秒。每个手指重复 5 次。

(3)健手拍击患侧:患者坐位或仰卧位,将患侧手臂置于胸前,用健侧手掌从患侧肩部沿上肢外侧拍打至手部,往返进行 20 次。

(4)交叉上举:患者坐位或仰卧位,健侧手与患手交叉置于胸前,Bobath 式握手,通过健手带动患手用力前举或上举过头,直至两肘关节完全伸直,保持 10 秒后复原,重复 15~20 次。

(5)环绕洗脸:患者坐位或仰卧位,健手抓住患手并使患侧手指尽量伸展,患手在健手带动下在脸部做顺时针和逆时针方向模仿洗脸的动作,重复 10~15 次。

(6)桥式运动:患者仰卧位,双手置于体侧或 Bobath 式握手,双下肢取屈髋、屈膝位,患侧不能完成屈髋屈膝动作时可由家属或治疗师帮助患者完成,嘱患者尽量将臀部抬离床面,并保持 10 秒,重复做 5~10 次。双足同时着床完成此动作称为双桥运动;单足着床完成此动作称为单桥运动。注意在完成动作过程中,患者不应有屏气动作。

(7)抗阻夹腿:患者仰卧位,双侧下肢屈髋、屈膝,两足支撑于床面,由治疗师或家属帮助固定患腿,然后让患腿用力向健腿靠拢,同时由治疗师或家属在健膝内侧施加一定阻力,以增强完成抗阻夹腿力量,重复 10~15 次。

(8)翘腿左右摆动:患者仰卧位,家属或治疗师将患者置于屈髋屈膝体位,同时家属或治疗师帮助固定足部,使患者健腿翘在患膝上,在健腿的带动下向左和向右摆动髋部,运动时要求健腿对患腿起带动和固定作用,重复 10~15 次。

(9)直腿抬高:患者仰卧位,健侧下肢伸直位抬高 30°,保持 10 秒,也可使健腿托住患腿做直腿抬高,重复 10~15 次。

(10)健手触摸足背:患者长坐位,用健侧手去触摸健侧和患侧足背,两侧各重复进行 10~15 次。

(11)健足敲击患膝:用健侧足跟敲击患侧膝,从膝下沿小腿前外侧由上向下至足外侧来回敲打 10~15 次。

(12)呼吸练习:在仰卧位下做缓慢的深呼气和深吸气运动。

2. 中期或痉挛期

(1)搭肩上举:患侧上肢向前上举,要求肘关节充分伸展。如力量较差,可用健手固定患侧肘后再做此动作,也可将健侧上肢向前平举,让患侧手掌沿健侧肩部向手部来回转换,每个动作重复 10~15 次。

(2)对角击掌:患侧上肢取外展并侧上举位,掌心朝上,健侧上肢向前平举,让患侧上肢渐向健侧肢体靠拢,同时用力击掌,重复做 10~15 次。

(3)耸肩运动:双肩同时向前向上耸起,并做环绕运动,重复 15~20 次。也可以患侧和健侧交替做耸肩运动,两侧各 15~20 次。

(4)合掌夹肘:双手合掌置于额前,然后分别做两肘夹紧及分开运动,重复 10~15 次。

(5)翘腿运动:患者仰卧位,健腿屈髋、屈膝支撑于床面,将患腿翘在健膝上,如患腿伸肌张力较高(有肌痉挛),让患腿取弯曲状态置于膝上和放下。完成上述动作困难者,可将健腿取伸直位,然后患腿置于健膝或小腿上并放下,重复 10~15 次。

(6)左右摆髋:患者仰卧位,双腿弯曲、靠拢支撑于床面,分别向左右两边摆动髋部,重复 10~15 次。

(7)夹腿屈曲:患者仰卧位,双腿伸直靠拢,然后同时屈髋、屈膝,要求足跟紧贴床面移动,再充分弯曲后,双足抬起,双膝向腹部靠拢。如果患腿力量不足,则将患足置于健足上完成这一动作,重复 10~15 次。

(8)单桥运动:患者仰卧位,双手置于体侧或 Bobath 式握手,患腿屈髋、屈膝,足撑于床面,健腿伸直抬高 30°~40°,或翘在患膝上,用力抬臀伸髋,并保持 10 秒,重复 10~15 次。

(9)抗阻伸肘:健侧上肢屈曲置于胸前,患手与健手对掌并用力前推,以达到患侧肘关节充分伸展。要求健手给予相反方向的阻力,重复做 10~15 次。

3. 恢复期

(1)左右击锤:一侧上肢向前平举,手握拳,掌心向上,另一侧手握拳,在体侧做划圈击锤动作,握拳敲击另一侧拳,然后交换动作,交替进行 10~15 次。

(2)手膝相拍:两上肢置于体侧,下肢做屈髋屈膝踏步活动,用一侧手举起去拍打对侧膝部,然后换另一侧手重复上述动作,交替进行 15~20 次。

(3)手足拍打:两上肢伸直于体侧,掌心朝下,两侧手腕紧贴床面,双手交替在床面上打拍,然后两下肢弯曲,足跟紧贴床面,做左右交替击拍动作,也可在坐位或立位下,双手、双足交替拍打桌面或地面。可重复进行直至疲劳。

(4)单桥踏步:取仰卧位,在前面单桥运动的基础上,双下肢弯曲支撑抬臀位下,双足交替抬起做踏步运动,重复 10~15 次。

(5)侧位踏踩:取健侧卧位,患腿做从前向后划圈踏自行车的运动或在坐位下踏踩自行车,重复 15~20 次。

（6）敲击跟膝：取卧位或坐位，健腿充分伸展，患足跟从健膝沿小腿外侧至足外侧来回敲击，往返 10~15 次。

（7）床边摆腿：取卧位，患腿外展位，将小腿于床沿自然下垂于屈膝 90°体位，然后进行患膝屈伸的小腿摆动活动，重复 15~20 次。

（五）注意事项

每天的锻炼次数根据个人情况而定，一般情况下每个动作 15~20 次，每天 2 次；以锻炼后不引起明显疲劳和关节疼痛为度。

二、颈椎病的医疗体操

（一）定义

颈椎病的医疗体操是为颈椎病、颈肩部肌肉劳损或疼痛患者编排的运动项目。通过练习该体操动作，可以调整和改变颈椎关节和周围软组织的解剖关系，缓解对脊髓、神经根和血管的压迫；改善局部血液循环，解除颈部肌肉的痉挛，利于神经根水肿的消退，减轻或解除局部疼痛；通过医疗体操也可以发展颈部肌肉力量，增进颈椎的稳定性，预防和减缓脊柱的退行性改变。颈椎病医疗体操的编排原则首先是要加强肌力和放松紧张的肌肉，并与增加关节活动范围的运动相结合。其次是动作应该由简单到复杂，使患者逐渐适应运动量。最后是重视局部和整体的关系，医疗体操既要包括颈椎的各种功能活动，又要加入相关大肌肉群的相关运动，使身体的功能得到全面恢复。

（二）适应证与禁忌证

1. 适应证　各型颈椎病症状较轻者、颈肩部肌肉劳损或疼痛的患者。

2. 禁忌证　症状急性发作期或有脊髓受压的症状和体征，颈椎骨折未愈合，颈椎肿瘤或结核，颈椎严重失稳，心功能不全，有心源性哮喘、呼吸困难、全身浮肿、胸腹水者，近期（10 天内）有心肌损害发作者等。

（三）设备及用具

徒手、训练床垫、哑铃等。

（四）操作方法与步骤

1. 前屈后伸　双手叉腰，放慢呼吸，头部尽量前屈，使下巴尽可能紧贴前胸；再仰头，头部尽量后仰；停留片刻后再反复做 5~10 次。亦可抗阻力完成以上动作。

2. 左右侧弯（图 17-1）　头部分别向左右肩峰方向缓慢侧弯，使耳垂尽量接近左右肩峰处，感受到对侧肌肉有紧绷的感觉；停留 10 秒钟后再反复做 5~10 次。亦可利用该动作进行肌肉的牵伸。

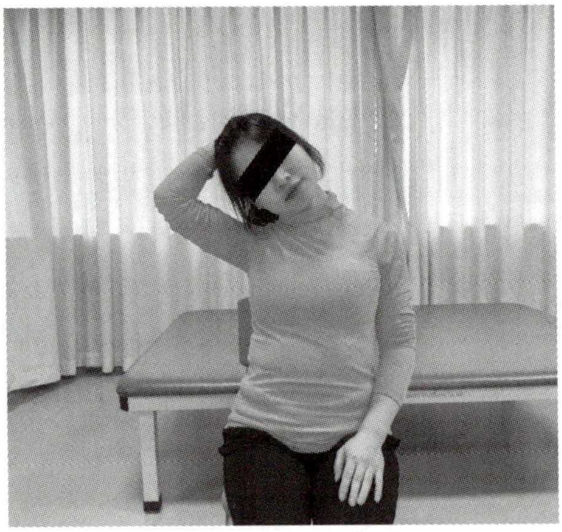

图 17-1　左右侧弯

3. 左右旋转　头部缓慢向左侧旋转，使颏部尽量接触左侧肩峰，然后还原，再右转，颏部尽量接触右侧肩峰，停留片刻后再反复做 5~10 次。亦可抗阻力完成以上动作。

4. 左右旋转前屈　头部缓慢向左旋转到关节活动受限处后再前屈，还原，头部向右旋转到关节活动受限处后再前屈。停留片刻后再反复做 5~10 次。

5. 左右旋转后伸 头部缓慢左旋转到关节活动受限处后再后伸，还原，头部右旋转到关节活动受限处后再后伸，停留片刻后再反复做 5~10 次。

6. 耸肩运动 左右交替耸肩 5~10 次后，双肩同时耸肩 5~10 次。亦可在手握哑铃的体位下完成该动作。

7. 同向旋肩 双上肢屈肘使两手搭在同侧肩上，以手指为轴向前缓慢旋转两肩，头部尽量向前伸，缓慢呼吸，反复 5~10 次；再以手指为轴向后缓慢旋转两肩，头部尽量向后伸，缓慢呼吸，反复 5~10 次。

8. 逆向旋肩 左肩向外旋转至前臂垂直，掌心向前，右肩向后旋转至右手在背后，掌心向后，眼视左手；反方向同法，反复 5~10 次。

9. 绕肩 两臂外展平伸，以肩关节为轴向前环绕 5~10 次，再向后环绕 5~10 次。亦可在手握哑铃的体位下完成该动作。

10. 书写字母“YTW”（图 17-2） 俯卧位或站立位，分别在肩外展 120°、90°和 60°的情况下，做肩胛骨向后收紧的动作，锻炼斜方肌。每个动作坚持 10 秒钟，反复 5~10 次。

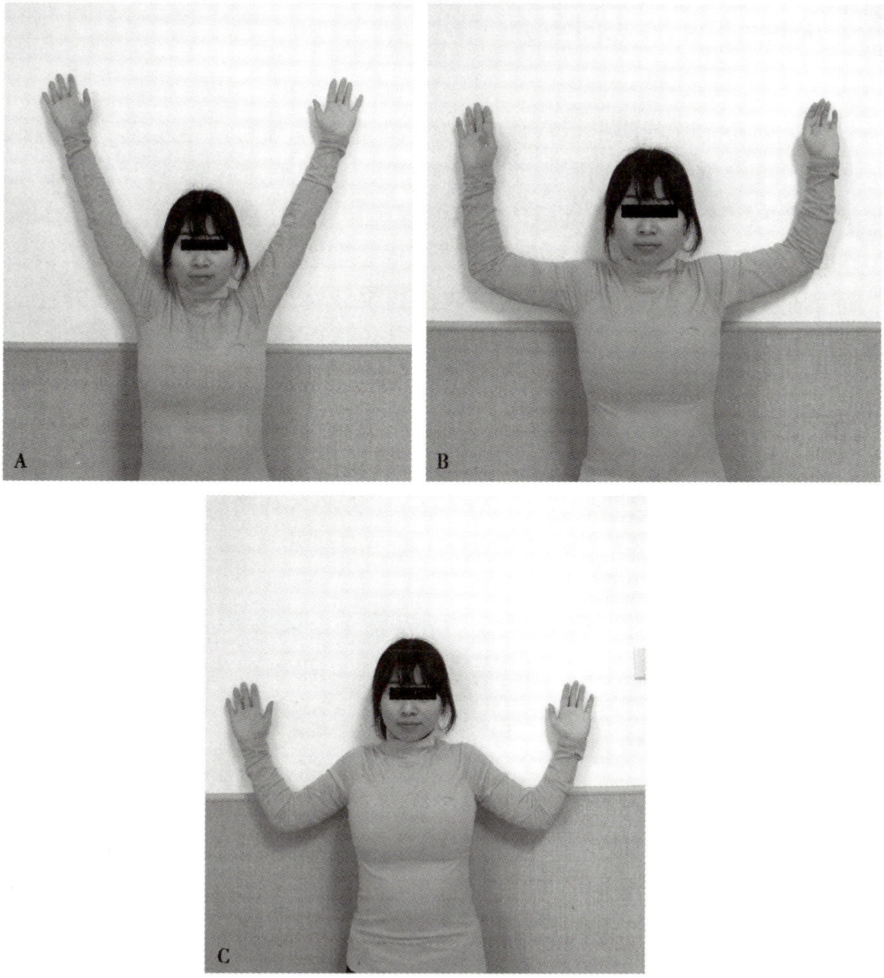

图 17-2 书写字母“YTW”

A.“Y”字锻炼；B.“T”字锻炼；C.“W”字锻炼

（五）注意事项

1. 要持之以恒，动作到位；整个动作要缓慢、协调、循序渐进，不可冒进，以免对脊椎造成更大伤害。

2. 严重的颈痛症状患者做操需慎重，动作缓慢、柔和。

3. 控制好运动量，尤其合并心肺疾病、高血压、骨质疏松症等，做操不要过于用力。

4. 有眩晕症状者，头部转动应缓慢或禁止旋转动作。

5. 椎动脉型颈椎病，注意颈部扭转与后伸时症状可能加重，侧转和旋转动作宜少做、慢做，甚至不做；神经根型颈椎病仰头时症状可能加重；脊髓型颈椎病慎做颈部的屈伸、旋转等运动，以免发生意外；椎动脉型颈椎病患者眩晕症状明显或伴有供血不足时，手术后 2 个月内忌做过多的颈部体操和练功，尤其是颈椎前路椎体间及后路大块骨片架桥植骨及人工关节植入后的患者。

6. 练习后如觉疼痛或眩晕加重，提示动作幅度过大或速度过快，可适当降低速度或减小幅度，甚至停止练习。

三、腰椎间盘突出症的医疗体操

（一）定义

为腰椎间盘突出症或腰椎退行性病变者编制的运动项目。通过练习该体操动作，可以调整和改变腰椎关节和周围软组织的解剖关系，缓解对脊髓、神经根和血管的压迫；改善局部血液循环，解除腰部肌肉的痉挛利于神经根水肿的消退，减轻或解除局部疼痛；通过医疗体操也可以发展腰背部和腹部周围肌群力量及耐力，改善关节活动范围，增强与脊柱相关联的肌肉、韧带的协调性和柔韧性，从而改善和增强脊柱的稳定性，预防和减缓脊柱的退行性改变。腰椎间盘突出症医疗体操的编排原则和颈椎病的一致。首先是加强腰背部和腹部周围肌群肌力锻炼，放松紧张的肌肉，并与增加脊柱关节活动范围的运动相结合。其次是动作应该由简单到复杂，使患者逐渐适应运动量。最后是重视局部和整体的关系，医疗体操的编排中既要加强腰背部的力量和耐力，也要加强腹部肌群的力量和耐力，既要加强腰椎的各种功能活动，又要有其他大肌肉群的各种运动，使身体的功能得到全面恢复。

（二）适应证与禁忌证

1. 适应证　腰椎间盘退变或腰椎退行性变或腰肌劳损患者。

2. 禁忌证　重度腰椎间盘突出伴有马尾症状，腰椎肿瘤、结核及重度腰椎椎体骨质疏松患者。

（三）器械及用具

徒手、沙袋、训练床垫。

（四）操作方法与步骤

1. 增强腰椎周围肌群肌力

（1）仰卧位挺胸：仰卧于床上，抬起胸部和肩部，吸气，放下，呼气。

（2）半桥式运动：仰卧于床上，双腿伸直并拢，抬起臀部，挺腰，吸气，放下，呼气。

（3）桥式运动：仰卧于床上，两腿屈曲，抬起臀部同时挺胸挺腰，吸气，放下，呼气。

（4）抬头挺胸：俯卧位，用双臂撑起上身，抬头。

(5)挺身运动:俯卧,抬起上身,两臂及两腿伸直。

2. 增强腹肌肌力

(1)抬单腿:膝部伸直,轮流抬起一腿和放下。

(2)抬双腿:两腿伸直并拢抬起,呼气,放下,吸气。

(3)仰卧起坐:仰卧位抬头或坐起,手触足尖。

3. 增强臀肌及下肢肌群肌力

(1)俯卧抬腿:俯卧,两腿伸直,轮流抬高。

(2)侧卧抬腿:侧卧,上方腿伸直尽量抬高,先左侧卧,再右侧卧。

(3)靠墙下蹲:两脚与肩平宽,脚跟离墙面30cm,背靠墙站立。在收紧腹肌的同时,缓慢屈膝下蹲至膝关节屈曲45°,保持5~10秒,缓慢回到站立姿势。

4. 改善腰背部活动度

(1)上肢平举:双手前平举,侧平举放下。

(2)屈伸运动:双手叉腰,先弓背后挺胸。弓背时两肘向前、挺胸时肘向后。

(3)叉腰转体:左手经前方、侧方向后斜上举,目视左手向左转腰,还原,两侧轮流。

(4)侧弯运动:双手叉腰,向左弯腰,左手垂直下伸,右手沿胸壁向上滑移,还原,两侧交替。

(5)抱膝弯腰:弯腰抱住左小腿拉向胸部,还原,两侧交替。

(6)弯腰转体:两手侧平举,两腿伸直分开;弯腰以右手触左足,左手上举,还原,两侧交替。

(7)前抬腿:站立位,双足分开,与肩同宽,双手叉腰,拇指在前,左腿抬起向前踢出,尽量抬高伸直,还原,两侧交替。

(8)后伸腿:站立位,双足分开,与肩同宽,两手垂于体侧,左腿尽量直腿后伸,同时双臂上扬,头尽量后仰,还原,两侧交替。

(9)弓步运动:直立,左腿前迈一步成弓步,双手扶在左膝上,双臂伸直,两肘弯曲,上身随之向下摆动,贴近左膝,还原,两侧交替。

5. 放松运动 腰微屈,两手在身前交叉;两手上举过头,同时抬头吸气;两手分开,放下同时弯腰呼气。

(五)注意事项

1. 每天的锻炼次数根据个人情况而不同,一般情况下为每个动作8~10次,每天2~3次。以锻炼后不引起疼痛和不加重原有疼痛为宜。

2. 腰椎向前滑脱和腰椎管狭窄症患者,应避免做腰椎过度后伸练习。

3. 对有腰椎陈旧性压缩性骨折尤其伴有骨质疏松的患者,不宜做向前弯腰动作。

4. 对因外伤而引起腰椎不稳者,髋关节屈曲不宜超过90°。

四、肩周炎的医疗体操

(一)定义

为肩周炎、冈上肌肌腱炎、肱二头肌长头腱腱鞘炎及肩部肌肉疼痛患者编排的运动项目。

练习医疗体操,在早期主要是改善全身状态及局部血液循环,促进炎症吸收,防止组织粘连和肌肉萎缩，预防肩关节功能活动受限；后期主要是松解局部粘连，增加肩关节活动度，增强肩胛带周围肌群肌力。

医疗体操的编排原则，首先是通过肩关节各方向的运动和功能锻炼，使肩关节的运动功能得到恢复并减轻疼痛；其次是在医疗体操的练习过程中，应该以患侧肩部的主动运动为主，可以借助体操棒、滑轮及肋木辅助患侧活动，也可以借助健侧上肢帮助患侧活动；最后，体操的各种动作应遵循由易到难的原则，同时注重趣味性，使患者能够尽快掌握医疗体操动作。

（二）适应证与禁忌证

1. 适应证　肩周炎、冈上肌肌腱炎、肱二头肌长头腱腱鞘炎及肩部肌肉疼痛患者，特别是肩部有疼痛和关节内粘连者。

2. 禁忌证　肩关节周围骨折未愈合及颈椎肿瘤者。

（三）设备和用具

徒手、体操棒、沙袋、肩梯、肋木等。

（四）操作方法与步骤

1. 上肢下垂摆动　立位，身体稍向前倾，患肩自然下垂，做向前、向后摆臂练习，增大肩关节运动范围，摆动幅度可逐渐加大。

2. 手持体操棒上举　立位，两手持体操棒，以健肢带动患肢做两臂同时上举练习，到患侧感觉疼痛处停止，坚持 5~10 秒，缓慢放下。

3. 手持体操棒摆动　立位，两手持体操棒，以健肢带动患肢做两臂左右摆动练习，到患侧感觉疼痛处停止，坚持 5~10 秒，缓慢放下。

4. 手持体操棒后伸　立位，两手在身后持体操棒，以健肢带动患肢做两臂后伸动作，到患侧感觉疼痛处停止，坚持 5~10 秒，缓慢放下。

5. 患手摸背　立位，患臂后伸内旋，用患手背紧贴后背，从腰骶部逐渐向上（可用健手帮助），到患侧感觉疼痛处停止，坚持 5~10 秒，缓慢放下。

6. 两臂开合练习　立位，两臂在胸前交叉，手摸对侧肩关节，然后两臂张开伸直，到患侧感觉疼痛处停止，坚持 5~10 秒，缓慢放下。

7. 肩梯练习　立位，以患手爬梯，逐级爬上，增大肩关节前屈幅度，到感觉疼痛处停止，坚持 5~10 秒，缓慢放下。

8. 肩轮练习　立位，面对肩轮，患手握住肩轮上扶手，用力左右转动肩轮，到患侧感觉疼痛处停止，坚持 5~10 秒，缓慢放下。

9. 肋木练习　立位，两手扶肋木，蹲坐，牵伸肩关节，活动范围不超过疼痛角度。

（五）注意事项

每天的锻炼次数根据个人情况而不同，一般情况下，每个动作重复 8~10 次，每天 2~3 次。以锻炼后不引起明显疼痛或原有症状不加重为宜。

五、膝关节骨性关节炎的医疗体操

（一）定义

为膝关节退行性病变引起的骨性关节炎而编排的运动项目。

练习医疗体操可促进膝关节局部血液循环，有利于消除局部炎症，缓解局部肌肉痉挛，增强膝关节周围肌群肌力，恢复膝关节力学平衡，增强关节稳定性，增加膝关节活动度，促进滑液产生并营养软骨，减缓软骨退行性变。

医疗体操的编排原则，首先是通过膝关节各方向的运动和功能锻炼，使膝关节的运动功能得到恢复并减轻疼痛；其次是在医疗体操的练习过程中，应该适当加入膝关节周围肌群的力量和牵伸练习，帮助提高膝关节周围肌群的肌力、耐力和柔韧性；最后，体操的各种动作应遵循由易到难的原则，同时注重趣味性，使患者能够尽快掌握医疗体操动作。

（二）适应证与禁忌证

1. 适应证　关节退行性变引起的膝关节骨性关节炎等。

2. 禁忌证　膝关节关节内或周围骨折非稳定期、关节结核、肿瘤和急性化脓性关节炎。

（三）设备与用具

徒手、弹力带、哑铃和沙袋等。

（四）操作方法与步骤

1. 股四头肌牵伸练习　立位，牵伸侧膝关节屈曲，徒手将足跟慢慢拉向臀部，保持背部直立，感到大腿前面有牵伸的紧张感，坚持 5~10 秒，还原，休息 5 秒，重复 10~20 次。牵拉时双膝并拢，支撑腿伸直位。

2. 腘绳肌牵伸练习　单膝跪位，牵伸侧大腿于体前，踝关节屈曲。上身逐渐向前弯腰至最大范围，感到大腿后面有牵伸的紧张感。保持 5~10 秒，还原，休息 5 秒，重复 10~20 次。

3. 股四头肌收缩运动　坐位，膝关节保持伸直，缓慢用力收缩股四头肌，并保持 5~10 秒，然后放松，重复 20~40 次。

4. 伸膝运动　坐位，屈膝 90°，小腿下垂。轮流伸展两膝关节到最大范围，并保持 5~10 秒，然后复原，休息 5 秒，重复 10~20 次。

5. 直腿伸腿运动　仰卧位，患腿在保持膝关节伸直的姿势下举起 30°，坚持 5~10 秒，然后放下，休息 5 秒，重复 10~20 次。可根据患者实际情况，在患者踝部悬吊沙袋或固定弹力带，以增加直腿伸腿时的阻力，有助于股四头肌和髂腰肌的力量和耐力练习。

6. 腘绳肌练习　俯卧位，患侧腿屈膝 30°~45°，并保持 5~10 秒，还原，休息 5 秒，重复 10~20 次。可根据患者实际情况，在患肢踝部悬吊沙袋或固定弹力带以增加阻力，有助于腘绳肌的力量和耐力练习。

7. 内收肌练习　仰卧位，两大腿内侧放置枕头，夹紧，坚持 5~10 秒，还原，休息 5 秒，重复 10~20 次。可让家属或治疗师将手置于两腿内侧，在患者内收时给予适当阻力，有助于内收肌的力量和耐力练习。

8. 外展肌练习　侧卧位，膝关节伸直，髋关节尽量外展，坚持 5~10 秒，还原，休息 5 秒，重复 10~20 次。在患者踝部悬吊沙袋或固定弹力带，以增加髋外展时的阻力，有助于外展肌的力量和耐力练习。

另外，膝关节骨性关节炎患者在练习医疗体操的同时应该坚持参加各种有氧运动，以提高心肺功能，有利于患者整体功能的康复。针对膝关节骨性关节炎患者的有氧运动主要有步行、慢跑、游泳和骑脚踏车，患者尽量减少爬楼梯和爬山运动。

（五）注意事项

1. 每次运动前先做关节周围肌群的牵伸练习，然后做膝关节周围的肌肉力量和耐力练习，最后做有氧运动。

2. 每天做以上练习 1~2 次，以不引起膝关节疼痛为练习强度。

3. 在抗阻练习时，可根据患者情况，选择不同的阻力和肌肉收缩形式进行练习。抗阻力负荷以无痛感为适宜强度。

4. 有关节腔积液时不做练习。练习后若出现关节疼痛，可立即冰敷 10~15 分钟。练习后次日若关节疼痛加重，应减轻训练强度或停止练习。

六、脊柱侧凸的医疗体操

（一）定义

通过姿势矫正练习、牵伸畸形短缩的肌肉、韧带，有选择地增强肌肉力量，用于矫正脊柱侧凸的训练方法。

医疗体操的编排原则是进行与畸形方向相反的脊柱运动，增强凸出侧已被拉长并减弱的肌肉力量，和牵伸凹陷侧已挛缩的肌肉和韧带等组织。

在编排和练习时应选择适当的训练体位，即选用特定姿势练习矫正特定部位的脊柱侧凸。在特定体位、姿势下，利用肩带、骨盆的运动进行矫正动作。如：抬举左上肢可使胸椎左凸，矫正胸椎右侧凸；提起左下肢可使骨盆右倾引起腰椎右凸，矫正腰椎左侧凸；同时进行上述动作，可矫正胸右腰左的双侧凸。在编排体操时应重视多样性和兴趣性，提高患者参与性。

（二）适应证与禁忌证

1. 适应证　多用于脊椎侧凸 cobb 角小于 20°的患者，重点锻炼凸侧肌肉，可配合使用矫形器进行训练。

2. 禁忌证　无绝对禁忌证，但侧凸大于 45°以上者，一般宜采用矫形器或手术治疗。

（三）设备与用具

徒手或使用牵伸带、弹力球、训练垫、沙袋等。

（四）操作方法和步骤

下面是以脊柱全右凸为例编排的矫正体操，根据体位不同分为四个部分，共 8 节医疗体操。

1. 仰卧位

第一节：仰卧位，左侧上肢向上举，右侧上肢置于体侧，在头部支撑下挺胸及肩部抬离床面，坚持 5~10 秒，然后复原，休息 5 秒，重复 10~20 次（图 17-3）。

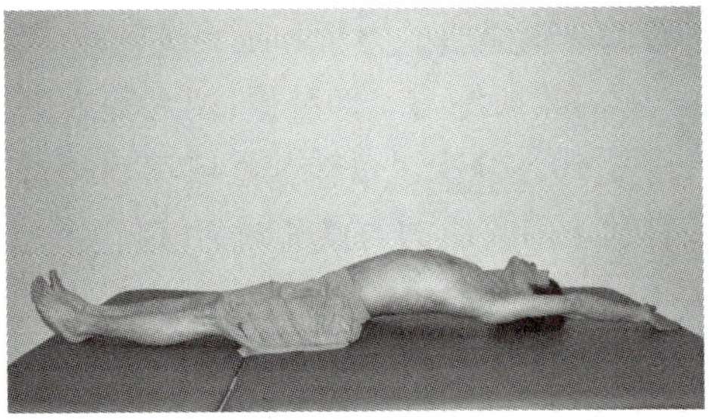

图 17-3　第一节

第二节：体位同前，右腿直腿抬高 30°以上，坚持 5~10 秒，然后复原，休息 5 秒，重复 10~20 次（图 17-4）。

第三节：体位同前，右膝屈曲，足置于床面，抬起臀部，使胸腰部离开床面，同时左腿伸直抬高，两膝同高，坚持 5~10 秒，然后复原，休息 5 秒，重复 10~20 次（图 17-5）。

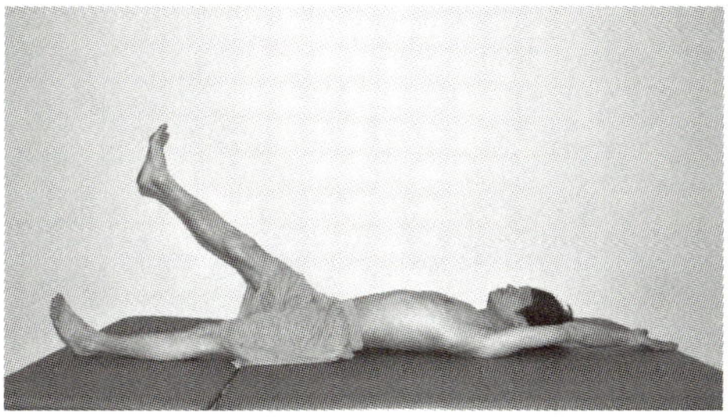

图 17-4　第二节

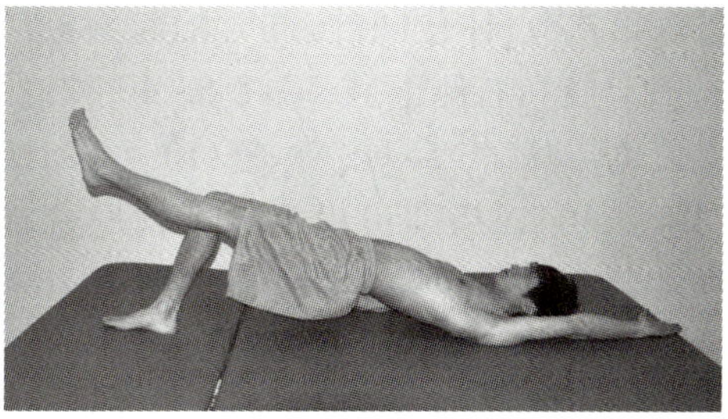

图 17-5　第三节

2. 左侧卧位

第四节:左侧卧位,左侧上肢上举,右侧上肢置于体侧。做头、肩及上胸部抬离床面的动作,然后放下,重复 10~20 次(图 17-6)。可根据患者情况选择在左手放置 1.5~2.5kg 沙袋,以增加负荷。

第五节:体位同前,右侧下肢伸直向上抬起,然后放下,重复 10~20 次(图 17-7)。可根据患者情况选择在右腿踝关节处放置 1.5~2.5kg 沙袋,以增加负荷。

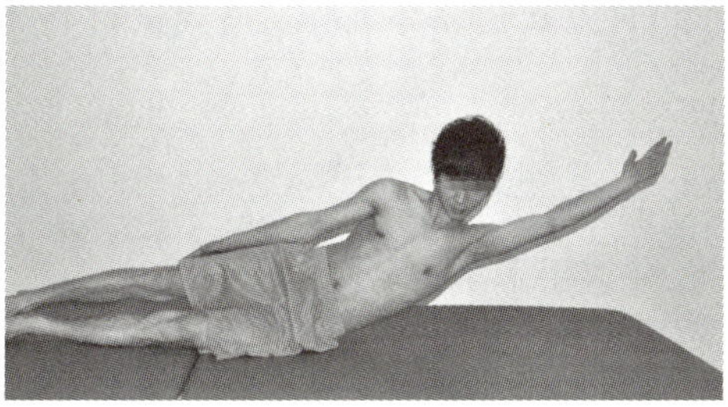

图 17-6　第四节

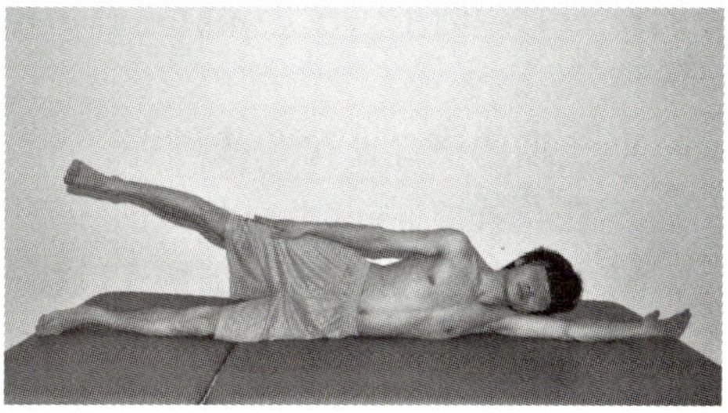

图 17-7　第五节

3. 俯卧位

第六节:俯卧位,左侧上肢上举,右侧上肢置于体侧。使头、肩和左侧上肢做抬离床面的动作,坚持 5~10 秒,然后复原,休息 5 秒,重复 10~20 次(图 17-8)。可根据患者情况选择在左手放置 1.5~2.5kg 沙袋,以增加负荷。

第七节:体位同前,做右侧下肢伸直抬起动作,坚持 5~10 秒,然后复原,休息 5 秒,重复 10~20 次(图 17-9)。可根据患者情况选择在右腿踝关节处放置 1.5~2.5kg 沙袋,以增加负荷。

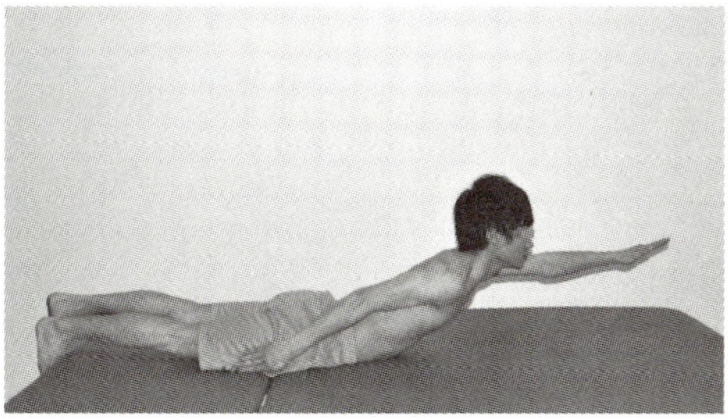

图 17-8　第六节

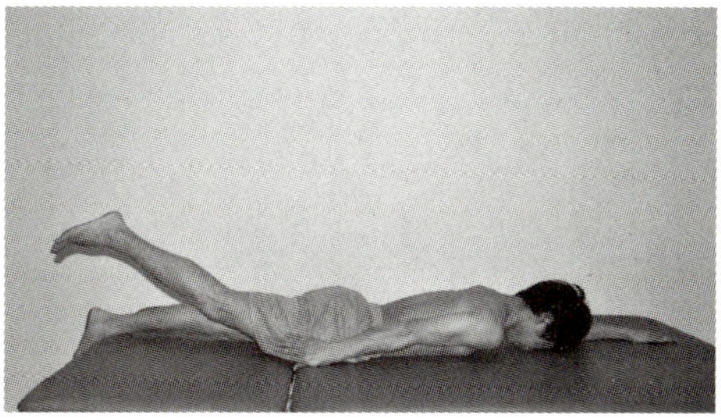

图 17-9　第七节

第八节：体位同前，同时抬起头、肩、左侧上肢和右侧下肢，坚持5~10秒，然后复原，休息5秒，重复10~20次（图17-10）。后期可根据患者情况选择在左手和右腿踝关节处放置1.5~2.5kg沙袋，以增加负荷。

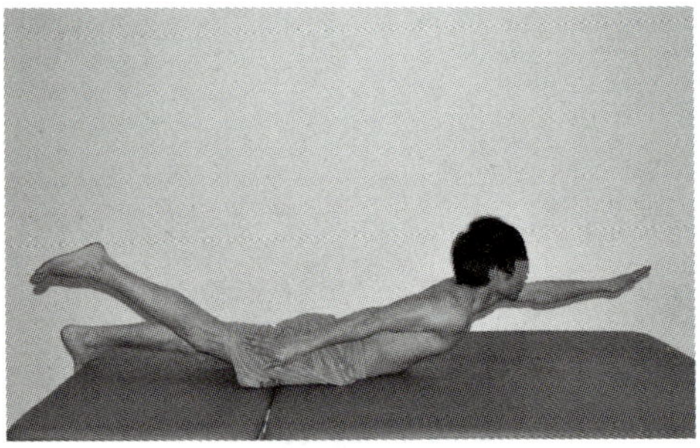

图17-10 第八节

以上体操是针对脊柱全右凸畸形，如果为全左凸畸形，以上所有动作和体位相反。

（五）注意事项

1. 注意动作左右侧的选择，由简到繁、由易到难。训练后脊柱局部疼痛加重时，应减少运动强度。在做矫正体操时动作要力求正确，否则达不到矫正目的。其中，练习第四、五节时每个动作需坚持30秒。

2. 做矫正操时应长期坚持，并将主动与被动的矫正结合起来练习。较大曲度的侧凸，即使在骨成熟后也应坚持训练。

3. 日常生活中应注意养成正确体位姿势，同时应配合姿势训练。适当进行心肺功能训练。

4. 定期体格检查和X线检查。

5. 在与矫形器配合使用时，训练完毕后应立即穿戴矫形器。

6. 对于侧凸角度大者，训练15次若无效果，建议手术矫治。

（税晓平）

扫一扫 测一测

复习思考题

1. 医疗体操的定义、特点和编排原则是什么，临床上应如何分级应用？
2. 偏瘫医疗体操的编排原则是什么？
3. 颈椎病医疗体操编排的注意事项是什么？

第十八章

麦肯基力学疗法

PPT 课件

18章PPT

扫一扫
知重点

学习要点

麦肯基力学疗法的理论基础及检查方法；颈椎、胸椎、腰椎的治疗技术与临床运用；脊柱三大综合征及其治疗技术；麦肯基力学疗法的适应证与禁忌证。

第一节 概 述

麦肯基力学诊断治疗方法是20世纪50年代由新西兰的物理治疗师麦肯基(Robin Mckenzie)创立和逐渐完善的。

麦肯基力学诊断治疗方法(简称麦肯基疗法)是针对人体脊柱和四肢疼痛和(或)活动受限的力学原因进行分析和诊断，并用恰当的力学方法进行治疗的体系。其自成体系的力学诊断理论和治疗技术独具特色，并获得国际康复治疗界的认可。

一、理论基础

(一) 疼痛

1. 疼痛的定义　疼痛是临床上最常见的症状之一，是患者寻求诊治的主要原因。疼痛是指在人体组织处于损伤，或潜在损伤，或被认为损伤时，人主观的一种不舒适感觉和情感的体验。疼痛是大脑皮质的感觉，它不仅是伤害感觉系统本身的生理性反应，也受情感、认知、遗传、环境和社会等诸多因素的影响。

2. 疼痛感觉的传导途径　疼痛的感觉经伤害感受系统传导。伤害感受系统功能正常时，能提醒人的某些组织正临近危险，或者某些组织正在或已经损伤。伤害感受系统包括：伤害感受器、传入神经Aδ纤维和C纤维、背根神经节、脊髓背角、脑干、丘脑、大脑皮质。伤害感受器由损伤刺激激活，并激发伤害感觉系统，将伤害信号经周围神经和中枢神经传递至大脑皮质，使人能感受到疼痛。在伤害刺激的传递途径中，信息可被调节，即中枢神经系统可以对伤害刺激引起的传入冲动进行抑制或兴奋。

3. 伤害感受器　伤害感受器是机体感受伤害刺激的感受器，可由机械、化学及温度等因素所激活。当机械性力量、化学物质浓度或温度等增大到引起组织损伤的程度时，即可激活伤害感受器，产生疼痛。伤害感受器的生理功能在于对伤害刺激的警示。

人体伤害感受器的分布较为广泛。骨膜、小关节的关节囊、肌肉(包括其附着点)、筋膜和皮肤中均存在伤害感受器。脊柱韧带中,后纵韧带的伤害感受器分布密度较大,前纵韧带、棘间韧带和棘上韧带的伤害感受器则较少,黄韧带的伤害感受器最少。此外,纤维环外层也存有伤害感受器。

4. 化学性疼痛　当组织受损伤或有炎症反应时,组织中的组胺、缓激肽、5-羟色胺、乙酰胆碱、氢离子和钾离子等化学物质的浓度超过化学性伤害感受器的阈值时,感受器被激活,产生疼痛。由于化学物质均匀分散在组织中,其产生的疼痛常常表现为持续性。

5. 机械性疼痛　是由外力引起伤害感受器的紧张、变形所致。其特点为:任何方向的活动过度或在活动终点位置长时间保持可引起即时疼痛,外力终止则疼痛消失。例如"弯指综合征"(bent finger syndrome):当将一正常的手指用力向手背方向弯曲到一定程度即可感到手指被牵伸区域的疼痛,一旦解除对手指的压力,疼痛即可消失,这就是所谓的机械性疼痛。

6. 创伤性疼痛　创伤所致疼痛常常是机械性疼痛和化学性疼痛相结合的共同产物。不同的创伤阶段,疼痛机制不同。例如在损伤初始,过度的力学刺激可导致损伤并产生疼痛;创伤后,继发的炎症反应形成的化学刺激则产生持续性疼痛;而在纤维胶原修复的痊愈阶段,缩短的瘢痕可产生一定的牵拉并引起物理性疼痛。

7. 化学性疼痛和机械性疼痛的区别　尽管疼痛的机制尚未被充分认识,但是,确定疼痛性质对制订止痛治疗方案至关重要。化学性疼痛与物理性疼痛的鉴别,对于麦肯基力学诊断与治疗有着重要意义。

(1)化学性疼痛与化学物质的局部浸润有关,疼痛呈持续性。任何方向的受力均可导致疼痛加重;受力减少可使疼痛缓解,但是不会完全消除。而机械性疼痛常常与力的方向和程度有关,疼痛多呈间断性。仅某一动作或某一体位时疼痛出现加重,而在不受力的情况下疼痛可出现缓解和消失。

(2)化学性疼痛与炎症有密切关系,对一般消炎镇痛药敏感;物理性疼痛常常与受力的强度和方向有关,且通常对消炎镇痛药不敏感。

(二)椎间盘模型

1. 动态间盘模型　反复脊柱运动后,许多患者疼痛的部位和程度很快发生变化,可出现症状的改善或加重。基于基础研究和这些现象,Mckenzie 首先提出了动态间盘模型的理论,即:脊柱进行某一方向的反复运动时,对于运动节段的椎间盘产生了非对称性的挤压力,使得出现移位的脊柱结构获得恢复。这种活动改变了椎间盘及周围关节和结构的力学特性和张力,从而使运动中的受力正常化,并使临床症状改善。

2. 椎间盘结构、作用与运动　椎间盘由纤维环、髓核和软骨板组成。纤维环由软骨细胞和纤维组成,排列成同心的环层,每层与邻层之间纤维走行方向呈 120°交叉。这样的排列方式可以让椎间盘有效抵抗不同方向的扭转应力。纤维环与椎体牢固地连接,是髓核的保护壁。纤维环前厚后薄,后外侧最弱。髓核是黏胶状,由黏多糖和胶原纤维组成,含大量水分。这样的结构让椎间盘具有良好的流体力学性能,能将应力均匀地分散,减少应力集中和损伤。

椎间盘随着衰老逐渐退变。年轻时椎间盘含水量高,压力向各方向传递均匀,缓冲作用好。随着年龄增长,椎间盘含水量下降,间盘高度降低。压力向各方向传递不同时，在纤维环内层可出现应力集中，引起由内向外的放射状或环状裂缝，而髓核则由裂缝膨出或突出。当髓核中水分进一步下降与纤维环形成一体而同时运动时，髓核突出和脱出的发生率下降。

髓核突出可引起局部组织炎症水肿，并可能直接挤压神经根，产生物理性或化学性疼痛。根据目前的研究提示，大部分腰腿疼痛表现出明显的物理性疼痛特征，通过 Mckenzie 力学治疗可以获得良好的效果。

椎间盘是脊柱可弯曲的重要因素。相邻两个椎体加上其间的椎间盘构成一个功能单位(functional unit)。椎间关节有 4 个轴向的活动，即压缩和分离、前屈和后伸、左右侧屈和左右旋转。脊柱不同方向的运动对椎间盘的作用不同。当椎间盘分离运动时，如从直立位变为平卧位，椎间盘产生相对分离运动，此时椎间盘压力最小。直立时，椎间盘被压缩，内部压力增加。同时进行屈曲、伸展时，压力可不同程度地进一步增加。脊柱屈曲时，剪切力增加，纤维环前部放松，纤维环后部被拉紧，髓核向后移动；脊柱伸展时，剪切力减低，纤维环后部放松和膨出，纤维环前部拉紧，髓核向前移动。脊柱侧屈时，屈向侧纤维环松弛，对侧纤维环紧张，髓核向对侧移动。当脊柱旋转时，椎间盘同向排列的纤维环被拉紧，内部压力增加。

（三）脊柱的解剖结构与生物力学

1. 颈椎解剖与生物力学　正常的颈椎曲度凸向前，共 7 节。枕骨～C_1 和 C_1～C_2 节段无椎间盘，C_2～T_1 各节段之间有椎间盘。

上下关节突关节是位于椎体后方上下关节突之间的关节。他们的关节负重少，其主要功能在于维持椎体稳定、引导关节运动。颈椎上下关节突关节的方向是前上方-后下方，使得颈椎较脊椎其他节段前后平移的幅度更大，且具有较好的稳定性。上下关节突关节的退变导致运动不平滑、运动过度或异常运动。

颈椎上下关节突关节的关节面为倾斜的平面，椎间盘较厚，可做各个方向的运动，运动幅度较大。颈椎活动范围的正常值为：屈曲 0°～60°，伸展 0°～50°，旋转 0°～70°，侧屈 0°～50°。

颈椎各个方向运动时发生的生物力学变化如下：

(1)屈曲

1)上颈椎——枕骨/寰椎/枢椎：①在寰椎上关节面上，枕骨向前转动，同时枕骨粗隆向后滑动。这一活动主要构成了点头运动。②枕骨和寰椎后弓之间的空间增大，寰椎后弓与枢椎大棘突之间的空间增大。③齿状突和寰椎前弓之间少量分离，该关节上方轻度张开。横韧带限制该分离。④后方韧带结构紧张(后纵韧带、黄韧带、棘间韧带、棘上韧带等)，前方韧带结构(前纵韧带)松弛。⑤脊髓、硬膜和神经根被拉长和牵伸。

2)下颈椎——C_2～T_1：①上下关节突关节面分离，上椎体的下关节面在下椎体的上关节面上向上向前滑动；②椎间盘纤维环前部结构放松，后部被牵拉；③椎间盘髓核向后移动；④椎管被拉长，椎管管径增加；⑤脊髓、硬膜和神经根被牵伸，椎间孔张开；⑥上椎体相对于下椎体轻度前移。

(2)伸展

1)上颈椎：①在寰椎上关节面上，枕骨向后转动，同时枕骨粗隆向前滑动；②寰枢椎之间的双凸面关节面，寰椎绕枢椎向后转动；③枕骨和寰椎后弓之间的空间减小，寰

椎后弓与 C_2 棘突靠近;④齿状突和寰椎前弓之间分离,该关节下方轻度张开;⑤前方韧带结构紧张(前纵韧带),后方韧带放松(后纵韧带、棘间韧带、棘上韧带、黄韧带等);⑥椎管短缩,其间的结构松弛。

2)下颈椎:①上下关节突关节面靠近,上椎体的下关节面在下椎体的上关节面上向下向后滑动;②椎间盘纤维环后部放松、受挤压;③椎间盘纤维环前部被牵拉;④椎间盘髓核向前移动;⑤前方韧带等结构受牵伸,而后方韧带等结构松弛;⑥椎管短缩,其间内容物放松,椎管内轻度折叠(如黄韧带、后纵韧带);⑦上椎体相对于下椎体轻度向后移动;⑧椎间孔变窄,椎管管径减少。

(3)前突:前突是上颈椎伸展和下颈椎屈曲。具体生物力学变化参照屈曲和伸展活动中的描述。与头颈伸展动作比较,前突时上颈椎多伸展 10°。

(4)后缩:后缩时上颈椎屈曲,下颈椎伸展。具体生物力学变化参照屈曲和伸展活动中的描述。与头颈屈曲动作比较,后缩时上颈椎多屈曲 10°。颈椎前凸增加,在 C_5~C_6 和 C_6~C_7 最明显。

(5)侧屈

1)上颈椎:①枕骨向同侧侧屈,向对侧旋转;②寰椎相对枢椎有轻度侧方运动;③齿枕韧带张力增加后,枢椎向同侧旋转。

2)下颈椎:①对侧上下关节突关节分离(前上滑动),同侧上下关节突关节靠近(后下滑动);②对侧纤维环后侧方受牵伸,同侧放松;③髓核移向对侧(凸侧);④对侧椎间孔增大,同侧(凹侧)椎间减小。

(6)旋转

1)上颈椎:①枕骨/寰椎关节轻度向同侧旋转,向对侧侧屈;②寰椎绕齿状突向同侧旋转,大约 50%的旋转发生在这个节段;③寰椎旋转时椎管和内容物成角度,减小了椎管的容积;④双侧的椎动脉在椎动脉孔中受牵拉;⑤对侧的椎动脉在穿过枢椎横突孔时扭曲;⑥在转动终点有轻度寰枢椎纵向靠近。

2)下颈椎:与侧屈相同,即同侧侧屈伴旋转,运动平面从前上方向后下方。

2. 胸椎的解剖和生物力学　胸椎共 12 节,12 个椎体体积从上向下逐渐增大,横断面呈心形,相邻椎体之间有椎间盘、前纵韧带、后纵韧带、黄韧带等结构连接。正常的胸椎曲度凸向后。胸椎与肋骨相连接,椎间盘较薄,上下关节突关节的关节面呈冠状位,棘突呈叠瓦状,使得胸椎的运动幅度大大受限。正常胸椎活动范围为:屈曲 0°~30°,伸展 0°~20°,旋转 0°~40°。

胸椎各方向运动时可产生如下生物力学变化:

(1)屈曲:①椎体前缘靠近,后缘分开;②剪切力增大;③后纵韧带、黄韧带等后方韧带和软组织受牵伸;④前纵韧带等前方结构放松;⑤上下关节突关节面分离;⑥椎间盘纤维环前壁放松;⑦椎间盘纤维环后壁紧张;⑧椎间盘髓核向后移动;⑨椎间孔增大。

(2)伸展:①椎体前缘分开,后缘靠近;②剪切力减小;③后纵韧带、黄韧带等后方韧带和软组织放松;④前纵韧带等前方结构紧张;⑤上下关节突关节面靠近;⑥椎间盘纤维环前壁紧张;⑦椎间盘纤维环后壁放松;⑧椎间盘髓核向前移动;⑨椎间孔减小。

(3)旋转:①转向侧上下关节突关节靠近,对侧上下关节突关节分离;②同侧纤维环后侧方放松,对侧纤维环后侧方受牵伸;③髓核移向对侧。

3. 腰椎的解剖和生物力学 腰椎位于活动度较小的胸椎和骶骨之间，是躯干活动的中枢。腰椎共 5 节，椎体粗壮，横断面呈肾形，椎孔大，呈三角形。上下关节突关节的关节面呈矢状位。椎体之间的连接结构包括：椎间盘、前纵韧带、后纵韧带、黄韧带、棘上韧带、棘间韧带等。正常的腰曲凸向前。腰椎间盘很厚，可做较灵活的运动，但矢状位的关节突关节面限制了它的旋转运动。正常腰椎活动范围为：屈曲 0°~50°，伸展 0°~30°，旋转 0°~30°，侧屈 0°~40°。

腰椎各个方向运动时的生物力学变化如下：

（1）屈曲：①椎体前缘靠近，后缘分开；②剪切力增大；③后纵韧带、黄韧带等后方韧带和软组织受牵伸，前纵韧带等前方结构放松；④上下关节突关节面分离；⑤椎间盘纤维环前壁放松，椎间盘纤维环后壁紧张；⑥椎间盘髓核向后移动；⑦椎间孔增大，椎管管径增大。

（2）伸展：①椎体前缘分开，后缘靠近；②剪切力减小；③后纵韧带、黄韧带等后方韧带和软组织放松，前纵韧带等前方结构紧张；④上下关节突关节面靠近；⑤椎间盘纤维环前壁紧张，后壁放松；⑥椎间盘髓核向前移动；⑦椎间孔减小，椎管管径减小。

（3）侧屈：①转向侧上下关节突关节靠近，对侧上下关节突关节分离；②转向侧纤维环后侧方放松，对侧纤维环后侧方受牵伸；③髓核移向对侧。

二、麦肯基检查方法

麦肯基力学诊断治疗方法是从对患者的评定开始的。从患者处获取有价值的、准确的、完整的病史是 Mckenzie 临床综合征分类的基础，也是力学治疗的基础。

（一）病史采集

疼痛的诱发原因，发病时疼痛的部位（如腰、臀、小腿、足部等）、程度、性质，有无远端牵涉痛，发病至今疼痛部位有无变化，有无伴随症状（感觉异常），疼痛是间歇性还是持续性，疼痛的加重因素和缓解因素，24 小时变化情况，对治疗的反应等。

在 Mckenzie 力学检查中，需要强调体位姿势和运动方向与疼痛的关系：日常的工作姿势或方式是导致疼痛的重要因素。比如办公室伏案工作人员常常出现久坐后疼痛加重。问诊中需要了解不同体位（卧位、坐位、站立等）对症状的影响。对于大部分人群，腰椎出现屈曲的姿势或运动常常加重疼痛，而反向的姿势或运动常会获得缓解。这些信息可以从患者的问诊中获得，并为制订客观的检查计划提供线索和依据。

（二）客观检查

根据病史，治疗师可以获得大量的信息。比如疼痛的原因、性质、力学特性等。基于这些信息，治疗师可以制订体格检查计划。除了按照基本骨骼肌肉功能障碍进行评估外，还需要按照 Mckenzie 的理论技术进行力学评估。运动试验是麦肯基评定系统中最关键的部分，通过运动试验来进一步明确患者的力学诊断。进行运动试验时，在每一个新的运动开始前，一定要明确患者当时症状的程度和部位，以当时的症状为基准，与运动后相比较，才能准确判定每个运动方向对症状的影响。

1. 术语介绍 用以下术语对运动试验后症状的变化进行描述：

（1）加重：运动中原有症状程度加重。

（2）减轻：运动中原有症状程度减轻。

（3）产生：运动前无症状，运动中出现与平时不同的症状。

(4)消失:运动中症状消失。

(5)向心化:运动中症状的部位从外周(四肢)向脊柱中心区缩小的变化。

(6)外周化:运动中症状的部位从中心区域向肢体远端扩展的变化。

(7)变化:运动中原有症状的程度和部位的变化。

(8)好转维持:运动中发生了减轻、消失、向心化等现象,而且这些变化在运动后能够持续存在。

(9)好转不维持:运动中发生了减轻、消失、向心化等现象,但在运动后又恢复至运动前的基准。

(10)加重维持:运动中发生了加重、产生、外周化等现象,而且这些变化在运动后仍然持续存在。

(11)加重不维持:运动中发生了加重、产生、外周化等现象,但在运动后又恢复至运动前的基准。

2. 向心化与外周化现象及意义　向心化现象指的是症状从外周(四肢)向脊柱中心区域缩小的现象,是症状改善的表现;外周化现象指的是症状从脊柱中心区域向外周扩散的现象,被认为是症状加重的表现。向心化和外周化最早被 Mckenzie 描述,并用于对疼痛的评估和治疗中,是反映疼痛好转或加重的重要指标。

3. 颈椎运动试验的顺序　坐位前突→坐位反复前突→坐位后缩→坐位反复后缩→坐位后缩加伸展→坐位反复后缩加伸展→卧位后缩→卧位反复后缩→卧位后缩加伸展→卧位反复后缩加伸展→坐位侧屈→坐位反复侧屈→坐位旋转→坐位反复旋转。

4. 胸椎运动试验的顺序　坐位屈曲→坐位反复屈曲→坐位伸展→坐位反复伸展→俯卧位伸展→俯卧位反复伸展→仰卧位伸展→仰卧位反复伸展→坐位旋转→坐位反复旋转。

5. 腰椎运动试验的顺序　站立位屈曲→站立位反复屈曲→站立位伸展→站立位反复伸展→卧位屈曲→卧位反复屈曲→卧位伸展→卧位反复伸展→站立位侧方滑动→站立位反复侧方滑动。

(三) 静态试验

对于多数患者,在进行运动试验时可以发现某个运动方向对患者的症状有影响,并根据运动试验的结果进行诊断和决定治疗方案。但如果各个方向的运动都不能影响患者的症状,则需要进行静态试验。静态试验是让患者维持在受累脊柱节段某个方向的终点位置 3 分钟,观察患者的症状有无变化。

1. 颈椎静态试验　前突体位、后缩体位、屈曲体位、伸展体位。

2. 胸椎静态试验　屈曲位、伸展位、旋转位。

3. 腰椎静态试验　弓背坐姿、挺直坐姿、弓背站立、挺直站立、俯卧腰椎伸展位、直腿坐位。

(四) 麦肯基力学诊断

根据上述序列不同部位 Mckenzie 力学评估的表现,将会对患者的疼痛进行诊断,包括:移位综合征(derangement syndrome),功能障碍综合征(dysfunction syndrome)和姿势综合征(posture syndrome)。

1. 移位综合征　三种综合征中最常见的类型。其机制目前尚不明确,而且临床表现各异，变化较多。反复运动可以引起症状的加重或减轻，关节活动范围的减少或增大，症状的外周化或向心化。根据患者对重复运动方向的反应（加重或减轻），移位综合征还可被进一步分为前向、后向及侧向等。据此，可有相对应的力学治疗原则。例如对于大多数患者，可通过重复伸展的运动来实现症状缓解和功能改善。

2. 功能障碍综合征　其发生与组织损伤后的不完整修复有关。此时局部存在组织挛缩、粘连等改变。临床可表现为运动末端时的疼痛，应力降低则症状缓解或消除。牵拉治疗可以缓解症状。其他方向的运动不会加重或缓解症状。

3. 姿势综合征　是一类尚不存在病理改变的类型。只发生于年轻人。由于在某一姿势工作过久出现疼痛。姿势改变可以让症状消失并不再重现。

（五）其他检查

为了明确诊断，必要时进行感觉、运动、反射等检查。在诊断不明确时，应对邻近关节进行检查，如髋关节、骶髂关节、肩胛、肩关节等，以明确是否存在四肢关节病变。为了明确某些问题，影像学检查也是必不可少的。

三、适应证与禁忌证

应用 Mckenzie 方法对患者进行治疗的关键是诊断。当患者第一次就诊时，首先要了解患者的现病史、疼痛特点、既往史、手术外伤史等，然后根据患者的耐受情况，对患者进行各个方向的运动试验及其他检查，得出初步诊断。如果初步诊断为三大力学综合征其中之一，可以应用麦肯基方法治疗；如果初步诊断不符合力学综合征，患者临床表现不典型，需要进一步检查以明确诊断。

尽管按照 Mckenzie 治疗技术的要求进行诊断和治疗具有较高的安全性。但是为了能够减少在治疗过程中存在的风险，治疗师需要了解力学治疗的禁忌证。如果患者为绝对禁忌证，不应对该患者进行力学评测；如果患者尚未明确诊断出严重的病理变化，在进行力学评测时，其症状变化不符合力学特征，可及时进一步检查；如果患者有相对禁忌证，在评测过程中需格外小心，在试图应用力学治疗方法时，特别需要注意力的大小，并格外关注患者的症状在力的作用下的变化。

1. 适应证　符合麦肯基诊断、分类的颈、胸、腰痛。

2. 绝对禁忌证　原发或继发恶性肿瘤，不能排除风险者；局部各种感染；中枢神经受累（脊髓受压体征、马尾病灶等）；骨折、脱位和韧带撕裂等骨关节肌肉系统不稳定因素；血管性疾病尚未稳定，如冠心病、严重高血压等。

3. 相对禁忌证　轻至中度骨质疏松，无并发症；结构性/先天性疾病；局部韧带松弛并可能影响治疗；妊娠，尤其是最后 2 个月；存在未控制的精神性或行为性疾病；近期重大创伤，影响力学诊断和治疗时；局部近期手术后；服用止痛药后，在止痛效应期内；严重疼痛，不能活动。

第二节　麦肯基力学疗法治疗技术

麦肯基疗法需要基于临床评定和力学诊断，同时密切关注治疗的反应。以下治疗技术为力学治疗中主要运用的方法，需要结合评定结果及治疗反应进行决策和调整。

一、颈椎

（一）坐位后缩（治疗技术 1）

1. 坐位后缩　基本动作。

操作方法：患者高靠背椅坐位，腰背部有良好支撑使腰椎前凸。患者头部尽可能地向后运动，达到最大范围，在终点停留瞬间后放松回到起始位（图 18-1）。有节律地重复，争取每次重复时运动幅度能进一步增加。注意在运动过程中头部必须保持水平，双眼平视前方。

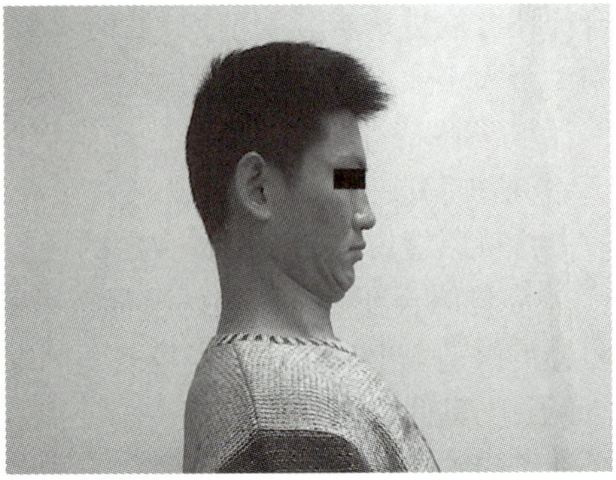
图 18-1　坐位后缩基本动作

技术类型：患者自我运动。

2. 力的升级　坐位后缩自我加压。

操作方法：起始方法同前。患者先进行后缩运动，如前所述，在运动范围终点时让患者用单手或双手在颏部加压（图 18-2）。

技术类型：患者自我运动。

3. 力的升级　坐位后缩治疗师过度加压。

操作方法：同前。治疗师站在患者身旁，一只手放在患者 $T_1 \sim T_2$ 椎体上保持躯干稳定，另一只手从患者的下颏处加压。患者进行后缩运动，达到运动范围终点时，治疗师双手相向用力加压（图 18-3）。

技术类型：治疗师治疗技术。

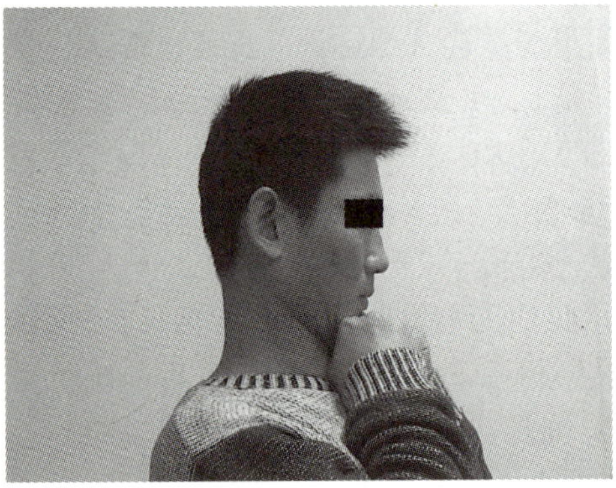
图 18-2　坐位后缩自我加压

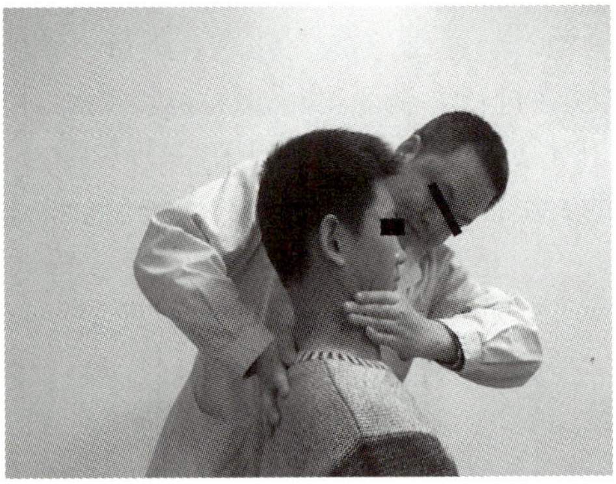
图 18-3　坐位后缩治疗师加压

坐位后缩技术主要适用于下颈段后向移位综合征、上颈段屈曲功能不良综合征、下颈段伸展功能不良综合征。

（二）坐位后缩加伸展（治疗技术 2）

1. 坐位后缩加伸展　基本动作。

操作方法：同治疗技术 1。患者先进行后缩运动至最大范围，方法如治疗技术 1 中所述，从后缩位开始缓慢小心地进行头颈部全范围的伸展。在伸展终点停留 1 秒钟后，缓慢地回到起始位（图 18-4）。有节律地重复。

技术类型：患者自我运动。

2. 力的升级　坐位后缩伸展自我加压。

操作方法：同前。在后缩加伸展至最大范围后，在伸展终点位进行小幅度的左右旋转 4~5 次，在旋转的过程中进一步加大头颈伸展幅度（图 18-5）。

技术类型：患者自我运动。

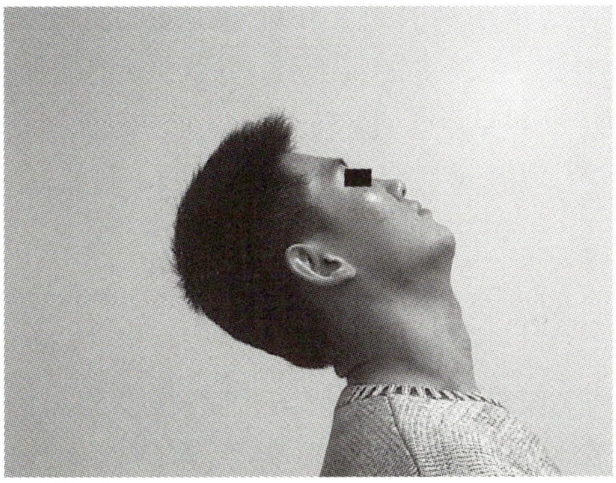

图 18-4　坐位后缩加伸展

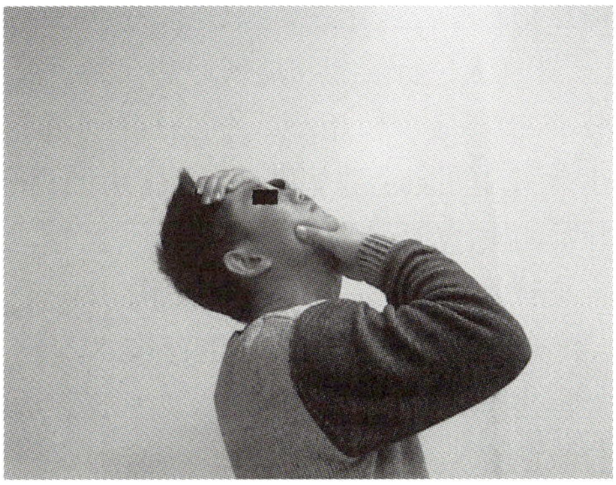

图 18-5　坐位后缩伸展自我加压

坐位后伸加伸展技术适用于下颈段后向移位综合征、伸展功能不良综合征。

（三）仰卧位后缩加伸展（治疗技术 3）

1. 仰卧位后缩

操作方法：患者仰卧位，用枕部和下颏部同时尽量下压，达到后缩的效果，至后缩终点位后放松，回到起始位。重复数次后如果症状没有加重或外周化，继续下述运动。

技术类型：患者自我运动。

2. 仰卧位后缩加伸展

操作方法：从仰卧位起，让患者将一只手放置枕后，保持仰卧姿势朝头侧移动，使得头颈和肩部移至治疗床以外悬空，治疗床的边缘在患者第 3 或第 4 胸椎处。患者先进行充分后缩运动，在最大后缩位将支撑手放开，进行头后仰，让头尽量放松地悬挂在床头旁。1 秒钟后患者用手将头被动地回复至起始位。有节律地重复 5~6 次（图 18-6）。

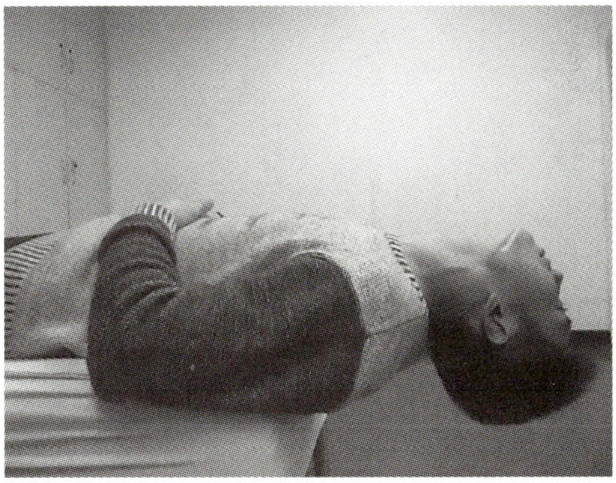

图 18-6　仰卧位后缩加伸展

技术类型：患者自我运动。

3. 力的升级　仰卧位伸展自我加压。

操作方法：后缩和伸展方法同前，在伸展的终点位进行小幅度的左右旋转 4~5 次，在旋转过程中，鼓励患者尽量增大伸展幅度，动作完成后回复至起始位。后缩加伸展加终点位旋转整个过程重复 5~6 次。

技术类型：患者自我运动。

仰卧位后缩加伸展适用于急性或顽固性后向移位综合征、屈曲功能不良综合征。

（四）手法牵引下后缩加伸展和旋转（治疗技术 4）

应用此治疗技术之前，需要排除创伤或其他原因造成的骨折、韧带损伤等，一定要首先进行运动试验，以确保应用此治疗技术的安全性。

操作方法：患者仰卧位，头颈部在治疗床之外如仰卧位伸展时的体位。治疗师支托患者的头颈部，一只手托在患者的枕部，拇指和其余 4 指分开，另一只手置于患者下颏。治疗师双手在支托患者头颈部的同时，轻柔持续地施加牵引力。在维持牵引力的基础上，让患者进行后缩和伸展运动。患者要保持放松。在伸展的终点位，将牵引力缓慢地减小，但不完全松开，然后同治疗技术 2 和治疗技术 3 一样增加旋转。治疗师应在保持很小牵引力的同时，小幅度地旋转患者的头部 4~5 次，以达到更大的伸展角度（图 18-7）。治疗师的操作应该轻柔而缓慢，整个过程密切注意患者症状的变化。通常重复 5~6 次。

技术类型：治疗师治疗技术。

（五）伸展松动术（治疗技术 5）

操作方法：患者俯卧位，双上肢置于体侧。上胸部放置一个枕头，枕头尽量向头侧放。治疗师站在患者身旁。治疗师双拇指置于应治疗节段的棘突两旁，有节律地、双侧对称地加压和放松（图 18-8）。加压时要达到活动范围的终点，在终点维持该压力瞬间后放松，但放松时治疗师的手仍保持与患者皮肤的接触。重复 5 ~ 15 次，力度可逐渐增加，最终达到全范围。

技术类型：治疗师治疗技术。

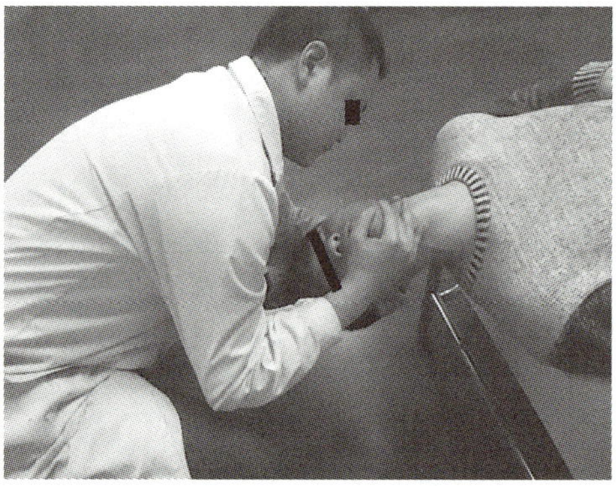

图 18-7　手法牵引下后缩加伸展和旋转

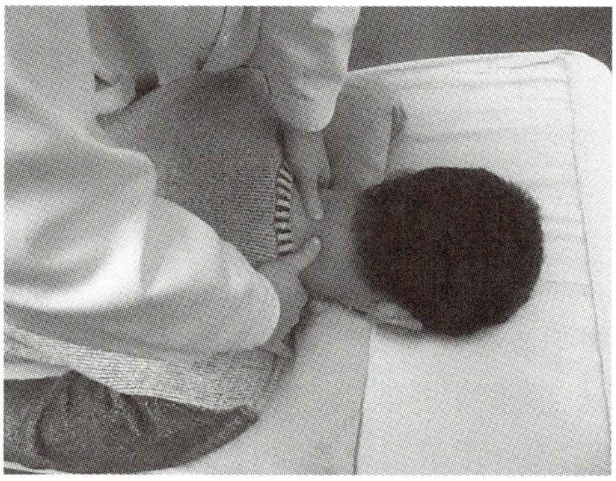

图 18-8　伸展松动术

技术 4、5 主要用于前述治疗效果不佳或有效但效果不能维持的患者。也用于存在颈椎前后向关节僵硬者。

（六）后缩加侧屈（治疗技术 6）

1. 后缩加侧屈　基本动作。

操作技术：患者高靠背椅坐位，腰背部有良好支撑使腰椎前凸。患者先进行后缩，方法同治疗技术 1，在后缩的基础上进行头侧屈运动，在侧屈终点停留 1 秒钟后回复至起始位（图 18-9）。重复 5 ~ 15 次。

技术类型：患者自我运动。

2. 力的升级　侧屈自我过度加压。

操作技术：患者高靠背椅坐位，腰背部有良好支撑使腰椎前凸，一只手抓住椅子以固定躯干,另一只手越过头顶置于对侧耳旁。患者先进行后缩加侧屈,在侧屈达到终点位用头上的手加压侧屈,尽可能至最大范围并停留 1 秒钟后回复至起始位。重复 5~15 次(图 18-10)。

技术类型:患者自我运动。

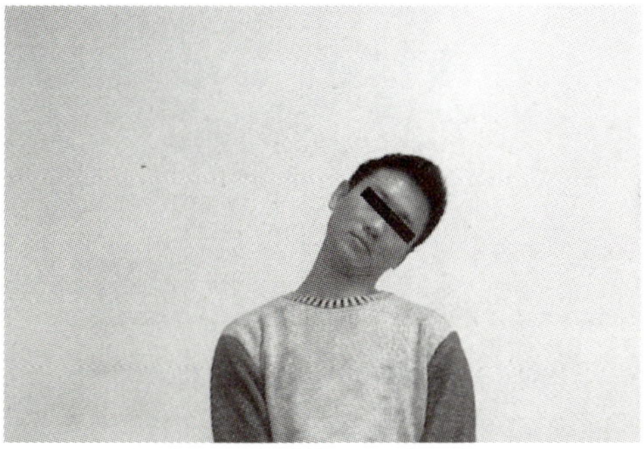

图 18-9 后缩加侧屈基本动作

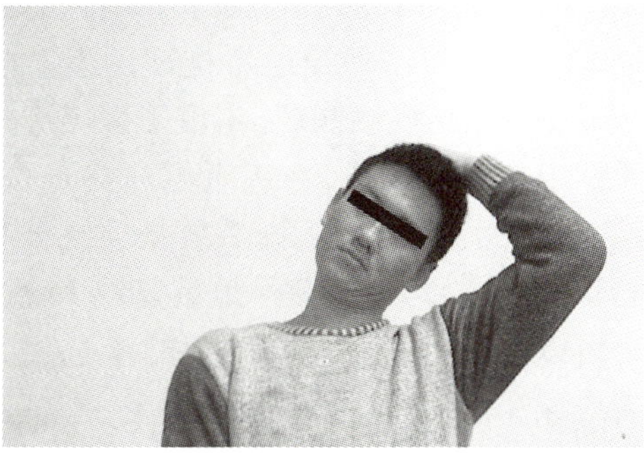

图 18-10 后缩加侧屈并自我加压

后缩加侧屈技术适用于后向及侧向移位综合征、下颈段单侧疼痛、反复伸展运动后放射性症状无缓解的患者。

(七)侧屈松动术和手法(治疗技术 7)

1. 坐位侧屈松动术

(1)坐位侧屈松动术:基本动作。

操作方法:患者高靠背椅坐位,腰背部有良好支撑使腰椎前凸,双手相握放在大腿上。治疗师站在患者身后,一只手放在疼痛侧颈根部,拇指指尖位于棘突旁以固定患者的颈椎,另一只手置于疼痛对侧的耳部用于加压。治疗师一只手固定患者的颈椎,另一只手用力使患者头颈向疼痛侧侧屈,终点位加压,随后回复至起始位(图 18-11)。有节奏地重复 5~15 次,根据患者情况,力度可以逐渐增加。在治疗的全过程,患者应该完全放松。注意在侧屈过程中不要发生明显的旋转和头前突。1 周左右进行 2~3 次侧屈松动术。

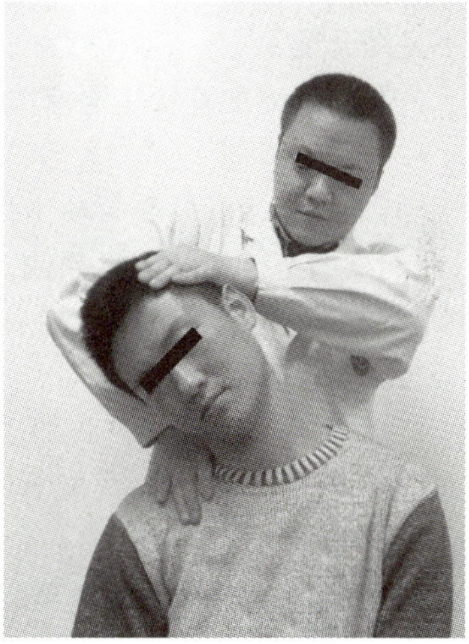

图 18-11 坐位侧屈松动术

技术类型:治疗师治疗技术。

(2)力的升级:坐位侧屈加扳法。

操作方法:同松动术。先进行手法治疗前的安全性检测。应用伸展松动术时,除了判定手法治疗的安全性和必要性外,还要同时确定应该施加手法治疗的节段。在侧屈松动术之后,治疗师过度加压的手在患者侧屈的终点位沿侧屈方向施加一次瞬间、小幅度、快速的力。在治疗的全过程患者应该完全放松。

技术类型:治疗师治疗技术。

2. 仰卧位侧屈松动术

(1)仰卧位侧屈松动术:基本动作。

操作方法:患者放松平卧在床上,头颈部悬在床头以外,由治疗师支托。治疗师站在患者的疼痛侧,一只手从疼痛侧的对侧握住患者的下颏,其前臂环绕在患者的枕部用以支托。另一只手置于颈椎疼痛侧,示指的掌指关节顶在应治疗节段棘突的侧方。治疗师用环绕患者枕部的上肢将患者头颈向疼痛侧侧屈,用位于棘突旁的手固定患者的颈椎,在患者侧屈终点位,治疗师双手用力加压,随后放松回复至起始位(图 18-12)。有节律地重复5~15 次。力可以逐渐地增加。在治疗的全过程患者应该完全放松。

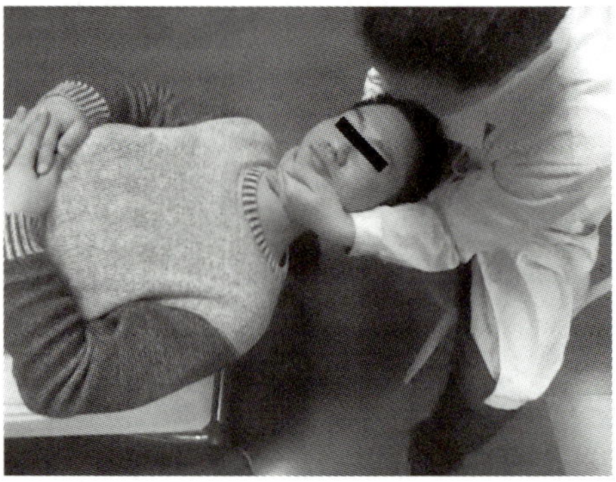

图 18-12 仰卧位侧屈松动术

技术类型:治疗师治疗技术。

(2)力的升级:仰卧位侧屈加扳法。

操作方法:同仰卧位侧屈松动术。先进行仰卧位松动术测试,然后在患者侧屈终点位,治疗师用环绕患者枕部的上肢固定患者头颈部,用棘突旁的示指掌指关节施加一次瞬间、小幅度、快速的力。在治疗的全过程患者应该完全放松。

技术类型:治疗师治疗技术。

侧屈松动术和手法适用于中、下颈段后侧向移位综合征,中、下颈段侧屈、旋转功能不良综合征。

(八) 后缩加旋转(治疗技术 8)

1. 后缩加旋转 基本动作。

操作方法:患者高靠背椅坐位,腰背部有良好支撑使腰椎前凸。患者先做后缩动作,在后缩的基础上转向疼痛侧,旋转过程中注意保持后缩。在后缩旋转的终点位停留 1 秒钟后回复至起始位。整个过程重复 10~15 次。

技术类型:患者自我运动。

2. 力的升级 旋转自我加压。

操作方法:患者高靠背椅坐位,腰背部有良好支撑使腰椎前凸,非疼痛侧手置于脑后,手指达到疼痛侧耳部,疼痛侧手置于下颏。患者后缩并旋转,在后缩旋转终点位双手施加旋转力,1 秒钟后回复至起始位。重复 5~15 次(图 18-13)。

技术类型:患者自我运动。

后缩加旋转适用于颈椎后向移位综合征,颈侧屈、旋转功能不良综合征,疼痛经反复矢状运动无缓解或向心化者,单侧颈源性疼痛屈曲运动无缓解者。

(九) 旋转松动术和手法(治疗技术 9)

1. 坐位旋转松动术

(1)坐位旋转松动术:基本动作。

操作方法:患者高靠背椅坐位,腰背部有良好支撑使腰椎前凸,双手握持放在大腿上。治疗师站在患者身后,一只手放在患者非疼痛侧的肩上,四指在肩前,拇指在应治疗节段的棘突旁,另一只手环绕患者头面部,手的小指侧位于患者的枕骨粗隆下。患者向疼痛侧旋转头部至终点位,治疗师用环绕患者头部的上肢轻轻地施加牵引力,并同时施加旋转力，用棘突旁的拇指固定并施加反作用力，然后回复至起始位（图 18-14）。有节律地重复 5~15 次。

技术类型：治疗师治疗技术。

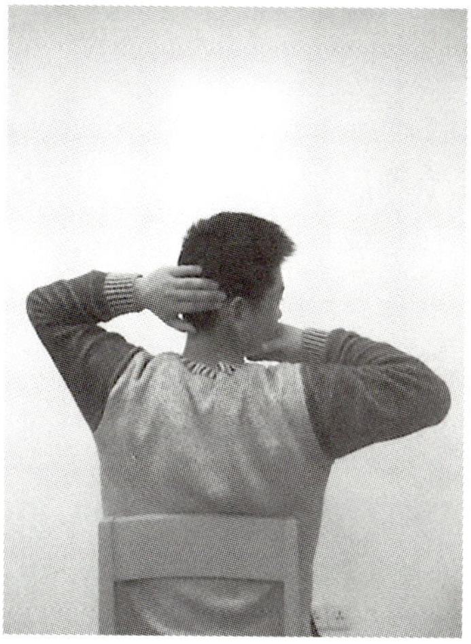

图 18-13　后缩加旋转并自我加压

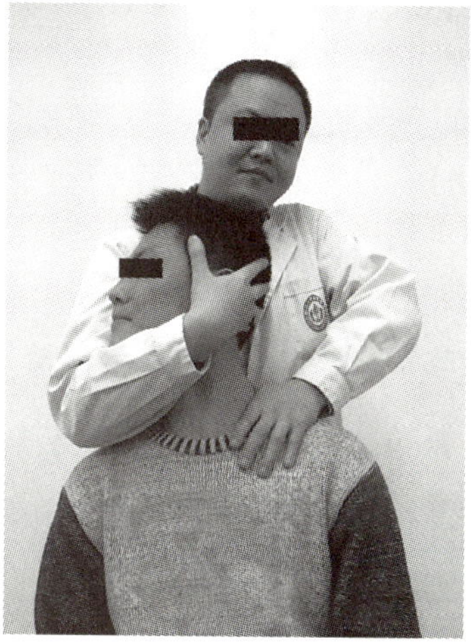

图 18-14　坐位旋转松动术

（2）力的升级：坐位旋转加扳法。

操作方法：同坐位旋转松动术。在旋转松动术确定安全性和治疗节段之后应用。在患者头颈旋转终点位，治疗师用固定患者颈椎的拇指在棘突旁施加一次瞬间、小幅度、快速的猛力。在治疗的全过程患者应该完全放松。

技术类型：治疗师治疗技术。

2. 仰卧位旋转松动术

（1）仰卧位旋转松动术：基本动作。

操作方法：患者仰卧在治疗床上，头颈部在床头以外由治疗师支托。治疗师一前臂支托患者的枕部，手握持患者的下颏，另一只手在患者非疼痛侧的颈部，示指的掌指关节位于疼痛侧的棘突旁。治疗师将患者头颈转向疼痛侧，至终点后停留 1 秒钟，再回复至起始位，有节律地重复（图 18-15）。

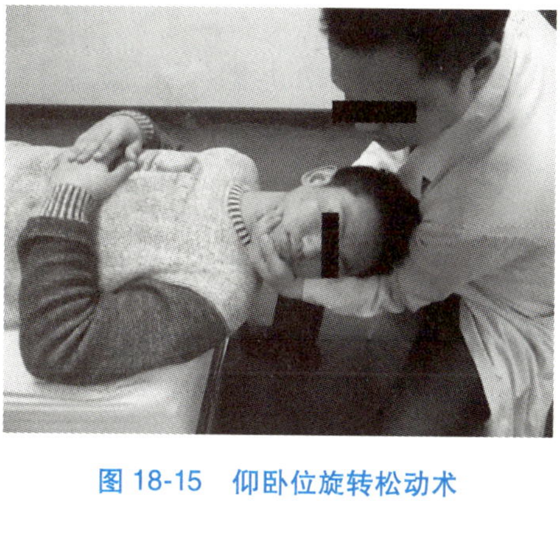

图 18-15　仰卧位旋转松动术

技术类型：治疗师治疗技术。

（2）力的升级：仰卧位旋转手法。

操作方法：即仰卧位旋转加猛力松动术。治疗师先进行松动术，然后在患者头颈旋转终点位，用棘突旁的示指掌指关节施加 1 次瞬间、小幅度、快速的猛力。在治疗的全过程患者应该完全放松。

技术类型：治疗师治疗技术。

旋转松动术和手法适用于上述治疗无效或疗效不能维持的移位综合征、颈段侧屈、旋转功能不良综合征。

（十）屈曲颈椎（治疗技术 10）

1. 屈曲颈椎　基本动作。

操作方法：患者放松坐位，主动低头至下颏接近胸骨，然后回复至起始位，有节律地重复 5~15 次（图 18-16）。

技术类型：患者自我运动。

2. 力的升级　屈曲自我过度加压。

操作方法：患者放松坐位，双手十指交叉置于颈后。患者尽量低头至屈曲颈椎终点位后，双手加压 1 秒钟，然后回复至起始位（图 18-17）。重复 5~15 次。

技术类型：患者自我运动。

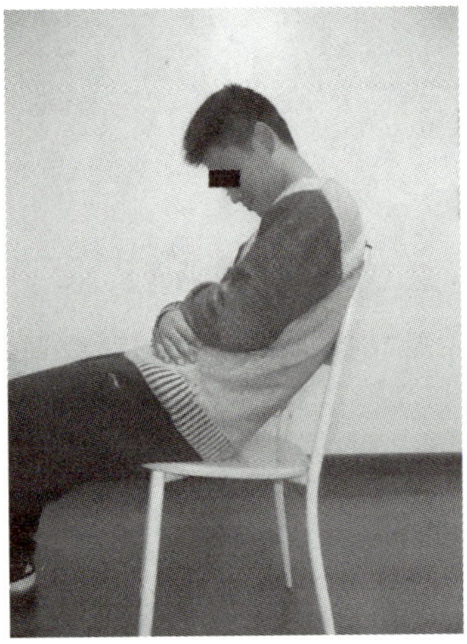

图 18-16　屈曲颈椎基本动作

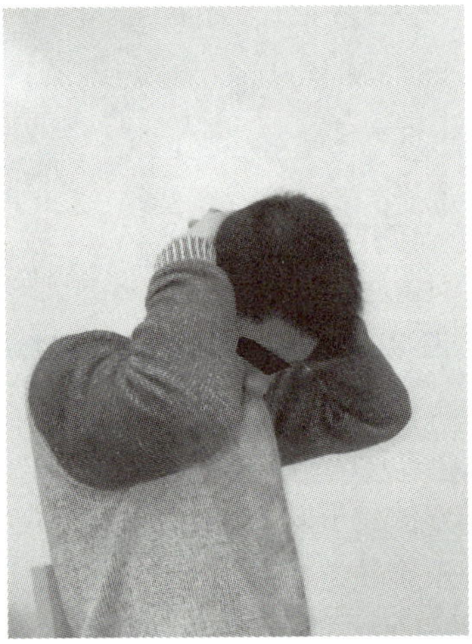

图 18-17　屈曲自我加压

屈曲颈椎适用于前向移位综合征、屈曲功能不良综合征。

（十一）屈曲松动术（治疗技术 11）

操作方法：患者仰卧，头悬于床头以外，治疗师站在患者头侧，用一只手的手掌支托患者枕部，拇指与其余 4 指分别在寰枢椎两侧，另一只手从支托手的下方穿过，手掌向下固定对侧的肩关节。治疗师用支托患者枕部的手用力屈曲患者头颈部，同时用固定肩部的手施加相反的对抗力，使得颈椎处于最大屈曲位，然后回复至起始位，有节律地重复 5~15 次（图 18-18）。

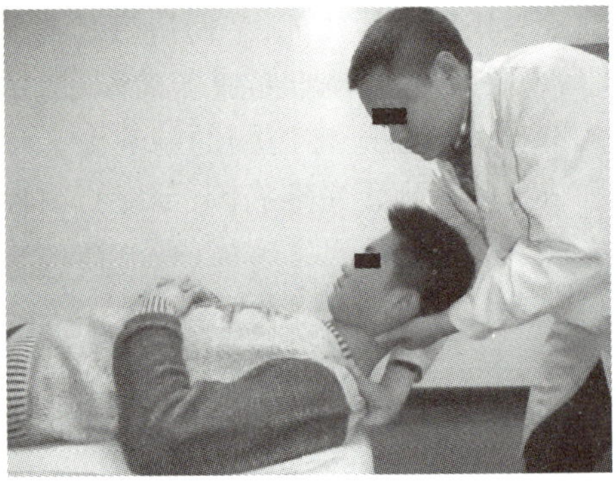

图 18-18　屈曲松动术

技术类型：治疗师治疗技术。

屈曲松动术适用于颈部前向移位综合征、颈屈曲功能不良综合征。

二、胸椎

（一）治疗技术

1. 直坐屈曲（治疗技术 1）

操作方法:患者坐直,双手交叉置于颈后。患者尽可能地弓背屈曲,同时用交叉的双手加压。在弓背屈曲时,从中段颈椎至骶椎,整个脊柱处于屈曲位。一旦达到最大屈曲位,立即回复至直立坐位(图 18-19)。重复 5~15 次。

技术类型:患者自我运动。

2. 卧位伸展(治疗技术 2)

(1)俯卧位伸展

操作方法:患者俯卧,双手掌心朝下,置于肩下。患者双上肢同时用力将上身撑起,注意保持骨盆以下不离开床面。上半身被撑起后再回复到起始位,重复 5~15 次。

技术类型:患者自我运动。

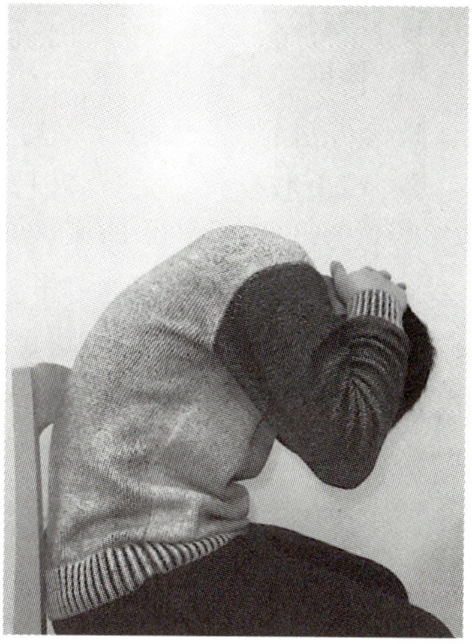

图 18-19　直坐屈曲

(2)仰卧位伸展

操作方法:患者仰卧于治疗床上,T_4 椎体水平以上身体悬于床头以外,用一只手支托头部。患者支托头颈部的手逐渐降低,使得头颈和上胸部伸展至最大范围,1 秒钟后让患者用手支托枕部回复至起始位,重复 5~15 次。

技术类型:患者自我运动。

3. 伸展松动术和手法(治疗技术 3)

(1)伸展松动术:基本动作。

操作方法:患者俯卧位,头转向一侧,双上肢置于体侧。治疗师站在患者身旁,双上肢交叉,双手掌根部放置于相应节段的两侧横突位置。治疗师双上肢均匀对称地用力,然后慢慢地放松,放松时治疗师双手与患者的皮肤仍保持接触。有节律地重复 5~15 次,每一次较前一次力度略增加,根据患者的耐受性和疼痛的变化调整力度。需要时可以在相邻节段进行松动术。

技术类型:治疗师治疗技术。

(2)力的升级:伸展加猛力手法。

操作方法:患者与治疗师的体位同前。必须首先进行松动术并评测其效果。治疗师双手掌根置于应治疗节段的两侧横突上,双上肢伸直,用力将脊柱活动至最大伸展位时,施加一次瞬间、小幅度、快速的力,随后立即松开。

技术类型:治疗师治疗技术。

4. 直坐旋转(治疗技术 4)

操作方法:患者挺直坐位,双手十指相勾置于颏下,双手和双肘抬至与胸同高。患者向疼痛侧旋转身体直至最大旋转角度,然后回复至起始位(图 18-20)。有节律地重复 5~15 次,力度逐渐增大,仿佛用肘撞击身后的物体。

技术类型:患者自我运动。

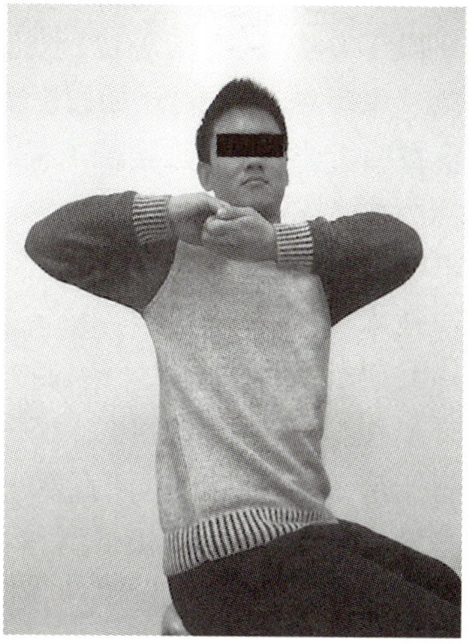

图 18-20　直坐旋转

5. 伸展位旋转松动术和手法(治疗技术5)

(1)伸展位旋转松动术

操作方法:患者俯卧于治疗床上,头转向一侧,双上肢置于体侧。治疗师站在患者身旁,双上肢交叉,双手掌根置于相应节段的两侧横突。治疗师通过一只手掌根向受累节段的一侧横突加压,然后缓慢轻轻地松开,在松开压力的同时,治疗师的另一只手向对侧横突加压。重复这个动作,造成交替旋转。每一次加压力量都较上一次略强,力度根据患者的耐受性和疼痛的变化来确定。重复10~15次后,根据患者的反应确定哪一侧加压可使症状减轻和向心化,提示进一步进行松动术或手法治疗的位置。

技术类型:治疗师治疗技术。

(2)力的升级:伸展位旋转加扳法。

操作方法:患者与治疗师的体位同前。在进行手法治疗前,必须先进行旋转松动术并评测患者的反应。以疼痛的减轻和向心化作为标准,确定治疗节段和方向。治疗师一只手置于相应节段的一侧横突上,另一只手叠加其上,双上肢共同用力使得脊柱向伸展方向活动,直至最大幅度,在这个位置施加一次瞬间、小幅度、快速的力,随后立即松开。

技术类型:治疗师治疗技术。

(二)临床应用

胸椎麦肯基治疗技术主要用于胸段移位综合征或者功能障碍综合征。也可用于胸段的姿势综合征。

三、腰椎

(一)操作技术

1. 俯卧位放松(治疗技术1)

操作方法:患者俯卧位,整体放松,双上肢置于体侧,自然呼吸。静止5~10分钟。

技术类型:持续体位。

2. 俯卧位伸展(治疗技术2)

操作方法:患者俯卧位,双上肢置于体侧。患者从俯卧位开始,用双肘和前臂支撑将上半身抬起,腰部有意下沉,骨盆和大腿不离开床面,维持5~10分钟(图18-21)。

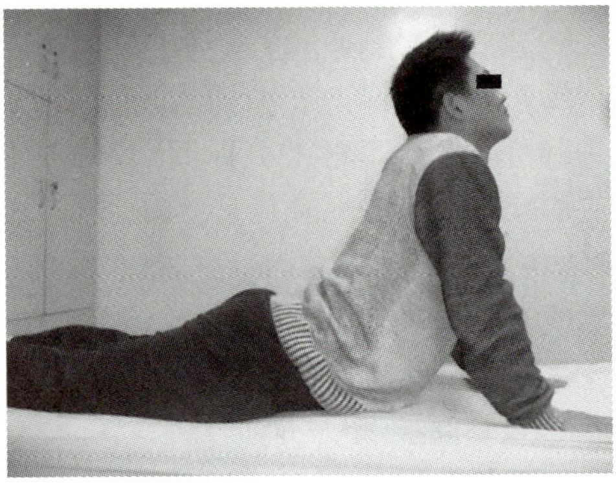

图18-21　俯卧伸展位

技术类型:持续体位。

3. 俯卧位重复伸展(治疗技术3)

操作方法:患者俯卧位,双手掌心朝下置于肩下。患者用力伸直双上肢将上半身撑起,骨盆以下放松下沉,然后双肘屈曲,上半身下降至起始位,重复10次。前两次撑起时需非常小心,逐渐增大幅度,直至最后一次达到最大伸展范围。若第1组完成后有效,则可进行第2组,力度可加大,最后2~3次在终点位维持数秒。

技术类型:患者自我运动。

4. 俯卧位伸展加压(治疗技术 4)

操作方法:患者俯卧位,双手掌心朝下置于肩下。用一条安全带固定在需要伸展的腰椎节段,用于防止骨盆和腰椎离开床面。患者的运动方式同治疗技术 3,在伸展时由于安全带固定增加了外力,增大了腰椎伸展角度。

技术类型:患者自我运动。

5. 俯卧位持续伸展(治疗技术 5)

操作方法:患者俯卧位,治疗床可调节角度。将治疗床的头侧缓慢地抬起,5~10 分钟抬起 3~5cm。达到最大伸展角度后,在该体位维持 2~10 分钟,持续时间根据患者的具体情况进行调整(图 18-22)。治疗结束时,缓慢地降低床头,2~3 分钟回复到水平位。

技术类型:持续体位。

6. 站立位伸展(治疗技术 6)

操作方法:患者站立,双足分开约 30cm,双手支撑腰部,手指朝后。用双手作为支点,尽量向后弯曲躯干,达到最大伸展范围后回复至起始位(图 18-23)。重复 10 次。

技术类型:患者自我运动。

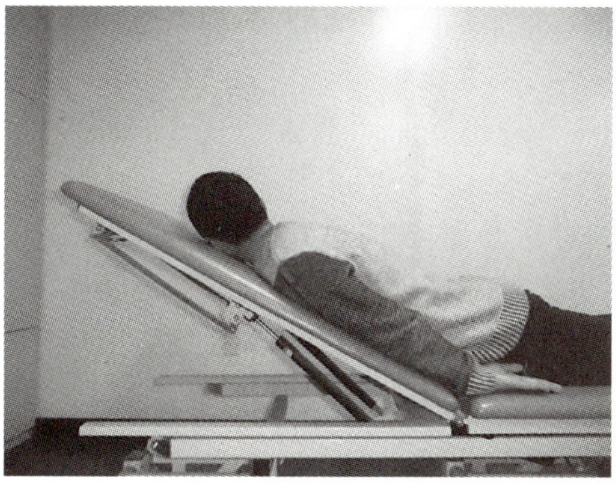

图 18-22　俯卧位持续伸展

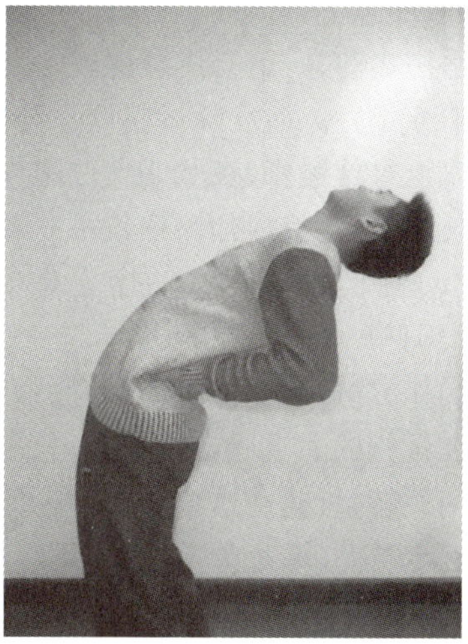

图 18-23　站立位伸展

7. 伸展松动术(治疗技术 7)

操作方法:患者俯卧,头转向一侧,双上肢置于体侧,全身放松。治疗师站在患者身旁双上肢交叉,双手掌根置于应治疗的腰椎节段的两侧横突上。治疗师双上肢同时对称地施加柔和的压力,随后立即放松,放松时治疗师的双手仍保持与患者腰部皮肤的接触(图 18-24)。有节律地重复 10 次,每一次力度较前一次增加,并注意患者的感觉变化。

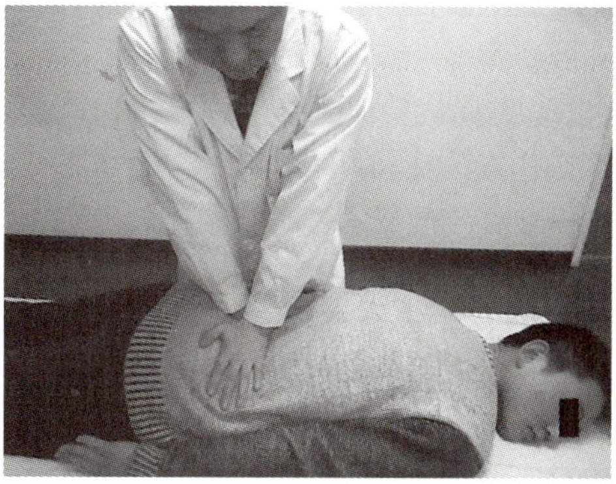

图 18-24　伸展松动术

技术类型:治疗师治疗技术。

8. 伸展松动加扳法(治疗技术 8)

操作方法:患者俯卧位,头转向一侧,双上肢置于体侧,全身放松。治疗师站在患者身旁,双上肢交叉,双手掌根置于应治疗腰椎节段的两侧横突上。在此手法治疗之前,必须先进行伸展松动术,并同时观察患者的反应,以确保手法实施的安全性。治疗师调整双手与患者脊柱之间的角度,上身前倾,双肘伸直,缓慢地加压直至脊柱紧张,在此终点位施加一次瞬间、小幅度、快速的力,随后立即松开。

技术类型:治疗师治疗技术。

9. 伸展位旋转松动术(治疗技术 9)

操作方法:患者俯卧位,头转向一侧,双上肢置于体侧,全身放松。治疗师站在患者身旁,双上肢交叉,双手掌根置于应治疗腰椎节段的两侧横突上。治疗师双上肢交替用力加压,产生腰交替旋转的效果,重复 10 次,必要时在邻近节段重复。

技术类型:治疗师治疗技术。

10. 伸展位旋转手法(治疗技术 10)

操作方法:患者俯卧位,头转向一侧,双上肢置于体侧,全身放松。治疗师站在患者身旁,一只手掌根置于应治疗腰椎节段的一侧横突上,另一只手叠加于其上。在应用此手法之前,一定先进行旋转松动术,由此既确保安全性,又能根据患者症状的变化决定治疗位置。治疗师调整双手与患者脊柱之间的角度,上身前倾,双肘伸直,缓慢地加压直至脊柱紧张,在此终点位施加一次瞬间、小幅度、快速的力,随后立即松开。

技术类型:治疗师治疗技术。

11. 侧屈旋转手法(治疗技术 11)

(1)侧屈旋转基本动作

操作方法:患者仰卧位,治疗师站在患者身旁,面朝向患者头侧。治疗师一只手置于患者远侧的肩上固定,用另一只手屈曲患者的双侧髋膝关节至一定角度后,向治疗师方向旋转,维持在这个体位 30~50 秒,此时患者的腰部处于侧屈加旋转的位置。

技术类型:治疗师治疗技术。

(2)侧屈旋转松动术

操作方法:同前。治疗师一只手置于患者远侧的肩上固定,用另一只手屈曲患者的双侧髋膝关节至一定角度后,向治疗师方向旋转。治疗师将患者的踝部靠在自己的大腿上,用力将患者的膝关节下压,立即放松,反复有节律地重复 10 次(图 18-25)。

技术类型:治疗师治疗技术。

12. 侧屈旋转加扳法(治疗技术 12)

操作方法:同治疗技术 11。必须首先进行治疗技术 11 以确保手法治疗的安全性。多数移位的患者选择腰椎旋转向健侧,即双下肢旋转向患侧。功能不良综合征的患者治疗时选择受限的方向。治疗师将患者下肢侧屈并旋转至最大幅度后,在终点位施加一次瞬间、小幅度、快速的力,然后立即放松。

技术类型:治疗师治疗技术。

13. 卧位屈曲(治疗技术 13)

操作方法:患者仰卧位,双足底接触床面,双髋膝关节屈曲约 45°。指导患者用双手带动双膝向胸部运动,达到运动终点时,双手用力下压,随之放松,双足回复至起始位(图 18-26)。重复 10 次,前两次需小心进行,最后两次需达到最大屈曲范围。

技术类型:患者自我运动。

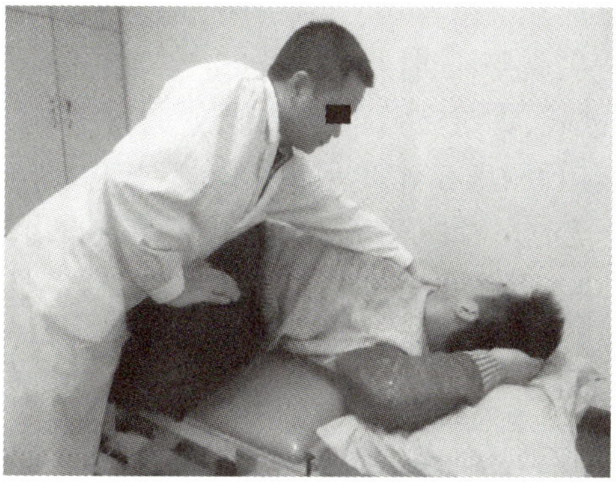

图 18-25　屈曲位旋转松动术

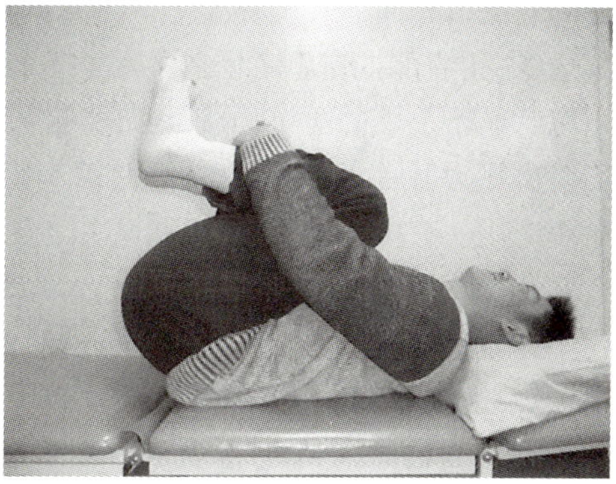

图 18-26　卧位屈曲

14. 站立位屈曲(治疗技术 14)

操作方法:患者站立位,双足分开大约 30cm,双膝伸直。患者向前弯腰,双手沿大腿前方下滑,以提供必要的支撑,并可作为测量的依据(图 18-27)。达到最大屈曲范围后回复至起始位,重复 10 次,开始时要轻柔小心。

技术类型:患者自我运动。

15. 抬腿站立位屈曲(治疗技术 15)

操作方法:患者站立位,一侧下肢站在地面上主要负重,另一侧下肢放在凳子上,髋膝关节约屈曲 90°。保持负重的下肢膝关节伸直,指导患者上身前倾,使得同侧肩部尽量靠近已经抬起的膝部(图 18-28)。如果有可能,肩部可以低于膝部。患者可以通过牵拉抬起的踝部进一步加压,达到最大屈曲范围后回复至起始位,重复 6~10 次。每次屈曲后一定要回复至直立位。

技术类型:患者自我运动。

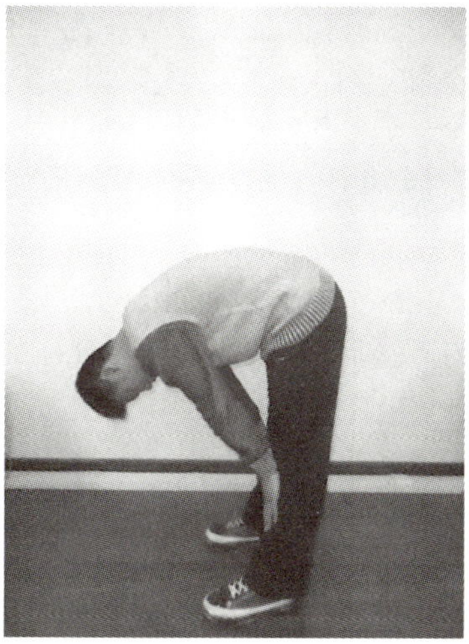

图 18-27　站立位屈曲

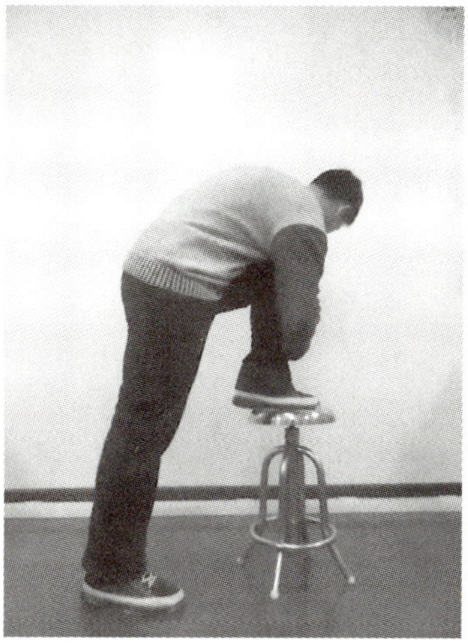

图 18-28　抬腿站立位屈曲

16. 侧方偏移的手法矫正(治疗技术 16)

操作方法:患者站立位,双足分开大约 30cm。治疗师站在患者偏移侧,将患者该侧的肘关节屈曲靠在胸侧壁上。治疗师用双上肢环绕患者躯干,双手交叉置于患者骨盆边缘,用肩部抵住患者屈曲的肘关节,前推患者胸壁,同时双手回拉患者骨盆。作用于患者躯干上下的对抗力使得脊柱侧弯畸形减轻,如果有可能,可以轻度过度矫正。第 1 次用力时一定要轻柔,并且是瞬间用力。在评测患者对该治疗技术的反应后决定是否应用。有节律地重复 10~15 次,当过度矫正时患者的疼痛可明显减轻并向心化,或对侧出现疼痛。如果没有出现症状减轻,可尝试持续用力(图 18-29)。

技术类型:治疗师治疗技术。

17. 侧方偏移的自我矫正(治疗技术 17)

操作方法:治疗师与患者面对面站立,治疗师一只手置于患者偏斜侧的肩,另一只手置于对侧髂嵴。先由治疗师用力矫正侧方偏移。方法为治疗师双手相向用力挤压患者进行侧方偏移的矫正,注意保持患者双肩与地面平行,双足跟不离地双膝关节伸直(图 18-30)。可在过度矫正位置停留 1~2 分钟。侧方偏移矫正后,应立即进行伸展活动。在治疗师的帮助下,患者能学会骨盆的侧方移动来进行自我侧方偏移的矫正。

技术类型:患者自我运动。

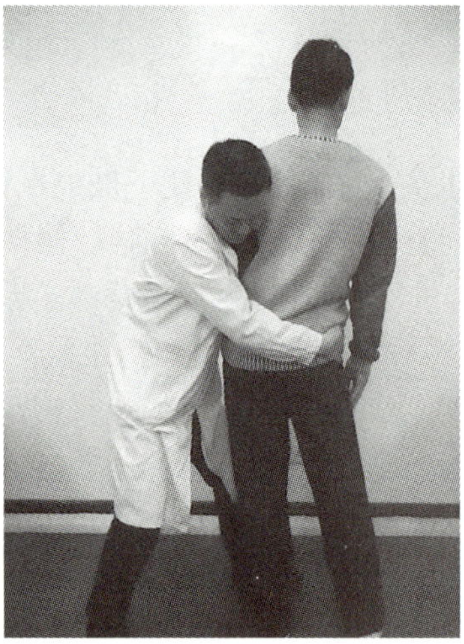

图 18-29 侧方偏移手法纠正

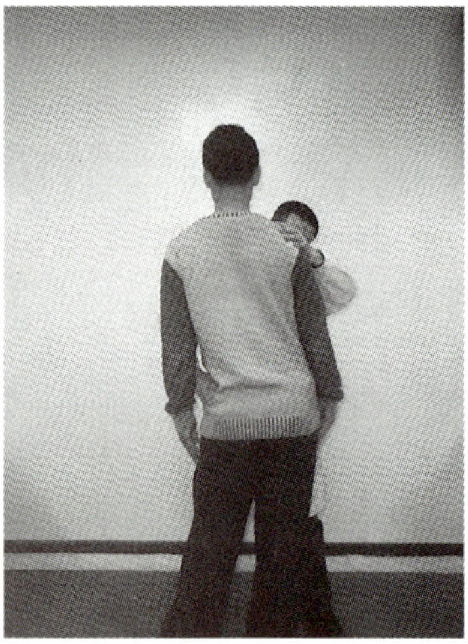

图 18-30 侧方偏移自我纠正

(二) 临床应用

腰椎麦肯基治疗技术主要用于因伤病所致的下腰痛,应根据临床综合征的分类进行针对性治疗。

1. 姿势不良综合征

(1)坐姿矫正:坐位时,腰椎尽量后伸,使腰椎前凸凹陷,可用圆枕垫于腰后。

(2)站姿矫正:站位时,挺胸、松腰(腰椎放松)、骨盆轻微后倾。

(3)卧姿矫正:卧硬板床。

2. 功能不良综合征

(1)姿势矫正:同姿势综合征。

（2）牵伸缩短的软组织：①主动、被动伸展运动；②主动、被动屈曲运动。

3. 后向紊乱综合征　根据运动试验结果、椎间盘病变的不同程度并结合病史及力学检查的结果，采用针对病灶特异性的治疗方法进行治疗。对于后向紊乱综合征患者，主要采用后伸原则；对于存在侧向紊乱的，使用侧方原则；极少的患者表现为前向紊乱综合征，主要采用前向原则进行治疗。在治疗过程中，还需要结合情况适当进行力学进阶（force progression）和力学调整（force alternatives）以获得最佳治疗效果。

（1）卧位伸展矫正。

（2）卧位伸展运动。

（3）站立位伸展运动。

4. 椎间盘前方移位综合征　临床较为少见，治疗以屈曲运动为主。

（1）卧位屈曲运动。

（2）坐位屈曲运动。

（3）站立位屈曲运动。

第三节　脊柱三大综合征及其治疗技术

一、姿势综合征

姿势综合征（posture syndrome）是一类没有病理学改变的疼痛类型。主要在30岁以下发生。长时间保持某种姿势而出现，是正常组织被长时间过度地牵拉，刺激了疼痛感受器引起。其症状多局限，疼痛为间歇性，常在脊柱中线附近，不向四肢放射。患者可分别或同时有颈、胸和腰椎各部位的疼痛。体检无阳性体征，运动试验结果无变化，运动中无疼痛，仅于长时间的静态姿势后出现疼痛，放松后疼痛立即缓解。

（一）姿势综合征的治疗原则

颈椎、胸椎、腰椎姿势综合征都需要矫正姿势，以避免机体长时期收到姿势应力作用产生疼痛和损伤。在此过程中，治疗师的评估指导和患者的主动参与同样重要。因此，治疗师一定要让患者对不良姿势与疼痛的因果关系有切身的体验，并向患者讲解其疼痛产生的机制，使患者主动配合。

（二）姿势综合征的矫正方法

1. 坐姿矫正　在坐姿矫正时，首先让患者明白怎样才是正确的坐位姿势，然后指导患者如何长时间地保持正确坐姿。但是无论何种姿势都不能维持太久。因为在同一姿势下，有许多组织结构被牵拉，有的肌肉会长时间收缩。这样将会引起组织的损伤和疼痛。

在正确的坐姿中，腰椎的前凸度是很重要的，因此在工作时，可以使用有靠背的椅子，并在腰部使用腰椎靠枕来保持腰椎的前凸度。腰椎靠枕的作用是保持腰椎处于良好的前凸位，但不是维持在前凸的极限位。腰椎靠枕应置于大约第3~4腰椎位置。腰椎靠枕不能太大，大的靠垫只是使整个脊柱前移数厘米，而没有维持腰椎前凸的作用。

为此，除了理解正常的坐姿，还应该间歇性的运动以放松长时间受牵拉的组织和收缩的肌肉。特别是当忘记了保持正确的坐位姿势，出现了疼痛症状时，应立即采取最好的坐姿并维持数分钟，疼痛症状多能很快消失。

2. 站姿矫正　正确站位姿势，沿中心线（从头部中心延伸经过颈、胸、腰、臀、膝及脚底）平分身体重量于双脚，达到体重与姿态的平衡。此外，还应抬头，下巴与地面保持水平；挺胸，肩部放松；小腹内收；颈、胸、腰的生理曲度处于适中状态。但是，这样的姿势既不符合工作要求，也不能长久维持。因此，减少工作或生活中某些部位的长时间受力或肌肉收缩才能有效减少疼痛和损伤的发生。

3. 卧姿指导　如果患者夜间无症状，且清晨睡醒时也无症状，则无须矫正卧位姿势。只有当疼痛在夜间反复发生，影响睡眠质量，或者每日睡醒时疼痛症状最重时，才需要关心卧位姿势和卧具。

卧姿的矫正要因人而异。人体的轮廓不是一条直线，而是曲线。颈腰部相对较细，形成凹陷。卧姿矫正的原则是颈部和腰部在睡眠时要有良好的支撑。可用颈椎垫枕填充颈部的凹陷，用腰椎靠枕填充腰部的凹陷。

卧具选择提倡使用软硬适度的床垫。太硬的床具只能支撑人体轮廓曲线突出的部位，不能使人完全放松，也得不到很好的休息。

二、功能不良综合征

功能不良综合征（dysfunction syndrome）患者年龄通常在 30 岁以上（创伤除外）。其发病原因主要是姿势不良、损伤等导致组织损伤修复不完全、组织弹性降低、组织粘连、长度缩短等原因，导致组织功能受限引起的疼痛、麻木等症状。原因是短缩的组织受到过度牵拉而导致。当患者试图进行全范围活动时，机械性地牵拉短缩的软组织而引起疼痛。疼痛为间歇性，多局限于脊柱中线附近，疼痛总是在活动范围终点发生，不在运动过程中出现。运动试验结果为在进行受限方向全范围活动时产生疼痛，加重不维持。当有神经根粘连时可出现肢体症状。其治疗原则为：

（一）姿势矫正

排除姿势因素引起的症状。同时，减少姿势不良带来的进一步损伤。

（二）有效牵伸的原则

对短缩的组织进行牵伸，牵伸要有一定强度，否则短缩的组织无法重塑延长。有效牵伸力度的临床标准是：牵伸到组织末端，出现张力感，但不能产生疼痛。根据目前的研究，牵伸的时间每次需要达到 30 秒，每日 1 次的牵伸足够。每周需要进行牵拉 3 次以上。更多的牵拉并不能获得更好的效果。

需要注意的是，牵拉过程中，需要综合运用各种牵拉技巧，以实现对不同组织的牵拉效应。在麦肯基力学治疗中，除了采用传统的牵拉模式外，更多的技术也逐渐融入其中。治疗师需要认真关注治疗过程中的反应和进展，以调整治疗的强度和技术。

（三）安全牵伸的原则

对短缩的组织进行牵伸，牵伸的力度不能引起微细损伤。安全牵伸的临床标准是，在牵伸中不应产生疼痛。强度应控制在疼痛范围以内。因为疼痛可能提示损伤的产生。

三、移位综合征

移位综合征(derangement syndrome)的原因和机制目前尚不清楚。症状表现多变。症状可能局限于脊柱中线附近,也可能放射或牵涉至远端;症状为疼痛、感觉异常或麻木等;疼痛可为持续性,也可为间歇性;进行某些运动或维持某些体位时对症状有影响,使症状产生或消失,加重或减轻;疼痛的范围可以局限在脊柱附近,也可放射到肢体远端。运动或体位引起症状变化的结果是可以导致症状的产生、加重、外周化、加重维持;或减轻、消失、向心化、好转维持。移位综合征中,尤其是严重的病例,可能出现运动功能明显丧失。在严重病例中常可见急性脊柱后凸畸形和侧弯畸形。

其治疗原则为:

(一) 复位

根据移位的方向,选择脊柱反复单一方向的运动,反复运动产生复位力,促进恢复。后方移位时需要应用伸展方向的力复位,前方移位时需要应用屈曲方向的力复位,侧方移位时需要应用侧方的力复位。

(二) 复位的维持

在短时间内,避免与复位相反的脊柱运动,使复位得以维持。如后方移位的病例,通过伸展原则使移位复位,短时间内必须避免屈曲的运动,因为屈曲可能使后方移位复发。

(三) 恢复功能

在症状消失后,逐渐尝试与复位时方向相反的脊柱运动,使各方向的脊柱运动范围保持正常,且不出现任何症状,防止功能不良综合征的发生。

(四) 预防复发

通过姿势矫正、适度体育锻炼、日常生活活动正确姿势指导来防止复发,教育患者重视复发先兆,在症状初起时进行恰当的自我运动治疗,防止症状加重。

(五) 力的调整

移位综合征的患者对力的反应可能存在多样性。除了最常使用的前后向,侧向外,还可能需要力学方向的调整。比如治疗中将脊柱偏离中线,或者增加旋转方向等。

(六) 力的升级

为了保证治疗的安全性,在开始选择治疗方向时,需使用较小的力。一旦出现了症状减轻或向心化现象,表明该方向是适合的治疗方向。当疗效进展停滞时,可以逐渐增加该运动方向的力。一般情况下,力的升级是从静态体位、患者自我运动开始,增加到患者自我过度加压、治疗师过度加压。同时可以配合关节松动术、扳法等手法治疗。

技能要点

评估:对患者开始治疗前应先进行评估,明确脊柱问题的类型:姿势综合征、功能不良综合征、移位综合征。

治疗:根据评估的结果,采取适宜的手法技术。

(张黎明)

扫一扫
测一测

复习思考题

1. 化学性疼痛和机械性疼痛的区别是什么？
2. 向心化与外周化现象的意义是什么？
3. 麦肯基疗法的检查与诊断特点有哪些？
4. 如何指导脊柱疼痛患者进行麦肯基疗法训练？

第十九章

引导式教育

PPT 课件

19章PPT

扫一扫
知重点

学习要点

引导式教育的基本理论和原则；儿童的基本运动模式；引导式教育的组织形式、实施程序、日课、训练用具、促通技术、诱发技巧、习作程序及临床应用。

第一节　概　　述

引导式教育(conductive education)又称为Peto疗法或集团指导疗法，是一种针对运动障碍残疾儿童和成人的特殊教育和康复方法。它侧重在教育这一概念，强调通过教育的方式来改善或恢复功能障碍者的功能。它强调学习的主动性，其目的是通过各种手段诱导出所要达到的目标，引导出功能障碍者学习各种功能动作的机会，帮助运动障碍儿童和成人学习克服运动障碍以使他们更主动和独立地生活。

通过创造能使患者(儿)尽可能获得成功的学习环境(learning environment)(引导员、小组、节律性意向等诱发技巧、习作程序及每日活动课程、普通或特殊的引导式教育材料、家具、设备等)，鼓励患者(儿)在学习过程中主动参与，激励儿童和成人掌握他们应学会的技巧，以解决日常生活中的实际问题，获得融入社会所要达到的适应水平。简而言之，引导式教育是一种由引导员组织的、以小组形式进行的、综合多个学科工作内容(包含体能训练、智能学习，建立正确的社交、沟通能力等)的特殊教育系统或康复方法。

一、引导式教育的基本理论和原则

(一) 基本理论

1. 正常功能　功能是指组织、器官、肢体的特征性活动，是为了满足维持个人生理及社会要求的能力。如合适的举止、个人自理行走能力及穿脱衣、进食、个人卫生等。根据年龄和所处的环境不同，这种生理与社会的要求有很大差异。对于正常人来说，要达到生理及社会要求也并非都是轻而易举的，对患者来说就更为困难，但经过训练或使用辅助具是可以完成的。如穿戴踝足矫形器后患者的独立行走，也可以用轮椅代步。

2. 异常功能　指正常功能的阙如，异常功能者不能满足普通人在相应年龄所达到的各种要求。这种正常功能的阙如不能用人工器官和辅助器械矫治，这就产生了许多需要解决的课题，如基本的生活和生命的维持。为了解决这些课题要发挥自身的残余能力，如脑、器官、肢体等的残余能力，这种残余能力的发挥并不是每个功能异常的人都能独立做到的，有时需要他人通过一定手段诱发出这种残余能力。另外，这些人的功能障碍，随着时间的推移会有进展，如果给予较有力的干预与控制，就会阻碍功能障碍的加重。

3. 适应能力　人一生的适应与发展要依赖于一般的适应能力，这种适应能力是由神经系统来调节的；当环境发生变化时，适应方式也需要做出及时的调整，这就需要在新的生物学体验之后，由神经系统调节，培养对新环境的适应能力。要想减轻功能障碍，就要使功能障碍者重建适应能力，使他们学会顺应环境，学会自己不会的功能，提高生活质量。引导式教育制订各种与功能障碍者相应的课题，使他们在学习与适应这些课题过程中改善异常功能。

脑瘫的功能障碍是脑损伤的结果，脑损伤使传入、传出系统的调节发生障碍，导致患者不能完成相应年龄段的运动功能，使学习适应能力下降。引导式教育就是要通过专门的指导，提高患者的学习与适应能力来改善异常功能。这种指导就是要不断给予相应年龄的、综合的生物学及社会要求，同时指导患者用自己的能力，最大限度地解决这些要求。要想完成这些课题，就需要引导者与患者共同通过教育和学习的手段来达到。

（二）基本原则

1. 以患儿需要为核心　这是引导式教育的核心，所有的治疗方法都要围绕着患儿的迫切需要来考虑。首先是解决患儿的行走及日常生活技能，以后根据需要随时调整训练内容。

2. 引导和鼓励患儿自己解决问题　引导患儿主动去思考，利用环境设施和小组动力诱发学习力量；以娱乐性、节律性、意向性激发患儿在学习中主动参与意识，鼓励患儿去寻找自己解决问题的方法，并坚持去完成活动。

3. 通过疗育促通，建立有效功能　通过一定的诱发技巧，根据患儿需要为其输入达到目标的意识，使其产生意图化，利用促通工具，应用运动的重力作用加上肌肉本身的弹性，可促通瘫痪患儿肌肉的功能，实现建立有效功能的目的。

4. 详细掌握情况，促进全面发展　详细掌握每个患儿的情况，根据小组大多数患儿的需要，制订恰当合理的目标和方法对其进行训练。脑瘫患儿能力的提高包括：运动功能、语言、智力、情绪、性格、认知能力、人际交往能力。同时要配合其他疗法，使患儿得到全面发展。

5. 循序渐进，创造合适环境　先从简单的动作开始训练，或将难度较大的动作分解成几个小的动作进行训练，当小的动作熟练后再串联起来进行训练，使患儿容易获得成功感。教育训练与全天的日常生活相结合，创造合适的环境，以便鼓励患儿在其自身学习中随时随地担当一个积极的角色，使生活的每一方面都成为患儿学习的机会，以提高和巩固康复效果。

6. 工作尽职尽责，具有团队精神　由引导员全面负责小组患儿的生活、学习、功能训练和各种治疗。引导员工作要尽职尽责，细心观察，了解和关爱每个患儿的问题和需要，据此制订目标、设计方法、安排课程和组织实施等。

二、儿童的基本运动模式

基本动作模式（basic motor pattern）是由 Dorothy Seglow 和 Ester Cotton 共同提出的。他们认为一个人所有的活动都有一个基本模式。这些基本动作模式包括：①手的抓握及放开；②伸直手肘；③在中线内活动：包括头部控制及对称；④固定身体的能力：使用身体或四肢的某一部分作为固定点；⑤髋关节的活动；⑥重心控制：保持正中后，身体向前、后、左、右活动；⑦转动。如儿童在不同姿势下脱袜子，就需要有抓握及放手、固定、中线发展、伸直手肘、髋关节活动这几种基本动作模式。

（一）正常儿童

1～5 个月：正常儿童能完成以下动作模式：①抓握或握自己的脚；②伸展手臂；③髋关节的屈曲活动；④固定身体某一部位去活动其他部位；⑤在正中线内活动，包括头的控制及对称。

6～8 个月：此时婴儿已会坐，小儿从仰卧位能使自己的身体旋转 90°，转为垂直位后坐起。在坐位上同样可见到髋关节屈曲，肘关节伸直，两上肢支撑身体。

9～10 个月：小儿的身体可再次旋转 90°，转换为四点支持位和高爬位，并将为自己拉起站立做准备。此时同样需要髋关节屈曲、双肘伸直以支撑身体。进行四爬或高爬时有一个肢体在活动，而其余三个肢体固定于身体支持面上。小儿的双手和双脚以及躯干都要在中线上活动，使四爬和高爬活动成为可能。

在以上各阶段的运动发育中，髋关节的屈曲活动是一个非常重要的过程，若因某种原因髋关节不能充分屈曲，则会影响小儿抓自己的脚，影响坐位或四点支持位和高爬位姿势的完成，影响小儿的运动发育。

（二）脑瘫患儿

1. 异常的运动发育模式　脑瘫患儿的运动发育模式与正常儿童的基本动作模式相反，存在不同程度的缺陷。

2. 强化的运动发育模式　在引导式教育体系中，引导员在制订课题时要有目的，应按照基本动作模式。学习基本动作模式的过程，就是学习正常功能的过程，使患儿在各种姿势中尽量保持正常模式。

引导式教育过程中需进行的基本动作模式如下：

（1）坐位至站起课题：坐位身体向前倾，两手着地，臀部抬高站起；坐位两上肢向前平举，两手交叉握手，臀部抬高站起；两手推木箱，臀部抬高站起；扶椅子或扶床站起。

（2）步行课题：引导员拉患儿双手后退；抓住患儿双手握住的木棒上端后退；双手抓两条绳子步行；推椅子步行；拄拐步行；握两长杆步行；患儿双手握一木棒前行；两手交叉握手前行；扶家具步行。

（3）起床课题：让患儿学会独立起床。用双手紧握被子，然后伸直肘关节将被推开；抬起上半身坐起，使肘关节伸直、髋关节屈曲；推开被子后转身俯卧，不断分合两腿，将身体移至床边；准备下床。

（4）排泄课题：让患儿学习抓住床头栏杆或床边站起来，做伸直肘关节、臀部后移坐下与起立动作的练习；稍后可握床头栏杆或椅背蹲下来坐到便盆上；当患儿能坐稳便盆后，再开始学习放平双足及伸直双手在地上缓慢移动。

（5）更衣课题：患儿可在仰卧位更衣，自行拉下衣袖；伸直双手和学习利用大拇指把裤子褪下；侧卧位脱下袜子；仰卧位脱下袜子；患儿要学会正确坐姿，双脚放平、臀部向后、手放于床上，这种姿势下可以完成穿上衣、背心或套头衣；这种姿势上将身体弯向前会增强身体的固定力和臀部的活动能力；多练习基本动作模式会促进坐姿平衡及自由坐的能力；坐在椅上或木箱上脱裤子，这种脱裤子的姿势可学习身体向前倾及翘起臀部，是学习独站所需要的能力；坐下把裤子从腿上褪下；一手抓住横杆，一手脱裤子，可改善患儿站姿及站姿的平衡。

（6）饮水课题：学习饮水时，可用双手紧握双耳杯，使头稳定于中线，肘关节紧贴桌面以固定自己，防止身体后仰；一只手用杯喝水时，另一只手可以紧握桌面上垂直固定的木棒来稳定自己或握住固定在桌子上的横木扶手。

（7）游戏课题：坐在地上玩球；坐在桌前玩球；用双手玩木棒上的木偶；在盆中洗手；玩湿毛巾有助于练习抓握的动作，并学习洗脸；穿衣、戴帽游戏；坐着移动身体上下楼梯；用臀部坐在地上拽行比赛；坐在便盆上拽行。

（8）抓握及向中线发育课题：学习抓住与紧握，一方面是为了固定自己，另一方面是手紧握与肘的伸直亦可稳固肩部和头部的中线位置；两手握棒上举可练习抓握及中线发展；使头部保持中立位，可集中注意力注视前面的物体，有助于注意力的发展；当患儿学会了两手抓握后，即可以用手抓住物体来增强自己的活动能力，如卧位时拉自己坐起来，坐位时抓物站起；手足徐动型患儿触觉过敏，不喜欢别人的触摸，不喜欢握木棒或椅子，喜欢自己两手互握；双手互握对偏瘫患者非常重要，可用健手将患手带到中线，并使他在意识上接受患侧被忽略了的肢体。

（9）课堂与幼儿园课题：上课时保持正确坐姿，臀部向后，双脚放平、手放在桌面上，肘关节可伸直；回答问题时举一只手，另一只手放在桌上固定自己的身体；唱歌、拍手、数数时可举起双手，有助于促进坐位平衡；若掉落东西，应鼓励他自己拾起来；可将体重移动负荷于下肢，对抬臀动作有帮助；不需要桌子时，患儿可坐在木箱或椅子上，紧握前面的梯背椅，手上下移动，抓握松手；自己能坐稳时，在听故事与上音乐课时一定要保持正确坐姿。

第二节　引导式教育实施

一、组织形式

（一）小组形式

引导式教育用小组（group）形式来进行学习，完成每日（周）的活动。可按年龄、表现水平、障碍的类别、学习程度、学习的目标、动作的节拍等进行分组。组别的大小须足够产生群体推动力，又能总结经验促进成功。每组 10～30 人，配有 3～5 名引导员，把小组作为一种学习工具，在小组内对每一个组员来说，每天的活动安排是共同的，一起进食、上厕所、学习独走、一起唱歌、做游戏等。小组为患儿们促进人际关系及与他人交流提供了良好机会。

在选择小组成员时，要对患儿进行全面评估和观察，精心设计课题，有利于大多数脑瘫患儿的习作训练，形成一个健康心理和良好性格发展的团结互助、亲密友好的小集体。组别要足够大，以使个体差异能有空间发展，并且在大组内可以分成小组，以适于个别活动。要创造条件以利于引导员与患儿及患儿与患儿之间的交往，必须使组员有成功感，要提供环境使小组成员学会寻找为自己解决问题的方法。

（二）引导员

引导员最重要的角色就是一个教育者，要利用教育学的原理帮助患儿达到预定目标；其次是类似护士的角色，进行轮班式的工作，保证有障碍的患儿一天的活动始终是一个不间断的引导系统。

知识链接

引 导 员

在布达佩斯学院，一个具备认可资格的引导员须接受4年的严格训练，训练的内容包括人体解剖学、运动生理、神经生理、病理学等基础医学知识及幼儿护理知识、教育理论、幼儿心理学、康复学、音乐知识、游戏理论和动作原理等。要将医学、教育、物理疗法和言语疗法及心理学的作用综合起来提供给患儿。引导员要训练患儿身体、智能、社会、情感和心理发展的各个方面。每个儿童被看成是一个整体的人，并不断地评价其进展情况。引导员的工作总体来说，是评价、制订目标、实施、再评价。

引导员需要清楚了解组内的每个患儿，要知道每个患儿在发育的某个阶段能做什么及应学什么，通过不断的观察和评价，了解每个儿童在智能、体能、沟通、自理、喜好、赞赏等方面的情况。根据这些资料，订立最恰当的目标。此外，引导员也要经常留意儿童的进度，继而订立进一步的目标。要懂得欣赏，细心观察儿童所付出的每一分努力，加以鼓励及支持。要随时察觉儿童在生理上、心理上及情绪上的变化，并做出适当回应，使学习能顺利进行。

营造小组的气氛是引导员的首要任务，并控制整个习作程序的气氛。引导员要依据小组特性来设计每日和每周的程序，环境也需要预先设计。因为儿童有个别的差异，没有一套方法完全适合某一种儿童，这就需要引导者要有乐于尝试的精神，去制订适合患儿具体情况的治疗方案。儿童所要学习的目标可能需要很长时间才能达到，要求引导员必须要有耐心，要坚决把目标贯彻执行。当实行活动时，由主引导员指挥患儿学习，言语应缓慢清晰，在整个过程中确保流畅，其他引导员帮助协调，营造良好的学习气氛。当小组的学习气氛高涨时，能直接刺激各组员的学习动机，使组员努力达到一个整体要求。

一旦患儿掌握了一种技巧，引导员就要想方设法将患儿学到的东西应用到日常生活中去，在生活中应用并巩固这种技巧。如抓握，可在进食时抓住汤匙、站起时抓住椅背等。

引导员对患儿每一个细小的努力和进步，都要及时给予肯定和鼓励，使患儿树立自信心，并使其感受到自己努力后的成果。

二、实施程序

（一）制订课题

引导员根据各小组的不同特点，制订一定的课题，并将这些课题有机地串联起来，形成一连串的日课。凡是一切有利于改善功能障碍，为患儿重返社会做准备的活动都可成为引导式教育的课题内容。课题的主要内容包括：语言训练、粗大运动训练（床上、卧位、坐位、步行）、手的精细动作及学习准备（辨色、分左右手、拼图、书写绘画练习）等。此外还有日常生活动作的课题，如洗漱、就寝、就餐、穿脱衣物、排泄、洗浴等。课题内容包括日计划、周计划和月计划。

（二）课题准备

实施课题前需做课前准备，按课题要求集合小组所有成员，可采取坐位、卧位或站位，当主引导员点名时，被点名的患儿要答“到”，同时举手示意，然后一起活动，如朗诵诗歌或唱歌等，或做发音练习，一边发音一边用动作配合，如发“ɑ”时举起左手，发“o”时举起右手等，以消除小组成员的紧张情绪，锻炼功能障碍者学习发音和与人交流等方面的功能。

（三）课题实施

课题开始，由一名引导员向小组成员说明课题内容，依据课题分解的顺序将第一项内容向大家发出指令，如“举起左手”，让患儿和引导员一起重复这一指令，然后引导员与所有患儿在一起大声数“1、2、3、4、5”的节奏中举起左手。对于完成课题有困难的患儿，其他引导员可给予协助，如将左手放在椅背横木上，逐步移向高一位的横木，直到举起左手。同一课题要反复多次进行，直到组内大部分患儿可较顺利地完成这一课题，然后再根据小组中患儿的特点设定新的学习目标，制订新的课题内容。制订课题要有目的性，如为了使患儿坐位稳定、学会上床、学会从坐位到立位的转换、学会走路等，可将各课题放在不同的场景来进行。引导式教育强调的是每日 24 小时都要进行严格训练，患儿从早晨起床到晚上入睡，一天中所有的活动都可作为学习的课题。

三、日课

日课即每日的课题，它考虑儿童体能、认知、社交、ADL 生活自理等各个方面。内容包括：起床、穿衣、梳洗、如厕、喝水、进餐、步行、互相交往、学习等。患儿可通过完成日课活动达到为他设计的目标。

日课为脑瘫儿童提供一个适宜的学习环境，使他可以有机会把课堂中所学内容用于其日常活动中。如脑瘫儿童在课堂上学习过抓握，他在一天活动中将有很多机会在各种情况下练习抓握，如起床时抓住床栏、吃饭时抓住勺子、如厕时抓住把手、走路时抓住梯背椅等。任何时间都是患儿学习的时间，任何活动都是患儿学习的机会。通过把基本动作模式运用于脑瘫儿童的日常活动中，每日常规让脑瘫儿童在一天的活动中都有一种固定的正确模式，而不会去使用异常运动模式。

每日课题由引导员主持，从早上 6:30 到晚上就寝，使患儿时刻生活在制订的课题之中。

1. 起床　患儿早晨要集体起床，按规定时间，铃声一响就要起床活动。

2. 穿衣　强调患儿自主穿衣，利用各自能穿上衣服的姿势穿好衣服，可在任何体位下进行，如可先穿好袜子，然后穿好裤子，系好腰带；然后再穿好上衣，患儿有困难时引导员可给予一定帮助。穿衣是日常生活中必需的一项内容，必须反复进行，天天进行，直到患儿可以顺利完成为止。

3. 排泄　穿好衣服后，可采取各种可能的姿势下床。若患儿活动不便，可以双手抓住放在床边带横木的椅子，也可抓住床头的横木，将双腿下垂到床边。因患儿动作不稳，难以用双足支撑到地面，可为患儿准备脚踏箱。患儿双足底踩到脚踏箱后，双膝可成伸展位，双手扶床站立起来。将带横木的高背椅放在患儿身边，教会患儿将两手移到椅子横木上，引导者从患儿背后协助患儿，如握住患儿握横木的手，患儿将两脚移到地面上，两手从椅子的上一横木逐渐向下移动，蹲下坐在便器上，完成排泄。还要学会便后擦拭、提上裤子等。

4. 洗漱　患儿可用事先已放在床上的洗脸用具洗脸，也可在浴室或洗漱间进行。让患儿学会洗脸、刷牙和梳头，洗漱完毕将用具收拾好，放入洗漱袋中。洗漱不仅在早晨进行，也可以在训练过程中进行。

5. 向食堂、餐桌旁移动，就餐　此课题相当重要，是引导式教育中的高级部分。患儿可用力所能及的方法进行，可借助于不同的工具移动到餐桌旁，如可用轮椅或推椅子前行，或使用手杖、助行器、穿矫形器步行等。在移动过程中要求患儿每一步都要站稳，稳定后再迈下一步，可训练患儿平衡功能，改善步态。为照顾移动慢的患儿，可将其餐桌放在离门最近的地方。先到的患儿可做就餐准备，或听收音机、看报等，要充分利用这一段时间。就餐时引导员要和患儿一起吃饭，指导并协助患儿学习就餐的动作。就餐时根据患儿情况，可使用辅助器具。如患儿不能握勺，可将勺绑在患儿手上，或使用带粗柄的勺，便于患儿抓握。当患儿自己可以顺利进食或饮水后，再进行下一课题的训练。引导式教育法中的就餐，不仅是为了补充营养，进餐过程中可以提供患儿多层次的学习机会，除就餐动作外，还可教给患儿识别饭菜的名称、颜色等。

6. 日间活动　进餐完毕后是日间活动课题。日间活动分上下午进行，内容有卧、坐、立、步行等各种姿势的课题。具体安排如下：进餐后休息、进行 1 小时的床上或坐位课题、休息后再进行 90 分钟的立位-步行课题；午餐后进行 1 小时的卧位或其他课题、休息后再进行 1 小时的课题；晚餐后洗漱、洗浴、测体温，娱乐活动后于 20:00 或 21:00 就寝。

7. 洗浴　患儿到达浴室后，引导患儿脱衣，多数患儿脱衣缓慢，为防止着凉，可先脱裤子。洗浴时引导员负责患儿的安全，浴池内应有扶手、防滑设备等。

8. 就寝　引导员引导患儿自己上床，可利用一些设备如放在地上的小木箱，床垫、椅子等，抓住后爬到床上，盖被入睡。

因为脑瘫儿童活动较缓慢，所以制订日课时应给予儿童充足的时间去完成每一项活动。例如，一个正常儿童可能只需花 1~2 分钟就可以走到厕所，而学习行走的脑瘫儿童做同样的事情可能要花 10 分钟。

日课内容及课题并非一成不变的，需根据各小组的实际情况、小组内每个患儿的发育水平，以及课题的完成情况来制订和修改治疗方案。制订课题时要考虑到患儿年龄是否达到所要求的功能水平，要尽量使每一个患儿都能完成。日课中的各个课题必须互相关联，互相促进。要将日课贯穿到各种日常生活动作中去，如排泄时需要下蹲、站起、穿脱裤子、擦拭等课题。在所有日课和日常生活动作中，要注意将学过的课题正确运用，不能只在日课时正确运用，而在其他时间由引导员代替或过分的协助，否则不能巩固已学过课题的效果，甚至使已学到的课题再度丧失或非规范化。小学及幼儿园的教育宜因材施教，不能束缚在固定的学年内。

引导式教育课题必须天天进行，通过日课的引导练习，使患儿对日常生活中必需的各种动作逐渐完成，为正常生活、走向社会及就业奠定基础。

四、训练用具

引导式教育很看重儿童的学习过程，一套特别设计的器具及附件可给患儿提供很大的帮助：固定自己，控制关联反应，控制不正常的反射活动，增加安全感，建立信心及提高学习动机，自己如厕，增加在宿舍自理的能力，促进手部功能，学习自己进食和玩耍，参与课室活动，学习和其他儿童交往，增加他们体能上的耐力。

引导式教育采用的主要训练器具包括木条床、梯背椅、各种长短粗细不同的木棒、大小不等的胶圈或塑料圈、各种球等。

1. 木条床　带竖条板的木条床是引导式教育中重要的促通工具，它可以提供儿童学习抓握和松手的机会，可用于床上课题和坐位站起的课题训练。这样的床方便患儿学习上下床，借助于握持竖条板的力量滑下或逐步上床。把床并列使用可进行床上回旋课题的训练。在两床之间练习步行比两椅之间更安全，降低了难度，有利于患儿步行并逐渐撤去帮助而向独立行走发展。在床上铺板子可用于坐位或就餐、游戏课题的完成，床头带横杆的床可供患儿在坐、卧、站立时抓握，可用于下蹲、站起的课题，也可用于就寝。

2. 梯背椅　梯背椅椅背上带有距离相等的横木，患儿站在椅背后用双手抓握椅背横木，可促进上肢肘关节的伸展，也可练习抓握与松手。椅子的存在使得患儿减少了害怕和恐惧，增加了安全感。

若在椅子下面钉上光滑的木板，患儿可推着它练习步行；在椅背上由低到高逐渐抓握横木，使患儿学习到上肢上举；由高向低逐次抓握与触摸横木能促进姿势的对称，抑制不自主运动；在椅子腿上设有横木，让患儿坐在椅子上，两手去握椅脚横木，完成身体前屈的课题；另外，梯背椅还可用于协助下蹲、由坐位到扶站、独立行走等多种功能训练。

3. 木箱　应用各种高低不平的木箱，患儿坐位时脚下要放置木箱，从床上滑下床时也要放木箱，其目的是使患儿有坐位姿势正确与否、双足着地时正确姿势的意识化，木箱可以相互组合，能调节高度。让患儿依次换坐，目的是完成下肢屈曲支持体重、蹲位-坐位-蹲位的转化等课题。

4. 木棒、套圈等玩具　可用于双手或单手抓握木棒抑制不自主运动，如两上肢瘫痪程度不同的患儿，两手握棒使较好的一侧肢体带动较差的一侧。在坐位课题，两手握棒在桌上可训练前臂内旋和外旋，调节手腕部位各关节的活动；可用于精细动作的课题，手足徐动型的患儿可以两手握棒练习步行。胶圈和塑料圈的功能与木棒相近，它可使抓握的两手距离更近。使用玩具能引起患儿注意力与兴趣，配合训练。

5. 其他　除以上用具外，还可利用很多用具训练。如双耳杯可以促进腕关节背屈抓握、双手抓握抑制不自主运动等。球有助于两手同时运动及腕关节背屈等。绳、步行平行杠，在拉好绳子或步行平行杠内进行步行练习，可增强患儿安全感或保护患儿。

6. 注意事项　用具是引导式教育的一个重要组成部分，在患儿康复的过程中发挥了积极作用。在使用过程中应注意以下问题：

（1）选择合适的用具：用具要有适宜的重量、间隔、尺码和质地。器具的尺寸应根据使用者的身材、不同的房间和用途做出调整。

（2）用具的设置安排：各种用具不应当只放在一间房里，这些器具有多方面的特性，可适当改装，以用于不同情况和各类日常生活，例如：吃饭、穿衣、如厕、玩耍及其他活动之中。

（3）灵活运用：各种用具是可以移动、可以改变的，有多种用途。如可让儿童分开手握着两边横放的梯背架玩足球游戏；把木条台的一端用凳子垫高，让儿童背着背囊爬上去，从另一边滑下，模仿爬山的游戏，等等。

（4）及时更换用具：所有引导式教育的用具及附件都应该被视为过渡时期的工具。在合适的时间，应逐步由普通器具取代，越早越好，如儿童坐得较稳时，就可以把普通台面加盖在木条台上；儿童把双手在前面互握以代替扶梯架的动作。引导式教育的目标，不是希望儿童长期依靠特别器具，而是让他们在日常生活中循序渐进地掌握活动的控制能力。

五、引导式教育的促通

生理学上的促通，是将各种刺激相互间的强化综合起来，再进一步增强，这种现象可用兴奋在空间和时间上的综合来解释。

引导式教育的促通就是要通过教育学的方法，对功能障碍患儿予以帮助，引导协助他们学习、获得解决问题的方法，并应用到生活、学习、工作中去。解决问题的过程是一个学习的过程，通过促通使学习过程变得容易，从而顺利地解决问题。

1. 相邻肌群促进　应用运动的重力和肌肉的弹性，可促通患儿瘫痪肌肉的功能活动。当患儿上肢屈肌瘫痪，出现腕关节掌屈、抓握能力的减弱时，可设定一个腕关节背屈的课题以促进患儿的抓握能力。抓物动作需要腕关节背屈，手指屈曲接近手掌，腕关节背屈运动可以抵抗屈肌的重力，使抓握动作变得容易。在完成这一课题时，既要用语言的指令来让患儿把腕关节背屈，又要用实际的动作反复进行腕关节背屈的练习，如让患儿用双手托球上举或两肘支撑在桌面上用两手掌根部托住自己下颌部等方法进行。

2. 意识引导　引导员在制订课题时，必须掌握患儿完成这一动作的可能性，引导员要设法使患儿达到课题的目标。可通过言语的引导，将设定的课题意图化，行为组织化，才能使较难的课题得以完成。如在紧张性手足徐动型脑瘫的引导治疗小组中，让所有患儿抓住放在其前面的椅子横木，然后通过意识化伸直肘关节。如果这时让他们举起上肢，可能会出现肘关节的再次屈曲，从而造成“上举上肢”的课题失败。在训练时可以加入促通课题，首先让患儿握住最下方的椅子横木，然后将抓握横木的手向上方一步一步、缓慢地移动，在移动过程中，将肘关节伸展意识化，使上肢上举的课题得以完成。反复多次练习后，可使上肢举过头顶，即使在肘关节屈曲的状态下，也可以完成。

3. 循序渐进　引导员必须熟练地掌握小儿生长发育规律，根据生长发育特点，结合患儿的具体情况，设计出治疗目标。先从简单的动作开始，或将难度较大的动作分解成几个简单的动作进行训练，熟练后再将小的、简单的动作串联起来进行训练，使患儿容易获得成功感，增强训练信心。

4. 加强人际交往　小儿生理发育、心理成熟是由内外界因素结合而成。引导式教育通过集团化的学习，提供了一个人与人交往的良好场所，可诱发患儿的信心与热情，可形成一个热烈的、相互学习、相互模仿、协助的氛围，这种氛围有利于患儿的疗育。

5. 节律性意向　节律性意向包含两个元素：节律和意向。节律是指动作的节拍，可帮助运动功能障碍的患儿发展动作的节拍感；意向指一个人想要达到某个目标的意识，当用语言把这个意向表达出来，就建立了语言与动作之间的连贯性，促进学习动作的过程。如给予患儿举起右手的课题，引导员发出指令："我举起右手"，此时患儿重复"我举起右手，1、2、3、4、5"，同时实施这一动作。口令就是这一动作的意识，数字1～5就是调节动作的节奏。节律性就是给患儿提供的有节奏感、活泼、积极向上、欢快的环境氛围。节律性意向可以通过调节行为节奏来改善肌肉张力，如生动的、节奏明快的节律可增高肌肉张力，而缓慢的节律可缓解痉挛肌的紧张。

节律性意向不只限于用指令来完成，也可以通过数数、重复动作、念儿歌、朗诵古诗、唱歌、游戏、拍手、跺脚、传球来完成。

在运用节律性意向时，要使用对患儿有意义并能理解的语言，所设定的目标是患儿能够完成的。对于小组内不能讲话的患儿，引导员和小组的其他患儿对节律性意向的重复会帮助他们，他们会模仿引导员的活动，并逐渐学会将运动与语言联系起来。在节律性意向中，强调患儿对自己负责并主动参与，强调目标性，可帮助其排除其他干扰。

六、诱发技巧

引导式教育的重点强调如何使用所有的诱发技巧（facilitation skills）来达到有意识的学习。通过引起脑瘫儿童的活动及帮助患儿进行主动及有目标的活动，以刺激患儿性格的逐渐成长。

脑瘫不仅导致身体上的功能异常，更能影响整个人的性格。因此，诱发并不只是产生动作和行动，而且还要建立儿童的性格及其渴望自行活动的能力。

在使用诱发时，必须要让儿童觉得他是主动的，是他自己建立这些动作，而任何进步，都是他自身努力的结果。这样，患儿才能去寻找解决问题的方法和坚持进行这些练习。

诱发的方法多种多样，如工具诱发、目标诱发、情境诱发、力学诱发、重力诱发、语言诱发、自身诱发、教育诱发和小组活动诱发等。

1. 重力诱发　利用重力诱发原理进行运动训练。如下床训练：让患儿抓握竖条板，然后向床下移动，当其双下肢移到床边，在双下肢的重力作用下移动，就会很容易下床。

2. 自身诱发　采用健侧肢体带动患侧肢体，采用上肢的活动如上肢上举取物诱发伸直身体，或固定身体某一部位，借以移动其他部位等。

3. 语言诱发　应用指令性的语言把患儿将要完成的动作意图化，再把各个习作部分贯穿起来，患儿听到口令并重复口令，使大脑对自己将要进行的习作程序建立概念。

4. 触体诱发　是指用接触身体的方法去固定儿童身体的某一部分，能给正在活动的另一部分提供支持，使其能够自由地运用。以最小的触体到不触体是引导式教育触体诱发的原则。引导员用手指轻轻扶住，让患儿自己主动地去平衡和活动。如患儿平衡功能差，在站立不稳向右侧摔倒时，引导员可用一只手的手指扶住他的右肩部，让他自己主动平衡站稳。如患儿有髋关节内旋畸形，在站立时常常会半蹲位向前摔倒，这时引导员只要把一只脚伸到患儿的双膝中间，他便能自己平衡站稳。

如促进进食，可通过情境诱发、工具诱发、触体诱发等方式。具体做法如下：①保持良好坐位：我两下肢分开，两脚放平，双手放在饭桌上，我坐直；②一手固定，另一手活动：我左手抓住扶手，右手将食物放进口中。

七、习作程序

引导式教育不是一个运动程序，它把必要的生活技能作为一个习作进行练习，引导员对习作认真分析，把每项习作分解为单一动作，每次教给患儿一个动作，最后再把这些动作连在一起构成必要的生活技能。习作程序(task series)是日常活动中简化了的部分。习作程序是由手、卧位、坐位、站立及行走功能方面的一些基本训练组成。每一项习作程序大约需要0.5~1小时，可以分解为几个到几十个单一动作，目的是通过一系列的习作，教导患儿获得功能性技巧。患儿从习作程序中所学的每一种行动，都有助于患儿进行日常活动；如在躺卧习作程序中所做的造桥动作，便有助于患儿学习穿脱裤子。在习作程序中，通常是以节律性的言语来协调动作。儿童以不同的位置及方法，学习习作程序的每个环节，而新的环节逐渐引入，以扩展儿童的动作领域。整项习作的编排应该让患儿认识所要达到的目标，并能把习作中的环节与目标联系起来。

（一）躺卧习作程序

躺卧习作程序包含日常活动所需的基本动作。经过不断训练，可令他们能掌握一些日常生活的技巧。

1. 将身体拉上木条床　患儿站在床边，伸直手臂，拇指微向内屈并用各指紧握木条、抬起头，屈曲肘关节将身体拉上床。注意患儿向上拉时要抬起头。

2. 前臂支撑俯卧　此活动可改善头的控制、伸肘、伸腕、伸髋。根据患儿的能力，可帮助他前臂支撑俯卧或前臂伸直俯卧，鼓励抬头，尽量维持这一体位，并要保证其双腿分开，对能力高的患儿可鼓励他松开一手玩玩具。或者让儿童伸直手臂、肩向前、抓紧前面的梯背架，学习自己抬起头，从前面的镜子望到自己的影像。患儿进一步可以一只手紧握梯背架作为支撑点，另一只手则往上攀爬。也可教患儿保持双手紧握梯背架的姿势，转动头部看向四周，以发展其良好的动作控制。

3. 从俯卧翻身成仰卧　如需要，帮助患儿屈曲上方的腿，最好帮他举高双手过头来促进翻身，要求他在翻身前先转头。

4. 在仰卧位，双手抓住一只脚　可做把袜子从脚上脱下来的游戏，这项活动帮助儿童体验伸肘、抓握、伸膝、屈髋和踝背屈，也是坐、站、走训练的准备工作。

5. 仰卧位平躺 令患儿双肘伸直，双手握床上木条，双膝伸直，双腿分开。此项活动可帮助儿童学习准备坐直、站直和行走时的躯干挺直。需要时，枕下放一个小枕头，可预防患儿形成角弓反张姿势。患儿要学会固定自己，保持静止状态，才能做出有目的及有意义的动作。

6. 仰卧位 其他活动仰卧时，让患儿双(单)肘伸直、双(单)手抓住木棍高举过头，再拿回到腿上。在仰卧位时，双腿分别外展，一只脚放到对侧膝上。也可在仰卧位做桥式运动。还可以在平躺时使双腿悬垂台边(利用重力协助髋关节伸直)及脚分开放在矮凳上，或一腿放在床上，另一只脚平放在凳上，以促进双腿的分离活动。

7. 仰卧位坐起或躺下 这是一种十分重要的日常生活活动，应尽量给予患儿机会来练习从左边或右边坐起。也可练习用双肘支撑直接坐起或躺下，可增强腹肌肌力。

8. 从仰卧翻身成侧卧或俯卧 可用玩具在一侧吸引患儿，让他上肢伸直翻身抓住玩具，然后屈肘把玩具带向眼前玩。必要时，可将床向一侧倾斜，促进他向玩具侧翻身。

9. 俯卧位轴心转动 以胸腹作支撑点，分别分开、合拢上下肢。

10. 俯卧位推下床 这项活动可帮助患儿体验伸肘，必要时把床向脚的方向倾斜。在推下床时，患儿屈曲髋关节，踝关节背屈，双膝伸直。要注意使他分开双腿，双脚平放在地上，手握木条床而站起来。在必要时，可给予帮助。

(二) 从坐到站的习作程序

坐位是日常生活中的一个基本功能体位，良好的坐位需要有以下成分：坐位平衡、头的控制、对称性、中线取向、髋的屈曲、躯干伸展、下肢外展、踝位于中间位、对称性负重等。

练习时，可坐在矮凳上指出身体各部位、挥手、应答点名、举高双手做大树在风中摇动；从坐位弯腰拾地上的物品并举高抛出；在坐位转动躯干，如连续传球直到球又回到自己手中；坐位轴心转动，如转头与小朋友打招呼；坐位时把脚放到对侧膝上，如戴上弹性踝带等；从坐到站、从站到蹲、从蹲到站、从爬行位到侧坐再到长坐位、从长坐位到侧坐再到爬行位；可扶着梯背椅坐在凳子/椅上，进行游戏如击保龄球，双手交替向上或下爬梯背椅(游戏可推球)。

此外，分开腿长坐在木条台上，然后以身体作轴心左右转动，或向后、向前移动，有助儿童练习坐位平衡和双肘支撑。

(三) 站立行走习作

站立是许多日常生活活动所必需的，许多痉挛性脑瘫患儿髋关节发育不良或有半脱位，站立负重可促进髋关节的发育，正确的站立姿势可改善对头躯干的控制，改善异常肌张力。良好的站立需要有以下成分：头部控制，身体对称，躯干髋膝伸展，踝中立位，下肢外展，对称性负重，站立平衡等。而行走还需要有步行平衡，髋的活动，踝的活动，单侧下肢负重，重心转移的能力。

训练开始时，要让患儿练习从其他体位变成站立位，如从坐到站。站立时，两脚放平、分开、膝伸直，避免后仰。需要的情况下，可根据患儿的功能水平提供必要帮助。练习时首先使儿童在持续抓握的情况下保持对称性站立，如可握住一根木棒、胶圈或双手互握站立，然后放开一手进行活动，逐渐放开双手，如练习拍掌。接下来可在站立时进行下肢活动，如脚爬梯背椅横栏、踢球或上台阶。还要练习从站立变换到其他体位，如从站到坐、从站到跪、从站到爬行位。同样，可双手或单手扶物，逐渐独立地向前、后或侧方行走。

（四）手部习作程序

手的基本动作是在各种体位下，在伸或屈肘时抓握和放开。抓握动作能够促进正常儿童的运动功能发展。例如，婴儿在 40 周时，能抓紧摇篮或母亲的手指，把自己从仰卧拉至坐起的姿势。44 周以后，能利用抓紧物体而站立，并能单脚站立。48 周时，能扶着家具行走。由此可见，患儿在未掌握足够的平衡能力前，利用抓握动作来辅助其运动功能发展。手功能的延迟发展或障碍会阻碍他们主动探索周围的环境，操作其中的物体，这样也就剥夺了他们通过双手获取感官经验的机会，智力发育也因此受到阻碍。

脑瘫儿童若是能正确掌握伸手—抓握—放松的技巧，就能克服各种异常的反射作用，如非对称性紧张性颈反射、紧张性迷路反射和惊吓反射，亦可预防关节挛缩和变形，并且发展其功能。对低肌张力和徐动型的儿童来说，学会抓握就已经为控制头部、稳定身体、发展运动功能等奠定了基础。

在各种习作活动中都会用到双手，每一习作程序都可从一些手的准备活动开始，把手的动作和童谣、儿歌、木偶剧相互联系起来。每节课要包括一些特定的功能活动，例如进食、饮水、书写、翻书、穿衣，等等。儿童在习作程序中所学的功能，应在所有日常活动中得到重复应用的机会。患儿尝试独自用双手做所有活动，引导员只在必要时给予指导和帮助。

在进行手部习作程序前，首先要评价儿童在体能、自理、认知、沟通及社交技巧各方面的程度，根据儿童的兴趣和能力，配合计划选定主题，设计一些可使用的活动，开展整个习作程序。手部活动包括对称性活动和非对称性活动。前者如：握住洋娃娃的双手，带着它在桌上跳舞、拍拍手、双手互相摩擦、在躯干两旁轻松地摆动双臂、让双手学鸟飞、将双臂伸向前以便引导员能数手指。后者如：写字、进食、锤钉、打电话、将果酱涂在面包上、使用刀叉、双手交替敲桌子、双手握住棍棒等。

八、临床应用

（一）适应证

1. 脑瘫　不同年龄的脑性瘫痪，特别是 3 岁以上小儿脑瘫和手足徐动型脑瘫效果最好。

2. 某些神经、遗传和心理障碍性疾病　如运动失调、肌肉萎缩症、成人偏瘫、语言发育落后、轻中度智力障碍、孤独症、帕金森病和老年痴呆等。

3. 其他　缺氧缺血性脑病、早产儿、新生儿窒息和核黄疸等高危儿的早期干预。

（二）禁忌证

极重度智力低下，听不懂他人问话、不能与他人简单交流者，因达不到理解课题并使之意识化的目的，效果不理想，可采用其他方法。

（三）疗效判定标准

判断治疗效果主要依据如下几个标准的自理程度：①进食功能的程度；②穿衣、脱衣功能的程度；③姿势与体位变化的功能程度；④写字画图的功能程度；⑤理解语言和能动性的程度。

（董芳明）

扫一扫
测一测

复习思考题

1. 脑瘫患儿日课包括哪些内容？
2. 如何应用习作程序对患儿进行训练？
3. 引导式教育如何实施？
4. 如何利用引导式教育的促通技术及诱发技巧？

第二十章

虚拟现实技术

PPT 课件

20章PPT

扫一扫
知重点

学习要点

虚拟现实技术的概念、系统构成、关键技术；虚拟现实技术在康复治疗中的应用；国内使用的几种 VR 仪器设备。

第一节 概　　述

一、概念

虚拟现实(virtual reality,VR)，这一名词是由美国人 Jaron Lanier 在 20 世纪 80 年代初提出的，也称灵境技术或人工环境。VR 是真实世界的一个映像，而不仅只是一个狭义定义中的人机界面。虚拟现实技术是一种可以创建和体验虚拟世界的计算机仿真系统，它利用计算机生成一种模拟环境，可使用户沉浸到该环境中。

VR 是一项综合集成技术，涉及计算机图形学、人机交互技术、传感技术、人工智能等领域，它用计算机生成逼真的三维视、听、嗅觉等感觉，使人作为参与者通过适当装置，自然地对虚拟世界进行体验和交互作用。使用者进行位置移动时，电脑可以立即进行复杂的运算，将精确的 3D 世界影像传回产生临场感。概括地说，虚拟现实是人们通过计算机对复杂数据进行可视化操作与交互的一种全新方式，与传统的人机界面以及流行的视窗操作相比，虚拟现实在技术思想上有了质的飞跃。

虚拟现实技术演变发展史大体上可以分为四个阶段：声形动态的模拟是蕴涵虚拟现实思想的第一阶段(1963 年以前)；虚拟现实萌芽为第二阶段(1963—1972 年)；虚拟现实概念的产生和理论初步形成为第三阶段(1973—1989 年)；虚拟现实理论进一步的完善和应用为第四阶段(1990 年至今)。

二、VR 系统构成

虚拟现实技术主要包括模拟环境、感知、自然技能和传感设备等方面。模拟环境是由计算机生成的、实时动态的三维立体逼真图像。给参与者产生各种感官信息，如视觉、听觉、手感、触感、味觉及嗅觉等，能体验、接受并认识客观世界中的客观事物。

人在物理空间通过传感器集成等设备与由计算机硬件和 VR 引擎产生的虚拟环境交互。多感知交互模型将来自多传感器的原始数据经过传感器处理成为融合信息，经过行为解释器产生行为数据，输入虚拟环境并与用户进行交互，来自虚拟环境的配置和应用状态再反馈给传感器。VR 系统由如下各部分构成：

1. 高性能计算机系统、计算机图像的特征采样与图形交互作用技术。

2. 虚拟环境生成器　智能虚拟环境是 VR、人工智能及人工生命技术的有机结合。

3. 计算机网络。

4. 三维视景图像生成及立体显示系统。

5. 立体音响生成与扬声系统　它是虚拟环境多维信息中的一个重要组成部分。听觉是仅次于视觉的感知途径，它向用户提供的辅助信息，可增强视觉的感知，弥补视觉效果之不足，增强环境的逼真性。

6. 力反馈触觉系统　参与者在虚拟环境中产生沉浸感的重要因素之一是用户在用手或身体操纵虚拟物体时，能感受到虚拟物体与虚拟物体之间的作用力与反作用力，从而产生出触觉和力觉的感知。

7. 人体的姿势、头、眼、手位置的跟踪测量系统　运动跟踪作为人与虚拟环境之间信息交互的一个重要因素，是近年来 VR 技术发展的一个重要领域。

8. 人机接口界面及多维的通信方式　这些技术目前主要集中反映在头盔显示器和数据手套这两类交互设备中。

9. 各种数据库　如地形地貌、地理信息、图像纹理、气动数据、武器性能参数、导航数据、气象数据、背景干扰及通用模型等。

10. 软件支撑环境　需建立并开发出虚拟世界数据库；在底层支撑软件及三维造型软件的支撑下，建立起 VR 系统的开发工具软件；在输入输出传感器等硬件支撑下，建立起人机交互图形的界面。

三、VR 关键技术

研究和开发 VR 技术的根本目的旨在扩展人类的认知与感知能力，建立和谐的人机环境。为实现这种新型的信息处理系统，满足人们日趋增高的需求，在众多技术难题中至少应重点提高三项关键技术的水平。

1. 各种感觉输入输出技术　VR 的沉浸性是使人具有逼真感之根本。视觉是提高沉浸感的重要因素，但并非是唯一的因素；听觉可能是 VR 技术中最先达到逼真程度的领域；触觉是一个刚起步研究与试验的领域。由微处理器和传感器构成的数据手套，与视觉、听觉相配合，大大地增强了 VR 系统的逼真感；而嗅觉与味觉还属于一个尚未实质性开展研究的领域。

2. 高性能的传感器技术　VR 的交互性是达到人机和谐的关键，其性能优劣在很大程度上取决于与计算机相连的高性能传感器及其相应的软件。为与虚拟环境发生交互作用，迄今已研制出如鼠标器、数据手套、跟踪球和超声波头部跟踪器等多种传感设备。

3. 实时三维计算机图形技术　VR 的构想性是辅助人类进行创造性思维的基础。因此，高效的计算机信息处理技术是直接影响 VR 系统性能优劣的关键。高性能计算机是构建 VR 系统的“基石”,是对多维信息进行处理的“加工厂”,是实现各种软硬设备的集成及控制人机协调一致的“工作平台”。未来 VR 技术的发展必将会对计算机的性能提出更高的要求,主要是网络技术、信息压缩与数据融合、系统集成技术等 3 个方面。

四、VR 应用

1. 医学　VR 在医学方面的应用具有十分重要的现实意义。在虚拟环境中,可以建立虚拟的人体模型,借助于跟踪球、感觉手套,了解人体内部各器官结构;建立虚拟环境,包括虚拟的手术台与手术灯、虚拟的外科工具(如手术刀、注射器、手术钳等),借助于感觉手套,使用者可以对虚拟的人体模型进行手术。手术后果预测、康复乃至新型药物的研制等方面,VR 技术都有十分重要的意义。

2. 教育　虚拟现实应用于教育是教育技术发展的一个飞跃。它营造了“以教促学”的学习方式,并为学习者提供通过自身与信息环境的相互作用来得到知识、技能的新型学习方式。具体应用主要在以下几个方面:①科技研究;②虚拟实训基地;③虚拟仿真校园。

3. 军事　从 20 世纪 90 年代初起,美国率先将虚拟现实技术用于军事领域,主要用于以下四个方面:①虚拟战场环境;②进行单兵模拟训练;③实施诸军兵种联合演习;④进行指挥员训练。

4. 其他　虚拟现实在娱乐、艺术、航天工业、城市规划、室内设计、房产开发、应急推演、文物古迹、游戏、Web3D/产品/静物展示、道路桥梁、轨道交通、地理、虚拟演播室、水文地质、维修、生物力学、能源等方面均有广泛应用。

第二节　虚拟现实技术在康复训练中的应用

一、概述

可视化虚拟康复即为患者提供一个虚拟环境,利用计算机生成的世界可以让患者看见其自身执行功能任务,也被称为计算机辅助疗法。可视化康复计划可以让患者更了解治疗过程,并使他们更易于接受治疗,而且也节约了治疗师的时间。在心血管病、脑血管病、脑外伤等多种疾病康复方面已经取得一定效果。

VR 系统根据其沉浸程度和系统组成可分为 3 种。

1. 桌面式　以计算机显示器或其他台式显示器的屏幕为虚拟环境的显示装置,其特点是虚拟系统视野小,沉浸感差,但成本与制作要求低,易普及和实现。

2. 大屏幕式　包括弧形宽屏幕、360°环形屏幕,甚至全封闭的半球形屏幕。这种大视野的虚拟环境较好地把观察者与现实环境隔离开来,使人和环境完全融合,虚拟效果接近完美。但是,该虚拟方式的实现技术非常复杂,开发和运行费用昂贵,通常只为特殊用途而专门开发研制。

3. 头盔式　是上述两种系统的折中。它将观察景物的屏幕拉近到观察者眼前,这样便大大扩展了观察者的视角,而头盔又把观察者与周围现实环境隔离开来,增加了身临其境的效果。另外,在头盔上安装立体声和一些控制装置,更加增强它的沉浸感。

虚拟现实技术已经被广泛应用于康复治疗的各个方面，如在注意力缺陷、空间感知障碍、记忆障碍等认知康复，焦虑、抑郁、恐怖等情绪障碍和其他精神疾患的康复，以及运动不能、平衡协调性差和舞蹈症、脑瘫等运动障碍康复等领域都取得了很好的康复疗效。

二、虚拟现实技术的治疗作用

1. 反馈-激励　可视化虚拟治疗计划可向患者提供持续而迅速的反馈，这些反馈创造并且增强了患者的治疗积极性。最佳的计划应该是为实时训练活动提供快速和积极的反馈，并为长期的治疗效果提供清晰的图像，患者可以自己感觉到病情在长期治疗中得到的改善，从而有助于患者设定合适的治疗目标并体验治疗过程。

虚拟现实技术提供了重复练习、成绩反馈和维持动机 3 个关键要素的技术手段。虚拟现实用于康复训练的优势在于能为接受康复训练的患者提供两种反馈，包括每次练习结果的实时反馈和一组练习后的成绩反馈，可以提高患者对结果的知晓感。患者能在虚拟环境中学会运动技能，并且能将习得的运动技能迁移到现实世界的真实环境中。

2. 集中注意力　患者可以完全将注意力放在可视化虚拟的任务上，而无需对运动进行苛刻的要求。可视化虚拟康复通常按照日常生活中的经历和考验设定一些双重或多重功能性任务（如防摔倒计划），而与纯粹注重于孤立的肌肉技巧的治疗性运动完全相反。在训练中，患者试图达到治疗性运动目标，并开发支持该目标的运动策略。

3. 促进生活技能转化　可视化虚拟康复可以有效增强治疗计划产生的动态感受外界刺激的暗示，尤其在计算机创造的意外情况发生时会更加有效。研究表明，在运动期间提供的非预测考验，能对日常生活环境中所需要技能产生有效的转化。

虚拟现实可以使患者能以自然方式与具有多种感官刺激的虚拟环境中的对象进行交互，比人类教练更有耐心和一致性，患者可以根据自己的情况反复观察模仿练习，减少在真实环境中由错误操作导致的危险，可以提供多种形式的反馈信息，使枯燥单调的运动康复训练过程更轻松、更有趣和更容易，虚拟现实允许用户进行个性化设置，将运动训练、心理治疗及功能测评有机地结合起来，针对患者个人的实际情况制订恰当的康复训练计划，由于虚拟环境与真实世界的高度相似性，在虚拟环境中习得的运动技能可以更好地迁移到现实环境中。

三、临床应用及疗效

（一）运动功能训练

1. 平衡和协调功能训练　最早用于平衡训练的虚拟现实系统，包括一辆固定的自行车和提供视觉虚拟环境的虚拟现实平面显示器，经过一段时间在虚拟视觉空间里的骑行训练后，患者保持姿势平衡的控制水平会有很大提高。目前，已开发的用于平衡、协调训练的虚拟现实程序，包括多种训练任务。如使用虚拟现实技术训练平衡功能的患者关注的是可视化虚拟任务（双重任务），而且患者还可做更多横向运动和向后跨步运动。

2. 下肢及行走训练 利用虚拟现实视觉呈现技术，在行走训练的虚拟道路上提供一个视觉线索，可以有效引导患者迈出行走的第一步；在行走过程中，该线索始终位于患者脚前方指示前进方向，有助于患者持续行走，视觉线索越真实，对患者行走能力的康复越有利。由于脑卒中偏瘫患者常产生身体的前倾运动感，站立姿势和步态不协调，可用 Gait master 2(GM2)虚拟现实设备对此类患者进行步态训练。脚踏板按照正常人行走的轨迹和步幅交替运动，向患者的双腿传递正常行走的本体感觉，同时用显示屏幕提供各种虚拟地形环境的视觉空间。结果表明，患者的行走速度、步幅长度、持续行走的距离、步态协调性、时空参数、Berg 平衡量表评分、起立-行走计时测试等均有明显改善。此外，融入 VR 元素的复杂程度和自动化程度更高的机器人系统可改善偏瘫患者的步行速度及距离。

3. 上肢及手的训练 手功能是决定日常生活能力的重要因素，对卒中后患者生活质量具有重要影响。VR 技术可用于手指精细运动功能训练，并且可以通过动作模拟，针对生活中常用的功能性动作进行强化练习。实验表明，通过与 VR 相连接的辅助手套，对患者进行 18 次手功能训练，可使患者更好地完成虚拟任务，临床检查发现患者的拇食指对捏能力明显改善。另一项研究中，患者可以通过患手控制气压联动的手套，驱动虚拟手完成弹琴动作。同样在 18 次训练之后，手指的分离运动较前明显改善。

抓取物体结合了上肢粗大运动和手的精细运动，是日常生活中应用最多的实用性动作之一。一项研究要求卒中后偏瘫患者分别在传统治疗桌和 VR 环境中抓取物体，训练目的和强度相近。训练 3 个月后，VR 组患者肩关节外展和肘关节屈伸活动较对照组明显改善，且在训练中感到的心理压力小很多。

后遗症期的卒中患者以功能维持为主要目的，康复训练的地点多在社区及家庭。一项自身前后对照的研究显示，卒中后 1~3 年的患者使用 VR 游戏系统，可改善患者的 Fugl-Meyer 上肢及手功能评分。

（二）日常生活行为康复训练

虚拟现实技术在模拟真实生活场景、提供日常生活技能训练方面具有不可比拟的优越性。在虚拟环境中，跟随计算机程序学习诸如倒茶、烹饪、打扫、购物等日常行为，可以保证训练指导跨条件的一致性，并降低错误操作导致危险的可能性。Guidali 等提出一种能够结合机器人辅助支持 ADL 的康复系统，将重要的 ADL 任务在虚拟环境中被鉴别和实施，而且和人合作的控制策略可以辅助患者在完成任务的时间和空间上修改自由度。技术可行性和系统的使用在 7 位健康受试者和 3 位慢性卒中患者身上得到了证实。

ADL 的成功康复需要精确和有效的评估和训练。大量研究已经强调康复方法的需求，这些方法应该与患者的现实生活环境相关，并能将其转化到日常生活任务中。VR 在 ADL 康复技术方面占有很大优势，并具有开发人为绩效测试和训练环境的潜能。

（三）认知功能训练

1. 颅脑损伤 虚拟现实干预可以通过个体交互的娱乐活动改善认知功能和注意力。3D 电子游戏在记忆康复的开发中应用很少。虚拟航行是一种允许参与者编码环境的空间安排，并能激活记忆程序区域。Caglio 等通过治疗颅脑损伤伴有记忆障碍的患者,并应用神经心理方法和反映大脑活性的 fMRI 来评测虚拟航行治疗记忆的功效。结果提示,强化航行训练可以改善成人脑损伤患者记忆功能,fMRI 还提示海马区的脑活动明显增强。各种研究均证实,基于社区生活技巧的虚拟现实技术对获得性脑损伤患者的技巧获得和记忆成绩都有改善,并能将这种技巧转移到现实环境中。

2. 脑卒中 卒中患者常伴随着注意力、集中度、记忆力、空间理解力、语言、解决问题和任务规划能力的全面下降。卒中后 12 个月内痴呆综合征的发生率约为 8%~26%。认知功能障碍影响运动再学习的能力,以及患者参与康复训练的信心和积极性,从而成为康复预后不良的主要原因。因此,准确的评估认知功能,早期干预,是康复训练成功的关键。将已完成住院期间急性期干预的卒中患者随机分为 VR 组和对照组。在治疗师指导下,VR 组患者接受一系列日常生活模拟训练,包括:工作记忆任务、视觉空间定向任务、选择性注意任务、识别记忆任务和计算等。并逐渐增加对记忆和注意力的需求。结果显示 VR 训练可以改善卒中患者的记忆力和注意力。运动再学习也在一定程度上依赖于认知功能。而 VR 训练一直强调,认知因素是干预治疗的重要组成部分。研究发现,认知负荷组的步行速度、节奏、步长、计时起立-行走测试成绩,Berg 平衡能力评分等明显优于单纯 VR 组。

单侧空间忽略是卒中后最常见的认知障碍之一,大约 50% 的患者可以出现,表现为一些特异性症状,如只吃盘子一边的饭菜,过马路不顾及一侧车辆及障碍物。单侧忽略是运动和认知康复预后不良的标志。VR 应用于单侧忽略患者康复的研究多为个案报道。例如,1 例右额颞叶出血 65 岁的老年男性患者,经过 1 个月的 VR 训练,在线段划销测试、字母划销测验、线段等分试验、简易精神状态检查表、标记测验中均取得了更好的成绩,并且这一效果在 5 个月后的随访中仍然存在。

(四) 轮椅训练

轮椅虚拟驱动环境可以提供定量评测驾驶能力,提供驾驶员训练,以及评测选择性控制。Spaeth 等设计虚拟驱动环境,将轮椅图标显示在一台 2 寸的鸟瞰视野中,配有一逼真的转向器和惯性。通过一个标准动作传感操作杆(MSJ)和一个实验性等距操作杆进行比较。结论是虚拟驾驶环境和评定虚拟驾驶技术能替代真实的驾驶。

(五) 评定作用

颅脑外伤(TBI)经常会影响到真实环境下的导航功能。Livingstone 等对 TBI 后的导向定位问题通过水迷宫(morris water maze)虚拟刺激来进行研究,即标准的海马功能实验。虚拟环境包括:在一个虚拟大房间中放置一个大的平台,房间四壁是自然风景。11 位社区居住的 TBI 幸存者和性别年龄及教育水平匹配的 12 位对照组参与者。测试他们能否发现测试台上的不同定位。结果显示,TBI 生存者的导航在邻近线索存在时,没有障碍,但当邻近线索缺乏时就会表现出障碍。由于能够形成记忆或使用认知地图,从而对 TBI 后导航能力损伤提供更多的证据。

(六) 精神和情绪

精神病(psychosis)是指严重的心理障碍,患者的认识、情感、意志、动作行为等心理活动均可出现持久的明显的异常;不能正常地学习、工作、生活;动作行为难以被一般人理解;在病态心理的支配下,有自杀或攻击、伤害他人的动作行为。焦虑症和孤独症都属于精神类疾病,情感缺失是导致疾病暴发的主要因素。因此,调节情感是辅助治疗的关键所在。在虚拟环境中构建情感化虚拟人,可以辅助患者进行情绪调节,从而达到康复治疗的效果。近年来，VR 治疗焦虑症和孤独症的文献报道不少，且疗效肯定。

（七）康复教育

探讨虚拟现实训练系统在康复治疗学本科临床教学的应用价值。方法：26 名本科康复治疗学专业实习生，在物理治疗临床教学中分为两组。研究组（n＝14）采用先虚拟现实教学后传统教学的方式，对照组（n＝12）采用传统教学的方式。学习结束后进行学生自我评价和物理治疗操作考试。结果显示研究组在提升训练目的性和趣味性、提高学习主动性和积极性、提高临床能力等方面优于对照组。理论考试成绩两组无显著性差异，操作考试成绩研究组优于对照组。结论为虚拟现实系统可提高物理治疗学教学效果。

（八）戒毒

将虚拟现实技术与心理治疗技术相结合，可以创造逼真的虚拟环境，更好地实施心理学的系统脱敏疗法、正性强化疗法、厌恶疗法、放松疗法等。针对稽延性戒断症状，利用计算机虚拟现实技术生成一个包括视、听、触觉等感觉在内的虚拟现实环境，通过传感器装置使毒瘾患者进入该环境，从多方面引导患者的心理、生理状况发生变化，从而达到治疗稽延性戒断症状的目的，进而取得良好的社会效益和经济效益。

（九）其他

功能性游戏已经作为一个靶向的康复治疗应用到慢性下背痛和慢性颈痛的患者中，其工作的焦点是全身运动采集系统和它的生物信号采集装置以及游戏引擎的连接。

将一个适合手的传感器手套，连接到一个安装在自己家中的远程监控的视频游戏控制台上。结果显示患有脑瘫的患儿使用远程监控的虚拟现实游戏能改善手功能及前臂骨健康。

第三节　国内使用的几种 VR 仪器设备

一、跑步机

程序员在跑步机前设计了一个大屏幕，投影仪模拟虚构了一个虚拟环境。跑步机可以安装在壮丽的自然奇观中，或著名的城市中，或当地的居委会，患者会感到自己好像在户外行走一样。其特点包括：

1. 视觉影响　大型投影屏幕会立即吸引进行锻炼的训练者和患者的注意力。对于他们来说，屏幕变成了他们的世界，而且这种处于康复室内的环境比起专业电影创造的户外场景要安全得多。

2. 不同路径　虚拟跑步机包含有很多不同形式的路径。既可以步行走过著名的城市，也可走过村庄、森林和公园。走完每个完整的路径大约需要 50 分钟，但患者每次都可以根据自己的兴趣选择不同的步行路段，因为路径可以在不同的地点开始。

3. 当地漫游　设备还可以展现当地的影像，使人们能够在他们熟悉的家乡散步。例如，患者可以围绕着疗养院散步，也可以在市中心行走，甚至可以在当地的一个公园或旅游景点里散步。

4. 适应体能　跑步机可以根据使用者体能进行调节，设定不同的行走速度和使用时间。对于需要精神护理的患者，可以令其每天走过相同的路程，以便他们逐渐熟悉路线。

5. 操作简便　相关设备操作简单，使用方便。治疗人员可以专注于患者的训练。

二、用于体能训练的虚拟治疗系统

此类设备的作用原理是以游戏吸引患者的注意力，这些游戏一般具有画面精美、引人入胜的特点，游戏装置通常配备有直观的触屏界面。游戏软件可以安装在设备的小屏幕上，也可以安装在可移动屏幕上，这样就可以将游戏屏幕由一个训练点转移到另一个训练点。软件多包含基础练习、生物反馈练习、客观结果检测、患者跟踪数据库和视频分析模块。

三、用于临床的虚拟治疗系统

在康复领域，除了测量诊断、辅助支持和社交娱乐外，虚拟现实技术最重要的用途在于对受损的运动功能进行康复训练，能够让各个年龄段的神经系统、骨关节、心肺疾病患者通过情景互动的形式，进行个性化的全身主动性运动训练，提高患者运动能力，如平衡和协调能力、行走运动康复训练、上下肢康复训练（肌力、关节活动范围）、运动控制及姿势控制；日常生活行为康复训练；认知康复训练以及轮椅使用训练，等等。

（董芳明）

扫一扫
测一测

复习思考题

1. VR 系统由哪几部分构成？
2. 虚拟现实的关键技术有哪些？
3. 虚拟现实的治疗作用和临床应用有哪些？

第二十一章

机器人辅助康复治疗

PPT 课件

21章PPT

扫一扫 知重点

学习要点

康复机器人的概念、设计特征、分类；上、下肢机器人的训练要素和分类。

第一节　概　　述

一、康复机器人概念

1. 定义　康复机器人(rehabilitation robotics)是医疗机器人的一个重要分支，即利用智能化、自动化技术和器械辅助患者进行康复治疗、护理和日常生活的高科技产品。它的研究贯穿了康复医学、生物力学、机械学、机械力学、电子学、材料学、计算机科学以及机器人学等诸多领域，已经成为了机器人领域的一个研究热点。康复机器人的研究主要集中在康复机械手、医院机器人系统、智能轮椅、假肢和康复治疗机器人等几个方面。这不仅促进了康复医学的发展，也带动了相关领域的新技术和新理论的发展。

2. 康复机器人的设计特征

(1)外骨骼和末端效应器：外骨骼装置可以计算关节的运动学参数，但需根据患者具体肢体长度来调节机械装置长度，否则会造成关节损伤。在外骨骼装置机器人中，存在多关节内在的传输消耗。末端效应器设计通过末端装置带动肢体运动，因此在低传输消耗的条件下允许多关节参与运动。通常认为，当关节活动范围超过 60°时，应选择外骨骼设计。而关节活动范围低于 60°时，应选择末端效应器设计。两种设计对驱动电机和控制的要求也不同。微弱肌力的患者较容易操纵末端效应器机器人，但在主动使用外骨骼机器人时，就对机器人的性能有极高要求。外骨骼和末端效应器两种装置可以相容于一种机器人中。

(2)传感器：传感器是实现自动控制的首要环节。信息的采集与转换主要依赖于各类传感器，传感器获得机器臂在运动过程中的位移变化及患者用力情况等信息，通过把获得的这些信息转化为机电信号，进而将此机电信号反馈给软件控制系统，通过计算机对这些信息进行处理，再传给驱动装置驱动外骨骼，使外骨骼产生特定的动作。通过多种传感器收集数据，利用信息融合将能够获得较准确的环境特征。

(3)自由度：机器人的关节活动自由度是另一个重要设计问题。目前，上肢康复机器人可有水平前后运动、左右运动及垂直方向的上下运动的六个自由度，可以对上肢肩关节、肘关节、前臂旋转进行康复训练，而 Lokomat 下肢康复机器人可以控制髋、膝矢状轴四个自由度。

二、康复机器人分类

1. 治疗型康复机器人 用以辅助患者进行各种运动功能障碍的康复训练，如上肢运动功能训练、下肢运动功能训练、步行训练、脊柱运动训练等，还可以进行运动功能评定。根据其外观可以分为以下两种：

(1)外骨骼康复机器人：外骨骼康复机器人的末端效应器和全部机械关节的轨迹与人体关节空间运动轨迹是一致的。多处与患者身体部位相接触，实现在患者的不同身体部位同时施加力矩作用。它装置相对稳定，适用于重度残疾者，如需要关节控制和支撑、没有或极少关节运动者。外骨骼机械分为两种：第一种由机械、液压或气压驱动，动力大，精确度高，但较沉重，不可携带；第二种可穿戴或携带，但动力小，精确度低。

外骨骼康复机器人的不足之处在于对不同患者的适应性较差，需要针对个人来进行专门的设计。

(2)操作型康复机器人：又称端部结构康复机器人。这类机器人的特点是通常在某一点上与患者身体部位相接触。此结构设计简单，方便不同患者使用，但是往往在使用功能上比较单一。患者和机械间的接触仅通过末端效应器，如手柄或踏板。操作型康复机器人末端效应器的轨迹和人体自然末端效应器(手、足)空间运动的轨迹是一致的。患者需利用自己的协调运动，在操作空间内跟踪轨迹。它适用于中度残疾，如可以进行主动运动者。操作型机械也分两种：第一种机械惯性/摩擦小，后台操纵性高，黏弹性特征转换良好，可产生力场和测量肢体阻力；第二种为没有后台操纵的简单结构，有惯性/摩擦的主动代偿。第二种操作型机械可用来进行远程康复，即患者和治疗师通过互联网连接，共同评价运动参数和进行康复训练。

(3)混合型结构康复机器人：这类机器人通过综合端部结构和外骨骼结构康复机器人所具有的一些优点，既可对施加在患者身体不同部位的力矩进行独立控制，又可满足不同运动的需要，因此获得广大研究者的重视。

2. 辅助型康复机器人 主要用来辅助患者进行各种日常活动，如机器人轮椅、机器人步行器、导盲手杖、智能假肢、护理机器人等。

其他分类方法将康复机器人分成四类，即治疗型机器人、机器人辅助、假肢和矫形器。但较少人支持将假肢和矫形器列入机器人范畴。一种较新的分类法，是将康复机器人分成老年技术性机器人、生物机器人和神经机器人。还有一种基于脑-机接口(brain-computer interface，BCI)技术的康复机器人，尚处于临床研究阶段。

第二节　机器人辅助肢体功能训练

一、上肢康复机器人

（一）概述

上肢康复机器人是将智能控制与肢体运动用机器人系统相结合的训练设备，可以帮助患者完成各种康复运动，具备传统康复治疗方法无法比拟的优点，替代治疗师为患者提供无时间限制的康复治疗。完成高强度、高密集度的重复性体力劳动。上肢机器人的控制系统结合现代的柔韧控制技术，考虑用户与机器人的交互作用，充分发挥患者的主观力量，提高康复效果。可施加更精确的驱动力矩，对治疗数据和运动参数及训练次数翔实记录，便于治疗师根据数据，做出客观评价，及时调整治疗方案。

（二）设计要求

上肢康复机器人的设计分为心理、医疗和人类环境改造学三个方面。心理方面要求低音、小巧轻便、外观好、给人以安全感，让治疗师和患者都能接受；医疗方面在关节活动范围、自由度等方面提出要求；人类环境改造学方面要求装置能适应复杂的医疗工作环境，如设计时要考虑是否和患者轮椅、支具以及周围环境相容等。

（三）训练要素

1. 训练目标　机器人辅助上肢功能训练的目标是改善上肢活动的协调性，改善痉挛和疼痛、减轻上肢的残疾程度。适当的训练不仅可以改善早期和亚急性期偏瘫患者的神经功能，也能促进发病数月乃至数年的偏瘫患者的主动运动功能恢复。

2. 训练方法

（1）运动模式：多种运动模式进行康复训练，如被动运动、助动运动、主动运动、抗阻力运动，满足从早期被动运动到后期主动运动的功能性康复训练。

（2）分期训练：康复治疗需针对患者的具体情况制订训练方案。以脑卒中偏瘫患者为例，在疾病的不同时期需要采用不同的康复方法进行渐进式治疗。在急性期，患者常处于软瘫，除临床医疗外，早期康复介入的重点是预防关节挛缩及提供适宜感觉刺激，因此机器人辅助被动运动是康复训练的主要措施。在亚急性期，患者出现协同运动和痉挛，康复方法常为诱导关节的分离运动和抑制异常的运动模式，机器人辅助助力运动是康复训练的主要措施。在慢性期，患者有较多的分离运动，但协调性仍差，康复方法应由简到繁、由易到难，进行机器人辅助的特异性主动运动。

（3）关节组合模式：康复训练应该使患者产生全方位的运动，需囊括上肢所有的关节。机器人可在各种康复训练模式下，对上肢的肩、肘、前臂、腕，甚至手指关节进行被动运动及助力运动。现有的机器人能实现肩、肘协调直线移动运动和平面环转运动，肩内旋/外旋运动，抗重力的肩关节垂直方向运动，腕关节的屈伸/桡尺偏运动，前臂的旋前/旋后运动，以及手部的抓握/释放等运动。训练的同时，可以辅以简单的日常生活动作的训练，将各个机器人简单训练动作加以深化及应用。这些运动或涉及上肢的单关节运动，或为数个关节运动的组合动作。机器人辅助训练虽然只涉及单个或数个自由度，但却是上肢日常功能活动的相关动作，是所有上肢复杂动作的基础。

3. 反馈与评价

(1)传感器反馈:患者在进行上肢练习时,可佩戴不同用途的传感器,用于评价动作的幅度、速度和力。通过计算机,可以进行视觉、听觉反馈。

(2)肌电图反馈:多通道表面肌电图可以反映原动肌、拮抗肌和协同肌等多个肌肉在运动中的状态,显示上运动神经元综合征中的阳性特征和阴性特征。

(3)视觉反馈:神经康复中的一项重要原则是发掘运动再学习的潜能,而运动再学习是神经康复的基础理论。当患者上肢置于运动环境中时,会产生推拉运动轨迹和实际完成运动轨迹的差异,机器人系统可以将这种错误在屏幕上加以显示,要求患者更努力地加以克服及时纠正。

(四) 上肢康复机器人分类

1. 功能性电刺激辅助上肢康复机器人　功能性电刺激(functional electrical stimulation,FES)技术是通过低频脉冲电流刺激功能障碍的肢体,以其产生的即时效应来代替或矫正已丧失的功能,并通过高级神经中枢的调整,促进功能重建。FES 能够绕过神经通路中受损的部分,根据预先设定的刺激方法来刺激肌肉,诱发肌肉运动甚至模拟正常的自主运动,以达到改善或恢复有功能障碍的肌肉或肌群正常收缩的目的。2007 年英国南安普顿大学研制的功能性电刺激辅助上肢康复机器人,此台机器人为机械臂式康复装置,该系统把肱三头肌对刺激的反应作用纳入手臂模型,提出了信号刺激下的电刺激肌肉运动的扭矩计算模型。训练系统检测该扭矩是否能带动手臂运动,通过学习算法同步控制输出机械臂的辅助力或阻抗,实现基于患者意愿的手臂轨迹跟踪训练,这种交互学习可以大大提高上肢的康复训练效果。

2. 基于表面肌电信号的上肢康复训练机器人　表面肌电信号(surface electromyography,sEMG)作为神经-肌肉运动产生的电信号,将表面信号引入康复机器人系统,预测人体主动运动意图,并转化为机器人运动控制指令,驱动机器人执行相应动作,带动偏瘫侧上肢进行康复训练,有助于患者保持正确运动的感觉,并激发患者的运动积极性,同时提供很好的人机交互接口。哈尔滨工业大学研发的穿戴式上肢康复机器人,主要针对偏瘫患者,能够完成肩、肘、腕部单关节运动、双关节及三关节复合运动的五个自由度的训练,该系统引入 sEMG 技术,将患者的运动意图与康复训练相结合。根据偏瘫患者上肢功能障碍的特点,该机器人利用偏瘫患者健侧上肢运动的表面肌电信号驱动康复机械臂辅助患侧实现康复训练。利用健侧 sEMG 驱动康复机器人辅助患者的患侧上肢执行康复训练,有助于患者保持正确运动的感觉,激发患者的运动积极性。

3. 基于虚拟现实技术的上肢康复机器人　为了鼓励患者进行康复训练,提高康复训练的效果,在训练过程中吸引患者的兴趣,虚拟现实技术的出现使这种思想得以实现,研究者们采用基于虚拟现实的用户界面,将患者带入到与现实生活相似或陌生的虚拟环境之中,再通过模拟某些日常生活的场景,使患者在游戏过程中,配合机器人进行康复训练。虚拟现实的环境设计可以轻松地引导患者完成特定的动作任务,提高了康复训练的能动性。同时,计算机可以准确地记录患者的运动信息,并据此对虚拟环境进行调整,实现人机交互。虚拟现实环境有很多优势,如突破了平面训练的限制,能够提供三维立体空间中沿任意轨迹的康复训练;设计巧妙,通过机械部分与控制部分的有机结合,能为不同患者提供多种方式的训练,适用人群广泛,训练模式多样化;

成本低、结构简单紧凑，便于移动，适用于不同环境。

4. 基于脑-机接口的上肢康复训练机器人　脑-机接口是一种不依赖于人的外周神经系统与肌肉组织，直接从大脑获取与外界通讯信息的全新人机接口方式。BCI 能够直接连接大脑和外部环境，可以帮助思维正常但神经肌肉系统瘫痪或丧失肢体运动能力的患者，在恢复交流和控制能力方面具有极大的应用前景。通过主动意图识别、帮助患者进行主动康复训练，进而不断提高他们的生活质量，具有很好的辅助治疗作用。东南大学研制了一种基于运动想象脑电的上肢康复训练机器人，该系统通过对想象左上肢和右上肢运动的脑电信号进行特征提取和分类，根据设定的不同模式进行康复训练，同时利用虚拟现实技术进行视觉反馈，能够促进运动功能的康复。对于上肢运动功能的康复训练，机器人辅助治疗是一种应用前景非常广阔的训练方法，联合运用上述各种先进技术或技术组合，辅助上肢康复机器人进行康复训练是未来的发展趋势。

除了上述的几种类型以外，还有一对多的远程康复医疗训练机器人等，类似的康复训练机器人大多都停留在研究层面和起步阶段，真正运用到商业和医疗临床应用的设备并不多，在未来的发展中，还有很大空间。

二、下肢康复机器人

（一）概述

下肢康复机器人是指能够辅助下肢运动功能障碍患者进行康复训练，向患者和治疗师提供反馈信息的辅助康复治疗自动化设备，能够定量地为患者提供客观有效的训练方式，记录翔实的治疗数据，提供患侧肢体运动的反馈信息及康复评定参数，有助于改善康复效果、提高康复效率。

（二）下肢机器人组成

1. 外骨骼式矫正器　外骨骼式矫正器被连接到一个弹簧支撑的四边形结构上，是下肢康复机器人训练系统的核心部分。外骨骼式矫正器是双腿对称的助行结构，患者的双下肢由可以调节的固定带固定到矫正器上，足部升降带固定患者的踝关节并使其处于中立位置，当患者在迈步时被动地引起足背屈。当患者有足够的踝足部肌力和控制能力时，可以不佩戴或降低升降带的张力，这样减少了患者的踝足部限制，有利于其发挥踝关节自主活动。患者的髋关节和膝关节由计算机控制，并配有相应的位置和力量感受器，患者和治疗师可以通过两个计算机屏幕对患者的运动表现实行动态观察和严密检测。

2. 减重支持系统　减重支持系统主要由固定支架、减重机构和控制系统组成。训练过程中，减重支持系统通过电力驱动，悬吊患者胸部绑带支撑部分体重，身体被悬吊的重量可从升降杆上的显示板上读出，固定支架主要提供支撑和稳定。

(1)悬吊带减重：机器人辅助跑台训练，通常针对的是没有独立行走能力的患者。使患者在跑台上具有独立行走能力的辅助措施之一，是使用悬吊带减重。悬吊带减重，是运动治疗循序渐进原则的具体体现。通过较多减重—较少减重—完全承重这样的顺序渐进训练，患者依照其个体化的具体情况，才能较顺利地恢复其地面行走的速度、耐力和平衡能力。减重还可分为静态减重和动态减重。静态减重，是指患者的重心被一个稳定的作用力支撑。动态减重，是指患者的重心被一个正弦波样变化的作用力支撑。如果患者需要治疗师的辅助，就要使用静态减重。如果患者可以独立行走，并且速度大于2km/h，就可使用动态减重。另外，减重也可分为对称减重和非对称减重。根据具体病情，静态和动态条件下都可以使用非对称减重。

（2）固定方法：在使用悬吊带进行减重和保护时，悬吊带要固定于胸廓下部。悬吊带位置靠上会影响呼吸和心脏舒缩。使用悬吊带减重时，要按患者的实际需求进行减重调节，尽可能减少重量，最大减重量不超过体重的1/3。减重悬吊带的放置顺序依次是：当患者平卧、站立或坐位的时候安装吊带；将吊带往下拉至胸廓下部；将内衬的系带拉紧；将下肢系带在臀部和大腿处固定拉紧，牵拉至伸髋位。悬吊带放置完毕后要仔细检查，注意吊带承重的时候不可滑动，吊带的压力点要处于合适的部位。跑台训练开始时，要先妥善固定患者的重心（center of gravity，COG）。将跑台两侧的支撑杆调节到骨盆高度；使用松紧带，将重心固定于悬吊带力点的下方。具体执行时，可将手和上肢用吊索或吊带固定。如有需要，可在肢体与吊索之间放置垫子或内衬，使之柔软舒适。

3. 运动跑台　运动跑台是下肢康复机器人训练系统的重要组成部分，它的主要作用是与外骨骼式矫正器协调运动，为患者提供正常生理模式的步行步态训练，同时也可为患者提供部分体重支持，治疗师可根据患者的功能情况随时调整运动跑台速度，并可通过计算机屏幕观察患者的运动表现。

（1）训练机制：目前认为改善步行功能的机制，是基于训练刺激了中枢模式发生器（central pattern generator，CPG）的原理。CPG是一种神经网络，它可以使用特定的序列来交替刺激控制站立和摆动的肌肉，来进行步行运动。一般认为，CPG存在于脑干和脊髓，它可以被跑台训练所兴奋和激活。对于脊髓中枢模式发生器，最重要的传入是发生在支撑相终末期的髋关节伸展运动和支撑相时来自足底的压力。

（2）适用人群：有行走障碍的患者（步行功能分级≤2级），患者通常是脑卒中、颅脑外伤、脊髓损伤、脑瘫、帕金森病和多发性硬化等。使用跑台和机器人训练的患者应满足：具有保持坐位平衡的能力，需要上肢支撑才能保持平衡者也计入此列；具有较好的循环功能，能够在保持10分钟垂直姿势的条件下，不发生血压降低的现象；具有基本的交流沟通能力，能理解治疗师的说明；下肢没有不稳定性骨折或严重的骨质疏松；在安装悬吊带的部位没有褥疮或开放性创伤。

（三）训练要素

1. 训练目标　机器人辅助步行训练的目标是重新获得独立的步行能力，提高步行速度，改善步态质量。步行训练中的训练强度、训练任务的针对性、患者的积极参与，以及运动协调性训练等因素，是确保有效康复的关键。

2. 训练方法

（1）训练强度：没有行走能力的患者，可在减重条件下由机器人辅助进行跑台行走练习。有研究表明，亚急性期卒中患者进行减重跑台训练，可以比一般训练获得更好的独立行走能力。跑台训练的一个优势，是比一般训练重复更多的步态周期，即大量重复对行走摆动相和支撑相的运动控制。研究发现，瘫痪步态的能耗是正常步态的1.5~2倍。慢性期卒中患者的最大吸氧量平均为13ml/（kg·min），仅为正常对照组的50%，而维持缓慢行走时的吸氧量即可达到10ml/（kg·min），已达到其最大吸氧量的70%。实际操作中，应监测脑卒中患者训练时的心率，以不超过70%~85%最大心率为度。服用β受体阻滞剂的患者，靶心率还要酌减。有运动治疗绝对禁忌的患者，不能参加跑台练习。年老体弱，或伴随其他较严重慢性病需限制运动强度者，以低负荷练习为宜。

（2）任务导向性训练：任务导向式训练是当一个目标实现后，应适时地提出新的更高的目标，以便进入一个新的任务导向过程，从而使动机强度维持在较高的水平上，使人保持一种积极的状态。根据运动再学习理论，任务特异性练习就是步行，因此训练任务就是步行本身。

（3）主动参与：应要求患者积极参加训练。应该视患者体能情况调节减重程度和跑台速度，但跑台速度一般不超过3.5km/h，患者自始至终要积极参与。要安慰患者，不必对长时间穿戴治疗靴的练习过程心生畏惧。在整个训练过程中，治疗师应尽量不给予辅助。如患者存在消极情绪、注意力分散等精神心理问题，则需积极鼓励和提醒。必要时，与医生讨论其训练中表现，寻求必要的心理和药物治疗。

（4）运动协调性训练：步态周期分支撑相和摆动相，患者步行中的不协调，可以发生在支撑相和摆动相中的各个时期。运动的不协调不仅存在于下肢，也可以存在于骨盆、躯干、上肢和头部。治疗师需注意患者支撑相和摆动相的异常现象，视具体情况使用口头反馈纠正或直接辅助纠正。

3. 反馈与评价　口头反馈时多使用处方性反馈而非描述性反馈。反馈频度一般不宜100%，即每个动作均给予不间断地纠正。宜使用平均反馈和总结性反馈，即对患者的一系列动作给予平均化和总结，以提高其动作稳定性和自信心。最好使患者自己有一个思考的余地，启动其内在的运动感觉整合，逐步恢复独立的运动控制能力。支撑相末期时须向下用力蹬踏，使髋关节伸展达到最大程度。支撑相中期时要注意主动伸膝，偏瘫患者有时会通过屈肘支撑或其他方式来转移重心，训练时要注意避免这种不对称性，如可增加对偏瘫患者健侧的减重，来改善姿势的不对称性。如有需要，治疗师应协助患者矫正关节位置。对偏瘫患者进行训练时，可增加对其姿势的要求，如："抬头"，"一侧或双侧手臂上举"。

（四）下肢机器人分类

依据患者在康复训练中的身体姿势，主要分为坐卧式下肢康复机器人、直立式下肢康复机器人、辅助起立式下肢康复机器人、多体位式下肢康复机器人。

1. 坐卧式下肢康复机器人　坐卧式下肢康复机器人是患者在进行康复的过程中，通过坐立或躺卧的体位以实现下肢康复训练的一种类型。主要又分为末端式下肢康复机器人、外骨骼式下肢康复机器人两种。其在进行工作的过程中呈现的优势在于患者能够坐立、斜躺或平躺的姿势都可以进行康复训练，不需要下肢的力量作为支撑，对运动功能完全丧失或部分丧失的患者都可以进行应用。

2. 直立式下肢康复机器人　直立式下肢康复机器人在实现对患者的康复治疗过程中接近于日常生活中的下肢活动方式，使得其对激发患者自主提供身体的力量支撑起到积极的帮助。此类机器人主要包括悬吊减重式康复训练机器人和独立穿戴式的机器人两种。直立式下肢康复机器人的典型结构主要包括下肢外骨骼与医用跑台协调带动训练、控制脚踏板来带动整个下肢运动、基于患者下肢肌电信号控制的下肢外骨骼康复训练机器人。

3. 辅助起立式下肢康复机器人　此种下肢康复训练机器人是在进行康复训练的

过程中，能够对下肢运动功能障碍的患者在起立和坐下的过程中发挥辅助作用和主动提供平衡支持，对患者下肢起立和坐下的活动功能具有一定的训练作用。

4. 多体位式下肢康复机器人　这是一种具有综合性特征的下肢康复机器人，在进行康复训练的过程中，可以提供不同体位的康复训练。此类下肢康复机器人能够集中坐卧式下肢康复机器人和直立式下肢康复机器人的优势，使得能够针对范围更加广泛的患者实现治疗。

（五）注意事项

1. 使用前须先确定患者是否有运动治疗禁忌，以及是否满足跑台行走条件。

2. 练习开始时以低速进行，指导患者训练时不要对抗设备，而要花一定时间来适应设备。

3. 突发安全状况时，可使用跑台紧急制动。

4. 在训练过程中要求患者目光平视，对着镜子调整身体姿势，在支撑相末期时完全伸展髋关节，强调训练时的节奏。

5. 控制好训练强度，如果患者有跌倒风险则要降低训练速度；对于有协调障碍的患者，如帕金森病，可额外进行横向移动训练。

（董芳明）

扫一扫
测一测

复习思考题

1. 康复机器人的设计特征是什么？
2. 康复机器人分哪几类？
3. 上肢康复机器人的训练方法有哪些？

第二十二章

直流电疗法

PPT 课件

22章PPT

扫一扫
知重点

学习要点

直流电疗法的生理作用；直流电药物离子导入的原理；直流电疗法及直流电药物离子导入疗法的治疗作用、治疗方法、适应证、禁忌证及注意事项。

第一节　直流电疗法

一、概述

直流电疗法(galvanization therapy)是使用低电压(30~80V)、小强度(小于 50mA)的平稳直流电通过人体一定部位以治疗疾病的方法，是最早应用的电疗之一。目前，单纯应用直流电疗法较少，但它是离子导入疗法和低频电疗法的基础。

二、治疗作用

人体内存在着各种各样的电解质离子，在直流电的作用下，这些离子发生定向移动，引起电极下离子浓度的改变；电解质溶液通以直流电时，电极下发生氧化还原反应，生成酸性或碱性电解产物，引起电极下酸碱度的改变；人体可看作一大的胶体溶液，蛋白质为分散质，水为分散剂，在直流电的作用下，会产生电泳和电渗现象，从而引起电极下水分与蛋白质的变化。这些物理和化学的变化导致细胞的兴奋性、细胞膜的通透性、组织含水量等发生变化，这些变化是直流电产生治疗作用的基础。

1. 镇静和兴奋作用　直流电对神经系统兴奋性有明显的影响。当通过弱或中等强度的直流电时，阳极下神经兴奋性降低而阴极下神经兴奋性升高；当通过的电流强度较大或通电时间较长时，阴极下会由兴奋性升高转向降低；如果电流强度进一步增大或者通电时间很长，阴极下兴奋性甚至可能完全消失，称为阴极抑制。全身电疗时，下行电流起镇静作用，上行电流起兴奋作用。常用下行电流或阳极产生催眠、镇痛和缓解痉挛的作用，如用主电极阳极置于前额，阴极置于颈后，治疗神经衰弱和失眠。对局部治疗而言，阳极周围组织兴奋性降低，阴极下兴奋性增高。但大剂量长时间通电，则阴极区产生较强的抑制，阳极区兴奋性恢复正常或兴奋性增高。

2. 消炎和促进肉芽组织生长　直流电引起局部组织内理化性质的变化，对神经末梢产生刺激，通过轴索反射和节段反射而引起小血管扩张；在直流电的作用下，微量蛋白质变性分解而产生一些分解产物，也有扩张血管的作用。由于局部小血管扩张，血液循环改善，加强组织的营养，提高细胞的生活能力，加速代谢产物的排出，因而直流电有促进炎症消散，提高组织功能，促进再生过程等作用。在阴极下，这种作用比较明显。实验表明，在低电流密度（0.03～0.06mA/cm^2）直流电作用下，皮肤出现轻度无菌变性、渗出性炎症，白细胞和巨噬细胞杀菌作用增强，而且阳极比阴极作用更显著。阳极有脱水作用，可减轻组织水肿和渗出；阴极可治疗慢性炎症和久治不愈的溃疡。

3. 促进骨折愈合　微弱直流电阴极促进骨再生修复。临床实践证明 10～20μA 直流电阴极对骨折不连接有促进愈合作用。一般认为正常骨干骺端带负电荷，骨折后负电荷的分布发生改变，在骨折区通以小量直流电可以促进骨折愈合。其机制可能是：阴极下耗氧增加，氧分压降低，低氧刺激静止的多能细胞分化成骨细胞和软骨母细胞；阴极下产生 OH^- 使 pH 升高，pH 增高有利于钙盐从软骨细胞线粒体释放和钙化。此外，骨组织在电流作用下，HPO_4^{3-}、$H_2PO_4^{2-}$ 在碱性环境下极易沉积在阴极附近，促进骨痂形成。

4. 对冠心病的治疗　微弱直流电（0.001mA/cm^2）阳极作用于心前区（200cm^2），另一 200cm^2 电极置于背部，治疗冠心病效果良好。微弱直流电很接近生物电的电流强度，刺激心血管反射区的皮肤感受器，反射性地对异常的冠状动脉舒缩功能进行调节。

5. 对静脉血栓的治疗　动物实验观察到，在电流强度较大的直流电作用下，血栓先从阳极侧松脱，然后向阴极侧退缩，当退缩到一定程度时，血管重新开放。组织学观察发现，直流电作用 2 天后，成纤维细胞开始增殖，接着在内膜下形成肉芽，5 天后毛细血管和成纤维细胞自内膜长入血栓中，血栓机化，血管重新开通。

6. 直流电解拔毛　用于倒睫的治疗。针状电极接阴极，非作用极 30cm^2，电极置于后颈部接阳极。消毒皮肤后将针沿倒睫毛毛干方向刺入毛囊深度 1.5～5.0mm，电流强度 0.25～2mA，通电时间 10～40 秒，当毛孔逸出白沫即可断电，拔出针状电极和倒睫毛。

7. 对癌症的治疗　利用直流电疗电极下产生的电解产物（强酸和强碱）杀死肿瘤细胞。治疗时一般阳极只插入一根，置于肿瘤中心；阴极可视肿瘤大小插入 2～4 根，置于肿瘤的边缘。通以直流电流 5～15mA，60 分钟，可使以针状电极为中心，半径 0.7～1cm 的肿瘤坏死。本疗法适于治疗体积不大的实质性内脏肿瘤或转移癌。

三、治疗技术

（一）设备

1. 直流电疗机　直流电疗机是利用电子管或晶体管对交流电进行整流，经滤波电路输出平稳直流电。电压在 100V 以下，电流输出 0～50mA 连续可调。此外，干电池也可作直流电电源。

2. 电极　目前多采用导电橡胶电极和衬垫，电极亦可采用薄铅片，厚 0.25～0.5mm，形状大小依治疗部位而定。铅片可塑性好，化学性能稳定。铅片电极制作时要求边角圆钝，不能有尖角和裂隙，因尖角和裂隙易吸引电力线，使局部电流密度过大，引起烧伤。衬垫用无染色的吸水性好的棉织品制成，一般用白绒布叠成厚 1cm 左右，缝制成口袋形状，一边厚一边薄，衬垫应超出电极边缘 1～2cm。治疗时衬垫用温水浸湿，电极放在衬垫内，厚的一边与皮肤接触，用导线同直流电疗机连接。湿衬垫的作用是：吸附和稀释电极下面的酸碱电解产物，避免发生直流电化学灼伤；使皮肤湿润，降低皮肤电阻和使电极紧密接触皮肤，电流均匀分布。

3. 输出　导线选用绝缘良好的比较柔软的导线，分红、黑色两种，以便区别阴阳极，每条长 2m。

（二）主电极与副电极

在治疗过程中，除因电流方向和电极位置等差别可获得不同的效果外，也可因电极面积不一而产生不同的作用。

在做直流电疗法时，为了加强阳极或阴极的作用，可以选用两个面积大小不同的电极。面积小的电极，其电流密度大，引起的反应强，发挥治疗作用，称之为作用电极或主电极；而面积大的电极，因其电流密度小，引起的反应则较弱，只作为一个电流的通路，称之为非作用电极或副电极。主电极应放置在治疗的局部，副电极可酌情放置在颈部、背部、腰骶部、胸骨等平坦而电阻较小的皮肤上。

（三）电极放置方法

1. 对置法　两个电极分别放置在身体某部位的内外两侧或者前后面，例如膝关节内外侧对置，上腹部与腰部前后对置等，对置法多用以治疗头部、关节及内脏器官等局部或较深部位的疾病。

2. 并置法　两个电极放在患者躯体的同一侧，例如左下肢前面的并置。并置法多用于治疗周围神经、血管、较长肌肉的病变。

（四）治疗剂量与疗程

1. 治疗剂量　临床用电流密度作为电流刺激强度的指标。电流密度即电极衬垫单位面积（每平方厘米）的电流强度。一般成人为 0.03～0.1mA/cm^2，儿童为 0.02～0.08mA/cm^2。做反射治疗时，电流密度应适当减小，治疗冠心病时用 0.001mA/cm^2。

2. 疗程　治疗时间为 15～25 分钟/次，每日或隔日 1 次，10～15 次为一疗程。

四、常用治疗方法

（一）基本操作方法

1. 选择电极和衬垫　根据医嘱选好所需电极及衬垫。将电极铅板放入已消毒好，温度和湿度适宜的衬垫内。

2. 检查患者皮肤　患者取舒适体位，暴露治疗部位。检查治疗区域的皮肤有无破损，如有小面积抓伤或点状破损，贴上胶布或涂凡士林。如皮肤感觉障碍，术后瘢痕等情况应酌情减小电流强度。

3. 放置衬垫　将治疗衬垫紧密平整地接触治疗部位皮肤，覆盖塑料布后，酌情用绷带、尼龙搭扣、沙袋、浴巾等将电极固定。

4. 做好解释　开机前向患者解释通电时产生的各种感觉，有轻微的针刺感和蚁走感是正常的。

5. 检查　治疗仪器输出调节旋钮是否在“0”位，电流极性转换开关、导线的正负极和导线的连接极性是否在治疗正确位置。

6. 开机　启动电源开关，缓慢调节电流输出，并根据患者的感觉，3～5 分钟内逐渐增加强度至治疗量。

7. 关机　治疗结束，按逆时针顺序缓慢将输出调至“0”位，关闭电源。取下电极，检查皮肤有无异常。

（二）常用的治疗方法

直流电疗法

1. 眼-枕法　两直径 3～4cm 的圆形电极置于闭合的两眼上（先向眼内滴入药液），用分叉线连接一极，另一极 6cm×10cm 置于枕项部位。

2. 额-枕法　一个 5cm×10cm 的电极置于额部，另一个 7cm×10cm 的电极置于枕部。

3. 面部治疗法　一个 E 形电极置于患侧面部，另一个 10cm×15cm 电极置于肩胛间区。

4. 心前区治疗法　两个 10cm×15cm 的电极分别置于心前区及左背部。

5. 乳腺区反射治疗法　两个直径 12cm 的圆形电极（中央有一圆孔使乳头露出）置于两侧乳房区，用分叉导线连接一极，另一极 250～300cm^2 置于肩胛间区或耻骨联合上。

6. 领区反射治疗法　一个 1 000cm^2 披肩式电极置于领区，另一电极 16cm×25cm 置于腰骶部。从 6mA、6 分钟开始，每隔一日增加 2mA、2 分钟，至 16mA、16 分钟为止。每日一次，12～16 次为一疗程。

7. 全身治疗法　一个 14cm×22cm 的电极置于肩胛间区，连一极；另两个 10cm×15cm 的电极分别置于两侧腓肠肌区，用分叉导线连接另一极。

五、临床应用

（一）适应证

神经炎、神经痛、周围神经损伤、神经衰弱、自主神经失调、高血压、溃疡病、慢性胃炎、关节炎、术后瘢痕粘连、血栓性静脉炎、过敏性鼻炎、前列腺炎、慢性附件炎、功能失调性子宫出血等。

（二）禁忌证

恶性肿瘤（电化学疗法时除外）、恶病质、心力衰竭、急性湿疹、有出血倾向、急性化脓性炎症、孕妇腰腹骶部、装有心脏起搏器者、对电流不能耐受者等。若患者皮肤感觉障碍，应慎用，以防烧伤。

（三）注意事项

1. 治疗前去除治疗部位及附近的金属物。检查电极，放置平整，保证安全，避免造成电极下电解产物所致的灼伤。

2. 治疗中两电极不能接触，以防短路；治疗过程中患者不得随意变换体位，防止电极从衬垫中脱出，与皮肤接触，造成灼伤。患者不得触摸治疗仪与接地金属，不能使电极与身体分离。

3. 治疗后若治疗局部出现小丘疹或刺痒，不得抓挠，以及破损感染，可外涂止痒液。电极衬垫使用后，应按阴、阳极性分别充分清洗、煮沸消毒，以清除残留的寄生离子。

第二节　直流电药物离子导入疗法

直流电药物离子导入疗法(electrophoresis)是使用直流电将药物离子通过皮肤、黏膜或伤口导入体内进行治疗的方法。

一、直流电药物离子导入原理

（一）导入原理

在药物溶液中，一部分药物离解成离子，在直流电的作用下，阴离子和阳离子进行定向移动。如果阴极衬垫中含有带负电荷的药物离子或者阳极衬垫中含有带正电荷的药物离子，就会向人体方向移动而进入体内。

肾上腺素组胺导入试验证明，直流电离子导入有以下特点：①根据同性电荷相斥，异性电荷相吸原理，利用直流电能将药物离子经完整皮肤导入体内；②由直流电导入体内的药物保持原有的药理性质；③阳离子只能从阳极导入，阴离子只能从阴极导入。

（二）药物导入人体的途径、分布深度、数量和极性

1. 药物导入人体的途径及深度　药物离子主要经过皮肤汗腺管口和毛孔进入皮内或经过黏膜上皮细胞间隙进入黏膜组织。汗腺导管内径为15~80μm，所以蛋白质(1~100μm)等大分子物质的离子也能经过汗腺导管导入体内。在电场中离子移动速度很慢，直流电直接导入离子只达皮内，主要堆积在表皮内形成“离子堆”，以后通过渗透作用逐渐进入淋巴和血液。进入血液循环后，有的药物选择性地停留在某些器官组织内，如碘主要停留在甲状腺；磷蓄积在中枢神经系统和骨骼中，等等。

2. 药物离子导入的数量与很多因素有关　在一定范围内，溶液浓度越大，导入数量越多，如肝素在0.25%~5%的范围内，浓度越大，导入体内的数量就越多；复杂的溶剂寄生离子增多，药物导入量减少，药物在电场中最大的转移是在蒸馏水中；向溶液加酒精是一种增加有效导入的办法，但酒精对那些易导致沉淀变性的药物并不适用；不溶解的药物不能导入皮肤，如乳状的氢化可的松不能导入皮肤，只有溶解的作静脉注射用的氢化可的松才能导入；离子导入的数量与所使用的电流强度呈比例，在一般情况下，通电时间越长导入量越多，电流强度越大导入药物越多；不同部位导入的数量也有差别，以躯干导入最多，上肢次之，下肢特别是小腿最少。在一般情况下，导入体内的药物为衬垫中药物总量的2%~10%，所以总的来说，导入体内的药量是很少的。

3. 药物离子导入的极性　根据化学结构式可以判定有效离子导入的极性。通常金属、生物碱带正电荷从阳极导入，非金属、酸根带负电荷从阴极导入。对于氨基酸、肽及酶类蛋白质等两性电解质，其极性与溶剂的pH有密切关系。不同的两性电解质有不同的等电点，当溶液接近或相当于等电点时，物质在电场中的移动实际上等于弥散，即直流电不起作用。这是因为在等电点时溶质是电中性，而只有当溶剂的pH远离等电点时，才能使药物带正电荷或负电荷。每一种氨基酸各有最适宜的pH，此时移动度最大。

课堂讨论

给一皮肤感染的患者导入青霉素，如何配制药液？药液应从阳极还是阴极导入？导入前应注意什么？

二、离子导入的作用

（一）治疗作用

1. 具有直流电和药物的综合作用，两者作用相互加强。

2. 直流电药物导入可通过神经反射途径引起机体反应，达到治疗作用。如领区钙离子导入，可通过自主神经影响颅内中枢神经、颈、上肢的血液循环和心、肺的功能。用于治疗神经衰弱，血管性头痛等。

（二）作用特点

1. 通过直流电直接将药物导入治疗部位，不破坏导入药物的药理作用，且只导入其有效成分。

2. 在局部表浅组织中，药物浓度可比肌注途径用药高20~100倍。因在皮内形成药物的“离子堆”，作用时间比注射或口服持续时间长。

3. 导入药量少，不损坏皮肤和黏膜，不引起疼痛，不刺激胃肠道，不会产生药物的副作用，易于患者接受。

三、治疗技术

（一）设备与用具

直流电疗仪及辅助配件。衬垫的制作同直流电疗法，衬垫及配制药液所用的滤纸、纱布上应有(+)(-)极性标志；药物衬布与电极尺寸一致。遵医嘱选择不同的药物配制成不同浓度的导入药液备用，药物必须新鲜、无污染。

（二）治疗方法

1. 衬垫法　治疗方法与直流电疗法基本相同，所不同处及注意事项如下：

(1)与作用电极面积相同的滤纸或纱布用药液浸湿后，放在治疗部位的皮肤上，其上面再放衬垫和铅片；非作用电极下的滤纸或纱布用普通温水浸湿即可。导入的极性要正确。

(2)尽量减少作用电极上的寄生离子：药物溶剂一般用蒸馏水、酒精或葡萄糖溶液；每个衬垫(包括纱布)最好只供一种药物使用。

(3)有的药物为防止被电解产物所破坏，需采用非极化电极：即在用药液浸湿的纱布上面依次放置衬垫、缓冲液浸湿的滤纸、衬垫和铅片。青霉素导入前要做皮肤过敏试验。

2. 电水浴法　将药液放在水槽内，一般用炭质电极，治疗部位浸入槽内，非作用电极用衬垫电极置于身体相应部位。也可将四肢远端分别浸入四个水槽内，根据导入药液性质分别连接阴极或阳极，称为四槽浴直流电药物导入法。治疗眼部疾病可采用眼杯法。眼杯固定于眼部，盛满药液，插入铂金电极，非作用电极用衬垫电极$60cm^2$置于杯部，电流强度每只眼为1~2mA。

3. 体腔法　将药浸湿的棉花塞入耳道、鼻腔等或将特制的体腔电极插入治疗部位(阴道、直肠等),向电极内灌注药液,非作用电极置于邻近部位的皮肤上。常用的体腔法如下:

(1)耳道药物离子导入法:用药液将棉条浸湿后塞入外耳道,若有鼓膜穿孔,可先滴入 1ml 药液。然后再塞入浸药液的棉条,棉条另一端露在外耳道口外,与金属电极连接,非作用电极置于侧颊部,电流强度为 1~2mA。

(2)鼻黏膜疗法:将药液浸湿的棉条塞入鼻腔,使其紧贴鼻黏膜,在鼻唇沟处放一小块绝缘布,将露出鼻腔外的棉条置于其上面,再放一个 1.5cm×3cm 的铅片,亦可用棉条包绕导线末端,非作用电极 $60cm^2$ 置于枕部。反射治疗时,电流强度从 0.5mA 开始,逐渐增加至 2~3mA。

(3)牙齿离子导入法:①根管离子导入。用小棉球浸药液后置于龋洞处,导线从棉球上引出,药棉上再盖以纱布或棉球让患者咬合固定,非作用电极置于病牙根尖对应的皮肤上,电流强度为 0.5~1mA。消毒根管可用 2%~3%碘化钾阴极导入,龋齿引起牙痛可用 2%普鲁卡因加适量肾上腺素阳极导入。②牙本质离子导入。用与病牙合面相应大小的纱布块(1cm 厚),铅片缝在纱布层中,患者咬合固定,非作用电极直径 3cm 置于病牙根所对应的皮肤上,电流强度为 1~2mA,牙过敏可用 3%氟化钠阴极导入。此外,牙龈疾病也可以用相应小电极进行药物导入治疗。

(4)直肠前列腺离子导入法:用有机玻璃或硬橡胶制成的前列腺体腔电极,插入直肠内约 10cm,非作用电极为一个 $150cm^2$ 的电极置于下腹部,电流强度为 6~10mA。

(5)阴道离子导入法:用特制的阴道电极插入阴道,注入药液,另一电极 $200cm^2$ 置于下腹部或腰骶部。

4. 体内电泳法　先将药物以不同方式(如口服、注射、灌肠、导尿管导入等)输入体内,然后在体表相应部位放置电极进行直流电治疗。在直流电的作用下,体内药物离子朝一定方向移动,这样在治疗部位可以聚集较高浓度的药物。常用方法如下:

(1)直肠离子导入法:排便或清洁灌肠后,把药液 50~100ml 灌入直肠内,于下腹部和骶部放置电极。例如用 4%普鲁卡因加 0.5%硫酸锌导入,治疗细菌性痢疾之后肠黏膜溃疡或糜烂。

(2)膀胱内离子导入法:导尿后,用导管把 30~100ml 药液注入膀胱内,电极于膀胱区前后对置,电极极性依药物和病变部位而定。例如用链霉素加丁卡因导入治疗膀胱黏膜结核溃疡。

(3)胃内离子导入法:口服 200~300ml 药液后,电极置于胃区和上腰部,用以治疗慢性胃炎、溃疡病等。

5. 创面离子导入法　创面离子导入法可使药物在伤口内的浓度增高,并达到较深层组织,且有直流电的协同作用,疗效比其他投药法好。治疗时,先将创面分泌物清除,然后用抗生素或其他药物浸湿的无菌纱布敷于创面或填入窦道内,再放置电极。非作用电极置于创口对侧。例如用庆大霉素治疗铜绿假单胞菌感染的创面。用锌离子导入法治疗营养不良性溃疡等。

6. 穴位导入法　将直径 2~3cm 的圆形电极放在穴位上,非作用电极放在颈部或腰部。

四、临床应用

（一）适应证

神经炎、神经痛、神经根炎、神经损伤、自主神经功能紊乱、头痛、偏头痛、神经衰弱、视网膜炎；特异性感染、窦道、缺血性溃疡、慢性静脉炎、淋巴炎；角膜混浊、虹膜睫状体炎、角膜炎；高血压、冠状动脉供血不足、胃十二指肠溃疡、慢性胃炎、慢性前列腺炎等。

（二）禁忌证

恶性肿瘤、恶性血液系统疾病、急性湿疹、心力衰竭、对直流电过敏者、出血倾向疾病、孕妇腰腹骶部、装有心脏起搏器者等。

（三）注意事项

1. 禁用于对导入药物过敏者，对可能发生过敏的药物必须先进行药敏试验。
2. 导入不同药物的衬垫不得混用。
3. 配制导入药液的溶剂多采用蒸馏水、乙醇、葡萄糖等。
4. 配制好的药液应放在玻璃瓶内保存，避光的药液应放在棕色瓶内，瓶盖盖严，导入药液的保存一般不超过1周。
5. 遵循直流电疗法的注意事项。

知识链接

电化学疗法

利用直流电电极下的化学反应进行治疗的方法称为电化学疗法。这种疗法多用以治疗皮肤癌、肺癌、肝癌等肿瘤的治疗。治疗时先做局部麻醉，将套有塑料绝缘套管的铂金丝前端的裸露部分插入瘤体，接阳极；另几根铂金丝插在瘤的周围，接阴极。治疗肺癌、肝癌等深部肿瘤时需在B超或X线引导下穿刺插入电极。一般采用4~10V、40~80mA的直流电，持续120~180分钟，直至肿瘤变黑、坏死、缩小甚至消失为止。治疗时需注意保护正常组织。一般每个肿瘤需分数区治疗数次。

五、处方举例

（一）处方内容格式

直流电药物离子导入处方包括以下内容：导入药物名称、导入药物的极性、导入药物浓度、电极放置部位和极性（画图）、电极面积及数量、电流强度、治疗时间、治疗次数、治疗频度、理疗医师签名、日期。

直流电离子导入处方常用代号：E—电极、I—电流强度、t—治疗时间。

（二）处方举例

1. 神经衰弱

1%氯丙嗪离子导入（+）于头部

E：50cm^2×1 于额部（+）、60 cm^2×1 于下颈部（-）

I：3~5mA

t：15~20分钟

每日 1 次,15 次。

2. 冠心病

2%毛冬青黄酮离子导入(-)于心前区

E:$150cm^2$×1 于心前区(-)、$150cm^2$×1 于左背后(+)

I:5~15mA

t:15~20 分钟

每日 1 次,15 次。

直流电离子导入常用药物见表 22-1。

表 22-1 直流电离子导入常用药物表

导入药物	极性	药物名称	浓度(%)	主要作用	主要适应证
钙	+	氯化钙	3~5	保持神经、肌肉的正常反应性,降低细胞膜通透性,消炎收敛	神经炎,神经根炎,局限性血管神经性水肿,神经官能症,功能失调性子宫出血,过敏性结肠炎
镁	+	硫酸镁	3~5	降低平滑肌痉挛,舒张血管降低血压,利胆	高血压,冠心病,肝炎,胆囊炎
锌	+	硫酸锌	0.25~2	降低交感神经兴奋性,收敛杀菌,改善组织营养,促进肉芽生长	溃疡病,慢性胃炎,创面,过敏性鼻炎
钾	+	氯化钾	3~5	提高神经、肌肉组织兴奋性	周围神经炎,周期性麻痹
碘	-	碘化钾	1~5	软化瘢痕,松解粘连,促进慢性炎症吸收	瘢痕增生,术后粘连,神经根炎,蛛网膜炎,角膜混浊,视网膜炎
溴	-	溴化钾	3~5	增强大脑皮质的抑制过程	高血压,神经官能症,失眠,脑外伤后遗症,溃疡病
氯	-	氯化钠	3~5	软化瘢痕,促进慢性炎症吸收	瘢痕增生,慢性炎症,退行性骨关节病
铜	+	硫酸铜	0.5~2	抑制霉菌,抑制病毒	疱疹性结膜炎,结膜炎,手足癣
氟	-	氟化钠	1~3	加强牙质,减弱牙齿对冷热的传导	牙质过敏
锂	+	氯化锂	2~5	加强尿酸盐的溶解	痛风性关节炎,神经炎,神经痛,肌炎

续表

导入药物	极性	药物名称	浓度(%)	主要作用	主要适应证
银	+	硝酸银	1~3	杀菌，消炎，收敛腐蚀组织	溃疡，伤口，霉菌性炎症
硫	-	亚硫酸钠	3~5	促进慢性炎症吸收，利胆	慢性关节炎，盆腔炎，肝炎，胆囊炎
磷	-	磷酸铜	3~5	促进神经调节、磷代谢	神经炎，周围神经损伤，骨折，脑炎后遗症，神经官能症
水杨酸	-	水杨酸钠	3~5	镇痛，抗风湿	风湿性关节炎，神经痛，巩膜炎，虹膜炎
枸橼酸	-	枸橼酸钠	1~5	抗凝剂	类风湿关节炎之关节肿胀
阿司匹林	-	阿司匹林	2~10	解热，镇痛，抗风湿	风湿性关节炎，神经炎，神经痛，肌炎，肌痛
安替比林	+	安替比林	2~10	镇痛，解热	神经痛，肌痛，关节痛
安乃近	-	安乃近	0.5	镇痛，解热，抗风湿性疾病	风湿性关节炎，肌痛，神经痛
咖啡因	-	安息香酸钠咖啡因	0.5~1	增加大脑皮质的兴奋过程	神经衰弱
奎宁	+	盐酸奎宁	0.25~2	镇痛，减轻横纹肌强直收缩	先天性肌强直，神经痛，神经炎，红斑狼疮
士的宁	+	硝酸士的宁	0.01	加强横纹肌紧张度	神经麻痹、肌肉瘫痪
叶秋碱	+	硝酸叶秋碱	0.1	兴奋神经，促进神经恢复	面神经麻痹
氨茶碱	+	氨茶碱	1~2	松弛支气管平滑肌，扩张冠状血管	支气管哮喘，冠心病
罂粟碱	+	盐酸罂粟碱	0.1~0.5	降低平滑肌紧张度	冠心病，脑动脉供血不足
乙基吗啡	+	盐酸乙基吗啡	0.1~0.5	镇痛，促进渗出物吸收	肌痛，毛囊炎，冠心病，角膜白斑，玻璃体混浊
组胺	+	盐酸组胺	0.01~0.02	使微循环舒张，通透性增高	静脉炎，血栓闭塞性脉管炎，扭伤
苯海拉明	+	盐酸苯海拉明	1~2	抗组胺，抗过敏	过敏性鼻炎，局限性血管神经性水肿，皮肤瘙痒症

续表

导入药物	极性	药物名称	浓度(%)	主要作用	主要适应证
普鲁卡因	+	盐酸普鲁卡因	1~5	局部麻醉,降低组织兴奋性	各种疼痛(用于镇痛时加入适量肾上腺素),溃疡病,高血压,脑外伤后遗症
氯丙嗪	+	盐酸氯丙嗪	1~2	安定,降血压	神经官能症,高血压,皮肤瘙痒
新斯的明(普罗色林)	+	溴化新斯的明	0.02~0.1	缩瞳,加强胃肠道、膀胱平滑肌张力和蠕动	青光眼,尿潴留,肠麻痹,重症肌无力,面神经麻痹
毛果云香碱(匹罗卡品)	+	硝酸毛果云香碱	0.02~0.1	缩瞳,加强肠蠕动、膀胱平滑肌紧张度	青光眼,尿潴留,肠麻痹
阿托品	+	硫酸阿托品	0.02~0.1	散瞳,缓解平滑肌及微血管痉挛,抑制汗腺、唾液腺分泌	虹膜炎,虹膜睫状体炎,胃肠道痉挛,多汗症
肾上腺素	+	盐酸肾上腺素	0.01~0.02	使皮肤、腹腔内脏血管收缩,骨骼肌、心肌血管舒张,支气管平滑肌松弛,抗过敏	支气管哮喘,过敏性鼻炎
麻黄碱	+	盐酸麻黄碱	1~2	使皮肤、腹腔内脏血管收缩,支气管平滑肌松弛	支气管哮喘,过敏性鼻炎
磺胺嘧啶	-	磺胺嘧啶钠	2~5	抑制大多数革兰氏阳性球菌,一些革兰氏阴性球菌、杆菌	皮肤,黏膜及浅部组织的感染
青霉素	-	青霉素钠盐	1~2万U/ml	对革兰氏阳性球菌,阴性球菌有抑制杀菌作用	浅部组织感染
链霉素	+	硫酸链霉素	0.02~0.05g/ml	对革兰氏阴性球菌、结核菌有抑制作用	结核性感染
金霉素	+	盐酸金霉素	0.5~1	抑制多数革兰氏阳性、阴性菌	浅部组织感染
土霉素	+	盐酸土霉素	0.5~1	抑制多数革兰氏阳性和阴性菌	浅部组织感染

续表

导入药物	极性	药物名称	浓度(%)	主要作用	主要适应证
氯霉素	+	氯霉素	0.5~1	抑制革兰氏阳性和阴性菌，尤其对阴性菌作用较强	眼，耳，浅部组织感染
新霉素	+	硫酸新霉素	0.5~1	对大部分革兰氏阴性菌和某些革兰氏阳性菌有杀菌作用	浅部感染
庆大霉素	+	硫酸庆大霉素	2 000~4 000U/ml	对铜绿假单胞菌，大肠杆菌，金黄色葡萄球菌有抗菌作用	浅部组织感染
四环素	+	四环素	0.5	抗菌作用同金霉素相似	浅部组织感染
红霉素	+	红霉素	2	对革兰氏阳性菌和阴性菌有抑制和杀菌作用	对青霉素、四环素有抗药性的感染
结核菌素	-	旧结核菌素	0.1~0.25	对结核感染有脱敏作用	结核性角膜炎，结核性虹膜睫状体炎
对氨水杨酸	-	对氨水杨酸钠	3~5	对结核杆菌有抑制作用	结核性疾病
异烟肼	+	异烟肼	1~2	对结核杆菌有抑制、杀灭作用	结核性疾病
维生素 B_1	+	维生素 B_1	100mg/ml	参加体内糖代谢过程，维持神经、消化系统正常功能	多发神经炎，周围神经损伤，溃疡病
维生素 B_{12}	+	维生素 B_{12}	50~100μg/ml	抗恶性贫血，神经炎，肝炎	神经炎，神经痛
维生素 C	-	抗坏血酸	2~5	与结缔组织形成有关，促进伤口愈合，增强抵抗力	角膜炎，冠心病，伤口
烟酸	-	烟酸	0.5~1	促进细胞新陈代谢，扩张血管	神经炎，脑血管痉挛，冠心病，血栓闭塞性脉管炎
肝素	-	肝素	5 000U/ml	抗血凝	冠心病、浅血栓静脉炎
谷氨酸	-	谷氨酸钠	3~5	参与蛋白质和糖代谢，改善细胞营养	神经衰弱

续表

导入药物	极性	药物名称	浓度(%)	主要作用	主要适应证
胰蛋白酶	-	胰蛋白酶	0.05~0.1	加速伤口净化,促进肉芽生长	感染伤口,肉芽生长不良,血栓性静脉炎,痛经
透明质酸酶	+	透明质酸酶	50~100U	提高组织通透性,促进渗出液吸收	局部外伤肿胀,血肿,注射后吸收不良,瘢痕,硬皮症
氢化可的松	+	氢化可的松	10~20mg/次	抗炎,脱敏	类风湿关节炎,变态反应性疾病
促皮质素	+	水溶性促皮质素	10~15U/次	刺激肾上腺皮质生成及释放皮质激素	类风湿关节炎,变态反应性疾患
黄连素	+	硫酸黄连素	0.5~1	对革兰氏阳性菌及某些阴性杆菌有抑制作用	浅部组织感染
罗芙木	+	罗芙木液	10	降血压,镇静作用	高血压
大蒜	+	大蒜原液	1~5	对革兰氏阳性及阴性菌有抑制作用	痢疾,前列腺炎
草乌	+	草乌总生物碱	0.1~0.8	消炎,镇痛	关节痛,神经痛
延胡素	+	延胡索乙素硫酸盐	30~40mg/次	镇痛,镇静	胃肠道及肝胆系统疾病的疼痛,脑外伤后遗症
双钩藤	+	双钩藤煎剂	10~20	镇静,降压	神经衰弱,高血压
毛冬青	-	毛冬青煎剂	50~100	扩张血管,消炎	冠心病,脑血管痉挛
五味子	-	五味子煎剂	50	兴奋中枢神经系统,及调节血管、心功能	神经衰弱,盗汗
杜仲	+	杜仲煎剂	50	降血压	高血压
川芎	-	川芎煎剂	30	扩张血管	高血压,冠心病,脑动脉供血不足
洋金花	+	洋金花总生物碱	0.5	扩张支气管平滑肌	支气管炎,支气管哮喘

技能要点

临床应用:直流电疗法、直流电药物离子导入疗法的适应证、禁忌证及注意事项。

基本操作方法:正确选择电极及放置电极;治疗前与患者沟通,检查患者皮肤及皮肤感觉;掌握治疗机的性能及熟悉操作流程。

直流电药物离子导入疗法:正确配制药液,根据药液极性选择衬垫。

(黄　玲)

扫一扫
测一测

复习思考题

1. 直流电疗法的生理作用有哪些？

2. 直流电药物离子导入疗法的禁忌证及注意事项是什么？

3. 直流电药物离子导入选择药物的原则是什么？

4. 案例分析题　患者刘某，男，46岁，自述2周前，起床后发现口眼歪斜，左眼不能闭合，口角流涎，无头晕头痛，无一侧肢体麻木，查头颅CT未见明显异常。诊断为“面部神经炎”，请予以选用一种理疗方法，并写出处方。

第二十三章

低频电疗法

PPT 课件

扫一扫知重点

学习要点

感应电疗法、电兴奋疗法、经皮神经电刺激疗法、神经肌肉电刺激疗法、痉挛肌电刺激疗法、功能性电刺激疗法的定义、物理特性、治疗作用、治疗技术、临床适应证、禁忌证及注意事项等。

第一节　概　　述

一、定义

低频电疗法（low frequency electrotherapy）是应用频率在0~1 000Hz的脉冲电流治疗疾病的方法。

目前临床常用的低频脉冲电疗法有神经肌肉电刺激疗法、功能性电刺激疗法、感应电疗法、间动电疗法、超刺激电疗法、经皮神经电刺激疗法、高压低频脉冲电疗法、脊髓电刺激疗法、电睡眠疗法、电兴奋疗法、直角脉冲脊髓通电疗法。

二、低频电流特点

有关研究及实验表明，不同频率的低频电流刺激运动神经、感觉神经、自主神经时引起的反应不同，而哺乳类动物运动神经的绝对不应期多在1毫秒左右，为了引起肌肉收缩运动，只能每隔1毫秒给予一次刺激，也就是说频率不能大于1 000Hz，而低频电的频率在1 000Hz以下，其特点是：低电压、低频率，小电流，而且可调；无明显的电解作用；对感觉、运动神经都有较强的刺激作用；有止痛但无热作用。

三、治疗作用

（一）兴奋神经肌肉组织

能兴奋神经肌肉组织是低频电流最重要的特征。在安静状态下，神经细胞膜电位是外正内负，此称为极化状态。当低频电流作用时，膜的极化状态受到破坏，便引起神经肌肉的兴奋。而哺乳动物运动神经的绝对不应期多在1毫秒左右，因此频率在1 000Hz以下的低频脉冲电流每个脉冲都可能引起一次运动反应。

（二）促进局部血液循环

低频电流可改善局部血液循环的作用。其作用机制如下：

1. 轴突反射　低频电流刺激皮肤，可通过轴突反射使小动脉管壁松弛而扩张，在治疗当时和治疗后出现电极下皮肤浅层的充血反应。

2. 扩血管物质的释放　低频电流刺激神经（尤其是感觉神经）后，释放出少量的 P 物质和乙酰胆碱；皮肤受刺激释放出组胺；电刺激使肌肉产生节律性收缩，肌肉活动后产生代谢产物，如乳酸、ADP、ATP 等。以上物质均可扩张血管，改善血液循环。

3. 抑制交感神经，引起血管扩张　如间动电流作用于颈交感神经节，可使前臂血管扩张；干扰电流作用于高血压患者的颈交感神经节可使血压下降。

（三）镇痛

低频电疗法有较好的镇痛作用，其镇痛作用分为即时止痛和累积性止痛。

1. 即时止痛（直接止痛）作用　指在电疗数分钟或数小时之内产生的镇痛效果。即时止痛的机制有以下几种学说。

（1）掩盖效应：一般认为，尖锐而清楚的痛是由直径细的 A 纤维传导，而持久、弥散、难以忍受的剧痛则由直径更细的 C 纤维传导。此二者的冲动都可以通过脊髓、网状结构、丘脑等部位，到达大脑皮质，痛冲动可在上述各环节被阻断或干扰。低频电流引起明显震颤感，其冲动闯入痛冲动传入道路的任一环节，可以阻断或掩盖痛刺激的传导，而达到止痛或减弱疼痛的目的。

（2）闸门控制假说：①周围感觉神经中的粗纤维传入非痛性冲动，细纤维传入痛性冲动，两种纤维进入脊髓后角后，一方面通过突触向中枢投射，另一方面二者对后角中的脊髓胶质细胞（SG）又有不同的控制作用；②粗纤维兴奋，兴奋 SG，抑制了传入道路，使细纤维传导的痛冲动传入受阻；③细纤维兴奋，抑制 SG，开放了传入道路，使细纤维的传入增加，出现痛冲动；④由于低频电流引起明显震颤感和肌肉颤动感，是对粗纤维的一种兴奋刺激，粗纤维兴奋引起“闸门”的关闭，阻止了细纤维的传入，从而发生镇痛作用。

（3）皮质干扰假说：电刺激冲动与痛冲动同时传入皮质感觉区，在中枢发生干扰，从而减弱或掩盖了疼痛感觉。

（4）即时止痛作用的体液机制：目前多用内源性吗啡样多肽理论解释，内源性吗啡样多肽（简称 OLS）是从脑、垂体、肠中分离出来的一种多肽，具有吗啡样活性，是体内起镇痛作用的一种自然神经递质，与镇痛有关的主要有脑啡肽（即时止痛达 3~4 分钟）和内啡肽（镇痛持续 3~4 小时）。低频电流刺激可激活脑内的内源性吗啡样多肽能神经元，引起 OLS 释放，达到镇痛效果。这些物质镇痛效果较吗啡强 3~4 倍，又无吗啡之副作用。

2. 累积性止痛（间接止痛）作用　多次电流作用后，改变了局部的血液循环，使组织间、神经纤维间水肿减轻，组织内张力下降，使因缺血所致的肌肉痉挛缓解，缺氧状态改善，促进钾离子、激肽、胺类等病理致痛化学物质清除，以达到间接止痛效果。

第二节　感应电疗法

一、概述

（一）定义

感应电流又称法拉第（Faraday）电流，由法拉第于1831年发现，应用这种电流治疗疾病的方法，称为感应电疗法。

（二）物理特性

感应电流是用电磁感应原理产生的一种双相、不对称的低频脉冲电流。双相，是指它在一个周期内有两个方向（一个负波、一个正波）。不对称，是指其负波是低平的，正波是高尖的。感应电流的频率在60~80Hz之间，故属低频范围。其周期在12.5~15.7毫秒之间，其尖峰部分类似一狭窄的三角形电流，$t_{有效}$（正向脉冲持续时间）为1~2毫秒。峰值电压约40~60V。感应电流的两相中，主要有作用的是高尖部分，其低平部分由于电压过低而常无生理治疗作用（图23-1）。

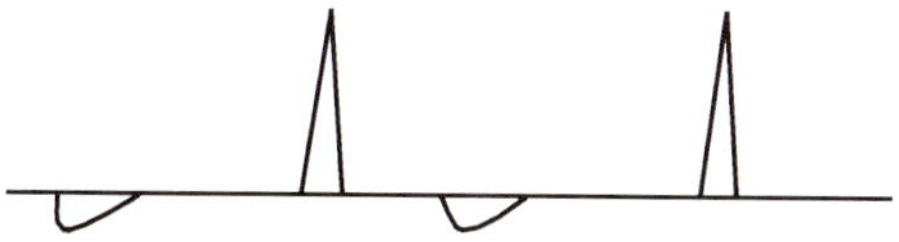

图23-1　感应电流的波形

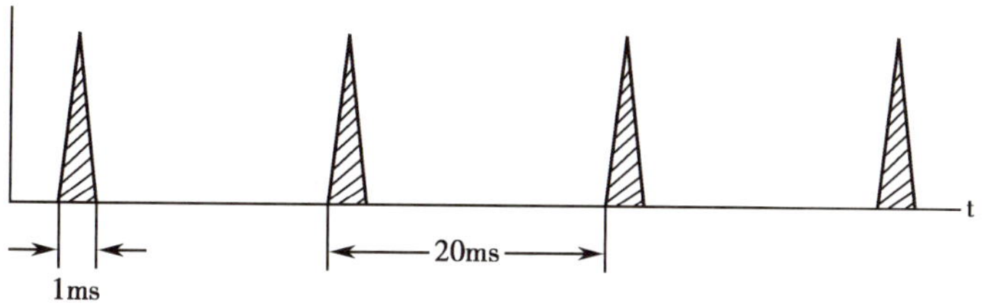

图23-2　新感应电波形

随着电子技术的发展，目前已用电子管或晶体管仪器产生出类似感应电流中的高尖部分而无低平部分的尖波电流，称为新感应电流（图23-2）。也有人将频率为50~100Hz、$t_{有效}$为0.1~1毫秒的三角波或锯齿波统称为感应电流。

二、治疗作用

1. 防治肌萎缩　感应电具有兴奋正常神经和肌肉的能力，当电压（或电流）达到组织的兴奋阈时，就可以兴奋正常的运动神经或肌肉。在人体，当脉冲电流频率大于20Hz时，即可能使肌肉发生不完全强直性收缩，当频率上升到50~60Hz以上，肌肉即发生完全的强直性收缩，感应电流的频率在60~80Hz之间，所以当感应电流连续作用于正常肌肉时，可引起完全强直性收缩。由于强直收缩的力量可以达到单收缩的四倍，常用于肌肉锻炼。

当神经损伤或受压迫时，神经冲动的传导受阻，脑的冲动就不能通过损害局部而达到该神经支配的肌肉，结果随意运动减弱或消失；或因较长时间制动术（如石膏绷带、夹板等）后出现的失用性肌萎缩等。此时，神经和肌肉本身均无明显病变，故可应用感应电流刺激这种暂时丧失运动的肌肉，使之发生被动收缩，从而防治肌萎缩。

对完全失神经支配的肌肉，由于其时值较长，甚至高达正常值（1 毫秒）的 50～200 倍，而感应电脉冲持续时间仅 1 毫秒左右，故感应电对完全失神经支配的肌肉无作用，对部分失神经支配的肌肉作用减弱。

2. 防治粘连和促进肢体血液、淋巴循环　感应电刺激可加强肌肉纤维的收缩活动，增加组织间的相对运动，可使轻度的粘连松解。同时，当肌肉强烈收缩时，其中的静脉和淋巴管即被挤压排空，肌肉松弛时，静脉和淋巴管随之扩张和充盈，因此用电刺激肌肉产生有节律的收缩，可改善血液和淋巴循环，促进静脉和淋巴的回流。

3. 镇静　感应电刺激穴位或病变部位，可降低神经兴奋性，产生镇痛效果。临床上用来治疗神经炎、神经痛和用作针刺麻醉。

三、治疗技术

（一）设备

感应电疗法的仪器（直流感应电疗机）、导线、金属电极板、衬垫以及电极固定用品均与直流电疗法相同。但在感应电疗法中，所用的电极还有手柄电极、滚动电极等（图 23-3）。

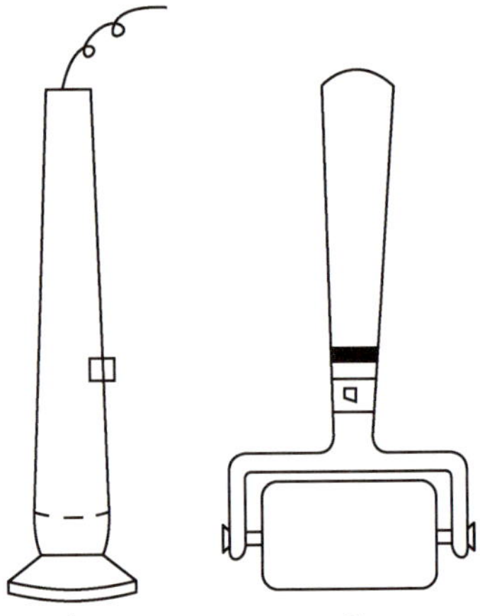

图 23-3　感应电疗法的电极

（二）治疗方法

感应电治疗的操作方法和注意事项与直流电疗法基本相似，唯衬垫可稍薄些。感应电流的治疗剂量不易精确计算，一般分强、中、弱三种，强量可见肌肉出现强直收缩；中等量可见肌肉微弱收缩；弱量则无肌肉收缩，但患者有感觉。

常用治疗方法如下：

1. 固定法　两个等大的电极（点状、小片状或大片状电极）并置于病变的一侧或两端（并置法）；或在治疗部位对置（对置法）；或主电极置于神经肌肉运动点，副电极置于有关肌肉节段区（运动点刺激法）。

2. 移动法　手柄电极或滚动电极在运动点，穴位或病变区移动刺激（也可固定做断续刺激）；另一片状电极（约 100cm^2）置于相应部位固定。

3. 电兴奋法　两个圆形电极（直径 3cm）在穴位、运动点或病变区来回移动或暂时固定某点做断续刺激，电流强度应中等量到强量。

（三）操作程序

1. 按医嘱确定治疗部位，选好合适的电极和衬垫。

2. 患者取舒适体位，暴露治疗部位，检查皮肤是否完整，如有小破损，可在破损处贴小胶布。

3. 将适当湿度的衬垫置于治疗部位，紧密接触皮肤，其上依次覆盖金属极板或导电橡胶（套入衬垫布内）、绝缘布，酌情用沙袋、尼龙搭扣、绷带或用患者自身体重将电极固定妥当。

4. 开始治疗前，应将治疗仪的输出钮调至“0”位，选择好所需电流种类，调节所需治疗频率。

5. 打开电源开关预热，缓慢转动输出旋钮至所需电流强度，患者可有麻刺感和肌肉收缩反应。

6. 治疗完毕，将输出旋钮缓缓旋回“0”位，切断电源，取下电极，绝缘布袋或沙袋等。

7. 每次治疗 15~20 分钟，每日或隔日 1 次，10~15 次为一个疗程。

8. 使用手柄电极时，治疗前先将电极末端的绒布浸湿后固定于患处或运动点上，辅极为板状电极置于相应的部位。治疗时以手柄上的断续开关给予断续刺激，电流强度以引起明显肌肉收缩为度，每次治疗 10~20 分钟。

9. 使用滚动式电极时，用手推动电极在治疗部位上滑动治疗，引起肌肉收缩，其余操作与手柄电极治疗相同。

四、临床应用

（一）适应证

失用性肌萎缩、肌张力低下、软组织粘连、血液循环障碍、声嘶、便秘、癔症性麻痹等。

（二）禁忌证

有出血倾向、急性化脓性炎症、痉挛性麻痹、感觉过敏者；已植入心脏起搏器者；严重心功能衰竭；局部皮肤破损；孕妇腰骶部。

（三）注意事项

1. 治疗前了解患者有无皮肤感觉障碍，对于感觉减退的患者电流不宜过大，以免灼伤；电极不宜放置在颈部，以免电刺激引起喉肌、膈肌痉挛，引发呼吸、血压、心率的改变。

2. 治疗时电极避免放置于伤口及瘢痕部位，以免电流集中引起烧伤；患者不可移动体位及接触金属物品。

3. 治疗癔症时，电流强度以引起明显肌肉收缩为宜，并配合暗示治疗。

课堂讨论

一患者因外伤致左膝关节髌骨骨折，术后未进行任何康复治疗，现左膝关节周围肌腱、韧带粘连；现采用感应电疗法，请为该患者选择合适的电极，并正确放置电极。

五、处方举例

（一）处方格式

感应电疗法于××部位

E—电极（注明种类、大小）

I—刺激强度（强、中、弱）

M—通断电时间

t—治疗时间，每日或隔日、次数

（二）处方举例

1. 胫前肌失用性萎缩

感应电流作用于胫前肌运动点

E：直径 2~3cm 手柄电极于胫前肌运动点、$100cm^2$ 的电极置于腰骶部

I：中等剂量，电流强度以引起明显的足背屈运动为准

M：通电 1~2 秒，断电 1.5~2 秒，每分钟刺激 10~20 次

t：5 分钟，共刺激 80~100 次

每日 1~2 次，20 次

2. 尿潴留

感应电流作用于下腹部

E：$50cm^2 \times 2$；下腹膀胱区—腰骶部对置

I：强剂量，以引起腹肌收缩为准

t：10~15 分钟

每日 1 次，15 次。

第三节　电兴奋疗法

一、概述

电兴奋疗法（electroexcitation therapy）是指用大剂量（患者能耐受为准）的感应电、断续直流电在患部或穴位上做短时间通电治疗的方法。

电兴奋电疗机采用了改装后的线绕蜂鸣式感应直流电疗机，其感应电流具有波距不等、波峰不齐等特点，作用于人体时产生一种较强的刺激，使神经肌肉高度兴奋，从而调整功能，达到防治疾病的目的。

二、治疗作用

1. 对神经衰弱的作用　神经衰弱是由于中枢神经中兴奋和抑制两大过程的失调而产生的。主要是兴奋过程的减弱而不能诱发正常的抑制过程，从而表现为失眠。因此，采用大剂量直流电流刺激末梢神经，促使大脑皮质兴奋过程增强到一定程度就自然转化诱导为抑制，引起自然睡眠。

2. 对皮神经炎的作用　不适宜的外界因素（如寒冷、潮湿、过强的压迫等）促使神经功能活动长期处于抑制状态，而表现为皮肤感觉减退等。用大剂量直流电负极给末梢神经以超强刺激，使神经在短期内解脱抑制状态，恢复正常功能。

3. 对腰肌劳损的作用　由于局部肌肉受外界损伤、寒冷、潮湿等影响而长期处于半收缩状态造成肌肉疲劳，出现症状。应用电兴奋疗法使肌肉短期内完全收缩，随后导致充分的肌肉舒张，从而使局部血液淋巴循环改善，致痛物质吸收，疼痛缓解。

4. 对胆道蛔虫症的作用　电兴奋疗法可使胆胰壶腹括约肌先强烈收缩，而后松弛，解除痉挛，同时强烈刺激使胆道内蛔虫退回肠道易于排出。

三、治疗技术

（一）设备

直流感应电疗仪或电兴奋电疗仪、手柄电极、沙袋、固定带等。

（二）操作程序

1. 治疗前向患者说明治疗中应有的麻刺感或肌肉强烈收缩反应，消除患者的顾虑，以取得合作。

2. 患者取舒适体位，暴露治疗部位。

3. 检查治疗仪，将输出强度旋钮处于"0"位，按医嘱选择治疗电流种类（感应电或直流电）和电流频率，并使其他旋钮处于应在的位置，将手柄电极置于治疗部位或穴位。

4. 接通电源预热，调节输出强度旋钮至所需电流强度，达到患者刚可耐受的最大电流强度。

5. 将电极置于治疗部位或穴位，采用固定法治疗，或采用滑动法进行治疗，在穴位上可停留数秒钟，反复刺激。

6. 可先用感应电，后用直流电做治疗，也可单用一种电流做治疗。

7. 治疗结束，将输出强度旋至"0"位，关闭电源，清洗电极衬垫，消毒备用。

8. 每次治疗时间为 5~10 分钟，每日 1 次，7~10 次为一个疗程。

（三）临床常见疾病治疗的操作方法

1. 神经衰弱　取两电极分别置于穴位上（如太阳穴、阳白穴或风池穴），通感应电流，治疗 1 分钟。

2. 股外侧皮神经炎　用直流电 60~80mA，阳极 $100cm^2$ 置于大腿内侧，阴极为圆形电极（直径 3cm）置于皮肤麻木区，并迅速而均匀地滑行 2~3 次，时间依皮肤感觉减退面积大小而定。

3. 腰肌劳损　两电极置两侧腰肌，通过强感应电流，沿肌肉长轴、横轴分别滑动，共治疗 4~6 分钟。或局限压痛点明显者，可在痛点置阳极，骶部置阴极，通直流电50~60mA，2~3 秒，连续 2~3 次。

4. 胆道蛔虫症　一极置剑突下，一极置锁骨中线与右肋缘下方，通强感应电流断续刺激，共治疗约 2 分钟；或一极置胆囊区，一极置背部胆俞穴，通强感应电流，断续刺激，约 2 分钟。

四、临床应用

1. 适应证　神经症、股外侧皮神经炎、胆道蛔虫症、腰肌劳损、扭伤、挫伤、落枕、坐骨神经痛、弛缓性瘫痪、内脏下垂、肠功能紊乱、膀胱收缩无力等。

2. 禁忌证　同直流电疗法、感应电疗法。

3. 注意事项

（1）第三腰椎以上用强直流电刺激时，应在脊柱两旁分别治疗，切勿使电流横贯脊髓。

（2）勿将电极置于皮肤破损或溃疡处，亦不能置于心前区。

（3）本疗法在治疗过程中刺激强烈，因此一定要先告知患者以取得患者的配合。

(4)治疗后,若患者出现皮肤过敏现象,应停止治疗。

知识拓展

电睡眠疗法

电睡眠疗法是以小剂量的脉冲电流通过颅部引起睡眠或产生治疗作用的方法,也称为脑部通电疗法。此疗法是采用低频脉冲电流,其波形是直角脉冲波,波宽 0.2~0.5ms,频率 10~200Hz;其波形很像脑电波的 δ 波,合乎生理要求。治疗时通过置于眼-乳突或眼-枕部电极,将电流输入脑部,可直接或反射性地引起大脑皮质的抑制而导致睡眠或产生程度不同的睡意,从而加强了身体保护性抑制过程,有利于疾病的恢复。临床上常用于神经衰弱、抑郁或焦虑症、自主神经功能紊乱、脑震荡后遗症、溃疡病、妊娠中毒症、早期高血压、神经性皮炎、湿疹、支气管哮喘、偏头痛等疾病的治疗。为了提高疗效,治疗环境应光线柔和、安静、空气新鲜、室温恒定,治疗床宜舒适。

五、处方举例

(一) 处方格式

感应电流刺激于××部位

E—电极

I—刺激强度

t—治疗时间,每日或隔日、次数

(二) 处方举例

左股外侧皮神经炎

直流电 60~80mA,阳极置于左大腿内侧,阴极置于皮肤麻木区,迅速而均匀地滑行 2~3 次

E:阳极 $100cm^2$×1;阴极为直径 3cm 的圆形电极

I:60~80mA

t:依皮肤感觉减退面积大小而定。

每日 1 次,7~10 次

第四节　经皮神经电刺激疗法

一、概述

经皮神经电刺激疗法(transcutaneous electrical nerve stimulation,TENS)是通过皮肤将特定的低频脉冲电流输入人体,刺激神经达到镇痛,以治疗疾病的电疗方法,又称为周围神经粗纤维电刺激疗法。这是 20 世纪 70 年代兴起的一种电疗法,在止痛方面可收到较好效果,因而在临床上(尤其在欧美国家)得到了广泛应用。

TENS 主要刺激感觉神经纤维,而传统的电刺激主要刺激运动纤维,因而 TENS 的波宽和电流强度的选择是兴奋 A 类纤维,而不是 C 类纤维,这样才有助于激活粗纤维,关闭疼痛闸门和释放内源性镇痛物质。TENS 治疗仪设定的物理参数具有下列条件:

1. 波形　大部分 TENS 仪产生持续的、不对称的平衡双相波形，形状一般为变形方波，没有直流成分，故没有极性。但因为是不对称双相波，一个时相（相位）的作用可能比另一个时相强一些。此外，少数 TENS 仪器使用单相方波、调制波形等。

2. 频率　TENS 的频率一般为 1～150Hz 可调。最常用的是 70～110Hz（常规 TENS），其次是 1～5Hz（针刺型 TENS），20～60Hz 和 120Hz 以上的频率较少选用。

3. 脉冲宽度　大部分 TENS 治疗仪的波宽为 0.04～0.3 毫秒可调。对于有脉冲群输出方式的仪器，脉冲群的宽度一般为 100 毫秒左右，每秒钟 1～5 个脉冲群，群内载波为 100Hz 的常规 TENS 波。

二、治疗作用

1. 镇痛　TENS 是根据闸门控制学说而发展起来的。产生镇痛作用的 TENS 强度往往只兴奋 A 类粗纤维，明显减弱甚至完全抑制 A 和 C 传入引起的脊髓背角神经元的反应，TENS 治疗过程中和治疗后，脊髓背角神经元的自发性动作电位活动明显减少，从而缓解了疼痛症状。电生理实验证明，频率 100Hz 左右，波宽 0.1 毫秒的方波，是兴奋粗纤维较适宜的刺激。

阿片肽在两种方式的 TENS 镇痛中作用有所不同，高强度针刺型 TENS（2Hz）引起的镇痛可以被纳洛酮逆转，腰段脑脊液中的脑啡肽明显升高，而强啡肽无明显变化，说明内源性阿片肽起重要作用。常规 TENS（弱强度，100Hz）使强啡肽有所升高，脑啡肽不受影响。外源性谷氨酸能增加脊髓背角神经元的自发性电位活动，而 GABA 能降低其活动。高强度、高频率（100Hz）TENS 的作用能被印防己毒素（picrotoxin）和纳洛酮逆转，说明 GABA 能神经元参与了镇痛机制。关于 TENS 镇痛的中枢机制尚缺乏系统的研究。

2. 改善血液循环　TENS 可能作用于交感神经系统，使周围血管扩张。

3. 促进骨折、伤口愈合　较低频率、较长波宽的脉冲电流可促进成骨效应，加速骨折愈合，也可加速慢性溃疡的愈合。

4. 治疗心绞痛　TENS 可改善缺血心肌的血供，缓解心绞痛。

5. 降低偏瘫患者的肌张力，缓解痉挛。

三、治疗技术

（一）设备

1. 经皮电神经刺激治疗仪　能输出 1～150Hz 的单相或双相不对称方波或三角波，脉冲宽度 2～500μs，电流强度可达 80mA。有单通道和双通道输出，脉冲宽度与频率可调。袖珍型仪器由电池供电，可随身携带使用，也可应用外接变压电源。

2. 附件　电极为碳硅材料，有不同形状、大小，也有自贴型电极。有导线与治疗仪相连。还有沙袋、固定带等。

（二）治疗方法

1. 电极放置方法　治疗时将两电极可对置、并置或交叉放置于痛点、运动点、扳机点、穴位、神经走向、与病灶相应的脊柱旁神经节段、病灶上方节段、病灶对侧同节段上，电极下涂导电糊。

2. 频率选择　根据患者的病情及个人耐受性选择，慢性痛宜用 14~60Hz；术后痛宜用 50~150Hz；疱疹性痛宜用 15~180Hz；周围神经损伤后痛用 30~120Hz 等。一般主张由患者自己选择认为恰当的频率。大多数患者适宜采用刺激频率 100Hz，$t_{宽}$0. 1~0. 3 毫秒。

3. 电流强度　以引起明显的震颤感而不致痛为宜。一般为 15~30mA，根据患者耐受性而定。

4. 治疗时间　治疗烧灼性神经痛为 2~3 分钟。每次治疗 30~60 分钟，每日 1~3 次，急性疼痛的治疗以数天为一个疗程，慢性疼痛的疗程较长。

（三）操作程序

1. 患者取舒适体位，暴露治疗部位，选好痛点、穴位（表 23-1）。

表 23-1　TENS 在术后镇痛常用的穴位

手术	刺激穴位
上肢	合谷、内关、外关
下肢	足三里、三阴交、带脉、光明
剖宫产	三阴交、足三里、天枢
疝修补	三阴交、太冲、大敦、天枢
胆囊切除	合谷、三阴交、阳陵泉、内关、外关
胸廓切开	内关
椎板切除	肾俞、昆仑、足三里

2. 治疗前告诉患者治疗时电极下应有舒适的麻颤感或肌肉抽动感。

3. 检查治疗仪的输出是否在“0”位，根据治疗需要，选择、调节电流频率与脉冲宽度和治疗时间。可同时利用两个通道进行治疗。将电极的治疗面用水沾湿。

经皮神经电刺激疗法

4. 将电极固定（或粘贴）于治疗部位。

5. 启动电源，调节电流输出，使电流强度逐渐增大至患者可耐受度。

6. 每次治疗 30~60 分钟，治疗完毕，将电流输出调至“0”位，关闭电源，从患者身上取下电极。

7. 治疗每日 1~3 次，15~20 次为一个疗程，可连续数个疗程。

四、临床应用

1. 适应证　扭挫伤、肌痛、术后伤口痛、截肢后残端痛、头痛、神经痛、幻肢痛、癌痛、关节痛、骨折后骨连接不良、伤口愈合迟缓、中枢性瘫痪后感觉运动功能障碍、慢性溃疡、分娩宫缩痛等。

2. 禁忌证　植入心脏起搏器的患者、刺激颈动脉窦、孕妇下腹腰骶部、头部、体腔内等部位、局部感觉缺失者和对电过敏患者、有认知障碍的患者。

3. 注意事项

（1）治疗时专用的碳硅电极、粘贴型电极下可不放置衬垫。

（2）其他注意事项与直流电疗法相同。

五、处方举例

（一）处方格式

经皮神经电刺激于××部位

E—电极（注明种类、大小）

I—刺激强度（强、中、弱）

$t_{宽}$—波形、宽度

f—频率

t—治疗时间每日或隔日、次数

（二）处方举例

枕大神经痛

TENS 于左枕部

E：Φ2~3cm×2；并置

I：引起明显震动感

$t_{宽}$：方波、宽度 0.1 毫秒

f：100 Hz

t：20 分钟

每日 1 次，20 次。

第五节　神经肌肉电刺激疗法

一、概述

（一）定义

神经肌肉电刺激疗法（nerve muscle electrical stimulation，NMES）是以低频脉冲电流刺激神经或肌肉以促进功能恢复的方法，又称电体操疗法。临床应用已有一百多年的历史，根据其作用原理，实际上应用各种低、中频电流刺激神经肌肉的方法都属于NMES，只是使用的电流方式及其参数和达到的治疗目的有所不同。又分为正常肌肉电刺激疗法、失神经支配肌肉电刺激疗法、痉挛肌电刺激疗法、平滑肌电刺激疗法和呼吸肌电刺激疗法。

（二）神经肌肉电刺激疗法常见参数

1. 波形　常见 NMES 的波形有两种：不对称双相方波和对称双相方波。前者有阴阳极之分，一般阴极为刺激电极，用于小肌肉和肌束的刺激；后者没有极性，用于大肌肉和肌群的刺激。失神经支配肌肉 NMES 一般用指数波（三角波）。

2. 脉冲宽度　小型 NMES 仪的波宽固定在 0.2~0.4 毫秒之间，大型 NMES 仪的波宽在 0.05~100 毫秒之间可调。对于正常神经支配的肌肉（包括上运动神经损害无肌肉麻痹的），波宽 0.3 毫秒的电流比 0.05 毫秒或 1 毫秒的电流更舒适。对于失神经支配的肌肉治疗应先进行强度—时间曲线检查，确定失神经支配的程度以及治疗所应采取的脉冲前沿宽度和刺激强度。没条件进行强度—时间曲线检查时，可参考表 23-2 选择脉冲电流的参数。

表 23-2　失神经肌肉电刺激时可参考使用的脉冲电流参数

失神经程度	$t_{宽}$(毫秒)	$t_{升}$(毫秒)	$t_{降}$(毫秒)	$t_{止}$(毫秒)
神经失用而肌肉无失神经	1	1	0	20
轻度失神经	10~50	10~50	1	50~150
中度失神经	50~150	50~150	30~100	500~1 000
重度失神经	150~300	150~300	100~200	1 000~3 000
极重度失神经	400~600	400~600	200~300	1 000~5 000

注：$t_{宽}+t_{升}+t_{降}+t_{止}=1$ 个脉冲周期，1/脉冲周期=脉冲频率

3. 频率　NMES 所用的频率在 100Hz 以下。临床通常以达到肌肉完全强直收缩为度。频率越高，神经越易疲劳。对正常肌肉频率在 30Hz 以上，失神经支配的肌肉，频率应降低。

4. 占空因数和通断比　一般来说，病情越严重，所需占空因数和频率就越低。通断比通常在 1∶(1~1.5)之间。

5. 上升时间　对失神经支配肌肉的 NMES 采用三角波或指数波，其上升时间因损伤程度而定，损伤越重，上升时间需越长，见表 23-2。

二、治疗作用

1. 电刺激后肌肉发生节律性收缩，肌肉收缩的泵效应可增强肌肉的血液循环、减轻水肿，改善营养，防止、延缓或减轻肌萎缩的发生，防止纤维化、硬化和挛缩。

2. 刺激运动神经可引起较大的募集活动，激活较多的肌纤维，肌肉发生收缩，肌力增强。

3. 刺激失神经支配肌肉，可保持肌肉性能与质量，有利于运动功能的恢复。

4. 刺激中枢性瘫痪的肌肉时，肌肉的收缩可向中枢输入皮肤感觉、运动觉、本体感觉的信息冲动，促进中枢运动控制功能的恢复和正常运动模式的重建。

5. 刺激平滑肌可提高平滑肌的张力。

三、治疗技术

（一）设备

能输出可调节脉宽的三角波、对称或不对称双相方波，或能输出可调节频率的低频脉冲电流或中频电流的低中频电疗仪。电极、厚 1cm 的衬垫、2m 长的导线、沙袋或固定带等。

（二）操作方法

治疗时一般以阴极为刺激电极。将点状刺激电极置于患肌或患肌的运动点上，另一个较大的辅助电极置于肢体近端或躯干，电极下均应放置衬垫。刺激电流的强度以能引起肌肉明显可见的肌肉收缩而无疼痛为度，避免波及邻近肌肉或引起过强的收缩。肌肉收缩的次数以不引起过度疲劳为度。对大肌肉或病情严重的肌肉，应减少每分钟收缩的次数，刺激数分钟后休息数分钟，反复刺激和休息，达到每次治疗共收缩 40~60 次，随着病情好转，逐渐增加每次治疗收缩的次数，缩短休息时间，达到每次治

疗至少总共收缩 80~120 次。每日或隔日 1 次。

（三）操作程序

1. 检查治疗仪各旋钮是否在“0”位，然后接通电源。

2. 患者取舒适体位，暴露治疗部位，使肌肉放松。

3. 根据医嘱选择好需要治疗的肌肉或运动点。

4. 选择适当大小的电极，套上湿衬垫，置于治疗部位，用固定带固定好。

5. 根据病情和电诊断结果调制好电流的波形、频率、$t_{升}$、$t_{降}$、$t_{止}$ 各参数。使用电脑电疗仪时选好电脑处方号。

（1）点极法：用直径 3.5cm 左右的圆形电极作为主电极，连阴极，置于病肌的运动点上，另一个 200cm² 左右的辅助电极，连接阳极，置于背部肩胛区或腰部腰骶椎区。

（2）双极法：两块大小适宜的电极置于病肌的两端，近端电极为阳极，远端电极为阴极。

6. 缓慢调节输出旋钮，使电流强度逐渐上升，使肌肉能按理想的强度收缩为度。

7. 治疗结束，将各旋钮回到“0”位，取下电极，切断电源。

四、临床应用

1. 适应证　下运动神经元损伤后病肌失神经支配、失用性肌萎缩、习惯性便秘、宫缩无力等。

2. 禁忌证　痉挛性瘫痪。其余与直流电疗法、经皮神经电刺激疗法相同。

3. 注意事项

（1）禁用于心力衰竭、急性炎症、皮肤破溃、出血倾向、高热、植入心脏起搏器者。

（2）半波治疗需用直流电疗衬垫，全波治疗可用中频电疗衬垫。

（3）应用电脑电疗仪必须了解该处方输出的波形及其变化。

（4）其余注意事项与“直流电疗法”相同。

五、处方举例

（一）处方格式

神经肌肉电刺激于××部位

E—电极

I—刺激强度

T_1/T_2

f—频率

t—治疗时间

每日或隔日、次数

（二）处方举例

胃下垂

NMES 于胃区前后对置

E：$200cm^2 \times 2$；对置

I：耐受量

$T_1/T_2 = 4s/2s$

f:20Hz

t:20~30 分钟

每日 1 次,15~20 次。

第六节　痉挛肌电刺激疗法

一、概述

痉挛肌电刺激疗法(hufschmidt therapy)是以低频脉冲电流刺激痉挛肌的拮抗肌,引起拮抗肌收缩;或对痉挛肌进行强刺激引起痉挛肌强直收缩,诱发抑制,使痉挛肌肌张力下降;或先后对一对痉挛肌和拮抗肌进行刺激,通过肌梭和腱器官反射,发生交互抑制,使痉挛肌抑制、松弛,拮抗肌兴奋、张力增高,而达到伸肌、屈肌的张力平衡。对中枢神经系统病变所致的痉挛性瘫痪有效。过去不主张用电刺激方法治疗此病,20 世纪 50 年代发现电刺激可使这种瘫痪肌肉松弛,从而改善肢体功能。

应用痉挛肌电刺激疗法的作用特点是将两路频率与波宽相同,但出现时间有先后的脉冲电流,分别刺激痉挛肌及其拮抗肌,使两者交替收缩。其电刺激器参数:将波宽(0.2~0.5 毫秒)与频率(0.66~1Hz)相同而出现时间有先后(0.1~1.5 秒)的两组方波,分别刺激痉挛肌及其拮抗肌,使二者交替收缩,治疗后痉挛肌可松弛 24~48 小时。

二、治疗作用

正常肌腱处有一种特殊的张力感受器即肌梭,对肌肉的牵张具有较高感受阈值。当肌肉强烈收缩时,肌紧张度增加,该感受器兴奋,冲动由传入纤维传至脊髓,再经过中间神经元传至相应的前角细胞,使强烈收缩的肌肉受到抑制。肌痉挛是肌肉强烈收缩的结果,当用电刺激痉挛肌时,通过兴奋神经、肌梭,可反射性地引起痉挛肌本身抑制;当刺激拮抗肌时,通过交互抑制,使痉挛肌松弛。由于两组电流交替出现,故两种抑制可交替出现,使痉挛肌在治疗期间始终处于抑制状态,从而达到痉挛肌松弛的目的。主要用于对中枢神经系统病变所致的痉挛性瘫痪。

三、治疗技术

(一)设备

痉挛肌电刺激仪、电极、衬垫、导线及固定带等。

(二)操作方法

电刺激时采用 4 个小电极,一路的两个电极置于痉挛肌肌腹两端,另一路的两个电极置于拮抗肌肌腹两端。先后调节两路电流输出,电流强度以出现明显肌肉收缩为度。每次治疗 15~20 分钟,每日 1 次。随着痉挛肌松弛时间的延长,可每 2~3 天治疗 1 次,疗程较长。

(三)操作程序

1. 患者取舒适体位,暴露治疗部位。

2. 按医嘱选好电极,一路两个电极分别置于痉挛肌两端肌腱处,另一路电极分别置于其拮抗肌肌腹的两端,分别固定好。

3. 选择治疗频率、波宽、两组脉冲延迟时间、治疗时间，再调节输出旋钮，电流强度以出现明显肌肉收缩为宜。

4. 治疗结束，将输出旋钮复位，关闭电源，取下电极，清洁电极，衬垫消毒备用。

四、临床应用

1. 适应证　脑血管意外后遗症偏瘫，儿童脑性瘫痪，产后引起的痉挛性瘫痪，多发性硬化性瘫痪，脑外伤、脊髓外伤引起的痉挛性瘫痪，帕金森病等。

2. 禁忌证　肌萎缩侧索硬化症，多发性硬化的进展期或治疗后出现痉挛持续加重情况。

五、处方举例

1. 处方格式

痉挛肌电刺激于××部位

E—电极

I—刺激强度

$t_{宽}$—波形、宽度

f—频率

t—治疗时间每日或隔日、次数

2. 处方举例

脑卒中后遗症左侧偏瘫

痉挛肌电刺激仪，一路两电极分别置于左侧肱二头肌两端肌腱处，另一路两电极分别置于左侧肱三头肌肌腹两端。

E：(15~25)cm^2×4

I：肌肉明显收缩

$t_{宽}$：方波、0.2~0.5 毫秒两组脉冲延迟时间 0.1s~0.3s~1.5s

f：1Hz

t：15~20 分钟

每日 1 次，随着痉挛肌松弛时间的延长，可每 2~3 天治疗 1 次，疗程较长。

第七节　功能性电刺激疗法

一、概述

功能性电刺激疗法(functional electrical stimulation，FES)是利用低频脉冲电流刺激已丧失功能的器官或肢体，以所产生的即时效应来代替或纠正器官或肢体功能的康复治疗方法。该方法是 Liberson 等在 1961 年发明的。他们用脚踏开关控制电流刺激腓神经支配的肌肉，产生踝关节背屈，以帮助患者行走。当时称为功能性电疗法，1962 年才正式定名为 FES。

目前 FES 的研究应用已涉及临床各个领域。如心脏起搏器用于心律失常和窦房结功能低下(病窦综合征)；膈肌起搏器(膈神经刺激器)用于救治呼吸中枢麻痹、调整呼吸;通过植入电极控制膀胱功能;调整胃肠功能等。

二、治疗作用

1. 代替或矫正肢体和器官已丧失的功能,如偏瘫患者的足下垂、脊柱侧弯。

2. 功能重建　FES 在刺激神经肌肉的同时,也刺激传入神经,加上不断重复的运动模式信息,传入中枢神经系统,在皮质形成兴奋痕迹,逐渐恢复原有的运动功能。

三、治疗技术

(一)设备

1. 仪器　FES 治疗仪有多种多样。在医疗机构使用的一般是大型精密的多通道仪器。电极的放置和仪器操作比较复杂。还有一种便携式机,一般为单通道或双通道输出,患者可以戴着仪器回家治疗或一边工作一边治疗。操作时治疗参数的选择,已如前述,必须因人因病而异,循序渐进,持之以恒。

2. 电极　电极是 FES 系统中最关键的部分,目前刺激电极有三类:表面电极、肌肉内电极和植入电极。各种电极均有其优缺点,且技术要求不同,根据实际需要选择电极是不可忽视的因素。

(1)表面电极:表面电极是应用最广泛的电极。它操作简便,易于更换,又不会造成任何创伤。其主要的缺点是对单个肌肉刺激的选择性差,且不能刺激较深部的肌肉,刺激反应变化大等。

(2)肌肉内电极:它由多股不锈钢丝绕成线圈,线圈端部的绝缘材料被剥去,形成电极部分,并在端部做一个倒钩,使电极能牢牢地固定在肌肉内。它的优点为选择性和稳定性好。缺点为在皮肤表面电极的出口有感染和断裂危险,还有电极的使用寿命短,只有 2 年。

(3)植入电极:它与刺激器一起埋在体内,与体外控制系统通过高频无线电感应进行通讯,它除了有经皮电极的优点外,不存在感染和断裂的问题。它的缺点是植入电极需要高超的手术技巧,还存在造成神经永久性损伤的可能性。

从长远发展来看,发展植入式电极是必然趋势。但就目前的水平而言,经皮电极是较合适的选择。

(二)操作方法

1. 偏瘫　将刺激器系在腰骶部,刺激电极置于腓神经处,触发开关设在鞋底足跟部,患者足跟离地时,开关接通,刺激器发出低频脉冲电流,通过电极刺激腓神经,使足背屈。患者足跟再次着地,开关断开,刺激停止,如此重复上述动作。

2. 脊柱侧弯　使用表面电极置于竖脊肌表面或置于一侧胸、腰部侧弯部上下方。

3. 呼吸功能障碍　将接收器植入皮下,环式电极经手术置于膈神经上,或将表面电极放在颈部膈神经的运动点上,进行功能性电刺激。

四、临床应用

(一)适应证

功能性电刺激可用于上运动神经元瘫痪、呼吸功能障碍、排尿功能障碍、特发性脊柱侧弯、肩关节半脱位等。

1. 上运动神经元瘫痪　上运动神经元瘫痪包括脑血管意外、脑外伤、脊髓损伤、脑性瘫痪、多发性硬化等。FES 治疗的目的是帮助患者完成某些功能活动，如步行、抓握，协调运动活动，加速随意控制的恢复。

（1）辅助站立和步行：主要用于偏瘫和 T_4～T_{12} 损伤的截瘫患者。偏瘫患者可用一个拐杖支持上身，保持平衡；截瘫患者可借助助行器或拐杖支持上身，保持躯干的稳定，下肢可在电刺激的作用下，完成站立和行走的动作。FES 的主要作用在于改进步态，使其行走更接近自然步态。最早应用单侧单通道刺激，用以纠正足下垂。其原理是：在患侧摆动相开始时，足跟离地，放在鞋后跟里的开关接通，电流刺激腓神经或胫骨前肌，使踝背屈。进入站立相后，开关断开，电刺激停止。对截瘫患者，可用 4 通道刺激。在双站立相（即双足同时站立时），刺激双侧股四头肌；在单侧站立相，一个通道刺激同侧股四头肌，同时对侧处于摆动相，一个通道刺激胫骨前肌。后来有人在此基础上，再增加了两个通道，分别刺激双侧臀中肌或臀大肌，控制骨盆活动。这样，患者使用 FES 可以站立、转移、行走。

（2）控制上肢运动：主要用于 C_4～C_6 损伤的高位截瘫患者，其目标是提供患者上肢运动和手的基本功能，如抓握、进食、饮水等。上肢的运动比下肢复杂许多。应用 4～8 通道的 FES 系统刺激手和前臂肌肉，可使患者完成各种抓握动作。因为手和前臂肌肉较小，一般用植入式电极，通过同侧肩部肌肉或对侧上肢来控制开关。

2. 呼吸功能障碍　用于控制和调节呼吸运动 FES 系统为膈肌起搏器。一对植入电极埋入双侧膈神经上（亦可用体表电极置于双侧颈部膈神经运动点上），与固定于胸壁上的信号接收器相连。控制器发出无线电脉冲信号，由接收器将其变为低频电流，经电极刺激膈神经，引起膈肌收缩。主要用于脑血管意外、脑外伤、高位脊髓损伤所致的呼吸肌麻痹。

3. 排尿功能障碍

（1）尿潴留：当骶髓排尿中枢遭到破坏或 S_2～S_4 神经根损伤后，膀胱逼尿肌麻痹，出现尿潴留。如果损伤部位在骶髓以上，则出现反射性膀胱，排尿不能受意识控制。FES 对尿潴留的治疗都是采用植入式电极刺激逼尿肌，使其收缩，并达到一定强度，克服尿道括约肌的压力，使尿排出。电极植入的位置和刺激部位有几种：①直接刺激逼尿肌；②刺激脊髓排尿中枢；③刺激单侧骶神经根；④刺激骶神经根的部分分支。典型的刺激参数是频率 20Hz，脉冲宽度 1 毫秒。

（2）尿失禁：是由于下运动神经元损伤，尿道括约肌和盆底肌无力，出现排尿淋漓不尽，或腹压轻微增高就排尿。FES 刺激尿道括约肌和盆底肌，增强其肌力。对男性患者可用体表电极或直肠电极；对女性患者可用阴道电极。刺激参数为频率 20Hz，波宽 0.1～5 毫秒，通断比为 8s∶15s，波形为交变的单相方波或双相方波。由于阴道电极靠阴道里端的电极间距较短，有利于使阴道深部形成主要刺激区，易于引起尿道括约肌的收缩，产生排尿，所以阴道电极治疗的有效率很高。

4. 特发性脊柱侧弯　本病常见于青少年，病因不明。传统的治疗方法是戴脊柱矫形器。但因佩戴时间太长（每天需 23 小时），矫形器能限制患者的活动，不舒服，影响患者的形象，患者往往不愿戴从而使治疗半途而废。FES 是用双通道仪器，电极置于侧弯的两个曲线最高的脊椎旁，刺激髂肋肌、最长肌、棘肌。每晚睡觉后治疗 8～10 小时。电流强度以引起肌肉强收缩而又不引起疲劳为限。电流参数：频率 25Hz，脉冲宽度 0.2 毫秒，通断比 1∶1，上升时间 1.5 秒，下降时间 0.8 秒，强度 60~80mA。连续治疗 6~42 个月，或直到患者的骨骼成熟为止。疗效与矫形器的效果一致。患者的年龄、弯曲的位置和程度、是否有并发症，均可影响疗效。一般说弯曲度（Cobb 角）在 20°~40°之间的进行性侧弯，适合 FES 治疗。

5. 肩关节半脱位　肩关节半脱位常见于脑血管意外、四肢瘫。是由于冈上肌、三角肌无力所致。可出现疼痛、上肢肿胀等症状。

本病的治疗多用支具、吊带来托住上肢，但限制了上肢的活动。FES 可以替代支具、吊带治疗肩关节半脱位，不影响上肢运动。方法是用双相方波刺激冈上肌和三角肌后部，FES 频率为 20Hz，波宽 0.3 毫秒，通断比 1∶3。逐渐增大电流强度和治疗时间。5 天后患者可以耐受连续 6~7 小时的刺激，以后再逐渐增加通电时间，减少断电时间。通过对肩关节 X 片观察，FES 能显著减轻肩关节半脱位的程度。疗效与治疗前半脱位的程度和疼痛无关。而肩吊带和轮椅臂托不能改善脱位的程度。

（二）禁忌证

安装有心脏起搏器者、意识不清、肢体骨关节挛缩畸形、下运动神经元受损、神经应激性不正常。

（三）注意事项

1. 操作者应准确掌握刺激点的解剖、生理等。
2. 配合运动训练、心理治疗等综合治疗措施，方能取得好的效果。

技能要点

操作程序：熟练掌握感应电疗法、电兴奋疗法、经皮神经电刺激疗法、神经肌肉电刺激疗法、痉挛肌电刺激疗法、功能性电刺激疗法的操作方法。

治疗剂量、时间及疗程：掌握各种疗法在治疗过程中如何调节治疗剂量、时间及疗程。

临床应用：各种疗法的适应证、禁忌证及注意事项。

（黄　玲）

扫一扫
测一测

复习思考题

1. 低频电疗法的生理和治疗作用有哪些？
2. 感应电疗法、经皮神经电刺激疗法、功能性电刺激疗法如何操作？
3. 案例分析题　患者赵某，男，42 岁，3 个月前因在工地施工时从高处坠落，左侧颈肩部着地，入院后诊断为“左侧臂丛神经损伤”。目前患者左侧肩部及左上肢肌肉萎缩，感觉减退，活动严重受限。请予选择一种理疗方法，并给出处方。

第二十四章

中频电疗法

PPT 课件

24章PPT

扫一扫
知重点

学习要点

干扰电疗法、等幅中频电疗法、调制中频电疗法和音乐电疗法的定义、治疗作用、治疗技术及临床应用。

第一节 概 述

一、定义与分类

（一）定义

应用频率 1 000Hz～100kHz 的脉冲电流治疗疾病的方法，称为中频电疗法（medium frequency electrotherapy，MFE）。脉冲频率在 1 000Hz 以下的范围内，每一个脉冲均能使运动神经和横纹肌发生一次兴奋，此称周期同步原则。当脉冲频率大于 1 000Hz时，运动神经和肌肉的兴奋不符合周期同步原则，而是依着中频电流所特有的规律发挥作用。当脉冲频率超过 100kHz 时，脉冲周期短于运动神经和肌肉组织的绝对反应期，不能引起足够的兴奋，因此在医学上把中频电流频率规定为1 000Hz～100kHz 的范围。

（二）分类

目前临床常用的有干扰电疗法、等幅中频（音频）电疗法、调制中频电疗法和低中频电混合疗法四种。

1. 干扰电疗法　常用的干扰电疗法包括传统干扰电疗法、动态干扰电疗法、立体动态干扰电疗法。

2. 等幅中频电疗法　常用的等幅中频电疗法包括音频电疗法、音频电磁场疗法、超音频疗法。

3. 调制中频电疗法　临床常用的包括正弦调制中频电疗法、脉冲调制中频电疗法。

4. 低中频电混合疗法　包括音乐电疗法、波动电疗法。

二、中频电流的作用特点

1. 无电解作用　中频电流是一种正向与负向交替变化较快的交流电，无正负极之分。中频电流作用于人体时，在电流每一个周期的正半周与负半周内，人体组织内的离子都向不同的方向往返移动，因而不能移到电极下，不会引起电解反应，电极下没有酸碱产物产生，电极下的皮肤也不会产生化学性烧伤，所以中频电疗时，即使用比较薄的衬垫也不会损伤皮肤。

2. 降低组织电阻，增加作用深度　人体组织具有电阻和电容的特性。人体组织对不同频率电流的电阻不同，对低频电流的电阻较高，随着电流频率的增高，人体的电阻逐渐下降；人体组织还具有电容的特性，频率较高的电流较容易通过电容，中频电流比低频电流易于通过电容。由于人体对频率较高的交流电的电阻和容抗都较低，因此总的阻抗也小得多，所通过的电流较多。另外，中频电疗法所应用的电流强度较大，可达 0.1~0.5mA/cm^2，可以达到人体较深的组织。

3. 兴奋神经肌肉组织　中频电流单一周期不能引起一次兴奋，由于哺乳动物运动神经每次兴奋后有一个绝对不应期，持续时间为 1ms 左右，因此为使每个刺激都能引起一次兴奋，频率不能大于 1 000Hz，为此将 1 000Hz 以下的频率定为低频电流。而中频电流频率在 1 000Hz~100kHz 之间，已不能每次刺激都引起一次兴奋，需综合多个刺激的连续作用才能引起一次兴奋。中频电流对运动、感觉神经的刺激作用虽不及低频电流明显，但对自主神经、内脏功能的调节作用却优于低频电流，而且可作用到组织深处，在引起肌肉收缩的同时皮肤无明显刺痛。中频电流作用于皮肤时，对皮神经和感受器没有强烈的刺激，以阈强度的中频电刺激时只有轻微的震颤感，电流强度增大时只有针刺感，无明显的不适和疼痛，持续通电时针刺感逐渐减弱，电流强度很大时才出现不适的束缚感。强的中频电流刺激引起肌肉收缩时的感觉比低频电流刺激时的感觉要舒适得多，尤以 6 000~8 000Hz 电流刺激时，肌肉收缩的阈值与痛觉的阈值有明显的分离，肌肉收缩的阈值低于痛觉阈值，出现肌肉收缩时患者没有疼痛的感觉，故中频电疗时患者能耐受较大的电流强度。

4. 促进血液循环　各种中频电流作用后 10~15 分钟，局部开放的毛细血管数增多，血流速度及血流量均有增加，局部血液循环改善。

5. 镇痛　可使皮肤痛阈上升，故有较明显的镇痛作用。

幅度恒定的中频电流由于幅度无变化易为人体所适应，目前临床上已用低频（0~150Hz）电流调制中频电流，使中频电流的幅度随低频电流的频率发生变化。这种电流兼有低、中频电流的特点，且由于其波形、波幅、频率、调幅度的不断变化，人体不易适应。目前应用于临床的这类电流有干扰电流和调制中频电流，经过整流的脉冲中频电又可进行药物离子导入治疗。

三、治疗作用

1. 镇痛作用　中频电流对感觉神经有抑制作用。中频电疗作用的局部，皮肤痛阈明显增高，临床上有良好的镇痛作用。尤其是低频调制的中频电流作用最明显。其镇痛作用分为即时止痛及后续止痛作用。

（1）即时止痛（直接止痛）：中频电单次治疗时和停止作用后，都可出现不同程度的镇痛作用,这种即时的镇痛作用可持续数分钟到数小时,其机制有以下几种:神经机制有掩盖效应、闸门控制学说、皮质干扰学说;体液机制有内源性吗啡多肽理论。

(2)后续止痛(间接止痛):目前认为中频电流治疗后的止痛作用主要与这种电流作用后,改变了局部的血液循环,使组织间、神经纤维间水肿减轻,组织内张力下降,使因缺血所致的肌肉痉挛缓解,缺氧状态改善,促进钾离子、激肽、胺类等病理致痛化学物质清除,以达到间接止痛效果。

2. 促进血液循环　中频电流,特别是 50~100Hz 的低频调制中频电流,有明显的促进局部血液和淋巴循环的作用,可使皮肤温度上升,小动脉和毛细血管扩张,开放的毛细血管数目增多等。其作用机制如下:

(1)轴突反射:中频电流刺激皮肤感受器,冲动一方面传入神经元,一方面经同一轴突的另一分支逆行到小动脉壁,引起局部血管扩张。

(2)血管活性物质的作用:中频电流刺激感觉神经,使神经释出小量的 P 物质和乙酰胆碱等血管活性物质,引起血管扩张反应。

(3)肌肉活动代谢产物的作用:肌肉收缩的代谢产物如乳酸、ADP、ATP 等均有明显的血管扩张作用。

(4)对自主神经的作用:中频电流促进局部血液循环作用可能与抑制交感神经有关。

3. 锻炼骨骼肌　低频调制的中频电流与低频电流的作用相仿,能使骨骼肌收缩,因此常用于锻炼骨骼肌,且较低频电流更为优越。

(1)对皮肤感觉神经末梢的刺激小,又无电解作用,较有利于长期治疗。

(2)人体对此电流耐受好,电流进入深度大,特别对深部病变效果好。

4. 软化瘢痕和松解粘连　等幅中频电流(音频电)有软化瘢痕和松解粘连的作用。其机制是由于中频电流刺激能扩大细胞与组织间隙,使粘连的结缔组织纤维、肌纤维、神经纤维等活动而得到分离。

5. 消炎　中频电流作用后局部组织的血液循环改善,组织水肿减轻,炎症产物的吸收和排出加速,局部组织的营养和代谢加强,使得免疫功能提高,对一些慢性非特异性炎症有较好的治疗作用。

第二节　等幅中频电疗法

应用频率为 1 000~5 000Hz 的等幅正弦电流进行疾病治疗的方法称为等幅中频电疗法(non-modulated medium frequency electrotherapy)。

一、音频电疗法

应用 1 000~20 000Hz 音频段的等幅正弦中频电流治疗疾病的方法称为音频电疗法(audio frequency current therapy)。

(一) 治疗作用

1. 改善局部血液循环及营养,促进组织再生及神经功能的恢复　音频电流可使血管管径增粗,血流明显增快,血液循环和局部营养得到改善,起到了镇痛、消炎、消肿、促进组织再生及神经功能恢复的作用。

2. 镇痛作用　音频电治疗可使皮肤痛阈上升，故有明显的镇痛作用。适用于腰背痛、神经痛、血肿、带状疱疹、神经损伤引起的疼痛。其机制可能还与治疗后肌肉痉挛缓解、局部血液循环改善所产生的间接效应有关。

3. 消肿作用　对外伤后血肿、瘢痕疙瘩引起的肢端水肿均有良效。

4. 软化瘢痕、松解粘连　音频电疗法有较好的软化瘢痕和松解粘连的作用，治疗后可使瘢痕颜色变浅、质地变软、面积逐渐缩小乃至消失；音频电治疗后可使瘢痕所引起的疼痛、瘙痒等症状明显减轻或消失；在松动粘连方面既有治疗作用又有预防作用。

5. 消炎散结　音频电流对慢性炎症、炎症残留的浸润，外伤后淤血、血肿、机化硬结均有较好的促进吸收、消散、软化的作用。

6. 调节神经系统功能　音频电流作用于神经节段或反射区可以促进汗腺、乳腺的分泌，增进食欲，降低血压，增强全身状况，对自主神经及高级神经活动，均具有调节作用。

7. 提高细胞膜通透性，促使药物透入人体　等幅中频正弦电流可提高活性生物膜的通透性，使药物分子由于浓度梯度而扩散透过生物膜。在 2 000Hz、4 000Hz 等幅正弦电流作用下药物的 pH 及性质均无变化。因此有人主张开展中频电药物透入疗法，尤其适用于不能电离或极性不明的中草药。

8. 音频电叠加直流电药物离子导入　经过整流的音频电与直流电药物离子导入叠加联合应用时能提高人体对直流电的耐受量，加大直流电强度，有利于药物离子导入人体，还可以提高药物离子迁移的速度。

（二）治疗技术

1. 仪器设备　音频电疗机输出的电流多为 2 000Hz，或为 2 000Hz、4 000Hz 两种频率，少数为 2 000~8 000Hz。电极为铅板、铜片或导电橡胶，多数治疗机为导电橡胶的电极，衬垫由 2~3 层绒布构成。国内有人研究用一个联合器将音频电疗机与直流电疗机连接起来，音频交流电经整流后可进行音频电与直流电药物离子导入的联合治疗。也有人将音频电疗机与超声波治疗机相连接进行音频与超声波的联合治疗。

2. 操作方法

（1）单纯音频电疗法：①将电极仪连接于 220V 电流上；②将宽约 1~1.2cm，长约 20~30cm 的铅片、铜片或导电橡胶作为电极，用生理盐水浸湿的纱布包好，安放在治疗部位的上下两端或两侧，并用绷带固定，再将鳄鱼嘴夹子分别夹在两电极上，同极的夹子夹在同一电极上；③打开电源开关，缓慢转动“输出调节”旋扭，使电流表指针缓慢向右移动，同时观察患者反应，直到患者能耐受舒适为宜；④治疗持续 20~30 分钟，每日 1~2 次，10 次为一个疗程。治疗结束，将电流调至“0”，关闭开关，取下电极。

（2）音频直流电药物离子导入疗法：开始治疗时先接通直流电，确定直流电量，然后接通音频电，以免引起患者不适。治疗结束时逆上述顺序，先关音频电，再关直流电。以上几种治疗均每次治疗 15~30 分钟，每日 1 次，15~30 次为一个疗程。治疗瘢痕及粘连时可连续治疗数个疗程。

3. 操作程序

（1）根据病变部位选择电极板及衬垫，衬垫用生理盐水或热水浸湿，然后将电极板装入衬垫套内。

（2）患者取舒适体位，暴露治疗部位，并检查皮肤是否破损，将电极采用对置法或并置法置于治疗部位，用沙袋或绷带固定。

（3）检查仪器旋钮是否处在“0”位，接通电源，调节输出量至所需电流强度。

（4）告诉患者治疗时正常感觉为麻感，如局部有烧灼感，应立即检查处理。

（5）患者治疗时不能移动身体、触摸仪器和接地金属物（如水管、暖气）。

（6）治疗完毕，将输出钮缓慢调至“0”位，关闭电源，取下电极，检查皮肤反应。然后将衬垫用清水洗净，煮沸消毒，晾干备用。

（三）临床应用

1. 适应证　瘢痕、纤维结缔组织增生、肥厚、粘连、挛缩，关节纤维性强直，肌肉、韧带、关节劳损，颈肩背腰腿痛，狭窄性腱鞘炎、风湿性肌炎、关节炎，周围神经病损（神经炎、神经痛等），外伤后或术后皮下浸润粘连、血肿机化，注射后硬结、浅静脉炎后残留硬索状肿块、声带肥厚、乳腺小叶增生、外伤后或术后肠粘连、内脏粘连、腔道内粘连狭窄等，慢性炎症（如慢性盆腔炎、附件炎、前列腺炎、腹腔盆腔感染后残留炎性包块等），平滑肌张力低下疾病。

2. 禁忌证　急性感染性疾病、恶性肿瘤、出血性疾病、严重心力衰竭、肝肾功能不全，局部有金属异物、心前区、孕妇腰腹部，植有心脏起搏器者，对电流不能耐受者。

3. 注意事项

（1）中频电疗机的工作受高频电磁波的干扰，中频电疗机特别是微电脑控制的治疗机应与高频电疗机分开，分设于两室，至少应将两者的电路分开。

（2）使用治疗机前，应检查治疗机能否正常工作，电极、导线等是否完好，导线插头、导线夹等是否牢固，不得将有故障、破损、接触不良的治疗机或附件用于治疗。

（3）治疗时不要接触机器，不可随便活动；患者治疗部位的金属物品（如手表、发夹、首饰等）应予除去，体内有金属异物（如骨科金属固定物、金属碎片、金属节育环等）的部位，应严格掌握电流强度，小于 $0.3mA/cm^2$ 方可避免组织损伤。

（4）选择适合治疗部位的电极、衬垫，尽量使病灶位于两电极中间；电极和夹子不可接触皮肤，以免电击灼伤；电极质地应柔软可塑，其弯度应与治疗部位的轮廓相一致，务必使电极、衬垫与皮肤均匀接触。

（5）电极不能在心前区及其附近并置和对置治疗；心脏病患者，电流不宜过强，并注意观察患者反应，如有不良反应立即停止治疗；孕妇忌用于下腹部、腰骶部及邻近部位治疗；佩戴心脏起搏器者不得进行中频电治疗。

（6）电流强度的调节应根据治疗要求和患者感觉，一般以感觉阈或运动阈为准。瘢痕部位、浅感觉或血液循环不佳的部位治疗时，电流强度的调节不应以患者的感觉为准。

（7）治疗期间注意观察有无副作用，如有头晕、头痛、胸闷、嗜睡等症状发生，应及时调节电流强度或停止治疗。

（8）治疗时电极衬垫要充分和皮肤接触，使电极下电流均匀分布。中频电流虽没有电解作用，但在治疗时，电极、导线夹等直接接触皮肤或电极不平而使电流密集某处，可能造成皮肤损伤。

二、音频电磁场疗法

以 2～20kHz 电流所产生的 0.1～1.0mT（毫特斯拉）的交变磁场治疗疾病的方法，

称为音频电磁场疗法。

1. 作用原理 音频电磁场作用于动物与人体，可以引起细胞水平的谐振而达到镇痛、促进血液循环、提高肌肉工作能力、改善骨与软骨的营养、增加关节活动度、调节新陈代谢的作用。

2. 治疗技术 音频电磁场疗法采用线圈场法进行治疗。治疗时，使病灶局部处于通以音频电流的线圈所产生的交变磁场中。

3. 临床应用

(1)适应证：放射线引起的白细胞减少症、牙周病以及一些代谢性疾病，下肢闭塞性动脉硬化症、骨关节病。

(2)禁忌证：同音频电疗法。

三、超音频电疗法

超音频振荡器产生 22kHz 等幅交变正弦电流，以高电压(输出电压达 3~5kV)、弱电流(输出电流强度<2mA)、火花放电的方式进行治疗。

1. 作用原理与治疗作用 超音频电疗法治疗用的玻璃电极内充有 1.33~2.00kPa(10~15mmHg)惰性气体氖，治疗时接通 3~5kV 电压，电极与人体接触时，由于电压差较大而产生无声火花放电，同时由于空气电离产生少量臭氧与氧化氮。人体接受火花放电的刺激和电磁振荡作用后，神经兴奋性降低，血管淋巴管扩张，组织的代谢过程和营养状况改善，因而有止痛、止痒、解痉、消炎作用。

2. 治疗技术 超音频电疗机，电压 3~5kV，功率 10W，输出电流频率 22kHz。玻璃电极有蕈状电极(直径 25mm、10mm，用于体表治疗)、圆柱状电极(直径 15mm、11.7mm，用于肛门、直肠、阴道治疗)。玻璃电极插于电极手柄，接至治疗机输出端。治疗时玻璃电极与人体皮肤或体腔黏膜接触。发生火花放电时有热感，无局部疼痛不适感。每次治疗 5~10 分钟，每日治疗 1 次，6~10 次为一个疗程。

3. 临床应用

(1)适应证：皮肤皮下软组织感染消散期、骨髓炎、术后浸润、血肿、早期闭塞性动脉内膜炎、早期雷诺病、膀胱炎(直肠腔内治疗)。慢性湿疹、神经性皮炎、过敏性皮炎、硬皮病、斑秃。慢性附件炎、月经不调、子宫发育不良(均可进行阴道或直肠腔内治疗)。神经官能症、血管性头痛、牙周炎、牙龈炎。

(2)禁忌证：同音频电疗法。

四、处方举例

(一) 处方格式

音频电疗法于××部位

E—电极

f—频率

I—电流强度

t—时间

每日 1 次，20 次。

（二）处方举例

右大腿取皮后瘢痕增生

音频电流作用于右大腿瘢痕区

E：两个 8×12cm² 电极并置于瘢痕两端

f：2 000Hz

I：耐受限

t：20～40 分钟

每日 1 次，20 次。

第三节　干扰电疗法

干扰电疗法（interferential current therapy，ICT），是将两组或三组不同频率的中频电流，交叉地输入人体，在体内发生干扰场，产生差频为 0～100Hz 的低频调制中频电流，应用此电流治疗疾病的方法。

一、传统干扰电疗法

传统干扰电疗法，即静态干扰电疗法（static interferential current therapy，SICT），是将两路频率分别为 4 000Hz 与（4 000±100）Hz 的正弦交流电，通过两组（4 个）电极交叉输入人体，在电力线的交叉部位形成干扰电场，产生差频为 0～100Hz 的低频调制中频电流，这种电流就是干扰电流。应用这种干扰电流治疗疾病的方法称为干扰电疗法。

（一）作用特点

1. 采用 4 000Hz 左右的中频电流，所以具有中频电疗法的一般优点：皮肤电阻明显下降，通过的电流较多，作用部位深；避免了电解；对皮肤的刺激性小，人体能耐受较大的电流强度。

2. 通过四个电极将两路频率相差 100Hz 的中频交流电（一种为 4 000Hz，一种为 4 000±100Hz）交叉地输入人体。

3. “内生”的低频调制中频电流，可以同时发挥低频电流与中频电流的双重治疗作用，最大的电场强度发生于体内电流交叉处，作用较深，范围较大。

4. 频率在一定范围内变动可以避免机体产生适应性。

（二）治疗作用

1. 促进血液循环、消肿　动物实验和人体都可观察到，50～100Hz 差频电流使毛细血管与小动脉扩张，改善局部血液循环。干扰电流还可以通过对交感神经的抑制作用改善肢体的血液循环。局部血液循环改善，有利于炎症的消退、渗出以及水肿吸收。

2. 镇痛　90～100Hz 差频电流可抑制感觉神经，使皮肤痛阈升高，镇痛作用比较明显。研究证明：单次干扰电作用后，皮肤痛阈即刻明显升高，作用后 15～30 分钟仍有显著镇痛作用。且治疗多种痛症有明显和持久的镇痛效果。

3. 治疗和预防肌肉萎缩　10～50Hz 差频电流可以引起骨骼肌强直收缩，改善肌肉血液循环，锻炼骨骼肌。

4. 提高胃肠平滑肌的张力、调整内脏功能　干扰电作用较深，10～50Hz 差频电流在体内形成干扰电场，能刺激自主神经，改善内脏血液循环，提高胃肠平滑肌张力，调整内脏功能。临床可用于治疗内脏下垂、习惯性便秘等胃肠平滑肌张力不足的疾病。

5. 调节自主神经　干扰电有调节自主神经功能作用。将干扰电作用于高血压患者星状神经节部位，可使患者收缩压、舒张压下降；作用于闭塞性动脉内膜炎患者腰交感神经节，下肢皮肤温度上升，肢体血液循环改善，跛行症状减轻。不同频率的干扰电流对自主神经的作用不同，100Hz 能抑制交感神经，1～10Hz 兴奋交感神经，而 20～40Hz 能兴奋迷走神经。

6. 促进骨折愈合　干扰电流可促进骨痂形成，加速骨折愈合，可用于治疗骨不连接、延迟连接和假性关节病。

（三）治疗技术

1. 仪器设备　目前国内外干扰电疗机的两组输出电流多为频率相差 100Hz 的正弦交流电，一组为 4 000Hz，另一组为（4 000±100）Hz。采用四个电极或四联电极，不同频率的电极交错放置，使病灶部位处于两路电流交叉的中心，以固定法、移动法或吸附固定法（吸附电极有负压装置，以每分钟 16～18 次左右频率吸附，此法除干扰电流作用外，尚有负压按摩作用）进行治疗。

治疗时可以用一对双四联电极或一个单四联电极，减少了使用电极数，操作得以简化。电流强度以引起患者麻颤感或肌肉收缩活动为度，每次 20～30 分钟，每日 1 次，10 次为一个疗程。

2. 操作方法

（1）固定法：选择 4 块大小适宜的电极，与电极相连的 4 条导线分成两组，一组导线连接至治疗机的一路输出孔，另一组导线连至另一路输出孔。两组不同频率的电极交错放置，使病灶处于 4 个电极中心的电流交叉处，根据治疗需要选用不同的差频，每次治疗选用 1～3 种差频，每种差频治疗 5～15 分钟，总治疗时间不宜超过 20～30 分钟。参见表 24-1。

表 24-1　不同差频干扰电的治疗作用

差频	治疗作用
100Hz	抑制交感神经（作用于交感神经节时）
90～100Hz	止痛
50～100Hz	止痛，促进局部血液循环，促进渗出物吸收，缓解肌紧张
25～50Hz	引起正常骨骼肌强直收缩，促进局部血液循环
20～40Hz	兴奋迷走神经，扩张局部动脉血管，引起骨骼肌不完全性强直收缩
1～10Hz	兴奋交感神经，引起正常骨骼肌单收缩，引起失神经肌肉收缩，引起平滑肌收缩
0～100Hz	作用广泛，兼具上述各种作用，但因各种频率出现时间过短，针对性不十分明显

根据患者的感觉或肌肉收缩强度，分别将治疗剂量分为三级。①参照患者的感觉：感觉阈下（刚有电刺激感时再稍调小至感觉消失，但电流表应有指示）、感觉阈（刚有电刺激感或麻痹感）、感觉阈上（有明显电刺激感或麻颤感）。②参照患者的运动：运动阈下（电流表有指示，但无肌肉收缩反应）、运动阈（刚引起肌肉收缩反应）、运动

阈上(有明显肌肉收缩反应)。电极的放置方法分为并置法和对置法,前者用于病灶表浅的部位,后者用于深部病灶。

(2)抽吸法:采用负压装置与吸附电极治疗时,将吸附电极置于治疗部位的皮肤上,使病灶处于4个电极的中心。先开动负压装置,开始抽气,电极吸附于皮肤上,再接通干扰电流。负压装置以每分钟16~18次的频率抽吸电极,抽吸的频率能根据吸盘内负压的大小而自动调节,负压大时抽吸的频率自动下降,负压小时抽吸的频率自动回升,因此抽吸频率按照负压的变化而呈规律性波动,在治疗区产生按摩作用。治疗的差频、剂量、时间、疗程与固定法相同。

(3)运动法:采用两个手套电极,相当于两极法。一个手套电极的导线连接至治疗机一路输出的输出孔内,另一个手套电极的导线连接至另一路输出孔内。治疗时,操作者的双手分别插入两个手套电极的固定带下,双手下压,务必使整个电极与患者皮肤充分接触,并在治疗区内移动。操作者可通过改变双手压力的大小以及电极与患者皮肤的接触面积来调节电流的刺激强度。一般采用50~100Hz或0~100Hz的差频使肌肉发生短时间的显著收缩,以松弛肌紧张,消除局部水肿,或引起肌肉节律性收缩,加强静脉和淋巴回流。痛点治疗时,操作者以手套电极的指尖部分分别放在痛点两侧,相距2~3cm,选用50Hz差频,患者自调电流强度至引起典型的疼痛为止,持续30~60秒,然后停止刺激,此时疼痛将减弱或消失。如止痛效果不显著,可在几分钟后重复操作1~2次。

(4)干扰运动刺激疗法:治疗时电极的放置方法以使尽可能大的电流沿着肌纤维的走行方向通过肌肉为原则。刺激肢体较大肌肉时通常可以引起关节运动。进行增强肌力的治疗时可用较大电流。为了避免损伤,应适当控制电流的强度。肌肉松弛时,为防止患肢突然无控制地落回原来的位置,要采用适当的支持物支持患肢。肌痉挛时所采用的电流强度应较小。

(5)干扰电超声联合疗法:操作方法与干扰电、超声疗法相同。声头下需使用能导电的耦合剂。干扰电流采用耐受量,超声强度采用0.5W/cm^2,每次治疗10~15分钟。

3. 操作程序

(1)根据治疗部位选择适当电极,衬垫用温水浸湿。

(2)检查两组输出是否处在“0”位,差频数值显示开关是否在显示位置上。

(3)接通电源,指示灯亮。先开电源开关,后放电极,此操作步骤与其他电疗仪不同。如差频治疗仪显示屏不亮,应重新开一次差频数值显示开关。

(4)患者采取舒适体位,暴露治疗部位,按处方要求选择固定电极,务必使2路电流电力线交叉于病灶处。操作时,同路电极不要互相接触,4个电极之间的距离根据部位大小决定,一般不能小于4~5cm。

(5)根据处方要求选用差频,差频可在±5Hz即可,然后缓缓调节电流输出钮,将电流量调至医嘱要求规定略低处,数分钟后再调准。

(6)治疗完毕,将电流输出钮调至“0”位,取下电极,分开放置(使之不接触),无需关闭电源开关。

(7)每天的最后1人治疗结束,取下电极,再关闭电源开关。衬垫用清水洗净,煮沸消毒,晾干备用。

（四）临床应用

1. 适应证　周围神经损伤或炎症引起的神经麻痹和肌肉萎缩、神经痛，骨关节、软组织疾患，术后肠粘连、术后肠麻痹、注射后硬结、缺血性肌痉挛、雷诺病、闭塞性动脉内膜炎、肢端发绀症、骨折延迟愈合、术后粘连、内脏平滑肌张力低下（胃下垂、弛缓性便秘）、胃肠功能紊乱、儿童遗尿症、尿潴留及妇科的慢性炎症。

2. 禁忌证　急性炎症、出血倾向、孕妇下腹部、局部有金属异物、严重心脏病等。

课堂讨论

患者张某，男，52岁，因"左肩关节周围炎"致活动时疼痛来就诊，现给该患者采用干扰电疗法，请利用固定法为患者放置电极，并选择干扰电差频。

二、动态干扰电疗法

动态干扰电疗法（dynamics inter-ferential current therapy，DICT），是在静态干扰电流的基础上，使中频电流的幅度被波宽为6秒的三角波所调制，发生一个周期为6秒的缓慢的低幅度变化，两组电流的输出强度发生周期为6秒的节律性的交替变化，甲组电流增强时乙组电流减弱，6秒后乙组电流增强时甲组电流减弱，如此反复循环，因而称之为动态干扰电。

动态干扰电对人体的作用与传统干扰电相同，但因电流强度不断发生节律性动态变化，机体组织不易产生适应性，并能使深部组织获得更加均匀的作用强度，有助于获得较好的治疗效果。动态干扰电疗法的治疗技术、临床应用范围与传统干扰电疗法相同。

三、立体动态干扰电疗法

（一）概述

立体动态干扰电疗法（stero-dynamic interferential current therapy，SDICT）是在传统干扰电疗法和动态干扰电疗法的基础上进一步发展起来的。治疗时将三路中频电流交叉地输入机体，在体内形成三维的立体干扰场。同时对三路电流进行低频幅度调制，从而获得多部位，不同方向、角度和形状的动态刺激效应。

知识链接

立体动态干扰电流的特点

1. 立体的刺激效应　三组电流在三维空间交叉，能产生立体的空间刺激效应。

2. 多部位的刺激效应　在电流通过区域内，呈现不同形式多部位干扰最大值（最大干扰振幅），在六个电极包围的范围内有多个刺激部位。

3. 强度的动态变化　由于补充了第三个电场，在"内生"干扰电流基础上，进一步使低频调制电流幅度，发生非常缓慢的变化，产生"内生"动态刺激效应，这样便可消除任何一种不变方式、均一性所引起的疲劳反应。

4. 刺激部位动态变化　由于使用了很低的干扰频率，可在相当范围内，产生动态变化刺激。

（二）生理作用和治疗作用

立体动态干扰电流的生理作用和治疗作用基本与传统干扰电流相仿，具有镇痛、改善局部血液循环、引起神经肌肉兴奋、调节内脏器官功能、调节自主神经功能等作用。但因其强度和刺激部位大于传统干扰电流，对三维空间均有作用，并且有较大的动态变化，其治疗作用强于传统干扰电流。

（三）治疗技术

1. 设备 立体动态干扰电疗仪在国内外均有生产，使用的载波频率一般为5 000Hz。立体动态干扰电疗法采用星状电极：每个星状电极上有排列成三角形的三个小电极，每对星状电极的左右两对小电极的方向相反。利用两个星状电极即可将三路电流同时输入人体。

2. 治疗方法

（1）电极的放置：治疗前将电极套上湿润的电极套，或在电极的导电面涂上导电胶，将两个星状电极对置或并置放于病灶区。①对置法：两个星状电极在治疗部位的上下或两侧反向放置。立体动态干扰电流法通常采用对置法，电流作用较深。②并置法：两个星状电极在治疗部位表面同向放置。并置法作用较浅。

各路电流必须交叉是干扰电疗法中的根本原则，在立体动态干扰电疗法中，也应遵循这一原则。治疗时，要尽可能在病灶部位达到立体交叉，就必须选用大小合适的电极，电极的放置方向必须正确。治疗时应注意使星状电极的各个小电极均与皮肤接触良好，以使三路电流都能充分进入人体。

（2）差频的选择：为了便于应用和调节仪器，目前国外的仪器都提供了几种固定范围的差频。国产仪器的差频范围多为0～150Hz或0～100Hz任意可调。也有一些仪器提供几挡固定范围的差频选择，多为0～100Hz、50～100Hz、20～80Hz、20～40Hz、1～10Hz等。治疗时可以按需要选用不同的差频，与传统干扰电疗法相同。

（四）临床应用

立体动态干扰电疗法的临床应用范围、禁忌证与传统干扰电疗法相同。

四、处方举例

1. 处方格式

干扰电于××部位

M—治疗方法

E—电极

fd—差频

t—治疗时间

I—电流强度

每日或隔日1次，15次。

2. 处方举例

左坐骨神经痛

干扰电流作用于左侧坐骨神经区

M：固定法

E：$100cm^2$×4 交叉放置

fd:100Hz

t:10分钟

I:感觉阈

每日一次,10~15次为一疗程。

第四节　调制中频电疗法

一、概述

调制中频电疗法(modulated medium frequency current therapy,MMFCT)又称脉冲中频电疗法,使用的是一种低频调制的中频电流,其幅度随着低频电流的频率和幅度的变化而变化,调制中频电流具有低、中频电流的特点和治疗作用。应用这种电流治疗疾病的方法称为调制中频电疗法。

以低频正弦波调制的中频电流称为正弦调制中频电流。应用多种低频脉冲电流调制的中频电流,称为脉冲调制中频电流。其低频调制波频率多为1~150Hz的低频电流,波形有正弦波、方波、三角波、梯形波等,中频载波频率多为2~8kHz中频电流,电流的波形、幅度、频率、调制方式不断变化。

二、治疗作用

1. 止痛作用　正弦调制中频电流作用于机体时,有明显的舒适振动感。100Hz全波连调波,持续时间2.5秒;持续时间3秒的全波交调波(调幅波频率100Hz)及90~120Hz全波变调波均有较好的止痛效果。疼痛较剧时调幅度用25%~50%,疼痛减轻后用75%~100%。

2. 改善局部血液循环　正弦调制中频电流作用于局部血管,可使小血管及毛细血管扩张,血液循环加快。如作用于高血压患者肾区,肾血流量增加19%~35%。用频率100Hz、调幅度100%、通断比1秒∶2秒的间调波,治疗动脉阻塞性周围血管疾病,作用于局部及相应节段,有改善局部血液循环的效果。

3. 促进淋巴回流作用

(1)断调波,通断比1秒∶1秒,调频30~50Hz,调幅波100%,通电5分钟。

(2)150Hz及50Hz变调波,持续时间1秒∶1秒,调幅度100%,通电5分钟。

(3)以上断调波、变调波各5分钟。

(4)100Hz间调波,通断比各3秒,调幅度100%,通电5分钟。

以上电流可使淋巴管径增大,对促进淋巴回流有较好作用,临床可用于治疗肢体淋巴淤滞。

4. 兴奋神经肌肉　中频调制电流有提高神经、肌肉兴奋性的作用。

(1)对失用性肌萎缩用通断比1秒∶1秒、50Hz、调幅度100%的间调波。

(2)对部分失神经肌肉用通断比1秒∶1秒、20~50Hz、调幅度100%的间调波。

(3)对完全失神经支配肌肉用通断比1秒∶(3~5)秒、10Hz、调幅度100%的间调波。

5. 提高平滑肌张力　连调波、断调波可提高胃肠、胆囊、膀胱等内脏平滑肌张力,并可增强其蠕动收缩能力,改善其运动功能。

6. 调节自主神经功能　调制中频电流作用于神经节或节段时可产生反射作用,调节自主神经功能。如作用于颈交感神经节,可影响大脑血管紧张度,调节血管充盈度,使脑血流图改善。

7. 消炎　调制中频电流可促进局部血液循环和淋巴回流,加快对渗出、水肿的吸收,可用于非化脓性、非特异性炎症。

一般来说,连调波具有止痛和调整神经功能作用,适用于刺激自主神经节;间调波适用于刺激神经肌肉;交调与变调波有显著的止痛、促进血液循环和炎症吸收的作用。

三、治疗技术

(一) 设备

采用电脑调制中频治疗仪,可以输出按不同病种需要编定的多步程序处方,处方内综合了所需要的各种治疗参数,治疗时可根据患者的疾病选用不同的电流处方。因此,电脑调制中频电疗机具有操作简便、治疗电流多样化、患者不易产生适应、治疗时间准确等优点。有的治疗机还保留了自选电流种类和参数的功能,可由使用者按需调配。

(二) 操作方法

1. 通用的调制中频电疗法　治疗电极采用导电硅胶电极。操作方法与一般中频电疗法相同,但需注意以下几点:

(1)除电脑控制的治疗机外,使用一般治疗机时所需调节的项目和参数较多,需细心查对。

(2)治疗时,电极下以患者有可耐受的麻刺、震颤、抽动、肌肉收缩感为度,治疗过程中可参考患者的感觉与耐受程度来调节电流量,一般为 $0.1 \sim 0.3mA/cm^2$。每个处方治疗 15~20 分钟,每日 1 次,10~15 次为一个疗程。

2. 调制中频电药物离子导入疗法

(1)必须采用半波整流型调制中频电流。

(2)直肠内前列腺部位治疗时,直肠电极为主极,电极外涂凡士林后插入直肠内,使作用面朝向前列腺,通过输液装置向直肠电极内灌入药液,药液总量为 50~75ml,先灌入 1/3 药量,其余在治疗过程中点滴灌入,副电极置于耻骨联合上方。

电脑调制中频电疗法

3. 操作程序

(1)将仪器接通电源,选择适宜大小的电极板和衬垫,或涂抹导电胶,再接上输出导线与仪器连接。然后将电极放在患者裸露的治疗部位上,用沙袋或固定带固定电极。

(2)检查输出旋钮,使之处于“0”位。

(3)开启电源,根据疾病诊断和医嘱,按动程序处方键,选择治疗所需的程序处方,然后调节治疗时间,进入倒计时状态。最后调节电流输出使之达到治疗所需的适宜电流强度。

(4)治疗时电极下有电刺激、麻、颤、肌肉收缩感,可按患者的感觉和耐受程度调节电流量。

(5)治疗完毕,将输出旋钮调回“0”位,关闭电源,取下电极。

四、临床应用

1. 适应证　与干扰电疗法适应证相同。尚可治疗眼部疾病：角膜炎、巩膜炎、虹膜炎、中心性视网膜炎，小腿淋巴淤滞，输尿管结石等。正弦调制中频电药物离子导入的应用，更扩大了适用范围。

2. 禁忌证　同干扰电疗法。

五、处方举例

1. 处方格式

正弦调制中频电疗于××部位

E—电极

Ma—调幅度

WT—波形。先写出全波或半波，然后写波形，有变换时先写第一种，再写后一种。

f_1、f_2—第一种波形和第二种波形的频率，只有一种时写 f_1

t_1、t_2——一种波形中两种成分的持续时间

t—治疗时间

I—电流强度

2. 处方举例

左小腿淋巴回流障碍

正弦调制中频电流作用于左下肢及腰交感神经节。

E：$150cm^2$×2，分别置于左小腿内侧及腰交感节

Ma：75%～100%

WT：全波交调波

f_1：50Hz

t_1、t_2：调制波，未调制波各 3 秒

t：5 分钟

I：电流强度以引起弱震颤感为度

每日或隔日 1 次，10～15 次为一疗程。

第五节　音乐电疗法

一、概述

音乐电疗法（music electrotherapy）是采用音乐电流治疗疾病的方法。音乐电流是将音乐信号经声电转换器转换成电信号，再经放大、升压后输出的电流。

人耳能听到的声音频率在 20～20 000Hz。常见乐器和人声的音频范围是 27～40 000Hz，转换成同步音乐电流的频率为 30～18 000Hz。音乐电流既有低频电流成分，又有中频电流成分，以低频电流为主的低中频电流混合的不规则电流，因此兼有低频电流和中频电流的作用。

二、治疗作用

1. 促进局部血液循环　音乐电流可引起治疗局部较持久的血管扩张，血流量明显增加，血流速度加快，改善局部供血、供氧及营养物质。

2. 镇痛　音乐电流作用于治疗局部，可使治疗部位痛阈和耐痛阈增高，迅速出现镇痛效果，且持续时间长。

3. 锻炼肌肉　音乐电流作用于治疗部位时，可引起治疗部位明显的肌肉收缩，但电极下无明显的低频电刺激的不适感觉。因此可用于刺激肌肉、增强肌力、防止肌肉萎缩。

4. 神经节段反射作用　音乐电流作用于头部或领区可以缓解头痛、调整大脑的兴奋和抑制过程；作用于交感神经节可以调节血压。

三、治疗技术

（一）设备

音乐电疗机、录音盒、放音装置、导线、硅胶电极、毫针、衬垫、两个耳机；一副耳机供患者听音乐进行治疗用，另一副耳机供操作者试听用。治疗机电流输出可分为通过导线连接电极板或毫针作体表局部治疗或电针治疗。

（二）操作方法

1. 电极法　如用硅胶电极，先用温水浸湿衬垫包以电极外，置于治疗部位的上下端或两侧并固定。音乐电疗机电流输出的剂量按患者感觉分为感觉阈下（患者无感觉）、感觉阈（患者有明显电感）；按患者的运动分为运动阈（患者有电感及肌肉振动感）、运动阈上（患者有明显电感及肌肉振动感）。每次治疗 20~30 分钟，每日 1 次，15~20 次为一个疗程。

2. 电针法　操作方法与电极法相似。用于穴位治疗，根据治疗需要选好穴位，将针刺入穴位，针柄上夹住导线与治疗机相连，电流强度应小于电极法。

（三）操作程序

1. 根据患者的病情和爱好选择合适的音乐。

2. 患者取舒适体位，暴露治疗部位。

3. 将治疗机的输出旋钮调到“0”位。

4. 选好与电极相配的衬垫，用温水浸湿，置于治疗部位，使电极衬垫与皮肤紧密接触。

5. 装好磁带，操作者戴上耳机，开始放音乐，调节音量，音量大小适宜后再让患者戴上耳机。

6. 缓慢旋转输出旋钮，达到最大刺激感觉或肌肉收缩反应。

7. 治疗结束后，将输出旋钮旋回“0”位，关闭音乐，取下电极、衬垫及耳机，关闭电源，取下磁带，衬垫消毒备用。

四、临床应用

1. 适应证　神经症、失眠、精神抑郁症、神经痛、偏头痛、原发性高血压、颈椎病、腰肌劳损、软组织扭挫伤、关节周围炎、尿潴留、附件炎、盆腔炎、痛经、胃十二指肠溃疡、结肠炎、胃肠功能紊乱、便秘、腹泻、脑外伤后遗症等。

2. 禁忌证　同音频电疗法。

3. 注意事项

(1)治疗前应向患者说明治疗的意义、目的,让患者精神放松,集中精力。

(2)其他注意事项同音频电疗法。

五、处方举例

1. 处方格式

音乐电疗法于××部位

M—治疗方法

E—电极

t—治疗时间

I—电流强度

每日1次,15~20次为一疗程。

2. 处方举例

失眠

音乐电流作用于头部

M:电极采用额-枕对置法

E:$100cm^2$×2,分别置于前额和枕部

t:30分钟

I:感觉阈

每日1次,15~20次为一疗程。

技能要点

操作程序:熟练掌握音频电疗机、超音频电疗机、干扰电疗机、电脑调制中频电疗仪、音乐电疗机的操作方法。

治疗剂量、时间及疗程:掌握各种疗法在治疗过程中如何调节治疗剂量、时间及疗程。

临床应用:各种疗法的适应证、禁忌证及注意事项。

(黄 玲)

扫一扫
测一测

复习思考题

1. 中频电流有哪些作用特点?
2. 如何进行音频电疗法的操作?
3. 简述调制中频电疗法的调制方式分类,以及对机体的影响。
4. 请比较干扰电疗法中三种治疗方法之间的异同。
5. 案例分析题 患者王某,男,50岁,近半年来,自我感觉咽部有梗阻感,讲话时频繁清嗓子,声音沙哑,经常感觉咽部干痒,刷牙时时常出现恶心、呕吐等症状,B超及甲状腺功能检查未见明显异常。诊断为"慢性咽炎",请予选择一种理疗方法,并给出处方。

第二十五章

PPT 课件

25章PPT

高频电疗法

扫一扫
知重点

学习要点

短波、超短波、微波疗法的定义、物理特性、治疗作用、治疗技术及临床应用。

第一节　概　　述

一、理论基础

（一）定义

应用频率为 100kHz～300 000MHz，波长为 3 000m～1mm 的高频电流或其形成的电场、磁场或电磁场治疗疾病的方法称为高频电疗法（high frequency electro therapy）。高频电疗法应用于临床约有近百年的历史，先后发现了频率高、波长短的中波、短波、超短波、微波等高频电疗法。目前临床常用的高频电疗法有短波疗法、超短波疗法、微波疗法等，中波疗法应用较少。

（二）高频电的特征

1. 无电解作用　高频电流属正弦交流电，是一种正负交替变化的电流，在正半周内，离子向一个方向移动；负半周内，离子又向反方向移动，所以，不会产生电解作用。

2. 对神经肌肉无兴奋作用　电生理测定表明，如果需引起神经或肌肉兴奋，刺激的持续时间应分别达到 0.3 毫秒和 1 毫秒。但当频率大于 100kHz 时，每个周期的时间小于 0.01 毫秒，而其中阴极刺激只占其中的 1/4 即 0.0025 毫秒，两者数值均未达到兴奋要求，因此，由于高频电频率很高，在正常情况下，无论通过多少个周期，一般均不引起神经肌肉兴奋而产生收缩反应。

3. 热效应和非热效应　在低中频电流中，由于通过组织电流较小，不能产生足够热量。但在高频电时，由于频率上升，容抗 X_C 急剧下降，组织电阻可明显下降到数百、数十甚至数个欧姆；因此，通过人体的电流可急剧增加。所以，高频电组织内可产生热效应。此外，高频电在以不引起体温升高的电场强度作用人体时，也可改变组织的理化特性和生理反应，称为非热效应。

4. 治疗时电极可以不接触皮肤　在低、中频电疗时，电极必须与皮肤紧密接触，否则电流不能通入人体，其原因是电极离开皮肤时，皮肤与电极及两者间的空气间隙形成了一个电容，皮肤和电极相当于电容器的两个导体，空气则相当于介质。高频电流的频率高达100kHz以上，空气电容对其电阻为零，电流容易通过，所以高频电疗时电极可不接触皮肤。

（三）高频电疗的分类

1. 按波长分类　目前高频电疗法习惯按波长（频率）分类（表25-1），分为长波疗法、中波疗法、短波疗法、超短波疗法、微波疗法；微波疗法又分为分米波、厘米波、毫米波疗法。

表25-1　高频电疗法的波长分类

波段名称	波长范围	频率范围	常用高频电疗法的波长及频率		
			电疗名称	波长	频率
长波	3 000~300m	100~1 000kHz	共鸣火花疗法	2 000~300m	150~1 000kHz
中波	300~100m	1~3MHz	中波疗法	184m	1.625MHz
短波	100~10m	3~30MHz	短波疗法	22.12m 11.06m	13.56MHz 27.12MHz
超短波	10~1m	30~300MHz	超短波疗法	7.37m 6.0m	40.68MHz 50.0MHz
分米波	100~10cm	300~3 000MHz	分米波疗法	69cm 32.78cm	433.9MHz 915MHz
厘米波	10~1cm	3 000~30 000MHz	厘米波疗法	12.25cm	2 450MHz
毫米波	10~1mm	30~300GHz	毫米波疗法	8.3mm	36GHz

2. 按波形分类

（1）减幅正弦波：电流波幅依次递减，最后降至零，这种电流用火花放电产生。临床上共鸣火花疗法即采用这种电流。

（2）等幅正弦波（连续波）：电流波幅相等恒定不变，连续振荡。临床常用的有中波疗法，短波疗法，超短波疗法、微波疗法都是采用这种电流。

（3）脉冲正弦波：等幅正弦电流以脉冲形式出现，通电时间短，脉冲峰值大，断电时间长。目前采用这种电流的有脉冲短波疗法、脉冲超短波疗法。最近出现脉冲微波实验研究报道，但临床应用尚少见。

二、治疗作用

在高频电流作用下，人体各种组织可以形成导体、电介质、电容体和导磁体的性质。高频电流作用于人体，主要产生热效应和非热效应。

（一）热效应

由于高频电流引起人体组织内微粒的运动，在组织内就可产生热效应，组织体液中的电解质离子及带电胶体颗粒（蛋白质分子颗粒）随电场正负变化发生快速振荡，产生传导电流。微粒相互冲撞摩擦引起欧姆耗损而产生热能。另一方面，在组织及体液中，电介质的分子或原子如氨基酸型偶极子发生急剧旋转，神经鞘磷脂型极性分子发生高速摆动（原位移动）即形成位移电流，微粒之间互相摩擦或与周围媒质发生冲撞，引起介质损耗而产生热能。

高频电的温热效应为"内源"热，即为组织吸收电能后转变的"内生"热，而非体外热辐射的加热。热作用较深，可达体内深部组织，其深度依高频电的频率而别。热作用较均匀，包括皮肤、组织深部及体内脏器。热作用的选择性分布：高频电疗的波长、频率、治疗方法不同，其产热的分布不同。例如：短波电感法，在浅层肌肉产热最多，电场法在皮下脂肪产热多；超短波电场法，在各种组织中产热比较均匀；微波辐射在富含水分的组织中产热多。高频电流所产生的热，一般具有下列治疗作用：

1. 镇痛　高频电疗的热效应可使多种原因引起的疼痛减轻或消失。对各种原因引起的疼痛均有较好的止痛效果。①神经痛：热效应可以降低感觉神经的兴奋性，干扰疼痛冲动的传导而止痛；②肌肉痉挛性痛：热效应可以缓解肌肉痉挛，促进血液循环，增加致痛物质的排出，从而缓解疼痛；③肿胀的张力性痛：热效应促进血液循环、静脉和淋巴的回流及渗出物的吸收，使肿胀消退，组织张力下降，疼痛减轻；④缺血性痛：热效应改善血液循环，氧供增强，疼痛缓解；⑤炎症性痛：适量的热作用，促进局部的血液循环，肿胀的消退和致痛物质的排出，降低感觉神经的兴奋性，从而缓解炎性痛。

2. 改善局部血液循环　中小剂量的高频电流可使局部血管扩张，血液循环明显增强。

3. 消炎　中小剂量高频电流的温热作用可促进炎症消散，对各种类型的炎症（如急性、亚急性、慢性炎症，感染性和非感染性炎症）均有很好的效果。

4. 降低肌肉张力　中等剂量高频电流的温热作用可降低神经兴奋性，使骨骼肌、平滑肌和纤维结缔组织的张力降低。

5. 加速组织生长修复　中小剂量高频电流的温热作用可使血液循环改善，局部组织营养增强；使酶的活性提高，生物化学反应加快，蛋白质等物质的合成加快，细胞的分裂增殖加快，促进组织修复生长。

6. 增强免疫功能　中小剂量高频电流能增强免疫力，提高机体抵抗力。

7. 治疗肿瘤　大剂量高频电流所产生的高热有治癌作用，特别是表浅癌肿。治疗肿瘤时，瘤体内的温度应达到42℃以上。

（二）非热效应

非热效应，即为小剂量高频电场作用于人体时，人体不产生温热感觉的前提下，引发的生物物理效应。非热效应时，体内同样存在离子的移动、偶极子和胶体粒子的旋转、膜电位的改变、膜通透性变化等理化过程，此时无组织温度的明显增高却有明显的生物学效应。

非热效应并不意味着绝对无热的产生，只不过这种热不足以引起人的感觉反应或体温改变而已。由于各种高频电流的波长频率不同，其在人体内产生的非热效应性质强弱不同，同一种高频电由于不同剂量，其产生的非热效应也不完全一样。这种非热效应在微观上对机体的生化和生物物理过程可产生一系列影响，如在无热量的高频电疗中，出现动植物生长发育加速；神经纤维再生加快；白细胞吞噬作用加强，急性炎症加速消退等现象。一般来说，频率高的高频电流，或利用小剂量时（超短波小于40mW/cm^2，微波小于19mW/cm^2）非热效应明显，反之，频率低的高频电流，或采用大剂量作用时，热效应的作用明显。

三、安全与防护

高频电疗机的工作电压较高、电流强度也较大，向空间发射的电磁波对周围环境和工作人员会产生一定影响，因此应加强对高频电疗的安全防护措施。

（一）治疗设备安全要求

1. 治疗室须加金属屏蔽，以防止高频电磁波影响周围精密电子仪器的正常工作。

2. 治疗室应铺绝缘地板。室内接地金属物品须加绝缘材料覆盖，防止触电。

3. 治疗机必须接地线。

4. 安木制床、椅。

5. 高频电疗机的一对输出电缆是等长的，它的长度与机器的波长匹配，不得任意剪短或加长，以免影响机器的匹配输出。

6. 高频电疗机不得与低、中频电疗机置于同一治疗室内，同时进行治疗，以免高频电场干扰低、中频电疗机的工作。

7. 工作人员的办公桌与大功率机器的距离不得小于 3m 或中间加金属屏蔽网。

8. 定期检查治疗机的工作状态，特别要注意检查电缆、电极绝缘层是否破损，金属导线是否外露，电缆、电极是否接触良好，有故障的机器不能用于治疗。

（二）注意事项

1. 植入心脏起搏器的患者不能进入高频电疗室，更不能进行高频治疗，以免高频电波干扰起搏器的正常工作。

2. 高频电疗时，工作人员和患者都不能触摸接地金属物品。

3. 治疗部位应干燥，除去潮湿的衣物、伤口的湿敷料，擦干汗液和伤口分泌物。

4. 除去患者身上所有金属物品（包括金属制品），治疗部位有金属异物者进行高频电疗应慎重，以免发生烫伤。

5. 治疗时两条电缆应尽可能保持平行，不得交叉，也不得与患者肢体接触。

6. 输出电缆不能打圈，否则会产生电感而影响输出功率。

7. 在骨性突出部位（如肩关节、膝关节、踝关节）治疗时，应置衬垫于其间，以免该处电力线集中而引起烫伤。

8. 头部不宜进行大功率（>200W）的高频电疗，以免因过热导致脑细胞、晶状体的损伤。

9. 治疗时应把机器调整在谐振状态，治疗中患者不得挪动体位，变动体位会使机器失谐，操作者应随时察看，及时调谐。

10. 婴幼儿治疗电极面积宜小，治疗功率也不宜过大，以免发生过热的危险。治疗时应有专人看护，以防发生意外。

第二节　短波疗法

一、概述

（一）定义

波长 100~10m，频率 3~30MHz 的高频电流称为短波电流。应用短波电流作用于人体以治疗疾病的方法，称为短波疗法（short wave therapy）。由于它采用电缆线圈电极，治疗时，主要利用高频交变电磁场通过导体组织时感应产生涡电流，从而引起组织产热，故又称为感应透热疗法。

（二）物理学特性

短波电流的波长范围为100～10m，频率范围为3～30MHz。临床上短波疗法通常采用频率为13.56MHz、波长为22.12m或频率为27.12MHz、波长为11.06m的电流，功率为250～300W的短波治疗仪。治疗多采用连续波。

二、治疗作用

（一）治疗作用

短波疗法的治疗作用以热效应为主。

1. 消炎、消肿，改善组织血液淋巴循环　由于热作用使毛细血管和小动脉继短暂收缩后扩张，血流加快，组织营养改善，促进水肿吸收，炎症消散。

2. 镇静、止痛、缓解肌肉痉挛　通过短波的热作用降低神经兴奋性，缓解平滑肌及骨骼肌痉挛。

3. 改善内脏功能　促进肺内慢性炎症吸收，改善换气功能；增强肝脏代谢，加强肝脏解毒功能，增加胆汁分泌；作用于肾区，增加肾血流量，改善肾功能，促进排尿；促进肾上腺皮质的分泌，改善机体的适应能力；作用于胃肠区，缓解胃肠平滑肌痉挛，具有止痛作用，改善胃肠营养、分泌、吸收功能。

4. 增强免疫功能　短波能增强白细胞吞噬功能，激活酶的活性，提高人体免疫功能。

5. 促进组织修复　中小剂量的短波电流可使血液循环改善，组织营养加强，成纤维细胞增殖，肉芽组织、结缔组织生长加快，促使组织修复愈合。

6. 治癌作用　大剂量短波电流（温度一般在42.5℃以上）可用于肿瘤治疗，可使瘤体内温度比健康组织温度高出5～10℃，从而达到肿瘤细胞死亡而不损伤正常组织的目的。

（二）作用机制

短波电流属于高频电流，人体对其容抗较低，故短波易于通过人体，治疗时电极可不接触皮肤。短波疗法对人体的不同治疗方式产生生物学效应的机制不同。短波疗法主要以电感场法和电容场法治疗。

1. 电感场法　又称为电缆法、线圈场法，治疗时利用盘绕体表或缠绕肢体的电缆或盘状电极或涡流电极作用于人体，通过高频交变电磁场使组织产生感应电流。当高频交变电流通过电缆时，按电生磁的右手拇指法则，电缆周围将产生相应的交变磁场，根据高频电磁场作用下，人体具有的线圈特性，则在线圈内感应产生感应电流，即涡电流。涡电流属于传导电流，可引起体内离子移动，主要通过电阻较小的组织。电流频率越高，磁场强度越强，组织的导电率愈高，或电阻率愈低，组织产热愈多。肌肉组织的含水量多，导电率高，电阻率低；因此，电感场法时肌肉内产热多，而脂肪组织产热少。电感场法时浅层肌肉离电缆近，受磁场感应较强，产生的涡电流较强，产热多；深层肌肉则相反。

2. 电容场法　电容场法即利用电容电极间的高频交变电场作用于局部产生生物

学效应。人体内脂肪、肌腱、韧带、骨骼等不能导电的组织属于电介质，在电容场中，人体电介质的特性突出，即产生位移电流为主，其介质损耗产热，导电率和介电常数低的组织产热多。脂肪的导电率和介电常数比肌肉低数倍至数十倍，故电容场法治疗时脂肪组织产热是肌肉的数倍，而脂肪组织中血管少，血液循环差，产热后不易散发；因此，容易造成脂肪过热现象，而影响热作用的深度。

介质损耗的产热量的大小与电流频率、电场强度及人体组织的介电常数呈正比。人体兼有电介质与导体的双重特性。在超高电场的作用下，人体内电介质的离子也出现高速移动，产生传导电流、欧姆损耗，故传导电流、欧姆损耗与位移电流、介质损耗同时存在。但在高频电容场中，人体电介质的特性是主要的，所以传导电流、欧姆损耗是次要的，主要产生位移电流、介质损耗。

三、治疗技术

（一）设备

短波治疗机有台式和落地式两种，输出的短波电流有两种：一种波长 22.12m，频率 13.56MHz；另一种波长 11.06m，频率 27.12MHz。连续波输出，电压为 100～150V，功率为 250～300W。脉冲短波的峰功率为 100～1 000W。治疗恶性肿瘤的治疗机多输出波长为 22.12m，频率为 13.56MHz 的连续波，电压 3 000～4 000V，功率可达500～1 000W。

短波治疗机的电极有：①电缆电极；②电容电极；③盘状电极；④涡流电极。以连续波或脉冲波输出方式对人体进行治疗。

（二）治疗方法

患者取卧位或坐位，不必裸露治疗部位。使用不同电极时的操作方法不同：

1. 电缆电极法　根据治疗需要，将电缆电极盘绕成一定的大小形状。应向同一方向盘绕电缆，以免磁场对消。电缆一般盘绕 2～3 圈，不超过 3～4 圈，以免圈数过多时感抗加大，输出减弱。各圈之间的间隔应大于电缆直径，一般为 2～3cm，以固定夹固定或垫以衬垫物（如毡垫、棉垫等），以免电缆过近时形成圈间电容，电流通过圈间电容而减弱磁场强度和作用深度。电缆与皮肤之间应距离 1～2cm，其间垫以毡垫、棉垫等衬垫物，不得使电缆直接贴近皮肤，以免浅层组织过热，影响作用深度和均匀度。电缆盘绕后其两端留出的长度应相等。

2. 盘状、涡流电极法　移动支架，使盘状电极或涡流电极对准治疗部位。涡流电极可直接贴在皮肤上。

3. 电容电极法　电容电极法治疗时，电极的放置方法有四种。

（1）对置法：两个电极分别放在人体两侧，电力线集中于两极之间，贯穿人体，作用较深，多用于较深部位病变的治疗。放置电极时应注意两个电极之间的距离不应小于一个电极的直径。电极与治疗部位表面之间保持一定间隙，电极与治疗部位皮肤之间的间隙大小视治疗机的输出功率与病灶部位的深浅而定。微热量治疗时，小功率治疗机浅作用时的电极间隙为 0.5～1cm，深作用时为 2～3cm；大功率治疗机浅作用时的电极间隙为 3～4cm，深作用时为 5～6cm。电极的放置应与治疗部位表面平行。

（2）并置法：两个电极并列放置于治疗部位同一侧，电场线较分散，只通过表浅组织，作用较浅，主要用于浅表病灶的治疗。放置电极时应注意：电极的放置应与皮肤平行，对不平的体表应加大间隙；与皮肤之间的间隙不宜过大，以免电场线散向四周空间而不能通过人体。两电极之间的距离不应小于3cm，且不应大于电极的直径。

(3)交叉法：用对置法，先在一个方向上治疗一定时间，再在与之相垂直的方向治疗一定时间，以加大深部的作用强度、均匀度和治疗时间。主要用于含气的空腔如额窦、肺等部位，也可用于血管分布广泛区域中的组织如盆腔、髋关节等。

(4)单极法：治疗时只使用一个电极，作用范围小而表浅，只限于电极下中央部位的浅层组织。治疗时应将不用于治疗的另一个电极置于远离治疗部位处，并且使两极相背。因单极法治疗时有大量电场线散向四周空间，加重环境的电磁波污染，故宜少用。

短波治疗时影响治疗的因素较多，须根据病变性质、作用部位和范围来选择电极大小，放置方式、位置，空气间隙，剂量大小等。

（三）治疗剂量、时间和疗程

1. 短波治疗剂量的确定　可根据患者治疗时的温热感觉及氖光管的亮度确定剂量。

无热量（Ⅰ级剂量）：患者无温热感，氖灯管若明若暗，电流强度100~120mA。适用于急性疾病。

微热量（Ⅱ级剂量）：患者有刚能感觉到的温热感，氖灯管微亮，电流强度130~170mA。适用于亚急性、慢性疾病。

温热量（Ⅲ级剂量）：患者有舒适的温热感，氖灯管明亮，电流强度180~240mA。适用于慢性疾病。

热量（Ⅳ级剂量）：患者能忍受的强烈热感，氖灯管很亮，电流强度240mA以上。适用于肿瘤的高热治疗。

治疗时可根据治疗仪的输出功率与病灶深度，在治疗机输出谐振（氖光管达最亮，电流表指针达到最高）的情况下，调整电极与皮肤之间的间隙来达到患者治疗所需的剂量。电极与皮肤间隙的调节：大功率治疗仪治疗时电极间隙较大，小功率治疗时电极间隙较小。病灶较深时，间隙宜适当加大，较浅时，间隙较小；无热量治疗时，间隙大于微热量、温热量治疗。

2. 时间和疗程　短波疗法一般每次治疗10~20分钟。治疗急性伤病时采用无热量，时间为5~10分钟，每日1~2次，7~10次为一个疗程；治疗亚急性伤病时采用微热量，时间为10~20分钟，每日1次，10~20次为一个疗程；治疗急性肾衰竭时采用温热量，30~60分钟，每日1~2次，5~8次为一个疗程；治疗恶性肿瘤时必须与放疗或化疗综合应用，每次治疗与放疗紧接进行或在化疗药物静脉点滴的同时进行，每次30~60分钟，每周1~2次，5~15次为一个疗程，与放疗、化疗同步。

（四）操作程序

1. 治疗前患者除去身上的金属物品，取舒适体位，治疗部位可不裸露，高热治疗时则需裸露治疗部位。

2. 根据治疗需要选择合适的电极，不同类型电极的操作方法不同。

(1)采用盘形电极或鼓形电极时，将电极置于治疗部位上；选用电缆电极时，将电缆按治疗部位盘绕成各种形状，置于治疗部位，其间可垫以毡垫、棉垫、毛巾，具体方法如前述。

（2）采用涡流电极时，选用治疗所需的电极，安装于治疗仪的支臂上，移动支臂，使涡流电极置于治疗部位上，距离 1～3cm，也可贴近皮肤。

（3）采用电容电极时，根据治疗需要选用合适的电极，方法如前述。

3. 检查治疗仪的各开关旋钮是否在正确位置，电流输出是否在零位，电极电线的两个插头是否牢固插在输出孔内。接通电源，将输出调钮旋至预热挡，治疗仪预热 1～3 分钟。

4. 将治疗仪接通“高压”，调节输出调钮至“治疗”挡，再调节“调谐”钮，调整电流大小。

5. 治疗剂量按患者治疗时局部的温热感觉和氖光管亮度分为Ⅳ级。

6. 治疗过程中，注意询问患者的感觉，以便及时调节剂量。如患者感觉过热、烫痛，应中止治疗，检查治疗部位皮肤有否烧伤，如有烧伤，应及时处理。

7. 根据病情选择合适的治疗时间。

8. 治疗完毕，将治疗仪输出调回“0”，关闭高压与电源，从患者身上取下电缆，移开电极。

四、临床应用

（一）适应证

1. 适用于肌肉、关节、骨骼、脊柱、周围神经和呼吸系统、消化系统、肾、盆腔脏器及耳鼻喉科等的亚急性和慢性炎症。

2. 某些功能性和器质性血液循环障碍疾病，如血栓性深静脉炎恢复期。

3. 适当应用无热量和微热量，对一些急性炎症也有治疗效果。

4. 神经痛、神经炎、肌肉痛、肌肉痉挛、内脏平滑肌痉挛。

5. 外伤手术后血肿，关节积血、积液、脱臼复位后，骨折等。

（二）禁忌证

活动性结核、出血倾向、恶性肿瘤（高热与放疗、化疗综合治疗时例外）、局部金属异物、植入心脏起搏器、心肺肝肾功能不全、颅内压增高、青光眼、妊娠。

（三）注意事项

1. 治疗室需用木地板、木制床椅，暖气等金属制品要加隔离罩，治疗仪必须接地线。

2. 除去患者身上所有金属物（包括金属织物），禁止在身体有金属异物的局部治疗。

3. 治疗部位应干燥，潮湿衣服、伤口的湿敷料应除去，汗液和伤口的分泌物应擦干净。

4. 患者治疗体位宜舒适，对治疗不平整的局部应适当加大治疗间隙。

5. 在骨性突出部位（如肩关节、膝关节、踝关节）治疗时，宜置衬垫于其间，以免电力线集中于突起处，以保证电力线的均匀。

6. 电极面积应稍大于病灶，且与体表平行。

7. 两电极电缆不能接触交叉或打圈，以防短路；电缆与电极的接头处及电缆与皮肤间需以衬垫隔离，以免烫伤。

8. 治疗中患者不能触摸仪器及其他物品，并经常询问患者的感觉，尤其是感觉障碍者，以免烫伤。

五、处方举例

1. 处方格式
短波治疗于××部位
E—电极
Sp—间隙
D—剂量
t—时间
每日或隔日 1 次，××次。
2. 处方举例
短波治疗于大腿部
E：电缆，用中部绕三匝
Sp：2cm
D：温热量
t：10～15 分钟
每日或隔日 1 次，20 次。

第三节　超短波疗法

一、概述

（一）定义

波长为 10～1m，频率为 30～300MHz 的电流为超短波电流。应用超短波电流作用于人体以治疗疾病的方法，称为超短波疗法（ultrashort wave therapy）。由于治疗时采用电容式电极，而电容场中主要是超高频电场的作用，故又称超高频电场疗法。超短波疗法的临床应用范围很广，是最常用的物理疗法之一。

（二）物理学特性

超短波波长为 10～1m，频率为 30～300MHz。国产超短波治疗机波长有 6m、7m、7.37m、7.7m 等几种。通常用于医疗的波段有两种：一种波长为 7.37m，频率为 40.68MHz；另一种波长为 6m，频率为 50MHz。一般治疗多采用连续波。另外，尚有脉冲式超短波电流，是在连续超短波电流基础上加以低频脉冲调制和放大，形成一种间断的一般为矩形的超短波电流。其脉冲频率通常为 100～1 000Hz，持续时间为 1～100μs，脉冲周期为 1～10 毫秒，脉冲最大功率为 1～20kW。常采用的波段为：波长 7.7m，频率 38.96MHz；或波长 6m，频率 50MHz。

由于超短波波长短、频率高，超短波电流很容易通过电介质，故治疗时电极不直接接触皮肤。

二、治疗作用

超短波疗法除了温热效应外，还有较明显的非热效应，提高免疫力、消炎、镇痛、解痉、刺激结缔组织增生的作用比较突出。

1. 改善局部血液循环　超短波可使血管壁通透性增强，从而改善局部血液循环，有利于水肿的消散，代谢产物、炎症产物和细菌毒素的排泄和消除；因此，在炎症早期应用无热量超短波治疗可以消肿，促使炎症局限吸收；炎症已有化脓倾向时，可促使炎症局限、吸收，化脓成熟，坏死组织脱落；在炎症后期则可加速残余浸润吸收，伤口肉芽生长，加速愈合。

2. 神经系统　降低感觉神经的兴奋性，干扰痛觉冲动的传导，临床上有镇痛效果；对运动神经，中小剂量作用可加速神经的再生，提高神经传导速度，剂量过大则抑制。中小剂量作用于头部，出现嗜睡等中枢神经抑制现象，大剂量使脑脊髓膜血管通透性增高，可能导致颅内压增高。作用于自主神经节或神经丛，可调节相应节段内脏和血管功能。

3. 免疫系统　中小剂量可使吞噬能力增强，体内球蛋白、抗体、补体、凝集素增加，周围血液白细胞内碱性磷酸酶活性增高，白细胞干扰素效价升高，有利于炎症的控制和消散；大剂量则呈抑制作用。

4. 内分泌系统　对内分泌腺尤其是性腺非常敏感，小剂量有促进其功能的作用，大剂量可引起腺体功能或形态学方面的改变。作用于肾上腺区，可使肾上腺皮质的功能增强，皮质类固醇的合成增加，周围血液中可的松类激素增加。作用于脑垂体时，短时间内血糖浓度增高，其后迅速下降。

5. 内脏器官　作用于胃肠，可缓解胃肠平滑肌痉挛，增强黏膜血流，改善吸收和分泌功能。作用于肝脏，可增强其解毒功能和胆汁的分泌。作用于肺部，可使肺部血管扩张，改善肺的呼吸功能。作用于肾脏，可使肾血管扩张，血流增强，尿的分泌增多。对心脏无直接作用，但可通过迷走神经影响心率。小剂量时心率减慢，心肌张力和收缩力下降，血压下降，大剂量时心率加快，血压上升。

6. 血液和造血器官　中小剂量作用于人体后，血沉于短时间内加快，凝血时间缩短，周围血液中白细胞总数及嗜伊红细胞数和单核细胞数均增多。大剂量则可使这些细胞成分减少。对造血器官的造血功能不但没有抑制作用，小剂量还可使骨髓造血功能增强，可见网织红细胞增多。

7. 生殖系统　小剂量作用于卵巢激素分泌失调的妇女，可见卵巢激素分泌功能得到调节。大剂量作用下可见卵巢及睾丸组织内有增生及退化改变，可用于节育。

8. 新陈代谢　小剂量可刺激组织的新陈代谢，使酶活性提高，氧化过程增强，并可促进细胞的有丝分裂，使损伤组织的修复和肉芽组织的生长加快，刺激结缔组织增生的作用比较明显，大剂量则起抑制破坏的作用。

9. 炎症　超短波的消炎作用是公认的，其作用基础是增强了机体的免疫功能，抑制了细菌的生长繁殖；扩张血管，改善血液循环，消除水肿，促进肉芽和细胞的生长。一般认为，小剂量对软组织急性炎症疗效较好，表现为局部炎症和症状逐渐减轻和消失；而大剂量可使炎症反应加重。对深部组织的化脓性病变如阑尾周围脓肿，则中等剂量较为适宜。

三、治疗技术

（一）设备

1. 超短波治疗机　通常采用波长 7.37m、频率 40.68MHz，或波长 6m、频率

50MHz 的超短波治疗机。超短波治疗机有 50W、200～300W、1～2kW(治癌用)三类。常用治疗机的输出功率分为两种:小功率 50～80W(又称为五官科超短波治疗机),用于五官或较小、较浅表部位伤病的治疗;大功率 250～300W(分为台式和落地式两种),用于较大、较深部位伤病的治疗。脉冲超短波治疗机输出的波长为 7.7m,频率为 38.96MHz,或波长为 6m,频率为 50MHz,脉冲持续时间为 1～100μs,脉冲周期 1～10ms,脉冲重复频率 100～1 000Hz,脉冲峰功率 1～20kW。

2. 电极　超短波治疗电极以电容电极为主。电容电极按其形状可分为板状电极(长方形、正方形、长条形)、圆形电极和体腔电极三种。因超短波波长短、频率高,超短波电流很容易通过电介质,故治疗时电极无需直接接触皮肤。电极和皮肤间隙以空气或用干毛巾、棉垫隔开。

超短波电疗法操作

(二) 操作方法

超短波治疗操作程序与短波疗法相同,可参照短波疗法。

(三) 治疗剂量、时间和疗程

1. 剂量分级　治疗剂量分级、调节方法与短波疗法相同。

2. 时间和疗程　一般每次 10～15 分钟。急性炎症采用无热量,每次 5～10 分钟;亚急性炎症一般采用微热量,每次 10～15 分钟;慢性炎症用微热量或温热量,每次15～20 分钟;急性肾衰竭用温热量,每次 30～60 分钟;一般每日 1 次或隔日 1 次,10～15 次为一疗程。恶性肿瘤的治疗方法与短波疗法相同。

案例分析

李女士,35 岁,半年来进食后上腹部疼痛,近 1 周来疼痛加剧,以半夜最甚,偶伴呕吐。胃镜检查示:十二指肠后壁有 0.5cm×0.5cm 溃疡,周围充血水肿,诊断为"十二指肠溃疡"。

请给该患者制订超短波治疗处方。

四、临床应用

(一) 适应证

主要适用于急性与亚急性炎症、损伤疾病。软组织化脓感染、静脉炎、淋巴结炎、骨髓炎、关节炎、扭挫伤、血肿、烧伤、冻伤、肌筋膜炎、阑尾脓肿、术后伤口感染、睾丸炎、附睾炎、前列腺炎等;支气管炎、肺炎、支气管哮喘、胆囊炎、肾盂肾炎、膀胱炎、溃疡病、胃肠痉挛、急性肾衰竭等;神经科疾病:周围神经损伤、面神经炎、坐骨神经痛、偏头痛、脊髓炎等;盆腔炎、附件炎、前庭大腺炎等;脓疱疹、带状疱疹、痤疮等;眼耳鼻咽喉口腔感染、颞颌关节功能紊乱等。

(二) 禁忌证

出血倾向、严重心肺功能不全、活动性结核、恶性肿瘤(一般剂量为禁忌)、植入心脏起搏器者、局部金属异物、颅内压增高、青光眼、妊娠等。

(三) 注意事项

1. 大功率超短波治疗不宜采用单极法。

2. 头部及小儿和老人的心前区不宜进行大功率超短波治疗。

3. 小儿骨骺、眼、睾丸、心脏、神经节、神经丛对超短波敏感，不宜采用大剂量。

4. 妇女月经期应避免进行下腹部治疗。

5. 慢性炎症、慢性伤口及粘连患者不宜进行过长疗程的超短波治疗，以免引起结缔组织增生过度而使局部组织变硬、粘连加重。

6. 其余与短波疗法相同。

五、处方举例

1. 处方格式　同短波疗法。

2. 处方举例　急性肾炎、急性肾衰竭。

超短波治疗于腰腹部

E:φ9cm×2，两肾区与腹前对置

Sp:3~4cm

D:温热量

t:10~15 分钟

每日 1 次，15 次。

第四节　微波疗法

波长 1m~1mm，频率 300~300 000MHz 的电流称为微波电流。应用微波电流作用于人体以治疗疾病的方法，称为微波疗法（microwave therapy）。

根据波长不同可将微波分为分米波（波长 1m~10cm，频率 300~3 000MHz）、厘米波（波长 10~1cm，频率 3 000~30 000MHz）、毫米波（波长 10~1mm，频率 30 000~300 000MHz，即 30~300GHz）三个波段。目前临床上最常用的微波，其波长为 12.5cm，频率为 2450MHz。除连续式微波外，新近又出现脉冲式微波治疗机，脉冲频率为 1Hz。

一、分米波疗法

（一）概述

利用波长为 1m~10cm，频率为 300~3 000MHz 的电磁波治疗疾病的方法，称为分米波疗法（decimeter wave therapy）。因分米波属于特高频波段电磁波，作用人体时产生温热效应，所以又称为特高频电疗法、分米波透热疗法或微波透热疗法。临床上常用的有两种：波长 33cm，频率 915MHz；波长 69cm，频率 434MHz。一般多采用连续波。

微波是一种特高频电磁波，它在电磁波谱中介于红外线与短波之间，除具有电磁波特性外，还具有光波特性：呈束状单向传播，可被媒质反射、折射、散射、吸收等。

分米波辐射人体时，一部分能量被体表皮肤及各种组织反射，一部分能量可被组织吸收，也可以在各层组织介面上发生反射、折射。因含水低的脂肪组织吸收分米波少，脂肪与肌肉分界面上反射也不多，脂肪的过热现象不明显；而含水多的组织吸收分米波多，故肌肉组织产热多。微波对人体组织的穿透能力与频率有关，频率越高，穿透能力越弱；分米波穿透组织深度约为 5~7cm。

（二）治疗作用

分米波的频率高，作用于人体的治疗作用除热效应外，还有非热效应。

1. 促进血液循环　温热作用可使局部血管扩张，血流速度加快，尤其肌肉组织血流量明显增加，改善了组织的血液循环，改善组织营养状况，使代谢加快，促进水肿吸收、炎症产物、致痛物质等的排出。

2. 对神经肌肉的影响　小剂量可增强神经系统的兴奋性，中大剂量则加强抑制过程；分米波作用于周围神经可降低其兴奋性，具有镇痛作用；作用于肌肉，则可降低肌张力，缓解肌肉痉挛。

3. 对脏器的影响

（1）心脏：小剂量可减慢心率，改善心肌血液供应，减轻心绞痛。但大剂量照射对心脏有损害作用。

（2）肺脏：中小剂量可使呼吸减慢，缓解支气管痉挛，增加肺通气量，利于炎症吸收。

（3）胃肠道：中小剂量可缓解胃肠痉挛，抑制胃酸分泌；大剂量，可能引起胃肠黏膜出血、坏死、溃疡穿孔，可能与胃肠道内容物水分含量较多，对热的调节功能较差有关。

（4）肝脏：小剂量可引起充血反应；大剂量可引起肝细胞肿胀、变性，出现空泡、坏死。

4. 对内分泌系统的影响

（1）肾上腺：中小剂量兴奋肾上腺交感系统，增强肾上腺皮质激素的合成，使血中11-脱氢皮质酮和去甲肾上腺素含量增高。

（2）胸腺、甲状腺：中小剂量提高胸腺、甲状腺功能，表现为淋巴细胞增生活跃，免疫球蛋白含量升高，降低肾上腺皮质的糖皮质醇活性，免疫功能增强。

（3）下丘脑—垂体—肾上腺皮质系统：小剂量作用于头部，刺激下丘脑—垂体—肾上腺皮质系统，使糖皮质激素在血液中的浓度、活性升高，呈现免疫抑制作用。

（4）大剂量对内分泌起抑制作用。

5. 对血液系统影响　中小剂量作用于机体后，周围血液的白细胞、中性粒细胞增多，淋巴细胞减少，而红细胞和血小板无明显变化；大剂量作用则可使白细胞、中性粒细胞减少，凝血时间延长。

6. 对皮肤、皮下组织的影响　小剂量促进上皮生长，加速损伤愈合；大剂量可引起皮下组织水肿、坏死、发生溃疡，伤口持久不愈等。

7. 对眼睛的影响　眼睛对微波非常敏感，小于 $10mW/cm^2$ 的分米波辐射对眼球组织无明显损伤。但较大剂量辐射时，由于眼球组织层次多，接受分米波辐射后将发生多次反射、折射；加以眼球含水量多，吸收分米波能量多；眼球血液循环差，散热慢，故眼球接受较大剂量辐射后易于发生过热而出现晶体混浊，可形成白内障。大于 $100mW/cm^2$ 辐射时结膜充血水肿，角膜水肿，晶体升温达44℃、出现混浊，虹膜及眼底充血水肿、甚至出血，损伤严重。但小剂量对眼睛有治疗作用。

8. 对生殖系统的影响　睾丸由于血液循环差，对分米波较敏感，较大剂量可引起实验动物睾丸退行性变、萎缩、坏死、精子减少、活力降低、变性；亦可引起卵巢功能受损、早产、流产。但在长期接触分米波辐射的工作人员中，未发现生育能力受影响的现象。

9. 对恶性肿瘤的影响　大剂量可杀灭或抑制恶性肿瘤细胞。

（三）治疗技术

1. 设备　目前应用的分米波治疗机输出的电磁波波长为33cm、频率915MHz或波长69cm、频率433.92MHz。一般分米波治疗机的输出功率为300W，为台式或落地式；用于肿瘤治疗的分米波治疗机的输出功率可达700W。分米波由机器内的自激空腔谐振发生器发出后，经同轴电缆传输到不同的辐射器上，分米波治疗机的辐射器有非接触式体表辐射器和接触式辐射器两类。

（1）非接触式体表辐射器：①一般体表辐射器呈圆柱形、矩形。治疗时人体治疗部位表面与辐射器保持一定距离，一般为10cm，处于分米波辐射的近场区内，辐射面积较大，适用于较大病灶的体表治疗，但电磁波容易向周围空间散射和反射（亦称漏能），易造成环境的电磁波污染。②凹槽形辐射器，外形如圆筒，但辐射口为凹槽形，口径32cm，所发生的电场极弱，以磁场作用于人体，使人体感应产生涡电流，产热量大，可使脂肪层及肌肉层较均匀加热，适用于腰背等较大面积部位的治疗。③有些非接触式辐射器带有一个“介质水袋”。治疗时介质水袋置于辐射器与治疗部位皮肤之间，可使分米波集束传送至人体组织，减少电磁波向四周空间的反射、散射。治疗部位表面凹凸不平时，介质水袋可使辐射器与人体组织更为匹配耦合，人体组织得以均匀受热，以免集中作用于凸出部位。水袋由透明的耐热材料制成，袋内含有去离子水或某种特殊配方的液体，介质水袋内容物的介电常数与人体组织的介电常数接近。此法多用于肿瘤的大剂量治疗。

（2）接触式辐射器：①接触式体表辐射器：辐射器口内有风冷或水冷装置，治疗时辐射器可直接接触皮肤，国内尚无此类辐射器；②体腔辐射器：体腔辐射器多呈不同直径的长圆柱形。分米波呈全径向辐射、半径向辐射或轴向辐射，适用于直肠、前列腺、阴道、宫颈、外耳道等疾病的治疗。

2. 操作方法与程序

（1）除去身上的金属物品，取舒适体位，治疗部位可不裸露，穿单薄的棉织品衣物进行治疗。高热治疗时必须裸露治疗部位。

（2）接通电源，治疗机预热3分钟。

（3）按治疗需要选用合适的辐射器，安装在治疗机支架上，移动支架，使辐射器对准治疗部位并接上输出电缆。

（4）不同种类辐射器的操作方法：①有距离辐射法。适用于非接触式辐射器。按辐射器的要求调节好辐射器与治疗部位皮肤之间的距离，使辐射器中心对准治疗部位，距体表距离10cm、5cm或3cm，以减少对四周空间的辐射。②经“介质水袋”辐射。适用于带有“介质水袋”的辐射器。将介质水袋安放在治疗部位皮肤表面，然后使辐射器紧贴在介质水袋上。有循环冷却装置时需接好循环水装置与泵。③接触辐射法。适用于接触式体表辐射器。将辐射器口紧贴治疗部位皮肤。④体腔辐射法。适用于阴道、直肠等腔内治疗。患者取截石位或侧卧位，将体腔辐射器套以消毒的耐热乳胶套，套外涂少量消毒液状石蜡或凡士林等润滑剂后插入患者体腔内，以沙袋等物将辐射器尾端及电缆固定好。

（5）辐射器方向位置调节好后接通高压、调节输出，达到治疗要求的剂量。

（6）治疗过程中注意询问患者的感觉，注意温度监测记录，以便及时调节输出。如患者感觉过热、烫痛，应停止治疗。检查治疗部位有无烫伤，如有烫伤应及时处理。

（7）治疗结束时将治疗仪输出调回零位，关闭高压与电源，停止冷却水循环，将辐射器从患者身上取下或移开。

3. 治疗剂量、时间和疗程　分米波疗法的治疗剂量决定于辐射器的类型、辐射距离、输出功率和治疗时间。

（1）治疗剂量：分米波疗法治疗剂量的分级法与短波、超短波疗法相同，参考患者的主观温热感程度划分为四级（见短波疗法部分）。

（2）时间和疗程：一般每次治疗 10~20 分钟，凹槽形辐射器每次治疗 8~10 分钟，每日或隔日 1 次，5~15 次为一个疗程。肿瘤的高热疗法每次 40~60 分钟，每周 1~2 次，6~15 次为一个疗程。

（四）临床应用

1. 适应证　主要适用于软组织、内脏、骨关节的亚急性、慢性炎症与疾病。

（1）内脏疾病：胃炎、溃疡病、结肠炎、胃肠痉挛、胆囊炎、肝炎、肺炎、支气管哮喘、支气管炎、膀胱炎、肾盂肾炎、急性肾衰竭等。

（2）软组织、骨关节疾病：肌炎、肌痛、扭挫伤、血肿、肩周炎、关节炎、腰腿痛、前列腺炎、术后粘连等。

（3）神经系统疾病：神经痛、周围神经损伤、神经根炎、脊髓炎、多发性硬化。

（4）妇科疾病：盆腔炎、附件炎、子宫发育不全等。

（5）微波高热疗法配合放疗、化疗可用于肿瘤的治疗。

2. 禁忌证　活动性肺结核（胸部治疗）、出血及出血倾向、局部严重水肿、严重的心脏病（心区照射）、恶性肿瘤（小功率治疗）、孕妇子宫区禁止辐射、局部金属异物、植入心脏起搏器者、眼及睾丸附近照射时应将其屏蔽，避免在小儿骨骺部位治疗。

3. 注意事项

（1）治疗前检查治疗仪各部件是否正常工作，支臂有否松动、辐射器电缆线是否完好无损。辐射器与输出电缆必须紧密接触，未接辐射器前不得开机。

（2）辐射器有输出时不得空载，更不能朝向四周空间，尤其不能朝向金属物与人的眼部。有输出的辐射器只能朝向患者的治疗部位或盛有水的塑料盆。

（3）治疗时治疗部位体表要保持干燥，伤口的湿敷料及油膏应予除去。

（4）腹部治疗前患者必须先排空大小便，也不得在饱餐后治疗。

（5）感觉障碍或血液循环障碍的部位治疗时，不应依靠患者的感觉来调节剂量，治疗剂量宜稍小。

（6）眼部、睾丸区禁止微波辐射；头面部治疗时，患者需戴专用的微波防护眼镜，以保护眼睛；下腹、腹股沟、大腿上部治疗时，应用防护罩保护阴囊、睾丸。

（7）小儿慎用微波疗法，尤其骨骺部位更应避免。

（8）手表、手机、收录机、电视机、移动电话、精密电子仪器等必须远离治疗仪，以免发生干扰。

知识拓展

微波组织凝固疗法

微波组织凝固(MTC)是利用微波点状高热使组织凝固的微波外科治疗。治疗采用可输出波长12.25cm、频率2 450MHz的治疗仪,治疗仪带有针状、叉形、铲形小天线。治疗时将合适的小天线直接接触体表病患区或插入体表赘生物内,或经内镜将小天线插入体腔内进行治疗,辐射功率70~100W,每点点凝数秒,使病变组织止血或变白、萎缩、脱落,较大肿物或病变需分次治疗,约2~6次,每周1次。本疗法适用于皮肤良性与恶性赘生物、鼻息肉、肥厚性鼻炎、宫颈息肉、宫颈癌、胃息肉、胃溃疡出血、胃癌、食管癌、骨肿瘤等。治疗时操作者尤需注意眼睛的保护、戴微波防护眼镜,防止微波直接辐射或由金属器械反射至眼睛部。

二、厘米波疗法

(一)定义

应用波长10~1cm,频率3 000~30 000MHz的电磁波治疗疾病的方法称为厘米波疗法(centimeter wave therapy)。厘米波疗法是微波疗法中的一种。因厘米波作用于人体时产生温热效应,故厘米波疗法又称为厘米波透热疗法或微波透热疗法。

厘米波的波长范围为10~1cm,频率范围为3 000~30 000MHz。医疗上常用的波长12.25cm、频率2 450MHz的电磁波虽属分米波范围,但在习惯上列入厘米波。一般多采用连续波,脉冲厘米波的应用较少。厘米波与分米波均具有无线电磁波的特性和似光特性。

厘米波辐射于人体时所发生的反射、折射、吸收、产热的情况与分米波类似。由于厘米波的波长比分米波短,在脂肪与肌肉的分界面上能量反射较多,脂肪的产热稍多,脂肪与浅层肌肉的产热接近。厘米波穿透组织的有效作用深度为3~5cm,穿透肌肉的深度为1~1.2cm,其作用深度浅于分米波。厘米波的振荡频率更高,除产生温热效应外,有较明显的非热效应。脉冲厘米波主要产生非热效应。

(二)生物学效应与治疗作用

厘米波的生物学效应和治疗作用与分米波相类似,但作用较浅、较弱。

(三)治疗技术

1. 设备　厘米波治疗机的输出波长为12.25cm、频率2 450MHz、功率200W,为台式或落地式。脉冲厘米波治疗机输出波长24.2cm、频率1 240MHz或波长10cm、频率3 000MHz的电磁波,脉冲波宽2毫秒,厘米波治疗机有多种辐射器。

(1)非接触式体表辐射器:①一般体表辐射器为大小不同的钟形、半球形、圆柱形、矩形辐射器,其用法与分米波非接触式体表辐射器相似;②马鞍形辐射器:辐射器内天线与辐射口有一定距离,实际上也是非接触式体表辐射器,其辐射面积大,适用于治疗面积大、凹凸不平的部位,如腰、背、双膝等部位;③带"介质水袋"的非接触式辐射器,介质水袋的性能和作用与分米波辐射器的介质水袋相同;④带"沙袋"的非接触式辐射器,沙袋内装有细沙,厚4~7cm。厘米波经沙辐射时可聚合成束,充分进入人体,人体所吸收的能量将增强一倍左右,并可减少电磁波向四周空间的散射、反射。

（2）接触式辐射器：①耳辐射器：为短小的圆棍状辐射器，适用于外耳道。②聚焦辐射器：辐射器口径只有 1～3.5cm，将厘米波聚焦集中作用于很小的病灶部位，辐射器口外有罩盖。辐射器带有手柄，可供患者于治疗时手持手柄使辐射器紧贴皮肤。③体腔辐射器：适用于直肠、阴道等疾病的治疗。其用法与分米波的体腔辐射器相似。

2. 操作方法　厘米波疗法的操作方法与分米波疗法相似。厘米波治疗机的特有辐射器的操作方法如下：

（1）马鞍形辐射器：治疗时使辐射器紧贴患者治疗部位体表皮肤。

（2）隔沙辐射法：治疗前将沙袋置于治疗部位皮肤上，再将辐射器紧压在沙袋上。

（3）耳辐射器：治疗前先在辐射器外套以消毒的乳胶套，再在套上涂少许滑石粉，将辐射器插入外耳道内。治疗时患者手持辐射器的小电缆，使辐射器固定于外耳道内。

（4）聚焦辐射器：治疗前将辐射器的罩盖罩好。治疗时患者手持手柄，将辐射器紧贴在治疗部位上。

3. 治疗剂量　不同辐射器、不同部位、不同辐射距离以及不同治疗要求所用的治疗剂量不同。厘米波疗法的治疗剂量分级法与短波、超短波、分米波疗法相同。

一般治疗剂量参见分米波疗法的有关部分。经沙辐射的治疗剂量应比经空气辐射时减少一半。耳辐射器与聚焦辐射器的输出功率应<10W。

（四）临床应用

1. 适应证　与短波、分米波疗法相似，但限于较表浅部位的病症。

2. 禁忌证　与短波、分米波疗法相同。

三、毫米波疗法

（一）概述

应用波长 10～1mm，频率 30 000～300 000MHz 的电磁波治疗疾病的方法称为毫米波疗法（millimeter wave therapy）。毫米波属于高频电磁波，处于微波波段的高频段，故又称极高频电疗法。

毫米波属于微波波段。对毫米波的研究和应用远迟于厘米波和分米波。有关毫米波生物学效应的研究始于 20 世纪 60～70 年代。医疗应用始于 80 年代中期，至 90 年代开始广泛应用于临床。

毫米波疗法常用仪器的波长（频率）分别为 8mm（37.5GHz）、7.11mm（42.19GHz）、5.6mm（53.53GHz）、4.96mm（60.48GHz），多为连续波，亦有方波调制的脉冲波，调制频率为 2Hz、4Hz、8Hz、16Hz、64Hz。输出功率 40～100mW，功率密度 1～5mW/cm^2，亦有 10mW/cm^2 以上。

（二）治疗作用

毫米波在高频电疗中波长最短，近于红外线，更明显地兼具光波的特性。为直线传播，可发生反射、折射、吸收。振荡量子能量大，空气中能量衰减快，极易被含水量较多的组织吸收，有效穿透深度很小，通常其能量的 70% 在 300μm 厚的组织内，即皮肤的表皮真皮层被吸收。治疗时采用低能量辐射，不产生温热效应，但其极高频振荡可产生非热效应，能量通过人体内 DNA、RNA、蛋白质等大分子相关振荡的谐振效应向深部组织传送而产生远位效应。其治疗作用有：

1. 改善血液循环　毫米波可以使毛细血管扩张、延伸，血流速度改变，血流量增加，吞噬细胞增多，因而有利于水肿和炎症的吸收消散，减轻疼痛，代谢改善，有利于组织的生长修复。

2. 增强免疫功能　毫米波对患者的免疫功能有矫治作用，使受到抑制的免疫反应能力增加，自体免疫力水平下降。毫米波能抑制核酸、DNA、RNA 的合成，损伤细胞膜和细胞，膜电位发生改变。

3. 对皮肤的作用　毫米波易被皮肤吸收。小剂量的照射可促进上皮生长，加速伤口愈合。照射强度$<4mW/cm^2$时对皮肤无明显的损伤，较大剂量照射可引起表皮轻度水肿，颗粒层细胞出现轻度固缩，空泡形成、变性，真皮层充血水肿，少量淋巴细胞浸润，皮下组织轻度水肿，淋巴细胞浸润。

4. 对眼睛的作用　$>15mW/cm^2$的较大剂量毫米波照射眼部，可引起角膜上皮和基质损伤，甚至可引起虹膜炎、晶体混浊。

5. 生殖系统的作用　大剂量的毫米波可使睾丸的精原细胞和精母细胞减少。

6. 对神经系统的作用　小剂量毫米波有促进神经再生的作用，镇痛作用，长期接触毫米波，可出现嗜睡、疲乏、迷走神经兴奋现象。

7. 治疗肿瘤　大剂量毫米波能抑制肿瘤细胞生长，甚至直接损伤肿瘤细胞。毫米波配合放射线治疗肿瘤时有增效作用。

（三）治疗技术

1. 设备　毫米波治疗仪多采用输出波长为 8mm、频率为 37.5GHz 的毫米波，少数治疗仪输出波长为 7.11mm（42.19GHz）、5.6mm（53.53GHz）、4.96mm（60.48GHz）毫米波。多数输出为连续波，有的亦可输出调制波。输出强度不可调。输出功率密度为$5\sim10mW/cm^2$。毫米波治疗仪由电源和控制器以及辐射器两部分组成。辐射器为治疗仪的主要结构，一般毫米波辐射器呈圆柱形，直径 1~6cm 不等，内有毫米波发生器和辐射天线等部件。

2. 操作方法与程序

（1）患者取舒适体位，暴露治疗部位，也可穿单层棉织品衣服。伤口上可覆盖一块 4~8 层干纱布。

（2）选好需要治疗的病变部位、痛点、穴位或病变脏器的体表投影部位。

（3）移动治疗仪支臂，将辐射器移至治疗部位，紧贴在皮肤或上述单层衣服、干敷料上，或距皮肤 1~2mm 的空气间隙。

（4）使毫米波辐射电场方向与血管、神经或经络的走行方向一致。

（5）体腔治疗时在辐射器外套以乳胶套，涂抹少量消毒液状石蜡，然后轻轻放入体腔内，达到治疗要求的方向和深度。

（6）接通电源，打开输出开关即开始治疗。有的治疗仪需调节治疗处方或调制波参数。

（7）治疗时患者无任何感觉，不得任意挪动体位。

（8）治疗完毕，关闭输出与电源，移开辐射器。

3. 治疗剂量、时间和疗程　因多数毫米波治疗仪的输出强度不可调，治疗时不必调节剂量。每个部位治疗 20~30 分钟，穴位治疗时每个穴位 5~10 分钟。每日或隔日治疗 1 次,10~15 次为一个疗程。

（四）临床应用

1. 适应证　毫米波适用于各种伤病的各个时期。扭挫伤、血肿、骨折、关节炎、肌纤维组织炎、网球肘、软组织感染、烧伤、术后伤口、慢性溃疡、前列腺炎、颈椎病等;溃疡病、胃炎、胃肠功能紊乱、高血压、冠心病、慢性支气管炎、支气管哮喘、颌下淋巴结炎等;面神经麻痹、神经根炎、神经痛、脑瘫等;盆腔炎、输卵管积水、附件炎性肿块等;五官炎症感染、颞颌关节功能紊乱等;较浅表肿瘤(配合放疗、化疗)、放疗化疗后骨髓抑制等。

2. 禁忌证　眼和睾丸部位避免毫米波治疗,妊娠、局部金属异物、植入心脏起搏器者禁止采用毫米波治疗。

3. 注意事项

(1)治疗局部必须保持干燥,以免毫米波被体表水分吸收而影响辐射到体内的强度。

(2)头、面、颈部治疗时,辐射器必须紧贴皮肤,以免毫米波散射损伤眼睛。

(3)辐射器放在治疗部位后再调节输出,不要在打开输出后调换辐射器方向,以免毫米波辐射至眼睛造成损伤。

(4)因辐射器输出时患者局部无任何感觉,故每次(或每日)治疗前必须用毫米波辐射强度测试仪测试辐射器的输出,以及时发现治疗仪故障,保证治疗作用。

(5)辐射器的中心为毫米波辐射喇叭口,故治疗时必须使辐射器中心对准病灶。

(6)毫米波辐射器是产生毫米波的主要部件,谨防跌落撞击损伤。

四、处方举例

1. 处方格式

微波治疗于××部位

R—辐射器,注明种类、规格

d—距离

D—剂量

t—时间

每日 1 次,××次。

2. 处方举例

右肱二头肌腱鞘炎

微波治疗于右肩前

R:圆形,φ17cm

d:10cm

D:温热量,40~60W

t:10~15 分钟

每日 1 次,10 次。

知识链接

常用高频电疗法的共同点与不同点

项目	短波	超短波	微波
波长	100～10m	10～1m	1m～1mm
频率	3～30MHz	30～300MHz	300～300 000MHz
电流种类	涡电流为主	位移电流为主	定向性电磁波
电力线分布	较深透均匀	深透均匀	较浅、局限
输出元件	电缆	电容电极	辐射器
作用深度	稍深，可达皮下与浅层肌肉	较深，可达肌肉、内脏、骨	分米波：可达7～9cm；厘米波：可达3～5cm；毫米波：只达1cm内
特殊作用	较明显	明显	明显
剂量	主要依据患者感觉	主要依据患者感觉	主要依据患者感觉
作用原理	涡电流，欧姆损耗	位移电流介质损耗	特高频振荡
治疗技术	电缆法为主	电容法为主	辐射法
主要适应证	慢性、亚急性炎症	急性、亚急性炎症	急性、慢性炎症

技能要点

操作程序：熟练掌握短波、超短波、分米波、厘米波、毫米波治疗仪的操作方法。

治疗剂量、时间及疗程：严格掌握短波、超短波、分米波、厘米波、毫米波疗法在治疗不同部位、不同疾病时的治疗剂量、时间及疗程。

临床应用：短波、超短波、分米波、厘米波、毫米波疗法的适应证、禁忌证及注意事项。

（黄　玲）

扫一扫
测一测

复习思考题

1. 低频、中频、高频电流对人体的作用有何不同？
2. 如何确定短波疗法的治疗剂量？
3. 高频电疗法有哪些防护措施，治疗时有哪些注意事项？
4. 试比较短波、超短波、微波疗法的共同点与不同点。
5. 案例分析题　患者李某，女，30岁，患有鼻窦炎2年余，2年来多方求医问药，症状时好时坏。近1周以来因“感冒”再次诱发“鼻窦炎”，流黄鼻涕，伴头痛，请予选择一种理疗方法，并给出处方。

第二十六章

光　疗　法

PPT 课件

26章PPT

扫一扫
知重点

学习要点

红外线疗法、可见光疗法、紫外线疗法、激光疗法的治疗作用、治疗技术、注意事项及临床应用。

第一节　概　　述

光疗法(phototherapy)即利用光线的辐射能治疗疾病的方法,包括可见光、红外线、紫外线及激光疗法。光疗始于日光疗法,早在公元2世纪就有了日光疗法的记载。人工光源的光疗始于18世纪末至19世纪中,可见光、红外线、紫外线、激光疗法相继形成,随后于临床治疗的各领域中得到广泛应用和不断发展,逐渐出现了紫外线穴位照射疗法、紫外线光敏疗法、紫外线照射充氧自血回输疗法等。随着科学技术的发展和医疗水平的不断提高,光疗在医疗、保健事业中发挥出更大的作用。

一、理论基础

(一)光的本质

光是一种具有电磁波和粒子流二重性的物质,即具有波长、频率、反射、折射、干涉等电磁波特性,也具有吸收、光电效应、光压等量子特性。光量子的能量与光的波长成反比,各种光量子所含能量的大小用以下公式表示:

$$E=h\cdot f \text{ 或 } E=h\cdot c/\lambda$$

E:每个光子的能量,单位为尔格或电子伏特。

h:普朗克常数,6.624×10^{-27}尔格·秒。

f:光的振荡频率,单位赫兹(Hz)。

c:光速$=2.97\times10^{8}$米/秒。

λ:光的波长,单位微米、纳米。

上述公式说明,光波频率愈高,波长愈短,光子的能量愈大,由于红外线、可见光线、紫外线三者的波长不同,其光子的能力不同,故对机体的作用有显著差别。

（二）光的发生

光的发生是原子或分子等微粒的能量变化的结果。原子和分子通常处于能级最低的基态，当受到外界能量作用时，本身获得能量，其能级由低能级跃升到高能级，激发态。处于激发态的微粒是极不稳定的，当它们从高能级回到低能级时，多余的能量便以电磁波和光子的形式释放，即产生了发光现象。发光现象是能量转换的一种形式和结果。

自发辐射，即原子或分子自发地从高能级返回低能级的发光现象。红外线、可见光及紫外线的发生属于自发辐射。如果分子或原子处于激发态时仅表现为自身振动或转动的加强，那么，自发辐射的光子能量小、频率低，产生红外线。如果原子受激出现了电子的跃迁，则自发辐射的光子能量大、频率高则产生可见光或紫外线。若电子从高能级返回低能级时经过的层次减少，光波较长，形成可见光，若经过的层次多，则放出的能量大、光波短，形成紫外线。

受激辐射，即高能原子在外来的诱发下返回低能级的发光现象。激光属于受激辐射发光。在受激辐射过程中，放出光子使外来光得到反复的加强和放大，形成束状的相干光，即激光。

能够激发原子的能量有：热能、机械能、生物能、化学能、电能等。

（三）光谱

光谱是电磁波谱中的一小部分，波长为 1 000μm～180nm，依其波的长短，分为红外线、可见光、紫外线三部分。可见光由红、橙、黄、绿、蓝、靛、紫 7 种单色光组成，红外线和紫外线为不可见光。光疗的光谱中，红外线分为长波和短波两部分，紫外线分为长波、中波、短波三部分。

（四）光的反射

光从一种介质投射到另一种介质的表面时，一部分光线从另一介质的表面反射回原来的介质，称为光反射。光反射定律为光的入射线与反射线和法线位于同一平面上，入射角与反射角分别位于法线的两侧，入射角等于反射角。当入射角足够大时，可发生全反射。光疗仪器一般均装有反射罩，以增加光的照度。

（五）光折射定律

光从一种介质进入另一种介质时，其传播方向发生改变的现象称为折射。光线由光疏介质进入光密介质时，折射角小于入射角，光线由光密介质进入光疏介质时，折射角大于入射角，为光的折射定律。折射角的大小与波长有关，波长愈短折射角愈大。体腔光照射的导子，即利用了光的折射和反射的原理。

（六）光照度定律

被照物体单位面积上所接受的光能量称为照度，照度随光源投射到被照物体的距离、入射角度而改变。

1. 照度平方反比定律　点光源垂直照射时，物体表面的照度与光源强度成正比，与光源距离的平方成反比。如照射距离增加一倍，照度减少为原来的 1/4。

2. 照度余弦定律　被照物体表面的照度与光源投射面的入射角的余弦成正比。当投射光源斜射时，投射光线入射角愈大，被照射面的照度愈小。在光疗中一般均采用垂直照射。

二、光的生物学基础

光照射到物质后，由生物体系内的分子吸收，各种物质对光能的吸收和蓄积必然伴随其运动形式的某种变化，从而产生各种理化变化。

1. 热效应　当吸收波长较长的光线（红外线、可见光）时，由于光子能量较小，主要是使受照射的分子和原子的运动加快，因而产生热效应。

2. 光电效应　紫外线及可见光（短波部分）照射可引起光电效应。产生光电效应的基本条件是每个光子的能量必须足以使电子从电子轨道上逸出。所以，红外线照射无论照射强度多大，因其光子的能量小，均不能引起光电效应。实验证明，紫外线、可见光照射人体、动植物、金属和某些化学物质时，均可产生光电效应。

3. 光化学效应　物质吸收光子后，如果光子能量很大，可发生下列几种情况：

（1）原子或基团之间的化学键断裂。

（2）击出电子（光电效应），使原子变成带正电荷的离子。

（3）电子跃迁到能级较高的轨道、处于受激状态，使原子或分子获得附加能量。由于发生这些作用，继而产生各种光化学反应。

紫外线可引起光化学效应，光化学效应包括光分解反应、光合作用、光聚合作用及光敏作用。

第二节　红外线疗法

一、概述

红外线位于红光之外，是光波中波长最长的部分，为不可见光。临床上应用红外线治疗疾病的方法称为红外线疗法（infrared therapy）。其波长较红光长，在 760nm～1 000μm之间。目前医疗用红外线分为两段，即短波红外线（760nm～1.5μm）和长波红外线（1.5～1 000μm）。

短波红外线由发出可见光的红外线辐射器（如白炽灯）获得，穿入人体组织较深，约 50～80mm，有明显的光电效应和光化学效应，可作用到皮肤的血管、淋巴管、神经末梢及皮下组织。长波红外线由不发出可见光的红外线辐射器获得，穿透能力小，约5mm，其能量大部分为表层皮肤吸收，主要产生热效应。

二、治疗作用

红外线作用于人体组织时，细胞分子运动会加速，局部组织温度升高，所有治疗作用都是建立在热作用基础上。热可使血管反射性扩张充血，血流加快，血液循环得到明显改善，提高免疫功能。不同组织吸收红外线的能力不同，其产生的热效应亦不同，从而产生一系列治疗作用。

1. 改善局部血液循环　红外线照射时皮肤及表皮下组织将吸收的红外线能量转变成热，热可以引起血管扩张、血流加速、局部血液循环改善、组织的营养代谢加强。

皮肤温度的升高与波长有关。相同强度的长波红外线、短波红外线及可见光照射后皮温的升高，依次为长波红外线>短波红外线>可见光。

2. 促进肿胀消退 由于血液循环的改善，可加速局部渗出物的吸收，从而促进肿胀的消退。

3. 降低肌张力 热作用可使骨骼肌肌张力降低，缓解痉挛。热作用可使平滑肌松弛，蠕动减弱。

4. 镇痛 热可降低神经的兴奋性，提高痛阈。同时，血液循环的改善、缺血缺氧的好转、渗出物的吸收、肿胀的消退、痉挛的缓解都有利于疼痛的缓解。

5. 表面干燥作用 热作用使局部温度升高，水分蒸发，使渗出性病变的表层组织干燥、结痂。

三、治疗技术

（一）红外线辐射器

1. 红外线灯 由电阻丝绕在或嵌在耐火土、碳化硅等物质制成的棒或板内构成辐射头。此灯发出的光大部分为长波红外线，其治疗作用以热效应为主，适用于局部照射。

2. 石英红外线灯（白炽灯） 将钨丝伸入充气石英管或灯泡中构成。发出大量短波红外线及少量可见光，此类灯具一般配有光线反射板和灯罩，以防辐射能量的散失。功率为150~1 500W不等，多为300~500W，最好加防护罩。适用于局部的照射，对于病灶较深的部位疗效更好。

3. 光浴箱 由多个白炽灯组成或碳化硅辐射头排列于箱内构成，有铜或铝等金属制成的反光板，可以反射90%的红外线，使红外线充分辐射。多用于躯干和双下肢病变的治疗，全身光浴箱适用于全身照射。

（二）辐射器的选择

1. 依照射面积而定 肩、手、足等小部位照射可用小灯；照射部位大时，如背、腹部等，应用功率500~1 000W的大灯；躯干、双下肢或全身照射可用光浴箱等。

2. 依病灶深度而定 病灶较深时应用发光的红外线灯，因其发出的主要是透入较深的短波红外线和可见光。

3. 发汗治疗时 应用石英红外线灯。

（三）操作程序

1. 治疗前检查灯头、灯罩，螺丝拧紧固定，辐射板是否碎裂，灯头、辐射板安装是否牢固，支架是否稳妥。一般需预热5~10分钟。

2. 操作方法

（1）患者取舒适体位，暴露治疗部位，检查患者治疗局部的皮肤感觉是否正常；如有创面应先清洗再照射。头面部治疗时，应注意保护眼睛，可用湿纱布遮盖。

（2）告诉患者应感受到舒适的温热感，而不是可耐受的最大热感。并要求患者不要离红外线灯过近或接触，以防灼伤。一旦患者感觉过热，应立即报告。

（3）将辐射器固定于治疗部位的上方或侧方，应使大部分红外线垂直辐射于治疗部位。

（4）皮肤—辐射器的距离决定受热的程度。距离可随辐射器的功率决定，具体可根据患者的感觉增加或减少。为安全起见，在改变灯的距离时，应注意离患者远些。

（5）治疗剂量可根据治疗时间调节。初次治疗，亚急性疾病的治疗时间或电刺激前的预热时间，以15~20分钟为宜，慢性疾病治疗时间一般为20~30分钟。

(6)治疗中应随时询问患者的感觉，观察局部反应。若过热，应增加灯距。

(7)在整个治疗过程中，出汗可增加热的挥发，因此应及时擦干汗液。

(8)治疗结束时，关机并移去红外线灯，擦干皮肤，穿上衣服，并嘱患者卧床休息数分钟。

(9)治疗结束后进行必要的评估，包括检查皮肤状况和整体生理功能状况。

四、临床应用

（一）适应证

红外线疗法的适应证广泛，主要用于缓解肌痉挛、改善血运、止痛。常用于亚急性及慢性损伤、炎症，例如肌肉劳损、扭伤、滑囊炎、肌纤维组织炎、浅静脉炎、慢性淋巴结炎、静脉炎、神经炎、胃肠炎、皮肤溃疡、挛缩的瘢痕等。

（二）禁忌证

出血倾向、高热、急性炎症、活动性出血、活动性结核、恶性肿瘤、严重动脉硬化、外周血管疾病等。

（三）注意事项

1. 首次照射前必须询问并检查局部知觉有无异常，如果有感觉障碍，一般不予治疗，照射时需观察，以免烫伤。

2. 新鲜的植皮、瘢痕区，其血液循环、散热功能不佳，红外线照射时宜拉开距离，以免烫伤；对于水肿增殖的瘢痕，不宜用红外线照射，以免促其增殖。

3. 急性炎症渗出期，不宜进行红外线治疗；急性外伤后24~48小时内局部出血、渗出过程占优势，此时不得进行红外线治疗，以免加重肿痛和出血。急性期过后可用小剂量开始照射。

4. 红外线照射时需注意保护眼睛。因红外线照射眼睛易引起白内障及视网膜灼伤。照射头部时，应戴绿色防护镜或用湿纱布或纸巾遮蔽眼睛。

5. 动脉阻塞性病变的局部或远端不宜用红外线治疗。

6. 皮炎时忌用红外线，以免加剧。

7. 多次照射后，治疗部位皮肤可出现网状红斑，以后可有色素沉着。

第三节 可见光疗法

一、概述

可见光就是人眼能看到的光线。用可见光治疗疾病的方法为可见光疗法(visible light therapy)。可见光的波长为760~400nm，由红、橙、黄、绿、蓝、靛、紫七种单色光组成，可见光疗法包括红光、蓝光、蓝紫光及多光谱疗法。

1. 可见光的光量子能量　可见光波长短于红外线，长于紫外线，其光量子能量介于两者之间，具有热效应，蓝、紫光近紫外线，光量子能量较大，具有一定的光化学作用。

2. 可见光对组织的穿透能力　可见光对组织的穿透深度约为1cm，可达真皮及皮下组织。其中波长最长的红光穿透最深，随波长缩短，穿透力减弱。

3. 可见光对神经肌肉的影响　红光具有兴奋作用，使肌肉的兴奋性提高，时值缩短；黄、绿光与红光的作用相反；蓝紫光具有抑制作用。

4. 可见光的视觉作用　可见光作用于人眼底视网膜杆状细胞的视紫质，通过视神经反射影响松果体的分泌功能，加强糖代谢，促进机体氧化过程，提高皮质功能，加强交感神经兴奋性，增强机体免疫能力。

5. 可见光的色素沉着作用　与红外线相似。

二、治疗作用

1. 温热作用　可见光能量被组织吸收产生热效应，其热效应较红外线深，可以改善组织的营养代谢，促进炎症消散，特别是红光穿透较深，可引起深部组织血管扩张、血液循环加快、改善组织营养，促进炎症吸收消散、镇痛、缓解肌痉挛、促进组织愈合及周围神经再生。

2. 光化学效应　蓝紫光具有光化学作用，可以治疗核黄疸。

三、治疗技术

（一）可见光光源

最常用的是白炽灯。白炽灯的光谱约为可见光 4.8%，红外线 95%，0.1%左右紫外线被灯泡玻璃吸收。若单色光照射，可在灯头下加一滤光板，红光治疗用红色玻璃的滤光板，蓝光治疗用蓝色玻璃的滤光板。白炽灯的功率通常为 250~500W。

（二）治疗技术

1. 红光疗法　治疗前检查灯泡、辐射板安装是否牢固，支架是否稳妥。患者取舒适体位，裸露治疗部位。调节灯头，使灯头中心垂直对准患处，距离治疗部位 30~50cm，每次治疗 15~30 分钟，每日 1~2 次，15~20 次为一个疗程。

2. 蓝紫光疗法　灯距一般为 5~10cm。其他基本同“红外线疗法”。新生儿高胆红素血症蓝紫光治疗时，以新生儿胸骨柄为中心进行照射。患儿全身裸露，戴防护眼镜或用黑色硬纸遮盖患儿眼睛接受照射，仰卧或俯卧于照射箱（用 6~10 只 20W 的蓝光荧光灯，设置于半圆形光浴箱内，距治疗床 70cm，灯管与床长轴平行）内，灯距 70cm。每照射 6~12 小时，停止照射 2~4 小时，也可连续照射，总照射时间为 24~48 小时，照射过程中要经常给患儿翻身。治疗时间为每日 1 次，每次 15~30 分钟，10~20 次为一个疗程。照射箱温度保持在 30℃左右，每 4 小时测一次体温，超过 38℃应及时降温。

四、临床应用

（一）适应证

1. 红光疗法　软组织损伤，烧伤后创面、术后组织粘连，皮肤溃疡、压疮、周围神经损伤；关节炎、慢性胃炎、慢性肠炎，气管炎、肺炎；浅静脉炎、神经炎、神经痛；神经性皮炎、斑秃、湿疹；慢性盆腔炎。

2. 蓝紫光疗法　新生儿高胆红素血症；蓝光照射可用于烧灼性神经痛、面肌痉挛；急性、亚急性湿疹、急性皮炎、带状疱疹。

（二）禁忌证

与红外线相同。

（三）注意事项

1. 红光疗法 同“红外线疗法”。

2. 蓝紫光疗法

（1）除保护患儿眼睛外，距离不能太近，以免烫伤。注意更换眼罩，保持眼睛清洁，防止感染。

（2）照射过程中注意观察患儿情况，如呼吸、体温、眼睛、皮肤等变化，患儿体温宜保持在37.5~37.7℃以下。

（3）治疗过程中常翻身，注意骶尾部皮肤及臀部皮肤护理，避免擦伤破损。

（4）蓝紫光照射后皮肤黄疸消失快，但血清胆红素下降较慢，应定时复查血清胆红素以确定是否继续照射。如照射总时间超过20小时，患儿黄疸不退或血清胆红素不下降，症状不见缓解时，需改变治疗方法。

（5）灯管长时间照射后会衰老及光线减弱，应定期进行更换。

第四节 紫外线疗法

一、概述

（一）物理特性

紫外线为不可见光，位于紫光外，波长范围为400~180nm。紫外线作用于人体组织后主要产生光化学效应，故有光化学射线之称。应用紫外线治疗疾病的方法称为紫外线疗法（ultraviolet therapy）。

1. 紫外线的波长 根据紫外线波长可将其分为三部分：①长波紫外线（UVA）：波长400~320nm，红斑作用较弱；②中波紫外线（UVB）：波长320~280nm；③短波紫外线（UVC）：波长280~180nm，

2. 紫外线的光化学效应 紫外线具有光分解效应、光合作用、光聚合作用、光敏作用、荧光效应。

3. 人体皮肤对紫外线的反射、散射、吸收和穿透

（1）反射：皮肤对紫外线的反射依其波长而异，对于波长220~300nm的紫外线，平均反射5%~8%，对400nm紫外线反射约为20%。皮肤对紫外线的反射与皮肤的色泽和组织的吸收有关，白种人皮肤对长波紫外线反射多于黑人，对于中短波紫外线的反射则相差不多，是因为皮肤表层能强烈吸收之故。

（2）散射：波长越短，散射越明显。皮肤角质层扁平细胞对紫外线的散射显著，脱氧核糖核酸分子、纤维蛋白原的张力丝、透明角质颗粒，皆能散射紫外线。散射的存在影响了光线的透入深度。

（3）吸收：人体皮肤各层对紫外线的吸收程度不同，角质层和棘细胞层富含蛋白质和核酸，蛋白质的最大吸收波长为250~270nm，核酸为270~300nm。短波和中波紫外线很大部分在此被吸收，故其光化学反应主要在浅层组织中发生。

（4）穿透程度：紫外线透入皮肤的深度很浅，而且波长愈短透入愈浅，因为大部分被皮肤的浅层所吸收，短波紫外线透入0.01~0.1mm，中长波透入0.11mm，相当于表皮深层，部分达到真皮层、毛细血管和末梢神经。

（二）生物学效应

1. 红斑反应 即以一定剂量的紫外线照射皮肤后，经过一定时间，照射区皮肤上呈现出边界清楚、均匀的充血反应。

(1)潜伏期：紫外线照射后必须经过一定时间才能出现红斑反应，这段时间即称为潜伏期。潜伏期的长短与紫外线的波长有关，长波紫外线红斑的潜伏期较长，一般为4~6小时，短波紫外线的潜伏期较短，一般为1.5~2小时。红斑反应于12~24小时达到高峰，之后逐渐消退。

(2)与波长的关系：紫外线波长不同，皮肤的红斑反应亦不同。短波红斑出现得快，消失得亦较快，中长波紫外线红斑出现稍慢，消退地亦较慢。

不同波长的紫外线引起红斑反应强度不同。297nm的紫外线红斑作用最为明显，其次是254nm，280nm的红斑反应则较差，波长330nm紫外线红斑反应最弱。

(3)与剂量的关系：不同波长的紫外线引起红斑反应所需的剂量不同，254nm波长的紫外线，较小剂量即可引起红斑反应，剂量增加红斑反应增强，但并非显著增强，当剂量增加3~4倍时，红斑反应仅增加1~2倍。对于297nm、302nm、313nm的紫外线，需用较大剂量才可引起红斑反应，剂量增加，红斑反应也明显增强。

(4)组织学改变：紫外线红斑的本质是一种光化性皮炎，属于非特异性炎症，局部组织学改变为血管扩张、充血、渗出、白细胞增多。通常于照射30分钟后发生变化，8~24小时达高峰，24~48小时表皮细胞和组织间水肿，72小时丝状分裂、增生，表皮变厚，1周内棘细胞层厚度达最大，7~10天后细胞增生减弱，30~60日逐渐恢复正常。

(5)影响红斑反应的因素

1)波长和剂量：如上所述。

2)局部皮肤的敏感性：身体各部位对紫外线的敏感性不同，以腹、胸、背、腰的敏感性为最高，其他部位依次为颈、面、臀、肢体、手足，肢体的屈侧较伸侧敏感，手足的敏感性最低。同一剂量在敏感性不同区的反应不同。

3)生理状态：月经前期，红斑反应增强，后期减弱。妊娠期红斑反应增强，产后反应减弱。

4)疾病因素：一般状况恶劣、营养不良时反应减弱。合并高血压、甲状腺功能亢进、活动性肺结核、糖尿病、卟啉症时红斑反应增强；甲状腺功能低下、伤寒、气性坏疽、丹毒等，红斑反应减弱。

5)药物：有些药物能增强红斑反应，如补骨脂、磺胺、四环素、奎宁、氯丙嗪、维生素B、血卟啉；有些药物能减弱红斑反应，如肾上腺皮质类固醇、吲哚美辛。

6)植物：有些植物能增强红斑反应，如无花果、灰菜、苋菜、茴香、芹菜、萝卜缨、洋槐花、莴苣等。

7)季节：春季红斑反应高于秋季。

8)其他：长期在室内工作的人，红斑反应强于其他人。

2. 色素沉着 紫外线照射后可以出现色素沉着，色素沉着与波长、剂量关系密切。

(1)色素沉着类型：①直接色素沉着。紫外线照射后立即出现，1~2小时达高峰，之后逐渐消退，6~8小时恢复正常。波长300~700nm的光线皆可引起这种反应。直接色素沉着是由于黑色素的氧化和黑色素体在角质细胞中重新分配的结果，并无黑色素小体的形成。②间接色素沉着。即延迟色素沉着，于照射数日后出现，是皮肤中色素小体和黑色素增多的结果。以 254nm 和 297nm 的紫外线作用为著。

（2）色素沉着与紫外线波长的关系：①色素沉着最有效的波段：254nm 的短波>297nm 的中波>340nm 的长波。②波长与色素沉着的出现、消退的关系：254nm、297nm 的紫外线色素沉着，于照射后 1 日开始出现，3～4 日达高峰；254nm 引起的色素消退快，多在 2～3 周消失，而 297nm 的持续 1 月或数月消失；320nm 以上的皮肤色素沉着出现得快，但消退慢，甚至持续 1 年。③波长、照射剂量与色素沉着的关系：254nm、297nm 的紫外线，必须达到阈红斑量方可引起，而 340nm 的紫外线，小于阈红斑量亦可引起。但小于阈红斑量的反复多次照射，多种波长都可引起色素沉着。

（3）色素沉着的机制：紫外线可以激活黑色素细胞，使黑色素细胞增生、树突增大，黑色素小体增多；促进酪氨酸酶的合成，解除酪氨酸酶活性抑制剂的作用，增强酪氨酸酶的活性；紫外线为黑色素合成提供光化能，促进黑色素小体从黑色素细胞向棘层、角质细胞转移。临床上可用于治疗色素脱失性皮肤病，如白癜风等。

3. 对 DNA 的影响　脱氧核糖核酸 DNA 主要存在于细胞核的染色体内，是细胞繁殖、发育、生长的核心。DNA 对中、短波紫外线有强烈的吸收作用，其最大的吸收光谱为 253. 7nm。

（1）杀菌：大剂量紫外线可以使 DNA 严重受损，结构改变，引起细胞生命活动的异常或导致细胞的死亡，这正是紫外线杀菌作用的机制。波长 300nm 以下的紫外线皆有杀菌作用，但最佳波长为 253. 7nm 的短波紫外线。

（2）促进伤口愈合：如果紫外线的剂量不大，则 DNA 的合成在照射后 1～3 小时明显受抑，数小时或 1 天后恢复正常，随后 DNA 合成和细胞丝状分裂加速，在照射 48～72 小时达顶点，而后复原。利用小剂量紫外线促进 DNA 合成和细胞丝状分裂的作用，可以促进肉芽、上皮生长和伤口的愈合。

（3）致癌：目前认为正常人体有切除性修复功能，不至于因紫外线对 DNA 的影响使细胞畸变，因此，一般紫外线的照射不致引起癌变。但患有着色性干皮症者，缺乏切除修复功能，照射紫外线有可能致癌。

4. 对 RNA 和蛋白合成的影响　核糖核酸 RNA 存在于细胞的胞浆中，它与 DNA 一道参与细胞内蛋白的合成，亦与细胞的生命活动相关。大剂量紫外线可以引起 RNA 破坏，是紫外线杀菌、消毒、清洁创面的机制之一。利用光敏剂加强紫外线对 DNA、RNA 的抑制作用，可以治疗牛皮癣等增殖性皮肤病。蛋白质分解形成的组胺，会刺激组胺酶的产生，足够的组胺酶能够分解血内过多的组胺，从而起脱敏作用。因此，紫外线多次反复照射可以治疗支气管哮喘等过敏性疾病。小剂量紫外线使 RNA 的合成先抑制后加速，与 DNA 的合成一致，促进组织修复过程。

5. 对酶的影响　紫外线照射达到一定强度时，可破坏组氨酸、蛋氨酸、酪氨酸、色氨酸等，这些氨基酸是酶的活性中心，一旦被破坏必然导致酶功能的丧失，从而严重影响细胞功能，这就是紫外线杀菌机制之一。

6. 对钙磷的影响　紫外线可以使人体皮肤中的 7-脱氢胆固醇转变成维生素 D_3，维生素 D_3 具有促进肠道对钙、磷的吸收及骨组织钙化作用。另外，钙离子降低血管通透性和神经兴奋的作用，可以减轻过敏反应，能够刺激机体的免疫防御功能，是紫外线脱敏的机制之一。

7. 对免疫功能的影响　紫外线照射可以刺激机体的免疫防御功能，通过刺激网状内皮系统，激活皮肤组织中的巨噬细胞、淋巴组织中的网状内皮细胞、血液中的单核细胞，使其吞噬功能增强。同时具有加强白细胞的吞噬能力，增加补体和抗凝集素，增加调理素，活化T细胞和B细胞的作用。利用紫外线对免疫功能的影响，可以提高机体的免疫防御能力，用于抗感染、消炎。

二、治疗作用

1. 消炎　经紫外线作用的红斑区，血管扩张，毛细血管的通透性增加，血液和淋巴循环加强，促进新陈代谢，使网状内皮细胞的吞噬功能增强，因此，对炎性渗出物有良好的吸收、消散功能，并可明显提高机体的免疫能力。对浅表感染及开放性感染，紫外线有直接杀灭细菌、病毒的能力，对控制感染和炎症有明显的作用。不同剂量的紫外线可治疗不同阶段的炎症，在炎症浸润期能防止液化，促进吸收；如炎症已经化脓则可促其早熟，使炎症局限化。

2. 止痛　紫外线照射对交感神经节有"封闭"作用，即当其兴奋性高时，以局部红斑量照射可降低兴奋性，表现为痛阈上升，感觉时值延长，有显著的止痛作用。可治疗神经痛或伴有疼痛综合征的疾病，如带状疱疹。

3. 加速组织再生　小剂量的紫外线照射能加速组织的再生功能，促进结缔组织及上皮细胞的生长能力，可促进伤口或溃疡面的愈合；大剂量紫外线则破坏DNA的合成，抑制细胞分裂，促使细胞死亡，不利于伤口愈合。

4. 抗佝偻病　佝偻病主要发生在儿童期，由于钙、磷代谢紊乱致骨钙缺乏而成软骨状态，主要表现是呈O形或X形腿、鸡胸等。如果发生在成年人则称为软骨病。本病发生的原因在于机体内缺乏维生素D。维生素D是促进钙、磷吸收和骨骼代谢的重要因子。机体维生素D不足，导致钙、磷吸收减少。由于血钙、血磷偏低致成骨作用降低，而出现软骨症状。紫外线可以使人体皮肤中的7-脱氢胆固醇转变成维生素D_3，起到抗佝偻病的作用。

5. 脱敏　其作用波段为中波紫外线。紫外线照射可产生少量组胺，被血液吸收，刺激组织产生组胺酶，多次进行全身亚红斑量或局部红斑量照射，组织中组胺酶的含量增加，不断分解过敏时产生的过多的组胺，从而达到脱敏作用。此外，紫外线照射后维生素D_3量增多，钙的吸收也增多，钙离子可降低神经系统兴奋性和血管通透性，减轻过敏反应。

6. 色素沉着　紫外线可以激活黑色素细胞，使黑色素细胞增生、树突增大，黑色素小体增多；促进酪氨酸酶的合成，解除酪氨酸酶活性抑制剂的作用，增强酪氨酸酶的活性；紫外线为黑色素合成提供光化能，促进黑色素小体从黑色素细胞向棘层、角质细胞转移。利用紫外线的色素沉着作用，可治疗色素脱失性皮肤病如白癜风，尤其是长波紫外线与光敏剂配合，是治疗白癜风的一种有效疗法。

7. 对免疫功能的影响　同前。

8. 加强药物作用　用红斑量紫外线照射风湿性关节炎患者，可使患部产生非特异性炎症，增加组织内CO_2的含量，有利于水杨酸钠的分解，可提高水杨酸钠的疗效。另外，由于照射部位的血管通透性增加，血液循环改善，使药物能较多地集中在病灶部位，加强药物的治疗效果。

三、治疗技术

(一) 紫外线灯

紫外线灯是由石英玻璃制成的真空灯管,内有少量氩气、水银及埋入两端的金属电极构成的氩气水银石英灯,即汞灯。氩气易于电离,使灯易点燃,水银受热蒸发成气体时,可以辐射出大量180~390nm的紫外线和部分400~500nm的蓝光。

1. 高压汞灯　又称"热石英灯",水蒸气压为0.3~3个大气压,灯管内温度可达500℃,光谱为577~248nm。按其功率可分为:

(1)落地式:功率300~500W,灯管为直形或U形,安装于铝合金制成的半球形反射罩内,用于体表照射。

(2)台式:功率200~300W,主要供小范围照射。

(3)水冷式:灯管外罩内有冷水流动冷却,适宜贴在皮肤上的照射或石英导子进行体腔照射。

2. 低压汞灯　又称冷光紫外线灯,灯管工作时温度为40~50℃,主要产生短波紫外线,有少量中波紫外线,80%以上为254nm的紫外线,按其功率可分为:

(1)立地式低压汞灯:功率30W,灯管为盘形,多用于大面积照射。

(2)手提式低压汞灯:功率10~15W,灯管为盘形,用于小面积照射。

(3)体腔式低压汞灯:功率5~8W,灯管可制成盘形,通过各种形状的石英导子用于体腔、伤口和窦道照射。

3. "黑光"灯　辐射300~400nm的紫外线,峰值为366nm,功率20~40W,多制成灯排,可做全身照射,主要用于光敏疗法治疗白癜风、银屑病。

4. 荧光灯　主要辐射280~370nm的紫外线,最强辐射为300~310nm,主要用于光敏疗法治疗银屑病。

5. 太阳灯　是一种特殊灯泡,内有小紫外线灯管,功率100~275W,发出中、长波紫外线和红外线,用于家庭日光浴。

(二) 紫外线剂量的测定法

应用生物学反应的程度计算紫外线剂量。

1. 生物剂量　紫外线照射的剂量以最弱红斑量(minimal erythema dose, MED)表示。即使用一定的紫外线灯管,在一定的灯距下,照射后引起最弱红斑所需的最短时间。最弱红斑量反映机体对紫外线的敏感性,故又称生物剂量,单位:秒。

2. 测定部位　选择体表对紫外线最敏感的区域,如腹部两侧,胸部两侧,上臂内侧,大腿内侧等,一般常用于下腹部。

3. 测定物品　测定器分为长方形和圆形两种,前者用于成人,后者用于儿童。均由金属(白铁皮)制成,每孔大小1.5cm×0.5cm,孔间距离0.5cm,一般为6孔。还应备有治疗巾、孔巾、墨镜、软钢尺或皮卷尺、黑布遮光挡架。

4. 测定步骤　患者取合适体位,将测定器固定于被测部位,其余部位用治疗巾遮盖。待紫外线灯发光稳定后,将光源垂直对准测定器,落地式紫外线灯距离50cm;低压水银石英灯则距离为12cm。开始测定,酌情可按每隔5秒、10秒或15秒(若用低压水银石英灯,则每隔1秒),依次抽动插板照射各孔,直至6孔照射完毕。照射6~8小时后观察测定结果,以出现最弱红斑孔的照射时间为一个生物剂量。如在24小时观察,则以当时存在的最弱红斑的前一孔的照射剂量计算。如照射后 6 个孔均未出现红斑或全部出现红斑,则应适当增减每孔照射时间,重新测定。

5. 注意事项 测定生物剂量的当天,照射局部应避免刺激(过冷、过热或洗澡),以免影响生物剂量的准确性。

6. 平均值测定法 以同等条件测 20 名以上不同年龄、性别的正常成年人的生物剂量,求出平均值,即为该灯的生物剂量平均值。每隔 3~6 个月重复测定 1 次,更换灯管时应重新测定。若备有紫外线强度测定仪,可在测定生物剂量的同时测定紫外线强度,并记录不同生物剂量对应的紫外线强度;更换灯管(或灯管老化)时,不必重新测定生物剂量,只需测定紫外线强度。

(三) 剂量分级及照射面积

局部照射时,临床上常分为五级。

0 级(亚红斑量):照射剂量小于 1MED,照射后无肉眼可见的红斑反应发生。可用于全身照射。

Ⅰ级红斑量(弱红斑量):照射剂量相当于 1~2MED,照射后 6~8 小时可出现轻微红斑反应,24~48 小时消退,皮肤无脱屑,照射面积以不超过 $800cm^2$ 为宜。用于促进局部上皮和肉芽的生长。

Ⅱ级红斑量(中红斑量):照射剂量为 3~5MED,照射后 4~6 小时可出现明显红斑反应,伴皮肤水肿,2~3 日消退,皮肤有斑片状脱屑和色素沉着。照射面积同Ⅰ级红斑量。用于抗炎、镇痛、脱敏。

Ⅲ级红斑量(强红斑量):照射剂量为 6~8MED,照射后 2 小时可出现强红斑反应,伴皮肤水肿,4~5 日消退,皮肤有大片状脱皮,色素沉着明显。照射面积不宜超过 $250cm^2$ 为宜。除用于抗炎、镇痛外,还可促使创面坏死组织的脱落。

Ⅳ级红斑量(超强红斑量):照射剂量为 8MED 以上,红斑反应强烈,伴有出血点、水肿,且有大水疱形成,灼痛明显,红斑需一周消退,伴大片脱皮,残留明显的色素沉着,多用于穴位照射。主要用于炎症及感染的创面。

(四) 照射方法

1. 全身照射法 多采用落地式紫外线灯、高压水银石英灯。

(1)治疗开始前,必须先测患者本人 MED,按 MED 计算照射时间。

(2)采用高压汞灯,接通电源,启动高压,预热 10~15 分钟。

(3)患者全身裸露,遮盖乳头及会阴区。

(4)灯距为 50~100cm。全身照射可分为前后 2 野(儿童)或 4 野(成人)。前后 2 野照射时,前区光源对准大腿上 1/3 中点;后区对准臀部。分 4 野照射时,前上野光源对准耻骨联合至头顶连线的中点,前下野对准膝关节,后上野对准尾骨尖至头顶连线的中点,后下野对准腘窝处。

(5)根据患者的年龄、病情与体质,全身照射的剂量不同。成人逐次照射的剂量进度常用的有三种:基本剂量增加法、加速剂量增加法、缓慢剂量增加法。多采用基本剂量增加法;体弱者或紫外线敏感性较高者,常用缓慢剂量增加法;体质较好者或预防性照射者,可用加速剂量增加法。

成人体质较差者从 1/8MED 开始,以后每次增加 1/8MED,到第 22 次达到 2+3/4MED;体质中等者从 1/4MED 开始,以后每次增加 1/4MED,到第 18 次达到 4+1/

2MED；体质较好者从 1/2MED 开始，以后每次增加 1/2MED，到第 10～15 次达到 5MED。1～10 岁小儿按不同年龄分别从 1/6MED、1/4MED 开始，以后每次增加 1/6MED、1/4MED，直到第 18 次分别达到 2MED、3MED、4MED。每日或隔日 1 次（全身照射均隔日 1 次），20～25 次为 1 疗程。疗程间隔时间不少于 4～6 周。疗程中如中断 1 周以上，恢复照射时，剂量应酌情调整。全身照射不应出现红斑，照射后如有脱皮现象，面积小可涂凡士林；如照射过量时，可即刻用红外线或太阳灯照射 15 分钟，以减轻局部反应。

（6）治疗完毕，移开灯头。

2. 局部照射法

（1）多采用落地式、水冷式、小螺旋式紫外线灯。照射前开启电源开关，预热。

（2）患部照射：以紫外线直接照射患区。患者取合适体位，暴露治疗部位，将光源垂直于照射中心，非照射区用治疗巾遮盖。照射创面、溃疡或有脓液痂皮部位时，应先清洗创面。照射面积应包括病灶周围正常组织 1～2cm。对某些需要用大剂量照射的边缘不整的病处，周围正常组织可涂凡士林保护。使用高压汞灯时，灯距 50cm，使用低压汞灯时，操作者手持灯头，灯距 1～2cm。

（3）按治疗要求的红斑等级 MED 数计算照射时间，以秒表掌握时间。若治疗仪附有定时器，可预设治疗时间后，按动手动开关进行治疗，自动倒计时。

（4）照射完毕，把灯移开，从患者身上取下治疗巾。

根据局部皮肤的敏感性决定照射剂量。红斑量每次照射总面积，紫外线成人不超过 $800cm^2$，小儿不超过 $300cm^2$。每次红斑量照射后应根据病情增加剂量，原则是：第 1 次照射后未出现红斑时，按第 1 次的量增加 100%；能看见色素沉着，但红斑消失者，可增加 30%～50%；红斑稍明显，并有色素沉着，可重复剂量或增加 10%～20%；红斑强者，应停止 1 次治疗，必要时用温热疗法减轻红斑反应。每日或隔日治疗 1 次，3～5 次为一个疗程。重复照射时，不得超过前次照射部位的边缘。

（5）常用的局部照射法

病变部位照射法：将紫外线直接照射病变部位，用布巾盖好病变周围的健康皮肤，照射野固定。此法适用于一个或多个病灶，病灶较集中，总面积在 $400～800cm^2$ 以内的治疗。此方法临床最常用。

分区照射法：即将大面积治疗区分成多个照射野进行照射的方法。当照射部位超过 $600～800cm^2$ 时，可将治疗部位分成若干区，红斑量照射时可在 2～3 天内依次照射各区，每次照射 1～2 个区。亚红斑量照射时，可在一天内对各区依次照射。如坐骨神经痛的四野照射法，可将腰骶区、大腿后区、小腿后区和大腿前区依次照射。

多孔照射法：大面积照射时，可用多孔照射法，在一条面积为 30cm×30cm 的白布巾上均匀地开 50～200 个直径与间距均为 1cm 的小圆孔，形成多孔巾。小儿用的多孔巾的面积、孔数、孔径均应适当缩减。将孔巾置于照射部位，在治疗总面积未超过一般限度的情况下，使红斑作用更加广泛，每日或隔 1～2 天照射 1 次，每次治疗时在治疗区移动孔巾，使照射的孔区不重叠。此法适用于躯干部位、病灶范围较大（$400～800cm^2$ 之间）的治疗，也可替代儿童或体弱者的全身照射。常用于佝偻病、骨软化症等疾病的预防和治疗。

中心加量照射法：在病变部位照射法的基础上，病灶中心部位用强红斑量或超红斑量照射,病灶周围5cm范围内用弱红斑量或红斑量照射。此法可改善局部的血液循环,增强抗感染能力,多用于急性皮肤化脓性炎症和顽固性感染性伤口的治疗。

穴位照射法:利用直径1cm的孔巾照射穴位的方法。根据疾病选择穴位,每次2~6个穴位,用弱红斑量或红斑量,每日或隔日交替进行照射,3~5次为一个疗程。如支气管哮喘时,可照射肺俞、大椎、膻中穴等。

节段照射法:紫外线照射于躯体和相应节段,可反射性治疗该节段支配的某些内脏器官的疾病,如脊柱照射、乳腺区照射、胸廓照射、上臂内侧区照射等。

3. 体腔内照射法

(1)采用低压汞灯,根据治疗需要选用相应的体腔石英导子,先将腔内石英玻璃导子经75%酒精浸泡30分钟,再用生理盐水冲洗,用无菌纱布擦干。将手柄与石英导子连接好。

(2)患者采取合适的治疗体位。

(3)在治疗仪上预设治疗时间,将石英导子插入患者体腔内,接触治疗部位,按启动键,开始治疗,计时器倒计时。

(4)治疗完毕,将导子自患者体腔内取出,从手柄上取下导子,冲洗干净,浸泡在75%酒精中消毒。

治疗剂量的掌握原则与体表照射相同,但黏膜对紫外线的敏感性较皮肤低,照射剂量应加大,其生物剂量按皮肤的1.5倍计算。一般以30秒开始,每次递增10~20秒,每日或隔2~3天照射1次,5~10次为一疗程。

四、临床应用

(一)适应证

1. 全身照射 佝偻病、骨软化症、老年骨质疏松症、骨折、免疫力低下、肝硬化或尿毒症全身皮肤瘙痒等。

2. 皮肤照射

(1)外科疾患:①外科感染性疾病:毛囊炎、甲沟炎、指头炎、疖肿、痈、蜂窝织炎、丹毒、淋巴管炎、静脉炎、伤口、窦道、褥疮、烧伤创面等;②外伤疾病:伤口、血肿、烧伤、冻伤、虫咬伤等;③外周血管及淋巴系统疾病:静脉炎、血栓闭塞性脉管炎、急性淋巴结炎、急性淋巴管炎、结核性淋巴结炎等。

(2)内科疾患:气管炎、支气管炎、支气管哮喘、肺炎、风湿性关节炎、类风湿关节炎、痛风性关节炎等。

(3)神经科疾患:周围神经炎、多发性神经炎、神经痛、神经衰弱、偏头痛等。

(4)妇科疾患:附件炎、宫颈炎、阴道炎、盆腔炎等。

(5)五官科疾患:咽炎、扁桃体炎、外耳道炎、耳软骨膜炎、牙龈炎等。

(6)皮肤科疾患:毛囊炎、带状疱疹、脓疱疮、脱发等。

3. 体腔照射 外耳道、鼻、咽、口腔、阴道、直肠、窦道等腔道感染。

4. 光敏疗法 银屑病、白癜风等。

(二)禁忌证

1. 高热、恶性肿瘤局部、出血倾向、活动性肺结核、心肺肝肾衰竭。

2. 急性湿疹、全身性皮肤炎症、单纯疱疹、日光性皮炎、皮肤癌变、色素沉着性干皮症等。

3. 光敏性疾患，如红斑狼疮、日光性皮炎；内服、外用光敏药者（光敏治疗除外），食用光敏性蔬菜、植物者。

4. 血小板减少性紫癜、血友病。

5. 中毒伴发热、发疹的传染病者。

6. 紫外线光敏疗法禁用于白内障、妊娠等。

（三）注意事项

1. 治疗室要保持空气流通，室温保持在22℃左右。治疗室可以用屏风隔断或使用单独房间。

2. 工作人员穿长衣裤、戴手套、戴护目镜，不可直视紫外线灯及石英导子输出端，以防紫外线损伤眼部，造成电光性眼炎、白内障或视网膜损伤；患者需戴护目镜或用罩单遮盖眼睛。

3. 只裸露照射野，其他部位必须用治疗巾遮盖好。难以遮挡的地方涂凡士林保护。伤口、创面的紫外线照射前，应先清洁换药，拭去脓血、渗液，勿施任何外用药物。

4. 对光敏者应先测紫外线生物剂量。

5. 不能用手触摸灯管，清洁时，以95%的无水酒精棉球擦拭，应在灯管冷却的状态下进行。

6. 灯管启燃后，依灯管的类型不同，给予相应的预热时间，高压汞灯需10~15分钟，冷光低压汞灯、太阳灯需5~10分钟，日光灯型各种低压汞灯需1~3分钟，水冷式高压水银石英灯需5分钟；高压汞灯熄灭后不能立即点燃，需等灯管冷却后再重新点燃，这类灯管点燃后宜连续工作。

7. 光源必须对正治疗部位的中心，并测量灯管与照射野间的距离。照射距离不宜过短，灯亦不能接触人体，以防烫伤。治疗间歇期宜将灯管置于最低位置，并与床、易燃品等保持一定距离。

8. 紫外线导子于每次用后必须用75%的酒精浸泡消毒。

9. 紫外线灯管的照射强度随时间的延长而衰减，一般高压汞灯应用500~1 000小时后应换新管，低压汞灯可用6 000小时，杀菌灯可用15 000小时。因此，应登记各灯管的启用日期，一般每隔3个月测一次MED。

案例分析

患者朱某，女，15岁，学生。自述1周前因开水烫伤右手，右手Ⅱ度烫伤，右手红肿，右手背及手掌多渗出，表皮坏死，表面有脓痂附着。X线片显示：骨质无异常。诊断为右手烫伤。请拟定治疗方案。

第五节 激光疗法

一、概述

应用激光技术防治疾病和促进机体康复的方法称为激光疗法（laser therapy）。

激光是一种光，从本质来讲，激光和普通光一样，既是有波动的电磁波，又是粒子流。但是由于激光发射的机制和普通光不同，又有独特的物理学特征，如有亮度高，方向性、单色性好，相干性强等，这些都与光源结构和光的发射方式密切相关。

（一）物理学特征

1. 亮度好　激光是目前被认为最亮的光源。其能量高度集中，激光经过透镜聚焦后，焦点附近能产生摄氏几千度甚至几万度的高温。利用这种高度集中能量的特性，在医学上可以用来进行切割、汽化、凝固等治疗。

2. 方向性好　普通光源是四面八方发光的，而激光则是定向辐射的，激光的发散角极小。发散角愈小，光的成束性和指向性愈好。利用激光方向性好的特性，可用于定位、导向、测距等。医学上利用这一特性，经聚焦后可获得不同大小光斑，分别用作光刀进行各种手术。

3. 单色性好　普通光源的发光是自发发射的光，包含各种频率，而激光为受激辐射引起的光，频率单一，光谱单纯。激光的单色性好，但不同波长的激光对人体有不同的生物效应，需采取必要的防护措施。

4. 相干性好　相干性是光的一种干涉现象。激光的频率相同，振动方向和光波波动的位相一致，因此相干性好。激光全息照相就是利用激光相干性的特点，照出的相有立体感。医学上利用激光这一特性，可以用来进行激光超声全息诊断、眼全息术等。

（二）激光的生物学效应

1. 热效应　主要是可见光区和红外光区的激光所引起。激光照射组织时，生物分子吸收激光能量，加剧了振动，增加了动能，并且受激活分子加剧与周围分子的热碰撞。在这种情况下，很可能触发某些吸热的化学反应，即热化反应，特别是细胞内有各种色素，如黑色素、类黑色素、血红蛋白、胡萝卜素等，虽然吸收光谱不太相同，但都能较显著地吸收光能，从而在不同程度上使生物分子如蛋白核酸等变性，特别是蛋白变性，导致细胞器在不同水平上失活、破坏。

激光对组织的热作用引起组织的升温是随激光能量的上升而上升的。如热对皮肤和软组织作用后，相继出现：热致温度（37~39℃）、热致红斑（43~45℃）、热致水疱（47~48℃）、热致凝固（55~60℃）、热致沸腾（100℃）、热致炭化（300~400℃）、热致燃烧（500℃以上）。激光的能量越大，产生的温度越高，可使蛋白质变性、凝固、炭化甚至汽化。在临床治疗中，利用激光热效应时，需要根据具体情况选择适当的激光能量。

2. 压强作用　当普通光照射生物体时，光子在其表面碰撞可形成辐射压力，这种光压非常微小，可以忽略不计。而激光的能量密度极高，产生的压力很大，激光本身辐射所形成的压强称为一次压强。当生物组织吸收强激光而出现瞬间高热和急剧升温时，因组织沸腾汽化而体积剧增，产生很大的瞬间压力，此压强称为二次压强。利用激光的压强治疗疾病时产热很少或无热，对周围正常组织没有损伤，不留瘢痕，如文身的去除、碎石、虹膜打孔等。

但应注意，如压强利用不当可造成损伤，特别是二次压强。如用脉冲激光治疗恶性肿瘤时，由于激光的压力和反冲力造成癌组织反向飞溅，其碎屑仍有接活的能力，在肿瘤大于 1.2cm 时，其飞溅碎屑几乎有 100%的接种再活力。在用高压强激光照射眼睛时，由于眼内水样液的热膨胀使眼内压力升高而影响视力，水样液热致沸腾时，可形成小气泡，体积胀大而发生“眼球爆炸”的损伤。

3. 光化作用 生物组织大分子吸收激光光子的能量被激活，产生受激原子、分子和自由基，引起机体内一系列的化学改变，叫作光化反应。光化反应可导致酶、氨基酸、蛋白质、核酸等活性降低或失活，分子结构也会有不同程度的变化，从而产生相应的生物效应，如杀菌、红斑效应、色素沉着、维生素的合成等。

4. 电磁作用 激光是电磁波，激光与生物组织的作用实质上是电磁场与生物组织的作用。聚焦的高效激光可以在生物组织中产生高温、高压和高电场，引起组织细胞损害、破坏，可以用来治疗肿瘤。

5. 生物刺激作用 激光照射到生物组织时，不对生物组织直接造成不可逆性的损伤，但可以引起生物组织生理、生化的改变，称为激光的生物刺激效应。

低强度激光照射可以影响机体免疫功能，起到双向调节的作用；可以增强白细胞吞噬作用，适当剂量可以抑制细菌生长；可以促进红细胞生成；加强肠绒毛运动；促进毛发生长；加速伤口和溃疡的愈合；促进骨折的骨痂生长，加速愈合；对神经组织损伤能加速修复；增强肾上腺功能；增强蛋白质的活性等。

小剂量 He-Ne 激光的刺激有积累作用。即多次小剂量之和，等于一次较大剂量所引起的生物效应。但 He-Ne 激光的刺激效应，具有抛物线的特点。刺激次数增加，反应强度有一峰值，再增加刺激次数，反应强度反而下降。

激光的波长、功率密度、光斑的大小、工作方式和偏振性等因素影响激光的生物学效应。以上五种作用中，压力作用、电磁作用主要是大、中功率所具有，光化作用、生物刺激作用由小功率激光所引起，热效应则各种功率均有。

二、治疗作用

1. 消炎 小功率激光无杀菌作用，但能使白细胞吞噬能力增加，氦-氖激光还能促进肾上腺皮质腺的代谢，均有利于消炎。可治疗急性扁桃体炎、慢性喉炎等炎症。

2. 促进上皮生长 小功率激光能促进上皮细胞生长和血管的再生。治疗体表溃疡时，愈合时间比对照组快 1 倍以上。

3. 激光切割、焊接和烧灼 激光切割的基本原理是激光的热效应。高能量破坏性的激光是应用大功率的光刀进行割切，焊接或烧灼，激光切割可用于体表病变的切割手术；焊接主要适用于眼科视网膜剥离；烧灼用于治疗皮肤疣等，使之烧灼汽化。

4. 穴位治疗 小剂量氦氖激光照射穴位，可穿透皮肤直接作用于神经末梢感受器，通过对经络的影响调节气血的运行，改善脏腑功能，达到治疗作用。

5. 治疗肿瘤 激光的高热作用可使被照射部位的温度升至 500℃，当温度为 300℃时，肿瘤组织即被破坏。在照射前向肿瘤组织内注入染料溶液，还可以增强对激光的吸收，提高治癌效果。

三、治疗技术

（一）激光疗法分类

1. 原光束照射 可用于照射病变局部、穴位、自主神经节段部位、交感神经节段部位、体表或头皮感应区等。

2. 原光束或聚焦烧灼 使被照射的病变组织凝固、炭化、汽化。

3. 聚焦切割(即激光刀) 用于手术切割。

4. 散焦照射 用于照射面积较大的病变部位。

(二) 治疗设备

1. 低强度激光

(1)氦-氖(He-Ne)激光器:医学上用途最广,常用输出波长632.8nm的红光激光,输出功率5~30mW,用作“光针”和照射治疗的工具。可用于局部照射、穴位照射和血管内照射。

(2)砷化镓(GaAs)半导体激光器:输出波长为904nm的红外激光,输出功率数百毫瓦至数十毫瓦不等。

(3)镓铝砷(GaAlAs)半导体激光器:输出波长820nm、830nm的红外激光,功率5~50mW不等。可直接进行体表照射或通过光导纤维进行体表或体腔内照射。

2. 高强度激光

(1)二氧化碳(CO_2)激光器:属于高功率激光器,常用输出波长10.6μm的红外激光,输出功率为10~100W,光束直径0.2~8mm,属于不可见红外线,照射时可借助于氦-氖激光瞄准。用于外科手术切割肿瘤或美容消除瘢痕。

(2)氩离子激光器:输出波长为514.8nm和485nm的绿光、蓝紫光激光,输出功率5~50W,用于皮肤科、眼科、内科、外科等领域的治疗。治疗时将聚焦光束对准病患部位进行瞬间的凝固、汽化、切割治疗。较小病灶可一次消除,较大病灶可分次治疗,也可以通过内镜进行体腔内治疗。

(3)掺钕钇铝石榴石(Nd-YAG)激光器:常用输出波长1.06μm的红外激光,输出功率为100~200W,用于激光外科治疗。通过光导纤维传输可以治疗体腔内的疾患,如耳鼻喉、食管、胃、膀胱等疾患。

(4)掺钬钇铝石榴石(Ho-YAG)激光器:输出波长为2.1μm,属红外光,因其能被组织的水分所吸收,并有稳定的穿透深度,故临床常用于膀胱肿瘤及前列腺病变的切除。

(5)红宝石激光器:输出波长694.3nm的单色红光激光,无热效应,皮肤可不留瘢痕。皮肤科用于色素病变的治疗。眼科用于黄斑部裂孔或视网膜脱离的焊接术。

3. 其他物品 激光防护眼镜、光导纤维、血卟啉类光敏剂。

(三) 治疗方法

1. 低强度激光疗法

(1)区域照射:采用弱激光对病灶部位或神经反射区进行照射。可采用氦-氖激光等低强度激光的扩束光或CO_2激光等高强度激光的散焦扩束或半导体激光器扩束照射,灯头距离照射区域皮肤50cm~1m,以照射区域有舒适热度为度,每区域10~15分钟,每日一次,10~15次为一疗程。

(2)斑点状照射:可采用氦-氖激光或半导体激光等低强度激光原光束照射,照射病患区、创面、痛点或穴位,灯头与皮肤距离因各光源特性而不同,每点照射3~5分钟,每次照射3~5点,每日或隔日一次,10~15次为一疗程。

2. 高强度激光疗法 常用的高强度激光疗法有激光凝固,激光焊接,激光汽化、炭化和汽化,激光切割等。由于高强度激光在康复领域应用较少,而外科应用较多,不在此赘述。

（四）操作方法

1. 氦-氖激光器操作法

(1)接通电源,激光管点燃后调整电流至激光管最佳工作电流量,使激光管发光稳定。

(2)照射创面前,需用生理盐水或3%硼酸水清洗干净。

(3)照射穴位前,应先准确地找好穴位,可用龙胆紫做标记。

(4)患者取合适体位,暴露治疗部位,照射距离一般为30cm、50cm、100cm(视病情及激光器功率而定);激光束与被照射部位呈垂直照射,使光点准确照射在病变部位或经穴上。

(5)照射时间每次5~15分钟,每日1次,同一部位一般不超过15次。

(6)不便于直接照射的部位,可通过光导纤维照射到治疗部位。

(7)激光器一般可连续工作4小时以上,治疗时,可以不必关机。

2. 二氧化碳激光器操作法

(1)首先打开水循环系统,并检查水流是否通畅。水循环系统如有故障时,不得开机工作。

(2)患者取合适体位,暴露治疗部位。

(3)检查各旋钮是否在"0"位后,接通电源,依次开启低压及高压开关,并调至激光器最佳工作电流。

(4)缓慢调整激光器,以散焦光束照射治疗部位。

(5)照射距离一般为150~200cm,以局部有舒适温热感为宜,勿使过热,以免烫伤。每次治疗15~20分钟,每日1次,6~12次为一个疗程。

(6)治疗结束,按与开机相反顺序关闭各组机钮,关闭机钮15分钟之内勿关闭水循环。

（五）激光防护措施

输出功率在500mW以上的高功率激光器对人体危害程度较大,其可见光和近红外区的漫反射光也是有危害的。它除对人眼或皮肤等造成伤害外,也能引起火灾,必须警惕。

1. 室内壁勿涂光滑白色漆,因其反射率高。最佳为黑色,因为黑色可以最大限度地吸收射向它的各色激光。

2. 门窗玻璃反光性能强,应采用黑色幕布遮蔽,或换有色玻璃。

3. 装备通风、换气设备,以防止污染的空气对人体的伤害。

4. 室内光线要充足,因光线较暗时瞳孔散大,受激光照射时进入眼内的光能增多,对眼伤害较大。治疗时工作人员须戴防护镜,患者面部治疗时也应戴防护镜。

5. 无关人员不准进入激光室,更不能直视激光束。

6. 操作人员应该做定期健康检查,特别是眼底视网膜的检查。

四、临床应用

（一）适应证

1. 皮肤疾病　皮肤良性赘生物和良性肿瘤,如色素痣、血管瘤、酒渣鼻、老年斑等;皮肤恶性肿瘤,如基底细胞癌、鳞状细胞癌、黑色素瘤等;以及腋臭、文身、尖锐湿疣、皮肤溃疡、湿疹、玫瑰糠疹、神经性皮炎、银屑病等。

2. 消化系统疾病 经内镜治疗食管、胃肠良性肿瘤，以及食管、胃肠的狭窄和出血等。

3. 呼吸系统疾病 支气管哮喘、慢性支气管炎、肺炎，经内镜治疗气管、支气管良恶性肿瘤。

4. 神经系统疾病 三叉神经痛、坐骨神经痛、肋间神经痛，神经衰弱、面神经麻痹、脑血管瘫痪、良恶性脑脊髓肿瘤切除等。

5. 外科疾病 外科感染性疾病，如疖、痈、急性淋巴结炎、脓肿、甲沟炎、化脓性滑囊炎等；以及前列腺增生、包皮过长、关节疾病等。

6. 五官科疾病 慢性鼻炎、咽炎、喉炎、扁桃体炎、睑腺炎、口腔溃疡、声带小结等。

7. 妇科疾病 外阴白斑、外阴溃疡、外阴瘙痒症、月经不调、痛经、子宫功能性出血、卵巢功能紊乱、盆腔炎等。

（二）禁忌证

有出血倾向疾病、急性炎症伴脓毒血症、癌前病变、局限性角化过度及高热患者等禁用。

技能要点

操作程序：熟练掌握红外线治疗仪、紫外线治疗仪、激光器等的操作方法。

治疗剂量：严格把握紫外线疗法的治疗时间、治疗剂量等。

临床应用：红外线疗法、可见光疗法、紫外线疗法、激光疗法的适应证、禁忌证及注意事项。

（肖 湘）

扫一扫
测一测

复习思考题

1. 红外线的治疗作用及注意事项有哪些？
2. 紫外线照射后为什么会引起色素沉着？紫外线治疗技术有哪些？
3. 激光有哪些独特的生物物理学特征？

第二十七章

超声波疗法

PPT 课件

扫一扫知重点

学习要点

超声波的生物学特性、治疗作用、常规治疗方法、适应证与禁忌证。

第一节 概　述

一、理论基础

（一）声波

声源的机械振动可引起周围弹性介质的振动，该振动在介质内由近及远地传播所形成的机械波，即声波。

（二）超声波

超声波是一种机械振动波，频率高于 20kHz 的声波，超出人耳听觉界限。人耳能听到的声音是频率为 16~20 000Hz 的声波。频率低于 16Hz 的声波也不能引起人们有声音的感觉，称为次声波。

（三）超声波疗法

应用超声波治疗疾病的物理治疗方法称为超声波疗法（ultrasound therapy）。频率为 500~2 500kHz 的超声波具有治疗作用，理疗中常用频率为 800~1 000kHz，称为标准频率。800kHz 频率的超声波在人体软组织传播的波长约为 2mm。

（四）超声波的产生、工作原理及对人体的作用方式

1. 产生方式

（1）机械振动法：超声波是一种声波，机械振动可以产生声波。声波的机械振动能引起周围弹性介质的振动，振动沿着介质由近及远传播，形成机械波。

（2）电声转换法：医学应用的超声波通常由电声转换系统产生，电声转换法形成的超声波频率取决于交变电场的频率。①压电效应：某些晶体如石英、钛酸钡、锆酸-钛酸铅等在一定的外力作用下，晶体发生压缩或伸长变形，并在晶体表面出现电荷。这种由力转化为电的现象叫作压电效应。②逆压电效应：压电效应是可逆的，晶体如处于交变的电场中，它们的形态就会随着电场的变化而发生压缩或伸长的形变。这种

由电导致形变的现象叫作逆压电效应。③超声的形成:在规律变化的电场中,晶体发生着有规律的厚薄形变。这种有规律的形变引起周围弹性介质产生稠密和稀疏的交替变化。即周围介质的质点在其平衡位置附近做有规律的往返运动,振动在介质中逐渐由近及远地陆续发生,向外传播,在介质中形成一连串疏密相间的波动而形成超声波。

2. 工作原理　为"逆压电效应",当交变电流经过某些晶体时,晶体则由于两对应面的电压产生连续的交互变化,而发生几何形态的变化。晶体形态的改变引起晶体的振动,使之产生与治疗要求一致的机械振动波。

3. 作用方式　超声波作用于人体的主要作用方式是高频的机械振动。

(五)超声波的传播

1. 传播方式　超声波的传播必须借助一定媒介,即通过介质的质点运动传递波动,超声波在真空中不能传播。超声波在介质中主要以纵波的形式传播,即波的传播方向与介质的振动方向平行。

2. 传播方向　普通的声波振动频率低,波的传播方式是由一点向四周的球面传播。随着声波频率的增高,其传播的发散程度逐渐减小。超声波在同一介质中传播时发散角很小。超声波的频率越高,波长越短,发散角越小,高频超声在同一弹性介质中可近乎直线传播。

3. 声速　在单位时间内声波传播的距离称为声波的传播速度,简称声速或波速。超声波在真空中不能传播,必须借助一定的媒介才能向四周传播。超声波的传播速度与频率无关,与不同媒介的弹性、密度和媒质温度有关。不同频率的超声波在同一介质中传播速度相同,而同一频率的超声波在不同介质中传播速度不同。且随介质温度的升高,速度加快。如在空气中的传播速度为340m/s;而人体软组织中的传播速度为1 540m/s;气温升高1℃,声速增加0.6m/s。一般来说,固体中超声速度最快,液体次之,气体最慢。在人体组织中,骨骼中超声传播速度最快。

4. 声阻　在不同的介质中,超声波的传播速度不同,不同介质的密度也各不相同,介质的密度与声速的乘积称为声阻或声抗。声阻是反映声波传播的重要参数,不同介质的声阻可有很大差别。

5. 声压与声强

(1)声压:声波在介质中传播时,介质质点在其平衡位置附近做往复运动,使介质内部发生有节律的疏密变化,这种疏密变化形成了压力变化,即声压。声压是由介质质点在波动时往返偏离平衡位置而产生的正负压力。在质点疏密区产生正压,在质点稀疏区产生负压。在超声波的传播过程中,介质中任何一点的声压随时间的变化而发生周期性的变化。声压与超声波的频率和振幅成正比,与声阻成反比。

(2)声强:声强是单位时间内通过单位面积的声能。声强与声波频率的平方、振幅的平方、声压的平方以及介质密度成正比,与声阻成反比。声强是超声波治疗的剂量单位,用瓦/平方厘米(W/cm^2)表示。通常超声波治疗剂量在$3W/cm^2$以下。

6. 反射、折射和聚焦　声波由一种介质传播到另一种介质时,在界面处会有一部分声波返回到第一种介质中,这种现象称为反射;其余透过界面进入第二种媒质,由于两种媒质的传播速度不同,因而产生传播方向的偏转,这种现象称为折射;声波在界面被反射的程度取决于两种媒质的声阻,声阻相差越大,反射也越大。如空气与液体和固体的声阻差很大,当声波通过空气传向液体或固体时,几乎全部被界面反射,声波很难通过空气进入液体和固体。所以治疗时应避免空气层，声头与皮肤之间用接触剂紧密接触，以减少反射。利用声波的反射、折射特性，通过透镜和弧面反射将声束聚焦于焦点，可以产生强大的能量，称为聚焦。

7. 穿透和吸收　穿透是指超声波在介质中的传递；吸收是指超声波能量的衰减。穿透与吸收是超声波传播过程中同一事物的两个方面，吸收能量越多，表明穿透能力越差，反之，吸收能量越少，表明穿透距离越大。

（1）介质的影响：媒质的穿透和吸收与超声波的频率及媒质的黏滞性、密度、导热性、声速、分子结构等物理特性有关。超声在固体中被吸收最少，液体中被吸收较多，气体中被吸收最多。超声能量在空气中衰减剧烈，其吸收系数比在水中大 1 000 倍，所以治疗过程中，超声波声头下不能有气泡，可借助接触剂使之于皮肤紧密结合。

半价层（半吸收层）可以表明一种介质对超声波的吸收能力或超声波在某一介质中的穿透能力。所谓半价层是指超声波在某种介质中衰减到原能量一半时的厚度。半吸收层厚度大，表明介质吸收弱，超声波穿透力强，半吸收层厚度小，则反之。表 27-1表明不同生物组织的半吸收层厚度。

表 27-1　不同生物组织的半吸收层厚度

频率（MHz）	组织	半吸收层厚度（cm）
0.09	软组织	10
0.8	肌肉	3.6
0.8	脂肪	6.8
0.8	脂肪+肌肉	4.9
2.4	脂肪+肌肉	1.5
2.5	肌肉	0.5

（2）频率的影响：频率过高或过低均会影响其对组织的穿透性，超声波频率愈高，被作用组织的吸收率也愈高，在介质中穿透能力越差，穿透距离越小。理疗常用的超声波频率在 800～1 000kHz 较为合适，穿透深度 5cm，适用于脂肪、肌肉和韧带的治疗；2 000～3 000kHz 适用于皮肤及表浅病灶。

8. 干涉与驻波

（1）干涉现象：两列或两列以上的声波在介质中传播时，介质中质点的位移是各列波的叠加。如果两列声波频率、振动方向相同，它们在空中相遇时恰为波峰与波峰相叠加、波谷与波谷相叠加，可使质点振幅增大，若波峰与波谷相叠加则使质点的振幅减小，这种现象为波的干涉现象。

（2）驻波：驻波是波的干涉现象的特殊情况。当两列频率相同、振幅相同的声波在同一直线上沿相反的方向传播时，在直线上各质点的振幅是两列声波振动的叠加，某些质点始终不动，振幅为“0”，称为波节；另一些质点振幅始终最大，为原声波振幅的 2 倍，称为波腹；其余各质点的振幅介于“0”与最大振幅之间。相邻两波节或波腹之间的距离为半波长（$\lambda/2$）。波节与波腹的位置不随时间而变化，能量保存在振动体系中，没有能量的传播，因此称为驻波。

二、治疗作用

1. 机械作用　超声波是一种机械波，机械作用是其最基本的作用，无论其声强大小均能产生这种作用，而且热作用和理化作用均是机械作用产生的。超声波的机械作用有两种，在媒质中行进时所产生的机械作用为行波场中的机械作用；在媒质中由于反射波与入射波综合而产生的机械作用为驻波场中的机械作用。超声波的机械作用在组织中引起细胞波动而出现一种微细按摩作用，可改善局部血液和淋巴循环，加强组织营养和物质代谢；同时可刺激半透膜的弥散过程，增强通透性，提高组织再生能力。

超声波的机械作用还可以使坚硬的结缔组织延长变软，粘连的组织松解；也可促进组织再生、血管形成。所以，超声波在修复伤口、软化瘢痕、松解粘连、增加渗透、促进组织代谢、改善血液循环和刺激神经系统功能等方面有重要的治疗意义。利用这一作用，临床可用超声波来治疗营养不良性溃疡、瘢痕、硬皮症及关节挛缩等。当应用大剂量时，还可以利用其对生物体的“破坏”作用杀菌，用于饮水消毒。

2. 温热作用　超声在机体或其他媒质中产生热效应主要是组织吸收声能的结果。因此，将超声波疗法又称为超声透热疗法。主要通过三种途径：通过媒质时被吸收而转变成热能；在超声波压缩相位中，通过媒质时交替的压力变化，使组织细胞周期性紧缩，引起温度升高；在不同组织界面上超声能量的反射，因驻波形成而致质点、离子摩擦而生热。由于人体组织对声能吸收量的差异，超声波的热效应以骨和结缔组织最显著，脂肪和血液为最少，在骨和肌肉界面 1cm 内，用 1MHz、$1W/cm^2$ 的强度照射，温度可升高 5~7℃。热作用除普通吸收，还具有选择性加热的特点，可在骨膜上产生局部高热，用于治疗关节、韧带等运动性创伤。

3. 空化作用　超声波通过液体时，液体受到交变声压的作用。正声压区（稠密区）液体受到压缩，负声压区（稀疏区）液体受到牵拉（伸张）。液体能承受较大的压力，但不能承受较大的拉力。当液体处于负声压作用下，所受拉力超过液体的内聚力时，液体中会出现细小空腔，即空化现象。空化作用对机体组织有破坏作用（空腔内壁有正、负电荷分布，当声压变化时，空腔很快破灭，随之，有高热、高压、光电发生等现象）。不同频率的超声引起空化作用所需的强度不同，在超声频率较低时易发生，如 15kHz 时需 $0.16\sim2.6W/cm^2$，500kHz 时需 $1\ 000\sim400W/cm^2$。目前临床上用的 800kHz 和 1MHz 的超声波对机体组织未发现可以引起空化作用。

4. 弥散作用　超声可提高生物膜的通透性，增加其弥散过程，促进生物膜内外的物质交换，进而加速代谢，改善组织营养。超声的弥散作用在病理组织中的表现尤为明显，如对炎症部位的组织代谢方面的影响等，这一特点在超声治疗上有实用价值。超声对生物膜的作用也可促使药物更易进入病原体内，提高了病原体对药物的敏感性，对临床治疗有极其重要的意义。

5. 触变作用　在超声波作用下，可使组织由凝胶状态转化为溶胶状态。超声对肌肉、肌腱具有软化作用，对一些与组织缺水有关的病理改变如类风湿关节炎和肌肉、韧带、关节等退行性病变，均有较好的治疗效果。

6. 对氢离子浓度的影响　一般认为，超声波作用可使组织 pH 向碱性方面转化，可缓解炎症组织局部酸中毒、减轻疼痛，因此，超声波有减轻炎症和镇痛的作用。

7. 对生物大分子的聚合、解聚作用　聚合作用是将多个相同或相似的分子合成一个较大分子的过程。解聚作用是大分子的化合物变成小分子的过程。在超声波的作用下,使大分子化合物的黏度下降,分子量减少,化学键断裂。已知超声波可使淀粉变成糊精,糖原变成糖,蛋白质解聚成有机分子等。超声对酶的活性也有影响,这主要取决于各种酶的蛋白质结构及其对超声波的敏感性。如超声波可使氧化酶、脱氢酶失活,提高转化酶活性。在治疗关节炎中发现,超声波可使关节内水解酶和还原酶的活性增加。

8. 促使组织物质代谢作用　小剂量的超声波可影响酶、激素、维生素和神经介质的作用。它可刺激细胞内蛋白质的合成过程,加速细胞内核酸代谢过程,促进新陈代谢,改善组织营养。

9. 对 DNA 的作用　高强度超声波,包括连续超声和脉冲超声,可引起 DNA 分子降解,DNA 单、双链断裂,碱基损伤及突变等效应。目前,超声波对 DNA 的作用在某些方面的研究仍不完善,有待进一步深入研究。

三、对组织的影响

超声波作用于人体局部组织产生机械作用、热作用和其他理化作用,可以使人体局部组织血流加速、血液循环改善、血管舒缩增加、粒子重新分布、新陈代谢旺盛、组织中氢离子浓度减低、pH 增加、酶活性增强、组织再生修复能力加强、肌肉放松、肌张力降低、疼痛减轻或缓解。超声波作用于局部组织还可以通过神经-体液途径影响身体某一节段或全身,在更广的范围内起到治疗作用。超声波的治疗作用与组织器官对超声波的敏感,超声的频率、剂量和方式有关。

1. 皮肤　超声波治疗可提高皮肤血管的通透性,使血管扩张,治疗后皮肤可有轻微充血,但无明显的红斑。超声波可改善皮肤的代谢,增加汗腺分泌,促进真皮再生,使皮肤排泄功能增强,反应正常化,因此有祛斑、去皱等美容作用。此外,它还可加速氧化还原过程,提高皮肤保护性屏障作用。

人体不同部位的皮肤对超声波的敏感度不同,头面部皮肤较敏感,腹部皮肤次之,而肢体皮肤敏感度较差。适当剂量的超声波治疗时,一般皮肤无明显感觉,只在敏感部位有轻微震颤感,而剂量较大或用固定法治疗时间较长时,则有热感,如在骨突出处治疗还会有难忍的痛感。痛感是超声波治疗剂量超过阈值的标志,因此,治疗时注意剂量和时间的选择。

2. 肌肉及结缔组织　骨骼肌对超声波非常敏感,治疗剂量的超声波可以放松肌肉、降低肌张力,大剂量超声波可改变肌肉形态,引起肌肉损伤。超声波刺激结缔组织可使其伸展性得到改善,并能刺激结缔组织再生。

3. 骨骼　骨骼声阻很大,对超声波吸收能力很强,其吸收系数随着超声波频率的增加而增长。在超声波作用下,骨、软骨、骨膜、骨内膜、软骨膜、骨髓等各层结构,因界面反射而产生局部高温,当超声波剂量过大时,会引起骨膜疼痛。治疗剂量的超声波不影响骨痂的生长;相反,小剂量、多次治疗,可以促进骨痂生长;大剂量则使骨愈合迟缓;若作用于未骨化的骨骼,则可阻碍骨生长,导致骨发育不全,因此,对幼儿骨骺处禁用超声波治疗。

4. 神经系统　神经系统是对超声波非常敏感的系统。大剂量的超声波可引起中枢神经和周围神经不可逆的损害。在一定剂量之内,超声波对周围神经的作用是使神经的兴奋性增高,传导速度加快,减轻神经的炎性反应,促进神经的愈合,提高痛阈,减轻疼痛。在一定剂量之内,超声波对中枢神经的作用如下:作用大脑可刺激细胞能量代谢,使脑血管扩张,血流加速,作用于脊髓可改变感觉、运动神经的传导。在一定剂量之内,超声波作用于自主神经,可引起皮温升高,血液循环加快。

5. 血液　超声波作用于血液后,可使血液中血红蛋白增加,血沉加快,血液 pH 增加。当超声波的方向与血流方向平行时,可引起血细胞流动停止。

6. 心脏血管　心脏是重要器官,心脏对超声波的反应因剂量的不同而有很大差异。小剂量超声波不引起心脏的明显组织学改变,仅可表现为心脏毛细血管充血、间质细胞增多等。一般认为治疗剂量的超声波对心电图无影响。大剂量超声波可引起心脏功能和组织形态上的不可逆变化,如心包膜下出血、心肌组织斑点状坏死、心律失常,甚至心脏停搏,因此,在心前区应用超声波应格外小心。治疗剂量的超声波可以使血管扩张,血液循环加速,血管通透性增加,促进心肌梗死和冠心病的症状缓解。超声波对血管的作用是血管扩张,血流速度加快,血管壁的通透性增加,血压下降。

7. 消化系统　小剂量的超声波可改善胃肠的血液循环,促使胃酸分泌增加,蠕动增强;较大剂量的超声波作用于胃肠壁,可引起血液循环障碍、淤血、水肿,甚至坏死、穿孔。小剂量的超声波可以改善肝脏功能,促进肝细胞再生,促进胆汁排出;大剂量的超声波对肝脏有损害作用。

8. 生殖系统　生殖器官腺体对超声波比较敏感。小剂量时,对卵巢功能有刺激作用,可促进卵巢滤泡的形成;大剂量时则可使卵泡变性,胚胎畸形、流产。对睾丸的影响与卵巢类似。故治疗剂量不宜过大,若剂量适当,一般不会引起不良反应。可用来治疗盆腔炎、不孕不育症等。

9. 眼睛　眼睛的结构决定了它对超声波反应的特殊性。由于眼睛解剖层次多,超声波的热作用容易对眼睛造成不良影响,如引起结膜充血、角膜水肿、角膜上皮脱落、晶体和玻璃体混浊、眼底变性。但适当剂量的超声波可减轻炎症反应,改善血液循环,促进炎症吸收及组织修复,改善视神经的营养,恢复眼的功能。

第二节　治疗技术

一、设备

超声波治疗设备的基本组成包括超声治疗仪和辅助设备。

(一)超声波治疗设备

1. 超声波治疗仪　临床上使用的超声波治疗仪多采用逆压电效应的原理发射超声波。治疗仪由主机和声头两部分组成。主机包括电源电路、高频振荡器、调制器、定时器四个主要部分。电源电路提供电功率和电压,高频振荡电路产生振荡电压,使声头晶体发生机械振动。调制器可以调节电压幅度,选择输出方式,定时器可以调节治疗时间。声头即超声波换能器,是由两面镀有金属层的压电晶体,装在一个圆形金属外壳内构成的。在高频电压作用下,压电晶体的厚薄发生规律性变化,引起机械振动,产生超声波。

2. 辅助设备　超声波的辅助设备包括水槽、水袋、漏斗、声头接管等。

（1）水槽：水下法超声治疗用，水槽的容积以能容纳受治肢体和声头为宜，可用木材、塑料、陶瓷、金属等材料制作。金属水槽（多为不锈钢或铝合金）不仅轻便、不生锈、坚固耐用，而且其声阻小，最为多用。

（2）水袋：用薄橡皮膜制成的袋，灌入经煮沸而驱除气体的凉水，密封时注意袋中不能残留空气，以免造成超声能量的反射损耗。超声治疗时水袋置于声头和治疗部位之间。主要用于手腕、足部、四肢小关节等体表凹凸不平的部位或肌肉、脂肪较少的部位。

（3）漏斗：用塑料等较坚实的材料制成，漏斗下口紧压治疗部位，漏斗内盛驱气的水，声头从上端大口处置入水中，声头表面必须浸入水中。主要用于小部位或体腔内治疗。

（4）声头接管：用与声头外壳相同的材料制成漏斗状，上端接声头，下端紧接治疗部位，管内装满无气体的水，这种接管制作较简单，操作方便，用于小部位或穴位治疗。

3. 接触剂　使用接触剂的目的是减少声头与皮肤之间的声能损耗，要选择声阻接近人体软组织的物质。常用的接触剂有水、蓖麻油、液状石蜡、甘油、凡士林等。

（二）连续超声波和脉冲超声波

根据超声波的输出方式可将超声波分为连续超声波和脉冲超声波两类。

1. 连续超声波　是指连续不断地发射强度恒定不变的超声波。连续超声波对人体有明显的机械作用和热作用。

2. 脉冲超声波　是指有规律发射的超声波，即每一组超声声束发射后有一段间隔期。每一组声束发射的延续时间为脉冲作用时间，无声束发射的间隙时间为脉冲停止时间。脉冲作用时间与脉冲停止时间的和为脉冲重复时间。脉冲作用时间与脉冲重复时间之比叫脉冲通断比。脉冲超声波每秒钟的脉冲数为脉冲重复频率。常用的脉冲通断比为 1∶5 和 1∶20。

二、治疗技术

（一）声头与人体皮肤之间的接触

1. 直接接触法　声头与人体体表直接接触进行超声治疗的方法叫做直接接触法。必须是声头紧密接触皮肤，尽量不留缝隙，并用耦合剂填充声头与皮肤之间的空隙。

2. 水下辐射法　超声治疗在水中进行，治疗部位与声头都浸在水中，声头正对治疗部位，相互间隔 2~4cm，超声波经水作用于治疗部位。水下辐射法用于人体不规则体表部位的治疗，如手、足踝、肘等部位。

3. 辅助器治疗法　应用水枕、漏斗、接管等辅助设备对特殊部位进行超声治疗的方法。常用于颈部、体腔、关节等部位。

（二）声头固定与移动

1. 移动法　①治疗前先在治疗部位上涂以接触剂，声头轻压体表；②接通电源，调节治疗时间及输出剂量后，并在治疗部位做缓慢往返移动或圆周移动，移动速度以 2~3cm/s 为宜；③常用强度为 0.5~2.5W/cm^2，一般不超过 1.5W/cm^2。每次治疗5~10 分钟，大面积移动时可适当延长到 10~20 分钟；一般治疗 6~10 次为一个疗程，慢性病10～15次，每日或隔日1次，疗程间隔1～2周。此法在超声治疗中最为常用，适用于范围较大的病灶治疗。

2. 固定法　用于治疗痛点、穴位、神经根和病变较小的部位。治疗时用适当压力将声头放在受治部位并固定不动。此法应用时易发生局部过热、骨膜疼痛等；同时，在固定法治疗时，超声的峰值强度有可能形成驻波，从而引起血细胞的停滞、血管内皮细胞的损伤和促使血凝块形成等。因此，治疗时超声剂量宜小，一般不超过0.5W/cm²，每次治疗时间3～5分钟。

（三）超声波治疗频率的选择

根据超声波穿透与吸收的物理学特性，超声波的频率越高，介质对超声波的吸收能力就越强，超声波在介质中的穿透能力也就越差，穿透的距离则越小。因此，治疗表浅的部位选择3MHz频率的超声波治疗，较深则选择800kHz～1MHz频率的超声波治疗。

（四）超声波治疗剂量

超声波疗法中适宜的剂量是治疗的关键。从超声波的治疗作用可知，适当的剂量可取得很好的治疗效果，而过度的超声剂量对人体组织产生不可逆的损害。决定超声波剂量的参数有超声波的波形、治疗方式、声强、治疗部位表面面积、治疗时间、治疗次数和治疗频度。

1. 声强　超声波的声强是超声剂量的直接表示单位，但它需要与波形和治疗方式综合考虑（表27-2）。为了避免热作用对组织的影响，疾病的急性期多采用脉冲超声波进行治疗，多采用小剂量。

表27-2　超声波常规声强

治疗方法 强度等级	固定法			移动法		
	低	中	高	低	中	高
连续式（W/cm²）	0.1～0.2	0.3～0.4	0.5～0.6	0.5～0.8	1～1.2	1.2～2
脉冲式（W/cm²）	0.3～0.4	0.5～0.7	0.8～1.0	1.0～1.5	1.5～2	2～2.5

2. 治疗时间　超声波的治疗时间与波形、治疗方式密切相关。超声波治疗的总时间一般不超过15分钟，多选用5～10分钟。脉冲超声波比连续超声波的治疗时间可略长，固定法治疗比移动法治疗时间要短。

3. 治疗频次　超声波治疗频度多为每日1次，也可隔日1次。

4. 治疗面积　同样的声强与治疗时间，如果作用于大小不同的治疗面积，单位面积接受的超声波能量不同，因此，在决定超声波剂量时要考虑治疗部位的面积。

5. 疗程　超声波疗法的疗程由疾病的性质决定，一般急性病的1个疗程为5～10次，慢性病的1个疗程为15～20次。

（五）超声波治疗的一般操作程序

1. 治疗前检查机器各导线连接正常，所有按键、旋钮处于正常位置，仪表指针或数字显示为“0”。

2. 患者选择舒适的治疗体位，暴露需治疗部位，在治疗部位体表涂接触剂。如果需要用水下法，准备水槽，将患者治疗部位浸入水中，如果需用辅助器，将辅助器与治疗部位皮肤密切接触。

3. 将超声声头与患者治疗部位皮肤或辅助器紧密接触。

4. 打开超声波治疗仪电源开关。

5. 选择输出波形的类型、输出强度和治疗时间。

6. 治疗中询问患者的感觉，治疗部位应有温热酸胀感，不应有痛感或灼热感。

7. 治疗结束时，先按照与开机相反的顺序关闭仪器的按键、旋钮，再将声头移开。

8. 用温热毛巾清洁患者治疗部位。

9. 用75%的酒精消毒声头，然后将声头置于声头架上。

（六）常见部位的超声波治疗方法

1. 头部超声治疗　患者仰卧或坐位，采用脉冲超声波直接接触移动法，小剂量，每日或隔日1次，每次10~15分钟。治疗过程中声头保持与接触部位颅骨相互垂直，治疗部位剃发。

2. 眼的超声治疗　患者坐位低头，声头朝上与眼密切接触。可用直接接触法或水袋法，连续或脉冲超声波固定法，小剂量，每日或隔日1次，每次10分钟以内。

3. 颞颌关节的超声治疗　患者坐位，轻微张口，采用直接接触固定法或移动法，连续或脉冲超声波，中剂量，每日或隔日1次，每次3~5分钟。

4. 颈交感神经节的超声治疗　患者仰卧位，直接接触或水袋法，声头固定，脉冲超声波，中剂量，每日或隔日1次，每次5分钟。声头接触胸锁乳突肌下1/3，方向朝向 C_7 横突。

5. 臂丛神经的超声治疗　患者仰卧位，直接接触移动法，声头沿胸锁乳突肌后缘及锁骨上凹处滑行移动，中小剂量，隔日1次，每次5~7分钟。

6. 腰椎的超声治疗　患者俯卧，直接接触移动法，声头沿腰椎两旁上下滑动，中小剂量，每日或隔日1次，每次10~15分钟。

7. 坐骨神经的超声治疗　患者俯卧，直接接触移动法，声头由腰椎至环跳，经大腿后方达足跟。中等剂量，每日或隔日1次，每次10~15分钟。

8. 肩关节的超声治疗　患者坐位，直接接触移动法，声头沿肩关节回环滑行移动，中大剂量，每日或隔日1次，每次15分钟。

9. 肘关节的超声治疗　患者坐位，采用水袋法，中大剂量，每日或隔日1次，每次5分钟。

10. 腕关节和手的超声治疗　患者坐位，采用水下法或水袋法，小剂量，每日或隔日1次，每次5分钟。

11. 膝关节的超声治疗　患者仰卧位，采用水袋法，中剂量，每日或隔日1次，每次5~10分钟。

12. 踝关节和足的超声治疗　患者坐位，采用水下法或水袋法，中剂量，每日或隔日1次，每次10分钟。

（七）超声综合疗法

临床上经常将超声波疗法与其他疗法结合应用，可以取得较单一治疗更好的疗效。目前临床常用的是超声雾化吸入疗法、超声药物透入疗法、超声-间动电疗法等。

案例分析

患者涂某，女，42岁，家庭妇女。自诉近几个月来，每天织毛衣时，右臂酸痛，肘部尤甚，做洗脸拧毛巾、端提热水瓶、扫地等动作时，疼痛更甚。近两周来疼痛症状加重，经查X线片，示骨质未见明显异常。检查：肱骨外上髁压痛明显，桡骨小头到腕伸肌的肌间沟压之酸痛，伸肌腱牵拉实验(+)，网球肘试验(+)。诊为肱骨外上髁炎，请拟订治疗方案。

第三节　临床应用

一、适应证

超声波疗法临床应用广泛，可用于内科、外科、神经科、皮肤科、耳鼻喉科、康复科、眼科、妇科等疾病的治疗。

1. 内科疾病　慢性支气管炎、支气管哮喘、结核性胸膜炎、胃十二指肠溃疡、慢性胃炎、胃肠神经官能症、功能性便秘、胆囊炎、慢性肝炎、冠心病、心绞痛、陈旧性心肌梗死、高血压、动脉硬化闭塞症等。

2. 外科疾病　软组织扭伤、挫伤、瘢痕组织、注射后硬结、冻伤及冻疮、慢性腰肌劳损、腰骶劳损、肩关节周围炎、腱鞘炎、颈椎病、腰椎间盘突出症、脊柱炎、风湿性关节炎、类风湿关节炎、半月板损伤和髌骨软化症、骨折后愈合不良、闭塞性脉管炎、血栓性静脉炎、阴茎硬结等。

3. 妇科疾病　慢性盆腔炎、输卵管闭塞、痛经等。

4. 皮肤科疾病　带状疱疹、瘙痒症、神经性皮炎、荨麻疹、硬皮病、牛皮癣等。

5. 五官科疾病　鼻窦炎、扁桃体炎、乳突炎、咽喉炎、玻璃体混浊、视网膜病变、耳聋、耳鸣、耳硬化症、梅尼埃病等。

二、禁忌证

1. 活动性肺结核、严重的支气管扩张、高热、急性化脓性炎症、出血倾向、消化道大面积溃疡、恶性肿瘤等。

2. 急性炎症、皮肤破溃、孕妇下腹部和腰骶部、儿童骨骺部位、睾丸部、椎板切除术后的切除部位、高度近视患者的眼部、安装心脏起搏器和血管支架部位、严重心脏病的心区和交感神经节及迷走神经部位等。

三、注意事项

1. 声头不可空载，以防损坏晶体。治疗时声头必须通过接触剂紧密接触皮肤，或置于水中，方可调节输出。

2. 接触剂应涂抹均匀，声头紧贴皮肤，声头与皮肤之间不得有任何细微空隙。

3. 水袋法与水下法治疗时，应采用温开水缓慢灌入，水中及皮肤上不得有气泡。

4. 进行胃部治疗时，患者饮开水300ml，取坐位进行治疗。

5. 治疗过程中观察患者反应及仪器的工作状态，如治疗部位过热或疼痛，应暂停治疗，找出原因，进行处理。应移动声头或降低强度，避免灼伤。

6. 治疗过程中导线不得卷曲或扭转，注意保护声头，切勿碰撞。

7. 超声药物透入治疗时，禁用患者过敏和对声头有腐蚀作用的药物，慎用对皮肤有刺激的药物。

8. 操作人员不得直接手持声头，声头握柄上要以网套保护或操作人员戴好手套。

9. 注意机器和声头的散热，如过热应暂停一段时间，再继续使用。

技能要点

操作程序：熟练掌握超声波疗法的操作方法。

临床应用：掌握超声波疗法的适应证、禁忌证及注意事项。

（肖　湘）

复习思考题

扫一扫
测一测

1. 试述常用的超声波治疗方法有哪些。
2. 超声治疗时为什么要用接触剂？

PPT 课件

28章PPT

第二十八章

传导热疗法

扫一扫

知重点

学习要点

热作用的物理基础、热传递方式；温热疗法的生物学效应；石蜡疗法、湿热袋敷疗法的治疗作用、临床应用；石蜡疗法、湿热袋敷疗法的治疗技术及注意事项；泥疗法及其他传导热疗法的治疗作用、操作技术及临床应用。

第一节　概　　述

凡是利用各种热源，以传导方式将热能传递给人体用以治疗疾病的方法，称为传导热疗法(conductive heat therapy)。理想的导热物体，应具备热容量大、导热性小、保温时效长和安全不易烫伤皮肤的特点。临床常用的导热物质有水、石蜡、沙、泥、盐和酒等。除了热作用之外，某些导热物质还具备机械和化学等刺激作用。

常用的传导热疗法有石蜡疗法、湿热袋敷疗法、地蜡疗法、泥疗法、沙浴疗法和坎离砂疗法等。

一、基本概念

1. 热传递和热平衡　热是物质运动的表现形式之一。热从一个物体转移到另一个物体，或者从物体的一部分转移到同一物体邻近部分的过程，称为热传递。热传递的方式有三种：对流、传导和辐射。传导是固体中热传递的主要方式，当冷热程度不同的物体互相接触时，热传递要进行到它们的温度相等时才会停止，这种状态称为热平衡。

2. 热量、热容量和比热　在热传递过程中，物体吸收或放出的热的多少，即称为热量。系统在某一过程中，温度升高(或降低)1℃所吸收(或释放)的热量叫做这个系统在该过程中的热容量。单位质量的某种物质温度升高(或降低)1℃，吸收(或放出)的热量叫做这种物质的比热，又称作比热容。

3. 内能　内能是一种与热运动有关的能量。物体内所有分子做无规则运动的动能和分子势能的总和叫做物体的内能。一切物体都具有内能，内能自发地从温度高的物体向温度低的物体传递。内能改变的多少跟热量直接相关：传递的热量多，物体内能改变的量也越大。物体吸收多少热量，它的内能就增大多少；物体放出多少热量，它的内能就减小多少。

4. 熔解和凝固　物质从固态转变成液态的过程叫做熔解，从液态转变成固态的过程叫做凝固。物质熔解的过程需要吸收外界的热量，凝固向外界放出热量。无论熔解或者凝固，物体的温度不变。

二、生物学效应和治疗作用

1. 对神经系统的影响　传导热作为一种良性刺激，首先作用于皮肤和邻近的皮下组织。皮肤及皮下组织含有丰富的神经末梢感受器，当其感受到温热刺激时，会通过感觉传导通路将刺激传导至中枢神经系统，引起大脑皮质抑制的扩散，降低神经系统的兴奋性，使肌张力降低，同时发挥镇静、镇痛作用。这种反应的强度和效应取决于温热刺激的强弱、治疗面积的大小和持续时间的长短。除此之外，温热介质对皮肤及皮下组织的压迫作用、化学作用也会刺激相应的压力感受器和化学感受器，因此，传导热疗法的作用机制是一个复杂、综合的过程。

2. 对血液循环的影响　传导热疗法具有较强而持久的温热作用，能引起末梢血管主动充血、扩张，增加局部组织的血液供应，加强局部组织新陈代谢，从而改善局部组织的营养状态。由于局部血液循环加快，渗出的组织液能较快吸收，加上传导热介质对局部组织有压迫和压缩作用，能防止组织内淋巴液和血液的渗出，所以本疗法还能促进水肿吸收。传导热疗法的温热刺激能促使局部血管扩张，促进局部血液循环，加速静脉血液回流，调整肌肉与内脏血液流量和贮备的分布，降低大循环阻力，减轻心脏负担，加强心功能。

3. 对皮肤及软组织的影响　传导热的刺激促使局部皮肤及软组织充血，毛细血管扩张，局部微循环增强，增加瘢痕组织的血供，起到软化瘢痕的作用；由于微循环的改善，局部组织营养的增加，上皮组织迅速增生，能促进创面的修复；局部皮肤及软组织充血，毛细血管扩张，局部血液循环和淋巴循环的明显改善，能软化、松解挛缩的关节肌腱。

4. 对组织代谢和炎症的影响　传导热疗法能明显使皮肤表面及深部组织温度升高。通常情况下，石蜡疗法能使皮肤温度升高 8~18℃，取下石蜡后仍可升高 5~12℃。皮肤及深部组织温度升高使局部充血，毛细血管扩张，加强了局部的皮肤组织代谢，促使组织修复和病理产物的消散吸收。同时传导热也加快了汗腺分泌增加，加速了代谢产物的排泄。有研究发现传导热治疗后，表皮生发层的层数增加，颗粒层的细胞成长和表皮增厚，说明表皮和真皮层的组织再生得到证实。

传导热疗法的温热刺激还能引起周围血液中白细胞总数增加及核左移，增强血管壁的通透性，并能提高网状内皮系统细胞的吞噬活力；同样，温热刺激也可促进淋巴循环，提高淋巴细胞的吞噬能力；温热刺激作用于体表创口还可能引起大量浆液性渗出物的分泌，协助病理产物的清除和排泄，达到消散炎症的目的。

第二节　石蜡疗法

利用加热熔解的石蜡作为温热介质，敷于局部将热能传导到机体，达到治疗目的的方法称为石蜡疗法（paraffin therapy）。临床上石蜡疗法常用蜡饼法、刷蜡法、浸蜡法等数种方法。

石蜡(图 28-1)是一种由石油蒸馏产生的高分子碳氢化合物,是白色或淡黄色半透明的无水、无臭、无味的固体。石蜡不溶于水,微溶于酒精,易溶于汽油、苯、乙醚、煤油、氯仿等易挥发的有机溶剂。普通石蜡熔点为 30~70℃,沸点为 350~560℃;医用高纯度石蜡熔点为 50~56℃,沸点为 110~120℃。

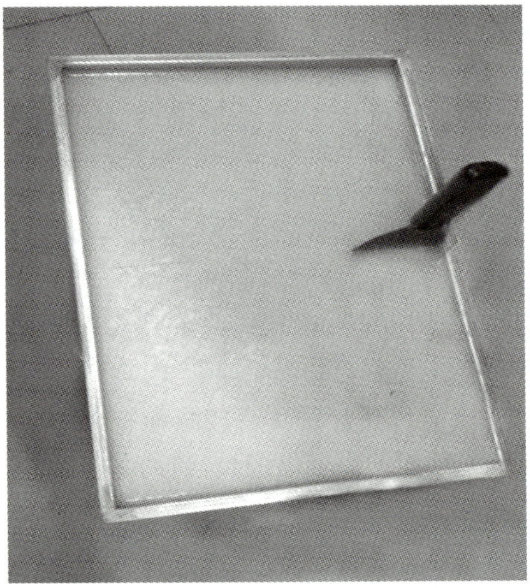

图 28-1　石蜡

当石蜡加热到 100℃或更高时,只要与空气充分接触,即容易被空气中的氧气所氧化。常温下石蜡呈固态,比热为 0.5~0.78cal/(g·℃)。石蜡热容量大,导热性小,其导热系数仅为 0.000 59。因为石蜡不含水分和其他液体物质,而且水分和气体不易通过,几乎不呈对流现象,具有很大的蓄热性能,临床常用石蜡作为传导热疗法的材料。

石蜡加热后,凝固时会放出大量热能。每千克石蜡熔解或凝固时,吸收或放出的热能平均为 39 卡。熔解石蜡的温度越高,凝固的过程就越慢,也就能较长时间地保持温热。

知识链接

石蜡的主要成分

石蜡别名为固体石蜡和矿物蜡,通式为 C_nH_{2n+2},是固态烷烃类混合物,是 C 原子数为 20~50 的直链脂肪烃,分子量范围为 360~540。石蜡是从石油里提炼出来的固体结晶产品,由多种碳氢化合物,主要是正烷烃组成,还含有异构烷烃、环烷烃及少量的芳香烃。商品石蜡的碳原子数一般为 22~36,沸点范围为 300~550℃。随着石蜡的分子量、沸点、熔点的增高,组成的正构烷烃减少,而异构烷烃则增多。纯粹的石蜡为白色,无臭无味,含杂质的石蜡为黄色。石蜡不溶于水,在醇及酮中溶解度很低,易溶于四氯化碳、三氯甲烷、乙醚、苯、石油醚、二硫化碳、各种矿物油及大多数的植物油中。石蜡的熔点越高,溶解度越小。石蜡化学性质较稳定,不易与碱类、无机酸类及卤族元素起作用。石蜡遇热熔化,遇高热则燃烧分解。

石蜡具有良好的可塑性、黏稠性和延展性。石蜡在凝固过程中逐渐变硬,自行收缩体积,紧贴皮肤塑形,其体积可缩小 10%~20%。凝固后的石蜡在 60~90 分钟内,均能保持 40~48℃的恒温，缓慢均匀地向治疗部位传递。放在皮肤上的石蜡迅速冷却凝固，形成坚固厚实的蜡膜，这层蜡膜能保护皮肤，不受随后涂抹的高温石蜡作用。

一、治疗作用

1. 温热作用　石蜡热容量大，加温熔解后能大量吸收热，凝固时也能大量放热。因其导热性小，且无对流，故保温时间长，缓慢放热，具有强而持久的温热作用。一般认为，石蜡敷于人体，局部升至较高温度（55~70℃），保持一段时间后缓慢下降，但温度下降得很慢，在 60 分钟内还能保持一定的温度。石蜡疗法因此具有改善局部血液循环、镇痛、缓解肌肉痉挛、降低纤维组织张力和恢复组织弹性等作用，还能促进水肿和炎症消散吸收，促进上皮组织生长和组织修复，促进创面愈合、软化松解瘢痕组织及肌腱挛缩等。

2. 机械作用　石蜡具有非常优越的可塑性、黏稠性和延展性，使之能与皮肤紧密接触，且在冷却凝固过程中，体积逐渐缩小，对组织产生机械压迫作用，可加速水肿吸收，还有助于热向深层组织传递。机械压迫作用还可以增加胶原纤维组织的可延展性，软化松解挛缩关节。石蜡富含矿物油，可滑润皮肤、恢复组织弹性和软化瘢痕。

3. 化学作用　单纯的石蜡对机体的化学作用是很小的。石蜡的化学作用取决于石蜡中其他物质的含量，如果向石蜡中添加化学物质或油类物质，那么用于治疗时就能呈现这些物质产生的化学作用。如果添加放射性物质，也能使石蜡具有放射性作用。

二、治疗技术

（一）设备

1. 治疗室。

2. 熔蜡室　熔蜡室最好单独设立，以免石蜡气味刺激患者。熔蜡室内应使用水泥地板，具备热源，配备通风和防火设备，熔蜡炉旁应设隔热垫。

3. 智能蜡疗机（图 28-2）或电热熔蜡槽（图 28-3），其他用品（图 28-4）：不锈钢盘、搪瓷盘或铝盘，浸蜡用的浴盆或瓷盆、瓷桶，长柄铝勺，排笔或板刷，刮蜡铲刀，0~100℃温度计，耐高温塑料布或油布，长柄外科钳，保温棉垫、纱布、毛巾等保温用品，剃毛刀，凡士林等。

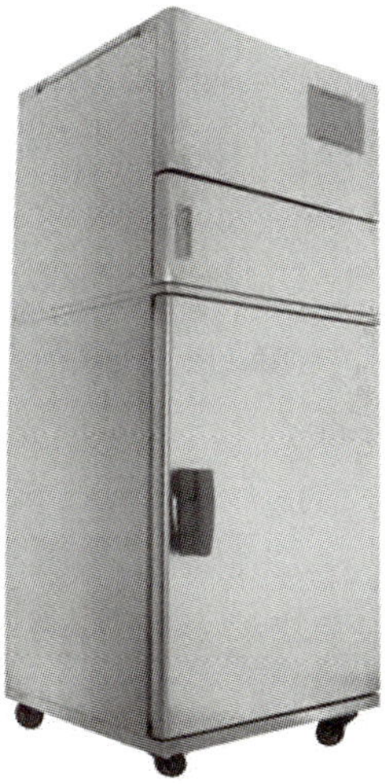

图 28-2　智能蜡疗机

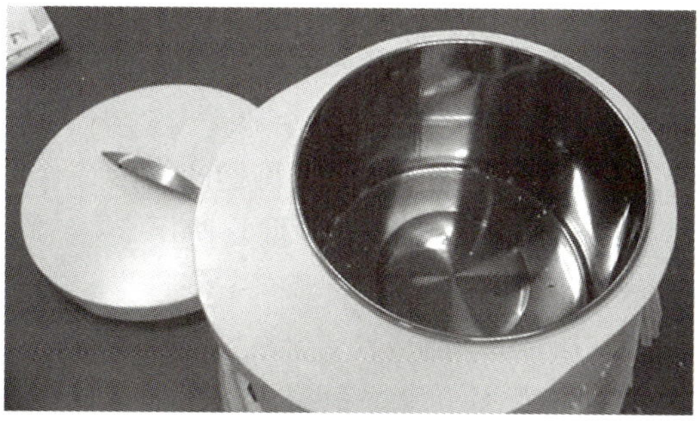

图 28-3　电热熔蜡槽

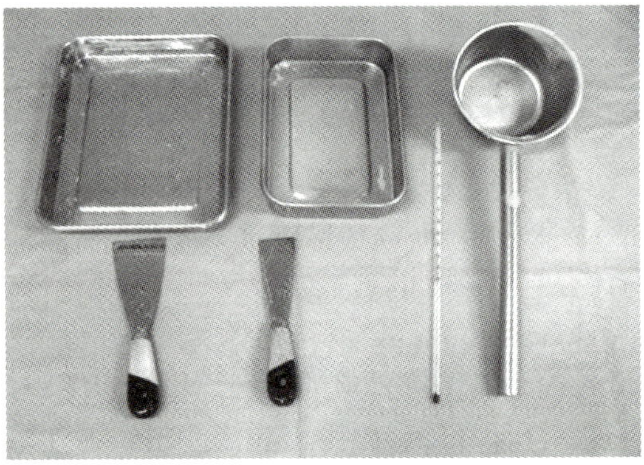

图 28-4　其他用品

（二）治疗技术

1. 石蜡的准备

（1）选蜡：选用医用高纯度石蜡，要求外观洁白、无杂质，pH 为中性，熔点在 50～60℃，含油量不大于 0.9%，不含有水溶性酸碱，黏稠性良好。采用蜡饼治疗时，选用的石蜡熔点稍高，温度在 54～56℃。但蜡浴用的蜡熔点要稍低，以防烫伤。

（2）加热：石蜡加热常采用间接加温法，温度不宜过高，以免使石蜡氧化变质，破坏蜡质的纯净度，影响其可塑性与黏稠性。临床常用电热熔蜡槽或双层熔蜡套锅加热石蜡。熔蜡套锅是用较大的外层锅内放适量的水，内层锅放蜡，以水浴加热法来加热石蜡，一般加热至 60～65℃。应当注意的是，加热过程中应避免熔蜡套锅中的水或蒸汽所凝结的水滴入蜡中。由于水的导热性比石蜡好，相同温度的水和石蜡同时作用于皮肤时，水就会引起烫伤。

（3）石蜡的清洁：石蜡可反复使用，但反复使用后会有皮屑、污秽、尘埃等杂物混入蜡中，降低蜡的热容量和导热性，影响治疗作用。因此，必须定期清洁石蜡，一般每周或每半月一次。小型熔蜡槽或熔蜡锅可每天或隔天一次清除锅底污物。

清洁石蜡的方法大致有以下几种。①沉淀法：将石蜡加热熔化后，放置搅拌后沉淀冷却，去除底层杂质部分；②水洗清洁法：加等量水与石蜡一同加热至 80～90℃，使蜡中杂物溶于水中，由于水和蜡的比重不同，冷却后杂质下沉，石蜡浮于水面，取出石蜡备用；③清洗过滤法：每次治疗的石蜡取下后立即用急流水冲洗汗液和皮屑杂物，每隔 2～5 天可用几层纱布或细孔筛滤过熔化石蜡；④白陶土清洁法：将石蜡熔化后，缓慢地向蜡液中加入约为蜡液量 2%～3%的白陶土，搅拌 20～30 分钟至蜡液颜色变白，待其自然冷却凝固，将蜡块取出，除去底部杂质部分；⑤滑石粉清洁法：将石蜡熔化后，缓慢地向蜡液中加入约为蜡液量 20%～30%的滑石粉，搅拌 20～30 分钟至蜡液颜色变白，待其自然冷却凝固，将蜡块取出，除去底部杂质部分。

使用过的石蜡，由于变质和脆性增加，会影响蜡疗的治疗作用，应加入 15%～25%新石蜡，一般 1～3 个月加入一次。石蜡最多可重复使用 5～7 次。在创面溃疡和体腔使用的石蜡不易清洁彻底，故不重复使用。

2. 石蜡的操作技术　石蜡治疗前应清洁治疗部位的皮肤，除去汗液和皮屑。在治疗部位毛发处涂抹凡士林或剃去毛发。根据疾病的性质、病变程度、病变部位和治疗目的不同，选择不同的治疗方法。治疗结束后，取除石蜡，擦除汗液，整理好衣服，喝水休息片刻再离开治疗室。

临床常用的石蜡疗法有：

（1）蜡饼法（图 28-5）：将熔化的石蜡装在治疗盘中，厚度为 2~4cm。待石蜡表面温度冷却至 45~50℃，外层凝固，内部仍然呈半液态时，用刮蜡铲刀轻轻地将石蜡沿边缘从盘中剥离，将治疗盘倒扣在油布上，轻叩盘底，蜡饼即可脱出。迅速将蜡饼贴敷在患部，切勿挤压使内部蜡液溢出。然后用毛巾或棉垫包好保温。这种方法操作简单，蜡温恒定，适用于较大面积的治疗。大腿和脊柱部涂敷面积约为 50cm×30cm，腰、腹部约为 40cm×20cm，关节部位可小一些。

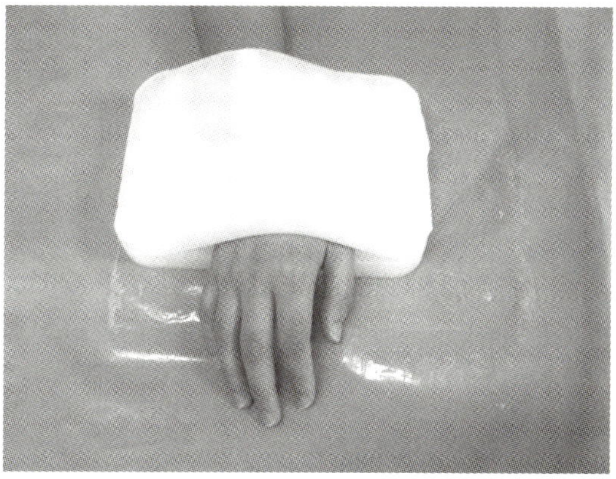

图 28-5　蜡饼法

（2）刷蜡法（图 28-6）：先在治疗部位涂抹薄层凡士林，再用排笔或平毛刷浸蘸少许熔化的石蜡液，迅速而均匀地涂抹治疗部位，在皮肤表面形成一层蜡壳，即蜡膜保护层。此后再浸蘸温度稍高的石蜡液在蜡壳外面反复涂刷，直到蜡层厚度至 0.5~1cm 为止。每次刷蜡，边缘都不能超过蜡壳的边界，以免烫伤。也可在蜡壳外面包一块热蜡饼，或用热蜡垫拧干后敷在蜡壳上，再用油布、棉垫或者毛巾被包裹保温。刷蜡法能加强石蜡的温热和机械压迫作用，适用于四肢的治疗如亚急性挫伤、扭伤等。

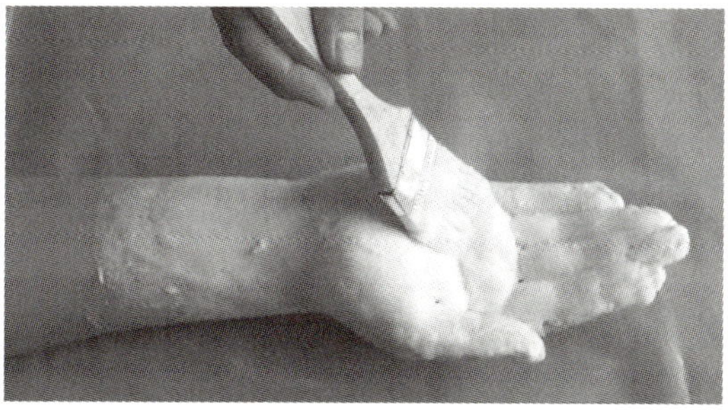

图 28-6　刷蜡法

（3）浸蜡法：又称蜡浴疗法。先将熔化的石蜡按刷蜡法在治疗部位局部涂敷一层薄蜡，形成蜡膜保护层，然后迅速将治疗部位浸入盛有 50~65℃的石蜡浴槽中，并立即取出，反复数次，每次浸蜡高度都应低于首次水平，以防烫伤。直至体表蜡层厚达 0.5~1cm，再持续浸入蜡槽中治疗，直到蜡液完全冷却时再取出。首次浸入时可能有轻微灼痛感，待蜡膜形成后再反复浸入时，即只感觉温热而无疼痛。手足部治疗时，尽量将手指、足趾张开。本法保温时间长，主要用于手足部的治疗。

浸蜡法治疗的同时可将治疗部位放进光浴箱中，或用红外灯距 50cm 照射，以协同加强热作用。

如需改善手指功能，可在患手刷蜡后浸于蜡液中 15 分钟后拿出，取一块温暖柔软的石蜡，用手做抓、握、捏等动作，将石蜡做成各种形状，锻炼手指屈、伸、内收、外展等动作，治疗大约 20 分钟。

（4）蜡垫法：将浸有熔解石蜡的纱布垫冷却到皮肤能耐受的温度，放在治疗部位上，然后再用较小的纱布垫浸蘸 60~65℃的高温石蜡放在第一层纱布垫上，再包裹上油布和棉垫保温，30~60 分钟后取下。每天或隔天 1 次，每个疗程 20~25 次。本法主要用于四肢末端和关节的治疗。

（5）浇蜡法：将石蜡加热到 100℃，消毒 15 分钟后冷却至 60~65℃，滴在已清除脓液、痂皮或分泌物的创面上，蜡层厚 1.5~2cm。创面周围用消毒棉花围好，最后覆盖保温，治疗 30~60 分钟。

石蜡疗法每次治疗 20~30 分钟，每日或者隔日治疗 1 次，20 次为一疗程，疗程结束后休息 2 周。

三、临床应用

（一）适应证

1. 软组织扭挫伤后期、腱鞘炎、关节滑囊炎、腰背肌筋膜炎、肩周炎。

2. 术后、烧烫伤、冻伤后软组织粘连，瘢痕增生及关节挛缩、经久不愈的溃疡或创面、关节纤维性强直。

3. 骨折后关节肿胀与功能障碍、颈椎病、腰椎间盘突出症、慢性关节炎。

4. 周围神经外伤、周围性神经麻痹、神经炎、神经痛、神经性皮炎。

5. 各种慢性炎症如慢性肝炎、慢性胆囊炎、慢性胃肠炎、胃或十二指肠溃疡、慢性盆腔炎。

（二）禁忌证

1. 皮肤对蜡疗过敏者。

2. 高热、急性化脓性炎症、厌氧菌感染、感染性皮肤病。

3. 妊娠、肿瘤、活动性结核、出血倾向、脑动脉硬化、心功能衰竭、肾衰竭。

4. 急性软组织损伤、周围循环障碍、严重水肿部位、经深部放射性治疗患者、皮肤感觉障碍者、婴幼儿。

（三）注意事项

1. 石蜡加热时的注意事项

（1）不得直接加热熔解，以免石蜡烧焦、变质，影响治疗效果。

（2）石蜡易燃，保存及加热时应注意防火。

（3）定期检查热源和加热仪器设备，如有电线或管件老化时应及时更换，以免过热引起火灾。

（4）反复使用的石蜡，应定时清洁、消毒、加入新蜡，以保证蜡质。

（5）石蜡中含有苯芘等化合物，在加温过程中会释放出有毒气体伤害人体，故加温熔蜡时，室内一定要有通风设备。

(6)加热备好的蜡饼可置于保温箱中备用，以免蜡饼变凉变硬。

(7)蜡疗室地板最好采用水泥地板，方便清除蜡屑。

2. 石蜡治疗时的注意事项

(1)患者取卧位或坐位，保持舒适放松，治疗时不能活动任何治疗部位。

(2)治疗部位要清洗干净，保持干燥。

(3)治疗时准确掌握蜡的温度，严格执行操作常规，防止烫伤。

(4)治疗时随时注意观察患者反应，告知患者不能挤压揉捏蜡饼，防止蜡液溢出造成烫伤。

(5)在皮肤感觉障碍、血液循环障碍等部位蜡疗时蜡温宜稍低，骨突部位可垫小块纱布，以防止烫伤。

(6)如治疗过程中患者出现过敏反应，应立即停止蜡疗，并对症处理。

第三节　湿热袋敷疗法

湿热袋敷疗法又称热袋法，是利用热袋中的硅胶加热后散发出的热和水蒸气作用于机体局部的一种物理疗法。其保温和深层热疗作用好，操作简单易行，在临床上广泛应用。

一、治疗作用

1. 改善血液循环　温热作用可使局部血管扩张，改善局部血液循环，促进局部组织代谢，改善组织营养。

2. 消肿　能使毛细血管通透性增高，促进渗出液的吸收，消除局部组织水肿。

3. 镇痛　温热作用能降低大脑皮质兴奋性，从而降低末梢神经的兴奋性，降低肌张力和镇痛。

4. 软化瘢痕　湿热袋敷的刺激促使局部皮肤及软组织充血，增加瘢痕组织和肌腱的血供，可软化瘢痕和缓解肌腱挛缩。

二、治疗技术

（一）仪器设备

1. 湿热袋　用粗帆布或亚麻布纵向或横向缝制成大小规格不同的子弹袋样的袋子，内装二氧化硅凝胶颗粒制成湿热袋，以备不同的治疗部位使用。这种湿热袋吸水性好，保温时间较长。

2. 专用恒温水箱　不锈钢制成，多种大小规格，底部绝缘。水箱内有金属间隔，避免湿热袋与水箱底部接触。恒温器通常设置在75~80℃。

（二）治疗方法

1. 恒温水箱放水加热。向水箱内注入3/4的水，将湿热袋水平悬吊在水箱中，打开电源开关，将恒温旋钮调至75~80℃，加热2小时后备用。

2. 患者裸露患部，采取舒适体位，将湿热袋挤干水分，冷却至39~42℃时放置于患部,再用毛巾或棉垫包裹保温。随其温度下降,再逐层抽出毛巾或棉垫。每次治疗20~30分钟,每日或隔日治疗1次,或每日2次,15~20次为一个疗程。

三、临床应用

1. 适应证　软组织扭挫伤恢复期、肌纤维组织炎、肩关节周围炎、慢性关节炎、关节挛缩僵硬、坐骨神经痛等。

2. 禁忌证　同石蜡疗法。

3. 注意事项

(1)加热前检查恒温水箱内的水量;加热时检查恒温器是否正常工作。

(2)加热前先检查湿热袋包装是否完好。

(3)植皮术后患者、感觉障碍患者或婴幼儿应降低温度使用。意识不清的患者慎用本疗法,以免烫伤。

(4)治疗过程中注意观察、询问患者的反应,如有不适,应立即停止或对症处理。

(5)不能大力挤压湿热袋,也勿将湿热袋压在患者身体的下面进行治疗,以免湿热袋破裂引起烫伤。

(6)湿热袋可反复使用直至硅胶失效不能加热为止。

第四节　泥　疗　法

采用各种泥类物质加热后作为介质,涂敷在人体一定部位上,将热传递至体内,以达到治疗作用的方法称为泥疗法(mud therapy)。治疗泥的分类有淤泥、泥煤、腐殖土、黏土和人工泥等。此外,海泥、湖泥、矿泉泥也是比较好的治疗泥源。

治疗泥的主要成分有:①结晶体:约占泥重的49%~92%,为各种无机盐(主要是硅酸盐)的结晶物。②胶体:胶体部分是构成治疗泥温热性、可塑性和黏滞性的主要基础,胶体成分越多,泥的热容量越高,导热性越小。部分淤泥中约占4%~20%,腐殖土中占80%,由各种无机盐物质和有机盐物质组成,主要包括蛋白质、氮化合物及脂类。③泥浆:占泥重的35%~97%,主要由溶于泥浆中的矿物盐、胶体及氧、二氧化碳、氯、氮等气体构成,其含盐类浓度越高,对皮肤的刺激越强。④微生物:与治疗泥有关的微生物种类繁多,起主要作用的有硫化氢弧菌、脱硫螺菌和各型白硫菌属等。⑤其他:某些治疗泥中尚含有维生素、激素、氨基酸、抗生素、噬菌体和放射性物质等。

一、治疗作用

1. 温热作用　是泥疗法的主要治疗作用。治疗泥的热容量小,有一定可塑性与黏滞性,几乎无对流,故导热性较小,保温能力较好。

2. 机械作用　治疗泥中具有一定的黏滞性和延展性,故当其与皮肤接触时,会对机体产生一定压力。

3. 化学作用　治疗泥中的各种盐类,有机物质、胶体物质、气体、维生素等被机体吸收或吸附在体表,刺激皮肤或黏膜,对机体产生一定的化学作用。

4. 其他作用　在某些治疗泥中含有放射性物质或抗菌物质,会对机体产生放射性辐射电离作用和抗菌作用。

二、治疗技术

（一）全身泥疗法

1. 全身泥浴法　于浴盆中用热盐水或矿泉水，将泥稀释到要求的稠度，患者浸入泥浆中达胸部，胸部和头部外露，在前额和心区放置冷湿布。泥浴温度为34~43℃。

2. 全身泥敷法　患者躺在加温的泥上，用泥覆盖全身达胸部乳头高度，然后依次包裹。泥敷温度为37~42℃，治疗时间为15~20分钟。

（二）局部泥疗法

将加热至42~48℃的泥饼贴敷于患部并包裹保温，治疗时间20~30分钟。

（三）电泥疗法

在应用泥疗时配合使用电疗，使泥中的钙、镁、铁、氯、碘等离子在直流电作用下导入人体内。本法具有泥疗和电疗的双重作用。

泥疗结束后，用35~37℃温水冲洗治疗部位，卧床休息30~40分钟。每日或隔日治疗1次，15~20次为一个疗程。

三、临床应用

1. 适应证　关节炎、软组织扭挫伤、肌肉劳损、腱鞘炎、滑囊炎、神经炎、神经痛、烧伤后遗症、冻伤、水肿、外伤后的瘢痕、术后粘连、胃炎、慢性肝炎、慢性附件炎、盆腔炎等。

2. 禁忌证　同石蜡疗法。

3. 注意事项

（1）选择治疗泥时应经质量鉴定，选择各项指标均符合要求的泥。

（2）测泥温时应准确、均匀，将温度计插深并多处测量。严格掌握泥疗的温度和时间。

（3）治疗时应随时观察患者的反应，如发现大量出汗、头昏头痛、心悸等不良反应时，应立即停止治疗并对症处理。

（4）泥疗后应注意休息，不可劳累及在阳光下过多暴露皮肤。

案例分析

患者，女，42岁，双膝关节疼痛1年，加重1周。于2009年6月来我科就诊。患者素体肥胖，1年前受凉后出现双膝关节疼痛，步行困难，关节功能活动受限，曾局部封闭、内服中药等治疗，症状缓解。但反复发作，时轻时重。1周前因受凉后出现双膝疼痛，步行困难，尤其是上下楼梯时疼痛明显。膝关节X线检查发现膝关节周围有不同程度的骨质增生。诊断为膝骨性关节炎。请写出：

1. 可对患者进行哪些功能评定？

2. 如何对患者进行泥疗？

第五节　其他传导热疗法

一、地蜡疗法

地蜡取自油田的矿藏中，是蜡状固态或液态的混合物。地蜡含有纯地蜡（40%～60%）、矿物油和固体碳氢化合物（45%～60%）、树脂（6%～10%）、沥青（1%～2%）及少量的甲烷、乙烷、硫化氢、铁、钾、钠、硫和氮等。临床使用的地蜡是从粗地蜡中除去矿物油、树脂、水及酸碱而精制的。地蜡的热容量与蓄热能都较淤泥和石蜡大，可塑性好，导热性小，因而广泛用于传导热疗法。地蜡因含焦油混合物，所以颜色从暗褐色到深黑色不等。长期暴露在空气中和阳光下能氧化而显著变黑。地蜡易溶于煤油、汽油、松节油、氯仿等，溶化时可与动物油、植物油和石蜡等完全混合。

地蜡熔点为52～68℃，比重为0.895～0.95，热容量大，导热性很低，其导热系数为0.000 38。冷却凝固后可使体积缩小15%。

（一）治疗作用

与石蜡疗法相同。

（二）治疗技术

地蜡治疗所需设备仪器和治疗方法，与石蜡疗法基本相同。二者区别在于地蜡要加热至70～80℃。重复使用地蜡前，应加热至100℃消毒，并不停搅拌，待泡沫消失和噼啪声停止为止。此过程中地蜡所含水分脱水。每次消毒时应加入25%的新地蜡。

（三）临床应用

可用于痉挛性结肠炎、血管痉挛以及其他痉挛性疾病的治疗。

适应证、禁忌证及注意事项与石蜡疗法相同。

二、沙浴疗法

用清洁的干海沙、河沙加热后作为介质向机体传热，达到治疗目的的方法称为沙浴疗法。

沙的热容量为0.221～0.32卡，导热系数是0.309 7～0.321 8，比重为2.67。

沙是由二氧化硅、三氧化二铁、三氧化二铝、氧化钙、氧化镁和一些钠盐与镁盐组成的。由于海沙中含钠盐、镁盐较多，故吸湿性较大，干燥时间较长。

（一）治疗作用

1. 温热作用　热沙能改善局部血液循环、缓解疼痛、缓解肌肉痉挛和恢复组织弹性等。。

2. 机械作用　沙的自重具备机械压迫作用，有助于热向深层组织传递。

（二）治疗技术

1. 选沙　筛选直径在0.25mm左右的沙粒，洗净晾干备用。这种规格的沙粒能避免微小颗粒形成的灰尘和大颗粒造成的皮肤损伤。

2. 加热

（1）天然加热法：利用日光将沙加热到40～45℃。

（2）人工加热法：利用特殊装置，用热水、蒸汽或锅将沙加温到40～55℃。

3. 沙浴方法

（1）全身沙浴法：躺在加热后的沙上，沙温最高不超过45～55℃。全身覆盖5mm厚的沙粒，暴露胸部和头部，每次治疗时间30～90分钟，沙浴后进行温水浴，休息20～30分钟。每日或隔日1次，15～20次一个疗程。

（2）局部沙浴法：用加热过的沙（沙温52～55℃）覆盖治疗部位，或将沙加热到50～60℃，装进布袋放置于治疗部位，并覆盖保温。每次30～60分钟，治疗结束后用温水冲洗，30次为一个疗程，每日或隔日1次。

（三）临床应用

1. 适应证　关节损伤、关节炎、软组织扭伤及撕裂伤、神经炎、神经痛、骨折、慢性盆腔炎、慢性肾炎、肥胖病等。

2. 禁忌证　急性炎症、高热、肿瘤、心力衰竭、活动性结核及出血倾向等，体质虚弱者。

三、坎离砂疗法

坎离砂疗法是指利用氧化铁与醋酸作用生成醋酸铁时产生热而用于治疗的一种传导热方法。本法最高产热温度在87～92℃之间，热作用持续时间长达98～145分钟。产热逐渐升高、缓慢下降，使机体易于接受适应。

（一）治疗作用

除了热作用之外，还具备中药的药物作用。

1. 促进血液循环　坎离砂加醋产热，可使局部皮肤温度升高2.0～7.5℃，毛细血管明显扩张、血流量显著增加，增强了局部血液循环及物质代谢，改善了局部的营养状态。

2. 消炎和镇痛　本疗法的温热作用还能降低末梢神经的兴奋性，有消散炎症浸润与解痉镇痛的作用。

（二）治疗技术

1. 制备坎离砂　先将防风、川芎、当归、透骨草等中药加醋煎煮取汁，然后再将直径约为2mm的净铁末放在铁锅内煅红，再倒入中药液中搅拌均匀，待其自然冷却干燥后备用。

2. 操作方法

（1）将坎离砂和醋按750g∶40ml的比例拌匀，装入布袋中，用浴巾或毛毯包好备用。

（2）暴露治疗部位，先放置棉垫或纱布垫，然后在其上放置坎离砂布袋，再用棉垫包裹保温。

（3）每日或隔日1次，每次40～60分钟，每疗程15次。

（三）临床应用

1. 适应证　主要治疗关节肌肉及韧带扭挫伤、关节手术后功能障碍、肩周炎、慢性风湿性关节炎、腰肌劳损、肌纤维组织炎、肥大性脊柱炎、慢性胃肠炎、痛经、盆腔炎等。

2. 禁忌证　同沙浴疗法。

3. 注意事项

(1)如加热效果达不到70℃时不宜应用。

(2)坎离砂可重复应用10~15次,随使用次数的增加,产生热效应的时间延长,可合理安排患者,提高利用率。

(3)治疗前须检查皮肤有无破损、感觉有无异常,以免灼伤。

(4)治疗时患者和工作人员须戴口罩,防止吸入金属灰尘。

技能要点

应用范围:明确石蜡疗法、湿热袋敷疗法、泥疗、地蜡、沙浴和坎离砂疗法的适应证、禁忌证及治疗过程中的反应。

评估:治疗开始前,应对患者进行相关评定,选用适合的疗法。

操作要点:根据不同的疗法及治疗部位选用不同的操作步骤。

(袁晓媛　张维杰)

扫一扫
测一测

复习思考题

1. 传导热的生物学效应和治疗作用有哪些?

2. 常用的蜡疗方法有哪些?

3. 案例分析题　患者王某,男,21岁。自述近日用手机收发大量短信后,右手大拇指根部疼痛无力6天,晨起加重,疼痛向手腕放射。查体:见右手大拇指根部压痛明显,屈伸活动受限,关节无明显红肿。右手其余掌指关节轻微压痛。诊断为屈指肌腱腱鞘炎。请予以评定、治疗。

第二十九章

压力疗法

学习要点

压力疗法的概念、治疗作用及分类；压力疗法的操作技术及临床应用，尤其是正压顺序循环疗法及正负压疗法。

第一节 概 述

压力疗法(compress therapy)是指对肢体施加压力以达到治疗疾病目的的一种方法。

假设正常的环境下大气压为“零”，则把高于环境大气压的压力称为正压，低于环境大气压的压力称为负压。

压力疗法可分为正压疗法、负压疗法和两种压力交替的正负压疗法。

压力疗法通过改变机体的外部压力差，从而改善因血液黏稠度增大或有形成分性质的改变而引起的物质交换障碍，还可促进血管内外之间的物质交换，促进溃疡、压疮等的愈合，以及机体组织的再生修复和水肿的吸收等。

第二节 正压疗法

一、正压顺序循环疗法

（一）概述

正压顺序循环疗法治疗设备(sequential compress device)是气囊式治疗装置，治疗仪器由主机、导气管道和上下肢气囊三部分组成，主机一般包含气泵和控制系统。压力治疗仪见图 29-1、图 29-2。

目前临床常用的有 4~12 腔(图 29-3)不等的正压顺序循环治疗设备，每腔压力在 0~180mmHg 之间，可根据梯度加压的工作要求调整压力，可作用于上下肢。

有些设备还可选配髋部套筒及多种工作模式，如单独设立各气囊充气的顺序及压力，即可完成由远端向近心端的顺序循环加压治疗，也可完成由近心端向远端的反向顺序循环加压治疗。

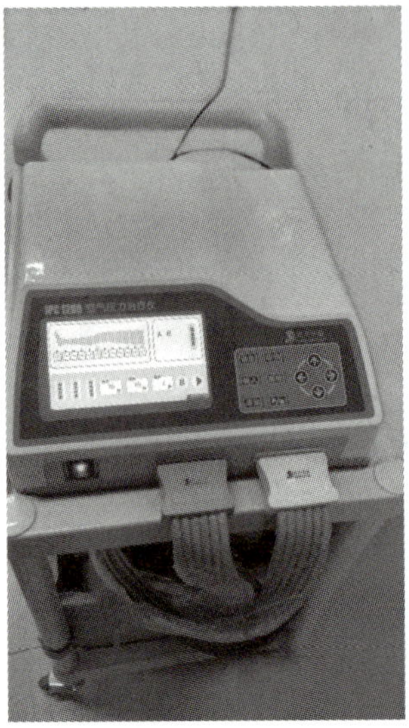

图 29-1　压力治疗仪主机

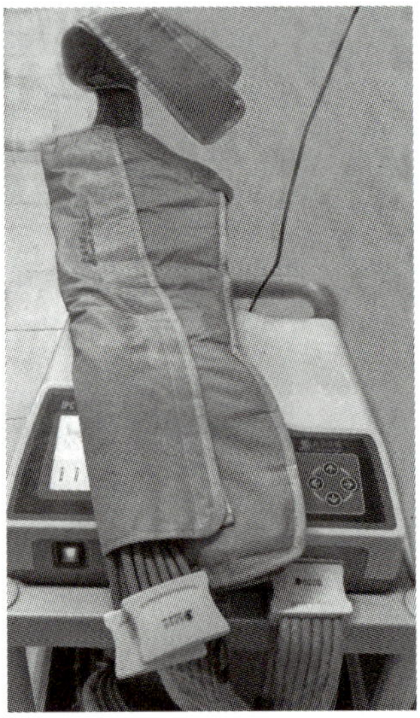

图 29-2　导气管道及上肢气囊

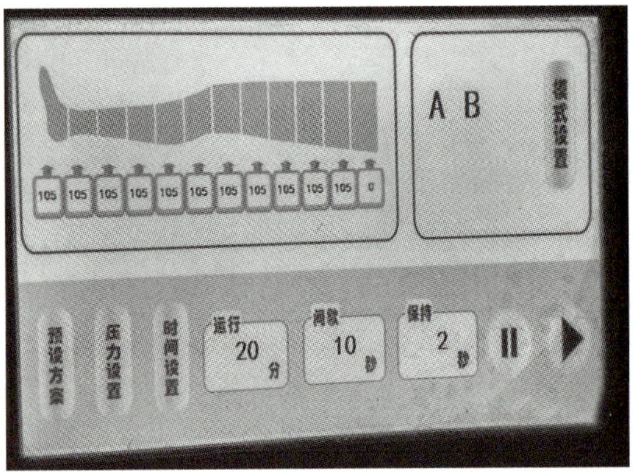

图 29-3　压力治疗仪显示器(12 腔)

(二)治疗作用

1. 提高组织液静水压,迫使静脉血和淋巴液回流　套在肢体上的气囊,按远端向近端的顺序充气-排气,产生压力作用于肢体,这种压力由远端向近端产生梯度式压差,从而能使静脉血和淋巴回流,有利于肢体放松和水肿的消退。

2. 增加纤溶系统的活性　研究显示,正压顺序循环治疗可增加纤溶系统的活性,刺激内源性纤维蛋白溶解活性。

(三)操作技术

患者取坐位或仰卧位,术者选择大小合适的气囊套在其患肢上,并拉好拉链。将导气管按顺序插在气囊接口上,设定压力及时间,最后开启电源即开始治疗。其末端压力可设定在 100~130mmHg(13.3~17.3kPa)之间,其他各节段压力由电脑控制相应递减,也可手动调节。每次治疗 20~30 分钟,特殊患者可增加治疗时间,通常控制在 1 小时之内。每日治疗 1 或 2 次,6~10 次为一个疗程。

（四）临床应用

1. 适应证 肢体创伤后水肿、淋巴回流障碍性水肿、静脉淤滞性溃疡、截肢后残端肿胀、复杂性区域性疼痛综合征、预防长期卧床或手术被动体位者下肢深静脉血栓形成。

2. 禁忌证 肢体重症感染未得到有效控制者、近期下肢深静脉血栓形成者、大面积溃疡性皮疹者、有出血倾向者。

3. 注意事项

（1）治疗前应检查设备是否完好，旋钮是否处在“0”位。

（2）检查患者有无出血倾向，患肢有无肢体感觉障碍，如有，则暂缓治疗。

（3）每次治疗前检查患肢，若有尚未愈合的溃疡或压疮，应加以隔离保护后再行治疗，若有新鲜出血伤口则应暂缓治疗。

（4）治疗应在患者清醒的状态下进行。

（5）治疗过程中，应随时观察患肢的肤色变化情况，并询问患者感觉，根据情况及时调整治疗剂量。

（6）治疗前应向患者说明治疗过程和作用，缓解患者紧张情绪，鼓励患者积极参与并配合治疗。

（7）对老年患者或血管弹性差者，治疗压力可从低值开始，治疗几次后逐渐增加至所需的治疗压力。

（8）下肢治疗时，大腿根部节段不建议给予压力，即“0mmHg”。

二、体外反搏疗法

（一）概述

体外反搏（external counter-pulsation，ECP）是以心电 R 波作为触发信号，在心脏进入舒张早期时，将包扎在四肢及臀部的气囊充气，并由远端向近端序贯快速加压，迫使主动脉流向四肢的血液受阻，并产生逆向压力波，提高主动脉的舒张压，从而增加冠状动脉、脑动脉及肾动脉的血流量，起到辅助循环的一种无创性治疗方法。

体外反搏的作用机制主要是提高动脉舒张压，增加冠状动脉灌注量，促进侧支循环建立，进而改善器官组织的缺血状态。目前体外反搏除了用于治疗冠心病之外，还常用于其他缺血性血管疾病。

（二）治疗作用

1. 提高主动脉内舒张压，增加冠状动脉灌注压 由于冠状动脉在心肌内走行，故会受到心肌收缩挤压的影响。这种生理特性决定了绝大部分的冠状动脉供血是在心脏的舒张期完成的。体外反搏从心脏舒张早期开始，四肢动脉内的血液被气囊加压挤向关闭的主动脉，造成主动脉内压力明显升高，使冠状动脉口的灌注压明显增加，增加了冠状动脉灌注量，即提高了心肌供血量。

体外反搏过程中，当四肢气囊压力超过 0.35kg/cm^2 时，能间接反映主动脉压的耳脉波（图 29-4）会发生变化，其中代表舒张期血压峰值的重脉波明显升高，而且可达到代表收缩期血压峰值的主波高度。这个由体外反搏而产生的新高峰波就称为反搏波。

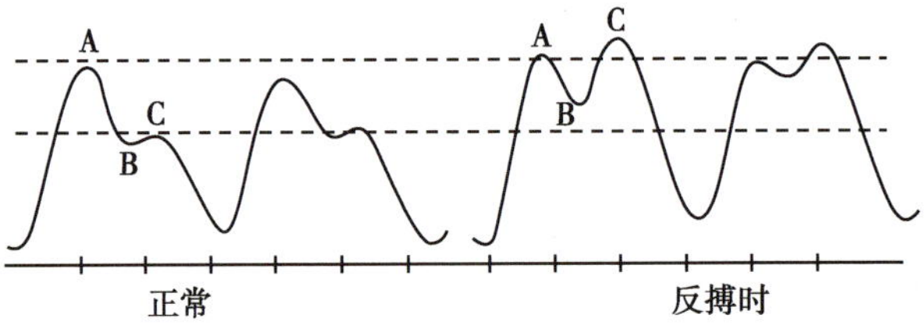

图 29-4　耳脉波

2. 促进侧支循环的建立　体外反搏增加了体循环的外周阻力，使主动脉舒张压升高，从而增加了冠状动脉侧支血管的压力差，侧支和吻合支即会开放并发展，从而使病变组织侧支循环建立增加。

（三）操作常规

1. 治疗前向患者说明治疗过程中会出现肢体紧束感及跳动感，虽有轻微不适但无明显危害，避免患者心情过度紧张而影响治疗效果。

2. 患者仰卧在反搏床上，由术者连接心电电极。红色正极置于心尖部，白色负极置于胸骨右缘第二或第三肋间，黑色地线置于剑突下方。用胶布固定好电极，防止在治疗中松动或脱落而影响效果。

3. 根据患者体形选择合适的气囊套，在患者四肢及臀部上包扎。患者应穿着柔软舒适的棉质衣裤，注意包扎时拉平皱褶，以防加压时摩擦损害皮肤。气囊套要松紧适度，一般以在气囊套与肢体间能插入两指为宜。气囊套连接软管不可扭曲，并留有适当的余量。

4. 使用前检查各接头连接是否正确和牢固，将充排气开关置于“0”位，并将心电模拟开关置于“模拟位”。打开监控系统电源，调整心电波、充排气信号、脉搏波的旋钮，使其在示波荧光屏上的亮度及位置适于术者观察。

5. 置心电开关于“心电位”，开启导联开关后，在示波屏上显示心电波，推动充气调节旋钮的位置，使充气信号落在 T 波顶峰处，推动排气旋钮，使排气讯号在下一个 QRS 波之前 50 毫秒结束，心率较慢者可根据情况提早排气。

6. 开机步骤及监控

（1）如果患者心率正常，反搏比率开关置于“1∶1”挡位，即反搏次数与心率次数一致，如患者心率过快，可置于“1∶2”挡，即 2 次心搏进行一次反搏。

（2）开启充排气开关，可听到电磁阀启动声响，将调节阀旋转至起始端，防止开泵时充气压力突然上升。

（3）开启气泵开关，旋转调压阀使充气压力逐渐上升，治疗充气压维持在 0.035～0.042MPa，气囊序贯时限为 40～50 毫秒。

（4）将脉搏传感器耳夹夹于患者耳垂，开启脉搏观察开关，在荧光屏上观察脉搏曲线。通过调整充气钮（调整充气时限）和调压阀，使反搏波起始于主波峰值之后约 50 毫秒处或于重搏波起始切迹处。一般认为反搏波的波峰略高于主波峰约 20%或至少与主波峰持平，效果较好。

（5）反搏气压应尽量保持相对恒定，充气压以压力表指针摆至最大时读数为准，当患者心率发生变化时，需调整调压阀，避免压力过高或过低。

（6）当控制系统发生故障或患者心律失常时，应立即关闭气泵，排除故障或心率正常后重新开启仪器。

7. 关机步骤

(1)首先旋转调压阀,使压力下降,再关闭气泵。

(2)先关闭全部充气开关,然后关闭排气开关。

(3)关闭耳脉开关,取下脉搏传感器、心区皮肤表面电极,解除全部气囊,将各开关、旋钮恢复到"0"位或原位。关闭监控系统电源。

每次治疗30~50分钟,每日1次,6~10次为一个疗程。

(四) 临床应用

1. 适应证　冠心病、病态窦房结综合征(心率在40次/分以上)、心肌炎恢复期、心绞痛、结节性大动脉炎、脑动脉硬化、缺血性脑血管意外、短暂脑缺血发作(TIA)、腔隙性脑梗死、脑血管栓塞、椎-基底动脉供血不足、缺血性脑卒中等。体外反搏还可用于一氧化碳中毒、缺血性肾病、中心浆液性脉络膜炎、突发性耳聋、缺血性视神经病变等疾病的治疗。

2. 禁忌证　血压>160/100mmHg、频发性期前收缩或心率>140次/分、主动脉瓣关闭不全、梗阻型心肌病、二尖瓣狭窄;肺梗死,肺心病;脑水肿及颅内高压;大动脉病变如夹层动脉瘤等;肢体有未痊愈感染及新近有静脉血栓形成者;出血性疾病或倾向者。

3. 注意事项

(1)治疗前要求患者排净大小便。

(2)室温保持在23℃左右。

(3)治疗前、后应检查记录心率、血压,必要时记录心电图。

(4)下列情况须立即停止反搏:①监控系统工作不正常;②充排气系统发生故障或反搏压力达不到0.035MPa;③反搏中出现心律失常、心电极脱落或患者出现其他明显不适时。

三、皮肤表面加压疗法

(一) 概述

皮肤表面加压疗法(skin surface pressure therapy)是利用各种可提供压力的材料(如弹力衣、弹力束套、硅胶垫或塑料面具等)持续对愈合的瘢痕加压,以防止瘢痕增生、促进机体功能恢复的一种压力疗法。

随着制作工艺及材料的不断改进,压力疗法得到了很大发展,目前主要实施的方法有:

1. 单纯穿戴弹力绷带、弹力套或弹力衣　弹力绷带是一种具有弹力的纤维织物,主要用于四肢,使用时应先从远端开始,超过瘢痕边缘达到正常皮肤的界限。弹力套可用于四肢,弹力衣则用于烧烫伤等瘢痕面积较大的患者,二者均可按照瘢痕部位和形状制成相应的大小和形状。

2. 弹力绷带、弹力套或弹力衣内衬硅凝胶膜　硅凝胶膜适用于任何年龄、任何部位的瘢痕,疗效确切,且使用简单,并发症少。为防止瘢痕挛缩引起继发畸形,常应用支架和矫形器配合压力材料使用。

（二）治疗作用

持续加压使瘢痕局部的毛细血管数量减少，管腔变细，瘢痕组织的血液供应减少，还可使血管内皮发生退变，血管壁损伤加重等，从而造成瘢痕组织局部的缺血、缺氧，达到抑制瘢痕增生的目的。

（三）操作常规

1. 压力疗法应早期应用　通常应在创面愈合之后、瘢痕形成之前就开始应用，待瘢痕形成后再应用则疗效不理想。初愈的创面皮肤娇嫩，易起水疱，内层应使用硅凝胶制品或垫敷两层纱布，再戴弹力套，平铺后用挂钩或尼龙搭扣黏合加压。

2. 要有足够、适当的压力　为达到理想疗效，创面愈合早期压力以16~20mmHg为宜，1个月后可提高到25mmHg。压力过低疗效不明显，过高轻则易引起患者不适，重则会造成局部静脉回流受阻，导致组织水肿甚至缺血坏死。

3. 加压应有持续性　持续加压一是指不间断加压，每天最好加压24小时，若患者难以耐受，可稍微放松以缓解，但间断时间每次不超过半小时；二是指长时间加压，最少3~6个月，以瘢痕变软、颜色变白为终止加压的标准。

4. 特殊部位给予特殊处理　如皮肤薄嫩处及骨突处应加软衬垫，以防止皮肤破溃；弹力衣接缝处可加垫柔软吸汗的棉布避免摩擦；皮肤凹陷处应给予必要的充填，以使压力均匀地达到各处；对于耳鼻等部位，加压时可使用支架或矫形器给予必要的支撑和充填，以免造成或加重畸形；眼睑及男性生殖器官等部位不宜使用本疗法。

（四）临床应用

找准治疗时机，在早期肉芽创面期和深度烧伤创面愈合后尚未形成瘢痕之前即开始治疗；选择合适的压力强度，以有效而不影响肢体远端血液循环、患者能耐受为度。

1. 适应证　烧烫伤等大面积增生性瘢痕的治疗、瘢痕疙瘩手术或放疗后的辅助治疗。

2. 禁忌证　创面感染未愈合者。

压力疗法并不是治疗烧伤后瘢痕的唯一有效疗法，压力疗法不能取代手术治疗。对烧烫伤后的瘢痕，应采取包括手术、功能锻炼和其他物理疗法等在内的综合治疗措施。

3. 注意事项

（1）定期清洗、随时检查弹力材料：弹力材料使用中性洗涤剂手洗阴干，不能搓绞、暴晒；应随时检查弹力材料的弹性、压力大小、局部皮肤有无异常，以及治疗效果等。

（2）压力治疗需要较长时间，穿戴弹力材料也使患者非常不适，不少患者因此失去耐心和信心，因此要做好充足的解释工作，取得患者家属的密切配合，积极鼓励支持，以提高其信心顺利完成压力治疗。

（3）压力疗法还应尽可能舒适，以提高患者尤其是儿童患者的依从性。儿童使用压力衣，应间歇性穿戴，并适时修改压力衣，给予适当的运动疗法，以避免影响骨骼发育或造成肌肉萎缩。

（4）穿戴弹力衣的患者应避免剧烈运动，以免其造成关节处皮肤因摩擦而破损。

案例分析

患者,男性,55岁,以"突然昏倒1周"主诉入院,诊断为:多发性脑出血。经过两周的积极对症治疗,患者现在病情稳定。查体:T 36.8℃,P 90次/分,R 20次/分,BP 100/60mmHg。无皮疹和发绀,浅表淋巴结未触及,巩膜不黄,颈软,颈静脉无怒张,心界不大,肺清无啰音,腹平软,肝脾未触及。右侧肢体活动正常,未见其他异常;左侧肢体瘫痪,左上肢疼痛、手部肿胀明显,左下肢不肿,但患者不能进行起床、站立等活动。

请写出:

1. 该患者的疾病诊断。
2. 可对患者进行哪些功能评定?
3. 如何对患者进行压力治疗?

第三节　负压疗法

一、概述

负压疗法(negative pressure therapy)可分为全身负压和局部负压两种,目前只有局部负压应用于临床。局部负压有腹部负压、股部负压、下半体负压、肢体负压和拔火罐等。临床常用的肢体负压疗法,主要用于动脉硬化性闭塞、血栓闭塞性脉管炎,以及雷诺病和雷诺现象等肢体缺血性疾病。

负压疗法一般用于肢体缺血性疾病不宜手术或不愿手术者。有的治疗仪在负压舱内还配有药液雾化和吹氧装置,以取得更好的治疗协同作用。

二、治疗作用

负压状态下血管扩张,血管跨壁压增高,血流量增加,微循环改善。负压还可促使早期病变血管扩张,也可促进侧支循环建立,使晚期病变中的周边血管起到代偿作用。

负压还能减少缺血肢体的脂质过氧化反应,增强氧自由基的清除能力,减轻缺血肢体的损伤。

三、治疗技术

1. 患者取坐位或仰卧位,调整到舒适的体位以保证治疗。

2. 根据患者的体位调整好压力舱的高度和倾斜角度。压力舱底部可垫数层柔软的棉质大毛巾,以增加舒适性和稳定性。

3. 患者裸露患肢,将患肢伸入舱内。医者调整治疗仪位置,使舱口尽量靠近患肢根部。用与患肢周径相符的柔软而有弹性的垫圈,将患肢在压力舱口处固定,并密封舱口。最后将患者的座椅或病床与治疗仪用皮带固定好。

4. 设定所需的负压值,上肢压力范围-100~-65mmHg(-13.3~-8.6kPa),一般为-80mmHg(-10.7kPa);下肢压力-130~-80mmHg(-17.3~-10.7kPa),一般为

-100mmHg(-13.3kPa)。

5. 打开电源开关,舱内压力从“0”开始缓慢下降至负压设定值,开始计时。

6. 负压疗法每日 1 次,每次 10~15 分钟,10~20 次为一个疗程。

四、临床应用

1. 适应证　雷诺病和雷诺现象、血栓闭塞性脉管炎、糖尿病足、下肢坏疽等。

2. 禁忌证　有出血倾向者;血管手术后、静脉血栓塞早期或动脉瘤;近期有外伤史,治疗部位有感染灶或恶性肿瘤;大面积坏疽。

3. 注意事项

(1)治疗前:应检查设备是否完好,旋钮是否处在“0”位;检查患者有无出血倾向,患肢有无感觉障碍,如有,则暂缓治疗;检查患肢,若有尚未愈合的溃疡或压疮,应加以隔离保护后再行治疗,若有新鲜出血伤口则应暂缓治疗;治疗应在患者清醒的状态下进行,老年或体弱患者应采用卧位;向患者说明治疗过程和作用,缓解患者紧张情绪,鼓励患者积极参与并配合治疗。

(2)治疗过程中:应随时观察患肢的肤色变化情况,并询问患者的感觉,根据情况及时调整治疗剂量;负压疗法引起的感觉不如正负压治疗舒适,压力过大还会出现胀感,应根据患者情况调节压力,以患者耐受为度;负压治疗中肢体出现淤血是正常反应,治疗停止两小时后即可恢复,如有肢体出血情况应停止治疗;首次治疗时压力应从低值开始,酌情逐渐增加,以有轻度肿胀感为宜。

(3)终止治疗:治疗中患者如出现头昏、恶心、心慌、气短、出汗等不适症状时,应立即停止治疗。

知识链接

拔罐疗法

拔罐法又名“火罐气”“吸筒疗法”,古称“角法”。是一种以杯罐作为工具,借热力排去其中的空气产生负压,使吸着于皮肤,造成淤血现象的一种疗法。

拔罐疗法主要通过机械刺激、负压效应、温热作用来达到治疗目的。通过排气造成罐内负压,罐缘得以紧紧附着于皮肤表面,牵拉了神经、肌肉、血管以及皮下腺体,可引起一系列神经内分泌反应,调节血管舒缩功能和血管的通透性,从而改善局部血液循环。拔罐的负压作用使局部迅速充血、淤血,小毛细血管甚至破裂,红细胞破坏,发生溶血现象。红细胞中血红蛋白的释放对机体是一种良性刺激,它可通过神经系统对组织器官的功能进行双向调节,同时促进白细胞的吞噬作用,提高皮肤对外界变化的敏感性及耐受力,从而增强机体的免疫力。其次,负压的强大吸拔力可使汗毛孔充分张开,汗腺和皮脂腺的功能受到刺激而加强,皮肤表层衰老细胞脱落,从而使体内的毒素、废物加速排出。拔罐局部的温热作用不仅使血管扩张、血流量增加,而且可增强血管壁的通透性和细胞的吞噬能力。拔罐处血管紧张度及黏膜渗透性的改变,淋巴循环加速,吞噬作用加强,对感染性病灶,无疑形成了一个抗生物性病因的良好环境。

第四节 正负压疗法

一、概述

正负压疗法(positive- negative pressure therapy)是使用正负压治疗仪器周期性地施加正负压作用于人体四肢,从而改变肢体外部的压力,增加血管跨壁压力,促进肢体血液循环的治疗方式。本疗法常用于肢体血管疾病和血液循环障碍所引起的各种疾病。

二、治疗作用

周期性的正负压变化能周期性地改变毛细血管壁两侧的压力差,这种压力差能促进血管内外的物质交换,从而改善局部血管病变和其他病因引起的微循环障碍,促进溃疡、压疮和局部营养障碍的康复。

三、治疗技术

1. 患者取坐位或仰卧位,调整到舒适的体位以保证治疗。

2. 根据患者的体位,调整好压力舱的高度和倾斜角度。如患肢水肿,可采取水平位;如无水肿仅有动脉循环障碍,可稍向下倾斜。压力舱底部可垫数层柔软的棉质大毛巾,以增加舒适性和稳定性。

3. 患者裸露患肢,将患肢伸入舱内。医者调整治疗仪位置,使舱口尽量靠近患肢根部。用与患肢周径相符的柔软而有弹性的垫圈,将患肢在压力舱口处固定,并密封舱口。最后将患者的座椅或病床与治疗仪用皮带固定好。

4. 设定所需的正、负压力值。通常设定在-50~100mmHg(-6.67~13.3kPa)之间。治疗时宜从正压向开始,待排出肢体淤血后,再给予负压使之充血。

5. 设置治疗持续时间。打开电源开关,舱内压力从"0"开始缓慢增高。达到设定的正压值后,维持一段时间再缓慢下降至负压设定值,再维持一段时间后缓慢回升,每循环 1 周的时间为 90 秒或更长。

6. 单侧肢体每次治疗 30~60 分钟;若双侧肢体均需治疗,则每一侧治疗 45 分钟;若病情较重,治疗时间可提高到 90 分钟;病情极重者,可每日治疗数次,每次治疗时间控制在 30 分钟以下。

7. 本疗法一般每日 1 次,或每周治疗 5~6 次,如病情有所减轻,可减至每周治疗 3 次左右。20~30 次为一个疗程。病情较轻的患者可结合运动疗法治疗。

四、临床应用

(一)适应证

1. 周围血液循环障碍　单纯性静脉曲张、静脉炎早期和病情已经稳定的动脉栓塞引起的循环障碍;四肢动脉粥样硬化、动脉中层硬化、血栓闭塞性脉管炎;外伤后血管痉挛、雷诺现象、弛缓性瘫痪合并循环障碍等。

2. 全身性疾病引起的血液循环障碍　免疫性疾病引起的血管病变,如多发动脉炎，硬皮病，类风湿关节炎合并脉管炎，系统性红斑狼疮等；糖尿病性血管病变等；其他非禁忌疾病引起的血液循环障碍，如真性红细胞增多症早期等。

3. 局部循环障碍引起的皮肤溃疡、压疮、组织坏死等。

4. 其他疾病　淋巴水肿，如乳腺癌术后术侧上肢淋巴性水肿；冻伤。

5. 亦可用于预防术后下肢深静脉血栓形成。

（二）禁忌证

同"负压疗法"。

（三）注意事项

1. 治疗前应首先检查设备是否完好，患者有无出血倾向。

2. 每次治疗前应检查患肢，若存在急性期的溃疡或压疮，应加以隔离保护后再行治疗；若有新鲜出血伤口，则应暂缓治疗。

3. 治疗应在患者清醒的状态下进行，有感觉障碍的患者慎用本疗法。

技能要点

应用范围：明确正压、负压、正负压力疗法的适应证、禁忌证及治疗过程中的反应。
操作要点：指导患者采用合适的体位；掌握操作的顺序和步骤。

（袁晓媛　张维杰）

扫一扫
测一测

复习思考题

1. 正压顺序循环疗法的治疗作用有哪些？

2. 体外反搏疗法的治疗机制是什么？

3. 案例分析题　患者吴某，女，54岁，自述1天前无明显诱因出现左眼视力模糊，间断黑蒙，伴左侧偏头痛和左眼周痛。每次发作持续3~10分钟不等。查体：见颜面、球结膜充血，神经系统检查无定位体征。诊断为TIA。请拟订康复治疗方案。

第三十章

磁 疗 法

PPT 课件

30章PPT

扫一扫
知重点

学习要点

磁场分类、医用永磁材料；磁疗法的基本概念、治疗作用；静磁场疗法、旋转磁疗法的定义、治疗技术、磁场剂量及临床应用。

第一节 概 述

磁疗法(magnetotherapy)是一种利用磁场作用于人体穴位或患处治疗疾病的方法。磁场包括恒定磁场、交变磁场、脉动磁场、脉冲磁场等。在交变磁场中，磁力线做切割导体(人体)的运动；在恒定磁场中，由于血管舒缩和血液循环，对磁力性进行切割，均可产生微电流，对人体生理活动发生影响，从而影响各器官、各组织的代谢和功能。世界上的一切物体，从基本粒子到天体，都具有一定的磁性。地球本身就是一个巨大的磁场。地球上的一切生物，包括人体，一直受着地磁场的作用，地磁场是生物体维持正常生命活动不可缺少的环境因素。磁场在人体可以吸附所有含铁的体液，故而可以用于炎症、溃疡、感染以及直肠、子宫疾病等的治疗。

磁石的使用在我国历史悠久，西汉时代就有利用磁石治病的记载。唐代《备急千金要方》里的磁朱丸，就是我国古代应用磁石治病的明证。国外 16 世纪末就有各种磁疗器械，如磁椅、磁床等用于临床。近现代国内外对磁场的生物学作用和磁性材料进行了广泛研究并取得相当进展，这都促进了磁疗法的普及应用。

一、基本概念

1. 磁体与非磁体　磁体是指能吸引铁、镍、钴和其他某些合金的物体。而非磁体即为不能吸引铁、镍、钴和其他某些合金的物体。磁性材料在去掉磁场后仍能长期保持磁性者，称为永磁体。

2. 磁性与磁化　磁铁能吸附周围铁屑的性质叫磁性。静止的金属铁屑经过磁场作用产生了磁性，即称为磁化。

3. 磁场、磁极　磁铁对与它接触或间隔一定距离的磁性物质表现出相吸或相斥的作用，这种作用的范围称为磁场。磁体中磁性最强的部分称为磁极，其中一极为南极(S极),另一极为北极(N极)。磁极之间具有同性相斥、异性相吸的特性。离开磁极表面越远,磁场越弱,磁场强度呈梯度变化。

4. 磁力线 描述磁场分布情况的曲线称为磁力线。曲线上各点的切线方向与该点的磁场方向一致。曲线的疏密程度反映磁场的强度。磁体周围的磁力线方向规定从北极出,通过空间进入南极。在磁体内从南极回到北极形成一闭合曲线。磁力线与磁极一样,有同性相斥、异性相吸的特性。

5. 磁路、磁阻和磁导 磁力线从N极到S极的路径称为磁路,在磁路中阻止磁力线通过的力量称为磁阻,相反则称为磁导。磁导率(μ)则用来衡量不同物质被磁化的程度。真空条件下 $\mu=1$。所有物质根据磁导率分为三大类:

(1)顺磁质:磁导率略大于真空,即 $\mu>1$。如空气、锂、镁、铂、铝、氧和硬橡胶等。

(2)反磁质:磁导率略小于真空,即 $\mu<1$。如水、玻璃、水银、铍、铋、锑等。

(3)铁磁质:磁导率很大,即 $\mu>1$。在外加磁场的作用下极易被磁化,是良好的磁性材料,属恒磁质,如铁、镍、磁性合金等。

人体组织多属反磁质,但自由基属于顺磁质。人体的磁导率近于1。

6. 磁感应强度 穿过单位面积的磁通量为磁感应强度,其计量单位为特斯拉(T)(旧用高斯Gs,1T=10 000Gs)。

7. 软磁材料和硬磁材料 软磁材料是容易被磁化,也容易失去磁性,能得到较强磁场的物体,适用于作电磁铁和继电器的铁芯。常见的有纯铁、铁合金等。而硬磁材料是外加磁场撤去后,仍保留较强磁性的物体,磁性不易消除,是一种永磁体。如碳钢、钨钢、铝镍钴合金等。可用于制造永久磁铁,广泛用于永磁电机和永磁扬声器。

8. 充磁和退磁 磁体使用一段时间后,强度会逐渐减弱。重新使磁体磁化称为充磁。使已经具有磁性的物体失去磁性的过程,称为退磁。

二、医用永磁材料

医用永磁材料应具备以下三方面特性:

1. 剩余磁感应强度大 永磁材料完全被磁化,除去外加磁场后,其磁场感应强度会降到一定程度后即不再继续自行下降,此余下的磁感应强度称剩余磁感应强度。剩余磁感应强度越大,永磁体表面磁场强度越强。

2. 矫顽力大 对永磁材料施以反方向磁场时,永磁材料的剩余磁感应强度继续减退,当剩余磁感应强度减到零时,所需的外加磁场强度,称该种永磁材料的矫顽力。矫顽力与抗退磁能力成正比。

3. 最大磁能积 在退磁曲线上,某一处的磁感应强度与磁场强度的最大乘积叫最大磁能积。最大磁能积用max表示,常用单位是兆高·奥(MGOe)。最大磁能积越大,永磁体表面的磁感应强度越强,磁性能越好。

三、磁场分类

(一)静磁场

恒定磁场:磁场强度和方向保持不变的磁场称为恒定磁场或恒磁场(图30-1),如铁磁片和通以直流电的电磁铁所产生的磁场。

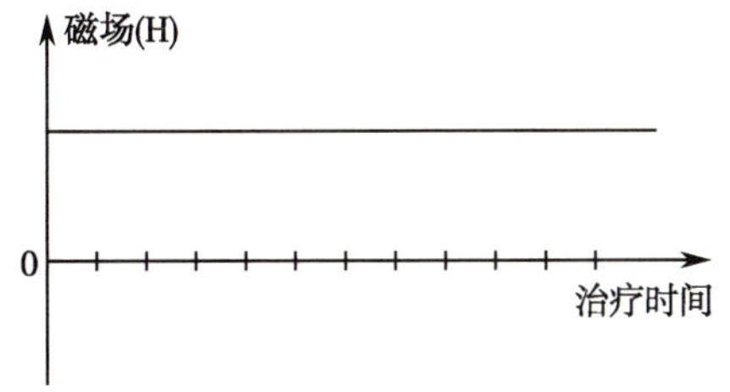

图 30-1 恒定磁场

（二）动磁场

1. 交变磁场　磁场强度和方向有规律变化的磁场(图 30-2)，如工频磁疗机和异名极旋转磁疗器产生的磁场。

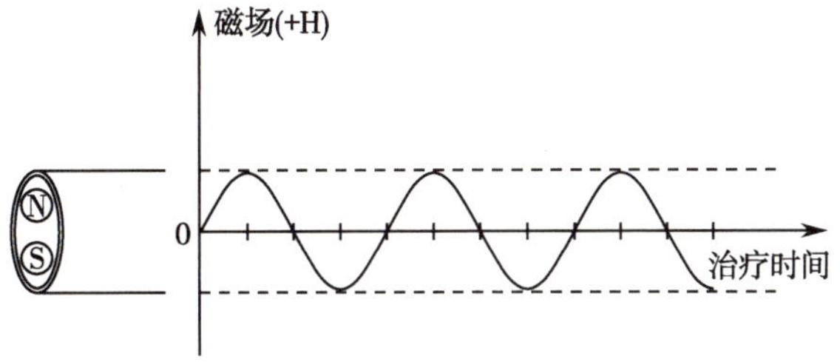

图 30-2 交变磁场

2. 脉动磁场　磁场强度有规律变化而磁场方向不发生变化的磁场(图 30-3)，如同名极旋转磁疗器、通过脉动直流电磁铁产生的磁场。

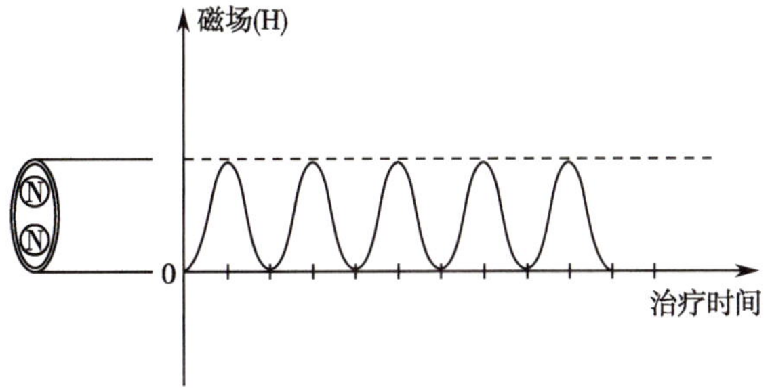

图 30-3 脉动磁场

3. 脉冲磁场　用间歇振荡器产生间歇脉冲电流，将这种电流通入电磁铁的线圈即可产生各种形状的脉冲磁场。脉冲磁场的特点是磁场强度随时间变化，且呈间歇式出现。磁场的变化频率、波形和峰值可根据需要进行调节。如各种脉冲磁疗机产生的磁场。

四、治疗作用

1. 止痛　磁疗可改善微循环和组织代谢，纠正因缺血、缺氧、水肿、致痛物质聚集等而止痛；磁场能提高致痛物质水解酶的活性，使缓激肽、组胺、5-羟色胺等致痛物质水解或转化而止痛；磁疗降低神经末梢的兴奋性，提高痛阈；磁疗作用于经穴，达到疏通经络，“通则不痛”的疗效。

动磁场止痛较快，但不能持久；静磁场止痛较慢，但止痛时间较长。磁疗常用于治疗各种疼痛，如软组织损伤痛，炎症性疼痛，内脏器官疼痛和癌性疼痛等。磁疗对定位明确的浅表部位疼痛止痛较好，对定位不明确的内脏牵涉痛有一定疗效，对烧灼样神经痛效果较差。磁疗止痛效果快慢不一，有的患者磁疗后数分钟即可止痛，有的却要1~2天甚至更长时间起效。

2. 消炎、消肿 磁场有明显抗渗出作用，还可影响炎症发展过程。

(1)促进血液循环：磁疗降低致炎物质（组胺等），使血管通透性增加，又能加速蛋白质从组织间隙转移。局部血液循环改善，血管壁的通透性增高，有利于渗出吸收及炎症产物排出，故能减轻水肿，改善组织酸中毒状态。

(2)磁场无明显直接抑菌作用，但磁疗能提高某些酶（如组胺酶、缓激肽酶、乙酰胆碱酯酶等）的活性，降低组胺等致炎物质的浓度，提高免疫功能，从而影响炎症的病理进程而消炎。

3. 镇静 磁疗能增强中枢神经的抑制过程，降低神经兴奋性，改善睡眠状态，可用于失眠患者。磁场对单个中枢神经元放电也有抑制作用，故可用于缓解肌肉痉挛，减轻面肌抽搐，减轻喘息性支气管炎和皮肤瘙痒等。

4. 降压 磁场对中枢神经的作用主要是加强其抑制过程，能调节中枢神经系统及血管舒缩机制，调节自主神经功能，降低血压；磁场有扩张血管的作用，降低外周循环阻力，降低血压；磁场作用于经穴，引起穴位的神经反射，增强对大脑血管舒缩中枢的调控，从而降低血压。低强度静磁场治疗冠心病或早期高血压患者，多数在治疗后一般状况改善，头痛、心前区痛减轻或消失，血压下降。而交变磁场对心痛综合征、心肌收缩性、血流流变性、脂质代谢、微循环等有良好影响，对心脏的传导系统无明显影响。

5. 治疗肿瘤 磁疗对良性肿瘤有一定影响，可使纤维瘤、脂肪瘤、毛细血管瘤等缩小或消失。其机制可能与以下因素有关：磁场的异名磁极相吸产生的压力能使其缩小或消失；磁场能减少渗出，改善微循环，消炎消肿；磁场使肿瘤内血管形成血栓，切断肿瘤血供，使其缩小或消失。磁场对恶性肿瘤也有辅助的缩小肿块和改善症状作用。大剂量非均匀磁场效果显著，一般均匀磁场对恶性肿瘤无效。

6. 修复损伤组织 磁场可扩张血管，改善局部组织的营养和代谢，有助于病损创面的修复和骨折处骨组织细胞的新生。磁场产生的微电流还能直接促进软骨细胞生长，帮助骨折的愈合。

7. 软化瘢痕 磁场有防止瘢痕形成和软化瘢痕的作用。其机制如下：磁场改善血液循环，加速渗出物的吸收和排出，减少瘢痕形成的条件；磁场使成纤维细胞内水分和盐类物质增加，分泌功能障碍，还使破纤维细胞内溶酶体活性增加，促进了细胞的吞噬作用，干扰瘢痕形成的过程。

8. 止泻 磁场的止泻作用与酶和其他因素有关，其机制如下：磁场能提高 ATP 酶活性，增强小肠的吸收，减少进入大肠的水分；磁场提高胆碱酯酶的活性，使肠道分泌减少，蠕动下降，帮助水分和其他营养物质在肠黏膜上停留；磁场有抗渗出作用，减少肠道中的水分。此外，磁场的抗炎作用对炎性腹泻有很好的效果。

知识链接

磁场的产生原理

磁场是一种看不见、摸不着的特殊物质，磁场不是由原子或分子组成的，但磁场是客观存在的。磁场具有波粒的辐射特性。磁体周围存在磁场，磁体间的相互作用就是以磁场作为媒介的，所以两磁体不用接触就能发生作用。电流、运动电荷、磁体或变化电场周围空间存在的一种特殊形态的物质。由于磁体的磁性来源于电流，电流是电荷的运动，因而概括地说，磁场是由运动电荷或电场的变化而产生的。用现代物理的观点来考察，物质中能够形成电荷的终极成分只有电子（带单位负电荷）和质子（带单位正电荷），因此负电荷就是带有过剩电子的点物体，正电荷就是带有过剩质子的点物体。运动电荷产生磁场的真正场源是运动电子或运动质子所产生的磁场。例如电流所产生的磁场就是在导线中运动的电子所产生的磁场。

第二节 治疗技术

一、静磁法

将磁片直接贴敷在患病部位或腧穴处，用胶布或伤湿止痛膏粘贴固定。选用患部区域或是邻近腧穴，或根据“经脉所过，主治所及”的经络原理选用远部腧穴来进行贴敷。为了防止压伤或较长时间磁片浸渍汗液或生锈刺激皮肤引起过敏，可在磁片和皮肤之间用薄纱布或薄纸隔开。磁片贴敷大多选用直径 1cm 左右的磁片。但在贴敷面积较大的患部时，可根据实际情况选用不同尺寸的磁片。

（一）直接贴敷法

磁片与皮肤之间的距离越大，作用于组织的磁场强度越弱。直接贴敷法是指将磁片或磁珠直接贴敷于腧穴或阿是穴（痛点、病灶区等）进行穴位刺激的一种方法，是临床穴位磁疗法中最常用的一种方法。

其操作方法如下：按医嘱选用不同规格的磁片，暴露治疗部位或穴位。清洁治疗部位或穴位，再用 75%的酒精消毒，待干燥后将磁片或磁珠直接贴敷在治疗部位或穴位上，用面积大于磁片、磁珠的胶布或伤湿止痛膏固定。如贴敷较大型号的磁片，为避免压伤或擦破皮肤，可在磁片和皮肤之间夹一层薄纱布或薄纸。用过的磁片用 75%酒精消毒，定期测定磁场强度。直接敷贴法可每周换贴 2 次。

如患者体质虚弱不能坚持磁片贴敷的疗程，或治疗部位位于手足底部，影响患者工作生活，或需在颜面部贴敷磁片影响美观者，可用断续贴敷法治疗。操作方法：间断贴敷，即每晚贴敷，白天取下。贴敷磁片的数量，根据病情和部位一至数片不等。如病变范围小，病位表浅者，可用单磁片贴敷（图 30-4），其磁力线主要分布在磁片以下的组织中。接触皮肤的磁极一般没有要求规律性，可任意安排。

病变范围较大或病位较深时，可贴敷双磁片进行治疗。贴敷双磁片有两种常见的形式：并置贴敷法和对置贴敷法。

1. 并置贴敷法　在相邻的两个穴位或痛点上并行贴敷两块磁片，极性配列有同名极（图 30-5）与异名极（图 30-6）。

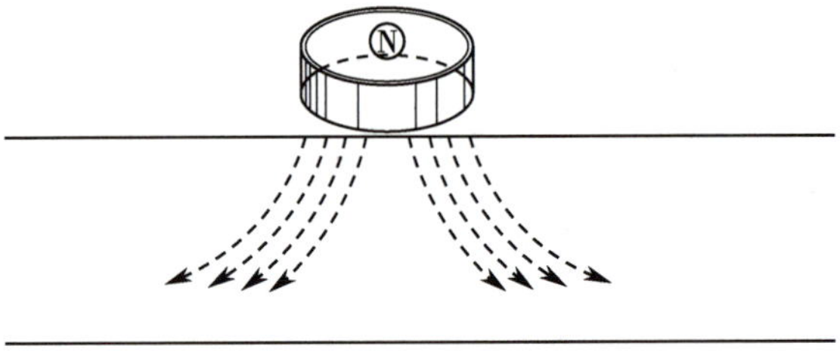

图 30-4 单磁片贴敷

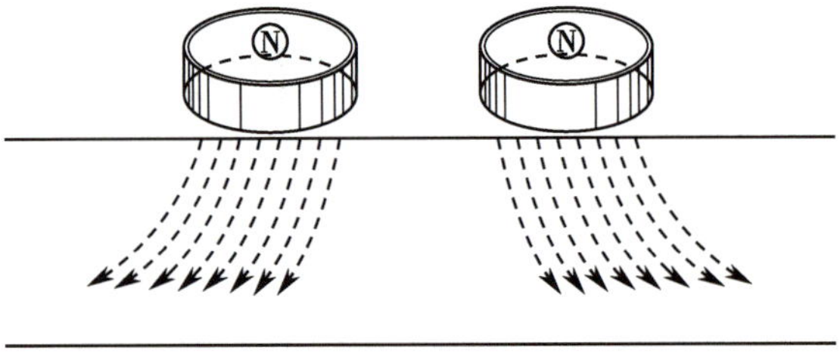

图 30-5 同名极并置法

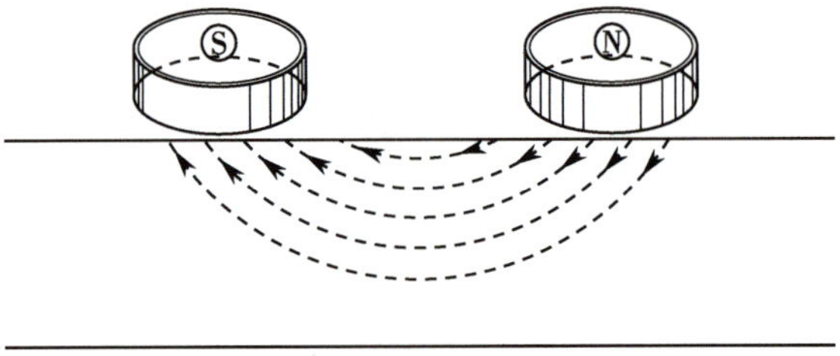

图 30-6 异名极并置法

2. 对置贴敷法 在患区两侧相对应的穴位或部位上贴敷磁片时，用异名极使两磁片的磁力线相互联系形成一个贯通磁场，则治疗部位处在磁场作用之中，如腕部的内关与外关、肘部的曲池与少海，以及在手足等处两个相对应的部位。但组织深厚处或胸背之间、腰腹之间对置贴敷则不会形成贯通磁场，因磁力线通过厚的人体组织会不断衰减至零，故而不用于厚组织处（图 30-7）。

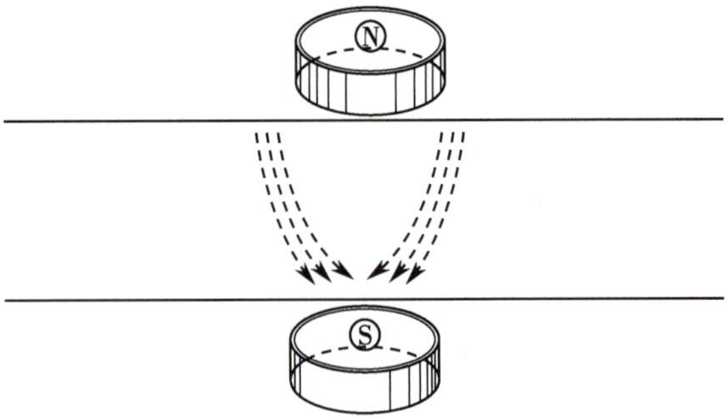

图 30-7 对置法

（二）间接贴敷法

间接贴敷法是将磁片缝在固定的布料里或嵌装在各种生活用品中，制成磁帽、磁背心、磁腰带、磁胸罩、磁鞋等，根据磁片的多少、各穴位之间的距离缝制固定格，装入2~5枚磁片，以便使磁场能准确地作用于治疗部位。磁片四周，用缝线固定，以免磁片滑动。用于胶布过敏、磁片较大不易固定或需要长期敷贴的慢性疾病患者，如腰椎间盘退行性变、风湿病、脊柱病、风湿性关节炎、乳腺增生等。间接贴敷法可长期佩戴。

课堂讨论

磁疗法在治疗过程中对磁极的放置有什么要求？

（三）耳穴贴磁法

耳磁法是在耳郭穴位上贴敷磁珠的磁疗法。磁场强度一般为0.02~0.05T或0.1T以上，磁珠的直径一般为3~8mm。每次贴敷的穴位2~4个，不宜过多，以免磁场互相干扰。耳穴贴磁法一般3~4天换贴一次。耳穴贴磁的选穴原则与耳针相同，常用于内分泌失调、痛经、近视、高血压、失眠、慢性荨麻疹、神经性皮炎等疾病的治疗。

（四）磁电法

通常将1 500高斯以上的磁片2片，固定在所选穴位上作为电极片，再将电针仪输出导线的两个接头分别与两磁片相连，再根据病情选择适合的电针参数：强度、频率、波形等。电流强度和频率由“0”逐渐增大，引起轻度刺痛感，以患者可耐受为度。镇痛镇静一般采用密波，扭挫伤、关节炎、面瘫、肌无力一般采用疏密波等。本法每次治疗20~30分钟，每日或隔日治疗1次。

二、动磁法

动磁法是将高磁场强度的磁体安置在一个动力机械上，使磁片随之转动而产生脉动磁场或交变磁场。另一种形式是铁芯线圈，通以交流电或直流电，产生交变磁场或脉动磁场。动磁法磁片不与皮肤直接接触。

（一）旋磁法

将旋转磁疗机的机头直接对准治疗部位或穴位，穴位选取与贴敷法相同。机头前面有保护罩时，可以将机头直接接触皮肤；如无保护罩时，机头与皮肤应有一定的距离，以免磁片转动时擦伤皮肤。

为了使磁片转动后产生较强磁场作用，其与皮肤距离应尽量缩短，以不触及皮肤为限。组织不太厚的部位（如腕、肘、踝关节及手、足等），也可以像贴敷法那样，采用双机头对置法，将治疗部位置于两个机头之间，两个机头的极性分别为南极与北极，使磁场穿透治疗部位。

旋磁法操作步骤如下：

1. 患者选取舒适的体位，并暴露治疗部位。

2. 将机头置于治疗部位，固定好支臂架，打开电源开关，等电源指示灯亮起，再打开电机开关，电机指示灯亮。

3. 慢慢转动电位器旋钮，将电压调至所需强度。

4. 治疗过程中经常询问患者感觉，观察机器响声是否有异常。如有异常，及时处理。

5. 一般每个治疗部位或穴位的治疗时间在5~10分钟，每次治疗总时间控制在30分钟以内。头部穴位如百会，每次治疗时间应该少于10分钟。

6. 治疗结束后，缓慢地以逆时针方向转动电位器，将电压调回"0"位，关闭电机开关，再关闭电源开关，最后移开机头。

旋转法的磁场强度根据治疗部位和患者的一般情况而定。通常情况下，四肢及躯干的远心端可用较高的磁场强度治疗；胸背部及上腹部用较低的磁场强度治疗；年老体弱者、儿童用较低的磁场强度治疗。

（二）电磁法

1. 低频交变磁疗法　低频交变磁场疗法，治疗中同时有磁场、振动、热能3种效应。根据治疗部位的外形面积大小，选择合适的低频交变磁场磁头，使磁头的开放面与治疗部位皮肤密切吻合，使更多的磁力线能通过治疗部位发挥作用。如果磁头与皮肤之间有空隙，则会使磁场的衰减加强，降低治疗效果。由于磁头面积较大，不易与穴位密切接触，故原则上本疗法采取病变部位局部治疗，辅以穴位治疗。

低频交变磁疗法的具体操作步骤是：

(1)患者采取舒适体位，暴露治疗部位。

(2)根据患者的治疗部位面积大小选好对应的磁头，检查机器面板开关是否处于关闭状态。

(3)将磁头输出导线连接上磁疗机的输出端插口，根据治疗需要将开关旋钮调节到"弱""中"或"强"挡。

(4)将磁头置于治疗部位，接通电源，电流通过输出导线进入磁头线圈产生磁场。

治疗中患者可能会产生震动及温热感。每次治疗时间20~30分钟，每天治疗1次。

2. 脉动磁疗法　脉动磁疗法的具体操作步骤如下：

(1)患者平卧位，将治疗部位置于两个磁头之间，使磁力线垂直通过治疗部位。

(2)调节上磁头高度，使之尽可能接近皮肤。有些机器的磁头铁芯延长，其铁芯端已无热感，不会烫伤皮肤，故可以直接接触皮肤。

(3)检查机器面板开关是否处于关闭状态，电流表指针是否在零位。

(4)将磁头置于治疗部位，接通电源，根据病情调好电流强度。

(5)治疗结束后，将电流强度旋钮调回零位，关闭开关，升高上磁头高度，移开磁头。

每次治疗时间20~30分钟或1小时，每天治疗1次。

3. 脉冲磁疗法　应用脉冲磁场治疗疾病称为脉冲磁疗法。其具体操作步骤如下：

(1)将机壳后面的地线接在焊片上，将两个磁头的四根导线分别按对应颜色接在四个接线柱上。

(2)检查治疗机面板上的各旋钮是否在正常位置。

(3)将磁头置于治疗部位，调节波段开关到所需波段；调节磁场强度开关到所需强度；调节波动脉冲频率到所需频率，将时间控制开关调节到预计的治疗时间，按下定时开关即可开始治疗。

(4)治疗结束后取下磁头，分别调节波段开关、磁场强度开关和脉冲频率开关到零位，关闭电源，取下导线。

通常治疗时选用的脉冲频率为40~100次/分，磁场强度为0.15~0.8T，每次治疗时间20~30分钟，每天治疗1次。

三、磁场剂量

（一）应用原则

磁疗剂量包括治疗部位多少、磁场强度、面积、场型、梯度、时间、间隔等，其中以磁场强度（简称“场强”）最为重要。临床上将磁场强度分为三级：弱磁场、中磁场、强磁场。应用场强大小应视病情而定，一般可依据下列几点：

1. 患者情况　年老体弱、久病、儿童和过敏体质等开始先用小的场强，而年轻体壮者可用中或大的场强。

2. 病变性质　急性疾病开始时用小或中场强，慢性疾病开始即可用中或大的场强。

3. 治疗部位　头、颈、胸部开始时用小场强，腰、腹、四肢及深部开始即可用中或大的场强。

4. 急性炎症、疼痛、外伤多用旋转磁疗，慢性炎症用交变磁疗，很小的病灶用贴磁片法。

（二）治疗剂量

1. 静磁场　以永磁体磁片的表面磁场强度为准。小剂量是指磁片表面磁场强度之和的总磁场强度<0.3T；中剂量是指磁片表面磁场强度之和的总磁场强度为0.3~0.6T；大剂量是指磁片表面磁场强度之和的总磁场强度>0.6T。

2. 动磁场　小剂量或低磁场是磁场强度<0.1T；中剂量或中磁场是磁场强度为0.1~0.3T；大剂量或强磁场指磁场强度>0.3T。

3. 磁疗的时间和疗程　磁疗时间一般每次20~30分钟，每日或隔日1次。磁片贴敷可连续进行，根据病情定期复查，一般贴敷一周后休息2天再贴。某些慢性病如高血压、慢性结肠炎、慢性附件炎等，须长期贴敷。

案例分析

患者，男性，58岁，以“摔伤致左小腿肿痛功能障碍2月余”就诊。患者2个月前不慎跌倒致左下肢畸形，疼痛伴不能站立及行走；DR检查示：左胫、腓骨远端骨折。给予左下肢石膏托固定等骨科常规治疗。1天前行DR检查提示：骨折处未见明显骨痂生长，骨折对位对线不良。查体：左下肢疼痛不明显，远端仍有畸形，左小腿及以下仍有肿胀。

请写出：

1. 该患者的疾病诊断。
2. 可对患者进行哪些功能评定？
3. 如何对患者进行磁疗？

第三节　临床应用

一、适应证

1. 内科疾病　支气管炎，支气管哮喘，高血压，冠心病，急慢性胃肠炎，消化道溃疡，风湿性关节炎，类风湿关节炎等。

2. 外科疾病 急慢性软组织损伤，外伤性血肿，臀部注射后硬结，血栓闭塞性脉管炎，尿路结石，变形性骨关节病，纤维瘤，冻疮，前列腺炎，颈椎病等。

3. 神经科疾病 术后痛，神经官能症，三叉神经痛，枕大神经痛，眶上神经痛，面肌抽搐，神经、血管性头痛，神经炎等。

4. 小儿科疾病 单纯性婴幼儿腹泻，遗尿等。

5. 皮肤科疾病 结节性红斑，血管瘤，神经性皮炎等。

6. 五官科疾病 近视、远视、弱视等，中心性视网膜脉络炎，耳郭浆液性软骨膜炎，单纯性青光眼，急慢性咽炎，下颌关节功能紊乱综合征，冠周炎等。

二、禁忌证

目前磁疗法尚无绝对禁忌证，但对以下情况可不用或慎用：白细胞总数在 $4.0\times10^9/L$ 以下者、出血或有出血倾向者、体质衰弱或过敏体质者、孕妇下腹部、高热者。

临床治疗中偶见心悸、心慌、恶心、呕吐、无力、头昏、胸闷、白细胞减少、皮炎等，多为一过性，停止磁疗后可迅速消失，不留任何后遗症。

三、注意事项

1. 选择合适的剂量 年老、体弱或幼儿患者，宜从小剂量开始；病程短、病变浅的用小剂量，对恶性肿瘤引起的剧烈疼痛用大剂量，对神经衰弱、高血压等功能性疾病用较小剂量。

2. 采用正确的使用方法 使用时磁片不要相互碰击，不要加热，不同磁场强度的磁片要分类保管，以防破裂及退磁。定期（3~6 个月）测定磁片磁场强度。所有磁片须保持良好绝缘；使用磁片前后要用 75%酒精消毒。磁片贴敷过程中，不要任意翻转磁片，长期贴敷时应注意皮肤是否有过敏反应。不在皮肤破溃处直接贴敷。

3. 治疗后如有严重不适者应停止治疗。白细胞较低的患者定期做白细胞检查。

4. 磁疗时不要佩戴手表等金属物品以免损坏。

技能要点

应用范围：明确磁疗法的适应证、禁忌证及治疗过程中的反应。
操作要点：指导患者采用合适的体位；掌握操作常规中的顺序和步骤；掌握治疗剂量。

（袁晓媛 张维杰）

扫一扫
测一测

复习思考题

1. 磁疗法的治疗作用有哪些？

2. 案例分析题 男，42 岁，2 年前出现左下肢行走 10 余分钟后胀痛。休息片刻缓解，再行走后疼痛又出现。无吸烟史，发病前半年左足部外伤已治愈，体格检查：左下肢皮色较苍白，左足背动脉未触及。诊断为血栓闭塞性脉管炎。请予以评定、治疗。

第三十一章

水　疗　法

PPT 课件

31章PPT

扫一扫
知重点

学习要点

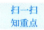

水疗法的生理效应、分类、设备、治疗作用；水疗法中浸浴、旋涡浴、蝶形槽浴、水中运动的治疗技术、临床应用及注意事项；水的物理特性。

第一节　概　述

水疗法(hydrotherapy)是指以水为介质，应用各种不同成分、温度、压力的水，以不同的方式作用于人体，达到预防和治疗疾病、提高康复效果的方法。水的热容量大，导热性能较强，能与身体密切接触，能溶解各种物质作用于人体，是传递冷热刺激很强的介质。

水疗法可以单独应用，也可作为综合治疗的一种手段。水疗法使用各种不同的水源作为治疗媒体，如淋浴疗法使用自来水，矿泉水疗法使用不同成分的泉水，海水疗法使用海水等。水疗有多种功效，不仅可用于康复疾病的治疗，还可用于缓解精神紧张及其引起的躯体不适，甚至可以应用水来减轻疼痛。水疗法作为方便有效的物理疗法已在临床上广泛应用。

一、水的物理特性

水广泛存在于自然界，取用方便、费用低廉。水有如下物理特性使其具备治疗作用：

1. 储存和传递热能　水具有较大的热容量(比热为 1)，有较大的热传导性，约为空气的 33 倍，比其他任何物质都易于吸收热量。水的热容量为乙醇或石蜡的 2 倍，为铁、铜等金属的 10 倍以上，铅或金的 30 倍以上，故水容易产生温度刺激，非常适合用于治疗。

2. 溶解性　水是最常用的良好溶媒，可溶解多种化学物质或气体。水中加入某种药物或气体时，会增强水疗的化学刺激作用，刺激机体产生相应的反应。故可用以进行各种自然的和人工矿泉、气体水及药水浴疗。

3. 安全无毒性　水作为日常生活必不可少的元素，既可外用，又可内服，即使是极度敏感的体质也适用。

4. 物理性状的可变性 水具有非常大的可塑性,可任意改变其形态。水从液态变成固态或是气态,是在一个非常狭窄的且很容易达到的温度范围内实现。液态的水可用作填充、浴用剂、敷料、喷雾剂、冲洗液等。而且液态水具备理想的温度和压力,具有蒸发、对流等特性。静止的水通过传导方式传递热,流动的水通过对流方式传递热。水的固体状态即冰,是一种优良的冷却剂;汽化状态的水即水蒸气,可用于蒸汽浴或者吸入剂的热导体。

5. 水的密度 人体的密度接近水,所以水可以作为瘫痪、肌肉萎缩或炎症患者治疗和训练的介质。患者身体浸没在水中,水的流体静压作用于身体表面,可以促进外周静脉、淋巴液的回流,加速尿液、大便的排泄。

6. 水的对流性 温度较低的水向下沉,而温度较高的水向上升,这是水的对流现象,在水疗时,水与皮肤接触时的温度交换可产生一定刺激。

7. 水的机械力性质 ①水静压:水在静止条件下,水分子给身体表面部分施加的压力称为水静压。一般情况下,水静压随液体密度和深度增加。②水的浮力:水浮力是与重力相反的力,身体沉入水中的部分将减轻重量,此重量等于该体积所排出水的重量。③水流的冲击作用:此为机械刺激的另一种作用形式,这种刺激作用较温度作用更占优势。

二、水疗法的生理效应

水疗法主要作用于皮肤,亦可作用于体腔黏膜,通过神经和体液反射而致局部、节段性或全身性反射作用。水疗法依其作用方式不同,可对体内各系统产生强弱不等的反应,其中以神经系统和心血管系统最为敏感。水疗法的生理效应如下:

1. 温度刺激作用 人体对温度刺激的反应,受到多种因素的影响。温度对人体生理活动的过程影响非常明显。水与人体接触面积和皮肤温差相差越大,刺激性越突然,反应就越强烈。人体对寒冷刺激的反应比对温热刺激要激烈和迅速得多。根据刺激的温度不同,水疗可分为热水浴、温水浴、不感温水浴、冷水浴和凉水浴。热水浴和温水浴能扩张血管,使血管充血,促进血液循环和新陈代谢,降低神经兴奋性、减轻疼痛和缓解痉挛。热水浴更有明显的发汗作用。不感温水浴的镇静作用比较明显。而冷水浴和凉水浴可使血管收缩、神经兴奋性增高,肌张力提高。

水疗虽然可以迅速引起机体产生对温热刺激的一系列反应,但由于水的物理性能及人体生理调节功能,水疗不易直接达到使机体深部组织加热的目的,但可通过神经反射途径对深部组织器官甚至全身引起一定的反应。

2. 机械刺激作用 水疗中水的冲洗、摩擦、喷雾和涡流等方式碰撞身体表面产生机械作用。如静水压作用,普通静水浴的静水压力为40~60g/cm^2,这种压力足以对胸廓、腹部产生压迫,使呼吸受到某种程度的阻力。于是患者被迫用力呼吸来代偿,加强了呼吸运动和气体代谢。同时静水压作用于体表,促使血液和淋巴液回流重新分布,也加强了血液循环和淋巴循环,从而减轻患者的水肿或淤血状态。静水压有利于创面的血液循环,促进伤口愈合,故可作为烧伤、慢性溃疡、压疮、糖尿病足等的治疗手段而应用于临床。

水还能产生浮力作用。人体在水中失去的重量约为其体重的9/10,这种特性在疾病的康复治疗中有极其重要的意义。水的浮力可以使浸入水中的躯干、肢体、骨关节受到向上的支托而漂浮起来，很大程度上减轻了躯体、肢体和关节的负荷，便于功能障碍者在水中进行辅助性、抗阻性等运动锻炼，大大提高了患者关节活动范围和运动能力。

此外，水流或水射流的冲击还对皮肤有直接按摩作用。

3. 化学刺激作用　水是万能的溶剂，可溶解大多数化学物质。化学物质通过这种方式作用于人体，既可使药物作用于局部，又避免了化学物质对胃肠道的刺激。在水中投放各类矿物盐制成矿泉浴，具备天然矿泉的治疗作用，方便患者就地治疗。即使采用淡水浴，淡水中含有的微量矿物质也可发挥化学刺激作用。

三、水疗法的分类

水疗法的种类繁多，常见的分类方式有：

1. 按作用部位分类　①局部水疗法：局部擦浴、局部冲洗浴、手浴、足浴、坐浴和半身浴等；②全身水浴法：全身擦浴、全身浸浴、全身冲洗浴、全身淋浴、全身包裹浴等。

2. 按温度分类　冰水浴：0～4℃；冷水浴：5～25℃；低温水浴：26～32℃；不感温水浴：33～35℃；温水浴：36～38℃；热水浴：39～42℃，；高热水浴：>42℃。

3. 按压力分类　①低压浴：1 个大气压以下；②中压浴：1～2 个大气压；③高压浴：2~4 个大气压。

4. 按水成分分类　有海水浴、淡水浴、矿泉浴、温泉浴、气水浴、药物浴（中药及西药浴）等。

5. 按水形态分类　有冰水浴（冬泳）、水浴、气浴等。

6. 按治疗作用分类　有镇静、兴奋、退热、发汗；强刺激、柔和刺激、锻炼作用等。

7. 按水疗方法分类　①温热疗法：包括温敷布、包裹浴、渐温部分浴、交替浴、全身浴等；②机械疗法：有涡流浴、气泡沸腾浴、水中按摩和水中冲洗等；③化学疗法：有矿泉浴、温泉浴和药物浴等；④运动疗法：运动用大槽浴、运动用池浴；⑤其他疗法：有冲洗浴、气泡浴、人工碳酸浴、喷淋、沙浴、药浴、蒸汽浴、刷洗浴、电水浴等。

四、水疗法设备及设施

水疗法种类很多，有的简便易行，不需任何特殊设备，可在基层医疗单位、家庭、农村以及战地环境下进行。但一些较为复杂的水疗法则需要专门的场地、设备和专业训练人员。

齐备的水疗室包括更衣室、淋浴室、盆浴室、湿布包裹疗法室和休息室等相应的场地和设备。

1. 更衣室有无障碍　通道设计方便轮椅通过，比一般更衣室面积更大，以便同时为几种水疗服务。在方便的位置设置储物柜，或者在墙上安置衣物挂钩。

2. 综合淋浴室　综合淋浴室的面积约占 35～40m^2，层高 3.5～4m，每个淋浴设置约占 3～4m^2。

3. 淋浴操纵台　供应各种淋浴规定温度和压力的水，将其固定在距离墙面 1m，距离对面墙面 4m，距患者扶手架 3～3.5m 以上的地方。

4. 淋浴室墙面　防水设计，地面防滑设计，装配多种淋浴喷头，如雾样的、雨状的、针状的、全身的、坐浴的和可移动的直喷头等。

5. 盆浴室　一般要求与淋浴室间隔开，以免在施行喷浴时把水淋到盆浴患者身上。每间盆浴室参考面积 $6\sim8m^2$，层高 3.5m。浴盆可用陶瓷或搪瓷材料，也可用白瓷砖。浴盆长 1.7m 左右，宽 0.6m，深 0.4~0.45m。

6. 湿布包裹疗法室　要求有治疗床，冷热水供水管道，一个浸湿床单用的陶瓷盆。

7. 水中运动池　成人浴池容积应大于 10m×3m×(1m~1.4m)，可用白瓷砖镶嵌成；儿童浴池多采用圆形，深度为 0.6~1.05m，多用不锈钢或陶瓷制成。

辅助设施有：①电动悬吊装置：用来转移患者进出治疗池，有担架式、座位式和轮椅式。要求操作简便，启动灵活，安全可靠。②治疗床或治疗椅：具备一定的重量，可使患者固定在水中，用防腐防锈材料制成。③步行训练用双杠：其规格与地面上使用的设备相同。④漂浮物：用于支撑患者头颈部或肢体，或用于在水中进行抗阻力运动以及促进运动的辅助工具。⑤水过滤与消毒装置：水中运动池应配备过滤、循环和消毒装置，以免水源污染、交叉感染。

其他常用的水中运动池还有 Hubbard 槽浴池、涡流浴池、气泡浴池、步行浴池等。

8. 休息室　水疗休息室设备分卧位和坐位两种。其数量按照整个水疗室的规模来确定，一般情况下，卧位占 3/4，坐位占 1/4。

除了以上场地设备外，为了保证供应一定温度和压力的水，水疗室应有独立的小锅炉和加压水泵，还应该具备与治疗室相连通的独立洗手间。

第二节　治疗作用

一、对皮肤的影响

皮肤有丰富的血管系统，扩张状态能容纳周身循环血量的 30%，可以调节全身血液。在热代谢的过程中，皮肤起着很大作用，它占全部散热的 60%~80%，皮肤是首先接受水疗刺激的器官，皮肤受到温度、机械和化学的刺激后，会影响体温调节、心血管系统、呼吸系统，还可影响内分泌和免疫功能等。温度刺激皮肤会产生不同反应：温热刺激使血管扩张、充血，营养改善、代谢加强；而冷刺激会引起血管收缩、皮肤苍白、局部缺血和寒冷感觉。各种水疗主要作用于皮肤和体腔黏膜，通过神经和体液反射，引起局部、节段和全身反应。

二、对肌肉系统的影响

短时间的冷刺激可以提高肌肉的应激能力，增强肌力，减少疲劳，尤其伴有机械作用时明显。但长时间的冷刺激却使肌肉僵硬，活动困难；而热刺激能改善血液循环、加强代谢、加速乳酸排泄，所以能使正常肌肉从疲劳中迅速恢复，缓解肌肉疲劳。热刺激还能降低神经兴奋性，抑制疼痛引起的肌肉紧张和痉挛。短时间的热刺激能加速胃肠道平滑肌的蠕动；长时间的热刺激使其蠕动减慢，肌张力下降，故能缓解胃肠道平滑肌痉挛。

三、对循环系统的影响

水疗对循环系统的影响是以温度高低和作用时间来实现的，热刺激能扩张血管、使其充血，增加治疗部位的血流量，改变躯体和器官的血容量，使血液重新分布，从而改善血液循环，促进新陈代谢；冷刺激收缩血管，减少血液流量。其生理原理如下：

1. 诱导作用　通过交替使用一定时间的冷（热）敷、冷热水洗浴或喷雾等，从而诱导增加器官或躯体局部的血流量。

2. 衍生作用　衍生作用跟诱导作用是相对的，它主要是通过延长冷敷或热敷时间，从而达到改变器官或躯体局部的血容量。

3. 脊髓反射作用　局部足够强烈的冷（热）敷既可以直接对接触的皮肤产生影响，也可以通过脊髓反射弧介导产生远距离的生理学改变。

4. 动脉干反射　动脉干受到长时间冷敷，可导致动脉及其远端分支收缩。

四、对泌尿系统的影响

正常肾脏的排尿量与肾脏的血流量呈正比关系。流经肾脏的血液越多，尿量就越大。对刺激的反应，肾脏血管与皮肤血管相似，不同温度的水疗法，对肾脏及汗腺引起不同反应。理论上温热刺激使肾脏血管扩张，血流增多，尿量增大；反之冷刺激使尿量减少。但是，在实际临床中热水浴后，患者大量出汗，尿量减少；冷水浴出汗少，血管收缩，尿量相对增多。接受短时间水疗的患者，一昼夜尿量几乎看不出明显变化。只有长时间接受温水浴疗法的患者，会因血液循环的明显改善而尿量增多。

五、对汗腺分泌的影响

热水浴会加强汗腺分泌，汗液排出大量增加，大量代谢废物也随汗液排出。由于体液丧失、血液浓缩，组织间的液体会因为高渗作用进入血管，促进渗出液的吸收，维持血液平衡。所以热水浴能加速水肿的吸收。此外，由于大量电解质随汗液排出，患者容易有虚脱的感觉，故治疗后可给予口服淡盐水以补偿损耗。

六、对呼吸系统的影响

水疗法通过神经反射对呼吸系统产生影响，表现为呼吸次数和深度的影响。瞬间的冷刺激使吸气加深，甚至有短暂的呼吸停止或深呼吸，温度越低刺激越突然，呼吸停止得越快、越急剧，从而使呼吸更快、更深。而热刺激对呼吸的影响不很急剧，呼吸节律变快，但较为浅表。浸浴疗法中，水的静压直接压迫胸廓和腹部，迫使呼吸变深以对抗压力。长时间的温水浴可使呼吸减慢。

七、对新陈代谢的影响

新陈代谢与体温的关系十分密切。当体温升高和氧化过程加快时，基础代谢率上升；躯体体温下降时，基础代谢率下降。水疗的不同水温对新陈代谢的影响不同。冷水刺激主要影响脂肪代谢、气体交换和血液循环，并促进氧气等营养物质吸收。16℃水浸浴后，CO_2 排泄增加 64.8%，O_2 的吸收增加 46.8%，16℃水淋浴后，CO_2 排泄增加 149%，O_2 的吸收增加 110%，在某种程度上温水刺激能稍微降低代谢过程。而热水浴、蒸汽浴等可加速碳水化合物和蛋白质的代谢，加速汗液的大量排泄，使体内脱水并丢失部分电解质。

八、对神经系统的影响

温度不同，水疗法对神经系统的影响也不同。皮肤含有丰富的感受器，能感受各种刺激经反射弧向神经中枢传导，引起躯体各系统反应。冷水刺激能增强躯体应激性，兴奋神经，民间常用冷水喷洒昏迷患者的头面部，以帮助其苏醒。不感温水疗能降低神经兴奋性，使外周传入大脑皮质的冲动减少，加强大脑皮质的抑制，实现镇静催眠作用。而大于40℃的水温使神经系统先兴奋后疲劳，患者感觉疲倦乏力。

第三节　治疗技术

一、水中运动疗法

水中运动疗法是指运用水中的温度、浮力及水静压作用来进行各种功能锻炼，以达到治疗目的的方法。水中运动与地面上的运动相比，不同之处在于水中有浮力作用于人体，因此肢体沿水浮力方向运动变得比在地面上容易；反之，因逆着浮力的方向运动要对抗浮力形成的阻力而较地面上困难。这样有利于患者进行辅助或抗阻等功能训练。本疗法因有增强肌力、激发稳定与平衡、帮助放松与缓解疼痛等生理效应，对肢体功能障碍、关节挛缩、肌张力增高的患者尤其适宜。水疗还可以添加各种矿物质或药物，直接刺激机体，加强治疗作用。

（一）水中运动的分类

1. 辅助运动　利用水的浮力减轻肢体重量，使平时抬不起来或不易抬动的肢体，在水中可以活动，使肢体或躯干沿浮力方向运动。

2. 支托运动　肢体沿水平方向活动时，肢体受到浮力支撑，不必对抗重力。支托状态不仅有助于肢体活动，也是评价关节运动和肌力的一个有用肢位。

3. 抗阻运动　肢体的运动方向与浮力方向相反时，肢体需要对抗水的浮力即相当于抗阻运动。可以通过增加运动速率或增大肢体与水的接触面积等方式来增大阻力。

（二）水中运动疗法的训练方法

1. 固定体位　治疗师通过器械或特别的固定装置使患者的肢体固定，同时在训练中给予帮助。患者躺在水中治疗床或治疗托板上；或坐在水中椅凳上；或让患者抓住栏杆、池边或池中固定器材如平行杠等物体；必要时可用带子固定肢体。

2. 利用器械辅助训练　利用某些器械，如胶皮手掌或脚蹼，可增加水的阻力；利用水中平行杠可以训练站立、平衡和行走；利用水中肋木可训练肩和肘关节活动功能；利用水球做游戏训练臂的推力。这些训练都比地面上的运动更为有效。

3. 水中步行训练　水是步行训练时一种可利用的介质，通常水中步行在地面上训练之前进行。如果患者平衡功能好，在水中举步行走时，因有水的帮助，较在地面上容易。让患者进入水中，站在平行杠内，水面齐颈，双手抓杠练习行走。在水中，身体的重量比地面上轻，因而大大减低下肢承受的身体重量，即使对于肌力比较弱的患者或骨折恢复期患者，亦有可能支撑起被减轻了重量的身体而行走，并感觉疼痛减轻和舒适。

4. 水中平衡训练 患者站在平行杠内,水深以患者能站稳为准,然后治疗师从不同方向推水做浪或用水流冲击患者身体,干扰患者平衡。并让患者主动对抗冲击以使身体平衡。

5. 水中协调性训练 在水中最好的协调性训练是游泳。开始可先让患者在一个固定位置进行原地游泳动作,以后逐渐过渡到患者能完全独立进行游泳运动。

6. Bad Ragaz 训练法 这是一种将浮力作为支撑力量的训练法,亦称救生圈训练法。治疗师站在水中,给患者提供一个固定位置,一对一进行训练。患者靠救生圈支撑浮在水中,如果肢体残缺或肌肉痉挛,则很难保持平衡。治疗师应注意安抚患者情绪,减轻其在水中的恐惧和焦虑感。患者身体在水中活动引起的湍流产生相反方向的力,即阻力。身体运动越快则阻力越大,这种阻力可由治疗师根据运动量调节,也可由患者自我调节。

患者在运动中还可运用 PNF 中的重复收缩、慢逆转、快速牵张、节律性固定等技巧进行训练。

治疗师用手帮助患者固定体位时,应注意手的位置。患者仰卧位,治疗师的手支撑在患者下腰部或骨盆部的救生圈上,股骨中部、膝和足也可作为支撑点。躯干训练用侧卧位,肩关节外展和内收训练采取俯卧位。可根据具体情况用不同方法加强某些肌群和关节活动范围的训练。

7. Halliwiek 法 这是根据流体力学和运动学原理,为脑瘫及其他患者训练游泳的方法。这种方法不借助任何器具,由治疗师和患者进行一对一训练,最终目标是达到患者在水中获得完全独立的游泳活动能力。

8. 水中运动用浴槽 又称 Hubbard tank bath,是一种实施简单水中运动疗法的、供个人全身使用的、各种形状的金属制浴槽。它的特点是治疗师站于池腰处,不必下水即可对患者进行浴槽中的治疗操作,且比水中运动疗法省水节能。身体活动不便的患者可以通过自动控制的担架进入浴槽。浴槽还有多种附属装置可产生气泡和涡流以辅助治疗。

9. 步行浴 步行浴是步行训练的有效疗法,也是理想疗法,目前国内已在逐渐开展。步行浴应用的浴槽全长 3.3m,宽 1.3m,高 1.3m,水量 2L。浴槽由不锈钢制成,包括浴槽和油压升降机两部分。浴槽设有观察窗,可观察患者活动情况。有的还在浴槽上印制测量标准线以测量患者步幅、纠正患者训练。小型油压升降机可将患者的治疗椅或担架直接送入槽中,可停留在任意高度以供患者需要。

使用前清洁浴槽,检查升降机设备是否完好。注入浴槽容量 2/3 的浴水,温度为 38~39℃。

(1)仰卧位训练:将患者移至担架上,用升降机送入水中,头部抬高露出水面,身体浸入水中。借助浮力做移动体位、翻身和伸展四肢的训练。由于浮力和温度的影响,患者的活动较地面上容易。

(2)坐位训练:患者坐在浴槽中,借助浮力做坐位状态下的肢体活动训练。

(3)起立训练:用升降机将患者送入水中,调节升降机或治疗椅高度,让患者依托此高度变化进行起立训练。

(4)站立平衡训练:在大约 1m 深的步行浴槽内调节扶手,让患者做站立、交替踏步的平衡训练。

(5)步行训练:在站立平衡训练的基础上进行步行训练。偏瘫患者先迈出患肢,再迈出健肢。截瘫患者可依托上肢和扶手的支撑练习步行。

二、水浴疗法

水浴疗法简称浴疗,是将患者全身或局部浸入水中治疗的方法。浴水可以加入矿物质或药物,也可用机器设置搅动制成涡流浴。水浴疗法包括浸浴、淋浴、不感温水浴、坐浴、涡流浴、蝶形槽浴等。浸浴分为全身浸浴、局部浸浴、热水浸浴和冷水浸浴等。

(一) 涡流浴

用特制的浴盆(分为上肢用、上下肢用及全身用涡流装置),其中装一个马达带动的搅动器,以一定的压力在浴盆内旋转,以旋涡水流治疗疾病的方法称为涡流浴,又称旋涡浴。它有3个作用:温热、浮力以及按摩作用,使患者的锻炼既有放松,又有治疗作用。温热作用可以增加体温和扩张肢体末梢血管,以加快血液循环;水的浮力作用可以缓解关节和肌肉压力,产生失重的放松感觉;涡流喷射的按摩作用可以缓解躯体六个部位(颈部、肩部、胸背部、腰骶部、大腿部及足部)的肌张力。

1. 涡流浴设备　多由不锈钢或塑料制成,能自动控制调节水温、涡流刺激作用的强弱和治疗时间。槽底应防滑,喷水嘴可多方位移动,以利发挥水流和机械刺激作用。

(1)上肢涡流装置:浴槽容量较大,槽内有1个喷水嘴,能容纳一只手臂或两只手臂进行治疗。

(2)下肢涡流装置:浴槽容量较大,槽内有3个喷水嘴,前2个适用于腿部,后面1个适用于跟腱部位进行治疗。

(3)全身用涡流装置:浴槽深,容量大,能容纳整个躯体进行治疗。槽内有3个喷水嘴,前面2个,后面1个。

2. 治疗方法　根据患者治疗部位,选择大小适宜的涡流浴装置。检查装置各部是否完好,注入2/3容量浴水,水温37~42℃。打开涡流开关和充气开关。患者采取舒适体位,充分暴露治疗部位浸入水中并防止其他部位衣物被水溅湿。座椅要求牢固、有靠背,以免滑落摔伤。在涡流浴治疗中,温度仍然是一个重要因素。对大多数患者应维持水温39℃左右;治疗关节炎,水温可以高些;治疗非开放性损伤,水温则应低些。全部治疗过程中,水温宜保持恒定,水流强度要适中。治疗从始至终应使患者全身感觉舒适,精神爽快,不感疲劳为度。糖尿病足治疗时可在水中加入甲硝唑等药物,治疗时间一般为15~30分钟,10~20次为一个疗程。

(二) 蝶形槽浴

1. 蝶形槽浴设备　蝶形槽因其横截面呈蝶形或8字形,故又称8字槽。蝶形截面可供患者在槽内伸展上下肢。浴槽内附有涡流及气泡发生器、局部喷射装置和水循环过滤装置。还可附有运送患者出入浴槽的升降装置及操控设备等。

另外备有浴巾、浴帽、拖鞋、温度计、毛毯、温水、水杯和急救药物、消毒药物等物资。

2. 治疗方法　检查浴槽后严格消毒,清水冲洗。向浴槽内注入2/3容量浴水,水温38~42℃。患者脱去衣物鞋帽进入浴槽,如行动不便,则可用升降装置将患者送入槽内。患者半卧于槽内,水平面与乳头齐平,头颈和胸部大部露出水面,头部冷敷。根据治疗方案可加用涡流、气泡和水流喷射。治疗师为患者做水下按摩并协助患者练习肢体运动。治疗结束后关闭涡流、气泡和水流喷射装置，患者自行出槽或由升降装置运送出槽，擦干穿衣。烧伤患者可在水中换药，并可在水中加氯化钠或其他药物。治疗时间一般为 10~30 分钟，每 1~2 天 1 次，15~20 次为一个疗程。本疗法适用于中枢神经损伤引起的肢体瘫痪、大面积烧伤、压疮、周围血液循环障碍或关节活动障碍等。

（三）浸浴

1. 局部浸浴　将治疗部位浸浴在不同温度的水中，冷水浴 26℃、凉水浴 26~33℃、温水浴 37~38℃、不感温水浴 33.3~35.0℃、热水浴 39℃。

2. 全身浸浴　患者的头、颈、胸露出水面，其余部位浸入水中进行治疗的方法称为全身浸浴。每次 5~10 分钟，每天 1 次，10 次为一个疗程。

3. 热水浸浴　热水浸浴的温度范围为 37.8~41.1℃，持续 20 分钟。短时间热水浸浴能扩张周围血管，促进散热。

4. 冷水浸浴　水温低于 20℃，时间为 3~5 分钟或更短。每天 1 次，10 次为一个疗程。浴后用浴巾摩擦。本疗法能强力兴奋神经，强化心功能，提高肌张力。

（四）其他水浴疗法

1. 淋浴　淋浴是以各种形式的水流或水射流，在一定压力下喷射于人体的治疗方法。

2. 不感温浴　不感温浴或称平温浴，是一种全身浸浴，水温通常与皮肤温度相同，为 33.3~35.0℃，时间 10~15 分钟。

理想的水温需依据患者状况与其对水温的反应而定，最好利用患者的感觉而不是温度计来进行水温的调节。不感温浴的时间可以持续 15 分钟到 4 小时，如果浴疗的时间超过 20 分钟，有必要添加热水以维持温度。

3. 坐浴　是骨盆区域的局部浸浴。

(1)热水坐浴：通常持续 3~10 分钟，水温控制在 40.6~46.1℃。主要有止痛作用。

(2)不感温坐浴：通常水温为 33.3~40.6℃，持续时间为 15 分钟到 2 小时，坐浴期间有必要提供足够的覆盖物以免寒战。可在浴水中加入中药煎剂、矿物盐或其他药物以辅助疗效。

(3)交替坐浴：一般有三组，即三次热水和冷水的交替。热水的温度为 40.6~46.1℃，冷水的温度为 12.8~29.4℃，重复交替时的温度依据治疗条件以及患者的承受能力决定。标准治疗方案是 3 分钟热水、30 秒冷水交替。热水浴缸水面高于冷水浴缸 30cm 左右。交替坐浴与所有的水疗处理一样，都是以冷水浴结束。本疗法可改善盆腔循环，增强局部平滑肌张力。

三、擦浴

擦浴是指用不同温度的水浸湿毛巾或擦浴手套对皮肤进行大力摩擦，达到机械刺激为主的简便疗法，在基层医院或患者家中均可进行。擦浴分为冷摩擦和清洗。

（一）冷摩擦

冷摩擦是用冷水浸过的粗糙丝瓜布、粗毛巾或毛织擦浴手套按预定程序强有力地摩擦躯体的某个部位或全身，直至摩擦部位发红。冷摩擦的操作顺序是：从胸到手臂到腿，患者翻身，再摩擦臀部、腿和足后部，最后摩擦背部。如患者体质虚弱，在冷摩擦过程中可擦干患者身体。反之则治疗结束后擦干。冷摩擦适合手术后、虚弱等患者，有增强体质和预防疾病的作用。治疗中应注意充分覆盖保暖，只暴露治疗部位。不适于动脉硬化、未控制的高血压患者。

（二）清洗

患者脱衣直立，用温度相差1℃的两种水，先用温度高的冲洗，再用温度低的水冲洗，以缓慢的水流从颈部、肩部均匀得流向整个身体，操作要迅速，治疗时间2~3分钟，每天1次。清洗比冷摩擦反应要大，因此要求患者有较好的体力。

四、湿布包裹

湿布包裹是最常用的水疗法之一。如有足够指导，湿布包裹可在基层医院或家中进行。通常治疗时间为1~3小时。具体操作如下：

1. 使用床或治疗台　将两张毛毯纵放在治疗台上，在头部位置放一小枕头。毯子必须足够大并能够盖住治疗中的患者。首选毛绒质地的毯子，次选丙烯酸类毯子。

2. 湿处理　在包裹以前患者身体必须是潮湿的，如果不是，可以让患者先热水盆浴或淋浴，然后用干毛毯包裹，从背部进行透热疗法或任何其他适当的治疗。

3. 准备床单　患者准备就绪后，将干净的白棉布床单（长度与患者的身高相当）浸渍冷水后充分拧干，如果有两个人一起拧绞床单则更方便。床单沿着治疗台纵向铺开，两边留置的宽度大体相当，应超过毛毯边沿30~60cm。

4. 躯体及下肢包裹　患者赤身躺在床单上，双肩低于床单上沿约10cm处。患者高举双手，治疗师快速用床单包裹患者躯干并向对侧折叠，并小心按身体形状塑性。在臀部以下，以床单包裹同侧下肢。

5. 上肢包裹　患者放下双手，治疗师将对侧床单折叠包裹上肢及整个躯干，同时卷起对侧床单包裹对侧下肢。此时湿床单平铺在躯体上，全面包裹躯体并缠绕双足。整个操作应熟练并有效。

6. 毛毯包裹　迅速将毛毯包裹身体并紧紧缠绕，确保颈部及双足没有通风。另一条毛毯包裹身体并适当缠绕。给患者加戴保温帽子以增加热疗效。

7. 安抚患者情绪　整个治疗过程中，治疗师不得离开患者。如患者极端惊恐或不适，应迅速从足部开始解开毛毯和床单缠绕，避免患者因床单紧裹产生强烈不安和排斥。如不能安抚，则应暂停治疗。治疗过程中注意患者保暖，给予热茶或热水袋，也可加盖毛毯。

湿布包裹分四个阶段起作用：增强或冷却期、不感温期、加热期、作用消退期。治疗师可以根据治疗效果延长或调整任何一个治疗阶段。

第四节　临 床 应 用

一、适应证

（一）水中运动疗法

水中运动疗法因为同时具备水疗法的温热作用，故可以减轻运动时的疼痛，改善弛缓麻痹的肢体循环甚至消除痉挛。浮力作用使肢体即使是很小的肌力也易于进行运动，故适用于骨折后遗症、骨关节炎、强直性脊椎炎、类风湿关节炎、不完全性脊髓损伤、脑卒中偏瘫、颅脑外伤偏瘫、共济失调、帕金森病、小儿脑瘫、大面积瘢痕挛缩、肌营养不良、早期动脉硬化、神经衰弱、皮肤瘙痒症等。

（二）浴疗

1. 涡流浴　适用于肢体运动障碍、血液循环障碍、糖尿病足、上下肢慢性溃疡、截肢残端痛或幻肢痛、关节扭挫伤、创伤后手足肿痛、周围性神经痛、神经炎、雷诺病或雷诺现象、骨关节和肌肉风湿疾患，以及慢性疲劳综合征等。

2. 浸浴及坐浴　凉水浴与冷水浴适用于抑制过程占优势的神经症；热水浴适用于多发性关节炎、肌炎等；温水浴与不感温水浴适用于兴奋过程占优势的神经症、痉挛性瘫痪等。

二、禁忌证

身体极度衰弱、皮肤传染性疾病、精神意识紊乱或失定向力、恐水症、频发癫痫、严重心功能不全、严重的动脉硬化、心肾功能代偿不全、活动性肺结核、肿瘤及各种出血倾向者。此外，妊娠、月经期、大小便失禁、过度疲劳者等禁忌全身浸浴。

三、注意事项

1. 治疗室有良好的通风和保暖设备，更衣室内温度不应低于22℃，温水和热水浴池内温度不低于25℃。

2. 水疗前应认真询问病史及体检，明确身体一般状况、疾病诊断、心肺功能、运动功能和感觉能力评价等。

3. 水疗在餐后1~2小时进行。

4. 告知患者治疗中如出现心慌、气短、头晕时，应及时报告工作人员；治疗中禁止患者向盆内放水或改变治疗条件，并督促患者严格遵守治疗时间。

5. 出浴后毛巾擦身，不必冲洗，适当休息后离去。

6. 浴巾、浴衣一人一用，换洗消毒，避免交叉感染。

7. 每次治疗结束，将浴盆用2%甲酚皂溶液消毒，擦洗干净。水中运动的池水应循环消毒，并经常涂片镜检，避免眼耳感染及其他疾病交叉感染。

8. 水疗中出汗多者，可给予饮淡盐水。治疗结束后让患者休息后离去。

9. 设备要经常涂片镜检。

10. 患者肺活量在1 500ml以下不宜在深水进行水中运动。在水中运动比在陆地上运动时的心率稍慢，因此不能用陆地上的心率强度计算公式来决定水中运动的强度。

（梅美娥）

扫一扫
测一测

复习思考题

1. 水疗法的治疗作用有哪些？
2. 脑瘫患者适用于水中运动疗法的原因是什么？

PPT 课件

扫一扫
知重点

第三十二章

冷疗法和冷冻疗法

学习要点

冷疗法、冷冻疗法的定义、治疗作用、治疗技术及临床应用。

第一节 冷 疗 法

一、概述

冷疗法(cold therapy)是指应用温度在0℃以上但比体温低的物理因子(如冷水、冰块等)刺激皮肤或黏膜,通过寒冷刺激引起机体发生一系列功能改变而达到治疗目的的一种物理治疗方法。冷疗法作用于人体后,不引起组织损伤,通过寒冷刺激引起机体发生一系列功能改变,既简便,又安全,从而达到治疗疾病的目的。

近年来冷疗法在临床应用上发展迅速,已广泛应用于外科、皮肤科、眼科、口腔科、妇科、肿瘤科等,并取得较好疗效,特别是某些疾病,如各种运动创伤、风湿性疾病及神经系统疾病等。

二、治疗作用

不同治疗时间及治疗方法的冷疗,对机体产生的生物作用也不同。其生物作用主要有瞬间冷作用和持续冷作用,瞬间寒冷刺激使组织的兴奋性增高;持续、长时间的低温使组织的兴奋性降低。

1. 对神经系统的作用

(1)兴奋作用:瞬时的寒冷刺激对神经具有兴奋作用,例如冷水喷头面可用于急救,帮助昏迷患者苏醒;冷水淋浴可以起到强身健体的作用。

(2)抑制作用:持续的冷作用于皮肤感受器后,首先引起神经兴奋,之后抑制,最后麻痹,使神经传导速度减慢,以至于肢体暂时丧失功能。

由于低温使神经兴奋性降低,神经传导速度变慢,对感觉神经和运动神经有阻滞作用,可阻断或抑制各种病理兴奋灶,有镇痛、止痒、解痉等作用。

此外,冷疗可以影响自主神经系统中的交感神经兴奋性,其作用结果与机体状态和冷疗温度降低的速度有关。瞬时的寒冷刺激可以使交感神经兴奋性增高，缓慢地降温可以使其兴奋性降低。例如，对交感神经兴奋性增高的患者应用冷袋缓慢降温可降低其兴奋性。

2. 对血液循环系统的作用　局部短时间冷刺激，使周围血管收缩，可明显地减少周围血流量。同时，冷刺激可改变血管通透性，因而具有防止水肿及渗出作用。但长时间的冷刺激也会继而引起血管扩张反应。例如：在全身冷水浴（水温低于25℃）时，初期毛细血管收缩，心搏加速，血压上升，但不久又出现毛细血管扩张，心搏变慢，血压降低。

3. 对消化系统的影响　腹部冷敷4~18分钟可以引起胃肠道反射性活动增强、胃液及胃酸分泌增多。而饮冷水或使胃冷却时，则胃活动减弱，胃液及胃酸分泌减少，胃蠕动减少，胃排空时间延长，胃血流量下降。故胃出血、溃疡病等可以采用体内循环冷疗法止血。

4. 对肌肉的影响　当人体受寒冷刺激时，皮肤感受器将冷感觉传到大脑和下丘脑体温调节中枢，使局部或全身体表血管收缩，立毛肌收缩使毛孔收缩，以减少身体散热；同时，肌肉寒战等以增加身体产热而保持体温恒定。

短时间的冷刺激对骨骼肌有兴奋作用，可促进其收缩；局部长时间冷刺激能使神经肌肉化学物质传递减慢，舒张期及潜伏期延长，肌张力降低，收缩和松弛速度减慢，因而可以缓解肌肉痉挛。

5. 对皮肤的影响　人体皮肤的冷觉感受器比热觉感受器数目要多，故对冷刺激要比对热刺激更为敏感些，并可反射性地引起局部和全身的反应。局部冷疗首先引起皮肤、皮下、肌肉和关节等组织的温度下降。其反应程度与人体的体质、年龄、皮肤厚度、皮肤散热、作用物质和参与反应部分的热传导比热及作用面积和时间有关。

6. 对组织代谢的影响　低温状态可使正在参与生理过程的活化分子数量减少，局部组织细胞的代谢率下降，氧的消耗减少，炎性介质活性降低，代谢性酸中毒减轻。利用这一特性，冷疗对末梢血管疾患、炎症性和风湿性关节疾病有良好的治疗效果。

7. 对炎症的影响　在低温情况下，细菌和病毒的代谢活力降低，并可将坏死组织和较多蛋白混合物消除掉，从而使淋巴管、小血管循环得到改善，并促使水肿和炎症的吸收，临床多用于治疗溃疡、角膜炎等，与抗生素合并应用则有更好的效果。冷疗对急性炎症有良好的作用，但用于亚急性炎症可能出现损害。

8. 对免疫反应的影响　冷疗对机体的免疫功能也有一定影响。经冷疗杀伤的组织细胞成为某种抗原刺激物产生或释放的抗原物质扩散到血液或淋巴系统内并形成抗体，使机体产生相应的免疫反应。

三、治疗技术

（一）设备

根据采用的冷疗方法而配备冷冻剂、贮冷器及冷疗器等，另需备有常用的浴桶、毛巾、水袋、冰水、冰块、冰敷袋等。

（二）治疗方法

1. 敷贴法　是冷疗法中最常用的简便方法，又可分为冰袋法、冷湿敷法、冰贴法及循环冷敷法。

（1）冰袋法：在冰袋中放入捣碎的冰块，将冰袋敷于患处，若冰袋太凉，可加绒布套包裹。治疗时间因病情而定，在同一部位一般为 15~20 分钟。若需要较长时间或较深部位冷疗，如持续高热的冰敷降温，可适当延长治疗时间，一般在同一部位以不超过 24~48 小时为宜。

（2）冷湿敷法：用有冰块的冷水把毛巾浸透，然后拧出多余水分，以不滴水为度，再把毛巾敷于患处，每 3~5 分钟更换 1 次，全部治疗时间为 20~30 分钟。

（3）冰贴法：又分为直接冰敷、间接冰敷和冰块按摩三种方法。①直接将冰块放在治疗部位为直接冰敷法，该治疗刺激强烈，一般每次治疗 5~10 分钟；②将冰块隔着毛巾放在治疗部位为间接冰敷法，可使皮温缓慢下降，避免骤然刺激，治疗时间一般为 20~30 分钟；③用冰块在治疗部位来回摩擦移动为冰块按摩法，该方式治疗时间可比直接冰敷法稍长，一般为 5~15 分钟。治疗中注意观察局部皮肤情况，防止局部组织冻伤发生。

（4）循环冷敷法：采用循环冷却装置进行，分为体外法和腔内法两种。①体外法：是将金属或小管制成盘状或鼓状放置于体表，冷水或冷却剂通过管内循环而致冷；②腔内法：是将大小合适的塑料管接一球囊，放入体腔内，再通以冷水。例如，胃肠道的局部冷疗。

2. 浸泡法　就是将肢体浸泡于冷水或冰水中。一般冷水温度为 0~15℃，时间视需要而定，一般为 15~20 分钟。此法适用于治疗四肢疾患。患者也可全身在冷水中（10~20℃）浸泡，浴水高度以达到腰部或心前区为宜。治疗时间可根据患者具体情况而定，一般为 10~20 分钟。此法有兴奋神经、提高肌张力、强化心血管作用，并利于功能障碍者进行主动和被动运动，主要适用于无力性便秘、肥胖症、关节病变和截瘫患者痉挛性疾病等。

3. 喷射法　利用喷射装置将冷冻剂或冷空气经输液管呈雾状喷射到病变局部，使局部组织温度降低的一种治疗方法。喷射范围可大可小，特别适用于形状特殊、高低不平和范围较大的病变部位，如四肢关节、烧伤创面等。因病情不同可采用不同喷射时间，最短 20~30 秒，最长可达 15 分钟，如氯乙烷多采用间歇喷射，每次喷射 3~5 秒，间隔 0.5~1 分钟，一般 1 次治疗喷射 3~5 次，并注意皮肤反应。此法用于降低疼痛性肌肉痉挛和扳机点脱敏，效果显著。

4. 冷针疗法　将针灸针刺在穴位上，并与致冷剂接触致冷，保持一定时间。此疗法可使机体痛阈增高，适用于某些神经反射性疼痛疾病。

案例分析

患者方某，男，20 岁，学生，自述踢足球不慎扭伤后，出现右侧踝关节肿胀疼痛 1 小时。现右侧踝关节肿痛，走路困难。专科查体：右侧踝关节肿胀明显，外侧为甚，局部皮肤青紫，皮肤无破损，局部压痛（+），活动明显受限。查 X 线片显示：踝关节无明显脱位，骨质未见明显异常。诊断：右踝关节扭伤。请拟订治疗方案。

四、临床应用

（一）适应证

1. 疼痛和痉挛性疾病　如偏头痛、腰痛、落枕、风湿痛、残肢端疼痛、肾绞痛、痛经、瘢痕痛、肌肉痉挛性疼痛等。

2. 运动系统疾病　冷疗对软组织闭合性损伤，如肌肉、韧带、关节的扭挫伤、撕裂伤等急性期伴血肿及水肿时或恢复期均有良好疗效。对关节周围软组织炎症，如纤维织炎、肌腱炎、滑囊炎有较好的消炎、止痛作用。对风湿性关节炎、类风湿关节炎、强直性脊柱炎、膝关节骨性关节炎也有较好的解痉止痛功效。

3. 出血性疾病　食管出血、胃十二指肠出血，采用体内循环冷疗法，可以有效地控制出血。对于脑卒中急性期头部冷敷可以减轻颅脑损伤。对鼻出血、拔牙后反应及渗血等也有较好治疗效果。

4. 烧伤烫伤的急救治疗　对于Ⅰ～Ⅲ度、面积在20%以下的热烧伤，四肢的烧伤、烫伤，应用冷疗效果较好，可在损伤早期冰水浸泡损伤部位，直至疼痛消失。

5. 其他

（1）疖肿、蜂窝织炎、急性乳腺炎等软组织感染早期，褥疮、毒蛇咬伤的早期均有明显治疗效果。还可用于高热、中暑的降温。

（2）对于冷引起的支气管哮喘和寒冷性荨麻疹等，可以用冷疗进行脱敏治疗。

（二）禁忌证

1. 内科疾病　心绞痛或其他心功能障碍、高血压、肾功能不全等。

2. 过敏　冷变态反应者、对冷过度敏感者、冷致血红蛋白尿等。

3. 局部感觉及血液循环障碍　雷诺病、血栓闭塞性脉管炎、皮肤感觉障碍、断指再植术后等。

4. 其他　认知障碍、言语障碍、老年人及婴幼儿等温度调节能力较差者慎用。

（三）注意事项

1. 注意保暖。在冬季应注意非治疗部位的保暖以预防感冒。在冷疗的同时，可在身体的其他部位配合使用热疗法，如短波透热、红外线照射等，可增强冷疗法的效果。

2. 掌握冷疗的温度和治疗时间，密切观察治疗局部的皮肤反应，防止因过冷引起冻伤，如治疗过程中患者出现明显冷痛或寒战、皮肤水肿、苍白时，应立即中止治疗。

3. 注意治疗区周围正常皮肤的保护，防止冻伤。

4. 对冷过敏者接受冷刺激后皮肤出现瘙痒、潮红、荨麻疹等时，应立即中止治疗。如伴有心动过速、血压降低、虚脱，应平卧休息，保暖，喝温热饮料。

第二节　冷冻疗法

一、概述

冷冻疗法（cryotherapy）是应用致冷物质和冷冻器械产生的0℃以下低温，作用于机体后，使组织细胞发生冻结和细胞破坏的现象，从而达到治疗疾病目的的一种物理治疗方法。

知识链接

冷冻疗法的发展史

冷冻疗法是在冷疗法的基础上逐步发展起来的，在20世纪初 Browen 和 Towle(1907)用液态空气治疗葡萄酒色状和草莓状血管瘤、淋巴瘤。Pusey 利用二氧化碳雪治疗浅表血管瘤取得较好的疗效。Overvain 和 Macdonald(1927)用二氧化碳干冰治疗膀胱肿瘤和弥漫性膀胱黏膜糜烂取得成功。到20世纪中期，冷冻疗法得到医学界的重视，并得以迅速发展。1961年 Cooper 研制成液氮冷冻器并进行丘脑冷冻术。1968年 Lynbrophonlar 应用液氮冷冻与手术结合治疗肾脏肿瘤。Lewis(1969)首次报道用液氮冷冻治疗痔疮并取得良好效果。1971年 Lutzeryer 使用可以切开组织的冷刀进行实验性肾脏切除术。在我国，冷冻疗法虽起步较晚，但近些年来发展迅速，已广泛应用于外科、妇科、皮肤科、五官科、麻醉科等。随着冷冻器械的不断革新以及临床实践技术的不断改进，冷冻疗法已从原来只治疗表面的病变，发展到治疗体内器官的病变，从开腔直视下发展到内镜监视下穿刺式冷冻治疗。

冷冻疗法作为一种物理治疗方法，操作简单、费用低廉、疗效肯定，只要适应证选择得当，是一种较好的临床治疗方法。

二、治疗作用

（一）治疗作用

1. 镇痛解痉　低温可使神经兴奋性降低，感觉神经通常在-10℃左右丧失传导作用。临床采用刺入法进行选择性神经分支的冷冻阻滞术，对各种顽固性疼痛有较好疗效。如冷冻三叉神经分支或神经节可治疗三叉神经痛；对面神经各分支进行冷冻，可有效治疗面肌痉挛等。

2. 破坏作用　冷冻对组织细胞有破坏作用，可以使组织细胞损伤和死亡。如采用棉签法治疗痣、疣、面部雀斑，应用冷冻探头接触法治疗直肠癌等。

3. 止血作用　冷冻可使毛细血管收缩，减轻局部充血或出血。临床上常用于治疗外伤出血、上消化道出血、鼻出血、癌肿表面出血等。如治疗鼻、咽、喉腔内血管瘤，可将瘤体进行冷冻形成冰球后，再行手术摘除，可减少术中出血。

4. 消炎止痒　冷冻可使细菌活力和细胞代谢降低，甚至对局部感染有直接灭菌作用。利用这一特性，临床应用于治疗慢性湿疹、瘙痒症、孢子丝菌病、疣状皮肤结核等。

5. 冷冻粘连及炎性反应　临床治疗视网膜脱离时，通过冷冻巩膜使脉络膜发生无菌性炎性反应和视网膜形成粘连，从而封闭视网膜裂孔。白内障冷冻摘除术中，应用冷冻探头直接与晶状囊接触，产生冷冻粘连，利用冷冻粘连作用使囊抗拉力增大，囊不易破裂，从而减少手术并发症的发生。

6. 免疫作用　组织细胞经冷冻破坏后，可形成特异性抗原物质，使机体产生相应的免疫反应，这种反应机制仍不完全清楚，目前临床主要应用于对治疗肿瘤的研究。

（二）作用特点

冷冻温度、冻融速度、冷冻时间、次数、局部血液供应、组织对冷冻的敏感性等均影响冷冻对组织的作用，其作用特点如下：

1. 组织破坏的均一性　该均一性是冷冻坏死的一大特点，组织冷冻后，局部毛细血管堵塞，在数小时至24小时后组织发生坏死。

2. 冷冻坏死的范围　冷冻坏死灶与周围组织分界明确，炎性反应轻，修复力强，生理愈合快。

3. 冷冻坏死的恢复过程　冷冻后，坏死修复经过水肿期、坏死期和恢复期，即水疱—肉芽组织—结痂的过程。

三、治疗技术

（一）常用设备

临床上常用的设备有冷疗机、冷气雾喷射器、液氮装置等。

（二）治疗技术

1. 接触法　是临床外科最常应用的一种冷冻方法，有棉签法和冷冻探头接触法两种。

(1)棉签法：将液氮倒入小容量容器中，用消毒棉签蘸取少量液氮后直接压迫病变部位，并持续一定时间(数秒至数分)。可反复进行操作，直至病变部位发白变硬。此法操作简单，对深部组织破坏力较差，适用于治疗表浅而局限的病变，如痣、疣、面部雀斑等。

(2)冷冻探头接触法：根据病变部位大小，选择不同形状的冷冻探头，直接接触病变部位，持续数秒至数分。根据需要，可以加一定压力，以加深冷冻程度和深度。此法分为冷头和热头接触法两种。冷头法是指先降温后接触病灶。热头接触法是先接触病灶，然后启动机器降温冷冻病灶。在冷冻治疗过程中，为增强疗效，可反复进行冷冻，称为“冻—融循环”，常用2~3个“冻—融循环”。因冷冻探头面积相对局限，故此法常用于较小范围病变，对较大范围病变可采用分区治疗。

2. 喷射法　利用特制的喷头，将致冷物质经液管呈雾状直接喷射至治疗部位。其特点是致冷速度快，破坏力强，适用于高低不平和范围较大的病变部位。此法局部反应较重，易出现水肿，渗出较多。治疗时，注意观察皮肤反应，以不引起皮肤凝冻为宜。如可采取氯乙烷喷射法，可采用间歇喷射，一次喷射3~5秒后停止30秒，可反复进行多次，喷射时一般用多层凡士林纱布覆盖好病变周围的正常组织，以免造成损伤。

3. 倾注法　为避免致冷剂外溢，先在治疗区周围用凡士林纱布或泡沫塑料做成围墙式保护层，治疗处覆盖消毒纱布或棉球，再将液态致冷剂缓慢而均匀地倾注在治疗部位，持续2~3分钟，冷冻治疗区迅速形成冰冻。此法冷冻速度快，破坏力强，一般经过24~48小时后，局部组织细胞坏死，数天后坏死组织脱落，继而出现肉芽增生，创面愈合。临床多用于治疗恶性肿瘤。

4. 刺入法　将冷冻头制成针状或棒状，治疗时在麻醉条件下将之刺入病变中心，此种方法主要治疗较深、较大病变。

（三）治疗剂量

1. 冷冻温度　在不同的冷冻温度下，细胞所受的损伤不同，温度愈低其破坏力愈强。但不同的组织对冷冻温度的耐受性差异很大，一般组织冷冻坏死的临界温度为−40~−20℃。

2. 冷冻时间　冷冻时间愈长，其破坏力愈大。在治疗中冷冻时间应根据病变情况来决定。一般以病变区是否完全冻结，形成冰球，而不损伤正常组织为宜。通常表浅的病变（厚度在1mm以内者）冷冻时间为1分钟左右。而较深的病变（厚度在3mm以上者），冷冻时间为3分钟左右。

3. 冻融速度　缓慢冷冻（冷冻速度在-100℃/分钟以内）仅使细胞外水分形成冰晶，其破坏性较弱；快速冷冻（冷冻速度大于-100℃/分钟）可在细胞内外同时形成冰晶，冰晶出现在细胞浆、细胞核和染色体内，其破坏力较强。停止冷冻后，复温愈慢，破坏力愈强。临床多采用快速升温（100℃/分钟）与自然复温两种方法。

4. 冻融周期　冷冻治疗包括冻结和融化两个过程。1次冻结和融化的时间称为一个冻融周期。1个冻融周期后，毛细血管闭塞，微循环中止。再次给予冷冻时，因组织对温度的传导性增加。表层血管对冷冻、低温耗损减少，故可提高致冷效果。治疗时常应用2个或3个冻融周期。

5. 治疗次数　较轻的病变经1次冷冻治疗即可痊愈，但范围较大或较深的病变则需2次以上的治疗。再次冷冻治疗原则需待上次冷冻治疗所引起的局部创面或痂皮完全脱落后方可。

6. 间隔时间　根据病情需要，往往需重复冷冻治疗。两次冷冻治疗的间隔时间应根据前一次治疗后的情况而定。一般需待前一次冷冻局部反应消失后再进行下一次治疗。短则几天，长则数周。

7. 压力控制　在其他条件不变的情况下，冷冻对组织的破坏性与压力有关，压力愈大，破坏性愈强。对血管丰富的组织和较深部组织的病变应加压冷冻治疗，而主要神经分布区应避开，以免损伤神经，皮下脂肪较少的部位不宜加压过重。

（四）常见并发症的处理

1. 出血　是较常见的并发症，位于体表者可采用压迫止血，如部位较深、出血较多者，可查明出血点并采用结扎止血或填塞压迫止血。

2. 疼痛　疼痛轻重表现主要由冷冻部位和患者对疼痛的耐受性两方面来决定。一般患者多可耐受，如果患者对疼痛耐受较差，必要时可在治疗后给予镇痛剂，较大部位的病灶进行冷冻切除时，可按外科手术要求进行术前麻醉。

3. 水肿　冷冻后局部组织出现水肿是正常现象，一般术后1周左右可自行消退，无需特殊处理。但对鼻咽腔冷冻治疗后出现较严重水肿者，可用地塞米松10mg静滴或肌内注射，雾化吸入（肾上腺素+α -糜蛋白酶）每日2次或3次，以防局部水肿反应严重而影响呼吸道通畅。

4. 感染　比较少见，冷冻治疗本身对局部创面有灭菌作用。如创口发生感染，给予抗生素并伤口换药对症处理。

5. 神经损伤　病变区如有神经支干通过，冷冻时可引起神经损伤，表现为损伤神经所支配的区域出现麻木感、肌肉麻痹。这种神经损伤多是暂时性的，一般3个月内可自行恢复，无需特殊处理。

6. 全身反应　临床比较少见，冷冻治疗后极个别患者可出现面色苍白、头晕、恶心、脉缓等。发生全身反应大多认为是由于患者精神过度紧张而致短暂性脑缺血，一般平卧10~20分可自行恢复，无需特殊处理。如患者冷冻过敏，出现荨麻疹、全身瘙痒、心动过速、血压下降等，应予对症处理。

四、临床应用

（一）适应证

冷冻疗法在临床上应用广泛，主要是由于在冷冻条件下，伤口修复合乎生理需要，瘢痕小而浅，不留后遗症。

1. 恶性肿瘤　常用于治疗的恶性肿瘤有鳞状上皮癌、皮肤附件癌、恶性黑色素瘤、乳腺癌、肺癌、直肠癌、软骨肉瘤、膀胱癌、前列腺癌、阴茎癌、子宫原位癌、鼻咽癌等。

2. 皮肤疾病　慢性湿疹、鸡眼、痣类、良性皮肤黏膜血管瘤、良性表浅肿瘤、皮脂腺瘤、炎性肉芽肿、寻常疣、扁平疣、孢子丝菌病、着色真菌病等。

3. 妇科疾病　子宫原位癌、宫颈癌等肿瘤；慢性宫颈炎、宫颈内膜肥大、外阴1~2级尖锐湿疣、传染性软疣、棘皮症、外阴白斑、外阴血管瘤、尿道肉阜及外阴神经性皮炎等。

4. 五官疾病　白内障、视网膜剥离、慢性单纯性青光眼、角膜溃疡、单纯疱疹性角膜炎、血管瘤、乳头状瘤、疱疹性结膜炎、春季卡他性结膜炎、沙眼、巩膜炎、虹膜睫状体炎、葡萄膜炎、耳郭软骨膜炎、梅尼埃病、鼻出血、鼻前庭和咽部乳头状瘤、慢性咽炎、喉部血管瘤、慢性鼻炎、口腔白斑、口腔黏膜囊肿、扁平苔藓、舌下囊肿等。

5. 外科疾病　内外痔、肛瘘、肛裂、肛门脓肿、直肠息肉、前列腺增生、腋臭、尿道口囊肿、脑膜瘤、胶质细胞瘤等。

（二）禁忌证

同本章“冷疗法”中的禁忌证。

（三）注意事项

1. 治疗前，应向患者介绍冷冻治疗的正常反应，治疗中患者如有其他不适，应及时告诉操作人员，在治疗过程中不得随意变换体位和触摸冷冻机器。

2. 操作时应注意安全，防止制冷剂外漏，溅洒在正常组织和衣物上，同时保护非治疗部位。

3. 主要神经分布区不宜加压冷冻，避免神经损伤。喷射法治疗后局部出现水肿，渗出较多，应严格选择适应证。

4. 治疗后3~5天保持创面清洁、干燥，结痂宜让其自然脱落，严禁用手揭。

5. 冷冻疗法禁用于头面部，以免造成眼鼻呼吸道的损伤。眼部治疗时，注意防止制冷剂损伤角膜。

（梅美娥）

复习思考题

1. 冷疗法的治疗方法主要有哪些？
2. 冷冻疗法的治疗方法主要有哪些？

扫一扫
测一测

PPT 课件

33章PPT

第三十三章

生物反馈疗法

扫一扫
知重点

学习要点

生物反馈疗法的基本概念及作用原理;生物反馈疗法的技术与方法;生物反馈的分类及应用;临床应用。

第一节　概　　述

生物反馈疗法(biofeedback therapy,BFT)是现代物理治疗学的一项新技术,涉及物理医学、控制论、心理学、生理学等许多学科。作为一种有效的康复医疗措施,它无损伤、无痛苦、不需要任何药物。在现代康复医学方面,常用于脑血管意外、脊髓不全损伤、脑性瘫痪、痉挛状态、弛缓性瘫痪、失用性肌萎缩、疼痛综合征、关节活动受限、假肢功能训练、周围神经损伤及中毒引起的神经疾患等。

一、基本概念

1. 反馈技术　反馈(feedback)控制技术常用于工程和电子技术方面,是指将控制系统的输出信号以某种方式返输回控制系统,以调节控制系统的方法。

2. 生物反馈　应用于生物和医学领域的反馈控制技术,称为生物反馈(biofeedback)。建立生物反馈需要两个条件:一是要有将生物信息转换为声、光、图像等信号的电子仪器;二是要有人的意识参与,才能构成完整的反馈环。生物反馈需要发挥人的主观意识作用,根据治疗要求有意识地改变声、光等信号强度,当患者掌握了用意念控制声光信号时,就学会控制和调节自身的某些生理活动,从这个意义上讲,生物反馈法属于一种借助于专门仪器的行为疗法。

3. 生物反馈疗法　是应用电子仪器将人体内正常的或异常的生理活动信息加以处理,转换为可识别的光、声、图像、曲线等信号,让患者通过视觉和听觉接收,以此训练患者学会通过控制这些被显示的信号来调控那些不随意的(或不完全随意的)、通常不能感受到的生理活动,调整机体的生理功能,从而达到防病、治病的目的。

生物反馈疗法是一种新的心理(行为)治疗方法,也是一种意识自我调节的新方法,目前来自心理和社会的紧张刺激已成为人体疾病发生、发展的重要因素,然而单靠药物、手术等常规治疗的效果欠佳。因此，心理、行为治疗已经成为适应生理—心理—社会这种医学模式的重要治疗手段，生物反馈疗法即是其中一种。

4. 生物反馈的作用方式

（1）直接作用：即利用反馈仪发出的信号来补充、完善体内反馈联系通路，以达到加强对骨骼肌运动的调节能力和内脏器官活动的随意性调节。如生物反馈训练可降低或提高骨骼肌的肌张力，通过肌张力的下降治疗急性腰扭伤、落枕、肌痉挛等疾病。

（2）间接作用：通过反复训练，改变行为模式，达到抗应激的作用，如可通过生物反馈放松训练，对身心疾病起到治疗作用。

20 世纪 60 年代，世界上一些发达国家就已开始探索应用生物反馈和自我调节的原理治疗疾病。近年来，我国许多大医院、康复中心也应用了此疗法，生物反馈疗法的开展极大丰富了传统治疗学的内容，成为防病、治病的有效手段之一。

二、作用原理

（一）自我调节

人类生存必须面临两个环境，一个是外环境，包括社会环境及自然环境；另一个是身体各种细胞直接接触的液体环境，即内环境。内、外环境处于相对稳定状态才能维持机体正常生命活动，外环境可以通过人们的意志去适应和改变，而内环境则要靠功能调节系统维持在相对稳定状态。当某些原因使调节系统功能减弱或发生障碍时，这种相对平衡状态将发生改变。

人体内环境的自身调节机制是十分复杂的，这种调节系统的正常，对维持内外环境的动态平衡起着重要作用。人体的各种功能调节均在中枢神经系统控制下进行，受控制部分即细胞、组织、器官、系统。而控制与受控制之间则存在着信息传递及信息反馈（如血压的反馈调节、心率反馈调节、脑电反馈调节等）。

人体实现自我调节主要有三种方式，即神经调节、体液调节、器官组织的自我调节。

1. 神经调节　神经调节是人体的主要调节方式。中枢神经系统通过传入神经纤维与外感受器连接，通过传出神经纤维与骨骼肌、内脏器官连接。如进食引起消化腺体分泌、疼痛导致局部肢体回缩、强光照射使瞳孔缩小、环境温度升高使皮肤血管扩张和出汗、运动后心率加快和呼吸频率加快，等等。这表明在中枢神经参与下，机体对内、外环境刺激所产生的自我调节和适应性反应。这种神经调节过程就是反射（reflex）。神经反射活动有两种，一是条件反射，二是非条件反射。

条件反射必须有大脑皮质的参与，是一种高级的神经调节方式，是通过后天学习或训练获得的；非条件反射则为人和动物所共有，属于较低级的神经调节方式。

神经反射过程，包括 5 个环节：即感受器→传入神经纤维→中枢→传出神经纤维→效应器。这 5 个环节合起来称为反射弧（reflex arc）。在反射弧中任何一个环节被破坏，都将使这种反射不能出现或者发生紊乱，从而导致神经调节功能丧失。

2. 体液调节　人体内分泌腺体能够分泌多种激素，通过血液循环输往全身，调节人体的新陈代谢、生长、发育、生殖等重要功能。血液中激素的浓度，维持着相对恒定水平，激素过多或不足，都会引起功能紊乱或疾病。神经和体液调节，相辅相成，在整个机体的调节作用中，神经调节占有主导地位。

3. 器官组织自我调节　自我调节是指在身体内外环境发生变化时，这些器官和组织不依赖于神经或体液调节所产生的适应性反应。如心肌收缩产生的能量与收缩前心肌长度变化成正比，收缩前心肌纤维越长，收缩时释放能量越多；又如脑血管的血流量，在很大程度上取决于动脉血压的变化，平均动脉压的升降，脑血管收缩或舒张，使脑血流量保持在相对恒定的水平。

人体内环境自身调节机制，十分复杂，尽管调节范围有限，但对人体内环境平衡颇具有实际意义。

生物反馈作用原理，在于通过反馈仪的信息反馈，获得机体对自身内脏活动的信息感知。生物反馈的形成不同于某些动物经训练而形成的条件反射，它需要发挥人的主观意识作用，需要根据治疗要求而有意识地改变声、光等信号的强度。当患者掌握了用意念控制光、声信号时，就意味着他已学会了控制和调节自身的某些生理活动，从而达到由意识控制内环境、调整机体功能和治疗疾病的目的。

（二）生物反馈与控制论

20 世纪 40 年代兴起的控制论，对生物反馈疗法的发展起了积极推动作用。从控制论观点看，反馈信息在人体维持平衡调节机制中起着调节作用。可将中枢神经系统视为控制部分，被调节器官视为被控制部分，在控制部分和被控制部分之间，通过各种不同的方式进行着信息传递。这些信息，一方面有控制部分发往被控制部分的信息；另一方面也有被控制部分发回到控制部分的反馈信息。

控制部分则是根据反馈信息，来实现对被控制部分的调节和控制（图 33-1）。根据控制论观点，控制系统必须是一个闭合回路，控制部分与受控制部分之间存在着双向联系，这种联系形式是多种多样的。事实上，人体内无论哪种调节形式，也都是双向联系，都是一个闭合回路。控制部分和受控制部分之间，信息联系有多种形式，可以是电信号（神经活动），也可以是化学信号或机械信号。在自我调节过程中，一方面由控制部分发出信息，以调整控制部分的功能状态；另一方面，受控制部分也不断地向控制部分发出信息，来调整控制部分对受控制部分的影响。这样就构成一个实现自我调节的闭合回路，并使调节达到十分精确的程度。人们把受控制部分送回到控制部分的信息，称为反馈信息（feedback informations）。人体效应器官，大都有多种神经感受器，如骨骼肌中有肌梭感知肌张力的变化，并将这种信息反馈到中枢神经系统，使中枢神经系统对肌肉活动控制更加精确。

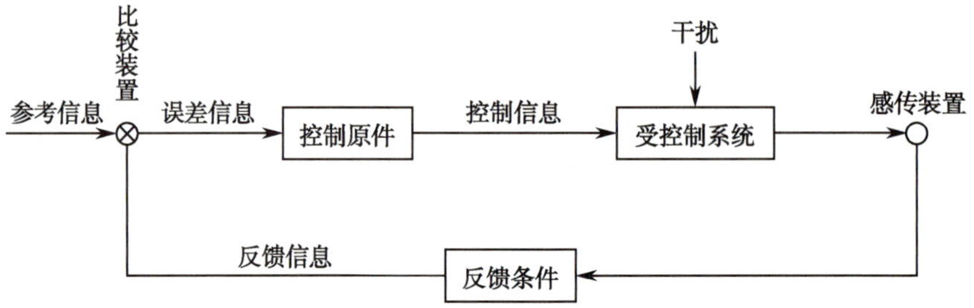

图 33-1　自我控制和反馈调节

生物反馈疗法是控制论反馈原理在人体的应用，它是通过再学习或训练来调整人体的内环境，改善身体内部调节机制的一种治疗方法。

（三）经典条件反射与操作条件反射

1. 经典条件反射　按照条件反射理论,可以把建立的学习或训练分为两类;一种是巴甫洛夫研究的条件反射(conditioned reflex)。其方法是在每次给狗喂食之前,先发出一次铃声,然后再给予食物。这样经过多次结合以后,当铃声一出现,狗就会产生唾液分泌。这种无关刺激(铃声)与非条件刺激(食物),在时间上多次结合(即强化),便形成一种不受意志控制的、简单的、低级水平的条件反射。

2. 操作条件反射(operant conditioning reflex)　在这种反射中,要求动物完成一定的操作才给予强化。例如将大鼠放入实验箱内,大鼠在走动中,偶然踩在杠杆上时,就给大鼠喂食,以强化这一操作。如此重复多次,大鼠便学会自动踩杠杆而得食。在这个基础上,再进一步训练动物,只有当出现某一种特定信号(灯光)时,踩杠杆才能得到食物。通过反复训练,动物见到特定信号,就去踩杠杆而得食。这类条件反射的特点,就是动物必须通过完成某种操作之后,才能被强化。此种条件反射的建立,要通过一定的操作或使用工具,并经过尝试错误的过程。因此,操作条件反射受意志控制,是一种比较复杂和高级的学习。

生物反馈疗法多与内脏和自主神经的操作条件反射有关。生物反馈疗法在形成操作条件反射时,往往需要以下几个基本条件:

(1)靶反应(target response,简称R):R是实验者和受试者均希望得到的一种特异反应,即由被训练的患者体内引出来的一种自主而持续的信息。此信息与治疗训练直接相关,它是由患者体内某一器官或组织生理活动所产生的,如肌电(EMG)、脑电(EEG)、心电(ECG)、血压(BP)、心率、手指温度、皮肤电阻的变化等。

(2)强化刺激(reinforcing stimulus,简称S):强化刺激是在生物反馈仪上当患者反应出现时立即显示出来的各种反馈信号,如声、光、曲线或图像仪表读数等。这些信号可以作为一种刺激不断地通过患者的感觉器官反馈给患者,使其及时了解自身体内的功能活动状态。

(3)工具(instrument):工具是指电子仪器。其功能是将放置在患者体表或体内的各种功能的传感器所接收的主体信号输入仪器中,经放大处理并把它转换成声、光或图像,通过显示系统反馈给患者,使其认识和控制自身的某些非随意功能。

S最好只是在正确的R出现时才给予,通过多次结合,患者就能学会控制自身某种非随意活动功能。经过指导和反复训练,不使用仪器,也能控制自身某些不随意活动的能力。

生物反馈仪上显示的信号,作为强化刺激的条件与主体反应之间的联系本来没有为患者所认识,但在医务人员或训练者指导下的治疗训练中,一经主体反应被显示出来,即给患者以强化刺激,逐渐使两者之间产生暂时性联系。经过多次反复自我训练后,上述联系即牢固地建立起来,从而使患者通过调节主体反应能随意控制某些体内的功能活动。最后患者可以脱离仪器,在不存在强化刺激的情况下,亦可进行自主地调节和控制,以达到恢复功能,治疗疾病的目的。

完成生物反馈治疗,建立技术性条件反射必须经过三个阶段:①运用生物反馈治疗仪引出主体反应的某种特殊信息,并及时地给予强化刺激;②反复训练患者,建立技术性条件反射,使其能自主地控制主体反应;③患者在脱离仪器的条件下自行训练,以期能随意控制上述主体反应。

（四）生物反馈作用原理

生物反馈作用原理见图33-2。图的上半部分，是受大脑皮质与脊髓控制的随意活动领域，称为意识上水平；图的下半部分，是受皮质下和自主神经系统控制的不随意活动领域，称为意识下水平。人对外界刺激的感知，通过①→②→③→④，引起应激生理反应。再通过反馈仪⑤，使人间接感知体内信息变化，经有意识学习或训练⑥，形成⑦→③→④的新变化，达到对应激反应的修正。这个控制环路，在随意控制下，维持着机体内环境的平衡。另外，机体内还可通过⑨→⑩→⑦的内部信息反馈环路，调节机体的生理反应。

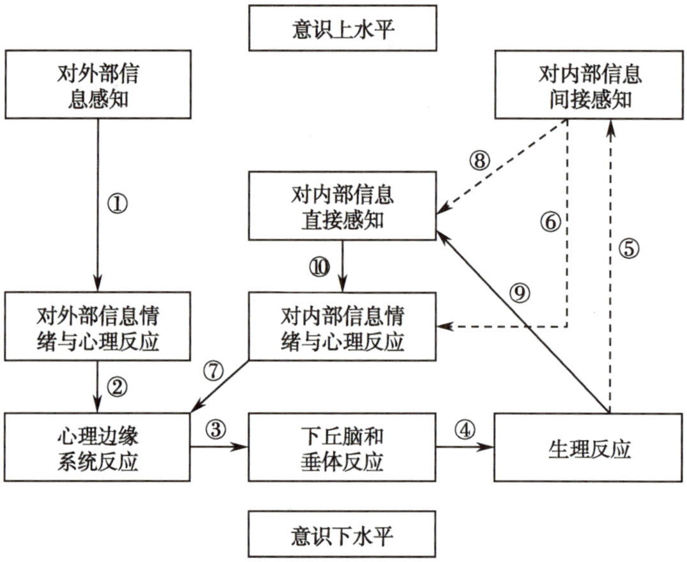

图33-2　生物反馈作用原理

生物反馈训练可以加强机体对体内信息的直接感知，提高敏感度，使间接感知转化为直接感知。如用肌电生物反馈治疗头痛，可以测得额部肌电信号。肌电幅值降低，反映肌肉紧张度减低，因此头痛减轻。肌电信号经过处理后，可以变换为声音，肌电信号弱则声音低，肌电信号强则声音高，患者由感知声音高低，得知肌肉紧张度的变化。如此，患者便可通过意识，导致肌电反馈信号声音的改变，使肌肉松弛。患者在肌电信号的引导下，通过学习和训练，逐步掌握控制主观意识，达到肌肉放松和缓解头痛的治疗目的。当患者经过反复训练，通过⑧的联系，改变对内部信息的感知，因而在放弃使用生物反馈仪的情况下，亦能保持对生理过程的调节和控制。此点说明，生物反馈仪是学习和训练工具，不是一个单纯治疗仪。利用生物反馈仪进行训练，即在于增强患者对机体内部自我感知能力，达到由意识控制内环境、调节机体和治疗疾病的目的。

第二节　生物反馈技术

一、仪器与电极

（一）生物反馈仪技术参数

1. 工作范围　是指输入信号的幅度和频率范围。不同的生物反馈仪，有不同工作范围。对肌电生物反馈仪来说，其信号幅度一般为 1~250μV。

2. 灵敏度　是指生物反馈仪所能测得的最小信号变化。一般仪器均具有可调灵敏度的开关和放大增益控制。灵敏度直接决定仪器的分辨率。灵敏度高，分辨率就好，可以测得的最小信号变化值就越精确。但过高的灵敏度，会导致系统的非线性和不稳定性。一般生物反馈仪的灵敏度在 0~1 000μV 之间。

3. 线性度　是指仪器输出随输入成正比变化的一项技术指标。这个指标，用非线性百分数来表示。对一个线性系统而言，无论是高端、中间或低端，其灵敏度都是相同的，即非线性度为零。一般来说，仪器总会存在非线性情况，只要是仪器主要的工作范围，一般视为线性的。

4. 频率响应与带宽频率　响应是描述仪器对被测信号的各个频率成分，具有不同灵敏度响应的一项参数。带宽是表示频率响应的一项重要参数。生物反馈仪的带宽应该覆盖被测信号的主要频率成分。一般在肌电生物反馈仪设计时，选择 30~1 000Hz频率带宽较为理想。

5. 信号噪声比　简称信噪比，是指信号大小与各种噪声干扰总和的相对比值。噪声干扰是指肌电以外的其他信号，它可能来自于仪器本身，也可能来自某些生理因素（运动、动脉波动、出汗潮湿、脑电、心电等）。信噪比越大，仪器的性能越好。在仪器本身设计方面要考虑抗干扰的能力，而且在治疗操作时，也要注意排除各种干扰因素。

6. 稳定性　是指肌电生物反馈仪在干扰震动等不良的条件下，能维持仪器本身的稳定工作状态，使之不致失控而发生振荡的能力。放大器、滤波器和反馈量的大小等因素都可影响仪器的稳定性，好的仪器都应该具备良好的稳定性。

7. 隔离度　是指仪器在使用过程中，被测部位、仪器与交流电的隔离程度。这个指标是从安全角度考虑的。一般要求人体、仪器地线与交流电源没有直接电联系，要做到安全隔离。

（二）反馈方式

1. 视觉反馈　有表式指针、数字、有色光标、曲线和图形显示等，其中以图形或曲线显示较好，其次为数字读数，表式更次之。

2. 听觉反馈　有声音频率、节拍和音调变化等，音调以柔和、动听为佳。

（三）电极

凡能将生物体中离子电势转换成电子电势的装置统称为传感器。在生物反馈中习惯把传感器称为电极。电极是用来测量和记录生物体电现象的，主要有微电极、表面电极和针状电极。

（1）肌电生物反馈多用表面电极，这种电极，一般由一个记录电极和一个地极组成。

（2）温度生物反馈电极是用热敏元件制成，能迅速而准确地反映温度变化，其响应时间以 1 秒、2 秒或 3 秒较为合理。

（3）皮肤电生物反馈电极是直接与皮肤表面接触的电极，测定汗腺活动情况，选用电极和导电胶应尽量减少对汗腺功能的影响。

（4）脑电、心电生物反馈电极，选用银或金制的电极，配以特制的导电胶。

总之，一台好的生物反馈仪，应具备设计合理、性能稳定、灵敏度高、安全可靠、操作简便等基本要求，能及时、准确地反馈有效信息，更好地为临床服务。

二、训练前准备

1. 对患者全面评估 详细询问病史，对患者进行检查，全面了解疾病情况，掌握患者生理及心理状况，同时要了解患者的文化背景、认知能力及理解接受能力。对患者的视听能力、注意力、自我调节能力等做出较全面准确的评估。

2. 训练环境及设备准备 训练环境要安静、整洁、舒适、空气清新，室温在18~25℃，光线偏暗，尽量减少谈话和人员走动，应尽量避免外界干扰，有条件时，应在一个单独的、与周围环境隔绝的房间中进行训练。

3. 心理准备 生物反馈训练前，心理准备很重要，要有针对性地消除患者顾虑。在生物反馈训练前，医务人员要讲明训练的特点和要求，并简单说明训练后为什么能防病治病，让患者了解疾病与情绪、应激等的关系，使患者对这项治疗产生兴趣和信心，这样才能使患者更有效地参与治疗。还要向患者说明如何坚持训练、如何判断效果以及在训练过程中应注意的事项等。

4. 自身准备 训练前要使患者排除各方面的干扰和影响，在进餐后半小时方能进行。训练前不饮酒、咖啡和茶等刺激性饮料，并嘱患者摆脱一切生理、心理紧张，如饥、渴、尿、便等影响。

5. 观察及记录 要求治疗师除了熟知仪器和掌握操作常规外，还要观察患者训练前的状态和训练中的变化，要掌握对患者的指导语。并协助医生填写治疗观察表格。

三、训练方法和技术

（一）训练方法

在治疗室中的训练，一般需4~8周或更长时间，每周训练2~3次，每次1小时左右。

1. 训练体位 患者取舒适体位。可用坐位，坐在椅子或沙发上，两手平放膝上，两脚平放落地；也可取平卧位，两臂平放体侧，枕头高低适中。无论何种体位，要求姿势自然、放松、舒适。解脱束缚身体的物品，嘱患者松开腰带、领扣及脱下较紧的鞋。

2. 清洁局部皮肤 无论进行哪一种生物反馈，皮肤清洁都非常重要。一般先用肥皂水清洗，再用75%脱脂。可用细砂纸对角质层较厚的皮肤轻轻摩擦，以保证良好的导电性。

3. 放置、固定好电极 一般认为额肌的紧张和松弛可代表全身肌肉紧张与放松的程度。因此，大多把电极放置在额肌上。先用75%酒精局部脱脂及清洁皮肤，然后将两个记录电极放在眉上1cm处（双侧瞳孔上方），地极置于两记录电极中间，要注意在电极接触面均匀地涂上导电膏，再用直径3.5cm的双面胶环将电极紧密固定好。每个患者在训练前均要测定额肌电数值，以便制订目标及对照。

电极的放置位置可因人而异，若做上肢单侧肌电记录，两个记录电极可放置于一侧前臂上，地极置于两个记录电极之间，能反映指、腕、肘和前臂肌电活动水平；若做上肢双侧记录时，两个记录电极分别放置在两前臂上，地极放在胸部，可反映双臂、肩、躯干上部肌电活动水平。若采用皮温反馈仪，传感器只有一个，有正反两面，检查时将传感温度一面固定于利手示指或中指末节指腹上（此处温度变化较敏感）。若用皮电反馈仪，其两个电极分别放在第二、第三手指或手掌皮肤表面。

4. 操作程序

（1）检查治疗仪各开关旋钮是否在适当位置，能否正常工作。

（2）患者取舒适体位，暴露治疗部位。

（3）清洁皮肤。

（4）电极表面涂以导电膏并固定于治疗部位皮肤上。治疗头痛时电极放在额部，治疗肢体瘫痪时将电极放在患肢上。通常将 3 个电极排成一行，将地极放在两个记录电极中间。将电极导线与治疗仪相连。

（5）将治疗仪接通电源，启动后调节旋钮测定肌电基线，显示肌电数值，并发出灯光和声音信号。

（6）按治疗要求，由治疗人员或录音带的指导语引导患者学会根据视听反馈信号，通过自我控制调节肌电电压，从而使治疗部位肌肉放松或紧张。一般每次先训练 5 分钟，休息 5 分钟后再训练，反复训练 4 次，达到每次总共训练 10～15 分钟，肌肉收缩 75～100 次。

（7）治疗完毕，关闭电源，从患者身上取下电极。

（8）每日治疗训练 1～3 次，疗程无严格限制。

（9）进行若干次治疗后，可让患者自己默诵指导语，按照在治疗室学会的感受和自我控制技术，在家中不用治疗仪进行自我训练，每次 15～20 分钟，以强化认识和记忆，巩固和提高疗效，最后过渡到完全不用治疗仪进行自我训练治疗。

5. 注意事项

（1）要十分重视第一次训练：要针对患者具体病情、文化程度、暗示性及基线数值，尽可能给予说明和帮助，使其尽快掌握这种训练方法。尤其是要体会到信号变化与自身的关系。

训练开始，播放神经调节磁带（45 分钟），让患者随着轻松愉快的乐曲及美好、温柔的指导语进入舒适、和谐、安逸、平静的精神境界中，跟随指导语从局部至全身的骨骼肌进行放松训练，使患者在训练中对自身战胜疾病充满信心，而获得一种新的健康的感觉。经反复多次训练，逐步掌握放松入静的技巧，再根据患者具体情况，调整好仪器上的量程或阈值，使患者能发挥主观能动性，以降低肌电水平，逐步形成操作性条件反射。

（2）嘱患者要有始有终，不能急于求成。对训练中出现的某些现象要进行解释，要有针对性地进行个别交谈，给予心理咨询，从中了解病情的变化及转归。

（3）训练过程中，可安排患者座谈，让他们互相交流训练体会及病情变化，从中得到暗示、启发。

（4）让患者明确治疗室的训练不是目的，要逐步过渡到自身家庭训练，才能收到更好、更远期的疗效。

（5）每个患者的训练情况均要详细记录，以便总结、评估。一般来说，训练次数与额肌电数值呈反比，即放松训练次数愈多，放松愈好，额肌电数值愈小。在放松程度上，个体差异较大，发现练过气功的病员其基础额肌电值水平较低。

（二）训练技巧

为了提高生物反馈治疗效果，缩短疗程，需要掌握一些训练技巧。

1. 施加强化刺激　要取得好的生物反馈疗效，必须不断反复施加强化刺激，强化患者对反馈信息的认识和记忆。

2. 体会肌感　所谓肌感，就是让患者仔细体会肌紧张和放松的感觉，可以采取渐进放松法培养患者肌感。让患者根据指导语和靶反应，注意听觉和视觉信号，依次进行四肢部位肌肉紧张和放松训练，即右手→右上肢→左手→左上肢→右足→右小腿→右大腿→左足→左小腿→左大腿。认真体会肌紧张、放松感觉及身体内部的感觉，边训练边用口描述两种感觉的不同。并凭借这些感觉对肌紧张的肌肉进行有效的放松调节。

3. 全神贯注　不论是肌肉放松训练，还是皮温、皮电和脑电反馈训练，均需要进行主动性“全神贯注”训练。

4. 技能转换　技能转换有助于使患者精神集中，提高训练效果。

（1）有意识把反馈和无反馈信号训练交替进行：即在有反馈信号训练时，中断5分钟反馈信号，使患者体会放松时的感觉，目的在于除去反馈信号时，仍能保持像有反馈信号时那样感觉，以利延续放松效果。

（2）生物反馈过程中进行体位交换：即由卧位逐渐变为坐位、直立位，这也是一种技能转换。

5. 认知放松　焦虑、压抑、生气、悲伤、恐惧等感知、思维和情绪对肌肉紧张度都有影响，都会引起肌电活动的变化，让患者学会控制情绪，调节心理状态，从而达到认知放松。

6. 塑造技术　即由易到难、由浅到深、逐步提高放松难度，增强训练效果。当患者通过训练达到一定程度放松后，将反馈信号维持在一定水平上，如再次提高放松训练效果，可将仪器灵敏度降低，减小反馈信号放大倍数，使放松提高到一个新水平。

7. 温暖训练　用于温度生物反馈训练手温升高有困难者。可进行手温双向变化训练，先让患者想象手触摸一冰冷的水管，此时手温下降；然后想象躺在灼热的海滩上，或站在炉火旁等。这样，即可增强血管舒缩功能，引起手指温度的变化。

（三）家庭训练

家庭训练是指不在治疗室中，脱离生物反馈仪的情况下进行自我训练，要求患者把治疗室内学会的放松训练的感受，脱离仪器独自重复训练2~3次，每次20分钟左右，以强化条件刺激，巩固治疗效果。

第三节　生物反馈疗法的分类及应用

一、肌电生物反馈

肌电生物反馈（EMGBF）是目前临床应用范围最广、最成功的一种反馈疗法，用的反馈信息是肌电信号。其原理是将所采得的肌电信号，经过放大、滤波、双向整流、积分，用积分电压驱动声、光、电、数码等显示器件。由于积分电压与肌紧张成正比关系，借此能直接观察到肌紧张或松弛水平。因为骨骼肌是受随意神经系统控制的，所以肌电自身调节比较容易学会，治疗方法也较易被患者接受，而且疗效可靠。

就治疗目的而言，肌电生物反馈可分为两种方法：

1. 松弛性肌电生物反馈训练　治疗时依病情选择相应的肌肉，放置电极，检测肌电信号，让患者全神贯注地根据 EMG 转变而来的视、听信号，用意识控制放松肌肉，使之达到治疗目的。

目前放松性肌电生物反馈已应用于紧张性头痛、哮喘、痉挛性斜颈、胃肠功能亢进、痉挛性瘫痪、腰痛、功能性吞咽困难、口吃等疾病的治疗。

2. 增强性肌电生物反馈训练　目的是通过训练使患者自主地提高病肌的肌张力，增强肌肉功能，预防肌肉萎缩，使松弛肌肉的收缩功能得到恢复。其方法是将电极放置于被训练肌肉的体表，让患者根据 EMG 转变来的视、听信号，努力提高肌电水平，达到增强肌力、恢复运动功能的目的。如脊髓或周围神经损伤后，肢体肌肉失神经支配的迟缓性麻痹；脑血管意外后遗症引起的足下垂、伸腕、伸指困难等。

二、手指温度生物反馈

手指温度与肢体外周血管功能状态和血液循环有密切关系。当人处于应激状态时，外周血管阻力增大，血流减少，手指温度降低；在精神安定、情绪良好的状态下，手指温度升高。手指温度变化，可用热敏元件制成的温度传感器，或红外线测量装置进行检测。

治疗方法：将温度传感器置于示指或中指指腹，用数字显示温度值，或用一排红、黄、绿三色彩灯显示温度变化方向、速度和大小，还可辅以音调指示温度的相对变化。患者在指导语、由手指温度转变来的听、视反馈信号引导下，能逐步达到随意调节手指温度的升高或降低。

本法常用于治疗雷诺病、偏头痛等。

三、血压生物反馈

相当部分的原发性高血压是由于心理应激或中枢神经系统过度紧张造成的。生物反馈的训练，能降低交感神经兴奋性，使血中儿茶酚胺含量下降，周围血管扩张，对精神紧张、心理障碍等因素造成或加重的高血压疗效显著。

治疗时将袖带固定于上臂，电子听诊器置于袖带下肱动脉表面。开始时，仪器每分钟给袖带自动充气一次。根据仪器发出的科罗特科夫声将充气压力调节到 50% 的脉搏能通过袖带时的水平，此时压力相当于平均压。当袖带压力每次增减 2mmHg 时，科氏音相应增减 25%，根据仪器声音的改变，患者可自主地调节血压的高低。或用血压计检测血压，用多导生理记录仪描记科氏音出现时的血压值，患者通过观察描记曲线学习自我调节血压。生物反馈治疗用的血压测量装置应能连续测量血压，最好能让患者观察到血压的动态变化。

四、心率生物反馈

心率是受自主神经控制的。正常人的心率每分 70 次左右，在精神松弛、心情平静的状态下，心率减慢；情绪激动，焦虑、运动和其他刺激，则使心率加快。

治疗时通过电极将心电引入生物反馈仪中，仪器以红、绿、黄灯的颜色显示心率的快慢。让患者注视反馈仪上灯光或仪表信号。绿灯亮时，表示心率减慢，令患者设法加快心率；红灯亮时，表示心率加快，再令患者设法减慢心率；黄灯亮时，表示心率控制正常，其满意程度用仪表数字 0～100 表示，100 为完全满意。一般先让患者学会增快心率，然后减慢心率，以后每 4 分交替 1 次，最后达到不用仪器自行调节心率。

心率生物反馈适于治疗心动过缓的患者，通过训练增加心率；也适应于心动过速、心房颤动及预激综合征的患者，使之减慢心率；还可使室性期前收缩患者心率正常化。

五、脑电生物反馈

脑电图有 α、β、δ 和 θ 四种基本波形。α 波是正常人处于安静状态下的主要脑电波。情绪紧张、焦虑时 α 波消失，而 β 波增多。θ 波在人欲睡时增大。在焦虑、失望时，也有发生。目前脑电生物反馈常用 α 波和 θ 波作为反馈信息，治疗时用声和光等反馈信息，诱发 α 波，让患者认识信号特征，并努力增加 α 波的成分。θ 波脑电生物反馈，是把增加 θ 波的分量作为训练目标。

治疗时，将电极置于患者头部并让患者注意仪器显示的声光反馈信号的变化，一旦特定的脑电节律出现即告知患者认清并记住当时反馈信号的特征，要使患者努力寻求发生这种信号时大脑和身体所处的活动状态，并逐渐诱导产生这种信号的方法。

本法常用于治疗精神忧郁、神经衰弱、失眠、癫痫等症。

六、皮肤电生物反馈

皮肤电阻与皮肤血管舒张与汗腺分泌有密切关系。在精神紧张和交感神经兴奋时，手掌心或足心出汗。皮肤表面汗液中的水分和氯化钠，可使皮肤电阻值降低。因而应用皮肤电生物反馈能调节情绪、血压和周围血管张力，治疗交感神经兴奋性增高疾病。皮肤电生物反馈是用以测量皮肤两个受试点间的导电性，借此反映交感神经功能。

治疗时，将两电极固定在中指和无名指末节指腹，开启仪器后，让患者观察仪表读数和听音响变化，以认识交感神经兴奋状态，并寻求降低交感神经兴奋性的方法。

另外，还有血管容积、呼吸终潮、二氧化碳、胃肠 pH 和直肠压力等多种生物反馈。

第四节　临 床 应 用

一、适应证

1. 神经、精神科疾病　紧张性头痛、偏头痛、焦虑、失眠、慢性精神分裂、雷诺病、脑卒中后遗症、癫痫、癔病、口吃等。

2. 内科疾病　偏瘫、预激综合征、室性期前收缩、心动过速、原发性高血压、姿势性低血压、支气管哮喘、肺气肿、糖尿病、胃肠道疾病等。

3. 外科疾病　如软组织损伤、脊髓及周围神经外伤、肛门括约肌撕裂、斜颈、截肢后康复等。

4. 妇科疾病　如妊娠分娩的监护、更年期综合征等。

5. 儿科疾病　尿失禁、多动症、小儿脑瘫、脊髓脊膜突出致大便失禁等。

6. 五官科疾病　面神经麻痹、面神经损伤、声带劳损、磨牙等。

二、禁忌证

1. 不愿接受训练者,变态人格不能合作者。
2. 五岁以下儿童,智力缺陷者,精神分裂急性期。
3. 严重心脏病患者,心梗前期或发作期间,复杂的心律失常者。
4. 青光眼或治疗中出现眼压升高者。
5. 训练中出现血压升高、头痛、头晕、恶心、呕吐、失眠、妄想或具有精神症状时也应停止治疗。

三、应用举例

以脑卒中为例,介绍生物反馈疗法的具体应用。

脑卒中是我国的常见病、多发病,是威胁人们健康的主要疾病之一,其致残率很高,大量的偏瘫患者生活不能自理,严重影响患者的生存质量。随着康复治疗的发展,人们越来越认识到康复治疗的重要性,康复治疗可以降低致残率,提高生活质量。

临床应用肌电生物反馈训练肌肉、用位置反馈训练运动、用力反馈训练负重等。其中应用较多的是肌电反馈疗法,可用于上下肢功能的训练。主要是通过声控及视控促进麻痹肌肉的兴奋性、过度紧张的抑制和训练肌力,以增强肌力以及灵巧性和协调性。使用前应首先向患者说明治疗的目的及训练方法,以消除患者对电子仪器的顾虑,并强调此疗法必须依靠自我训练才能改善瘫痪肌肉的功能,要按时训练、持之以恒,才会取得良好效果。

操作时,先将少许导电膏挤入镀银电极座喇叭口内,并涂抹均匀,再将电极置于瘫痪肌肉的表面皮肤上,将 3 个电极呈一直线等距离置于靶肌肉表面皮肤上,电极间相距约 1.0cm,中间为地极,两边为肌电反馈电极。患者取卧位或坐位,并要求能看清反馈仪荧光屏上的肌电值,且能听到扬声器发出的声音信号;操作者同时告知患者如何视听自己瘫痪肌肉所产生的肌电反馈信号,以便使患者逐渐通过反馈信号控制瘫痪肌肉的功能。每次治疗 20~30 分钟,15~20 次为一个疗程。

偏瘫患者肌电生物反馈可作用于面部、躯干、上肢和下肢。常用肌电信号电极放置部位如下。

1. 面部主要肌肉信号电极放置法

(1)额肌:对两侧额肌,信号电极应放置在眼眉与发际之间。在进行放松治疗时,信号电极距离应加大,可左右侧各放一个电极,以获得最大的额肌肌电信号。

(2)颞肌:最佳位置是颞弓的正上方,相当于头维穴和太阳穴的中点。一般无需精确定位,两个信号电极可水平排列,也可上下垂直排列。

(3)咬肌:下颌角是咬肌部的明显标志,相当于颊车穴区。在多数情况下,信号电极垂直放置为佳。

2. 颈及躯干电极放置法

(1)胸锁乳突肌:两电极置于乳突(耳后骨隆起处)下前方 4 横指胸锁乳突肌肌腹中心;或取乳突到锁骨中部隆起处连线的中心位置。

(2)胸大肌:两电极置于锁骨下4横指腋前褶处,胸大肌的胸肋头。信号电极置于乳房区上方,一般信息检测效果不好。胸大肌锁骨头,信号电极放置于锁骨中点下方约两指宽处,外侧电极放置可稍低一些,两极间距离大约为2cm。

(3)背阔肌:电极放在肩胛骨下角附近的中部,即背阔肌肌腹外缘,在腋后褶内下方。

(4)斜方肌:斜方肌上纤维,电极放在4cm长的卵形区域内,顺长轴方向,在肩峰角和第七颈椎之间。斜方肌下纤维,电极放在肩胛骨内下角与第七胸椎之间。

(5)菱形肌和斜方肌中纤维:电极放置于肩胛骨内缘和胸椎($T_{1\sim6}$)之间的长卵形区中部。

3. 上肢主要肌肉信号电极放置法

(1)肱三头肌:肱三头肌中头,电极放置于一小卵形区中心。即从肩峰角到鹰嘴之间距离的60%处;肱三头肌外侧头,电极置于一小卵形区中部,中心定在肩峰角与鹰嘴间距离50%处外侧一横指;肱三头肌内侧头,电极置于一小卵形区中部,其中心定在肩峰角与鹰嘴间距离的50%处内侧一横指,稍上方处。

(2)肱二头肌:电极置于肌腹中点最高隆起处。

(3)桡、尺侧腕屈肌:电极置于肱二头肌外侧与豌豆骨连线的中点处。

(4)桡侧腕长、短伸肌:让患者前臂呈旋前位,从肘横纹外侧端到腕的中部连线上1/3处。

(5)肱桡肌:让患者手内旋,肘屈曲,从肘横纹3/4处到桡骨茎突画一条线,电极置于肘横纹外侧到桡骨茎突上1/3处的一卵圆形区域内。

(6)旋前圆肌:从肱骨内上髁向下画一条垂线,电极置于此线,呈45°线上,距交点5cm处。

(7)指屈、指总伸肌:指屈肌从肱骨内上髁到尺骨茎突画一条线,电极置于此线中间位置。用表面电极很难排除浅层屈指肌肌电干扰,而区分出深层指屈肌肌电。指总伸肌是从肱骨外上髁到尺骨茎突画一条线,电极置于此线1/4处。

4. 下肢主要肌肉信号电极放置法

(1)臀大肌:电极置于臀部中心最突出部位,即骶骨和大转子间距约1/2处。

(2)腘绳肌:腘绳肌外侧腱电极置于大腿外侧一竖长卵形区中部。腘绳肌内侧腱(半膜肌和半腱肌)电极置于大腿内侧与上述相似的另一卵形区内。

(3)股四头肌:为了更好地检测到整个肌群的电信号,电极宜置于股直肌上一大卵圆形区内,其中下面的一个电极离髌骨最小距离应为10cm。股外侧肌电极位置为外下侧,股内侧肌电极的最好位置是内下侧卵圆形区域,对肌肉发达的患者,这些肌肉均有明显隆起。

(4)胫骨前肌:电极置于一狭长卵形区中心,距胫骨粗隆1~2横指。但电极放置部位也可低于上述位置,可达胫骨体外侧中部。

(5)腓肠肌:电极置于腓肠肌内侧头和外侧头的隆起部位。

(6)比目鱼肌:电极置于小腿屈侧面1/2线下,腓肠肌腱缘内侧的一窄长椭圆形区域中部。外侧放置电极效果欠佳。

临床实践中发现,下肢运动功能的改善优于上肢,对足下垂有较好改善。

四、注意事项

1. 治疗室需保持安静、舒适，光线稍暗。将外界的干扰降到最低。

2. 治疗前向患者解释该疗法的原理、方法以及要达到的目的，解除疑虑，取得患者合作。

3. 治疗前要选好最合适的测试记录类别和电极放置部位。治疗后在皮肤上做好记号，以便提高以后治疗的效果。

4. 治疗训练时要让患者注意力集中，密切配合治疗师的指导和仪器显示。

5. 治疗训练时，治疗师用指导语引导，其速度、声调、音调要适宜，也可采用播放录音带的方式进行，待患者熟悉指导语后，可让患者默诵指导语。

6. 治疗过程中，要有医务人员陪伴，及时给患者以指导和鼓励，树立患者对治疗的信心，并可同时施行心理治疗。训练中注意不能使患者有疲劳和疼痛的感觉。

7. 根据患者情况，可每日进行生物反馈训练 1 次。每次 5 分钟、15 分钟、30 分钟不等，一般 10~20 次为一个疗程。有些疾病常需连续训练数周乃至数月。也可每天训练数次。

（梅美娥）

扫一扫
测一测

复习思考题

1. 生物反馈疗法主要分哪几类？
2. 生物反馈仪技术参数主要有哪些？
3. 生物反馈疗法临床使用的禁忌证有哪些？

索　引

主要参考书目

1. 燕铁斌.骨科康复评定与治疗技术[M].2 版.北京:人民军医出版社,2011.
2. 燕铁斌.物理治疗学[M].3 版.北京:人民卫生出版社,2018.
3. 纪树荣.运动疗法技术学[M].2 版.北京:华夏出版社,2011.
4. 黄晓琳,燕铁斌.康复医学[M].6 版.北京:人民卫生出版社,2018.
5. 卓大宏.中国康复医学[M].2 版.北京:华夏出版社,2003.
6. 刘刚.悬吊治疗技术基础与临床应用[M].广州:中山大学出版社,2014.
7. 古泽正道,李建军.康复治疗——新 Bobath 技术[M].北京:人民军医出版社,2013.
8. 何成奇.物理因子治疗技术[M].北京:人民卫生出版社,2010.
9. 王安利.运动医学[M].北京:人民体育出版社,2008.
10. 李建臣.悬吊训练[M].北京:人民体育出版社,2013.
11. 乔志恒,华桂茹.理疗学[M].2 版.北京:华夏出版社,2013.
12. 罗宾・麦肯基,克雷格・库贝.麦肯基疗法:7 步告别颈椎腰椎烦恼[M].北京:金城出版社,2011.
13. 徐军,张继荣,戴慧寒.实用运动疗法技术手册[M].北京:人民军医出版社,2006.
14. 陆庭仁.骨科康复学[M].北京:人民卫生出版社,2007.
15. Patricia M.Davies.循序渐进——偏瘫患者的全面康复治疗[M].2 版.刘钦钢主译.北京:华夏出版社,2014.
16. 李树春,李晓捷.儿童康复医学[M].北京:人民卫生出版社,2006.
17. 孙文新.现代体能训练:核心力量训练方法[M].北京:北京体育大学出版社,2010.
18. 黄东锋.临床康复医学[M].汕头:汕头大学出版社,2004.

复习思考题答案要点和模拟试卷

《物理治疗技术》教学大纲